中国新药注册与审评技术双年鉴
2016—2017

中国新药杂志 组织编写

韩 培 主 编

中国医药科技出版社

图书在版编目（CIP）数据

中国新药注册与审评技术双年鉴. 2016–2017/韩培主编. —北京：中国医药科技出版社，2018.5
ISBN 978–7–5214–0201–8

Ⅰ.①中…　Ⅱ.①韩…　Ⅲ.①新药—注册—中国–2016–2017–年鉴②新药—评价—中国–2016–2017–年鉴　Ⅳ.①R951–54

中国版本图书馆 CIP 数据核字（2018）第 075841 号

美术编辑　陈君杞
版式设计　诚达誉高

出版　中国医药科技出版社
地址　北京市海淀区文慧园北路甲 22 号
邮编　100082
电话　发行：010–62227427　邮购：010–62236938
网址　www. cmstp. com
规格　889×1194mm $^1/_{16}$
印张　26¼
字数　880 千字
版次　2018 年 5 月第 1 版
印次　2018 年 5 月第 1 次印刷
印刷　三河市万龙印装有限公司
经销　全国各地新华书店
书号　ISBN 978–7–5214–0201–8
定价　158.00 元

前　言

　　《中国新药杂志》伴随改革开放的步伐已经走过了 27 年的历程，忠实记录了我国新药研发与注册审评的历史。从新药政策制定前的学术讨论到新药注册审评的技术指导，再到新药研发的市场分析、专利策略、质量标准、工艺技术，还有临床试验设计和新药上市后的再评价等，涵盖了新药研发整个产业链的信息。《中国新药杂志》与药品审评中心联合主持过国家食品药品监督管理总局的研究课题"中国新药研发与注册 30 年研究报告"，组织编写了我国首个"中国药品审评年度报告（2009）"。

　　自 2016 年起《中国新药杂志》开始编纂《中国新药注册审评技术》，每两年出版一次，受到业界广泛欢迎。本书汇集了 2016—2017 年中国新药杂志上发表的注册审评相关论文，包含了政策制定的思路、注册审评的指导原则、新药研发与注册审评的前沿技术，并更名为《中国新药注册与审评技术双年鉴（2016—2017）》。

　　本书的大多数作者来自国家食品药品监督管理总局药品审评中心，还有一部分来自中国食品药品检定研究院，以及大学、科研单位、临床试验机构等。全书分三个主题，注册与审评管理、临床前研究审评技术、临床研究审评技术。本书附录列有 2016—2017 年国家食品药品监督管理总局发布的新药注册审评相关文件目录，2016—2017 年度国家食品药品监督管理总局药品审评中心发布的药品审评年度报告。

　　本书具有专业性、政策性、时效性、实用性的特点，对从事新药研发、新药注册、新药审评、临床应用的专业人员具有一定的参考意义。

　　本书策划刘博文，编辑杨青、罗娟、王宇梅、赵文锐，排版吕华，校对石卓琪，在本书编写过程中付出了大量心血，特向他们表示感谢。

　　由于本书编写时间紧迫，难免存在一些遗漏或不足之处，敬请广大读者批评指正。

韩　培

2018 年 3 月 30 日

目　　录

注册与审评管理

临床前研究审评技术

临床研究审评技术

附　录

注册与审评管理

激励创新药物研发的政策导向

——2017 中国创新药高峰论坛暨中国新药杂志编委会讲话

许嘉齐

（国家食品药品监督管理总局药品审评中心，北京 100038）

如果我们鼓励药物研发创新的制度不能尽快建立，何谈中国制药产业的创新发展！如果我们鼓励药物研发创新的具体制度没有竞争力，何谈激发中国科学家、企业家的创造力！如果我们鼓励药物研发创新的具体制度依然封闭、没有开放度，何谈中国成为全球创新的策源地！何谈中国制药产业走向国际！如果我们鼓励药物研发创新的具体制度没有与新一轮科技革命、产业变革紧密结合，何谈抓住千载难逢的历史发展新机遇！何谈保障公众利益、建设健康中国！

著名经济学家许小年教授演讲说中国陷入了中等收入陷阱。这引发我们深思，中国制药产业能否从现在的中高速发展走向国际制药产业的中高端，这是一个巨大挑战。中国制药产业要避免陷入中等收入陷阱，首先要避免陷入发展制度的陷阱。做好发展政策、制度的创新，是我们大家当前共同的重大任务和使命。

创新驱动是国家命运所系，创新是国家发展战略的核心。如何将十八大确定的实施创新驱动发展战略落实到制药产业转型升级发展的过程中，应该是我们所有药品从业者的责任。

从国家的层面来看，一个产业内生性的创新通常是由 5 个方面推动的。一是技术发展驱动的创新；二是市场需求驱动的创新；三是企业家精神驱动的创新；四是各种管理方式、商业模式驱动的创新；五是政府制定各种政策、制度驱动的创新。回顾和评估中国制药产业的发展，我们深刻感受到政策、制度的作用对于引导产业走上创新驱动发展之路是多么的重要。

1 低水平重复申报、重复建设根源何在？

当前制药产业发展的瓶颈和存在的问题人人皆知。从 1994 年国办发文整顿医药市场，防止低水平仿制药品的重复大量申报。但直到 2013 年，我们依然看到有大量重复申报品种。甲磺酸伊马替申报 60 余家、埃索美拉唑超过 100 家、布洛芬注射液也超过 100 家，2028 年才专利到期的第一代治疗丙肝药物索非布韦已经报了 18 家，重复品种之多、浪费专资金之严重，令人瞠目结舌。为什么这么多重复申报？为什么不能走创新之路？

仿制药重复申报的问题表面看是企业多、产业结构不合理，同质化严重造成的，深层次原因是药品质量不高。再深入剖析，是什么导致了药品质量不高呢？是我们审评审批质量标准不高。审评审批质量标准不高，主要是我国药品标准体系没有与国际标准接轨，国内的制药产业没有融入国际制药产业中；为什么不与国际标准接轨？许多人认为中国制药企业研发实力还不够，提高标准会倒下一批企业；许多企业认为，中国医药市场容量大，现在的重复申报品种的发展模式，企业日子过得很好，每年保持两位数的增长，干嘛要创新？许多科研院所、企业人员也反问，在中国搞药物创新，能得到回报吗？这些现象的产生和存在的问题，显然不是因为我们中国的企业家创新精神不够，不是因为中国的企业拒绝接受全球先进技术进入我们的市场，更不是因为我们的市场需求不足，而是由于我们在政策、制度的制定和引领产业发展上做的还不够，毕井泉局长所提的"让良药走遍天下，让劣药寸步难行"的行业氛围还未形成，创新驱动发展战略还未落实。

当市场失灵时，政府应出手干预和引导，对阻碍产业创新发展的问题，我们要有针对性地推进制度改革，遵循药物研发的科学规律、市场规律和创新规律，破除制约药物创新的各种障碍和制度藩篱，做国家创新驱动发展战略的执行者，做企业创新的服务者，做科技创新的保护者和市场秩序的维护者。

2 新形势下的历史机遇

历史上，中国曾多次与科学革命失之交臂。当今，中国又面临着"三千年未有之大变局"这样前所未有的新的历史机遇。

第一，生命科学在人类知识体系中的地位发生了革命性的变化。科学研究从物质科学正向生命科学聚焦，生命科学从边缘走向人类知识体系的中心。这种由生命科学带给制药产业和医药领域完全不同于过去经济社会发展模式的变革，引导技术进步发展态势、路径剧变，第四次工业革命正在兴起。作为从业者，应顺应科技革命和产业变革的新形势、新机遇，推动政策制度完善，为科学家、企业家和创新者提供更好的创新条件和制度保障。

第二，近 40 年来中国快速形成了完整的制药产业体系，制药产业发展实力显著增强；研发投入增加，科技型、研发型、创新型企业不断涌现；"国家队"科学家创新研发能力大幅提高，回国创业海外科学家越来越多，全球创新人才看好中国，药物创新风起云涌。

第三，国家集中力量办大事和市场配置资源的有机结合的体制、机制，为创新发展提供了很好的保障。国家科技重大专项用国家力量引领产业创新，把创新变成国家的意志，把创新变成产业发展的共识，大量民间资本进入医药产业，为药物创新发展提供了资金保障。

当下，制药产业应牢牢抓住这一历史性发展机遇，让创新成为国家意志和全行业的共同行动，走出一条从人才强、科技强到产业强、经济强、国家强的发展新路径，为我国制药产业未来十几年乃至更长时间的发展创造一个新的增长周期，为公众用药提供更好地保障。

3 创新发展逻辑下的药品审评审批制度改革

现有药品审评与监管体制机制已不适应第四次工业革命兴起，新技术、新产品、新业态不断涌现带来的新变化。如何在创新发展的逻辑下推进药品审评审批制度改革？需要用制度改革的方法去突破存在的瓶颈，要面向全球药物研发前沿，找准方向，深化改革，进一步扩大开放；要有国际视野、应用全球资源推动我国药物创新。更重要的是，要强化激励，让创新者获益、让创新者有地位。在推进药品审评审批制度改革中，完善和发展现有药品监管制度，推进药品治理体系和治理能力现代化，系统、整体、协同地推进各项制度改革。与此同时，必须坚持实施鼓励创新，保护创新药权益与促进专利到期药品的仿制生产，降低公众用药负担并行的政策，让我们13亿老百姓有更多的获得感，受益于改革，保障公众用药，提高药品可及性。

2015年"44号文件"只是这一次药品审评审批改革的1.0版，它以解决药品注册申请积压为改革的突破口，以鼓励创新、提高药品质量为改革的核心。在解决注册申请积压的同时，药审中心围绕国务院和总局党组确定的改革目标进行了深层次的改革，建立并推进适应症团队审评、项目管理人制度、专家公开咨询制度、优先审评制度、有条件批准制度和审评信息公开制度等等，不断加强技术指南和标准体系建设，提升审评质量。2017年5月总局又发布了4个鼓励药物研发创新的征求意见稿，我认为这是改革的2.0版。有人说现在政策出得太快太多，跟不上改革了。我们应该清醒的意识到其实我们对全球制药产业的变革发展认知还很不足，如不快速推进改革，新的发展历史机遇很可能就会丧失，最终受损失的是中国患者和整个制药产业！考验我们的是，能否准确抓住全球发展机遇，学习他国的经验教训避免各种问题。

德勤会计师事务所新近统计了12个大企业，得出的结论是，一个创新药的整个研发过程平均花费15.4亿美金，

用时14年，而收益率从2010年的10.4%，降到2016年的3.7%。研发管线严重短缺会影响到未来FDA批准新药的速度。这些说明，现有的药物研发方式存在严重问题，现有的药物研发与药品生产销售发展模式难以为继，不能保障公众用药的可及性，这是全球需要解决的问题。

改革永无止境，发展创新永无止境，提高国家竞争力永无止境，2.0版制度以后还有3.0、4.0版的改革。

4 专利链接与专利补偿制度

国外从上世纪八十年代开始通过实施专利链接与补偿制度，以维护药物研发秩序、激励药物研发创新，这一制度使得跨国企业拥有持续研发新药的动力，在保护创新者、激励创新者方面，专利补偿制度比其他制度更重要。时至今日，专利补偿制度如果还不能纳入我国专利法律体系，将会对我国未来药物创新发展造成重大影响。

据药渡医药信息统计，2009年至今，我国有112个正在研发的创新药。按照"正常"的药物研发过程预计，如果没有专利补偿制度，这112个新药中大约80%的品种专利到期时还未上市，大约16%的品种上市后专利保护期已不到3年，仅有2个品种上市后仍有3年以上的专利保护期。另据统计，我国新药上市后专利保护期剩余时间平均8年，而美国由于设立了专利补偿制度，新药上市后给予补偿，可使专利保护时间达14年。由此可见，我国在专利制度上对创新药物没有专利补偿的制度，使得中国制药企业的药物创新在起跑时就输给美欧日企业。

"十二五"重大专项支持产品苯烯莫德，这是国际银屑病外用药皮肤治疗领域三十年来的重大突破。由于其与现有银屑病治疗药物相比有缓解期长、复发率低的特点，引起了国内外制药界同行的高度关注，国际行业巨头公司等分别提出了合作或收购苯烯莫德的要求。由于我国没有专利补偿制度，苯烯莫德即使2017即在国内上市，也仅有6年（专利至2023年到期）的专利保护期，这让这个产品怎么在市场上获益？怎么能让中国制药企业发展？怎么与国际企业竞争？

5 实施专利补偿制度利大于弊

有人认为实施专利补偿仅仅有利于跨国企业，会延长专利药品保护期，不利于仿制药提早上市，影响公众用药；现在实施专利补偿制度的时机不成熟，等国内企业药物创新形成规模了，才适于建立专利补偿制度。

这种说法是否如同我国改革开放初期时的争论：先别开放国门，等待我国经济发展了、市场做大了，我们再开国门，否则，中国市场全被跨国公司占领了。对于保障公众用药的可及性，我们完全可以采取多种政策措施解决，但是，以牺牲历史发展机遇、不能给予创新者以制度的保

障和激励，延迟我国创新药物发展、延缓创新企业成长作为代价，实在为"拣了芝麻丢了西瓜"，可能成为历史性的失误。在工作实践中，由于我国没有专利补偿制度，我们遇到有的创新者被迫到欧美市场申请创新药物研发，有的创新者卖掉专利给跨国公司。如果创新者、创新药在中国不能获得利益，那么中国的创新者、创新药就会跑到国外。创新是在开放中相互竞争而形成的。无论国内国外，科学家、创新者们互相启发，你中有我，我中有你，跨国公司都是在竞争中成长起来的。历史告诉我们，凡是关起门来搞创新的，没有成功的。我们是不是可以说，现有的跨国公司不会因为在中国得不到专利补偿而受到大的影响，但中国的创新药制药企业却会因为没有专利补偿而难以茁壮成长。实施专利补偿制度，让跨国公司有"锦上添花之美"、让中国创新企业获得"雪中送炭之需"，采纳这样的制度何乐而不为呢？即使从有利于仿制药企业发展来看，我国也需要全球的新药进来成为仿制的对象。另有数据统计，2001年到2016年美国上市的433个药品，目前在我国上市的品种只有133个，这既影响到我国仿制药的仿制质量，也增加了仿制药仿制的成本。总之，改革需要成本，现在实施专利补偿制度利大于弊。

6 DMF制度是建立一个企业间的责任体系，是促进专业化生产分工、建立全球配置资源的市场

DMF是现代制药产业体系建设中必须的制度。目前"关联审评"这个词没有体现出这个制度的核心内涵。DMF首先是企业间相互认证，相互控制质量风险，相互推进诚信，是共同治理市场与保障药品质量的制度。制剂企业对

原料药企业的质量管理体系要有评估，原料药企业对制剂企业的质量管理体系也要有评估，符合要求的才会相互选择使用，每年要进行审计，以保证所用原料药的质量；包材、辅料企业也是如此。DMF促进了专业化分工，又解决了企业在合作过程中担心技术与商业秘密泄露的问题。DMF建立了一个全球配置资源的市场，建立了全球相互供应辅料包材、原料制剂，共同担负产品质量责任的体系。DMF大幅提高审评效率，促进中国制药走出去。

7 建立激励创新药物研发的政策机不可失

现行的药品审评制度、评价方式方法是第三次工业革命的产物，已经不能适应正在到来的第四次工业革命，面对新科技革命和产业变革已经显得捉襟见肘。

当下，我们要有壮士断腕的决心和勇气，坚定改革，抓住机遇、鼓励创新，通过改革审评审批制度，让创新的活力竞相迸发。如果我们鼓励药物研发创新的制度不能尽快建立，何谈中国制药产业的创新发展！如果我们鼓励药物研发创新的具体制度没有竞争力，何谈激发中国科学家、企业家的创造力！如果我们鼓励药物研发创新的具体制度依然封闭、没有开放度，何谈中国成为全球创新的策源地！何谈中国制药产业走向国际！如果我们鼓励药物研发创新的具体制度没有与新一轮科技革命、产业变革紧密结合，何谈抓住千载难逢的历史发展新机遇！何谈保障公众利益、建设健康中国！

谢谢大家！

我国《药品注册管理办法》修订工作及有关思考

张晓东，王庆利，周跃华，杨志敏

（国家食品药品监督管理总局药品审评中心，北京 100038）

摘 要 介绍我国《药品注册管理办法》的制修订历程以及当前修订工作的具体情况，阐述了笔者对当前修订工作的若干分析和思考。

《药品注册管理办法》是我国药品研发和注册管理领域的一部基础法规。随着医药科技和产业的发展，我国的药品监管法规体系不断完善，《药品注册管理办法》也经历了从无到有、逐步完善的过程。本文拟对我国《药品注册管理办法》的制修订历程以及当前的修订工作情况进行介绍，并提出若干思考和分析，以飨读者。

1 我国《药品注册管理办法》制修订历程[1]

我国《药品注册管理办法》的最初雏形可追溯至1979年卫生部与国家医药管理局共同制定并颁布试行的《新药管理办法》。该《办法》对新药的定义、新药的分类、新药审批的资料要求及临床试验手续等进行了明确，还规定新

药要由卫生部审批。但限于当时的管理水平以及配套制度的欠缺，那时制订的法规并未能得到切实地落实执行。

1985年7月，《中华人民共和国药品管理法》（以下简称《药品管理法》）正式施行，第一次将药品审批制度以国家法律形式固定下来。同年，卫生部根据《药品管理法》中关于新药和新生物制品审批的规定，制定颁布了《新药审批办法》和《新生物制品审批办法》，全国从此开始实行新药统一审批的管理模式。之后，卫生部还相继颁布实施了《仿制药品审批办法》《进口药品管理办法》《新药保护和技术转让的规定》等与药品审批有关的规章。1987年，卫生部对《新药审批办法》中有关中药问题做了补充规定和说明。1988年，卫生部颁布了《关于新药审批管理若干补充规定》。1992年，卫生部发布《关于药品审批管理若干问题的通知》，再次对中药部分做了修订和补充规定。

1998年国家药品监督管理局（SDA）成立，对上述《新药审批办法》《新生物制品审批办法》《仿制药品审批办法》《进口药品管理办法》《新药保护和技术转让的规定》等5个规章进行了修订完善，并于1999年5月1日开始实施。

2002年12月，为适应新修订的《药品管理法》《药品管理法实施条例》以及我国加入世贸组织（WTO）的需要，SDA全面整合药品注册管理相关规章制度，颁布施行了《药品注册管理办法》（试行），明确了"药品注册"的法规概念，并将仿制药注册审批权限上收至国家层面。

2005年2月，为适应新施行的《中华人民共和国行政许可法》，进一步鼓励药物研发创新，国家食品药品监督管理局（SFDA）颁布了新修订的《药品注册管理办法》，并于2005年5月1日开始正式施行。

2007年7月，针对当时药品注册管理工作中暴露出来的问题，以及2005年版《药品注册管理办法》本身存在的不足，再次修订的《药品注册管理办法》颁布，并从2007年10月1日开始执行。根据新修订的《药品注册管理办法》，SFDA又于2008—2009年颁布实施了《中药注册管理补充规定》《新药注册特殊审批管理规定》《药品注册现场核查管理规定》等配套法规。

2013年11月，国家食品药品监督管理总局（CFDA）发布《关于征求〈药品注册管理办法〉修正案意见的通知》。修正案对2007年版《药品注册管理办法》中不符合当时形势及要求的内容进行了修订，主要包括增加鼓励药物创新的条款、修订与专利法衔接的条款、完善监测期管理相关条款、调整仿制药注册生产现场检查程序等几个方面[2]。2014年2月，根据征集的意见和建议修订完善后的《药品注册管理办法（修改草案）》在中国政府法制信息网公开征求意见[3]。虽然此次修改草案征求意见后没有正式发布实施，但为后续修订工作奠定了一定的基础。

2 当前我国《药品注册管理办法》修订工作

2007年版《药品注册管理办法》的实施有力推动了我国医药产业的发展，提升了我国药品监管的国际认同度和影响力。但随着药品研发全球化趋势的加剧和我国医药产业的快速发展，现行办法的立法思路和诸多规定已不能适应当前药物创新发展和注册监管的要求。

鉴于上述实际，结合药品审评审批制度改革要求，CF-DA于2015年4月再次启动了对现行2007年版《药品注册管理办法》的修订工作，成立了由CFDA药化注册司牵头，法制司、药审中心、核查中心、投诉举报和受理中心以及中国食品药品检定研究院参与的专项工作小组，研究确定了修订的原则、目标和总体思路。2015年12月，专项工作小组在前期工作基础上，结合《国务院关于改革药品医疗器械审评审批制度的意见》（国发〔2015〕44号）和《国家食品药品监督管理总局关于药品注册审评审批若干政策的公告》（2015年第230号）要求，起草形成了修订稿初稿。2016年1月开始，修订专项工作小组召集相关省局、行业协会及学术界、工业界代表召开研讨会和座谈会十余次，期间不断征求意见，修改完善，数易其稿。2016年7月22日，CFDA在官方网站公开征求《药品注册管理办法（修订稿）》（主体文件）意见[4]。2016年8月底开始，修订专项工作小组根据征集到的意见，组织相关人员召开了多次修订工作会，并做进一步完善。2016年10月份形成审议稿，并梳理了修订过程中重点关注和存在争议的问题，后续的配套文件起草制定及审议返修等工作也持续抓紧推进。

此次修订工作对既往国内药品注册管理的理念、思路以及程序设计等都进行了较大调整和改革，将国际上通行的药物临床试验管理机制、鼓励创新和仿制药质量提高机制、药品全生命周期管理理念等体现在修订稿中。确立了管理办法的整体框架是主体文件加配套文件，既保证政策的延续性，又保留一定的可调整空间。从公开的主体文件修订稿征求意见稿来看，主要修订内容包括以下几个方面。

2.1 改革"药物创新"的定义

由"成分论"和"新化合物论"转为"以临床价值为导向的药物创新"，并相应地体现在注册分类和审评审批原则的调整中。

2.2 构建新的药物临床试验管理机制

将仿制药生物等效性试验改为备案审查制；对于创新药，通过建立探索性新药（investigational new drug，IND）机制，探索更为国际化和符合新药研发规律的临床试验管理机制。

2.3 引入药品上市许可持有人制度

衔接药品上市许可持有人制度试点工作，引入药品上市许可管理模式。将药品上市许可与生产许可分离，旨在鼓励创新，并从源头上扼制药品研发的低水平重复。

2.4 明确仿制药和生物类似药的审批标准

明确了仿制药和生物类似药的上市标准是"与原研药质量和疗效的一致或类似"，为后续开展仿制药质量和疗效一致性评价，以及建立橙皮书制度奠定法律基础。

2.5 改革优先审评机制

根据临床需求和药品特点设立优先审评制度，改变原来主要将注册分类作为特殊审批程序设定依据的做法。

2.6 强化沟通交流

引入审评机构项目管理人和申请人药品注册专员概念，改革申请人（包括研究者）与药品审评机构间的沟通交流制度，将沟通交流贯穿于药品研发注册的全过程。拟通过沟通交流解决技术资料补充、临床试验分期批准、重大关键技术问题共商等注册环节中的问题。

2.7 确立药品全生命周期管理理念

调整了药品注册受理、初步审查、注册现场检查、注册检验、补充资料等环节的节点设置和操作模式，以及药品再注册相关的规定，引入药品注册原始编号制度、年度报告制度，新增了药品日常监管与注册工作衔接、上市后安全性问题及备案信息管理等方面条款内容，以确立药品全生命周期管理的理念。

3 分析和思考

《药品注册管理办法》修订是药品研发行业和注册管理领域的重大事件，是从源头改革药品监管理念和思路的重大举措，也是我国药品监管史上的里程碑事件，其重要性不言而喻。笔者结合参与修订工作的体会，谈谈以下几点分析和思考。

3.1 顶层设计和立法逻辑确立至关重要

《药品注册管理办法》作为一部涉及行业源头监管的部门规章，对整个药品监管的理念和政策方向确立有着举足轻重的作用，在整个行业监管法规体系中扮演着重要角色。因此，其修订工作需要从利于行业整体监管、保障公众用药、规范研发和管理、鼓励创新、引导产业良性发展等功能定位上，由一定层级的主管部门结合行业实际，从长计议，在宏观上做好顶层设计，明确立法的逻辑。需要明晰药品注册管理的基本原则和目标的是什么，管理的关键环节和核心节点在哪里，当下改革的大方向和趋势是什么，最后形成怎样的管理体系。这是开展《药品注册管理办法》修订工作的前提。

3.2 精准研判问题有利于明确目标

大到整个药品审评审批制度改革，小到具体注册管理法规修订，起因都是由于既有制度已无法适应现实需求，要改要修的就是无法适应现实需求之处。本次《药品注册

管理办法》修订工作亦是如此。因此，需要仔细思考、调研、分析、总结当前药品注册管理面临的具体问题是什么，管理工作的难点和症结在哪里，既有制度体系是如何不能适应现实需求的。清晰研判了上述问题，才能把握修订工作的目标。单从药品审评工作来看，现行注册管理办法下，药品审评工作存在国家与地方分离，行政与技术割裂，以及受理、核查、检验、审评、审批、上市后监测等各环节"碎片化"管理的问题，导致药品审评审批工作效率与质量不高，责权不清，沟通不畅，鼓励创新不足，研发水平低下。所以，此次修订工作的目标就是要对现行药品注册管理体系进行重构，要从根本上解决国内药品注册管理存在的上述体制性、机制性的矛盾和问题。

3.3 不确定因素增加了修订工作难度

此次《药品注册管理办法》修订工作是当前我国药品审评审批制度改革的重点工作之一，既要顺应改革大趋势，又要在诸多具体政策措施层面引领改革。本次药品审评审批制度改革的目标明确，力度空前，阶段性成果明显，但也不可否认改革已进入深水区，修订《药品注册管理办法》的诸多关键因素尚存变数。譬如是否构建中央集权统一的药品审评审批特设机构、上位法《药品管理法》如何修订、国家总局和地方省局事权如何划分等都是影响和掣肘《药品注册管理办法》修订工作的不确定因素，无疑增加了修订工作的难度。

3.4 毕其功于一役的想法不可取

药品审评审批制度改革是一项系统工程，应是一套组合拳，相关制度措施、环节设置和阶段成果评估等应有机整合，环环相扣。不可寄全部希望于《药品注册管理办法》的修订，不能靠修订一部部门规章来推动改革一步迈向成功，一蹴而就，一劳永逸。因此，《药品注册管理办法》修订工作应与药品监管相关的体制机制改革协调推进，步调有序，循序破解药品注册监管的制度症结。当前，全国人大常委会授权国务院开展药品上市许可持有人制度试点和药品注册分类改革试点工作，国务院发布关于改革药品医疗器械审评审批制度的意见，CFDA密集出台一系列药品审评制度改革文件等，都是药品审评审批制度改革工作的重要组成部分，同时也为《药品注册管理办法》修订工作奠定了重要基础。

3.5 合理设定修订工作的预期

《药品注册管理办法》修订是一项前瞻性工作，应结合制度改革目标设定合理的预期。目前，从修订稿（主体文件）征求意见情况以及后续配套文件的起草制定进展来看，以主体文件加配套文件的方式形成管理办法是切实合理的。在具体构架上，是要建立以《药品注册管理办法》主体文件为准则，以技术要求、操作规程、管理标准、指导原则等配套性文件为支柱，辅以信息技术、人才队伍及宣传贯

彻等支撑手段的管理体系。配套文件可根据实际需求及紧急程度，进行分层分级，形成目录，明确哪些配套文件需和主体文件同时发布，哪些可以后续发布，列出配套文件发布的时间表，分时按序推出。同时，可考虑设定新办法发布施行的试行期，以便评估某些条款规定的适用性和实际效果，并为征集实施过程中的问题及做出相应的修订调整留出窗口期。另外，考虑到政策的延续性，减少政策调整可能对相关工作连续性造成的影响，建议设定过渡期，出台相应的过渡政策。

参 考 文 献

[1] 张晓东，李连达. 我国药品注册管理法规体系的形成及现状思考[J]. 中国新药与临床杂志，2010，29（2）：155 – 158.

[2] CFDA. 关于征求《药品注册管理办法》修正案意见的通知[EB/OL].（2016 – 12 – 19）. http：//www.cfda.gov.cn/WS01/CL0778/94158.html.

[3] CFDA.《药品注册管理办法（修改草案）》在中国政府法制信息网公开征求意见[EB/OL].（2014 – 02 – 20）. http：//www.cfda.gov.cn/WS01/CL0778/96959.html.

[4] CFDA. 总局办公厅公开征求《药品注册管理办法（修订稿）》意见[EB/OL].（2016 – 07 – 25）. http：//www.cfda.gov.cn/WS01/CL0778/160300.html.

中国新药注册与审评技术双年鉴（2016—2017）

药品审评中心解决化学仿制药注册申请积压工作汇总及分析

陈　新，黄清竹，温宝书

（国家食品药品监督管理总局药品审评中心，北京 100038）

摘　要　解决药品注册申请积压是《国务院关于改革药品医疗器械审评审批制度的意见》（国发〔2015〕44号）明确的工作目标，其中化学仿制药是解决积压的重点。国家食品药品监督管理总局（CFDA）药品审评中心（CDE）通过一系列制度改革，采取了多种措施，逐步解决了化学仿制药的注册申请积压。目前，解决积压已经进入最后收尾阶段，本文梳理了过去近 2 年时间内化学仿制药的情况，系统分析了审评结论和不同审评小组工作的完成情况，并对重复申报、优先审评以及长期滞留品种的情况进行了具体阐述，分析了目前仿制药审评中存在的问题，并提出了相应的建议。

根据《国务院关于改革药品医疗器械审评审批制度的意见》（国发〔2015〕44 号，2015 年 8 月 9 日）[1] 和《国家食品药品监督管理总局关于药品注册审评审批若干政策的公告》（2015 年第 230 号，2015 年 11 月 11 日）[2] 的要求，解决注册申请积压工作要尽快实现注册申请和审评完成数量的年度进出平衡，2018 年实现按规定时限审评审批。为完成这一目标，国家食品药品监督管理总局（CFDA）药品审评中心（CDE）对内统一部署，凝聚全中心力量解决药品注册申请积压。其中，化学仿制药在积压的注册申请中占比最大，达 51.7%（2015 年 8 月数据，积压总量 21 783 件，化学仿制药 11 251 件），是解决积压工作的重中之重。

由于时间紧、任务重，为顺利解决化学仿制药注册申请积压，CDE 专门针对化学仿制药制定了解决积压的工作计划，自 2015 年 8 月以来，陆续推出一系列的改革措施，以审评任务为核心，充分调动审评员的积极性，将解决药品注册申请积压与审评制度改革并行推进。目前，此项工作已进入最后收尾阶段，下文进行了系统的分析和总结。

1　整体工作安排情况

为完成解决注册申请积压的任务，2015 年 CDE 制定了 3 年工作计划，将解决积压工作与审评制度建设、人员队伍建设同步推进。针对化学仿制药积压申请多、时间紧迫、有经验的审评员少的情况，CDE 经过统筹安排，整合新老审评员和省局挂职团队人员，制定了由易到难的审评工作计划，先集中力量完成风险较低的需要开展生物等效性（BE）试验的口服固体制剂申请。同时，加强人员培训和技术标准制定，最后集中清理风险较高的批准上市的申请。

2015 年 8 月，CDE 从化药药学二部抽调人员组建专项小组，结合省局挂职团队的力量，开始对需要开展 BE 试验的口服固体制剂进行集中简化审评，对审评过程中未发现重大缺陷的申请，不再要求申请人就小缺陷进行补充资料，而是直接批准进行 BE 试验，将需要申请人继续完善的内容留在临床批件中，从而大大提高了仿制药审结率。专项小组耗时近1年的时间，完成了需要进行临床试验（主要为BE试验）的化学仿制药申请共3 563件。

2016年8月，在基本完成申报BE试验的化学仿制药审评工作后，仍未完成的化学仿制药积压申请主要为无须进行临床试验或已完成临床试验的上市申请，这部分申请难度和风险均较高。为加快推进解决这部分积压申请，CDE在原承担BE试验审评专项的基础上成立仿制药专项一组，

负责抗肿瘤、血液、外科和医学影像等4个适应证品种以及重复申报10家以上品种，共计3 150件。2017年3月，在专项一组经验的基础上，成立仿制药专项二组，主要负责抗感染、神经、镇痛、电解质等4个适应证品种，共计785件。化药药学二部在仿制药专项一组和专项二组调整的基础上，承担了内分泌等9个适应证品种，共计2 649件。化学仿制药各个小组承担适应证及人员分工见表1，具体各个审评小组承担任务情况见表2。

表1　各审评小组承担适应证及人员数量情况

分组	承担适应证	签发部长	主审	参审	总计
仿制药专项一组	抗肿瘤、血液、外科、医学影像及重复申报10家以上品种	1	5	41	47
仿制药专项二组	抗感染、神经、镇痛、电解质	1	7	40	48
化药药学二部	内分泌等9个适应证	1	11	34	46
总计	17个适应证分组	3	23	115	141

表2　各个审评组完成情况一览表

分组	初始申请量/件	完成申请量/件	剩余申请量/件	2017年9月底前需完成量/件
仿制药专项一组	3 150	2 699	451	138
仿制药专项二组	785	524	261	113
化药药学二部	2 649	1 955	694	363
总计	6 584	5 178	1 406	614

完成的注册申请数量截至2017年7月

2　总体完成情况及审评结论分析

截至2017年7月，CDE未审结的注册申请已经从积压的高峰约22 000件（2015年9月）降至约7 200件（含2 300件等待申请人补充资料的申请），待审评的积压申请剩余约4 900件。其中，化学仿制药待审评申请共计1 406件，含2017年之后新申报的申请194件，因尚未收到样品检验报告等原因不具备审评条件而暂停审评的申请317件，已经完成一轮审评且申请人已回复补充资料的申请281件，正在进行第一轮审评的申请614件，详见图1。

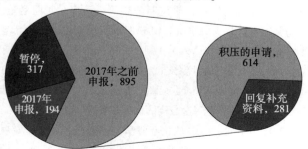

总计：1406

图1　化学仿制药存量任务一览图

2015年8月至2017年7月，各审评团队共审评完成化学仿制药10 490件，审评结论包括批准、不批准、补充资料3种情况。其中，批准的申请占43.3%，不批准的申请占30.4%，书面发补的申请占25.4%，详见表3。

表3　审评结论一览表

审评结论	任务数量/件	占比/%
批准	4 643	43.3
不批准	3 188	30.4
书面发补	2 659	25.4
总计	10 490	100.0

由于CDE对化学仿制药申请中需要开展BE试验的口服固体制剂实施简化审评，对没有严重缺陷的统一作出"批准临床"结论，因此审评结论为"批准"的注册申请中，批准临床试验（含批准BE试验）4 260件，占总数的40.6%。

进一步将注册申请分为口服制剂、注射剂、其他制剂和原辅料4种类型，可见口服固体制剂大部分需要进行临床试验，故批准上市（批准生产和批准进口）结论的占比最低，仅为0.4%，注射剂批准上市的占比为6.5%，其他制剂（包括外用制剂等）批准上市的占比为10.3%，原辅料批准上市的占比为5.7%。总体批准情况和不同类型药品的批准情况占比见表4和图2。

表4　不同类型化学仿制药批准情况一览表　（件）

审评结论	口服制剂	注射剂	其他制剂	原辅料	总计
批准临床	3 333	152	120	655	4 260
批准上市	19	164	53	145	383
不批准	1 350	1 025	225	588	3 188
书面发补	210	1 187	119	1 143	2 659
总计	1 830	2 528	517	2 531	10 490

中国新药注册与审评技术双年鉴（2016—2017）

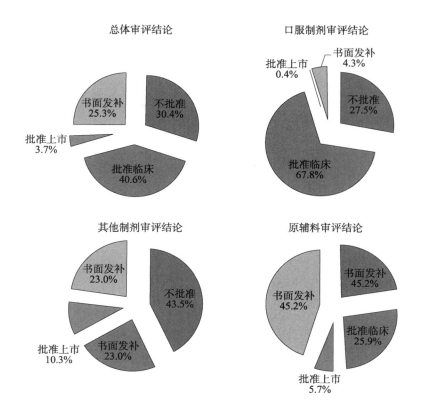

图2　总体及不同类型药品审评结论占比

已经书面发补的 2 659 件审评任务，申请人在完善研究资料后会陆续报送我中心审评，因此尚未形成最终审评结论。在已形成最终审评结论（批准或不批准）的 7 831 件注册申请中，批准结论共计 4 643 件，不批准结论共计 3 188 件，批准的申请占 59.3%。其中，需要进行 BE 或临床试验的仿制药申请批准率为 74.7%（批准临床），直接批准上市的国产或进口仿制药申请批准率为 17.9%，详见表5。

表5　化学仿制药不同申请类型批准/不批准情况一览表

申请类型	完成任务总量/件	形成最终审评结论/件	批准/件	不批准/件	最终批准率/%
BE 或临床试验	5 740	5 708	4 262	1 446	74.7
国产/进口上市	4 750	2 123	381	1 742	17.9
总计	10 490	7 831	4 643	3 188	59.3

3　需进行临床试验的化学仿制药分析

截至 2017 年 7 月，需要进行临床试验的化学仿制药申请已基本审结，共计 5 740 件，其中批准临床（含 BE 试验）4 262 件，不批准 1 446 件，书面发补 32 件，批准临床和不批准的占比分别约为 3/4 和 1/4。对这部分申请，在审评过程中未发现重大缺陷的，不再要求申请人就小缺陷进行补充资料，而是在临床批件中要求申请人在临床试验期间进行完善。因此，这部分申请书面发补极少。详见表6。

表6　需进行临床试验的化学仿制药审评结论一览表

审评结论	ANDA-临床申请/件	需批准临床试验的上市申请/件	总计/件	所占比率/%
不批准	1 321	125	1 446	25.2
批准临床	3 912	350	4 262	74.3
书面发补	32	—	32	0.5
总计	5 265	475	5 740	100.0

按照不同给药途径分析：口服制剂 4 500 件，占 78.4%；注射剂多为特殊剂型注射剂；原辅料多为进口报临床的原辅料，或关联制剂需要进行临床试验的原注册分类 3 类原料。具体情况见表7。

表7　不同类型申报临床化学仿制药审评结论一览表　　　　（件）

审评结论	口服制剂	注射剂	其他制剂	原辅料	总计
不批准	1 161	108	52	125	1 446
批准临床	3 335	152	120	655	4 262
书面发补	4	13	1	14	32
总计	4 500	273	173	794	5 740

4　重复申报的化学仿制药（直接批准上市品种）分析

2016 年 8 月，CDE 在基本完成申报 BE 试验的化学仿制药审评工作后，开始对申报生产重复申报 10 件以上的化学仿制药实施同品种集中审评，包括 62 个活性成分，共计 2

中国新药注册与审评技术双年鉴（2016—2017）

109 件。这部分注册申请的审评工作主要由仿制药专项一组负责。专项一组经过多次集体讨论，对重复申报品种分别制定了审评要点，统一了审评尺度，同时加强了对新入职审评员的培训，以保障审评的质量和效率。重复申报的化学仿制药名单见表8。

表8 重复申报的化学仿制药名单

编号	药品名称	申报数量
1	埃索美拉唑	199
2	法舒地尔	82
3	头孢替安	81
4	门冬氨酸鸟氨酸	78
5	氨溴索	72
6	奥拉西坦	70
7	果糖/磷酸二氢钠/氯化钾/氯化镁/氯化钠/葡萄糖/乳酸钠	65
8	依达拉奉	63
9	氧	55
10	兰索拉唑	49
11	长春西汀	48
12	阿加曲班	43
13	米力农	43
14	硼替佐米	43
15	奥硝唑	41
16	头孢地嗪	40
17	左氧氟沙星	39
18	腹膜透析液	38
19	碳酸钙/维生素D3	38
20	他唑巴坦/头孢哌酮	37
21	恩替卡韦	36
22	头孢美唑	35
23	吉西他滨	34
24	卡培他滨	34
25	利奈唑胺	34
26	还原型谷胱甘肽	32
27	美洛西林/舒巴坦	31
28	头孢硫脒	30
29	氯吡格雷	29
30	肌酸钠	27
31	头孢甲肟	27
32	伊班膦酸	27
33	伏格列波糖	26
34	胸腺法新	26
35	复方氨基酸	25
36	多西他赛	24
37	桂哌齐特	22
38	蒙脱石	22
39	莫西沙星	21

续表

编号	药品名称	申报数量
40	伊立替康	21
41	左卡尼汀	21
42	罗哌卡因	20
43	羟丙甲纤维素	20
44	阿托伐他汀钙	17
45	咪康唑	17
46	灭菌注射用水	17
47	氟氯西林	16
48	克林霉素磷酸酯	16
49	氯化钠	16
50	哌拉西林/舒巴坦	16
51	奥扎格雷	15
52	氨曲南	14
53	多奈哌齐	14
54	聚维酮碘	14
55	葡萄糖	14
56	奥沙利铂	13
57	依诺肝素钠	13
58	甘露醇	10
59	美罗培南	10
60	头孢孟多酯	10
61	紫杉醇	10
62	头孢唑肟	9

截至2017年7月，已经有1851件重复申报仿制药完成第一轮审评，尚未完成审评的有258件，计划在2017年9月前全部完成。已完成一轮审评的1851件重复品种中：不批准705件，占比为38.1%；批准上市67件，占比为3.8%。具体批准上市的品种有氯化钠注射液、灭菌注射用水、葡萄糖注射液和氧，详见表9和表10。

表9 重复申报化学仿制药审评结论分析

审评结论	任务数量/件	占比/%
不批准	705	38.1
批准生产	67	3.6
书面发补	1 076	58.2
总计	1 848	100

表10 批准上市的重复申报仿制药

品种名称	任务数量
氯化钠注射液（生理氯化钠溶液、浓氯化钠注射液）	8
灭菌注射用水	10
葡萄糖注射液	14
氧（液态、气态）	35
总计	67

通过上述数据可以看出，仿制药申报较为混乱，重复申报现象严重，申报数量在 10 件以上的 62 个活性成分占化药仿制药（申报生产）积压数量约 1/2；研究质量较差，通过审评的比例低，超过一半以上的注册申请需要进行补充资料，审评结论为不批准的注册申请也超过 1/3。

5 优先审评的化学仿制药分析

2016 年 8 月，总局发布《关于解决药品注册申请积压实行优先审评审批的意见》后，CDE 在着力解决审评积压的同时，对于临床急需的仿制药实行了优先审评。截至 2017 年 7 月，CDE 已先后发布了 21 批优先审评目录，对 317 件注册申请进行了优先审评。其中，纳入优先审评的化药仿制药共计 86 件，主要涉及 6 种优先审评情形：① 国内"首仿"品种。② 在中国境内用同一生产线生产并在美国、欧盟药品审批机构同步申请上市且通过了其现场检查的药品注册申请（简称"共线"生产）。③ 专利到期前 3 年的药品临床试验申请核专利到期前 1 年的药品生产申请（简称专利到期品种）。④ 临床急需、市场短缺品种。⑤ 按与原研质量和疗效一致的标准完善后重新申报的首家报产品种（简称完善后重新申报品种）。⑥ 罕见病品种。具体不同类型优先品种完成情况见表 11。

表 11 化学仿制药优先审评类型及审评完成情况 （件）

优先类型完成情况	审结	发补	待现场检查	待审评	总计
"首仿"品种	21	2	4	13	40
"共线"生产品种	9	4	—	15	28
专利到期品种	6	—	4	3	13
临床急需、市场短缺品种	—	—	—	2	2
完善后重新申报品种	—	—	—	2	2
罕见病品种	—	1	—	—	1
总计	36	7	8	35	86

已审评结束的 36 件优先审评申请中，批准上市 19 件，占比为 52.8%，远远高于一般的化学仿制药申请。审评结论见表 12，批准的品种名单见表 13。

表 12 优先审评化学仿制药的审评结论

当前结论	任务数量/件	占比/%
不批准	4	11.1
批准上市	19	52.8
批准临床	9	25.0
企业撤回	4	11.1
总计	36	100

表 13 批准上市的优先审评化学仿制药品种

药品名称	优先原因	适应证分组	企业名称
酒石酸利斯的明胶囊（3 个规格）	"首仿"品种	精神障碍疾病药物	印度太阳药业有限公司
注射用阿奇霉素	共线	抗感染药物	海南普利制药股份有限公司
帕瑞昔布钠	专利到期	镇痛药及麻醉科用药	四川新开元制药有限公司
注射用帕瑞昔布钠（2 个规格）	专利到期	镇痛药及麻醉科用药	湖南科伦制药有限公司
帕立骨化醇注射液	"首仿"品种	内分泌系统药物	江苏恒瑞医药股份有限公司
注射用米卡芬净钠（2 个规格）	专利到期	抗感染药物	浙江海正药业股份有限公司
吉非替尼	"首仿"品种	抗肿瘤药物	齐鲁安替（临邑）制药有限公司
吉非替尼片	"首仿"品种	抗肿瘤药物	齐鲁制药（海南）有限公司
枸橼酸咖啡因注射液	"首仿"品种	呼吸系统疾病及抗过敏药物	成都苑东生物制药股份有限公司
丁酸氯倍他松乳膏	"首仿"品种	皮肤及五官科药物	重庆华邦制药有限公司
醋酸加尼瑞克注射液	"首仿"品种	生殖系统疾病药物	正大天晴药业集团股份有限公司
洛索洛芬钠凝胶膏	"首仿"品种	风湿性疾病及免疫药物	湖南九典制药股份有限公司

从上述数据可见，"首仿"品种是化学仿制药被纳入优先审评的最常见情形，"共线"生产品种是化学仿制药被纳入优先审评的第二常见情形，体现了鼓励临床急需仿制药和高质量仿制药的政策导向。

6 长期滞留的化学仿制药品种情况

化学仿制药注册申请积压的总体工作进展顺序，但仍存在一些客观原因导致部分注册申请长期滞留，无法正常开展审评。为加快此类长期滞留的化学仿制药申请，CDE 多次召开专题会议研究，分步骤分阶段集中处理。CDE 在 2011 年 1 月 1 日之前接收的注册申请，截至 2017 年 7 月仍未审结的注册申请共计 2 024 件。其中，处于正常审评状态的有 18 件，其余 2 006 件均处于暂停审评状态，暂停审评的主要原因有等待申请人回复补充资料等、等待关联申报的原料/制剂申请、等待检验机构的样品检验报告、等待生产现场检查报告，详见表14。

表14　历史遗留品种原因梳理

编号	滞留原因	任务数量/件	处理措施
1	等待申请人回复补充资料	1 543	逐一核对补充资料是否存在特殊情况
2	等待关联申报的原料/制剂申请	189	理清关联品种及暂停原因，并归为相应分类进一步处理
3	等待样品检验报告	187	与相关检验机构联系确认申请人是否送检及检验进度情况
4	等待生产现场检查报告	87	与相关现场检查机构联系确认申请人是否提出检查申请及检查进度情况
5	2010 年前进入中心正常审评品种	18	大部分已发过一轮补充资料，督导审评团队优先处理，尽快结束审评

CDE 一方面抓紧督导审评团队尽快完成具备审评条件的申请，另一方面对暂停审评的注册申请采取针对性的处理措施，全面清理长期滞留的审评任务，有效地减少药品审评任务积压。

7　取得的经验和下一阶段重点工作

经过 2 年的努力，CDE 总共完成化学仿制药申请 10 490 件，其中审结的申请为 7 831 件，完成一轮审评发出补充资料通知的申请为 2 659 件，预期可在 2017 年 9 月完成解决化学仿制药申请积压的工作。这项工作取得的主要经验有：① 采取先易后难的工作策略，保障审评工作的质量和效率。在推进工作的过程中，先解决难度、风险较低的 BE 试验申请的积压，后解决难度、风险较高的上市申请加压。这种先易后难的工作安排，为省局挂职审评团队和新招聘审评员的学习和成长争取了时间，确保审评工作不出现大的质量问题。② 以解决积压工作为契机，加快建立高水平的审评队伍。以化药仿制药药学审评员为例，通过整合省局挂职团队和新招聘审评员，将人员培训工作和实际审评工作融合，2 年间仿制药药学审评员由 20 多人迅速增至 141 人，主审审评员数量已由 9 人增加至 26 人，一支高水平的审评人员队伍已初具规模。③ 在解决注册申请积压的同时推进审评制度改革。通过加强审评项目管理，发挥项目管理人沟通、协调、服务和监督作用，保障各阶段工作目标顺利完成；通过优先审评的实施，加快批准临床急需和高质量仿制药上市，解决临床用药需求；通过规范重复申报品种技术要求，引导药物研发的立项，避免行业重复投入研发和资源浪费。

CDE 虽然在解决仿制药审评积压工作取得了一定成效，但仍存在着一些问题，比如造成注册审评积压的体制性、机制性问题还未从根本上解决，审评基础工作仍较薄弱，历史遗留问题尚未完全解决。下一步将继续推进药品审评审批制度改革，深化、细化、实化优先审评、沟通交流、项目管理、适应证团队、专家咨询、信息公开、立卷审查制度等工作[3]。同时，CDE 将围绕提高我国上市药品质量开展以下几部分工作：① 对新注册分类化学仿制药按照与原研药品质量和疗效一致性的标准进行审评，保障新批准上市仿制药的质量。② 全面开展已上市化学仿制药与原研药品质量和疗效一致性评价工作，提高上市药品质量。③ 在 2017 年底推行化学仿制药按照 eCTD 格式申报和审评，规范和提高化学仿制药研发质量。④ 参照 DMF 制度实施原辅料和包材的备案和关联审评审批管理制度，提高原辅料和包材申报和审评的质量和效率。⑤ 通过信息公开、沟通交流等方式加强对行业研发立项的引导，减少化学仿制药低水平重复申报和行业重复投资现象。

解决化学仿制药注册申请积压工作已接近尾声，但保障公众用上物美价廉好药的目标仍任重道远，CDE 将围绕这一目标继续推进审评制度改革各项工作。

参 考 文 献

[1] 国务院.《国务院关于改革药品医疗器械审评审批制度的意见》（国发〔2015〕44 号）[EB/OL].（2015－08－09）. http://www. cfda. gov. cn/WS01/CL0056/126821. html.

[2] CFDA.《国家食品药品监督管理总局关于药品注册审评审批若干政策的公告》（2015 年第 230 号）[EB/OL].（2015－11－11）. http://www. cfda. gov. cn/WS01/CL0087/134665. html.

[3] 药品审评中心. 2016 年药品审评中心年报 [EB/OL].（2017－03－17）. http://www. cde. org. cn/news. do? method = viewInfo Common&id = 313842.

中国新药注册与审评技术双年鉴（2016—2017）

近年我国化药创新药注册申请情况分析

张晓东，王宏亮，杨志敏

（国家食品药品监督管理总局药品审评中心，北京 100038）

摘　要　目的：分析近年来我国化药创新药的注册申请及审评情况，发现其中可能潜在的规律，探讨成因及反映出的问题。方法：通过数据库检索并整理 2005—2015 年国家食品药品监督管理总局受理的全部化药创新药注册申请，对其数量、注册分类、申请阶段、适应证领域分布、审评结论、不批准原因等情况进行梳理和分析。分析其中的规律及其成因，并探讨其中反映出的问题。结果：2005—2015 年国家食品药品监督管理总局共受理化药创新药注册申请 414 个，其中申请临床试验品种 369 个，申请上市品种 45 个；适应证分布主要集中于抗肿瘤领域；近年平均批准率约 73%；不批准原因主要包括有效问题、安全性问题和立题依据问题。结论：近年的注册申请情况较好地反映出了当前化药创新药研发和评价的实际；化药创新药研发和评价要突出以临床价值为导向。

新药是指化学结构、药品组分和药理作用不同于已有药物的药品。国家食品药品监督管理总局 2016 年 3 月发布的《关于发布化学药品注册分类改革工作方案的公告》（2016 年第 51 号）将化药新药分为创新药和改良型新药；创新药是指含有新的结构明确的、具有药理作用的化合物，且具有临床价值的药品；改良型新药是在已上市活性成分的物质基础上，对结构、剂型、给药途径、适应证等进行优化，且具有明显临床优势的药品[1]。

相对于改良型新药和仿制药，化药创新药突出了其化合物结构的全新性，药理作用（作用靶点和机制）和治疗用途的新颖性，及其特有的临床价值。创新药的研发在给企业带来更为可观收益的同时，其研发风险也相应增加。近年来，关于国内化学药物创新药注册申请具体情况分析的报道较为少见。笔者通过对相关数据库的检索和整理，拟对 2005—2015 年国内化药创新药注册申请的具体情况进行介绍分析，并尝试剖析其中可能潜在的规律及其成因，以飨读者。

1　材料与方法

1.1　化药创新药的界定

国家食品药品监督管理总局 2016 年 3 月发布的《关于发布化学药品注册分类改革工作方案的公告》（2016 年第 51 号）[1]明确的注册分类第 1 类，也即 2007 年版《药品注册管理办法》[2]附件 2 中规定的化药药品注册分类的第 1.1 和 1.2 类。

1.2　数据来源和分析步骤

通过"国家食品药品监督管理总局药品审评中心信息支持系统"中的相关数据库，检索并规整 2005—2015 年国家食品药品监督管理总局受理的化药创新药注册申请。对上述化药创新药注册申请的数量、注册分类、适应证领域分布、申请阶段（申请临床试验或申请上市）、审评结论、不批准原因等情况进行详细的梳理和统计，并分析其中可能潜在的规律及其成因。

1.3　数据整理说明

1.3.1　申请数量
化药创新药注册申请的数量以实际化合物数量计，而非按制剂数量计出现申请多个剂型或多个规格同一制剂的，仅统计原料药数量。

1.3.2　截止日期
本文统计的化药创新药审评结论为截止至 2016 年 5 月 31 日的阶段性审评结论（部分品种尚未结束审评）。

1.3.3　适应证区分
以各新药注册申请表中拟申请的适应证为依据确定各新药品种的适应证领域。同时涉及多个适应证的，按主要适应证划分。具体适应证领域包括风湿性疾病及免疫药物、精神障碍疾病、抗感染、抗肿瘤、内分泌系统疾病、皮肤及五官科药物、神经系统疾病、肾脏/泌尿系统疾病、生殖系统疾病、消化系统疾病、血液系统疾病、循环系统疾病、医学影像学药物、镇痛药及麻醉科用药、呼吸系统疾病及抗过敏药物、电解质、酸碱平衡及营养药和扩容药、器官移植、外科和其他药物等 17 种。

1.3.4　审评结论分类
分成批准、不批准和结论待定 3 种情况。退审、企业主动撤回或核查撤回、由于各类原因终止审评程序、申请上市但被要求重新开展临床试验等情况均作为不批准结论处理。结论待定是指截至统计时间尚未结束审评，没有得出最后技术审评结论的情况，包括尚处于技术审评阶段、通知申请人补充资料尚未补回、需要进一步咨询（如召开专家咨询会）等。根据申请阶段的不同，批准包括批准临床和批准上市；不批准包括不批准临床和不批准上市；结论待定包括申请临床结论待定和申请上市结论待定。

中国新药注册与审评技术双年鉴（2016—2017）

中国新药注册与审评技术双年鉴（2016—2017）

1.4 统计方法

采用 Excel 2007 软件对数据进行统计处理，并根据研究需要合理选择比较对象进行比较性分析。

2 结果

2.1 申请数量和注册分类情况

2005—2015 年国家食品药品监督管理总局共受理化药创新药注册申请 414 个。从 2007 年开始，每年化药创新药的注册申请数量呈现逐年递增的趋势。在注册分类上，以申报临床试验的 1.1 类品种数量最多，占到了全部化药创新药注册申请的 84.3%，而 1.2 类申报生产的化药创新药近 11 年间仅有 3 个品种申报。而整体上 1.1 类注册申请数量远超过 1.2 类品种。具体详见表 1。

表 1 2005—2015 年化药新药注册申请数量和注册分类情况

年份	注册分类				合计	比例/%
	1.1 类报临床	1.1 类报生产	1.2 类报临床	1.2 类报生产		
2005 年	30	2	3	0	35	8.45
2006 年	18	3	1	2	24	5.80
2007 年	14	1	1	0	16	3.86
2008 年	15	4	4	0	23	5.56
2009 年	14	10	2	0	26	6.28
2010 年	22	5	2	0	29	7.00
2011 年	24	5	1	1	31	7.49
2012 年	31	5	4	0	40	9.66
2013 年	50	2	0	0	52	12.56
2014 年	56	4	1	0	61	14.73
2015 年	75	1	1	0	77	18.60
合计	349	42	20	3	414	
比例/%	84.30	10.14	4.83	0.72		

2.2 适应证领域分布情况

2005—2015 年受理的化药创新药注册申请在适应证领域分布上主要集中于抗肿瘤、消化系统疾病、抗感染、内分泌系统疾病、循环系统疾病等 5 类适应证，所占比例达 72.46%。其中，抗肿瘤适应证的占比高达 38.16%。而医学影像学药物、电解质、酸碱平衡及营养药和扩容药、器官移植、外科和其他药物等适应证的创新药注册申请数量较少。具体详见表 2。

表 2 2005—2015 年化药创新药注册申请的适应证领域分布情况

适应证领域	受理年度											合计	比例/%
	2005 年	2006 年	2007 年	2008 年	2009 年	2010 年	2011 年	2012 年	2013 年	2014 年	2015 年		
风湿性疾病及免疫药物	2	3	0	2	1	0	1	2	2	3	4	20	4.83
精神障碍疾病	0	1	2	1	0	0	0	2	1	3	2	12	2.90
抗感染	3	4	1	2	5	4	2	2	2	8	3	36	8.70
抗肿瘤	15	6	3	7	7	10	14	14	24	23	35	158	38.16
内分泌系统疾病	1	1	0	1	3	1	1	5	5	7	5	30	7.25
皮肤及五官科药物	1	0	2	0	0	1	1	1	3	1	3	13	3.14
器官移植、外科和其他药物	2	1	0	0	0	0	0	0	0	0	0	3	0.72
神经系统疾病	3	0	0	3	0	3	2	3	2	3	4	23	5.56
肾脏/泌尿系统疾病	0	0	2	0	0	2	0	1	0	0	1	6	1.45
生殖系统疾病	0	1	0	0	2	0	1	1	0	0	2	7	1.69
消化系统疾病	2	5	3	3	6	5	5	4	5	2	7	47	11.35
血液系统疾病	0	0	0	0	0	0	1	0	1	1	6	9	2.17
循环系统疾病	4	0	3	3	1	3	0	4	1	6	4	29	7.00
医学影像学药物	0	0	0	0	0	0	0	0	0	0	1	1	0.24
镇痛药及麻醉科用药	0	0	0	0	1	0	0	1	4	2	0	8	1.93
呼吸系统疾病及抗过敏药物	2	2	0	0	0	1	0	1	1	2	1	10	2.42
电解质、酸碱平衡及营养药和扩容药	0	0	0	0	0	0	0	2	0	0	0	2	0.48

2.3 申请阶段和审评结论情况

2005—2015 年国家食品药品监督管理总局受理的 414 个化药创新药注册申请中,申请临床试验品种 369 个,申请上市品种 45 个。由于审评需要一定的时间,较早受理的新药注册申请完成审评的比例较高。在完成审评比例较高的

2005—2014 年受理的品种中,审评结论为批准的比例基本在 70% ~80% 左右,平均比例为 73.29%。可见自 2005 年来,国家食品药品监督管理总局历年受理的化药创新药注册申请的批准率基本维持在一个稳定的水平,未出现明显的波动。具体详见表 3、表 4。

表3 2005—2015 年化药创新药注册申请的申请阶段和审评结论情况

年份	申请总数	申请临床	申请上市	批准总数	批准临床	批准上市	不批准总数	不批准临床	不批准上市	结论待定总数	申请临床结论待定	申请上市结论待定
2005 年	35	33	2	29	28	1	6	5	1	0	0	0
2006 年	24	19	5	18	15	3	5	4	1	1	0	1
2007 年	16	15	1	13	13	0	3	2	1	0	0	0
2008 年	23	19	4	19	15	4	4	4	0	0	0	0
2009 年	26	16	10	16	11	5	9	5	4	1	0	1
2010 年	29	24	5	23	20	3	4	3	1	2	1	1
2011 年	31	25	6	22	19	3	9	6	3	0	0	0
2012 年	40	35	5	32	31	1	6	3	3	2	1	1
2013 年	52	50	2	42	40	2	7	7	0	3	3	0
2014 年	61	57	4	43	43	0	7	3	4	11	11	0
2015 年	77	76	1	30	30	0	2	1	1	45	45	0
合计	414	369	45	287	265	22	62	43	19	65	61	4

表4 2005—2015 年化药创新药注册申请的批准比例情况

年份	申报总数	批准总数	批准比例/%	不批准总数	不批准比例/%	结论待定总数	结论待定比例/%
2005 年	35	29	82.86	6	17.14	0	0.00
2006 年	24	18	75.00	5	20.83	1	4.17
2007 年	16	13	81.25	3	18.75	0	0.00
2008 年	23	19	82.61	4	17.39	0	0.00
2009 年	26	16	61.54	9	34.62	1	3.85
2010 年	29	23	79.31	4	13.79	2	6.90
2011 年	31	22	70.97	9	29.03	0	0.00
2012 年	40	32	80.00	6	15.00	2	5.00
2013 年	52	42	80.77	7	13.46	3	5.77
2014 年	61	43	70.49	7	11.48	11	18.03
2015 年	77	30	38.96	2	2.60	45	58.44
合计	414	287	69.32	62	14.98	65	15.70

2.4 不批准原因分析

2005—2015 年受理的化药创新药注册申请共有 62 个未被批准,其中申请临床试验不批准 43 个,申请上市不批准 19 个。梳理分析上述品种未获批准的具体原因,并将各种具体原因进行归类,可归纳为以下 5 大类主要问题[3]:① 安全性问题。具体原因包括:毒理学研究设计或方法学存在问题,不能提供充分的非临床安全性依据;已有的非临

床安全性研究结果提示毒性明显,安全剂量范围狭窄,风险大于可能的临床获益(安全性担忧);临床试验设计、方法学或研究质量控制存在问题,无法评价品种的安全性;已有的临床研究数据显示不良反应严重,可能的风险大于临床获益。② 有效性问题。具体原因包括:临床前药效学试验设计或方法学不合理,无法提供非临床有效性依据;已有的临床前药效学研究结果显示药效作用不理想(有效

性担忧);临床试验设计、方法学或研究质量控制存在问题,无法评价品种的有效性;已有的临床研究数据表明品种疗效低,上市价值不大。③ 研究资料规范性和真实性问题。具体原因包括:研究资料不规范,原始记录等欠完整详细,研究质量控制差;研究资料存在真实性问题,涉嫌造假;未能按法规要求提供所需的研究资料,包括未按时限提供补充资料。④ 研发立题问题。具体原因包括:开发剂型选择不合理;不符合当前基础医学认知原则或临床治疗实际;和同类药物比较未显示出优势,反而可能引入新的风险。⑤ 质量和工艺研究问题。具体原因包括:化合物结构研究不充分;杂质研究不充分;稳定性研究不充分,或已有稳定性研究结果显示稳定性达不到要求;制剂工艺或原料药制备工艺不合理;工艺不适合工业化大生产。

各大类问题分别涉及的品种数量详见表5。

表5 2005—2015 年化药创新药注册申请不批准原因及涉及的不批准品种数量及占比

序号	不批准原因归类	涉及的不批准品种数量	所占百分比/%
1	安全性问题	28	45.16
2	有效性问题	33	53.23
3	研究资料规范性和真实性问题	13	20.97
4	研发立题问题	21	33.87
5	质量和工艺研究问题	12	19.35

单个品种的不批准原因往往涉及多个方面,表中涉及各类不批准原因的品种数量之和要超过具体品种的实际总数量。

3 分析

3.1 关于申报数量变化

数据显示,2007—2015 年,国内化药创新药的注册申请数量呈现逐年增加的趋势,平均年增长率达 22%。分析可能的原因:首先,科学技术发展的大趋势所致。尤其是基础医学和疾病治疗领域研究取得的新成果,在医药科技全球化发展的大背景下,被较快的转化到新药研发应用领域。其次,国家鼓励药物创新的政策和系列举措显示出成效。如我国政府 2008 年全面启动实施的"重大新药创制"科技重大专项,从具体药物研发、资源整合与平台建设、技术支撑体系构建等多个层面有效推动了我国创新药的研发。再次,医药工业界自身发展的需求。创新药研发风险虽高,但一旦成功,往往带来高额回报和丰厚收益。创新药研发已成为企业寻求发展、提升核心竞争力的重要路径之一。最后,药品注册政策法规未出现大的调整,鼓励创新是药品注册监管的主基调之一。这期间正值 2007 年版《药品注册管理办法》实施,在药品注册管理上没有出现大的政策和法规调整,各类技术标准和法规要求相对明确;

而且一直以来,我国药品注册管理部门一直将鼓励创新作为制定政策和推行管理措施的原则之一。

3.2 关于适应证领域分布

近年国内化药创新药的注册申请主要是集中在抗肿瘤、消化系统疾病、抗感染、内分泌系统疾病、循环系统疾病等五类适应证,而其中抗肿瘤适应证的占比高达 38.16%。分析可能与以下因素有关:其一,上述适应证领域涵括了诸多高发病率的病种,药品市场需求较大,经济效益可观,相应的药物成为开发的热点。其二,临床用药需求未被满足、而基础研究和应用研究不断取得进展的抗肿瘤适应证领域成为创新药研发的最热门适应证,符合药物创新研发全球化发展的大趋势。其三,医学影像学药物、酸碱平衡及营养药、外科用药等领域涵括的具体病种相对有限,疾病类别不如前述适应证领域多样,故其领域内的创新药注册申请数量也就相应减少。

3.3 关于不批准原因

近年来化药创新药注册申请未获批准涉及多方面的具体原因。由于样本量有限,本文仅统计了各大类不批准原因分别涉及的品种数量及其与总的不批准品种数量(62 个)的百分比值,以大致体现并分析不批准原因的主次情况。从表5 的统计结果可见,近年来化药创新药未获批准的最主要原因是有效性问题,超过一半的品种涉及该原因;其次是安全性问题和立题依据问题,分别有超过45% 和33% 的品种涉及此两类原因。上述分析结果也提示了化药创新药的开发和评价重点关注的依然是安全有效性问题。结合立题依据问题进行考虑,可以看出对于创新药,非但要强调"创新性",即应当具备"全球新"的物质结构,而且还强调药物要具有临床价值。这就要求创新药研发要建立以临床价值为导向的立项决策机制,避免纯粹为了化合物创新而创新或没有临床价值的创新。

4 结语

近年的注册申请情况较好地反映出了当前化药创新药研发和评价的实际。化药创新药研发和评价要突出以临床价值为导向。

参 考 文 献

[1] 国家食品药品监督管理总局. 关于发布化学药品注册分类改革工作方案的公告(2016 年第 51 号)[EB/OL].(2016 – 03 – 04).http://www.cfda.gov.cn/WS01/CL0087/146603.

[2] 国家食品药品监督管理局.《药品注册管理办法》[S].2007.

[3] 张晓东,张磊,王海南. 近年中药新药注册申请不批准原因分析 [J]. 中国中药杂志,2012, 37(15):2333 – 2337.

中国新药注册与审评技术双年鉴(2016—2017)

化学仿制药新法规对研发及注册管理的影响分析

蒋 煜

（国家食品药品监督管理总局药品审评中心，北京 100038）

摘 要 国家食品药品监督管理总局于 2015 年调整了化学药品注册分类。本文分析了我国仿制药概念的变更情况，比较了新旧法规对仿制药定义、注册程序、技术要求的异同，并与国外药监部门的监管要求进行了比较。与 2007 年版法规相比，新法规对仿制药的定义、申请程序等均发生了明显变化，对仿制药的限定条件更为严格和准确，仿制药概念的适用范围有所扩大。新法规结合当前我国药品研发的现状，进一步精简了药品注册申报程序。在技术要求方面，保持与国际通行的标准相同，体现了全程控制、质量源于设计、风险控制等理念。法规的变化将对仿制药的研发和注册申请产生深远的影响。

1 我国仿制药概念的变化

我国对仿制药的概念来源于 2001 年发布的《中华人民共和国药品管理法》[1] 以及 2002 年发布的《中华人民共和国药品管理法实施条例》[2]，管理法及其实施条例提出了已有国家标准药品的概念。国家食品药品监督管理局于 2002 年发布（已废止），并于 2007 年修订的《药品注册管理办法》[3] 中，明确药品注册申请包括新药申请、仿制药申请等分类，其中新药指未曾在中国境内上市销售的药品。仿制药是指生产国家食品药品监督管理局已批准上市的已有国家标准的药品。

按上述分类原则，产品是否在境内上市是区分、判定仿制药的标准。改变已上市销售盐类药物的酸根、碱基（或者金属元素），改变给药途径的制剂，以及改变国内已上市销售药品的剂型不改变给药途径的制剂，均属于新药的范畴。

按照国务院以及国家食品药品监督管理总局于 2015 年对化学药品注册分类的重新修订[4-5]，见表 1。

表 1 仿制药概念的适用范围

原法规	新法规
仿制国家食品药品监督管理局已批准上市的已有国家标准的药品	具有与原研药品相同的活性成分、剂型、规格、适应证、给药途径和用法用量的原料药及其制剂。
仿制境外上市但境内未上市原研药品的药品	
仿制境内已上市原研药品的药品	

新旧法规下，仿制药概念的适用范围、限定条件等发生了以下显著变化：① 被仿对象改变。原法规未明确被仿对象，新法规指出必须将原研药品作为被仿对象，即参比制剂。② 仿制药概念的适用范围改变。原法规将已在国外上市但尚未在国内上市的药品划分为 3 类新药。新法规将其划分为仿制药中的第一种情况，即仿制境外上市但境内未上市原研药品的药品。相应而言，新法规扩大了仿制药概念的适用范围。③ 仿制药的限定条件更为严格。原法规对仿制药的规格、适应证、用法用量等内容未做明确限定。新法规要求，仿制品的剂型、规格、适应证、给药途径以及用法用量等必须与原研药品一致。

新法规扩大了仿制药概念的适用范围，基本上将原属于 3 类的新药划归仿制药范围。按照原注册管理办法，国内企业在研发国外已上市国内尚未上市的药品（以化合物为准）时，由于常见既缺少参比制剂，也缺少原研制剂的质控信息，导致不同企业研制、申报的同一制剂出现晶型、溶出行为、其他制剂特性（如脂质体的粒径、表面电位、体外释放度等）并不一致的现象，不同企业进入临床试验以及批准上市的样品质量并不完全一致，但是这些产品的临床试验设计基本相同，产品的通用名称、说明书等也完全一致，无法体现出产品的个体差异。原法规对于"同"和"改良"无法区分，新法规将上述申报情况区分为仿制药和改良型新药，对于仿制药，强调了"同"，严格要求其质量和疗效应与原研药品一致，减少了不同企业在仿制相同产品时，产生质量差异传递的可能性。另外，对于在原研药品基础上，将结构、剂型、处方工艺、给药途径、适应证等进行优化的产品，归为"改良"型新药，且要求具有明显临床优势，即需要针对不同的改良形式，有针对性地设计临床试验，因此，对于此类申报，需要充分体现其"改良"和"差异性"。

2 国内外药监部门对仿制药定义的异同

目前，欧美各国药监部门对仿制药的定义、申报程序、评价要求等管理方式存在一定差异。

美国联邦法典（U. S. Code）[6] 将仿制药定义为与参比药物（RLD）具有相同的药物活性成分、剂型、规格、给药途径、说明书、质量、适应证等特性，并且与参比药物生物等效。

中国新药注册与审评技术双年鉴（2016—2017）

欧盟药物管理局（EMA）[7]对仿制药的定义如下：与参比制剂具有相同的活性成分（不考虑所使用的赋形剂）和剂型，与参比制剂的生物等效性通过恰当的生物利用度研究得到证实。某个有效成分的不同的盐、酯、醚、异构体、异构体混合物、复合体或衍生体应视为同一有效成分，除非它们在有关安全性和/或有效性的属性方面有较大不同。在上述情形下，申请人须提供证明某已核准有效成分的各种盐、酯或衍生体的安全性和/或有效性的附加信息。各种速释口服制剂应视为同一药物剂型。如果申请人能证明仿制药达到相关详细指引中定义的相关标准，则无须进行生物利用度研究。

相比较而言，美国对仿制药的定义最为狭窄，甚至要求与参比药物的外形一致，例如，对片剂刻痕的要求。欧盟对仿制药的定义相对比较宽泛，对于各种速释口服制剂，均视为同一药物剂型进行管理。我国新旧法规对仿制药概念的适用范围，与欧美均有一定差异。

按照CFDA2007年版《药品注册管理办法》[3]，仿制药概念的适用范围与美国相似，但对规格以及外形等未做严格限定，对规格合理性的判断是符合临床用法用量；与欧盟比较略为狭窄，对于改剂型品种，以及某个有效成分的不同的盐、酯、醚等，均归为新药管理。新版法规对新药和仿制药的范围进行了重大调整，将改剂型、改酸根和盐基的产品，仍作为新药管理；将申报已在国外上市国内尚未上市的产品，即属于原法规3类的新药，改为仿制药管理，与欧美相比，扩大了仿制药概念的适用范围。另外，在2007年版注册管理办法基础上，将仿制药规格的要求收紧为与原研药品一致，与FDA的要求相当。

3 国外药监部门对仿制药注册和审评程序的异同

各国在不同的历史发展阶段，结合当时对药品研究、管理的认识发展，针对仿制药的注册程序、技术要求等制定了不同的管理法规。

FDA[8-11]在1962年以前，对于仿制药的申请仅要求提交公开发表的文献资料，以证明药品安全，并未要求提供相应的研究资料。1962年在"反应停"事件以后，提出了简化新药申请（abbreviated new drug application，ANDA），允许申报仿制药时，可使用FDA已经通过并公布的原研药的安全性和有效性数据以及通过药效研究实施方案所进行的审评和批准信息，无须提交全面的临床研究资料，只需证明仿制药与原研药具有生物等效性。

美国国会在1984年通过了《Hatch-Waxman法案》，即《药品价格竞争和专利期修正案》（Drug Price Competition and Patent Term Restoration Act）。该修正案在美国联邦食品、药品和化妆品法案基础上，增加了505（j）章，即针对仿制药注册申请的管理内容，减免了仿制药临床前动物毒理试验和人体临床研究项目[8-11]。目前，对于仿制药，可按

ANDA程序申报。对于与上市产品活性物质相同，但发生改变的情况，例如：与参比药物相比，改变剂型、规格、给药途径、适应证、用法用量等；改变盐基、酯以及复合物等；以及申报品种与参比药物（RLD）不具有生物等效性等情况时，在进行上市注册申报时，需按照新药申请程序（NDA），即505（b）（2）进行申报[12]。对按ANDA程序和505（b）（2）程序申报的药物，FDA在申报程序、技术要求等方面，均有不同的政策设置。

目前，欧、美以及日本对于仿制药的注册程序基本类似。对于需进行BE试验的仿制药，申请人需先完成前期的药学研究，以及BE试验之后，向药品监管部门提出注册申请，上述各国均将BE试验视为仿制药注册申报前的研究内容，未有特殊的管理程序。对于无须进行BE试验的仿制药，申请人在完成药学研究后可直接提出注册申请。FDA于1990年成立仿制药部，包括一个标签和项目协助室、3个药学审评室以及2个生物等效性审评室[10]。在接收到仿制药申请后，将通过立卷审查对资料的完整性和可接受性进行确认，获得通过后，同时启动药学、生物等效性以及说明书标签的审评工作。并且，FDA将启动相关的cGMP评估和检查。图1为FDA对仿制药的研发和注册申报的简略流程图（节略了补充完善资料的相关程序），EMA和日本的研发即注册程序与之类似，在某些细节略有差异。

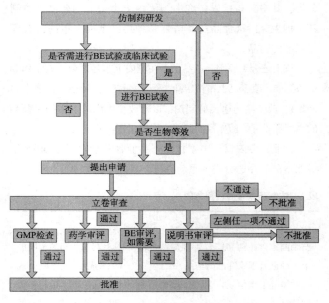

图1 FDA对仿制药的研发和注册申报的简略流程图

4 新旧法规对仿制药注册流程的比较

4.1 原法规对仿制药的注册流程

CFDA2007年版《药品注册管理办法》对于仿制药的注册申请程序如下：药监部门首先需对申报资料进行形式审查，并进行研制现场核查和生产现场检查，符合规定后，

方可将审查意见、核查报告、生产现场检查报告及申报资料一并送交并开展审评工作。

对于需进行 BE 试验的产品，如口服固体制剂，在技术审评通过后发给《药物临床试验批件》，申请人在获得临床试验批件后，向承担 BE 试验的药物临床试验机构伦理委员会提交试验方案并进行伦理审查，在开展并完成 BE 试验后，再次提出上市申请，即常规的两报两批注册程序。对于无须进行 BE 试验的产品，在技术审评通过后发给药品批准文号。

上述注册申报程序将现场检查前置，在确认申报的仿制药研究数据的真实性以及产品具备工业化生产能力后，再开展相应的技术审评工作；对于需进行 BE 试验的仿制药采取两报两批的注册程序，是药监部门基于当时国内多数企业研究水平相对有限且部分研究数据存在真实性问题的基础上，为保证产品质量，以及保护受试者的安全性，所采取的两个质控措施。

按原法规对仿制药进行注册申请的程序见图 2[3]。

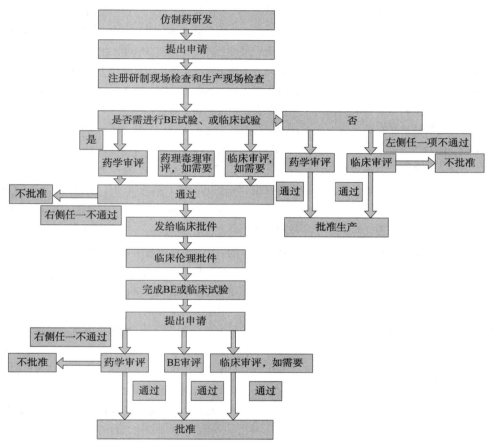

图 2 按原法规对仿制药进行注册申请的程序

4.2 新法规对仿制药的注册流程

与 2007 年版《药品注册管理办法》相比，新的注册管理法规大幅调整了仿制药的注册申报程序。对于需进行 BE 试验的仿制药，将化学药的 BE 试验由审批制改为备案管理。采取 BE 备案管理的仿制药，其活性成分、给药途径、剂型、规格应与原研制剂相一致[4-5]。

值得注意的是，新法规要求仿制药的剂型、规格应与原研制剂相一致。对于规格不一致的情况，新法规认为归属于对已上市产品的规格进行优化，属于改良型新药，需证实具有明显临床优势，不能按照仿制药的程序进行申报。

对于仿制药，由于未被满足的临床需求以及过饱和的市场供给现象同时存在，新法规在注册流程方面进行了分类管理。对于临床急需的仿制药，新法规增加了优先审批程序，如儿童用药；老年人特有和多发疾病用药；列入国家科技重大专项和国家重点研发计划的药品；使用先进技术、创新治疗手段、具有明显治疗优势的临床急需用药；在中国境内用同一生产线生产并在欧盟、美国同步申请上市且已通过其药品审批机构现场检查等药品注册申请，均可提出加快审评申请；对于生产供应能力已远超临床使用需求的药品注册申请，新法规拟发布并不断更新《限制类药品审批目录》，在程序设置上限制大量重复申请。

4.2.1 符合生物等效性备案管理公告的仿制药
对属于 BE 备案管理范围的仿制药[13]，注册申请人需按照技术指导原则完成相应的药学研究且与原研制剂药学等效之后，将 BE 试验方案提请药物临床试验机构伦理委员会进行伦理审查，然后在 CFDA "化学药 BE 试验备案信息平台" (www.chinadrugtrials.org.cn) 进行备案，填写相关备案信息。备案资料主要包括注册申请人信息、产品基本信息、处方工艺、质量研究和质量标准、参比制剂基本信息、稳定性研究、原料药、试验方案设计、伦理委员会批准证明文件等内容。在完成 BE 试验后，应将试验数据申报资料、备案信息及变更情况提交国家食品药品监督管理总局，在此基础上提出相应药品注册申请。

备案管理要求中指出，在生物等效性试验期间，应保证生物等效性试验样品所用原料药的生产地址、合成起始原料以及中间体的来源、合成路线及工艺、生产设备、原料药质量控制要求等与商业化生产一致，保证生物等效性试验样品的生产地址、处方、工艺、原辅料质控要求、生产设备与商业化生产制剂一致。如果在生物等效性试验期间上述内容发生改变，或者因其他原因需要重新开展生物等效性试验，注册申请人应停止试验，通过备案平台提交试验中止的申请，国家食品药品监督管理总局将公示其中止试验。此时，注册申请人需重新完成相应的药学研究，重新备案，并使用发生变更后的产品再次开展生物等效性试验。为了加强对 BE 试验品种的管理，并且有助于数据溯源，对于同一个品种申请多次备案的情况，在首次申请的备案号下，生成按序排列的子备案号。

按新法规，对于符合生物等效性备案管理规定的仿制药，注册申请程序见图3。如因故需重新备案时，需与伦理委员会讨论是否需再次获取临床伦理批件。

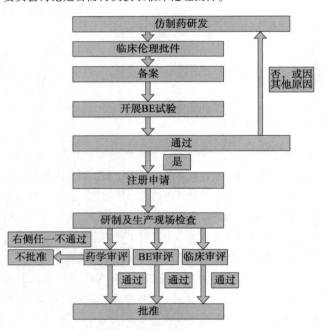

图3 按新法规对仿制药进行注册申请的程序

4.2.2 不符合生物等效性备案管理公告的仿制药 对于不符

合生物等效性备案管理公告的仿制药，存在以下几种情形[13]：① 无须进行 BE 试验的产品，可按《药品注册管理办法》直接提出上市申请，在技术审评通过后发给药品批准文号。例如：注射剂、溶液剂、雾化吸入剂等剂型。② 需进行 BE 试验，但是不满足备案管理规定的仿制药，新法规建议仍按照两报两批的程序进行申请和审评审批。主要是一些风险相对较高的产品，包含以下几种情况：（a）放射性药品、麻醉药品、第一类精神药品、第二类精神药品和药品类易制毒化学品；（b）细胞毒类药品；（c）不适用 BE 试验方法验证与参比制剂质量和疗效一致的药品；（d）不以境内注册申请或仿制药质量和疗效一致性评价为目的进行 BE 试验药品；（e）注册申请人认为 BE 试验可能潜在安全性风险需要进行技术评价的药品。对于以上五种类型药物，公告指出，如果采用备案方式进行的 BE 试验，在提出注册申请时，将不会获得受理。在对仿制药进行研发时，通常需在文献和/或试验的基础上对已上市产品的质量概况（QTPP）以及关键质量属性（CQA）进行调研或研究，以尽可能使仿制药的处方工艺与原研制剂保持一致。但是，多数情况下无法保证二者处方工艺一致，如无法获知已上市产品的工艺信息，无法获得已上市产品所用的辅料，或者需要规避专利等，此时需要重新设计仿制药的处方工艺。例如：对于某缓释制剂，原研制剂采用亲水性凝胶骨架片，为规避专利，仿制药改为其他缓释片，如不溶性或者溶蚀型骨架片，或者膜控型缓释制剂，此时注册申请人如果评估认为 BE 试验可能存在潜在的安全性风险，可按《药品注册管理办法》，按两报两批的程序进行申请。或者，即使采用与原研产品相同的处方工艺，注册申请人经评估认为 BE 试验可能存在潜在的安全性风险，也可采用以上申请程序。③ 需采用临床试验验证与参比制剂质量和疗效一致的药品。例如全身起效的透皮制剂、脂质体、微球微囊注射制剂、缓释植入制剂等特殊制剂。

按新法规，对于不符合生物等效性备案管理规定的仿制药，仍应按药品注册管理办法进行注册，研究及申请的程序见图2。

5 新法规对仿制药技术要求的变化

2005 年至今，CFDA 针对化学药物以及仿制药的质量控制特点，在仿制药药学研究、手性药物质量控制研究、制剂研究、质量控制分析方法研究、杂质研究、溶出度研究、残留溶剂等方面发布了多个技术指导原则[14]，中国药典也发布或更新了多个技术指导原则[15]。在进行仿制药研究时，可按照国家食品药品监督管理总局发布的相关指导原则和国际通行技术要求与原研药进行全面的质量对比研究，以保证与原研药质量的一致性。

在参比制剂的选择方面，CFDA 于 2007 年发布的已有国家标准化学药品研究技术指导原则中要求，如原研厂家生产

中国新药注册与审评技术双年鉴（2016—2017）

的制剂已在我国上市，一般首选原研厂产品作为参比制剂；如不能获得原研厂产品，可以考虑选用研究基础较好、临床应用较为广泛的非原研厂产品作为参比制剂；也可以对不同厂家生产的同品种进行质量对比，优选质量较好的产品作为参比制剂。BE 备案管理要求参比制剂应尽可能选择原研产品，或与拟申报制剂给药途径相同的其他原研制剂。例如，原研产品为氨氯地平片，新法规实施前国内已有氨氯地平胶囊上市，如果其他申请人仿制氨氯地平胶囊时，所选用的参比制剂应为原研的氨氯地平片，而非改剂型的氨氯地平胶囊，除非国内已上市的氨氯地平胶囊被纳入了参比制剂目录。

在批量方面，对于需进行 BE 试验的受试制剂，中国药典 2010 年版附录药物制剂人体生物利用度和生物等效性试验指导原则中要求应为符合临床应用质量标准的放大试验产品，对批量未做明确。中国药典 2015 年版将其修订为受试药品应来自一个不少于生产规模 1/10 的批次，或者十万单位，两者中选更多的，除非另外说明理由。考虑到不同企业生产设备存在差异，以及生产工艺可放大的实际情况（通常情况，相同设备相同工艺条件下生产规模难以放大至 10 倍），BE 备案管理中的要求为：生物等效性试验用样品的生产规模应在拟定的商业化生产线和生产设备上生产，处方，生产工艺，生产设备应与商业化生产一致。对于生产规模较大或较小的情况，例如设备产能达百万片/批或小于十万/批的情况，可根据生产设备调整 BE 试验受试制剂的生产批量，即以固定生产线和生产设备的方式来管理生物等效性试验样品的生产规模。

由于仿制药的安全有效性评价基础是建立在对已上市产品的研究和认识之上，因此在质量研究思路方面，首先应求证仿制药与已上市产品在质量上的"一致性"或"等同性"。

对于需进行 BE 试验的产品，BE 试验样品与参比制剂的含量差异不能超过 ±5%，在多种溶出介质中的溶出曲线应相似，基因毒性杂质应不得超过参比制剂，大于鉴定限度的杂质应与参比制剂相同，如有差异，应降至鉴定限度以下，或者按《化学药物杂质研究技术指导原则》，并参考国外发布的杂质研究的相关技术指导原则进行充分的研究和阐述，提供充分的文献和/或试验依据。对于其他类型的仿制药品，可以参考进行研究。

在充分证实质量"一致性"或"等同性"的基础上，对于无须进行 BE 试验或者临床试验的仿制药，可直接申请生产。对于其他仿制药，分别需开展相应的 BE 试验或者临床试验。对于原注册分类 3 的新药，原法规要求进行人体药动学研究和至少 100 对随机对照临床试验，多个适应证的，主要适应证的病例数应不少于 60 对。新法规要求需与原研药进行生物等效性研究并按国际通行技术要求开展临床试验，如果未能与原研药进行对比研究，应按照创新药的技术要求开展研究。

CFDA 参考人用药品注册技术要求协调会（International Conference on Harmonization of Technical Requirements for Registration of Pharmaceuticals for Human Use，ICH）所发布的通用技术文件（common technical document，CTD），于 2015 年发布了仿制药注册申请 CTD 格式申报资料的撰写要求[16]。针对不同情况的仿制药，在完成相应的药学研究和/或 BE 试验和/或临床试验后，可参考以上要求撰写仿制药的申报资料，并提出注册申请。

6 讨论

仿制药在新法规中的定义、申请程序以及技术要求等方面均发生了明显变化，上述变化将对仿制药的研发和注册申请产生深远的影响。

在新法规中，再次强调了申请人的主体责任，要求按照国际通用规则制定注册申请规范，严格按照规定条件和相关技术要求申请。

仿制药的限定条件更为严格和准确，即必须与原研药品具有相同的活性成分、剂型、规格、适应证、给药途径和用法用量，不一致的规格属于改良型新药范围，该变化将有助于规范对同一产品多个规格的研究和申报，避免对同一产品不同规格的无序申报状态。

新法规对于仿制药概念的适用范围进行了扩大，将仿制境外上市但境内未上市原研药品界定为仿制药，有效避免了该类药物在研发和申请时，与原研产品存在质量差异的潜在可能性。另外，新法规也认可按创新药的技术要求开展临床研究，避免了无法获得原研药时延误对此类产品的开发和申请的现象。

新法规在原发布的相关技术指导原则基础之上，进一步强调了对参比制剂的要求，即必须以原研制剂作为参比制剂。

新法规进一步精简了需进行 BE 试验药品的注册申报程序。对于属于 BE 试验备案管理范畴的药品，将原两报两批的注册申报程序改为备案程序，考虑到研发过程中存在调整处方工艺并多次进行 BE 试验的现实性，进行了相应的备案程序设计，上述措施有效缩短了口服固体制剂的研究和注册时间。因部分申请人的研究不够规范和科学，在按原程序进行注册申请时，未能获准进行 BE 试验。在备案管理程序下，为了尽可能降低风险，保证药学研究的规范性、科学性以及 BE 试验样品的质量，以最大程度保护受试者，在 BE 试验备案信息表中设置了自我评估栏，申请人需评估进行 BE 试验仿制药的立题合理性、剂型、规格设计合理性，并分栏评估处方工艺研究、质量研究、稳定性研究、生物等效性试验等是否符合我国发布的技术指导原则，以及 ICH，FDA，EMA 等机构发布的相关技术指导原则。对于不符合备案规定而开展的 BE 试验，新法规明确将不受理其注册申请。

在完善仿制药分类管理和注册流程的基础上，新法规在内涵上则深入体现了对仿制药进行全程控制、质量源于设计（仿品种而不是仿标准）、风险控制等理念，对产品的技术要求与国际通行的标准相同。

值得注意的是，对于不同速释口服制剂，EMA 视为同一药物剂型，如果能证明仿制药达到相关详细指引中定义的相关标准，甚至无须进行生物利用度研究。对上市制剂发生变更的情况，例如变更剂型、规格、处方、用法用量、给药途径等，FDA 设置了 505（b）2 申请程序。视药品实际情况，FDA 有权对申请人提交的申报类别进行调整，如将 505（j）调整为 505（b）2 程序，或者相反；在调整程序的同时，FDA 也将视产品的不同情况开展针对性的技术审评。例如，对某些属于 505（b）2 的口服速释制剂，即所谓的改良型新药，分别视情况批准进行 BE 试验，甚至豁免 BE 试验。FDA 还设置了相应的交流沟通以及会议讨论等管理程序。EMA 和 FDA 对仿制药的管理规定，充分考虑到了仿制以及改良型新药研发的多样性，以临床疗效、患者是否获益作为最终的评判指标，体现了针对药物个体性差异进行个性化管理的灵活性。

新法规对仿制药的研发以及监管机构均提出了巨大挑战。目前，制药界尚处于探索磨合阶段，国内监管机构以及相关专家学者针对法规的实施以及技术要求进行了探讨[17-18]。对于研发机构，需要尽快适应新法规的要求，规范研发行为、提高研发能力，严格遵循按仿制药的规律开展研究，保证仿制药质量及疗效与原研产品一致。对于监管机构，有必要借鉴国外的先进管理经验，以增加患者可及性以及可支付性，鼓励竞争为目标，从仿制药的研发、注册、生产、使用、支付、监管的全过程，完善相关法规及其实施细则，发布并更新技术指导原则、参比制剂目录、优先审批程序品种以及限制类药品审批目录、溶出曲线数据库等，引导企业理性、规范、科学地研发仿制药，不断提高我国仿制药的研发水平和质量，为患者服务。

参 考 文 献

［1］国务院. 中华人民共和国药品管理法［EB/OL］.（2001 – 02 – 28）. http：//www.cfda.gov.cn/WS01/CL0784/124980.html.

［2］国务院. 中华人民共和国药品管理法实施条例［EB/OL］.（2002 – 08 – 04）. http：//www.cfda.gov.cn/WS01/CL0784/23395.html.

［3］国家食品药品监督管理总局. 药品注册管理办法［EB/OL］.（2007 – 07 – 10）. http：//www.cfda.gov.cn/WS01/CL0053/24529.html.

［4］国务院. 国务院关于改革药品医疗器械审评审批制度的意见［EB/OL］.（2015 – 08 – 19）. http：//www.cfda.gov.cn/WS01/CL1686/126923.html.

［5］国家食品药品监督管理总局. 国家食品药品监督管理总局关于药品注册审评审批若干政策的公告［EB/OL］.（2015 – 11 – 11）. http：//www.cfda.gov.cn/WS01/CL0087/134665.html.

［6］U. S Code. Federal Food, Drug, and Cosmetic Act［21USC 355（j）］［EB/OL］.（2015 – 04 – 01）. https：//www.law.cornell.edu/uscode/text/21.

［7］EMA. Directive 2001/83/EC of the European parliament and of the council of 6 November2001 onthecommunitycoderelating to medicinal products for human use［EB/OL］.（2001 – 11 – 09）. http：//118.187.18.132/www.ema.europa.eu/docs/en_ GB/document_library/Regulatory _ and _ procedural _ guideline/2009/10/WC500004481.pdf.

［8］张宁，平其能. 美国仿制药审批管理体系初探［J］. 中国新药与临床杂志，2010，29（5）：387 – 393.

［9］余煊强. 美国仿制药的历史演变［J］. 中国处方药，2008，78（9）：47 – 49.

［10］余煊强. 美国 FDA 仿制药的法规及审批程序［J］. 中国处方药，2008，78（9）：50 – 52.

［11］BOEHM G，姚立新，韩亮，等. 美国仿制药行业发展头 25 年的经验教训［J］. 中国新药杂志，2012，21（16）：1849 – 1859.

［12］U. S FDA. Guidance for Industry, Applications Covered by Section 505（b）（2）.（1999 – 07 – 20）. http：//175.25.241.58/www.fda.gov/downloads/drugs/guidancecomplianceregulatory-information/guidances/ucm079345.pdf.

［13］国家食品药品监督管理总局. 国家食品药品监督管理总局关于化学药生物等效性试验实行备案管理的公告［EB/OL］.（2015 – 12 – 01）. http：//www.cfda.gov.cn/WS01/CL0087/136520.html.

［14］国家食品药品监督管理总局药品审评中心. 指导原则［EB/OL］.（2005 – 2015）. http：//www.cde.org.cn/zdyz.do?method = initValue&frameStr = 0.

［15］国家药典委员会. 中华人民共和国药典［S］. 2015 年版四部. 北京：中国医药科技出版社，2015.

［16］国家食品药品监督管理总局. 食品药品监管总局办公厅关于征求化学仿制药 CTD 格式申报资料撰写要求意见的通知［EB/OL］.（2015 – 11 – 27）. http：//www.cfda.gov.cn/WS01/CL0778/136561.html.

［17］任连杰，张宁，陈震. 化学药品注册中对照品的技术要求［J］. 中国新药杂志，2016，25（4）：389 – 404.

［18］陈震. 我国化学药品注册药学研究技术要求的发展［J］. 中国新药杂志，2014，23（1）：20 – 24.

全球卫生治理下的《与贸易相关的知识产权协定》中弹性条款与药品可及性问题研究

王 丹[1]，赵英希[1]，唐 昆[2]

（1 北京大学医学人文研究院，北京 100191；2 北京大学公共卫生学院全球卫生系，北京 100191）

摘 要 在全球卫生治理中，如何平衡药品研发技术创新与药品可及性之间的问题由来已久，发达国家和发展中国家在这一议题上的利益界定与谈判策略分歧也逐渐加大。本文通过分析弹性条款以及发达国家与发展中国家持有不同立场，认为中国在参与全球卫生治理中，充分使用《与贸易相关的知识产权协定》（TRIPS 协议）下的弹性条款，维护发展中国家的利益，是必要的选择。

旨在全面改革多边贸易体制的乌拉圭回合谈判于 1995 年决定成立世界贸易组织，并达成了与公共卫生相关的 4 项协议，其中之一为《与贸易相关的知识产权协定》（The Agreement on Trade-Related Aspects of Intellectual Property Rights，TRIPS）。在全球卫生治理背景下，国内政治与国际政治二元对立和各国政治法律制度设计不仅影响到全球卫生治理中国家间政治协调，而且使全球卫生治理核心问题即全球规制陷入困局。TRIPS 下弹性机制的建立，作为全球卫生治理规则之一，反映了国际冲突的一个更大的轴线，即工业化国家与发展中国家之间的经济竞争和福利冲突[1]。2015 年，TRIPS 原则被纳入可持续发展目标 3，与此同时全球卫生治理讨论中更频繁地涉及到这项原则，包括世界卫生组织执行委员会中对儿童用药安全可及性问题的讨论，反映了当前对此问题再次讨论的必要性。

本文在对药品可及性的有关弹性条款梳理的基础上，探讨弹性机制在全球卫生治理适用现状，以印度、巴西如何利用 TRIPS 协议下的弹性条款为例，重点分析发达国家与发展中国家之间所持有的不同立场。最后，本文进一步地从政治、经济、公共卫生 3 个角度探求中国在 TRIPS 协议下的弹性条款与药品可及性问题的相关谈判中应该采取的立场。

1 TRIPS 中的弹性条款与药品可及性

1.1 弹性条款

西方为主导的全球治理是以工具理性为理念支撑，规则治理为核心话语的治理体系。各国参与全球卫生治理的过程中需把握一个重要战略，即对全球卫生治理的规则的话语权和制定权，从而使全球卫生治理具有高度政治化的特点。与全球卫生治理机制相关的国际机制之一是 TRIPS 协议，而经过不同利益攸关方不断修改和妥协，TRIPS 协议不仅强调了药品专利方的正当利益，同时也兼顾保障公共卫生安全的社会需求[2]。

在全球卫生治理中，反映发展中国家和发达国家的利益冲突的关键机制之一是 TRIPS 协议下弹性机制，有学者将弹性机制定义为若干可以排除专利权的范围与效力，使成员在保护权利的同时，从公共利益角度出发，赋予成员在立法上弹性的空间。换句话说，TRIPS 协议下赋予成员国一定自主性，根据不同情况成员国可灵活性适用某些条款。对于公共卫生领域，弹性条款之所以制定，一方面是由于发达国家力争促使发展中国家将知识产权政策内化为国内政策而在某种程度上的妥协，另一方面则为发展中国家在卫生领域上的技术缺乏和沉重的疾病负担，争取权益以保障成员国公共卫生方面的安全利益的需要。

关于弹性条款的划分，有学者按照产生方式的不同，将弹性条款划分为原则性条款、模糊性条款、授权性条款和待议性条款[3]。按照条款的性质可以将弹性条款分为原则性和实体性条款[4]。与按照条款性质划分基本一致，还可分为规则性弹性条款和原则性条款。原则性的弹性条款应该包括第 1 条、第 7 条、第 8 条，主要涵盖了 TRIPS 所使用的最低标准的保护原则，是平衡知识产权与公众利益，技术转让与经济增长关系的一般性规范，反映了主权国家在涉及到公共健康与知识产权问题上的基本信念。规则性弹性条款包括第 6 条、第 13 条、第 17 条、第 26 条、第 27 条、第 30 条、第 31 条、第 39 条，是对权利用尽、强制许可、过渡期间、版权合理使用等相关具体事项的灵活性规定，界定了主权国家实施具体行为的准绳、权利与义务。

从全球卫生治理下规制发展的角度上来说，原则性的机制或者条款的修订往往是国际力量对比发生重大变化的结果，是政治争论的核心，需要经过较长时间的政治博弈与谈判才能真正意义上实现改变。而在大多情况下，涉及 TRIPS 协议有关药品可及性问题的谈判上，主权国家尤其是发展中国家主要侧重于决策程序和规则性弹性条款。发展中国家试图在 TRIPS 协议的程序维度上加以明确，以实现多边协议所许诺下的可预测性[5]。

1.2 药品可及性相关规定

1.2.1 TRIPS 协议中药物产品的有关规定 发展中国家生产、出口、进口包括仿制药在内的药物产品规定主要有 4 类

文件，主要是 TRIPS 协议、多哈宣言、2003 年第 6 段执行协议以及主席声明[6]，见表 1。

表 1 TRIPS 及相关协议对与药物产品生产、出口、进口的相关规定

规定条款	相关规定
TRIPS 协议（1995 年）	
第 6 条　权利穷竭	规定知识产权穷竭一事项的弹性条款，成员国家有权自主决定
第 8 条　原则	规定成员国防止权利人"滥用"采取适当措施
第 27 条　可授予专利的客体	专利的一般性要件，一切技术领域内的产品发明或方法发明，只要具备新颖性、创造性，并可付诸工业应用，均应给予专利保护
第 30 条　授予权利的例外	成员国的规定成员需就专利所赋予的专属权利，设定有限的例外，在各国立法中有常见的 2 种例外，研究或实验而实施发明和试验免责；因研究或实验而实施发明不需要专利权人的同意，其次，准许仿制药竞争者在专利期间届满前，可以就专利药品进行试验，以便于仿制药在专利权届至后随即上市；这对于具备制药能力或潜在制药能力的发展中国家十分重要
多哈宣言（2001 年）	
第 5 条	b）成员国有权根据原由决定实施强制许可原则
	c）成员国有权决定构成国家紧急情况的条件
	d）留给各成员自由建立知识耗尽的法制
TRIPS 第 31 条与多哈宣言中第 6 段的执行（2003 年）	修订并解决发展中国家因 TRIPS 协议第 31 条 f 项的规定而无法获得廉价药品的问题，内容涉及对划定药品的种类和数量、进口国家、出口国家资格、程序并对未公开资料保护或资料专属保护；趋势：强制许可及执行多哈公共健康宣言第 6 段决议强制许可方式在未来更加重要
主席声明（2005 年）	强制许可下的出口药物条件之一是防止此药品进入第三方市场；另外，该机制建立为了保护公共卫生安全，非追求工业和商业利益

资料来源：《与贸易有关的知识产权协议》《TRIPS 与公共健康多哈宣言》《TRIPS 第 31 条与多哈宣言中第 6 段的执行》《主席声明》及《可持续发展目标》

1995 年乌拉圭回合下 TRIPS 协议弹性条款中，对有关药品可及性和知识产权的条款具备 2 个特点：其一，原则性条款比较集中。其二，在具体可操作的规则性条款中不确定因素较多，这就为 2003 年多哈会议上的专门讨论公共健康和知识产权问题埋下伏笔。在 TRIPS 协议下，第 6 条关于知识产权穷竭这一事项的弹性条款，由于条款中规定在国民待遇原则和最惠国待遇原则下，不得借用本协定的任何条款涉及知识产权穷竭问题，考虑到药品有关的权利穷竭的地域性，不同国家有不同的理解和规定，因此可以看出，该款项在一定程度留给了成员国家自主决定的空间。TRIPS 协议第 8 条规定只要与 TRIPS 原则一致，成员国可以采取适当措施以防止知识产权持有者滥用知识产权和不合理地限制技术转让造成不利影响。TRIPS 协议中第 27 条规定专利的一般性要求，发明应符合新颖性、创造性并可付诸工业应用的要求[7]。而新颖性和创造性 TRIPS 协议却没有准确定义，这就造成了构成专利药品要件在各国的专利法中解释上的差异。譬如印度在国内专利法中既引进相似且更为强劲的灵活性版本，同时引入了不常见甚至新的灵活性规定，按照具有例外性质、高标准的程序对创新性专利进行审查[8-9]。TRIPS 协议的第 30 条就专属权利设定了有限例

外。这在各国的立法中最常见有"研究和实施发明"以及"试验免责" 2 种例外情形。前者规定了成员国可以不需要征得专利权人的同意，用于研究和实施发明。试验免责则是准许仿制药竞争者在专利保护到期之前，不需要经过专利所有者同意进行试验，以便专利权届满之后投放市场。这些例外条款在广泛意义上对发展中国家在增强制药能力，研发较为便宜的学名药起到重要的作用。

1.2.2 多哈宣言规定的狭义弹性条款 2001 年 11 月世界贸易组织（World Trade Organization，WTO）第四届部长级会议通过的《TRIPS 与公共健康多哈宣言》，这一决定正视了发展中国家面临着先天不足的公共卫生领域的危机，也进一步补充了在保护私权领域内增加有利于发展中国家的灵活条款。总而言之，这一决定的通过是发展中国家在多边谈判中的胜利。在宣言中重申了 TRIPS 协议中对保护社会公益的基本精神，第 5 段对灵活性条款做出了规定，包含成员国有权根据原由决定实施强制许可的原则（b），成员国有权决定国家紧急和公共危机情形（c），成员国自由建立知识耗尽的法制并且不受挑战（d）。这些条款是 TRIPS 协议下赋予成员国自主决定其事件原由和条款适用的集中体现，也是发展中国家在应对本国公共健康危机利用最多

的主体条款。关于药品生产的技术引入上，第 7 段重申第 66 条第 2 款的技术转让规定，鼓励并促进发展中国家技术进步。同时规定了医药产品实行或适用专利以及未公开数据保护的过渡期间。最不发达国家可延长至 2016 年 1 月 1 日，在过渡期间内，最不发达国家一方面需要将 TRIPS 协议进一步纳入国内法的修订中，另一方面也为最不发达国家提高学名药的制药能力提供宝贵的机会。在 2015 年 11 月 6 日，TRIPS 委员会又决定最不发达国家的过渡期限延长至 2033 年 1 月 1 日。

尽管多哈宣言明确解决了发展中国家灵活处理公共卫生危机的问题，仍然有部分问题悬而未决。例如，有学者认为最不发达国家延长产品实行或适用专利的效力难以保证，同时对于面临着严重的疾病负担、国内生产技术不足但急需进口专利药物的发展中国家来说，其面临的困境也未被解决[6]。

1.2.3　关于 TRIPS 第 31 条与多哈宣言中第 6 段的执行　为了解决发展中国家国内研发制药能力不足而无法获得廉价药物的困难，2003 年 8 月通过了 TRIPS 第 31 条与多哈宣言中第 6 段的执行，其规定主要涉及到对药品的种类和数量、进口国家与出口国家的资格、程序并对未公开数据保护或数据独占的保护。在药品规定上，这次修改采取了最广泛的药品含义，将药品界定为在《多哈公共健康宣言》所涉及到的公共健康问题下的受专利保护或是专利方法生产的产品，同时也包括药品生产的活性成分和诊断器械，从而为各国对于何种药品进行专利保护留有解释空间。对于进口成员的规定需要满足以下条件，一为最不发达国家和紧急情况的其他发展中国家成员；其二进口成员国必须将药品名称和数量、强制许可授予、无生产能力加以确认并通知 TRIPS 理事会。对于合格出口成员需向 WTO 理事会通报并且其资格应当遵从 TRIPS 协议第 31 条相关的规定。除此之外设立了补偿金制度和防止再出口的机制。这一决定的规定使得未来发展中国家在药物可及性方面引用强制许可的方式更为重要。

1.2.4　主席声明　多哈宣言公布的同时，总理事会主席着重明确了强制许可下的药物出口需满足防止其转移至第三方市场的条件，并且给予"最佳惯例"指导方针[8]。总理事会主席的重申宣言意味着在保护专利的私权领域与社会公益之间关系而言，更应该重视社会公益，追求商业利益次之。

2　弹性条款在全球卫生治理中的应用—以印度、巴西为例

2.1　弹性条款的利用在全球卫生治理中的适用现状

从全球卫生治理的机制来看，联合国大会、WHO、WTO 等相关国际机制对弹性条款在药品可及性问题上发挥

的作用加以肯定。2015 年联合国大会通过《改变我们的世界 2030 年可持续发展议程》决议，将包括药品和疫苗的普遍可及在内的实现全民健康覆盖作为新可持续发展目标。在可持续发展目标中，TRIPS 原则被列入与卫生相关目标三的条目中[10]。支持研发防治主要影响发展中国家的传染性和非传染性疾病的疫苗和药品，根据《关于 TRIPS 与公共健康的多哈宣言》的规定，提供负担得起的药品和疫苗，《多哈宣言》确认发展中国家有权充分利用关于为保护公众健康提供灵活变通办法，尤其是为所有人提供各种药品的 TRIPS 的各项条款。

WHO 作为卫生领域的专门机构，在全球卫生治理中弹性条款适用与促进公共健康问题上缺乏相关立法。在极度分化的世界格局下，作为公共物品的国际法在保护健康和健康促进上的分配和再分配问题具有积极性的作用。自 1977 年世卫组织制定第一份《基本药物清单》以来，WHO 制定有关基本药物计划和药物政策对于规范用药行为，倡导理性用药，维持药品的低价格在保证药品的可及性方面发挥了重要的作用。在很长一段时间，WHO 的基本药物主要是以仿制药提供为主，这一模式在 1999 年首次被打破，WHO《基本药物标准清单》第 8 版包含了用于治疗 HIV，AIDS 以及 AIDS 机会感染的专利性药物[11]。WHO 也在决议中多次强调充分使用 TRIPS 协议下的弹性机制以及其他国际组织决议，实现药品可及性和对发展中国家技术政策上的支持。然而，如何协调知识产权机制下专利药厂权益与药物可及性的问题，WHO 相对于其他联合国下属机构，在全球立法方面略显不足，只能放在全球经济治理机制下解决。

在全球经济治理机制下，对于制药能力和技术水平不足的国家来说，弹性条款适用可谓举步维艰。二战以后，西方国家在国际政治经济秩序中占主导地位，而现存全球治理机制打下了西方霸权治理的烙印。在全球卫生治理中，西方国家制药厂商联手行业间组织在乌拉圭谈判中确定保护知识产权议题，通过保护知识产权的协议。TRIPS 协定下 Plus 条款限制了发展中国家利用弹性条款的行为。同时，以美国为首的西方国家又通过双边谈判以及区域贸易协定责成发展中国家在国内立法中加强知识产权的保护。除此之外，美国贸易代表署利用单边制裁手段使利用弹性机制的国家付出沉重的代价。这一系列措施在一定程度上架空了弹性机制在 WTO 多边机制下的应用。

药品是一种特殊的商品，其价格不仅要受市场机制支配，同时也考虑到社会正义、人群健康等因素。而在药品可及性上，全球不公平现象更加明显，据估算，世界上 1/3 的人口难以获得所需的常规性基本药物，在更为贫穷的亚非国家，这一数字还会上升至 50%[12]。由于药品在各国的卫生服务体系中扮演着核心作用，所以发展中国家格外重

中国新药注册与审评技术双年鉴（2016—2017）

视弹性条款的适用，发展中国家在应对本国公共健康危机时采取的有效策略是在经济领域上反知识产权体制。由此可见，全球卫生治理中存在严重的南北矛盾。

2.2 发展中国家对弹性条款的应用

2.2.1 印度对弹性条款的应用 印度在全球卫生治理方面，切实对本国利益进行权衡，把握机遇在国内卫生政策与国际制度之间进行有效调试。专利法、过渡期间、强制许可、医药产业政策一并成为印度独特经验。其一，引用过渡期间的保护契机。根据 TRIPS 协议规定，发展中国家和经济转型国家于 2005 年 1 月 1 日之前无义务完成国内对保护药品专利的相关法律修正。而印度在 2002 年之前，调整《专利法》时对于药品的专利授权没有做出过多调整，这样不仅使仿制药蓬勃发展，而且提高本国制药能力。其二，强化强制许可制度。根据多哈宣言的第五段，成员国根据原由自主决定实施强制许可原则，印度的专利法案规定只要专利权人取得专利权后 3 年未实施专利，专利主管机关有权实施强制许可[13]。另外，扩大"强制许可"适用范围，例如专利法中第 92A（1）规定，使其药物出口至无生产能力的国家地区，只要这些国家藉由通知书准许接受这样的进口产品。其三，根据 TRIPS 原则协议第 27 条的模糊规定，限制可专利要件，例如印度在将可专利性要件移植本国国内法中，特别强调排除既有药物所使用的新方法。其四，设定平行进口的条件上，新专利法将 1970 年由"获得专利权人合法授权"降低至"符合法律规定"，这也成为印度在药物出口方面所采取的一类措施。其五，保护本国已投资的仿制药厂利益。专利法中包括适应 mailbox 机制所做的修正，如果 2005 年之前对 mailbox 机制下申请的药品已经进行重大投资，即便之后获得专利权，仿制药厂只需支付专利权人权利金后，仍需继续生产仿制药，申请人不得提起诉讼[12,14]。

2.2.2 巴西对弹性条款的应用 与印度相比，巴西则联合非政府组织以及发展中国家等多方力量，利用 WHO、WTO、联合国人权机制等国际多边平台以及参与规则制定过程，从而维护本国公共卫生方面的国家利益[15]。巴西的主要经验体现在由巴西政府出面，善于利用强制许可为筹码与专利药厂进行谈判。如果实施许可制度所付出的成本过于高昂，那么强制许可制度就不是一个可能的威胁，专利厂商就以非强迫的方式向南方国家提供药物[16]。在 2001—2007 年，巴西政府以应对本国的公共健康危机为由，几度援引强制许可（多哈宣言第 5 段），并根据第 31 条 H 款使用强制许可需向专利药厂做出补偿的规定，对专利药厂进行施压，而专利药厂担心此举会默认并造成强制许可制度的一贯实施，故被迫将药价降至巴西政府可以接受的程度，如 2001 年巴西政府与生产抗逆转录病毒药物"奈非那韦"的罗氏公司的交涉。巴西还将人权与药品可及性问题挂钩，

例如 2001 年联合国人权委员会通过由巴西提出的一项决议，将流行病爆发时期药品的可及性作为一项基本人权[1]。除此之外，巴西政府与其他发展中国家均采取利用专利权的例外条款的方式，即研究或实验而实施发明和试验免责 2 种例外情形，为仿制药品早日进入市场做好准备。总之，巴西由政府出面，以出色的谈判手段和技巧，善于利用强制许可条款，很好地维护了本国利益。

3 发展中国家与发达国家之间的分歧

3.1 发达国家的基本立场

在全球卫生治理中，发达国家以国家利益为本位意识，不愿承担全球卫生治理的公共品成本，将其转嫁于发展中国家。当侵权所付出的代价大于所获社会收益之时，西方国家主张对专利制度进行保护[17]。西方国家采取该立场主要有以下 3 点原因：首先，从经济角度来看，西方国家在技术和研发领域处于优势地位，经济发展水平和国内良好的福利制度，保证了足够的财力和技术优势应对本国公共卫生危机。其次，药品行业在各国无论是政治上还是经济上都是强有力的，它是一个重要的贸易输出行业，并对税收做出了重要的贡献[18]。西方国家通过加强知识产权保护，以技术为主要生产要素扩大竞争优势，保护行业利益，扭转国际贸易赤字，扩大经济影响力，进而完成对经济体系转变。最后，从国际制度角度来看，国际知识产权制度是美国国内制度变迁的结果[19]。而制度力量是美国霸权的重要基值，以美国为首的西方国家基本政策正是通过建立并整合全球知识产权体制，进而能够主导全球知识产权治理体系。美国甚至不惜撇开多边谈判的障碍，另辟蹊径转向双边，例如签订自贸协定或者 TRIPS-Plus 条款，尽可能维护大型医药产业的利益和知识产权体制。还有国家声称积极保护发达国家的知识产权有助于发达国家直接对发展中国家进行国外直接投资或以知识转让形式的技术援助[18]。自 2000 年与约旦进行自由贸易区谈判时，美国开始将全面涉及到知识产权标准的章节纳入到区域贸易谈判。而在 WTO 多边谈判中，美国的立场是将进一步限制利用 TRIPS 协议改善公共健康的国家，并且对哪些国家的行为实施报复进行限定，同时美国还保留了监管、评估和决定任何国家是否存在卫生危机的权力[5]。

3.2 发展中国家的基本立场

全球卫生治理的价值之一，也是世界卫生组织《组织法》规定，全球卫生治理的价值共识是享受最高而能获致之健康标准，为人人基本权利之一，不因宗族、宗教、政治信仰、社会及经济情景各异而分轩轾。在西方为主导的全球治理体系下，发展中国家认为对于特殊的国家（非洲等国家）和行业（艾滋病等公共卫生领域），应当采取特殊的方式，而不能只是简单运用 TRIPS 的规定[20]。一方面，

全球卫生治理中发展中国家在技术和经济实力上处于劣势，严峻的公共卫生问题成为发展中国家的发展负担。另一方面，发展中国家认为药物可及性是一项基本人权，这源于联合国大会通过的一项决议，有机会得到药物治疗是逐步充分实现人人享有最高标准身心健康权利的基本内容之一[21]。在实际的多边谈判中，非洲国家和非政府组织发挥了积极的作用，并且在谈判中逐渐形成了治理关系纽带，这股力量不仅包括了具有一定国际影响力如巴西、印度等发展中国家，同时也有制药能力较为欠缺的欧洲国家和一些国际性非政府组织。如果说 TRIPS 协议的签订可以归功于在全球治理中权力拥有者西方国家所组成的治理网络。那么多哈宣言的签订可以归功于那些国际力量处于劣势的国家通过包围、孤立美国以及一些药品专利厂为目的而形成治理网络[22]。由此可见，发展中国家的立场更为明确，侧重于规则和程序上的谈判，进一步明确利用弹性条款的权利。此外，有些发展中国家声称过多地对知识产权进行保护可能会严重损害发展中国家经济发展[23]。然而也有一些发展中国家迫于发达国家施加的政治压力，以健康换取"市场准入"发展本国经济，采取让步政策。

3.3 发达国家与发展中国家在具体问题上的分歧

发展中国家与发达国家在与 TRIPS 协议下弹性机制有关的贸易争端中不难发现，双方在全球卫生治理规则制定上存在以下 6 方面的争议。其一，在知识产权用尽与平行进口问题，平行贸易的规定，是能够削弱知识产权机制的方式之一，影响到发达国家在国际市场上区别价格的能力[16]。在知识产权用尽原则上，如多哈宣言第 5 段 D 款、第 6 段，发达国家持国内用尽原则，而发展中国家持国际用尽原则。其二，未公开数据方面（第 39 条）的保护上，发达国家认为未公开数据的保障与知识产权保障中心理念一致，应该予以保护。而发展中国家则认为是非知识产权范畴。其三，在知识产权使用（第 8 条第 2 款）上，其防止权利人"滥用""采取不合理限制贸易措施""对科技转移造成负面效果"的情形解释与发生事由并未规定，发展中国家与发达国家存在严重的分歧。其四，TRIPS 协议第 27 条构成专利性的要件，协议上的模糊规定造成发展中国家与发达国家不同理解，突出表现在药物新使用方法是否排除在专利保护范围之外。其五，在构成强制许可事由上存在争议。发达国家认为强制许可的原因事实应限于国家紧急状态，而发展中国家认为流行病在国民卫生安全的影响较大[2]。其六，对于有资格的药物出口商，美国等发达国家认为只有撒哈拉以南的非洲和其他低收入国家具有资格应用强制许可进口药物，而发展中国家认为应该囊括所有发展中国家，甚至包括新加坡[2]。由于二战以后的治理体系是美国制度霸权某种程度上的延续，所以在全球卫生治理中，对于规则制定的把握便是各国的利益关切，各成员国不仅需要通过规制谋求本国的利益，同时也使国家行为更加合法化。在规则制定上的分歧成为全球卫生治理的难题，也是其突破的关键。

4 我国在全球卫生治理相关谈判中可能采取的立场

4.1 从政治角度出发

首先，发达国家在产业链的上端研发环节处于优势地位，其投入的技术支持与研发费用也相对高昂，因此重视对国内大型医药厂商的利益保护。而发展中国家在发展过程还需承担较重的公共卫生负担，希望能够通过 TRIPS 弹性机制来减轻压力，解决民生问题。鉴于发展中国家与发达国家利益各有所求，若双方能够达成共识，就必须解决共同利益困境。所谓共同利益困境是指各方都仅自身利益的最大化，不愿承担维持公共物品的成本，该困境的实质是公共物品成本承担问题[24]。解决此类矛盾可以采取一种协商的策略，技术处于劣势的国家可以支付技术处于优势的国家相应的补偿，以此平衡双方的利益。而国际社会应该从追求自身利益最大化向合作利益方面转变，而这是全球卫生治理能够实现有效治理观念上的一个改变。因此在谈判的过程中，可以主张建立更加完善的补偿机制，达成发展中国家与发达国家在此类问题的必要妥协。具体措施一方面可由政府或是多边组织如 WHO 等出面筹资，另一方面用发展中国家市场对抗发达国家高标准，从而解决研发费用成本。

其次，从国际制度发展现状来看，我国应该积极主动参与全球卫生治理的规则制定，应该成为全球卫生治理进程中的管理者和建设者。美国等西方国家推动跨太平洋伙伴关系协定、跨大西洋贸易与投资伙伴协议、国际服务贸易协定等的全面进攻态势，撇开 WTO 为代表的多边贸易体系，指责发展中国家的优惠政策，并以"政策调整"来换取"市场准入"。中国是国际体系最大受益者，一方面可采取适当的策略，将相关争端逐渐淡化，另一方面联合各方力量支持在 WTO 多边贸易体系下进行谈判，只有这样才能使发达经济体主导的贸易协定的负面影响降至最小[25]。在药品可及性弹性机制的相关谈判中，其考量应该与中国、巴西等发展中国家推动多哈回合谈判的战略思路保持必要的一致性，在某种程度上可以扫清发展中国家间合作中的摩擦与障碍，同时也确保中国在多边外交上的国家利益。

再者，知识产权制度的关键词放在"保护"上，而事实上，在历史上以及目前很多国家的实践中对待知识和技术的态度更多的是"自由"[26]。历史上，在发达国家的工业化进程中对专利权采取低水平上的保护。这些发达国家在研究新技术或是实现更多利益过程中，不重视强调专利权，也不会为国外技术提供高标准保护措施[2]。更为重要的是，发达国家在专利保护上通常也会采用双重标准，例如美国 2001 年的炭疽事件。因此，在对于公共卫生的特殊行业上，如何促进公平和技术高效使用性应该是一个合理的诉求。

最后，药物可及性弹性机制不仅仅是一个双方参与的贸易机制问题，更是涉及到全球卫生中传染病与慢性病的治理，尤其是在可持续发展目标明确提及 TRIPS 原则的背景下。我国兼具发展中国家、大国、金砖国家等多种身份格局，可借助金砖国家、中非合作论坛、77 国集团等发展中国家组织以及东盟等地区性组织或论坛，开展广泛的技术合作和交流，在多边谈判之前进行充分磋商与沟通。鉴于巴西、印度、南非等主要金砖国家与欠发达国家的基本立场一致，我国应该树立正确的义利观，维护发展中国家的利益，而这也是对卫生全球治理的一个重要贡献。

4.2 从经济角度出发

一方面，从知识产权保护对我国医药产业实力的影响角度分析，我国医药产业在申请专利技术方面呈现 2 个特点：其一，目前我国涉及药品类的专利申请量增长幅度相对缓慢；其二，非专利的处方药仍然占据大多数市场，在药物研发投入较少[25]。由此可见，采取高标准对药品专利权在现阶段并非起到保护我国医药行业利益的作用，更可能会冲击我国医药行业技术的掌握和创新。我国医药行业发展应该在不同阶段上有所侧重，顺应从仿制，模仿创新再到自主创新发展趋势。由于医药生物已经成为中国的战略新兴产业[27]，而我国医药行业的技术创新活动处于弱势，所以未来一段时间内，技术上转移和合作应该是促进我国医药行业发展的重点方向，我国应该抓住 TRIPS 协议弹性条款赋予发展中国家的公平和保障精神，在发展中国家谈判过程中有关于技术转移的方面应该予以支持。

另一方面，发达国家可能采取的贸易报复措施与我目前经济实力的承受度。从这一因素来看，我国国民生产总值已经处于世界第二位，我国已经发展成为经济大国，其经济实力的抗压性逐步增强；同时与发达国家在经济领域上存在相互依赖、相互依存的关系，经济实力成为我国与其他国家谈判的压舱石，不妨可以采取必要的"问题联系性权力"，在关系到国内民生问题上有所倾斜。更重要的是，我国应该重视知识产权法制建设，与国际接轨，规范市场竞争行为，避免其他领域的不正当竞争行为对恶化中国利用弹性机制保护公共健康领域的信誉的不良影响。

4.3 从公共卫生政策角度出发

当前，我国公共卫生领域仍然面临巨大挑战，这些挑战与药物的可及性密切相关。首先，SARS，H1N1 以及埃博拉等一系列全球性传染性疾病的爆发及伴随全球化的进程，为全球公共卫生安全带来了巨大的威胁。随着互联互通政策在国内外逐渐推进，我国人口流动规模将会日益变大，

跨国境人口流动数量不断上升，输入性感染也越来越频繁，这使国家公共卫生治理难度加大。除了及时有效的疫情防控以外，如何保证国外疫苗以及专利药物产品在我国的公平可及，应纳入我国紧急公共卫生事件应急的统筹考虑范围。其次，部分传染性疾病，如乙肝、结核等在我国处于高发趋势，且疾病负担较高。以乙肝治疗药物"拉夫米定"为例，中国自 1999 年批准该药物作为乙肝治疗药在中国销售后，直到 2010 年，即葛兰素史克对其专利保护过期 4 年后，国内药企才获批准制造销售。这 10 年间该药物的专利保护严重影响了乙肝患者对药物的可及性，并带来了过重的经济负担[28]。与此类似的是抗逆转录病毒药物，随着世界卫生组织推荐的新治疗方案推广，部分作为二线方案的进口药物（例如替诺福韦，TDF）取代了原有一线药物（司他夫定，d4T）。尽管中国国家知识产权局于 2013 年判定 TDF 专利无效，吉利德公司已在中国国内重新为"替诺福韦"申请了多项专利。由于国内对艾滋病患者的免费治疗政策中包括了 TDF，我国的药品采购费用持续增长，亦造成了较大的经济负担[29]。再次，中国已步入老龄化社会，伴随而来的慢性非传染性疾病负担将远远高于其他发展中国家。这在未来几十年中将成为威胁我国公共健康的首要问题。对于不少治疗癌症、心血管疾病的药物专利仍然仅由西方国家所掌握。费用高昂的专利药物将成为沉重的社会负担。在 TRIPS 原则被列入可持续发展目标后，积极利用这一项原则可以更好地辅助解决上述问题。

我国多年来医疗体制改革的重点之一是破除"以药养医"的顽疾，这虽然在一定程度上与卫生服务体系的制度设计有密切关系，但在目前的医药领域虚高价格基础之上，由专利垄断所带来的壁垒，将会加重国家的财政负担，不利于人民生活水平的提高。虽然研究开发具有自主知识产权的新药是我国从制药大国走向制药强国的必由之路，但保障药品可及性却是我国面临的最现实的挑战[30]。我国作为仿制药生产大国，应积极使用 TRIPS 下的弹性机制，维护我国和其他发展中国家的利益。同时，这也有助于我国促进在公共卫生领域有效的国际合作、主导相关全球行动网络及治理平台。

5 小结

总体而言，本文通过梳理 TRIPS 协议下的弹性条款，并以巴西、印度为例分析发展中国家对弹性条款的应用，进而对发展中国家与发达国家在 TRIPS 协议的弹性条款方面的争议与缘由进行总结，可以看出发展中国家无论在技术引进、创新、发展方面还是应对公共卫生安全危机，都需要利用全球卫生治理相关谈判的场合，抓住良好时机，善于使用对发展中国家有利的弹性条款，更好地解决本国民生和发展问题。

中国新药注册与审评技术双年鉴（2016—2017）

中国正处于和平发展阶段，世界也需要中国的力量。在参与全球卫生治理中，我国不能只限于对国际制度的学习而被动地接受，更应该在能力可及的范围内承担全球卫生治理的责任。在利益认知上，将本国利益和人类共同利益结合起来。在行为方面，承担应有的大国责任，在参与国际机制的过程中，我国应当争取相应的规则制定权。而在 TRIPS 弹性机制谈判过程中，我国可能采取的立场是：首先尽量保护发展中国家的利益，在相关谈判过程中应给予发展中国家以时间上特殊照顾和差别对待；其次，促成双方阵营达成可能接受的方案，合理建立补偿机制，实现互利共赢的局面，避免对 WTO 等多边国际机制的损伤；最后，我国应该完善对仿制药、专利法等一系列法规的修订，加快知识产权法制建设，规范竞争行为，创造良好的经济环境，充分利用 TRIPS 协议下的弹性机制。

参 考 文 献

[1] KEEFE TJ, ZACHER MW. The politics of global health governance [M]. New York: Palgrave Macmillan, 2008.

[2] XIAO P. TRIPS agreement and public health crisis in developing countries: problems and solutions [J]. *China-US Law Rev*, 2009, 6 (2): 32 – 50.

[3] 古祖雪，揭捷. "TRIPS—plus" 协定：特征、影响与我国的对策 [J]. 求索，2008 (8): 137 – 139.

[4] 文彪. TRIPS 协定弹性条款研究 [D]. 重庆：西南政法大学，2013.

[5] SHADLEN KC. Patents and pills, power and procedure: the North-South politics of public health in the WTO [J]. *Stud Comp Int Dev*, 2004, 39 (3): 76 – 108.

[6] SUN H. The road to Doha and beyond: some reflections on the TRIPS agreement and public health [J]. *Eur J Intern Law*, 2004, 15 (1): 123 – 150.

[7] LOVE R. Corporate wealth or public health? WTO/TRIPS flexibilities and access to HIV/AIDS antiretroviral drugs by developing countries [J]. *Dev Pract*, 2007, 17 (2): 208 – 219.

[8] KAPCZYNSKI A. Harmonization and its discontents: a case study of TRIPS implementation in India's pharmaceutical sector [J]. *Calif Law Rev*, 2009, 97 (6): 1571 – 1649.

[9] 冯洁菡. 公共健康危机与 WTO 知识产权制度的改革 [M]. 武汉：武汉大学出版社，2005.

[10] MURRAY CJL. Shifting to sustainable development goals—implications for global health [J]. *N Engl J Med*, 2015, 373 (15): 1390 – 1393.

[11] KLUG H, KLUG H. Law, politics, and access to essential medicines in developing countries [J]. *Politics Soc*, 2008, 36 (2): 207 – 245.

[12] JUNG Y, KWON S. The effects of intellectual property rights on access to medicines and catastrophic expenditure [J]. *Int J Health Serv*, 2015, 45 (3): 507 – 529.

[13] 彭琨. 公共健康危机视角下的 TRIPs 协议弹性机制研究 [D]. 武汉：华中科技大学，2009.

[14] WATAL J. Pharmaceutical patents, prices and welfare losses: policy options for India under the WTO TRIPS agreement [J]. *World Economy*, 2000, 23 (5): 733 – 752.

[15] FM'T HE. Trips, pharmaceutical patents, and access to essential medicines: a long way from Seattle to Doha, Chicago [J]. *Chic J Int Law*, 2002, 3 (1): 27 – 46.

[16] CHARITINI S, TOMMASO V. Compulsory licensing and access to drugs [J]. *Eur J Health Eco*, 2015, 16 (1): 83 – 94.

[17] NOGUES J. Notes on patents, distortions, and development [J]. *Policy Res Working Paper*, 1990, 54 (1): 13 – 15.

[18] BAGGOTT R. Understanding health policy [M]. Bristol: Policy press, 2015.

[19] SELL SK. The rise and rule of a trade-based strategy: historical institutionalism and the international regulation of intellectual property [J]. *Rev Intern Political Econ*, 2010, 17 (4): 762 – 790.

[20] TULLY LD. Prospects for progress: the TRIPS agreement and developing countries after the DOHA conference [J]. *BC Int'l & Comp. L. Rev*, 2003, 26 (1): 129 – 415.

[21] KUMAR N. Intellectual property rights, technology and economic development: experiences of Asian countries [J]. *Econ Political Weekly*, 2003, 38 (3): 205 – 221.

[22] DRAHOS P. Four lessons for developing countries from the trade negotiations over access to medicines [J]. *Liverpool Law Rev*, 2007, 28 (1): 11 – 39.

[23] UNGA. GA Resolution 60/262: political declaration on HIV/AIDS [EB/OL]. 2006. http://www.unescap.org/resources/ga-resolution-60262-political-declaration-hivaids.

[24] 王正毅. 国际政治经济学通论 [M]. 北京：北京大学出版社，2010.

[25] 宋国友. 全球自由贸易协定竞争与中国的战略选择 [J]. 现代国际关系，2013 (5): 30 – 35.

[26] 胡新芬，吴培. 从专利角度看我国医疗医药的发展 [J]. 中南药学，2014 (4): 379 – 381.

[27] 中华人民共和国国务院. 国务院关于印发 "十二五" 国家战略性新兴产业发展规划的通知 [EB/OL]. 2016. http://www.gov.cn/zhengce/content/2012 – 07/20/content_ 3623.htm.

[28] 晋继勇. 世界贸易组织与全球公共卫生治理——以 TRIPS 协定为例 [J]. 浙江大学学报：人文社会科学版，2010, 41 (10): 112 – 121.

[29] 晋灿瑞，马春涛，刘霞，等. 艾滋病抗病毒药品强制许可国际现状与我国实施强制许可可行性分析 [J]. 中国艾滋病性病，2012 (5): 330 – 333.

[30] 吴雪燕. TRIPs-plus 条款的扩张及中国的应对策略——以药品的专利保护为视角 [J]. 现代法学，2010, 32 (5): 112 – 120.

解决药物可及性的组合策略初探

耿文军[1,2]，吴　斌[3]，邓声菊[3]，苗艳妮[4]，丁锦希[1]

（1 中国药科大学，南京 211198；2 正大天晴药业集团股份有限公司，南京 210023；3 北京国知专利预警咨询有限公司，北京 100081；4 国家知识产权局专利局医药生物发明审查部，北京 100088）

摘　要　本文从专利保护、刑事司法、注册审批与医疗保险等制度分析入手，辩证解析药物可及性的解决途径；再从利益平衡的角度，探析药品产业化不同阶段渐进性解决药物可及性的组合策略。

中国新药注册与审评技术双年鉴（2016—2017）

根据世界卫生组织（WHO）的定义，药品可及性是指大众获得负担得起的、维持自身健康所必需的药品的能力[1]。影响公众获得药品的 4 个因素为：药品的合理选择与使用、可以承受的药品价格、持续的资金支持和可靠的供应体系[2]。其中，政府和制药企业与药物可及性密切相关。

药品可及性的重要性与知识产权制度的冲突由来已久。为了解决该冲突，各国制定了相应的法律法规，包括药品的强制许可制度和专利链接制度。制药企业充分利用专利制度和药品审批制度将药品及时推向市场，并承担企业责任。同时，政府在审批和药品支付环节设有制度保证，才能真正解决药物可及性的问题。

1　药品专利保护与解决药物可及性之冲突

医药产业具有技术门槛高、市场准入严、研发周期长、高投入和高风险等特点。相对于其他产业而言，医药产业对知识产权保护，特别是专利保护，依存度最高。自专利制度设立以来，解决重大传染性疾病的许多药物都获得过专利保护。美国著名经济学家曼斯菲尔德调查分析后指出，若没有专利保护，有 60% 的药品研究不出来，有 65% 的药品不会被利用[3]。

2015 年的抗癌药代购第一人陆勇案引发了社会对药物可及性的广泛热议。格列卫作为治疗慢性髓性白血病（chronic myelogenous leukemia，CML）的一线用药，开创了肿瘤分子靶向治疗时代，具有里程碑意义。诺华制药有限公司（下称诺华公司）在中国就其格列卫药品的创新成果进行了较为全面的专利保护，如 1993 年保护化合物、1998 年保护甲磺酸盐晶体、2001 年保护格列卫用于治疗胃肠基质瘤（gastrointestinal stromal tumor，GIST）的制药用途等。格列卫于 2001 年在美国上市用于治疗 CML，2002 年在中国上市，并于 2003 年成为年销售额超过 10 亿美元的重磅炸弹药物（图 1）。正大天晴药业集团股份有限公司（下称正大天晴）和江苏豪森药业集团有限公司（下称豪森药业）于 2013 年 6 月首先获得生产批准。此时，诺华公司在中国独家销售格列卫产品长达 11 年之久。

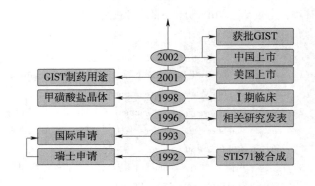

图 1　诺华格列卫专利布局图

诺华公司充分利用专利权给予格列卫排他保护，在专利保护期内维持了高达每盒 2 万多元的高昂售价。就不发达国家的 CML 患者而言，需要为此承受沉重的医疗负担。药品专利制度对公共健康问题的影响具有两面性。一方面，药品专利制度为解决公共健康问题提供了创新激励机制，激发了创新主体新药研发的热情与积极性，提高了新药研究效率，进而为保障公共健康权益提供更为丰富的医疗药品。另一方面，药品专利为创新主体保护技术创新及回收研发投资提供了权利保障，药品专利权人利用专利的排他权获取高额利润，循环投入新一轮研发。但是，一些药品专利权人利用专利的排他权获取高额利润，高筑药品价格，进而损害了大众获得急需的、必不可少的药品的权利。药品专利制度又在某种程度上妨碍公共健康问题的解决，引出了药物可及性的问题。

2　解决药物可及性的专利策略

专利制度无疑会保证药品在一段时间内处于垄断地位，价格处于高位。引入仿制药竞争后，专利价格会下降很多，如巴西引入仿制药竞争前后平均药价下降的幅度为 79%。格列卫的仿制药上市以后，仿制药品的价格只有专利药品的 1/3。药物可及性的核心要素和制药企业存在直接或间接的关联[4]，制药企业在推动仿制药上市中起到了决定性作用。中国企业采取下述策略赢得了伊马替尼仿制药品的市场准入，破解了药物可及性难题。

2.1 待化合物专利到期以后仿制药品上市

诺华公司于1993年采用马库什通式化合物方式保护了具有相同骨架结构的系列化合物（涵盖了STI-571，即伊马替尼）。全球鲜有化合物专利挑战成功的案例，例如，Ranbaxy 在美国挑战阿托伐他汀化合物专利（US4681893）宣告失败。鉴于化合物专利挑战的复杂性及结果的不确定性，国内仿制企业均未就格列卫化合物专利发起专利无效挑战，而是等到化合物专利保护期届满后才陆续上市销售仿制产品。

2.2 利用 Bolar 例外加快研发

Bolar 例外起源于美国 Roche&Bolar 侵犯专利权案。我国《专利法》（第三次修订）在第六十九条第一款第（5）项中引入了 Bolar 例外的相关规定，即"为提供行政审批所需要的信息，制造、使用、进口专利药品或专利医疗器械的，以及专门为其制造、进口专利药品或者医疗器械的"不视为侵犯专利权。Bolar 例外为促进仿制药物在专利药保护期限届满后快速上市、患者早日获得更为优质、廉价的治疗药物提供了制度保障。但与美国专利法第 271 条第 e 款第（1）项、第 156 条和第 271 条第 e 款第（2）项构筑的 Bolar 例外体系不同，我国还没有设立专利保护期补偿制度、专利链接制度以及首仿药品上市相关的优惠政策。企业虽然可以利用首仿赢得市场先机或较高的市场份额，但是因为没有制度保障，仍然不能很好地激发仿制企业积极挑战专利药的热情，亟待和 Bolar 例外相配套的药品审评审批制度、医保制度等配套制度，优化竞争环境。

2.3 技术创新规避晶型专利壁垒

自1998年起，诺华公司系统布局伊马替尼多种晶型（如 β，F，G，H，I，K，δ，ε 等）的专利保护，构建密集的专利保护网保护创新成果。正大天晴、豪森药业和石药集团研究发现，伊马替尼存在其他晶型，有效规避了优势晶型 β（2018年保护期限届满）造成的专利壁垒，先后获得伊马替尼原料药和制剂批件，充分利用原研公司晶型专利布局上的漏洞，采用替代晶型规避了专利壁垒，将伊马替尼仿制药提早5年在国内上市，有效解决了药物可及性问题。

2.4 无效 GIST 专利

除用于治疗 CML 外，伊马替尼对 GIST 的治疗效果显著。诺华公司于2002年获得 FDA 加速审批，格列卫成为治疗晚期或转移性 GIST 的一线用药。同时，伊马替尼用于治疗 GIST 的制药用途（ZL01817895.2，下称895专利）也获得了专利保护，国内 GIST 患者同样面临药物可及性的问题。正大天晴和豪森药业分别对895专利提起专利无效。其间，

正大天晴和诺华公司在专利无效审理中达成和解，正大天晴撤回了895专利无效宣告请求。豪森药业继续专利无效宣告请求，国家知识产权局专利复审委员会于2015年10月23日做出了宣告该专利权全部无效的决定。北京知识产权法院于2016年6月做出了维持该无效决定的一审判决。目前，该无效宣告的二审行政诉讼仍在北京市高级人民法院审理。无论二审判决的结论为何，仿制企业若要将 GIST 产品推向市场，都要直面解决该用途专利壁垒。

3 解决药物可及性的刑事司法制度保障

陆勇案引发了社会民众和法学界的强烈关注。案件宣判之前，最高人民法院和最高人民检察院出台了司法解释（下称两高司法解释），指导救命药代购案件的刑事审判。在《关于办理危害药品安全刑事案件若干问题的解释》第十一条第二款规定："销售少量未经批准进口的国外、境外药品，没有造成他人伤害后果或者延误诊治，情节显著轻微危害不大的，不认为是犯罪"。据此，湖南沅江市检察院于2015年2月26日做出对陆勇不起诉决定，并在湖南省人民检察院网站发布了《关于对陆勇妨害信用卡管理和销售假药案决定不起诉的释法说理书》（下称释法说理书)[5]。沅江检察院同样认为，陆勇的行为虽然违反了国家药品管理法的相关规定，但也有无奈之处，治疗白血病的药品太昂贵，一般患者难以承受，陆勇帮助白血病患者购买药品，他的行为客观上惠及了白血病患者。在海外有药可寻而国内无药可买或国内药价极高的情况下，出于自救的生存动机，从海外自购或代购药品是解决患者药物可及性问题最为快速便捷的途径。两高司法解释以及陆勇案的不起诉刑事司法判例为病患者通过海外渠道解决药物可及性问题提供了法律保障。

4 解决药物可及性的注册审批策略

据统计，我国2011—2014年间3.1类新药临床申报时间和上市申报平均时间为5～6年[6]。正大天晴、豪森药业充分利用优先审评制度加快审批速度，仅花费约3年的时间获得伊马替尼仿制品的上市许可，在伊马替尼化合物专利保护期限届满后及时将仿制品推向上市。

为了解决药物审批积压问题，我国出台了系列政策措施，包括《关于深化药品审评审批改革进一步鼓励药物创新的意见》（国食药监注［2013］37号）、《关于解决药品注册申请积压实行优先审评审批的意见》（2015年）、《总局关于解决药物注册申请积压实行优先审评审批的意见》（2016年）等，明确提出我国要实行部分仿制药优先审评制度，并确立了仿制药优先审评的领域。国家正在逐步推进优先审批制度的顶层设计，有效配置现有的药物审批行政资源，从需求的迫切性入手解决药物可及性问题。

5 解决药物可及性的医疗保险制度

目前，我国的医疗保险能力还无法将专利药纳入国家医保的范畴。国家相关部委正积极努力解决药品价格高、患者用药难的问题。我国密集出台药品价格形成机制系列政策文件。国务院办公厅于 2015 年发文提及"对部分专利药、独家生产药品，建立公开透明、多方合作的价格谈判机制"，国家卫计委于 2015 年发文提及"国家将启动部分专利药、独家药品谈判试点""对于一时不能纳入谈判试点的药物，继续探索以省（区、市）为单位的量价挂钩、价格合理的集中采购实现路径和方式，并实行零差销售，鼓励省际跨区或联合谈判"。卫计委等 7 大部门于 2016 年 5 月 20 日印发通知[7]，并同时公布了 2015 年对富马酸替诺福韦二吡呋酯、盐酸埃克替尼、吉非替尼的国家药品价格谈判结果。格列卫虽然于 2002 年已经在中国上市，但是一直没有进入医保目录。诺华公司于 2003 年在中国启动了格列卫慈善赠药项目，但在实际赠药的过程中存在赠药条件受限等诸多问题。为了防止倒卖，赠药环节要求患者将药品从原包装中取出另行保存，来规避药品的相关管理。即使患者享受赠药，每年仍需个人支付近 7 万元人民币的医疗费用。随着格尼可®等仿制药上市，药品价格降低后，江苏省人力资源和社会保障厅率先于 2013 年 4 月将格列卫纳入医保基金支付范畴，2015 年将仿制品格尼可®和昕维®纳入门诊特定项目，并按照乙类药品管理，医保结算价由省厅与药品生产企业谈判确定，城镇职工医保和居民医保基金实际支付比例分别不低于医保结算价的 75% 和 70%。

我国医疗保险制度只有解决了急需药品的医保问题，才能保证患者真正获得可以救助的药品。随着仿制药的上市，急需药品的价格降低，使得药品纳入医疗保险，进而保障患者可获得急需药物。鼓励仿制药尽快上市，药品医保谈判机制为解决药物可及性提供了直接支持。

6 小结

药品产业化的不同阶段均需综合考量利益平衡问题，并辩证看待药物可及性问题。从药品的诞生到进入寻常百姓家较为漫长，充分满足国民用药需求并非一蹴而就。在"无药可求"阶段，人们关注医药工业科技创新能力。在"市场有药可求，病患无力承担"之时，药物可及性问题才会引起社会广泛关注。

药物可及性问题始于专利制度而又不止于专利制度。专利制度促进新药研发、生产和销售。但药品专利制度具有多重性，并非专利保护越严，患者就会有更多的新药可供选择。专利制度鼓励创新的同时也造成了药品的垄断，需要适时引进其他制度来推动仿制药和专利药的平衡，例如药品专利链接制度[8]。除专利制度之外，刑事司法审判制度、药品注册审批制度、医疗保险制度等配套制度均将在解决药物可及性问题上发挥积极作用。

医药产业链中的不同主体需要充分发挥各自的资源优势，综合运用不同的解决方法，在药品产业化不同阶段渐进性地降低药品价格，逐步构建解决药物可及性问题的组合策略。

参 考 文 献

[1] 古村. 药品可及性问题分析 [J]. 科技创新与知识产权，2011，3 (17)：74 – 76.

[2] World Health Organization. Department of Essential Drugs and Medicines Policy. WHO medicines strategy: framework for action in Essential Drugs and Medicines Policy 2000 – 2003 [R]. World Health Organization，2000：31 – 33.

[3] 张清奎. 医药及生物技术领域知识产权战略实务 [M]. 北京：知识产权出版社，2008：38 – 39.

[4] 褚淑贞，唐卉. 药物可及性框架内的制药企业社会责任探析 [J]. 企业导报，2013，14 (6)：235 – 237.

[5] 湖南省沅江市人民检察院. 关于对陆勇妨害信用卡管理和销售假药案决定不起诉的释法说理书 [EB/OL]. (2015 – 02 – 26) [2017 – 08 – 08]. http：//www.ajxxgk.jcy.gov.cn/html/20150226/2/356737.html.

[6] 新药汇. 2014 年中国医药行业化学药 1.1 类新药及 3.1 类新药现状全面分析报告 [EB/OL]. (2015 – 01 – 16) [2017 – 02 – 20]. http：//xiaoyaohui.com/news/2015/16/4877.html.

[7] 国家卫生计生委. 关于做好国家谈判药品集中采购的通知（国卫药政发 (2016) 19 号）[EB/OL]. (2016 – 05 – 20) [2017 – 08 – 08]. http：//www.nhfpc.gov.cn/yaozs/s3577/201605/15fb339b6b854b8981dee3306d76ce27.shtml.

[8] RAVIKANT BHARDWAJ，RAJU KD，PADAMAVATIETC M. The impact of patent linkage on marketing of generic drugs [J]. JIPR，2013，18 (7)：316 – 322.

美国突破性治疗及其对我国新药审评的启示

袁 林，邵明立

（沈阳药科大学工商管理学院，沈阳 110016）

摘 要 2012 年美国 FDA 为加速治疗严重疾病的药品的研发和审评引入了突破性治疗认定。对于获得突破性治疗认定的药品，FDA 可能采取多项加速研发和申请审评的行动，包括对有效率的药品研发项目的全面指导、纳入高层管理者的组织承诺、滚动审评、一定条件下的优先审评等。借鉴美国经验，在我国药品审评制度改革中，可考虑制定详尽的企业指南和审评管理规范，对药品研发过程提供早期全面指导，注意药品审评中严格性与灵活性相结合。

药品审评决定的快与慢，关系到公众用药的可及性，关系到医药产业的创新和发展，关系到医药产业的国际竞争力。在我国药品审评过程中，客观上还存在临床急需的新药上市审批时间过长、药品研发机构和科研人员不能申请药品注册、影响药品创新积极性等问题。为此，对美国突破性治疗制度加以评介，以为引玉之砖，以期对我国药品审评的制度改革有所裨益。

1 美国加速新药研发和审评的路径概述

当前，美国采用的加速新药研发和审评的路径主要包括以下 4 种：快速路径（fast track）、优先审评（priority review）、加速许可（accelerated approval）和突破性治疗认定（breakthrough therapy）[1]。这些路径有助于提高研发和/或许可过程的速度，并帮助有显著疗效的药品尽快上市。在美国，2015 年获得许可的 45 种新药中，共有 27 种新药（60%）分别适用其中的一种或几种加速路径。具体数字是：快速路径 14 种（31%），突破性治疗 10 种（22%），优先审评 24 种（53%），加速许可 6 种（13%）[2]。在这 45 种新药中，约 2/3（29 种）在美国获得上市许可早于全球其他国家[2]。美国加速新药研发和审评路径比较见表 1。

表 1 美国加速新药研发和审评路径比较[3]

项目	创设时间	法律依据	限于严重或危及生命的疾病	关于有效性或证据有效性的规定
快速路径	1988 年	《食品药品和化妆品法》第 506（b）条，《食品药品管理局现代化法》第 112 条增补，《食品药品管理局安全和创新法》第 901 条修正	是	准许药品在 II 期临床后获得许可；准许许可基于"得到确认的替代性终点"
优先审评	1992 年	《处方药使用者付费法》（1992）	否	优先审评意味着药品看起来代表着治疗进步；标准审评意味着药品的治疗质量看来类似于已上市药品
加速许可	1992 年	《联邦法规汇编》第 21 章第 314 节 H 部分（重症药品）《联邦法规汇编》第 21 章第 601 节 E 部分（生物制品）《食品药品和化妆品法》第 506（c）条，《食品药品管理局安全和创新法》第 901 条修正	是	许可基础是在替代终点很可能合理预见临床利益；要求进行上市后研究以"确证和描述临床利益"
突破性治疗	2012 年	《食品药品和化妆品法》第 506（a）条，《食品药品管理局安全和创新法》第 902 条修正	是	初步临床证据表明，该药品可能比现有治疗实现实质性改善；认定基础是"在药动学生物标记上的效果，尚未达到可接受的替代终点标准"

在这 4 种路径中，突破性治疗是在 2012 年由美国《食品药品管理局安全和创新法》（FDASIA）第 902 条引入的，也是最新的一种。突破性治疗意在加速剩余的临床研究项目，通过与 FDA 的密切协调，设计最有效率的研究，以证

中国新药注册与审评技术双年鉴（2016—2017）

实药品的安全性和有效性[4]。

2 突破性治疗适用的标准

美国《食品药品管理局安全和创新法》（FDASIA）第902条规定了突破性治疗药品认定的标准："如果药品意在单独或者与一种或多种药品联合使用，治疗严重的或危及生命的疾病或症状，而且初步的临床证据表明，与现有治疗方法相比，在1个或多个重要临床终点上，该药品可能证实实质性改善，例如在临床研发早期观察到实质性治疗效果。"

2.1 用于治疗严重或危及生命的疾病或症状

2.1.1 严重疾病 严重疾病是指患有该疾病或症状对于日常功能有实质性影响。疾病或症状是否严重是临床判断事务，判断基于下列因素：生存、日常功能，或者如果不加治疗，该疾病发展为较轻或更重疾病的可能性[5]。当然，所有危及生命的疾病都是严重疾病。

2.1.2 药品是否用于治疗严重疾病 这种药品必须意在对严重疾病或疾病的严重方面，诸如疾病的严重表现或症状，有直接效果或其他意在效果，包括：① 诊断用药意在通过将导致结果改进的方式来改善严重疾病的诊断或检查。② 药品意在缓解或预防与治疗相关的严重不良反应（例如接受免疫抑制剂治疗的患者发生的严重感染）。③ 药品意在避免与某种严重疾病现有治疗相关的严重不良反应（如与癌症的现有治疗相比，心脏毒性较低的药品）。④ 药品意在预防严重疾病，或者减少这种疾病发展为更严重疾病或疾病更严重阶段的可能性[1]。

2.2 初步临床证据

就突破性治疗而言，初步临床证据意味着证据足以表明相对于现有治疗，药品可能证实在安全性和有效性上有实质性改善，但大多数情况下，尚不足以确证许可意义上的安全性和有效性。FDA 预期这些证据通常将来自 I 期或 II 期临床试验。非临床研究信息将支持药品活动的临床证据。理想地证明相对于现有治疗有实质性改善的初步临床证据，应来自临床试验中研究用新药与现有治疗（或在无现有治疗时，安慰剂）的对照研究，或者新治疗加上标准治疗规程与单独的标准治疗规程的对照研究[1]。

2.3 现有治疗

现有治疗指的是某种治疗：① 在美国获得许可或批准用于与这种新药相同的适应证。② 且与该适应证的美国标准治疗规程相契合[1]。在申办者申请突破性治疗认定时，何为现有治疗由 FDA 决定[1]。

2.4 可能证实在重要临床终点的实质性改善

2.4.1 重要临床终点 重要临床终点通常指的是可以用于度量对不可逆转的发病或死亡的效果，或者对代表疾病严重后果的症状的效果。它也可以指那些提示对不可逆转的发病或死亡或严重症状的效果的结论，包括：① 在已确立

的替代终点的效果，这种效果通常被用于支持传统许可。② 在替代终点或中间临床终点的效果，被认为很可能合理预示着临床利益。③ 与现有治疗相比，安全性有重大改善（如肿瘤药物更低的剂量-限制毒性），且有类似疗效。为什么这一终点或其他结论被认为在临床上重要，申办者应当在突破性治疗认定申请中就这一问题说明理由[1]。见图1。

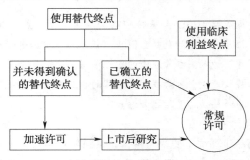

图1 突破性治疗药品研发中替代终点的使用[6]

2.4.2 实质性改善 判断某种药品相对于现有治疗的改善是否是实质性的，取决于该药品在重要临床终点的疗效的量（包括疗效持续的时间），以及所观察到的疗效对于严重疾病或疾病的严重部分的重要意义。通常，初步治疗证据应当显示该药品相对于现有治疗的明显优势[1]。

这种明显优势可能表现为：① 新药与现有治疗的直接对比证实，前者产生了更大或更重要的响应（如完整的响应，而对照治疗通常仅产生部分响应）。② 在对照研究或有大量文件证明的病例对照研究中，与现有治疗相比，新药与现有治疗叠加产生更大或更重要的响应。③ 新药逆转或阻止了疾病进展，而现有治疗只是改善了症状。④ 在涉及严重不良反应（例如可能导致治疗中断）时，与现有治疗相比，新药有重要的安全性优势，并有类似的有效性。

3 突破性治疗认定的程序

3.1 突破性治疗申请的时机

突破性治疗认定申请可以与研究用新药申请同时提交，或稍后提交。鉴于只有申办者获得初步临床证据，证明"该药品可能在1个或多个重要临床终点上，证实相对于可用治疗有实质性改善"时[7]，才能提交突破性治疗认定申请，在大部分情况下，突破性治疗认定申请将作为研究用新药申请的修正提交。

如果申办者没有要求突破性治疗认定，但满足下列条件：① 在审评可用数据和信息之后，审评机构认为该药品研发项目可能符合突破性治疗认定的标准。② 药品研发项目的余留部分和审评能从认定中受益。那么 FDA 也可能提示申办者考虑提交认定申请。

3.2 突破性治疗申请的内容

以作为研究用新药申请的修正提交的突破性治疗认定

中国新药注册与审评技术双年鉴（2016—2017）

申请为例，认定申请应注明"突破性治疗认定申请"，并包括下列信息：① 申办者联系人的姓名、联系地址、电子邮件、电话号码和传真号码。② 研究用新药申请的编号；研究用新药申请被提交的审评科室或办公室名称，或者在提交中积极工作的科或办公室的名称。③ 拟用药的适应证。④ 在可用时，药品应写明专利名和活性成分，生物制品应写明适当名称和专利名。⑤ 支持正在研究的适应证的突破性治疗认定申请的简洁的信息摘要。其中应阐明认为该药品预期将用于治疗这种严重疾病的基础，以及可能证实该药品相对于现有治疗具有实质性改善的初步临床证据。⑥ 此前提交的研究用新药申请中与认定申请相关的文件清单，并注明提交日期。已提交的文件应当作为认定申请的附件再次向 FDA 提交。

3.3　FDA 的回应

FDA 将在收到突破性治疗认定申请之后 60 天内作出回应。

3.3.1　认定函

如果 FDA 确定，突破性治疗研发项目符合认定标准，将发出认定函。在认定函中，应明确对该药品用于治疗特定严重疾病的研发，给予突破性治疗认定；应解释 FDA 将与申办者合作，为后续研发提供指南，包括为形成支持该药品以有效率的方式获得许可所需的证据提供建议；还应警示申办者该药品研发项目需要持续符合突破性治疗认定的标准。

3.3.2　拒绝认定函

如果 FDA 确定，突破性治疗认定申请不完整，或者该药品研发项目不符合突破性治疗认定标准，它将向申办者发出拒绝认定函。拒绝认定函将明确不准予突破性治疗认定，并说明决定的理由。

3.4　突破性治疗认定的撤销

可以预期，在药品研发过程中，有些被认定为突破性治疗的药品将不再被认为是突破性治疗，从而导致被撤销认定。如果出现的数据不能证实与可用治疗相比的实质性改善；或已认定药品的研发项目不再进行，那么，FDA 可能撤销该药品的突破性治疗认定。此外，在用于同一适应证的 2 种药品获得突破性治疗认定时，其中一种药品获得传统许可，成为新的现有治疗，此时，除非另一种药品能证明与新的现有治疗相比存在实质性改善，FDA 将撤销对该药品的这种认定[8]。程序上，FDA 应通知申办者它撤销认定的意图，并为申办者提供机会，说明其药品继续符合认定标准的理由[1]。

4　突破性治疗的特征

对于获得突破性治疗认定的药品，在适当时 FDA 可能采取多项加速研发和申请审评的行动，包括：对有效率的药品研发项目的全面指导；纳入高层管理者的组织承诺；滚动审评；一定条件下的优先审评等。

4.1　对有效率的药品研发项目的全面指导

就获得突破性治疗认定的药品而言，对有效率的药品研发项目的全面指导应尽早开始，理想的状态是在 I 期临床试验期间开始。事实上，由于突破性治疗认定申请通常是作为研究用新药申请的修正提出，全面指导开始的时间取决于药品获得突破性治疗认定的时间。FDA 对突破性治疗药品研发项目的指导包括：① 在研发过程中，举行申办者和审评团队参加的会议。② 就该药品的研发为申办者提供及时的建议和互动交流，以确保研发项目搜集的许可所需的非临床和临床数据是有效率和可行的。③ 采取步骤确保临床试验的设计是有效率和可行的，在科学上适当时，使暴露于可能效果较差治疗的患者人数最小化[9]。

其中，审评团队与申办者举行的会议是重要指导方式之一。这些会议包括初次综合多学科会议、后续的综合多学科会议、重要的研究用新药节点会议等。在初次综合多学科会议中，尚需建立与申办者沟通的计划，包括预期互动和信息交换的时间和模式[8]。

作为申办者的联系人，新药办公室的监管项目经理应当使用正式会议之外的其他沟通方式（即电话会议、信息要求、电子邮件），作为集中讨论、快速交换信息和解决问题的工具。这些沟通可能涉及程序、监管和科学主题[8]。

4.2　组织管理层面的举措

FDA 承诺，对于突破性治疗药品，在协作的、跨学科审评团队中纳入高层管理者和有经验的审评员；为审评团队任命一位跨学科项目主管，以便为该研发项目的有效率审评提供便利，并作为审评团队和申办者之间的科学联系人[10]。

跨学科项目主管将在审评团队成员（例如医学、临床药理学、药理毒理学；化学、生产和控制；依从性；生物统计学）中担任联络人；通过审评科室的监管项目经理，为协调与申办者的内部互动和交流提供便利[11]。相关附属办公室和高级办公室的主任应当通过行政巡视和审评团队的内部会议，随时关注所有突破性治疗药品加速审评的情况，并在需要时提供指南和引导[11]。

4.3　其他加快审评的行动

4.3.1　滚动审评

FDA 已经决定，获得突破性治疗认定的药品可以适用滚动审评（rolling review）。换言之，在对申办者提交的临床数据进行初步评估之后，如果 FDA 认定某种突破性治疗药品可能是有效的，那么 FDA 可能考虑在申办者提交完整的申请之前，先审评部分上市许可申请[12]。

4.3.2　优先审评

如果突破性治疗药品在提交新药上市许可申请或疗效补充申请时，获得临床数据支持，符合优先审评认定的标准，那么该产品将适用优先审评[11]。与标准审评的 10 个月期间相比，优先审评认定意味着 FDA 的目标是在收到上市申请之日起 6 个月内采取行动[12]。

5 对我国新药审评的启示

在美国，从2012年7月引入突破性治疗认定的法律生效以来，截至2015年12月31日，获得许可的突破性治疗新药共22种，生物制品共16种[13]。当然，美国新药研发之所以领先于其他国家，仅有部分原因在于运用突破性治疗等加速研发和审评路径为药物创新提供的助推和便利。在我国药品审评制度改革的背景下，研究突破性治疗路径的可取之处，是本文的初衷所在。

5.1 制定详尽的企业指南和审评管理规范

美国《食品药品管理局安全和创新法》（FDASIA）要求FDA制定对突破性治疗、加速许可和快速路径药品的描述，并向医生、患者组织、制药公司和生物技术公司及其他适当的人散发[14]。药品评估和研发中心以及新药办公室分别制定了《企业指南：关于严重疾病的加速项目——药品和生物制品》（Guidance for Industry：Expedited Programs for Serious Conditions-Drugs and Biologics）、《药品审评质量管理规范：突破性治疗认定药品和生物制品的管理》（Good Review Practice：Management of Breakthrough Therapy-Designated Drugs and Biologics）、《药品审评质量管理规范：获得加速审评的突破性治疗认定药品和生物制品的上市申请审评》（Good Review Practice：Review of Marketing Application for Breakthrough Therapy-Designated Drugs and Biologics That Are Receiving an Expedited Review）。这些企业指南和审评管理规范，对于突破性治疗认定的标准、程序、审评团队成员的具体分工、审评团队-申办者会议的安排等，均有明晰的规定，为申办者和审评人员提供了明确的引导。

相较而言，国家食品药品监督管理总局药品审评中心已经颁布了《药品技术审评原则和程序（试行）》《药品审评中心审评任务管理规范（试行）》《药品审评中心技术审评决策路径管理规范（试行）》《药品审评中心专家咨询会议组织工作程序（试行）》等多部文件，但目前尚无关于优先审评或者加速许可路径的相关药品审评管理规范。唯有明确的规则，才能为申请人和审评人员提供明确的预期和引导。为此，应考虑制定更为详尽的药品审评质量管理规范，明确审评人员的分工与协作，明确审评机构内部与外部的沟通交流与合作的形式与安排，规范审评人员和申请人的行为[15]。

5.2 对药品研发过程早期的全面指导

对于获得突破性治疗认定的药品，FDA对其研发过程给予全面指导，为申办者提供及时的建议和互动交流，确保临床试验的设计是有效率和可行的。在新药的临床研究期间，通过多次审评团队-申办者会议，以及与申办者的电话会议、电子邮件等非正式沟通方式，及时交换信息，并解决程序、监管和科学问题。跨学科项目主管和监管项目

经理分别作为研发项目的科学联系人和监管联系人，协调相关问题，组织相关会议；相关附属办公室和高级办公室的主任随时关注审评情况，并在必要时提供指导。

2016年6月2日，国家食品药品监督管理总局发布了《药物研发与技术审评沟通交流管理办法（试行）》（2016年第94号，下称《办法》）。在《办法》第四条明确指出，沟通交流会议优先适用于创新药物、采用先进制剂技术药物以及临床急需药物研发的注册申请中的沟通交流。《办法》规定了沟通交流会议的类型、提出与商议、准备、召开、延期或取消。这是可喜的进步，但作为依申请人申请而举行的沟通交流会议，与由审评机构主动发起的审评团队-申办者会议仍有较大差距。此外，按照《办法》的要求，申请人需为每次的沟通交流会议提交申请，但审评部门是否会依申请举办会议，对此尚无稳定的预期；在美国突破性治疗的背景下，在初次综合多学科会议中，即建立与申办者沟通的完整计划（包括后续的会议安排），申办者对后续会议有稳定的预期。在未来，可考虑由审评机构主导，尽早建立针对创新药物审评的沟通计划，并为沟通交流会议做出安排，以便及时与申请人交流，为其研发活动提供建议[16]。

5.3 药品审评中的严格性与灵活性相结合

在FDA当前的几种加速研发和审评的路径中，突破性治疗认定的证据要求较低，仅要求初步临床证据证明，与现有治疗方法相比，在1个或多个重要临床终点上，该药品可能证实实质性改善。但在突破性治疗药品申请上市许可时，仍需适用法定的严格的许可标准。这体现了药品审评中的严格性与灵活性的结合。适当放宽研究用新药研发阶段对临床试验的要求，辅以对研发过程的全面指导，而在上市许可申请审评中，坚持严格审查，并在许可时附加上市后要求或上市后承诺等条件，通过强化上市后监管，既加快了药品研发的进程，又确保了药品的安全有效[17]。在突破性治疗药品获得认定后，出现特定情形时，撤销认定，也体现了药品审评的严格性。

药品审评的严格性与灵活性之间的权衡，也是对风险与收益的权衡。在我国大部分药品是仿制药的背景下，对首仿药之外的仿制药的审评，或许应更注重灵活性；而对于创新药和首仿药的审评，仍应以严格性为原则。此外，药品审评的灵活性，还应与有效的上市后监管相结合，才能确保药品的安全有效。

参 考 文 献

[1] CDER, CBER. Guidance for industry：expedited programs for serious conditions-drugs and biologics [EB/OL]. [2016 – 08 – 15]. http：//www.fda.gov/downloads/drugs/guidancecomplianceregulatoryinformation/guidances/ucm358301.pdf.

中国新药注册与审评技术双年鉴（2016—2017）

［2］ CDER. 2015 Novel new drugs summary report ［EB/OL］. ［2016 – 08 – 15］. http：//www. fda. gov/downloads/Drugs/DevelopmentApprovalProcess/DrugInnovation/UCM481709. pdf.

［3］ JONATHAN J. DARROW, JERRY AVORN, AARON S. KESSELHEIM. New FDA breakthrough-drug category-implications for patients ［J］. *The New England Journal of Medicine*，2014，370：1252 – 1258.

［4］ ELIZABETH RICHARDSON. Health policy brief：breakthrough therapy designation ［EB/OL］. ［2016 – 08 – 16］. http：//www. healthaffairs. org/healthpolicybriefs/brief. php? brief ＿ id ＝115.

［5］ 21 CFR 312. 300（b），Subpart I—expanded access to investigational drugs for treatment use ［EB/OL］. ［2016 – 08 – 16］. https：//www. accessdata. fda. gov/scripts/cdrh/cfdocs/cfcfr/CFRSearch. cfm? fr ＝312. 300.

［6］ PAREXEL. Behind the breakthrough therapy：how the FDA's breakthrough designation changes a trial ［EB/OL］. ［2016 – 08 – 15］. https：//www. parexel. com/files/4914/3437/5208/anatomyBreakthrough＿ mech. pdf.

［7］ 21 U. S. Code § 356. Expedited approval of drugs for serious or life-threatening diseases or conditions ［EB/OL］. ［2016 – 08 – 16］. https：//www. law. cornell. edu/uscode/text/21/356.

［8］ Office of New Drugs. Good review practice：management of breakthrough therapy-designated drugs and biologics ［EB/OL］. ［2016 – 08 – 15］. http：//www. fda. gov/downloads/AboutFDA/CentersOffices/OfficeofMedicalProductsandTobacco/CDER/ManualofPoliciesProcedures/UCM407009. pdf.

［9］ Section 506（a）（3）（B）（i）、（ii）、（v），FD&C Act, amended by Section 902，FDASIA ［S］. 2012 – 07 – 09.

［10］ Section 506（a）（3）（B）（iii）、（iv），FD&C Act, amended by Section 902，FDASIA ［S］. 2012 – 07 – 09.

［11］ Office of New Drugs. Good review practice：review of marketing application for breakthrough therapy-designated drugs and biologics that are receiving an expedited review ［EB/OL］. ［2016 – 08 – 15］. http：//www. fda. gov/downloads/AboutFDA/CentersOffices/OfficeofMedicalProductsandTobacco/CDER/ManualofPoliciesProcedures/UCM437281. pdf.

［12］ 董江萍，李茂忠，姚立新，等. 美国 FDA 用于严重病症的药品和生物制品加快审评计划 ［J］. 中国新药杂志，2014，23（2）：171 – 183.

［13］ CDER. CDER breakthrough therapy designation approvals, as of December, 31, 2015 ［EB/OL］. ［2016 – 08 – 15］. http：//www. fda. gov/downloads/Drugs/DevelopmentApprovalProcess/HowDrugsareDevelopedandApproved/DrugandBiologicApprovalReports/NDAandBLAApprovalReports/UCM481542. pdf.

［14］ Section 506（f），FD&C Act, amended by Section 902, FDASIA ［S］. 2012 – 07 – 09.

［15］ 宋华琳. 药品行政法专论 ［M］. 北京：清华大学出版社，2016：106.

［16］ 樊路宏，平其能. 美国创新药物注册监管制度评价及对我国的启示 ［J］. 中国临床药理学杂志，2011，27（9）：722 – 726.

［17］ 杨莉，连桂玉，邢花，等. FDA 在新药注册审批中的研发激励机制研究 ［J］. 中国新药杂志，2012，21（9）：964 – 968.

关于医疗机构中药制剂向中药新药转化的思考

李　灿[1]，丁建华[3]，刘　春[2]，付建华[4]，战嘉怡[1]，张体灯[2]，王海南[2]

（1 北京市卫生局临床药学研究所，北京 100035；2 国家食品药品监督管理总局药品化妆品注册管理司，北京 100053；3 国家食品药品监督管理总局食品药品审核查验中心，北京 100061；4 中国中医科学院西苑医院，北京 100091）

摘　要　对医疗机构中药制剂转化中药新药进行探讨。对调研资料、以往文献中医疗机构中药制剂的特点进行分析，并对医疗机构中药制剂向中药新药转化的关键点提出建议。医疗机构中药制剂是中药新药研发的摇篮，科学规范的研究、医疗机构的有力支持、良好的基础条件、优秀的科研团队将有助于其转化工作的推动。

我国现有医疗机构中药制剂 3 万多个[1]，正是这些资源的存在，制药企业研发中药新药有了重要的选题来源，尤其是复方新药，医疗机构中药制剂已成为其主要来源之一。但是近年转化率越来越低，笔者试对医疗机构中药制剂向中药新药转化存在的问题进行分析，供同道参考。

1 医疗机构制剂转化新药中存在的主要问题

医疗机构中药制剂转化新药尽管有着得天独厚的优势，但是近些年来转化成功品种越来越少也是不争的事实。北京市对 130 家医疗机构进行调研，从医疗机构制剂转化新药数量来看，仅有 8 家医疗机构开展新药转化工作，共涉及转化成新药的品种有 9 个，占制剂品种总数的 0.38%[2]。目前的医疗机构中药制剂绝大多数产生于二十世纪八九十年代，由于历史原因，这些制剂或多或少存在着一些问题，随着中药新药注册技术要求的逐渐提高，这些问题暴露得越来越明显。

1.1 组方不合理，早期研究不规范

据张晓东等[3]对 2006－2008 年我国中药新药注册申请不批准原因的分析，申请临床试验的 218 个品种中，因组方合理性问题一项未予批准的占 23.39%。在医疗机构制剂中此问题也同样突出，有的处方中应用毒性药材、濒危野生药材，且未提供充分的必要性研究资料；有的与同类品种相比，组方类同，既非填补治疗某一适应证的空白，亦不能明显降低毒副作用；有的治则治法阐述不清；有的给药方法不规范。

医疗机构制剂虽然有来源于临床的优势，但临床早期研究的不规范将此优势大大减弱，有文章对此进行了分析：① 缺乏科学的评价体系，如未与已上市药物进行对比。② 临床试验设计不规范，如缺乏规范的随机盲法对照试验，无量化数据科学评价疗效。③ 临床定位不明确，适应证过于宽泛，缺乏研究依据。④ 对制剂的不良反应缺少规范的监测[4]。

北京市中医管理局为了推动医疗机构制剂向新药的转化，引导企业早期介入，2010 年起设立了"十病十药"科技专项，并组织了 3 次推介转让会。杨子江药业、北京同仁堂集团、河北以岭药业、亚宝药业等 70 余家国内中药骨干企业踊跃参会，59 个推介项目中，签约转让项目数及转让经费不十分理想。究其原因，组方不合理，缺少规范的临床研究资料是成果转化受阻的主要瓶颈问题。

1.2 医疗机构新药研发能力薄弱，专利保护意识不强

由于对医疗机构制剂和新药的要求有严格的区别，所以医疗机构制剂研发与新药研发还有较大的差距，必须认识到新药开发的艰巨性。如果某些问题环节有疏漏，都可能导致报送资料的欠缺，而延误审批时间；一些关键问题的失误，甚至会导致前功尽弃。然而作为医疗机构，多数不具备全过程进行新药研发的能力：一是大部分医疗机构缺乏开展新药研发的技术人员，或研发人员缺乏研发新药的相关知识；二是医疗机构制剂基本处于非营利状态，资金不足严重阻碍了医疗机构中药制剂向中药新药转化[5]；三是新药研发周期长，时任医院领导积极性不高。

医疗机构制剂多为名医验方，一些医疗机构不注意制剂知识产权保护，将制剂处方等关键信息在杂志、书刊上公开，导致失去知识产权。也有部分医院不愿意公开处方，而企业见不到真实处方，无法进行查重和专利检索，也就无法决定是否投入[5]。

1.3 信息沟通不畅，惠益分享存分歧

医疗机构与制药企业之间的供需信息交流不畅。一方面，医疗机构往往守着大批医疗机构制剂、名老中医经验方、大型科研项目，而不了解制药企业对品种的需求。另一方面，制药企业拥有资金却苦于没有可开发新药的好项目。临床、科研、制药企业之间缺乏有效地沟通与合作，阻碍了医疗机构中药制剂向中药新药的转化。

在经济利益分配方面，医疗机构愿意一次性转让，对制药企业的利润回报、分期支付等承诺往往缺乏信心。而制药企业更希望风险共担、专家跟进，分期分次付费。利益回馈诉求的不一致使医疗机构与制药企业之间难以精诚合作，新药项目常因分歧加大而中途夭折。

2 医疗机构中药制剂向中药新药成功转化的关键要素

根据对医疗机构制剂转化新药中存在主要问题的分析，结合对转化成功案例的剖析，医疗机构中药制剂向中药新药成功转化的关键要素包括良好的基础条件、优秀的科研队伍及医院的支持。

2.1 良好的基础条件

中国中医科学院西苑医院在"临床经验处方→医疗机构制剂→新药研发"的研发模式上取得了成功，已获得新药证书或临床批件数十个，他们的经验之一就是为有志于新药研发的临床专家和科研人员提供一定的条件，配备一定数量与规模的研究室、实验室、动物实验中心，对大型仪器设备等硬件设施和公共辅助体系实行专管共用、资源共享，为新药研发及各项科研课题的顺利开展提供基础保障。新药的研发需要庞大的资金支持，医疗机构在中药新药早期研发中，申请获得各级科研课题资助，可为新药研发提供经费保障。

2.2 优秀的科研队伍

优秀的科研队伍是新药转化的根本保障。中国人民解放军 302 医院是军内新药转化较好的单位，已获得复方鳖甲软肝片、赤丹退黄颗粒、六味五灵片 3 项新药生产批件以及新复方鳖甲软肝片、肝能滴丸、正肝清黄片等 9 项新药临床批件。该医院之所以新药转化成功，是由于医院成立有全军中药研究所，拥有一支药物研发的科研队伍，科研支持临床，临床引导科研，医院已走出一条"优势病种→特色诊疗→有效方药→医疗机构制剂→新药研发→医院发展"的良性循环道路。

中国新药注册与审评技术双年鉴（2016—2017）

2.3 医院的支持

实践证明，"院有专科、科治专病、病有专药、药具特色"是中医医疗机构发展的重要途径，其中任何一个环节的缺失或短板，都会影响医疗机构发展的速度和可持续性[6]，要把新药的研发作为科研工作的重要组成部分，为新药研发营造良好氛围。医院需培育临床医师注重效验方积累的意识，开展新药研发的专业培训，不断提升药物临床研究的能力，形成既懂临床治疗又懂临床研究的"双栖临床专家"储备。在医院内部建立多部门联动机制，医院科研处、制剂室与临床科室之间紧密互动，为新药研发的顺利进行提供有力保障。

3 有关建议

3.1 明确新药研发方向，优化制剂处方

医疗机构制剂与新药之间有很大的差距，对转化研究必须坚持科学性、创新性、可行性和效益性的原则开展前期调研，慎重立项。立项应重点考察以下内容：① 是否具有临床特色。② 是否疗效确切、适应证范围明确。③ 是否毒副作用较小。④ 是否具有市场前景[7]。

在新药研发的过程中会发现各种意料之外的问题，需要及时调整研发方案，甚至需要对处方进行优化。田元祥等[8]探讨了中药新药处方优化模式，提出处方优化的原则、程序与重点。处方优化是一个过程，此过程使处方更接近于疗效最佳、毒副作用最小、制剂最简便、成本最低、服用和携带最方便等目标。一般要经过总结以往研究工作、整理文献资料、达成申办者内部共识、行业知名专家认可、多学科专家综合咨询5道程序。优化重点主要应包括新药处方及来源、适应证及临床研究基础、主要药效物质与生物活性、药量配比、制剂工艺、质量标准与有效性、安全性评价标准、验证方案设计等。特别需要关注的是，新药研发并不是单向的，而是需要在各环节之间不断发现问题，不断调整偏差，解决问题，直至找到安全有效的平衡点的多次循环往复。

3.2 建立规范的临床评价体系

目前医疗机构制剂的一个普遍问题是：良好的疗效难以用规范的临床评价体系证实，缺少支持试验依据。制剂向新药的转化研究，首先要关注临床客观评价：① 规范设计临床试验，运用随机盲法对照，尽量收集量化数据。② 明确临床定位，如肿瘤适应证药物需要明确是直接抗肿瘤还是辅助用药。③ 规范监测制剂不良反应。④ 建立科学的评价体系，与已上市药物或治疗方法进行对比，客观评价新药研发市场前景。

3.3 重视科研的成果转化，搭建良好的新药研发平台

科技成果转化是科技兴院、培育经济新增长点的关键。故要求科研人员在进行医疗机构制剂的科研立题时就要有

市场化和产业化的概念，成果完成后应迅速向产业化、市场化和临床应用的方向发展[9]。如果科研课题设计初期能够强化新药转化意识，规范试验操作流程，增加理论与实际的结合点，则是一举多得，事半功倍。

医疗机构需加强相关法规与技术的培训，在内部实力挖潜的同时，不妨考虑向外援借力，搭建适当的研发平台，充分发挥制药企业、专业院校、医疗机构、科研单位等各自在新药研发中的优势，共同开发，不失为多赢之举。可通过政府部门引导与协调，建立一个以新药研发项目为纽带，以临床疗效为导向，以投资回报为目的的新药创新合作平台，有效促进研发各阶段的衔接与协调，提高研发质量与成功率，加快成果的产业化[10]。

4 结语

医疗机构中药制剂是中药新药研发的摇篮毋庸置疑，从中已成功研发出当今市场的一些大品种。但是中药制剂向中药新药转化是一项复杂的、严谨的系列工程，恰如其分地总结成绩，分析存在问题，将有助于提高中药医疗机构制剂向新药转化的信心与自觉性，同时有助于正视转化中存在的问题，切实加以解决。调整完善思路，资源共享，优势互补，多学科技术人员紧密配合，调动各方面的积极性，在利用医疗机构中药制剂的优势向中药新药转化中，充分体现出"众筹、众创、万众创新"的精神。

参 考 文 献

[1] 战嘉怡，刘春，丁建华，等．全国医疗机构制剂注册管理现状研究 [J]．中国药事，2015，29（6）：571－576．

[2] 陈旭，张雪，申琳，等．医疗机构中药制剂研发现状与展望 [J]．中华中医药杂志，2015，30（7）：2281－2285．

[3] 张晓东，张磊，王海南．近年我国中药新药注册申请不批准原因分析 [J]．中国中药杂志，2012，37（5）：2333－2337．

[4] 张建良．加强医院药品质量管理确保患者用药安全 [J]．中国现代药物应用，2009，3（15）：216．

[5] 陈佩毅．医疗机构中药制剂向中药新药转化的探讨 [J]．中国医药导报，2012，9（20）：5－6．

[6] 战嘉怡．医疗机构中药制剂研发200问 [M]．北京：北京科学技术出版社，2013：3．

[7] 吕沅珊，李棣华，刘俊红．加快医院中药制剂向中药新药开发转化，促进中西医结合发展 [J]．中国中西医结合外科杂志，2010，16（1）：110－111．

[8] 田元祥，雷燕，曹洪欣，等．中药创新药处方优化的原则与程序探讨 [J]．河北中医，2011，12（33）：1872－1873．

[9] 安红梅．医院中药制剂开发在中医药现代化中的重要作用 [J]．中华医学科研管理杂志，2003，16（2）：115－116．

[10] 陈旭，赵杨，翟颖，等．北京市医疗机构制剂再注册申报要求及注意事项 [J]．首都医药，2011，18（20）：5－6．

中国新药注册与审评技术双年鉴（2016—2017）

药品审评专家咨询制度研究与改革建议

史继峰[1]，陈韬卉[2]

（1 上海复星医药（集团）股份有限公司，上海 200010；2 沈阳药科大学，沈阳 110016）

摘　要　面对药品审评的不确定性和高风险性，建立药品审评专家咨询制度是各国药品监管机构的通行经验。然而与国外发达国家成熟制度体系相比，我国的药品审评专家咨询制度存在较大的差距和不足，该制度固有的功能没有充分有效发挥。本文通过理论研究、文献调研和人员访谈等方法，针对专家咨询制度实施的关键要素，对美国、日本和中国进行了深入比较研究，分析了我国专家咨询制度实施中存在的问题以及由此带来的风险，并在此基础上提出我国专家咨询制度的改革建议。

药品审评是对药品风险与利益的综合评估，药品审评的结论是后续行政审批的重要依据，关系到公众的健康权利，关系到医药行业的有序发展。同时，药品审评是一项技术与法规有机融合的系统工程，需要多专业、多学科的专业人员共同参与。面对药品审评中的不确定性和高风险性，药品审评机构内部的专职审评人员在知识、经验、信息上都是有局限性的。为此，建立药品审评专家咨询制度是各国药品监管机构的通行经验。与国外发达国家相比，我国的药品审评专家咨询制度存在较明显的缺陷和不规范。然而在国家食品药品监督管理总局陆续出台的各项具体的改革措施中，并未涉及专家咨询制度的问题。为了更好地提高药品审评的质量，加大药品审评审批的信息公开力度，加强药品监管的法制化、民主化建设，有必要对药品审评专家咨询制度进行深入探讨，为咨询制度的改革提供充分的素材和依据。

1　美国、日本和中国药品审评专家咨询制度的比较分析

本文在专家制度理论探讨的基础上，结合文献调研和人员访谈，抽提出影响专家咨询制度实施的 7 个关键要素，包括专家咨询的目的和范围、专家咨询制度的法律地位、咨询机构的设置、专家管理（遴选机制、利益冲突、日常管理）、专家咨询会议的组织和程序、咨询的公开透明、咨询意见在决策中的作用。针对 7 个要素，进行了美国、日本和中国专家咨询制度的深入比较研究，分析了我国专家咨询制度实施中存在的问题以及由此带来的风险，为最终的改革建议提供依据和思路。

1.1　专家咨询制度的法律地位

1.1.1　**美国**　美国以多个法律法规文件构建和确保了药品审评专家咨询制度的合法性。首先以《联邦咨询委员会法》（Federal Advisory Committee Act，FACA）为核心的专家咨询制度体系，保证了各种形式专家咨询活动的规范性[1]；《政府阳光法案》（Government in the Sunshine Act，GSA）规定了咨询委员会的公开性和公众的知情权等[2]。以此为基础，《联邦食品、药品和化妆品法案》505（n）部分专门提出了在美国食品药品监督管理局（FDA）设立专家咨询小组的有关规定。同时 FDA 还制定了一系列的指导原则以保证咨询委员会的有效运行。美国 2007 年通过的《食品药品管理局修订案》（Food and Drug Administration Amendments Act of 2007，FDAAA）规定了咨询委员会必须参与的审评事项，即对于所有新分子实体 NDAs 和原创性 BLAs 必须召开咨询会议[3]。同时通过制定指导原则，对其他需要专家咨询委员会介入的情况，进行了建议和解释。

1.1.2　**日本**　日本以《厚生劳动省设置法》的要求为基础法律，制定了《药事与食品卫生审议会令》[4]，为咨询机构的设置和管理提供了法律保障；药品与医疗器械管理局（the Pharmaceutical and Medical Devices Agency，PMDA）根据日本《药事法》制定了药品审查程序，规范了各类审评程序中专家审议机制的运行。《药事法》还规定审议会机制是药品申请的法定程序，即药品申请必须经过药事与食品卫生审议会（Pharmaceutical Affairs and Food Sanitation Council，PAFSC）的审议或向其报告。

1.1.3　**中国**　现行《药品管理法》、《药品管理法实施条例》和《药品注册管理办法》中均未提出专家咨询的概念和作用。仅在 2000 年国家药品监督管理局发布的《国家药品审评专家管理办法》（试行）（国药管注［2000］7 号）[5]中提到了审评专家的管理，但并未提及依据哪一条法律法规。《药品管理法》第三十三条规定"国务院药品监督管理部门组织药学、医学和其他技术人员，对新药进行审评，对已经批准生产的药品进行再评价"，如果认为"药学、医学和其他技术人员"包括外部专家，也只能勉强"解释"专家咨询的"合法"行为。

1.1.4　**问题分析**　中国的药品审评专家咨询制度长期处于"无法可依"的状态，没有明确清晰的法律规定和保障，专

中国新药注册与审评技术双年鉴（2016—2017）

家的权利、义务和责任缺失。由此导致专家咨询行为随意、专家质量下降等诸多问题。

1.2 专家咨询的目的和范围

在药品审评过程中引入外部专家的参与，为政府、专家、和其他利益相关者的相互平衡创造了条件，有利于实现药品审评科学性与民主性之间的最优选择。但专家咨询也不可能解决审评中的所有问题，必须有明确的咨询目的和范围，否则专家咨询就只是一种"形式"。

1.2.1 美国
FDA 明确规定，外部专家通过提供独立的意见和建议，协助其解决复杂的科学、技术问题。FDA 对咨询委员会在审评方面的意见非常重视，咨询委员会的审评意见可以增加 FDA 产品审查过程的可信性，加速产品审查速度。同时，咨询委员会为公众提供了参与 FDA 决策的机会和平台。FDA 对于是否召开会议也有基本的标准，一般基于 3 个因素考虑，即是否涉及重大公众利益问题？是否存在很大的争议？是否需要特殊专业知识判断？尤其是对于 FDA 审批的第一个医药产品。

1.2.2 日本
日本的 PMDA 同样非常重视专家对审评的辅助作用。在 PMDA 的审评小组审评阶段，外部专家负责解答 PMDA 提出的技术问题，并且参加专业审评讨论。在小组审评结束后，PMDA 将形成的审评报告递交给厚生劳动省医药管理局的审查管理科。在这一阶段，PAFSC 将进行进一步评价，并对最终是否批准其上市提出专家意见。日本对于含有新有效成分的医药品、新给药途径的医药品、新复方制剂等新药，均需由 PAFSC 组织召开审议会。

1.2.3 中国
中国在 2000 年颁布的《国家药品审评专家管理办法（试行）》的第三条中规定"国家药品审评专家负责对新药（含新生物制品）、进口药品、仿制药品的审批注册及其他有关药品的技术问题，为国家药品监督管理局提供技术咨询意见"明确了审评专家的职责和范围，仅是针对技术问题接受咨询。但在《总局关于解决药品注册申请积压实行优先审评审批的意见》中"二、优先审评审批的程序（二）审核。对申请人提交的优先审评审批申请，由药审中心每月组织专家审核论证……"，要求借助专家对是否可以优先审评进行论证；在最近的仿制药一致性评价工作中，对于参比制剂的选择也提出需要咨询专家，这些工作似乎扩大了专家咨询的范围。

1.2.4 问题分析
从美国和日本的专家咨询的目的和范围可知，专家仅对审评过程中的技术问题提供咨询意见，而我国的专家咨询的范围由早期规定的技术范畴不断扩展和外延。我国的专家咨询范围尚需进一步明确和统一，回归到专家咨询制度的本源，重点围绕审评中的技术问题进行讨论。应明确规定，哪些品种、哪些问题必须通过专家咨询方式来解决。明确的范围界定，有利于各方责任的厘清，对提高效率非常重要。

1.3 专家咨询机构的设置和成员情况

专家咨询机构的设置和成员情况直接关系到专家咨询的质量和效率。

1.3.1 美国
美国的咨询委员会是 FDA 常设的专家咨询机构，是 FDA 获得专家意见最主要的方式。FDA 目前共有 32 个常设的外部专家咨询委员会，其中有 17 个隶属于药品审评与研究中心（Center for Drug Evaluation and Research, CDER），每个委员会满额是 10～15 人不等。17 个专家咨询委员会满额 213 人，目前实际为 186 人（截止到 2015 年 7 月 31 日）。每个委员会下可以根据工作的需要设置分委员会，解决具体的专业领域内的问题。这些咨询委员会与 CDER 下属的办公室职能相对应，涵盖了药品所有适应证以及药品质量控制、上市后安全等各方面。

专家咨询委员会成员主要有 4 类人员，分别为专家/临床医生（academician/practitioner）、消费者代表（consumer representative）、患者代表（patient representative）和工业界代表（industry representative）[6]。

1.3.2 日本
药事与食品卫生审议会（PAFSC）是日本厚生劳动省下设的专家咨询机构，其分为不同的层级，最高一级是 PAFSC 总会，总会下设药事分科会（pharmaceutical affairs committee）与食品卫生分科会（food sanitation committee）。药事分科会职责包括对药品、医疗器械等领域的重大问题进行审查和讨论，对重要药学问题的检验与评价。药事分科会下又根据具体的专业和业务设立了 17 个委员会（committee）及 22 个委员分会（subcommittee）。其中，新药第一委员会（first committee on new drugs）和新药第二委员会（second committee on new drugs）主要与新药的审查有关。新药第二委员会负责讨论有关抗病毒药、化疗药、抗恶性肿瘤药、血液制品和生物制品的问题；新药第一委员会负责其他治疗类别药品的问题。非处方药委员会（committee on non-prescription drugs），负责有关非处方药和仿制药的审查[7]。

审议会的成员由包括药品、医疗器械科学家在内的各领域的专家组成，如护士、生命科学家、临床和生物统计学家、应用生物化学家、法律和经济学家。

1.3.3 中国
我国目前并没有独立的专家咨询机构，专家的组织形式主要以专家库为主。药品审评专家库按照化学药品、中药、生物制品 3 个领域分类管理，专业包括药学、药理毒理、临床和统计等。根据 2000 年 1 月 7 日颁布的《国家药品审评专家管理办法（试行）》有关规定，当时分 3 批遴选出 1 200 多名专家入库。随着医药科技发展，以及专家老龄化问题，2000 年以后，药品审评中心（center for drug evaluation, CDE）不断补充专家成员，专家库目前已经扩展至超过 3 000 人。这个新补充的专家库是动态的数据库，可以根据每个月的审评工作需求，适当补充。召开咨询会时,根据讨论问题的情况从专家库中筛选。

1.3.4 问题分析 ① 专业优势难以发挥。专家库组织形式非常松散,各专业无专门委员会,专业领域划分不清晰。由于专家是以个人身份参加咨询活动,相互之间缺少统一的管理和协调,互动交流与意见沟通也不多,造成了咨询专家对某一阶段或某些同类问题上审评原则得不到统一的把握和适用[8]。② 专家权威性和质量无法保障。除前3批专家是根据程序遴选确定,后续专家大多是推荐而来。具体而言,就是由各种原因无法参会的专家推荐另一位专家参会,然后该参会专家就自动添加入专家库。这种入库过程不严谨,程序过于简单,因此存在专家的质量下降的趋势。这些都与专家咨询制度法律地位缺失不无关系。

1.4 专家咨询制度中的专家管理

1.4.1 遴选机制和任命

1.4.1.1 美国 FDA 主要通过个人或组织提名的方式推荐委员会的成员。专业团体、行业和消费者团体及其他感兴趣的人员和组织可以根据委员会的职位空缺提交提名,其中也包括自我推荐。FDA 还特别在 2014 年 1 月 22 日推出了咨询委员会成员提名门户网站,大大加快了 FDA 评估合格候选人的时间。提名候选人时需要提交的资料包括:提名人选的完整简历、推荐信、被提名人选知悉被提名的书面确认、提名成为消费者代表还需提交消费者协会提供的被提名人积极参与活动的证明[9]。

此外,FDA 局长每年还会在《联邦公报》上发布 1 篇或多篇通知征求咨询委员会成员的提名,邀请个人和机构踊跃提交提名材料。咨询委员会的成员由 FDA 局长在上述提名候选人中或在其他合适的候选者中聘任,而咨询委员会的主席不是由委员们选举,而是由 FDA 局长直接任命,非联邦政府职员的咨询委员会成员均作为"特别政府雇员"(special government employees)。一般任期为 2 年,每个成员最多连续服务 4 年。每 2 年必须要更新一半委员。

FDA 对所有的专家还有严格的培训制度。根据《FDA 现代化法案》第 505(n)(5)节规定,FDA 先对咨询委员会新成员进行教育和培训,然后才让该成员参加委员会会议。对咨询委员会成员的培训方式有多种,包括学习书面资料和录像带、在分派到委员会之前先列席咨询委员会会议、同 FDA 员工一对一讨论、参加咨询委员会新成员入职教育、参加 CDER 的新评审员培训课程。在被任命为成员之前,新成员要有机会参加至少 1 次咨询委员会会议。在新成员参加首次会议之前,执行秘书要向新成员提供合适的入职情况介绍资料(书面和/或录像),同其进行一对一关于其在委员会工作的讨论。只有足够的培训,才能确保专家能够客观地评价相关信息和解释其在不同情况下(往往是在有争议的情况下)的意见[10]。

1.4.1.2 日本 参与 PMDA 小组审评阶段的外部专家,由PMDA 理事长任命;药事与食品卫生审议会的专门委员是厚生劳动大臣在具有该专门知识经验者中任命。委员的任期 2 年,可以连任。

1.4.1.3 中国 《国家药品审评专家管理办法(试行)》规定了遴选程序,由国家药品审评专家资格认定小组从各省及有关部委推荐的专家中进行审查,符合要求的由国家局发送"入选通知";对于药品审评工作中特需的专家,可经国家药品监督管理局局长批准后直接选入专家库。专家的任期一般为 5 年。

1.4.1.4 问题分析 ① 地位不高。我们的专家并非局长任命,仅仅是以获得入选通知作为当选咨询专家的标志。甚至在长期的实际工作中,多数专家的遴选没有经过规定程序,而是由其他专家或审评员推荐直接获得咨询专家资格,没有入选通知,只有 1 份 CDE 邮寄的专家咨询会邀请函。因此,专家的使命感、责任感和荣誉感淡薄,直接影响专家的出勤率和专业性,有时发表意见有些随意,影响专家咨询会的质量。② 专家库更新缓慢。根据规定,专家的任期一般为 5 年,到期自动出库,然后继续选聘专家。实际工作中,专家一旦入库,从未出库,专家的信息也无法及时更新(因为尚无获取专家最新信息的机制),有的专家长期离开原岗位也无人知晓。③ 缺乏培训机制。

1.4.2 利益冲突管控 专家的使用过程中,在重视专家的专业知识的同时,还需重点关注专家是否与参与的审评决策有利益冲突,以确保审评决策的公正性。

1.4.2.1 美国 FDA 制定了一系列关于利益冲突问题管控的法规及指导文件,并在每次召开咨询会议前,对参会专家进行利益冲突审查。FDA 规定参加会议并具有投票资格的成员,必须保证与会议讨论的申请事项相关之间没有利益冲突。FDA 通过专家提交的"保密财务状况报告"(confidential financial disclosure report)[11],考察专家是否存在不合规的经济利益。报告表格中详细地说明了专家以及专家的配偶、未成年子女、合伙人及由他担任主管、董事、合伙人、理事或雇员的组织,可能导致利益冲突的专业关系和经济关系。目前,当专家存在利益冲突时,FDA 主要有以下 2 种处理方式[12]:① 要求专家不参加会议。当专家及其配偶、未成年子女,存在总价值超过 5 万美元的经济利益时,则不允许专家参加咨询委员会会议。② 申请豁免权。当经济利益小于 5 万美元,且对专家专业知识的需求程度超过了潜在的利益冲突,并且该专家具有无可替代性的时候,FDA 会行使豁免权。但 FDA 的豁免权审查标准是相当严格的,并且每年还会控制给予豁免人数的上限。对于申请豁免的专家虽然可以参加咨询会议,但是他们有时是没有表决权利的。除了对委员们参会资格的审查外,FDA 会向公众公开豁免专家的信息,使公众对 FDA 授权豁免人的基本原则更加了解。

FDA 在对专家进行利益冲突审查的同时，还会发给专家有关利益冲突的培训资料，其中有对 FDA 相关政策的说明，包括与利益冲突相关的定义、法规、审查工具的介绍。FDA 还为专家组织一次指导会议，在会议上向专家说明他们在遵守政府伦理行为的要求方面负有哪些责任。

1.4.2.2　日本　2008 年 12 月 19 日药事分科会决定通过了《药事分科会审议参加规程》，对参加咨询会议人员利益冲突问题进行了详细的规定。该规程规定如果参会人员受申请者的委托参与到申请资料的形成，在进行对相关项目的审议或决议时，应退出会场。在过去 3 年内，如果委员本人或其家人从所审议项目的制造商及其竞争企业获取投资捐助或报酬：① 每年超过 500 万日元的情况下，不得参加审议会议。② 每年超过 50 万日元（500 万日元以下）的情况下，可以陈述意见，但不可以参加决议[13]。

1.4.2.3　中国　我国对专家的利益冲突问题的管理，主要采取了"主动回避"制度。《国家药品审评专家管理办法（试行）》第二十一条中规定："当审评专家是被审评药品的研制参与者、指导者或为研制单位的领导或参与了相同品种的研制开发时，或当专家与被审评药品的申报单位、个人有任何其他利害关系，以及存在可能影响到科学、公正审评的其他情况时，专家都应当在审评中回避"。CDE 在 2011 年发布《药品审评中心专家咨询会议组织工作程序（试行）》[14]，规定了参加咨询会议的专家必须在会前签署"无利益冲突声明"和"保密承诺书"，加强了对专家利益冲突的管理。

1.4.2.4　问题分析　目前我国对咨询专家是否存在利益冲突问题的判断，依据专家在会前签署的"无利益冲突声明"，声明中未列出经济利益的详细情况和评判标准。显然仅靠专家的承诺判断专家是否存在利益冲突问题是不够的，特别是对于潜在的利益冲突，如果缺少详细的审查标准，则很难界定。该声明并不对外公布，虽然对专家的行为起到了一定的约束，但实际影响效果和声明的真实性却无从考证。因此，这种"主动回避制"的公正性受到质疑，给 CDE 的专家咨询工作带来被动。

1.4.3　日常管理

1.4.3.1　美国　FDA 在特殊药品项目办公室（office of special medical programs）设置了咨询委员会监督和管理人员（advisory committee oversight and management staff），专门负责 FDA 所有咨询委员会的监督管理和沟通联系，确保咨询委员会活动符合联邦咨询委员会法规及相关部门规章和指导原则的要求[15]。CDER 在中心主任办公室（office of the center director，ODC）下设有咨询委员会和顾问管理处（division of advisory committee and consultant management，DACCM），主要负责药品相关咨询委员会以及科学顾问的常务管理工作及政策研究[16]。FDA 为每个咨询委员会指派 1 名联邦雇员（designated federal officer，DFO）作为执行秘书，负责咨询会议的准备、联络、组织及服务管理，并有权宣布终止会议，他需要出席所有的咨询会议以保证会议程序符合法规要求。

1.4.3.2　日本　专门委员的日常管理工作主要由 PMDA 审评管理办公室负责。

1.4.3.3　中国　目前是 CDE 业务管理部负责专家的组织和管理，在会议期间的管理一般是会议主持人（主审报告人）。

1.4.3.4　问题分析　专家管理的机构层级不够，程序不明。与专家的互动不够，专家无归属感。建议总局设立专门的专家管理部门进行统一管理，具体管理可以授权 CDE 进行。制订专家管理规范，加强与专家的互动，保持密切沟通，保证管理效果。

1.5　专家会组织形式和议程设置

1.5.1　美国　药品咨询委员会主要以召开会议的方式工作，就相关问题提供咨询意见，对讨论的问题进行表决。

① 在会议召开前，FDA 需要进行充足的会议准备。当确定需要召开专家咨询会议时，审评小组的项目经理（regulatory project manager，RPM）便会联系咨询委员会的工作人员，并开始安排会议。首先，需要及时通知指定的联邦雇员（designated federal officer，DFO，并将起草《联邦公告》（federal register）通知的必要信息提供给 DFO。第二，审评部门需要尽早对委员会成员进行利益冲突的审查，以确定具有出席权利和投票权利的委员，并对要求的事项进行公布和披露。第三，RPM 制定咨询委员会提案，规划内部参会人员，准备会议议程。第四，审评部门通知有关申请人，与其共享会议议题，避免会议过程过多的陈述，并要求其准备会议所需的材料。第五，审评部门准备会议背景资料，包括委员会交流时需要讨论和表决的问题，申请人资料摘要，审评报告，会议日程；并将这些资料提前邮寄至委员会的所有成员，以便其在会前能够有充足的时间进行查阅。第六，RPM 至少安排 2 次内部讨论会，审评处处长需要参加，审评办公室主任需要参加最终讨论会议。第七，提前 15 天在《联邦公告》上发布会议通知，包括会议时间和地点，要讨论的议题和会议日程，公众表述建议的时间。第八，至少在会议召开前 2 天，在 FDA 网站上公开会议背景材料，公众和企业都可以看到，如果未及时公开，会议现场也会发放资料并在会后于网上公开。

② 在会议过程中，咨询会议每个主题一般需要半天或一天的时间，会议流程大致为：开幕式、会议介绍和相关情况披露，开幕词和问题概述，FDA 和申请方对数据和问题进行陈述，召开公众听证会，对 FDA 所提问题的公开会议讨论、闭门讨论、投票、休会。在咨询会议上，FDA 主要负责为委员会提供各种便利条件，并回答有关监管方面的问题。审评部门的审评人员需要对讨论的问题进行介绍、分析，重点要阐述各方不同的观点和意见分歧，以及与申

请人在分析上的差异。

公开听证会。根据《政府阳光法案》和联邦法规 21 章 14.29 条（21CFE14.29）的规定，咨询委员会包括公开部分即公开听证会，允许公众采取口头或书面的形式发表个人意见。听证会时间至少持续 1 h，如果委员会主席认为有助委员会的讨论，或事关重大公众利益，则可以延长听证会的时间。FDA 规定一般每个参与者发言时间 5～10 min，并建议相似观点的人合并发言，以保证尽可能多的听取不同的意见和建议[17]。FDA 尽量在会议召开前将公众发言的内容和预计的时间汇总成书面材料，并提前送至委员会成员。

闭门讨论。当存在联邦法规 21 章 14.24 条（21CFE14.27）规定的保密事项时，会议讨论工作在封闭状况下进行；禁止在公开部分展示的信息需在保密情况下向委员会的成员展示。但如果保密信息是不被禁止公开的摘要形式，则该信息应该在公开部分陈述。

③ 在会后，咨询会议召开结束后 2 周内，审评小组召开内部汇报会议，汇总专家委员会意见，确定是否需要进行再次分析，并继续审评该产品的申请。DFO 要在咨询会议结束 30 d 内，将保密纪要及会议讨论问题的结论发给咨询委员会成员，并对结论加以说明。所有会议记录或报告，包括会议上所有的发言和表决的结果要形成文字记录，并对外公布。整个会议还将录音录像，并在网上可以点击观看，以协助外界更好地了解 FDA 审评结论的形成过程[18]。

1.5.2 日本 审评部会（药事分科会下属的专家委员会）的个别专家可以作为专门委员参与 PMDA 审评小组的"专家审议"。而审评部会和药事分科会主要通过召开会议的方式进行审评工作，但会议频率不同，第一和第二新药部会每年大约各举行 8 次新药审评会议，大体在 1、2、4、5、7、8、10、11 月；处方药部会每年在 2、5、8、11 月举行 4 次会议；药事分科会每年举行 4 次会议，时间大致在 3、6、9、12 月[7]。

经过小组审评，PMDA 将形成的审评报告（1）（2）提交给 PFSB，根据不同申请进一步求征审评部会和药事分科会的咨询意见。其中，向新药部会提交的新药申请分为 2 种，一种是需要提交给新药部会进行审议的品种，简称"审议品种"（deliberation products），如含有新有效成分的医药品，新给药途径的医药品，新复方制剂等；另一种是直接向新药部会报告的品种，简称"报告品种"（report products）[19]。审评部会将审评结果提交给药事分科会会长，一般情况下，药事分科会以审评部会的意见作为其审议意见。之后，医药管理科根据审议会的综合建议和 GMP 检查情况形成"审议结果报告"（report on the deliberation results），做出上市许可的最终决定，并由 MHLW 大臣签发。

1.5.3 中国 CDE 专家咨询会议的组织工作按照年度计划进行，一般为每月集中召开 1 次（春节当月暂停 1 次），每次会期 2～3 天。参加会议的专家根据审评品种和咨询问题的专业需要，采取随机遴选的方式在专家库中进行选择安排。在目前的专家咨询会议上，每个申请品种的讨论时间为 1 天。咨询会议一般由 3 个阶段组成：审阅资料、预备会议、正式会议。会议具体过程主要包括：① 审阅资料阶段：在会议开始前，专家对申请资料进行审阅，使专家尽可能的全面掌握有关申请品种相关的信息。② 预备会议：由 CDE 和专家两方参与，主要针对品种的审评背景和存在的问题进行交流，为正式会议做准备。③ 正式会议：由 CDE、专家和注册申请人三方参会人员参加，进行有关问题的交流讨论。正式会议一般包括以下几个部分：（a）介绍与会人员、会议议程、会议讨论的问题；（b）注册申请人结合研究情况就会议所讨论问题进行说明；（c）专家和审评人员对申请人说明中不明确的问题进行提问；（d）参会人员进行现场讨论；（e）注册申请人退场，专家撰写咨询意见；（f）会议总结。

专家咨询会后，审评中心技术审评人员参考咨询的意见再次进行综合审评，形成审评结论。

1.5.4 问题分析 ① FDA 的专家咨询会过程中，申请人和审评员要分别向与会专家报告，并均要接受专家的提问。我国仅由申请人接受答辩，审评人员无须进行答辩，专家对审评的合理性和全面性缺乏了解，对所讨论问题的准确性不易判断。② 我国经常是一个品种多专业问题（如药学、临床和药理毒理）一并在咨询会上讨论，不同专业的专家在同一会场一起讨论，耗费专家时间，效率不高，各专业问题讨论不够充分。而 FDA 仅咨询安全和有效性问题，因为在 NDA 阶段药学问题和非临床问题一般都已经解决，无须讨论。③ 我国有时咨询的问题并非重要问题，也不是疑难问题。本应在专业审评会议上讨论解决的问题提到咨询会上，影响咨询质量。

1.6 专家咨询的公开透明

公开和透明的要求对于保证专家咨询功能实现具有重要作用。一方面，公开可以有效避免专家由于受到个人利益的影响，失去判断的公正性和中立性。公开制度可以实现对专家行为的有效监督，遏制专家被经济利益俘获，影响审评的判断。另一方面，公开也可以避免审评机构对咨询过程的控制，起到了规范专家意见效力的作用。

1.6.1 美国和日本 均对专家咨询的公开性提出了具体的要求，咨询过程中的所有文件都要公开，包括专家资质背景的公开、咨询会议信息的公开、咨询文件的公开、专家利益冲突声明的公开、专家咨询意见和审评结论的公开。唯一不同的是专家咨询审议过程的公开性，日本审议会的会议过程和 PMDA 专业审评会议过程并不向公众开放，而美国则规定除非涉及隐私权、商业秘密情况，咨询委员会的会议过程必须向公众开放，同时允许公众参加咨询会议并发表意见。这样的区别主要和美国的历史和社会背景有

中国新药注册与审评技术双年鉴（2016—2017）

关，20 世纪 70 年代，美国国会相关立法规定了政府决策过程的公开性，美国公民获得了旁听政府会议的权利；会议设置了公众讨论环节的另一个原因在于，推动患者权益保护组织在医药健康问题处理中的积极参与和重要作用。

1.6.2 中国 目前实际运行的专家咨询制度，会前和会议过程都不公开，仅在会后公开所召开咨询会的品种名称、参会代表人数和专家人数。

1.6.3 问题分析 ① 在非公开和透明的情况下，如果专家给出违背公众利益的不科学的建议，无法接受社会监督，失去纠错机会。② 在非公开和透明的情况下，公众无法获知专家的建议和审评结论的关系，很难得知审评机构对专家咨询意见的处理结果，这就给审评机构留下了自由裁量空间。③ 公开和透明对审评员和专家的能力也提出了更高要求。没有公开和透明，与会的审评员和专家的压力大减，实际不利于审评员和专家的能力的提升。

1.7 专家咨询在决策中的作用

关于专家在审评决策中的作用，美日中三国监管机构高度一致，均明确是一种参考作用，专家的意见并无约束力。但是美国和日本，其专家意见和最终的审评结论均要在外网公布，公众可以通过公开的信息"评判"专家在决策中的作用。而目前在中国，公众只知道何时开了什么会，专家在决策中的作用难以"评判"。

尽管如此，我们仍需强调，专家的意见只是参考而非直接的审评结论，再专业的科学家也不能替代审评。而由于监管科学（包括审评）一般落后科学前沿 3～5 年，所以有必要引入专家咨询机制。专家参与咨询的过程，也是促进学科发展的机会。所以二者是相辅相成的，不存在谁决定谁的问题。总之，通过不断完善专家咨询机制，充分发挥专家的作用，更好地为审评决策服务，最终提升审评审批质量。

2 我国药品审评专家咨询制度改革建议

考虑到目前药品监管机构的改革事项众多，可能无法全面启动药品审评专家咨询制度的改革，建议优先从风险等级高的关键要素做起，进一步完善专家咨询制度。此外，本文撰写期间，恰逢总局发布《国家食品药品监督管理总局药品注册审评专家咨询管理办法（草案）》[20]（简称征求意见稿）公开征求意见。本文将结合此征求意见稿，提出对我国药品审评专家咨询制度的改革建议。

2.1 确立专家咨询制度的法律地位和依据

征求意见稿中法律依据为《法治政府建设实施纲要（2015—2020 年）》，但仍未上升到法律法规层面。建议在《药品管理法》、《药品注册管理办法》等药品法规中明确专家咨询制度在药品审评中的作用与定位，同时明确专家的权利、责任和义务。制定相关工作程序和指导原则，确保

专家咨询制度的有效实施。

2.2 科学合理的设置专家咨询机构

在征求意见稿中提出了要建立专家咨询委员会，还可以根据临床治疗领域、学科等分设若干咨询专业小组，但并未明确咨询委员和咨询小组的人数。建议每个专家委员会人数相对固定。精简人数，提高专家质量和权威性。

2.3 科学构建专家遴选机制

征求意见稿中明确了遴选程序，但专家聘书由药审中心颁发且未明确动态管理要求。建议由局长或者总局名义任命专家，提升荣誉感、增强责任心。建议参照美国，经考核每 3 年按一定比例换届（美国是一半比例），确保专家一直处于科学发展前沿并具有代表性。建议建立专家动态管理和信息更新机制，加强专家培训。

2.4 重构专家利益冲突管理方式

规范和明晰专家利益冲突的具体标准和审查程序。专家咨询会议前公开专家姓名，以接受社会监督。建立专家信用体系，对弄虚作假、刻意隐瞒的专家，应予以警告直至取消专家资格。该条建议在征求意见稿中未提及。

2.5 完善专家咨询会议的组织

征求意见稿中已经要求审评员参加答辩，并明确会议主持人不再由审评员担任，但未明确咨询会议的审查机制。建议制订咨询会议审查机制以确保咨询会议召开的必要性，并明确应提前将审评报告、申请人的汇报资料等发给专家审阅，以保证会议质量。

此外，征求意见稿中规定专家咨询会议包括"专家咨询听证会"和"专家咨询论证会"2 种模式，分别对应"重大决策事项"和"有关问题"，但并未明确定义哪些事项和问题，因此不清楚这 2 种模式在实际工作中如何正确使用。建议对"重大决策事项"和"有关问题"进行明确界定，以指导会议的组织实施。

2.6 建立令人信任的公开透明方式

征求意见稿中仅明确了专家咨询听证会应公开举行，而对专家咨询论证会则缺乏相应的公开要求。实际审评工作中，专家咨询论证会应更加普遍，如不对此类会议明确公开透明的要求，将不利于保证咨询会议的客观公正，特别是不利于彰显此次改革给社会和公众带来的信心和信任。因此仍建议对专家咨询论证会加大公开透明力度，逐步做到：会前公开品种信息和拟讨论的问题以及专家基本情况；会中公开咨询过程；会后公开专家意见和审评结论。充分的公开透明不仅可以减少公众对审评的疑虑，而且对专家、审评员和企业的能力提高都非常有益。

志谢：本研究为亦弘商学院组织开展"药品注册相关课题研究"的一个子课题。感谢亦弘商学院在本课题研究过程中给予的大力支持。

参 考 文 献

[1] 苏苗罕. 联邦咨询委员会法 [J]. 行政法学研究，2006 (4)：131 - 136.

[2] FARRELL AT, PAPADOULI I, HORI A, et al. The advisory process for anticancer drug regulation：a global perspective [J]. Ann Oncol, 2006, 17 (6)：889 - 896.

[3] Food and Drug Administration Amendments Act (FDAAA) of 2007 [EB/OL]. [2016 - 02 - 10]. http：//www. gpo. gov/fdsys/pkg/PLAW-110publ85/html/PLAW-110publ85. htm.

[4] 薬事・食品衛生審議会令[EB/OL]. [2016 - 03 - 10]. http：//wwwhourei. mhlw. go. jp/cgi-bin/t_docframe. cgi? MODE = hourei&DMODE = CONTENTS&SMODE = NORMAL&KEYWORD = &EFSNO =8.

[5] 《国家药品审评专家管理办法（试行）》[EB/OL]. [2016 - 03 - 10]. http：//www. cfda. gov. cn/WS01/CL0058/15764. html.

[6] Membership Types [EB/OL]. [2016 - 03 - 10]. http：//www. fda. gov/Advisory Committees/About Advisory Committees/Committee Membership/Membership Types/default. htm.

[7] Information in English on Janpanese Regulatory Affirs [EB/OL]. [2016 - 03 - 10]. http：//www. jpma. or. jp/english/parj/pdf/2015. pdf.

[8] 毛冬蕾. 新药专家评审利益冲突的思考维度 [N]. 医药经济报，2012 - 04 - 09（A09）.

[9] FDA launches advisory committee membership nomination portal [EB/OL]. [2016 - 03 - 12]. http：//www. fda. gov/NewsEvents/Newsroom/PressAnnouncements/ucm382437. htm.

[10] Guidance for Industry Advisory Committees：Implementing Section 120 of the Food and Drug Administration Modernization Act of 1997 [EB/OL]. [2016 - 03 - 15]. http：//www. fda. gov/downloads/drugs/guidance compliance regulatory information/guidances/ucm079765. pdf.

[11] Confidential Financial Disclosure Report for Special Government Employees [EB/OL]. [2016 - 02 - 15]. http：//www. fda. gov/downloads/aboutfda/reports manuals forms/forms/ucm048297. pdf.

[12] Guidance for the Public, FDA Advisory Committee Members, and FDA Staff on Procedures for Determining Conflict of Interest and Eligibility for Participation in FDA Advisory Committees [EB/OL]. [2016 - 03 - 12]. http：//www. fda. gov/regulatory information/guidances/Ucm125646. pdf.

[13] 薬事分科会審議参加規程概要 [EB/OL]. [2016 - 03 - 12]. http：//www. mhlw. go. jp/stf/shingi/2r9852000000gygr-att/2r9852000000gykc. pdf.

[14] 药品审评中心专家咨询会议组织工作程序（试行） [EB/OL]. [2016 - 03 - 12]. http：//www. cde. org. cn/regulat. do? method = largePage&id = 2857.

[15] FDA Staff Manual Guides Volume I-Organization and Functions SMG1141. 1 [EB/OL]. [2016 - 03 - 12]. http：//www. fda. gov/About FDA/Reports Manuals Forms/Staff Manual Guides/ucm 136374. htm.

[16] FDA Staff Manual Guides Volume I-Organization and Functions SMG1267. 13 [EB/OL]. [2016 - 03 - 12]. http：//www. fda. gov/About FDA/Reports Manuals Forms/Staff Manual Guides/ucm136374. htm.

[17] Guidance for the public, FDA Advisory Committee Members, and FDA Staff：The Open Public Hearing at FDA Advisory Committee Meetings [EB/OL]. [2016 - 03 - 12]. http：//www. fda. gov/downloads/regulatory information/guidances/ucm236144. pdf.

[18] 吕东，陈晓媛，黄文龙. 中美药品技术评价体系比较 [J]. 中国新药杂志，2009, 18（2）：98 - 104.

[19] 審査報告書・申請資料概要[EB/OL]. [2016 - 03 - 12]. http：//www. pmda. go. jp/review-services/drug-reviews/review-information/p-drugs/0020. html.

[20] 国家食品药品监督管理总局药品注册审评专家咨询管理办法（草案）[EB/OL]. [2016 - 05 - 02]. http：//www. cfda. gov. cn/WS01/CL0778/155186. html.

日本医药品医疗器械综合机构咨询制度及对我国的启示

宋琳琳，邢 花

（沈阳药科大学，沈阳 110016）

摘 要 本文重点研究了日本医药品医疗器械综合机构（Pharmaceuticals and Medical Devices Agency, PMDA）咨询制度及其业务流程，尤其是对临床试验咨询、新药事前评价咨询等内容进行深入分析，采用比较分析的方法将 PMDA 咨询模式中高效成熟的工作经验与我国药品注册审评中的咨询制度进行比较，为我国药品审评的审评资源有限等制约因素提出了可借鉴的意见。

众所周知，药品研发耗时长、投入高，无论小型制药公司，还是像辉瑞公司、罗氏公司等生物医药巨头在药物研发中都遭受了不少挫折，也有很多药物开发周期延长或开发失败的案例[1]。为解决药物开发中存在的问题，如避免注册申请提交后发现严重性缺陷或无法评价的问题，减少经费支出等，各国药品审评管理当局均对指导药品研发和提高审评效率出台了一系列的制度，我国药品审评中心也在《药品审评中心与注册申请人沟通交流质量管理规范》中，针对注册审批的各环节设立了沟通交流机制，而其他国家如日本及欧美药品监管部门在药品审批程序中也有类似的机制，本文简单介绍日本的医药品医疗器械综合机构（Pharmaceuticals and Medical Devices Agency，PMDA）咨询制度，为我国药品注册审评中的咨询制度方面问题提供借鉴及参考。

1 日本 PMDA 咨询制度概述

PMDA 的主要职能之一是从临床试验前到批准上市的整个过程，对药品、医疗器械等的质量、有效性和安全性进行贯穿性指导、审评，即指导审查业务[2]。从 1997 年起，日本针对新药等临床试验引入了咨询和沟通机制[3]。其中包括在即将开展的临床试验的伦理性、科学性、可信性和受试者安全性的基础上，对其是否满足批准上市的所需条件进行评价，并以提高临床试验质量为目标，对申请人等进行指导和建议。同时，对产品质量以及非临床试验等提供咨询。另外，对申请人提出的一般用医药品（相当于非处方药）、医药部外品（相当于保健品）等提供简单咨询。咨询和沟通机制可以在临床试验之前和积累一定临床试验数据之后展开，也可就药物临床试验程序、生物等效性试验、药物质量、药物安全性等提出咨询[3]。此外，为了促进日本首创的创新型药品、医疗器械和再生医疗等产品的研发，自 2011 年 7 月起 PMDA 面向具有开发潜力的大学、

医疗单位、风险投资公司开展药事战略咨询。

新药的临床试验咨询和事前评价咨询制度对保证药物研发的顺利进行起到了重要作用，本文将着重进行介绍。

2 PMDA 临床试验咨询及其流程[4]

为强化对临床试验的质量管理，解决临床开发中存在的问题，避免注册申请提交后发现致命性问题、缩短批准所需时间、减少经费支出等，PMDA 设立了对临床试验实施计划提供咨询的制度。承担临床试验咨询的人员同时也是审评部门的员工，这样可以达到咨询和审评业务的一体化。随着临床试验咨询需求的增长，根据临床试验咨询申请人的要求，PMDA 数次对临床试验咨询的准备、开展方式、咨询记录等进行了改善，以提高临床试验咨询的质量。

2.1 咨询内容

临床试验咨询是 PMDA 针对临床试验方案和其他审查事项所需资料等，在对数据进行评价的同时提出指导和建议。咨询内容涵盖广泛，分类十分详细，从注册申请的相关手续和申请资料的制作到各期临床试验方案和对试验数据的评价等均有相应的咨询分类。

根据咨询内容的不同，临床试验咨询分为：① 药品手续咨询。② 药品扩大临床试验开始前咨询。③ 药品生物等效性试验等的咨询。④ 药品安全性咨询。⑤ 药品质量咨询。⑥ Ⅰ期临床试验开始前咨询。⑦ Ⅱa期临床试验启动前咨询。⑧ Ⅱb期临床试验启动前咨询。⑨ Ⅱ期临床试验结束后咨询。⑩ 药品注册申请前咨询。⑪ 药品上市后临床试验等方案的咨询。⑫ 药品上市后临床试验等结束时的咨询。⑬ 补充咨询。

2.2 流程

PMDA 临床试验咨询流程，见图 1。

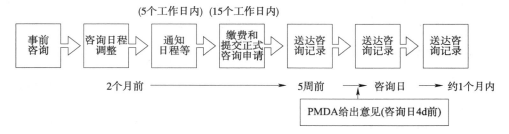

图 1 PMDA 临床试验咨询流程

3 PMDA 新药事前评价咨询及其流程[4]

新药事前评价咨询是申请人正式提交注册申请之前，将拟提交的各部分申请资料（各种试验结果）提请 PMDA 进行事前评价，找出问题，并形成评价报告的咨询方式。其目的在于指导申请人在正式提交申请前发现并解决关键

开发阶段所存在的问题，缩短审评时间和提高申请的成功率。

3.1 新药事前评价咨询内容

根据咨询内容的不同，新药事前评价咨询分为质量、毒性、药理、药动学、Ⅰ期试验、Ⅱ期试验及Ⅱ/Ⅲ期试验等 7 种类型。分别为对开发品种以上 7 个部分的拟提交申请

中国新药注册与审评技术双年鉴（2016—2017）

资料（各种试验结果）进行事前评价，找出问题，整理后形成评价报告。

3.2 新药事前评价咨询流程

PMDA 每年仅在年初和年中（例如 2016 年的 2 月和 8 月）2 次接受事前评价咨询的申请，并提前在 PMDA 网站发布受理截止日期。从申请人提交资料到确定评价报告需要大概 120 个工作日（6 个月），特殊情况下所需时间可能会超过 6 个月。申请流程见图 2。

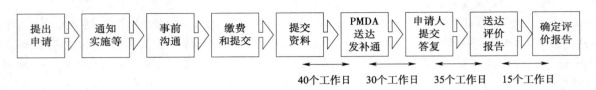

40个工作日　　30个工作日　　35个工作日　　15个工作日

图 2　新药事前评价咨询流程

4　PMDA 其他新药咨询事项[4]

针对药品咨询，除了上述介绍的新药事前评价咨询和临床试验咨询外，还有新药的优先审查品种适用性咨询、药物基因组学和生物标记物咨询、仿制药咨询、药品轻微变更备案申请事前咨询、非处方药开发启动和申请前的咨询、药品现场咨询的事后咨询、新药申请电子数据提交相关咨询、GCP/GLP/GPSP 咨询、现场咨询中的简单咨询、事前咨询和药品信赖性基准适用性调查咨询等众多分类内容的咨询。另外，为了促进日本首创的创新型药品、医疗器械和再生医疗等产品的研发，自 2011 年 7 月起 PMDA 还面向具有开发潜力的大学、医疗单位、风险投资公司提供药事战略咨询。PMDA 针对国际通用名称（以下简称 INN）申请中关于 INN 备选方案的选定实施"国际通用名称申请咨询"。

5　PMDA 新药咨询费用的收取

根据咨询内容，各期试验阶段及药物类型等的不同，PMDA 会收取 94 500 ~ 6 183 300 日元不等金额的咨询手续费[4]。对罕见病用药或满足一定条件的中小企业的某些符合要求的创新医疗器械等的相关咨询·批准申请的手续费，PMDA 会给予一半金额的补助。

6　PMDA 咨询制度对我国的启示

我国药品审评中心（CDE）与申请人的沟通交流方式相对简单，一般分为以下 4 种类型：① 查询式沟通交流。② 问询式沟通交流。③ 开放式沟通交流。④ 双向预约式沟通交流[5]。

查询式沟通交流指通过药审中心网站（www.cde.org.cn）获得所需信息；问询式沟通交流指通过药审中心网站信息反馈、电话、电子邮件等方式就一般性技术问题进行交流的沟通方式；开放式沟通交流为面对面交流，为未经预约的即问即答式咨询；双向预约式沟通交流为基于鼓励创新和解决临床急需用药的沟通交流，其适用于申请人在药品研发的关键阶段遇到关键或重大技术问题时，向药审中心提出沟通交流的申请；也适用于药审中心在药品技术审评过程中，为提升决策质量和效率，降低决策风险，提出的与申请人进行沟通交流的情形。

然而，上述咨询方式中除双向预约式沟通交流之外，均为较为简单的即问即答方式，相关专业审评人员事先未审阅相关资料、全面掌握相关背景；受时间等因素的限制，申请人无法充分阐述所欲咨询问题的相关背景；答复方式亦为非书面方式。所以，咨询的效果较为肤浅，针对性较差，甚至同一问题会得出不同的答复。再加上是非书面性答复，对申请人所起到的指导意义较差，甚至还会引发误判。不仅得不到确切的咨询结果，反而极大地浪费了大量审评资源。双向预约式沟通交流可以避免上述咨询方式的缺点，类似于 PMDA 现行的咨询方式。但是由于管理制度、审评资源等限制，可获得咨询的申请类型范围和可获得性极为有限。

他山之石，可以攻玉。与上述 PMDA 咨询制度相比较，以下几点值得我国学习和借鉴。

6.1　咨询的可获得性

咨询是与注册审评业务、信赖性保证以及 GMP/QMS/GCTP 调查等一起被列为 PMDA 审查业务工作的必要内容之一，PMDA 的咨询项目内容更加细化而且范围更广。对于咨询的申请人和咨询事项，无申请限制，均有获得咨询的机会。

6.2　新药事前评价

对于药品注册申请，PMDA 以事前咨询的方式评价申请资料后给出意见，并出具书面报告，便于申请人根据 PMDA 的意见，提前完善资料后再提交注册申请，同时因相关专业审评人员事先已经掌握所咨询研发药物的背景情况，这样既可以提高申请和研发的成功率，同时也能提高审评部门的审评效率，避免再次补充资料等，节约审评资源。

6.3　咨询评价报告

PMDA 对上述主要咨询事项均会给企业送达"咨询记录"或"评价报告"。同时，这份记录将在提交注册申请的时候一并提交，并成为 PMDA 审评的一个重要参考。最大限度地避免了因审评人员的变更而导致的审评风险，同时

中国新药注册与审评技术双年鉴（2016—2017）

也可以为审评员之后的审评工作提供技术参考。

6.4 收费与增员

根据PMDA公布的数据，2014年4月其审评部门人员为492人，2015年4月增至532人。2014年完成临床试验咨询件数为423件，新药的事前评价咨询完成1 117件（包括电话咨询）。并且日本药品监管部门非常重视对于在职人员进行素质培训，对执法人员进行绩效评估以保证其适合当前岗位[6]。据我国CDE 2015年3月发布的药品审评年度报告，其技术审评岗位人员89人，2015年通过公开招聘，聘用审评员51人[7]，与PMDA的人员配置有很大的差距。目前，审评任务大量积压，CDE每年面对的审评任务量要高达上万件，由于人力资源等所限，CDE实施的双向预约式沟通交流非常有限。另外，目前不管是哪一种沟通交流方式，CDE咨询都是免费的。而PMDA的咨询费最高的可达几十万元人民币，建议CDE可以适当收费，用于增员和人员培训的费用，以便提升沟通交流的质量和覆盖面。

参 考 文 献

[1] Tufts. Cost to develop and win marketing approval for a new drug is mym2.6 billion［EB/OL］.（2014 – 11 – 18）. http：// csdd. tufts. edu.

[2] 王勇. 日本药品审批独立行政公法人制度［J］. 中国党政干部论坛，2016（3）：59 – 61.

[3] 上海市食品药品安全研究中心课题组，国外药品上市前注册制度研究［J］. 上海食品药品监管情报研究，2011，12（113）：1 – 6.

[4] PMDA. 審查関連業務について［EB/OL］.（2016 – 05 – 18）. http：//www. pmda. go. jp.

[5] 国家食品药品监督管理总局药品审评中心. 药品审评中心与注册申请人沟通交流质量管理规范（试行）［EB/OL］.（2012 – 07 – 16）. http：//www. cde. org. cn/news. do? method = largeInfo &id = 312741.

[6] 张绚绚，邵蓉. 日本药品质量规制及对我国的启示［J］. 中国医药工业杂志，2014，45（1）：88 – 94.

[7] 国家食品药品监督管理局药品审评中心. 2015年度药品审评年报［R］. 2015.

美国FDA药品审评保密政策及启示

袁　林，邵明立

（沈阳药科大学工商管理学院，沈阳 110016）

摘　要　药品审评机构每天都要处理大量的涉密信息，保密管理是药品审评机构的重要职责。本文通过分析美国FDA保密法律法规、保密信息分类、具体保密政策和措施以及近几年发生的泄密案件，对建立和完善我国药品审评保密制度提出3条建议。

保密管理是许多政府机关的重要工作。作为美国历史最为悠久的消费者保护组织，FDA每天都要处理大量的涉密信息，信息保密是FDA的头等大事之一。通过多年的不懈努力，目前FDA已建立起一套比较健全的保密法律法规以及内部规章制度，并取得较好效果。当前我国正在积极推进药品审评审批制度改革，如何学习借鉴FDA药品审评保密政策值得我们高度重视。

1　法律法规

与美国FDA药品审评信息保密密切相关的法律主要包括4部，分别是《政府电子信息法》《联邦刑法》《联邦食品药品化妆品法》《商业秘密法》[1]。

《政府电子信息法》要求每一个联邦政府机构制订内部统一的电子信息安全处理程序。根据这一要求，卫生与公共服务部制订了《卫生与公共服务部信息系统安全与隐私管理政策》，明确了上至部长、下至最基层工作人员的信息保密工作要求与职责。FDA是卫生与公共服务部的下属单位，FDA药品审评人员也必须遵守该政策要求。

《联邦刑法》第1 905条款规定，任何联邦政府雇员，不管以何种形式非法出版、泄露其履行公务所获得的企业商业秘密、生产过程、运行模式、生产工具、保密统计数据，或个人、公司、协会的收入来源、利润信息，都将被处以罚款或不超过1年的监禁，或两者并罚。触犯上述条款的雇员将被依法开除公职。

《联邦食品药品化妆品法》规定 FDA 在未完成新药或仿制药审评审批之前不得公开产品相关信息。

《商业秘密法》明确了商业秘密的定义、泄密处罚规定等内容。《商业秘密法》由各州政府自行制订，不是联邦法律，但目前已有 47 个州统一了《商业秘密法》的具体内容。

2 保密信息分类

FDA 药品审评中涉及的保密信息主要分为以下 5 类，分别是商业秘密、保密商业信息、个人隐私信息、FDA 内部及外部沟通文件、执法记录和信息[2]。

商业秘密是指具有商业价值的工作计划、处方、生产工艺或生产设备等。例如不易识别的产品原料、质量控制程序、灭菌工艺和处方等都属于商业秘密，这些信息在产品标签中无法找到。新药或仿制药上市申请资料、GMP 检查记录等也属于商业秘密。

保密商业信息是指在商业运作中具有价值的数据或信息。例如销售统计数据、顾客和供应商名单、企业利润或亏损数据、企业经费和运行开支等都属于保密商业信息。

个人隐私信息包括临床试验中的患者姓名、不良反应报告者的姓名以及个人社会保险号码、家庭住址和银行账号等个人信息。未经授权泄露此类信息将构成对个人隐私的侵犯。

FDA 内部及外部沟通文件包括 FDA 内部不同部门之间签署的合作备忘、书信往来及电子邮件，还包括 FDA 与其他政府机构的上述合作内容。例如政策文件草案、法规文件草案、处罚决定建议书等都属于 FDA 内部及外部沟通文件。

执法记录和信息是指与执法有关的信息，一旦泄露会干扰执法过程或泄露保密信息来源或侵犯个人隐私。例如 GMP 检查记录就属于执法记录和信息。

3 具体保密政策与措施

FDA 具体保密政策与措施可以划分为两大类，分别是 FDA 整个机构需要遵守的保密政策与措施，以及 FDA 药品审评员个人需要遵守的保密政策与措施。

3.1 针对 FDA 整个机构的保密政策与措施

3.1.1 不得泄露产品申报进展信息 《联邦食品药品化妆品法》第 314.430 条款规定，对于申请人提交的新药或仿制药上市申请或补充申请，在未向申请人签发审批决定之前，FDA 不得向外界公开申请受理情况或审评审批进展。如果上述信息已属于公开信息，则 FDA 可视公众需求，在签发审批决定之前公开产品安全性和有效性的摘要信息。例如在对公众开放的 FDA 外部专家咨询委员会会议上，FDA 可以简要介绍产品的安全性和有效性摘要信息。

3.1.2 与外国政府合作须签署保密合作协定 与国际组织或其他国家药监机构合作过程中，如需要分享未公开信息，则 FDA 需要与对方签署保密合作协定。目前 FDA 已经与 32 个国家或者国际组织签署了保密合作协定，包括世界卫生组织、欧盟、德国、英国、澳大利亚、新西兰、日本、新加坡、南非等。

3.1.3 与州、地方政府合作须签署保密合作协定 与州、地方政府合作过程中，如需要分享未公开信息，FDA 也需要与对方签署保密合作协定。但并非所有保密信息 FDA 均可以与州或地方政府分享。根据联邦法规 21 CFR 20.88 条款规定，FDA 可以与州政府分享保密商业信息，但不得分享商业秘密，除非获得商业秘密持有者本人同意。

3.2 针对 FDA 药品审评员的保密政策与措施

《美国政府雇员操守准则》《卫生与公共服务部信息系统安全与隐私管理政策》及《卫生与公共服务部信息资源使用行为准则》详细规定了 FDA 员工应该遵守的保密要求与保密措施。《美国政府雇员操守准则》列明了政府工作人员必须遵守的 14 条基本准则，其中前 3 条准则分别是：① 公共服务体现了公众信任，要求政府雇员对《宪法》、法律和道德操守的忠诚高于对个人利益的追求。② 政府雇员不得持有与执行公务存在利益冲突的金融权益。③ 政府雇员不得利用非公开政府信息进行金融交易，或寻求其他任何私利。归纳起来，FDA 药品审评员应该遵守的保密政策与措施主要包括以下 6 个方面。

3.2.1 计算机安全知识培训制度 新招聘员工应在上班 2 周内完成培训工作。任何员工如未按规定完成年度培训，则计算机账号自动失效，完成年度培训后才能恢复使用。培训主要内容包括：安全风险来源及警示、涉密信息保护、移动介质、远程控制、事故处理以及用户职责。

3.2.2 签署保密承诺书 所有涉密人员必须遵守《卫生与公共服务部信息资源使用行为准则》以及《卫生与公共服务部涉密用户行为准则》，并签署承诺书，声明如下内容：本人已阅读《卫生与公共服务部信息资源使用行为准则》和《卫生与公共服务部涉密用户行为准则》，理解并同意遵守这些准则。如果违背这些准则要求，我将可能面临：纪律处分，包括被解除聘用；失去在联邦政府项目或合同中的工作资质；失去获得联邦政府信息及使用联邦信息系统和设施的权力；刑事处罚及/或监禁等。

3.2.3 每日警示制度 FDA 员工每天登录计算机系统时，屏幕上会自动出现如下警示语：

——警告——警告——警告——警告——警告——

你已进入美国政府信息系统，包括本台计算机；本台计算机网络；所有与该网络联接的计算机；所有与本计算机及本网络连接的设备和储存介质。

本信息系统仅供美国政府授权人员使用，未获授权或不当使用该信息系统可能遭到纪律处分、民事或刑事处罚。

使用本信息系统，表明你理解并同意以下规定：① 在本信息系统中交流或储存信息时，你的隐私将无法得到充分保护，政府可在任何时间监视、拦截、搜查在本信息系统中交流或储存的信息。② 如执法需要，在本信息系统中交流或储存的信息可以被公开或被使用。

3.2.4 计算机使用监视制度 FDA 制订了具体的计算机使用监视制度，明确了监视程序、监视授权、监视范围以及监视内容处理等内容。为确保监视制度的顺利实施，并保护员工的正当权益，只有在获得 FDA 局长、副局长或首席运行官书面授权的情况下，FDA 相关部门才能对某一员工实施计算机监视制度[3]。

3.2.5 财产申报制度 在 FDA 入职后，员工必须按规定出售自己或配偶所持有的食品、药品企业股票。此后每年须进行财产申报，如实报告员工直系亲属（包括配偶、父母和子女）所持有的股票和基金等金融资产，以及工资以外的其他各类收入。

3.2.6 非公务活动审批制度 如需参加非 FDA 安排的活动，如外出讲课或演讲等，员工必须履行逐级申报手续，取得批准后方可执行。例如 FDA 药品研究与审评中心的普通审评人员如参加非公务活动，需要取得本处处长和上级办公室主任的许可，然后将申请递交到药品研究与审评中心的伦理审查办公室进行评估。通过伦理审查办公室评估后，需将申请上报至药品研究与审评中心副主任，只有经过中心副主任批准同意方可参加非公务活动。

4 相关案例简介

尽管 FDA 采取了一系列保密措施，但泄密事件仍有发生。下面是最近几年被媒体广泛报道的 2 起典型案件。

4.1 梁诚一股票内幕交易事件

梁诚一毕业于上海医科大学药学院，从 1996 年开始在 FDA 新药审评与研究中心（CDER）新药质量评估办公室工作，担任化学质量审评员。2011 年 3 月，57 岁的梁诚一和他的儿子在家中被捕，他们随后被带到马里兰州的联邦地区法院。美国证券交易委员会指控梁诚一通过职务便利提前获知 FDA 药品审批情况，买卖相关公司股票非法牟利超过 380 万美元。2012 年梁诚一被判 5 年徒刑，他从内幕交易中获得的 380 万美元非法所得也被没收[4]。

梁诚一利用内幕消息进行股票交易，可以追溯到 2006 年 7 月，涉及 FDA 至少 27 项新药审批决定及 19 家上市公司。根据其所获得的内幕信息，梁诚一分别在 19 项审批通过、8 项审批否决前，购入、做空或卖出上述公司的股票。他的每一次交易行为都与 FDA 的审批决定相吻合。梁诚一为了掩盖自己的罪行没有使用本人和妻子的银行账户进行交易，而是通过 7 个个人账户买卖股票，其中包括他 84 岁、

家住上海的母亲陈慧娟。

2011 年 1 月，美国卫生与公众服务部下属的监察长办公室在梁诚一的工作电脑上安装了监控软件。1 月 18 日，该软件拍下梁诚一浏览一种名为 Viibryd 的抗抑郁药物的审批文件。在几分钟内，梁诚一分别通过几个个人账户购买了该药品申请人 Clinical Data 公司的 4 875 支股票。在 2011 年 1 月 21 日 FDA 审批公告发布之前，被告人总共购买了 48 875 股该公司的股票，获利 37.9 万美元。

4.2 FDA 前高级雇员被指控参与股票内幕交易

2016 年 6 月美国司法部和证券交易委员会对美国 FDA 前高级雇员 Gordon Johnston 和对冲基金经理 Sanjay Valvani 等人提起刑事和民事诉讼，指控其非法参与股票内幕交易[5]。

Gordon Johnston 现年 64 岁，自 1987 年起担任 FDA 药品审评与研究中心下属的仿制药办公室副主任，1999 年之后他离开 FDA，担任美国仿制药协会副会长。2005 年他认识了对冲基金经理 Sanjay Valvani，双方很快达成私下协定：对冲基金聘请 Gordon Johnston 担任顾问，由 Gordon Johnston 出面套取 FDA 未公开的药品注册审评信息并提供给对冲基金，作为回报，对冲基金起先每月向 Gordon Johnston 支付 3 000 美元，随后每月向他支付 5 000 美元。仅在 2009—2010 年期间，Gordon Johnston 就收到对冲基金支付的 10.8 万美元费用。对冲基金经理 Sanjay Valvani 因此非法获利 3 200 万美元。Gordon Johnston 隐瞒了自己对冲基金顾问的身份，以美国仿制药协会副会长的身份作为掩护，打着项目研究的幌子，与 FDA 的前同事进行沟通联系，探听药品审评的进度消息。Gordon Johnston 的主要信息源是他原先在 FDA 的一名下属。

2016 年 11 月，证券交易委员会与 Gordon Johnston 达成庭外和解，后者退还全部 10.8 万美元非法所得，并额外支付证券交易委员会将近 2 万美元利息。该案涉及的对冲基金经理 Sanjay Valvani 在受到起诉后自杀身亡。

5 启示

严格执行保密制度是食品药品监管机构履行药品审评职责的基本要求。最近几年 FDA 发生的泄秘事件提醒人们，保密工作只有进行时，没有完成时，要时刻对此保持高度警惕。认真分析美国的相关政策和措施，以下几点值得我们借鉴。

① 要制订完善的保密法律法规及内部规章制度。要在法律法规中明确政府应该履行的保密职责、保密信息分类、泄秘行为惩处规定，使政府机构和工作人员都有法可依，严格遵守保密规定。

② 要加强保密知识培训。保密与窃密将是一项长期的斗争，要切实加强涉密人员的保密知识培训，警钟长鸣，时刻

提醒涉密人员可能面临的泄密风险。

③要建立计算机使用监视制度。要使涉密人员心存敬畏，杜绝侥幸心理，自觉执行保密法律法规和内部规章制度。

参 考 文 献

[1] HHS, the department of health and human services cybersecurity awareness training [EB/OL]. [2016 – 12 – 15]. https://www.hhs.gov/ocio/securityprivacy/awarenesstraining/cybersecurity-awareness.pdf.

[2] FRANK MT. Protecting confidential information [EB/OL]. [2016 – 12 – 15]. http://online.wsj.com/public/resources/documents/wsj 090317-Tortimemo.pdf.

[3] WALTER SH. Personnel's use of agency information technology systems before committee on oversight and government reform [EB/OL]. [2016 – 12 – 15]. https://www.hhs.gov/about/agencies/asl/testimony/2014-02/monitoring-fda-personnels-use-of-agency-information-technology-systems/index.html.

[4] DAVID SH. Ex-FDA chemist gets 5 years for insider trading [EB/OL]. [2016 – 12 – 15]. https://www.washingtonpost.com/business/economy/ex-fda-chemist-gets-5-years-for-insider-trading/2012/03/05/gIQAj7DEtR_story.html? utm_term = .4cdc8ffee6ca.

[5] NATHAN B, hedge fund managers, ex-FDA official charged in alleged securities scheme [EB/OL]. [2016 – 12 – 15]. http://www.usatoday.com/story/money/2016/06/15/sanjay-valvani-stefan-lumiere-gordon-johnston-christopher-plaford/85925890/.

药物临床试验数据公开制度研究及启示

杨 莉，田丽娟，林 琳

（沈阳药科大学工商管理学院，沈阳 110016）

摘 要 临床试验数据的公开对保障公众用药安全与知情权、维护医学伦理和促进科技进步具有重要的意义。本文从药物临床试验数据公开的历史沿革入手，基于对一些代表性国家药物临床试验数据公开制度的分析与比较，详细论述了药物临床试验数据公开的模式、类别和内容，以及存在的争议和处理机制。在此基础之上，针对我国药物临床试验数据公开的现状及存在的问题，提出推进立法、发展多种公开模式、扩大公开范围、建立和完善争议处理机制等4条建议。

临床试验数据是药品获得上市许可的重要证据，也是判定药品安全性和有效性的重要依据。长期以来，临床试验数据被企业当作商业秘密加以保护，公众很难获得公开的临床试验信息。近年来，临床试验数据造假、信息不对称、重复性试验等引发的一系列关于伦理、知情权和用药安全的争议使得各国政府和社会各界对临床试验数据的公开越来越关注。

最早的临床试验数据公开可以追溯到1967年美国国家心理卫生研究所建立的全球精神药理学药物临床试验注册系统[1]。到1980年，建立更公开的、甚至国际化的临床试验数据库的呼声越来越高。1988年，应艾滋病群体希望通过临床试验数据获得更多的创新疗法信息的要求，美国建立了艾滋病临床试验信息系统（ACTIS）。但是早期的临床试验数据公开仅局限于少量的、针对特定疾病的政府资助的临床试验项目。

现代信息技术和网络的发展为临床试验数据的公开和全球共享提供了新的机遇。1997年，美国的《FDA现代化法案》（FDA Modernization Act, FDAMA）颁布，要求美国国立卫生研究院（National Institutes of Health, NIH）建立一个药品临床试验信息库。2000年，Clinical Trials.gov建成并正式对外开放，迄今为止也是世界上最大的临床试验数据库。Clinical Trials.gov的建立开启了临床试验数据公开的新篇章。

2005年，WHO建立了临床试验注册平台（ICTRP），向公众公开全球临床试验，这一举措也被公认为是临床试验数据公开国际化的重要一步。2008年，第8次修订的《赫尔辛基宣言》首次提出要求每一个临床试验都要进行注册，研究人员、作者、资助者、编辑和出版者在研究结果的发表和宣传方面都有伦理义务。研究人员有责任使临床试验结果公开可及，并对其报告完整性和准确性负责。阴性结果、不能给出明确结论的结果和阳性结果必须发表或以其他方式公开可及。不符合本宣言原则的研究报告不应被接收发表。而在临床试验数据公开的进程中，政府、医药企业以及其他机构都发挥了重要作用。

1 药物临床试验数据公开的模式

临床试验数据的公开模式从横向上可以分为强制公开和自愿公开，从纵向上可以分为政府、医药学术期刊、企业、公共机构、其他社会团体的多层次公开模式。

1.1 政府临床试验注册与结果公开平台

政府主导的临床试验注册与结果公开平台是目前临床试验信息公开的主要模式，一般由各个国家通过制定相应的法律政策推行。迄今为止，全球共有超过 40 个国家都制定了药物临床试验数据公开的相关法律、法规或指南，包括澳大利亚、法国、印度、巴西、日本等国家[2]。其中，美国的 Clinical Trials. gov 和欧盟的 EU-CTR 是 2 个最具有代表性，且发展最为完善的临床试验注册与结果公开平台，而且都是强制公开。

1.1.1 美国的 Clinical Trials. gov
美国是世界上临床试验数据公开最早的国家。早在 2000 年，美国就建立了 Clinical Trials. gov 临床试验数据库。但是，FDAMA 将数据公开的范围限定为"以治疗严重威胁人类健康疾病的药品、生物制品所展开的临床试验"。由于未对"严重威胁人类健康的疾病"做出明确界定，以及没有相应的惩罚措施，导致临床试验数据的公开发展缓慢。

2007 年，美国国会通过了《食品药品管理修正案》（Food and Drug Administration Amendments Act，FDAAA），扩展了临床试验数据公开的范围，要求所有在美国开展的临床试验都要在 Clinical Trials. gov 进行注册，并要公开临床试验结果摘要（summary results），而且制定了相应的惩罚措施。但是，I 期临床试验数据和未通过 FDA 上市批准的药品的试验结果摘要可以不公开。

2016 年 9 月，美国健康和福利部（United States of Department of Health and Human Services，HHS）和 NIH 分别发布了临床试验注册和结果信息提交终极规则（Final Rule on Clinical Trials Registration and Results Information Submission）和终极政策（Final Policy），对 FDAAA 的药物临床试验数据公开的相关规定进行补充。Final Rule 规定未通过上市批准的药品也要公开临床试验结果摘要，同时药品不良反应事件发生的时间表、搜集方法、全因死亡率、研究计划、统计分析方案等信息均要公开，而且要每年更新数据内容。Final Policy 针对所有全额或部分受到 NIH 资助的临床研究项目，在 Final Rule 的基础上进一步将临床试验数据公开的范围扩展到包括 I 期临床试验数据[3]。并且要求所有的研究项目在提交项目申请书时必须附加详细的临床试验数据共享计划，或者给出为什么这种数据共享是不可能的理由。

1.1.2 欧盟的 EU-CTR
2001 年，欧盟发布第 2001/20/EC 号临床试验指令，该指令第 11 条要求建立临床试验数据库。2004 年，欧盟的临床试验数库 EudraCT 正式建成。所有在欧盟/欧洲经济体境内进行的临床试验必须在该数据库进行登记，并上传所有临床试验数据。但是 EudraCT 中的所有临床试验信息并不对外公开。

2004 年，EMA 根据（EC）No. 1049/2001 号法规的要求，在具备合理和适当的理由前提下，可以申请公开临床试验数据。2004 年和 2006 年，欧盟发布了 2 项法规（EC）No726/2004 和（EC）No1901/2006，分别要求公开欧盟/欧洲经济体境内的药物临床试验登记数据和儿科研究临床试验登记数据，并且公开试验结果摘要。依照这 2 项法规的要求，2011 年 3 月欧盟创建了 EU-CTR 网站，公众可以通过登录该网站，公开获取 EudraCT 数据库中的药物临床试验信息。但是直至 2013 年，EudraCT 才可以上传试验结果摘要，并通过 EU-CTR 进行公开。

2014 年，欧盟医药管理局（European Medicines Agency，EMA）通过了 Policy/0070，并于 2015 年 1 月正式实施。该政策在之前临床试验数据公开的基础之上，进一步要求公开临床研究报告（Clinical Study Report，CSR），使药物临床试验数据公开又向前迈进了一大步。同时该政策也是同年通过的（EU）No 536/2014 号临床试验法规的补充。

2014 年，欧盟通过了（EU）No 536/2014 号法规，并于 2016 年正式施行。该法规代替了之前的 2001/20/EC 号指令，创建了单一的临床试验数据提交系统，设置了统一的科学和伦理审查标准，并在整个欧盟/欧洲经济体境内具有法律强制力。并明确要求所有在欧盟境内进行的临床试验必须公开临床试验注册信息，临床试验结果摘要和 CSR 信息。

1.2 学术杂志临床试验信息公开平台

医药学杂志作为临床试验数据公开的最重要的媒介，在促进临床试验信息共享方面也发挥了非常重要的作用。2004 年 10 月，国际医学杂志编辑委员会（International Committee of Medical Journal Editors，ICMJE）做出决定，只有在公共数据库中登记过的临床试验才能在其旗下的杂志发表该临床试验的相关研究成果。这一规定，大大促进了临床试验数据的公开。至 2007 年 9 月，在 ICMJE 的引导下，美国平均每周新增 250 例临床试验数据登记[4]。有的杂志对试验数据的公开提出了更进一步的要求。医学领先杂志《英国医学杂志》（British Medical Journal，BMJ）从 2013 年 1 月开始，要求作者在发表论文时，需承诺"基于合理的要求"可以共享"论文中用来分析和得出研究结果和结论的个体患者的所有匿名数据"。为了确保程序透明，所有数据请求者的申请也将公开，并且要与原作者签订重新分析协议。如果原作者拒绝共享，则需要向 BMJ 提供拒绝理由的简要说明[5]。

1.3 企业临床试验信息公开平台

有一些医药企业选择主动公开临床试验信息，最具有代表性的便是葛兰素史克（GlaxoSmithKline, GSK）的临床试验信息公开平台。早在 1998 年，GSK 便创建了自己的临床试验注册库，所有 GSK 资助的临床试验数据都在这个注册库进行登记，但是这个数据库并不能公开访问。2004 年，GSK 开放其临床试验注册库（GlaxoSmithKline Register）。开放的数据包括临床试验注册信息和研究结果摘要，并成为第一家公开临床试验数据的医药企业[6]。2012 年末，GSK 进一步宣布，向研究人员系统地提供详细的原始数据。同时，引入了若干保障措施，以确保公开的数据将以科学严谨的方式使用。在申请数据访问时，研究人员必须提交研究方案、确保研究团队中有统计学专家、承诺公开研究结果。是否开放决定由 GSK 设立的独立审查专家小组做出。到 2014 年，GSK 的临床试验信息平台已发展成为一个多公司计划，托管来自 Bayer、Boehringer Ingelheim、GSK、Lilly、Novartis、Roche、Sanofi、Takeda、UCB 和 Viiv Healthcare 等医药企业的临床试验数据[7]。

1.4 学术机构临床试验信息公开平台

近年来，学术机构和医药企业合作建立的临床试验数据公开平台也成为一种新的发展模式。该模式是医药企业将自己的临床试验数据自愿放在一些学术机构建立的数据平台上，由学术机构设立一定的准入标准，将临床试验数据面向特定公众开放。比较著名的就是耶鲁大学的数据开放项目（Yale University Open Data Access, YODA）。该项目起源于 2011 年，当时媒体质疑医疗器械公司 Medtronic 隐瞒了其产品"Infuse"临床试验中的不良反应，并且夸大了有效性结果。Medtronic 委托耶鲁大学对"Infuse"的临床试验数据进行独立审评。审评结束后，耶鲁大学宣布将与 Medtronic 继续合作，将其 17 个临床试验的数据以可控准入的方式（access control model）对研究者开放。但是，这些研究者需要递交分析方案、伦理委员会批件、利益冲突声明以及签名的用户使用协议。申请批准后，需要在 1 年内完成研究，延期需要申请。2014 年，YODA 与 J&J 下属的 Janssen 研究和发展有限公司合作，发布包括匿名个人患者数据和临床试验报告在内的数据。J&J 虽然参与制定对申请人进行审评的指导原则，但最终是否授权申请人获得数据是由 YODA 决定[8]。

1.5 公共机构临床试验信息公开平台

还有一种比较重要的临床试验数据公开方式，就是公共机构建立并运行的针对某类专门疾病的临床试验数据公开平台。如美国的免疫耐受网络（immune tolerance network, ITN）数据平台 ITN-Trialshare，美国国家心脏病与血液研究所（National Heart Blood and Loung Institute, NHBLI）的数据平台 BioLINCC 和神经影像实验室（laboratory of neuro imaging, LONI）的数据平台。这类公共机构都将自己赞助的临床研究的试验数据发布在自己的数据平台上，面向满足一定资质的研究者开放。

1.6 科学协会临床试验信息公开平台

研究人员间的信息共享也是临床试验数据公开的重要方式之一。最著名的例子就是癌症生命科学协会 CEO 圆桌会议（CEO Roundtable on Cancers Life Sciences Consortium）的独立非营利性计划 Project Data Sphere 的数据共享平台（www. ProjectDataSphere. org）。该数据平台整合了临床试验赞助者自愿上传的临床试验数据，包括匿名的个体患者数据。只要满足基本的专业要求和同意相关的使用条款后，研究人员可以在该平台上获取癌症研究的临床试验数据[9]。

2 药物临床试验数据公开的类别及内容

根据临床试验数据公开的程度，可以将其分为 4 大类：临床试验注册基本信息公开、结果摘要公开、CSR 公开和原始数据公开。

2.1 临床试验注册基本信息公开

临床试验注册（trial registration）是指主办者将试验基本信息在特定的临床试验注册机构或数据库进行登记，并在公开的网站予以公示，而且对数据进行实时更新[10]。临床试验注册起源于美国，最初是自愿性质的，有些国家将其作为获得上市批准（如美国、欧盟）或伦理委员会批准（如印度、英国）的必要条件，逐渐发展成强制注册。目前强制临床试验注册的国家和地区有美国、欧盟、英国、阿根廷、以色列、捷克共和国、印度、南非、中国台湾。实行自愿注册的国家和地区有非洲、澳大利亚、古巴、日本、斯里兰卡。

每个国家和地区对临床试验注册的具体要求都是不同的。WHO 为临床试验注册提供了一个基本的标准和指导，包括注册信息中应该包含的 20 个基本要素。2005 年，WHO 建立了国际临床试验注册平台（International Clinical Trials Registy Platform, ICTRP），将各个国家和地区的临床试验注册库整合到一起，提供一个获得各国临床试验注册数据的统一的入口。目前，已经有 16 个国家和地区的临床试验注册库和 ICTRP 建立了链接。ICTRP 为入库的每一项临床试验指定一个全球唯一的编号，公众可以通过这个编号或其他关键词进行检索。表 1 对 WHO、美国和欧盟的临床试验注册信息要求进行了对比。

表1　WHO、美国和欧盟临床试验注册要求比较

项目	WHO	美国	欧盟
注册平台	ICTRP	Clinical Trials. gov	EudraCT
公开网址	http：//www. who. int/ictrp/en/	http：//www. Clinical Trials. gov	http：//www. clinical trials register. eu
注册时间	第1例受试者入组前	试验获准后、试验启动时登记，但不应晚于第1例受试者入组21 d	提交临床试验申请时同其他申请资料一并在EudraCT登记，试验获准后通过EU-CTR公示
注册信息	注册号、注册日期、二级注册号、资金来源、主办者、协办者、责任联系人、研究联系人、公开题目、研究题目、受试者招募来源、受试者健康状况或问题、干预措施、受试者招纳或排除标准、研究类型、第一例受试者入组时间、目标样本量、招募情况、原始结果、辅助性结果	描述性信息（题目和目的、主要和次要结局、临床试验协议、预计完成日期或终止日期等）、招募信息（招募标准、招募情况等）、地点和联系信息（试验地点、开始日期、联系方式等）、管理信息（注册号、资金来源、试验药物获得上市批准情况等）	试验协议信息（注册号、试验题目）、主办者信息（资金来源、联系人等）、研究用药品信息（名称、给药途径等）、申请者信息（申请人、联系方式）、安慰剂信息、试验的一般信息（试验目的、研究类型、终点指标等）、受试者信息（年龄、性别、人数等）、临床试验研究者信息、伦理道德委员会信息（是否、何时通过审评）、试验进行程度信息（结束或进行中）
应用对象	所有临床试验	2007年9月之后在美国开始或还在进行的临床试验	2004年5月之后在欧盟开展的成人试验，2006年5月之后的儿童试验
试验阶段	所有试验阶段	应用型临床研究：NIH资助的项目Ⅰ～Ⅳ期，其他项目Ⅱ～Ⅳ期	干预性临床试验：儿童Ⅰ～Ⅳ期，成人：Ⅱ～Ⅳ期

　　临床试验注册信息的公开一方面有利于加强研究人员之间的信息沟通与合作、减少不必要的重复试验，另一方面也将注册信息直接面向公众，有助于招募试验者。

2.2　结果摘要公开

　　长期以来，偏倚和选择性报道研究结果是临床试验数据公开存在的主要问题。研究发现，公开发表的文献中，阳性结果的报道占到71%左右，而且通常比阴性结果平均提前1年公开，有些未取得显著效果的临床试验可能延迟数年才公开，或者根本不公开[11]。为了解决这一问题，很多国家开始要求公开临床研究结果摘要。目前，美国和欧盟已经强制性地要求公开研究结果摘要。其相关要求内容见表2。

表2　美国和欧盟临床试验结果摘要公开要求

项目	美国	欧盟
公开内容	受试者信息、受试者人口统计学信息和基线特征、主要疗效结果和次要疗效结果以及不良反应信息、试验协议和统计分析计划、管理信息	标识信息、主办者的姓名和联系方式、临床试验的一般信息、受试者信息、研究用药品信息、不良反应信息、试验结果概述、试验结果的评论、可预见的后续临床试验描述、其他信息获取方式
公开对象	所有临床试验注册的药物，无论是否通过上市审批	所有临床试验注册的药物，无论是否通过上市审批
提交时间	临床试验结束后1年内，未通过上市批准的药物以及临床试验结束1年后还在上市审批中的药物，或者提出新的适应证申请的药物可以额外延长2年	成人的临床试验结束12个月内儿科临床试验结束6个月内
惩罚措施	受到违反通告30 d内仍未进行改正的，从d 31开始，处以每日不超过1万美元的罚款，直至其改正为止；受到NIH资助的研究项目，暂停或终止资助，并且影响将来再次申请资助	具体惩罚措施由各成员国制定

2.3　CSR公开

　　CSR是药品上市申请时，提交给药品主管部门的文件的关键组成部分，它包含了临床试验每一阶段的完整详细数据，包括研究方案、统计方法、试验结果以及病例报告表和患者数据列表（包括个体疗效反应数据和不良事件列表）等，常常可达数千页。

关于是否公开 CSR 一直备受争议。支持者认为 CSR 包含了许多结果摘要中隐藏和未公开的数据，公开 CSR 可以更准确地评价药物的安全性和有效性[12]。反对者则认为 CSR 包含了大量商业敏感信息，不宜公开，而且还有导致数据滥用的风险。因此长期以来，CSR 数据都是被企业作为商业秘密加以保护，不予公开。即使在药品试验数据公开程度较高的美国和欧盟，也只是被列为依申请公开。2010 年，Nordic Cochrane Centre 的研究人员因为 EMA 拒绝发布达菲（Tamiflu）的 CSR 而向欧洲监察使（European Ombudsman）提出请求，最后欧洲监察使要求公开 Tamiflu 的 CSR，并指出 CSR 包含的信息不应视为商业秘密，公开也不会损坏商业利益[13]。此事件对欧盟关于公开 CSR 的政策具有直接的影响。随后颁布的 EMA 的 Policy/0070 和欧盟的 No536/2014 法规要求从 2015 年 1 月起，在药物上市申请被批准、拒绝或撤回 30 d 内提交 CSR 信息。目前，欧盟也是全球唯一强制要求公开 CSR 信息的地区。

2.4 原始数据公开

原始数据是药物临床试验的第一手资料，包括患者个人数据集、患者病例报告表（case report forum，CRF）、解释数据集结构和内容的文档（例如注释 CRF、变量定义、数据推导规范、数据集定义文件）。它还包括支持性文件，例如测试输出、统计分析软件和统计程序等[14]。原始数据的公开使第三方监督和独立评估试验结果成为可能，可以更有效地防范试验数据造假，并且可以重复利用试验数据进行二次研究。但是原始试验数据往往含有大量的商业敏感信息和患者隐私数据，因此目前各国对原始数据的公开都持否定态度。只有欧盟在 EMA 的 Policy/0070 中建议"有限公开"，即必须向 EMA 提出专门的申请，而且只有当药品获得上市许可后，EMA 才会依据申请考虑是否公开。但是，目前还未有公开的案例。

目前，公开原始数据的只有上文介绍的几个非政府的信息共享平台，而且都是只针对一定资格的研究人员公开。

3 药物临床试验数据公开面临的争议及处理机制

临床试验数据的公开虽然逐渐受到越来越多的认可和支持，但争议也一直存在。争议主要集中于 3 点：① 临床试验数据的公开是否违反了《与贸易有关的知识产权协定》（TRIPS）第 39.3 条中有关药品试验数据保护的相关规定。② 临床试验数据的公开是否侵犯了医药企业的商业秘密和患者的个人隐私。③ 临床试验数据的公开是否会造成数据滥用。

3.1 TRIPS39.3 的试验数据保护争议及处理

TRIPS 第 39.3 条提出了 WTO 各成员国对未披露的药品试验数据的保护义务。该条款也作为很多医药企业反对临床试验数据公开的重要依据。基于 39.3 条的规定，对于"通过巨大努力取得的"、"未披露的"，并且"作为批准使用了新化学实体的药品上市的条件"的药品试验数据应该予以保护，以防止不正当的商业使用。并且，各成员国应该保证这些试验数据不被披露。

公开临床试验数据看起来似乎与 TRIPS 的规定相背离。事实上，TRIPS39.3 明确提出了药品试验数据在 2 种情况下可以公开，一是保护公共利益，二是已采取必要的措施以保证该数据不被不正当的商业使用。基于公共利益作为披露试验数据的理由，在现实运用中存在诸多问题。首先"公共利益"难以准确界定，其次只适用于个别具体试验数据的公开，无法作为从整个国家层面要求公开临床试验数据的依据，而且尚未有任何依据"公共利益"披露临床试验数据的具体案例。因此，很多国家都通过"采取必要的措施以保证该数据不被不正当的商业使用"来保证临床试验数据在公开的同时，又不违反 TRIPS39.3 的规定，即建立在"药品试验数据专有权"基础上的"临床试验数据公开"。

药品试验数据专有权（data exclusivity）是以美国和欧盟为代表的一些发达国家采用的药品试验数据保护制度，目前这项制度已经被 WTO 的多个成员国引用。药品试验数据专有权赋予最先递交未披露的试验数据所有人一段期限的数据独占权，在此期限之内，药品主管部门不能将这些未披露的数据作为批准其他药物上市的依据。通过药品试验数据独占，医药企业可以享受一段时间的市场垄断，可以尽快收回获取这些试验数据所付出的巨额成本。同时，也可以避免仿制药企业"搭便车"，造成"不正当的商业使用"。

"药品试验数据专有权"基础上的"临床试验数据公开"是解决医药企业利益和公共利益冲突的平衡之举。同时，也是在不违反 TRIPS 规定的前提下，合理公开临床试验数据的一项有效措施。而且美国、欧盟等国家的试验数据专有权并不局限于"含有新化学实体"的药物，已扩展至新剂型、新适应证等药品。对于不属于"新化学实体的药品"，由于其不属于 TRIPS39.3 规制的范围，因此其临床试验数据的公开也不会造成和 TRIPS39.3 的规定的冲突。

3.2 商业秘密和个人隐私侵权争议及处理

商业秘密（commercially confidential information，CCI）指不属于公共领域、不能公开获取，且公开可能会损害所有者的经济利益或经济地位的商业敏感信息[15]。在 WHO 规定的注册信息包含的 20 个基本要素中，有 5 个被医药企业一致认为属于商业敏感信息：研究题目、干预措施、目标样本、原始结果和辅助性结果。同时，医药企业对于过早公开临床试验信息也存有异议。因为公开早期阶段的试验信息有可能向竞争者泄露自己的研究动向和投资决策，进而丧失市场竞争优势。临床试验数据中包含患者的大量个人数据（personal data，PD），一旦公开则会涉嫌侵犯个人隐私。对此，美国和欧盟在具体的实施过程中都采取了相应的措施。

对于提交注册的临床试验数据信息，美国和欧盟都有一个审核机制，审核通过之后才会公开。对于认为属于商业秘密和个人隐私的信息，提交人可以在注册时加以说明，如果被确认，可以不予公开。欧盟为了解决 CSR 数据的公开引发的商业秘密和个人隐私争议，在 Policy/0070 引入了编校机制（redaction mechanism）。申请人需要向 EMA 提交 2 份 CSR，其中一份是上市审批用的包含完整信息的 CSR（a），另一份是对 CCI 和 PD 信息进行处理的 CSR（b）。EMA 会对 CSR（b）进行另外审查，如果通过审查，则在审批结束后公开 CSR（b）。如果 EMA 未通过 CSR（b），则会启动协商程序，给申请人发送一份拟公开的 CSR（c），并和申请人进行协商。如果协商不能达成一致，EMA 享有最终话语权。如果申请人不同意 EMA 的决定，可以在收到决定的 10 d 之内向普通法院提起诉讼，在这 10 d 之内 EMA 只公开无争议的信息。如果普通法院支持 EMA 的决定，申请人可以在收到普通法院判决之日起 2 个月内向上一级法院提起复议[16]。

对于公开早期阶段的试验信息引起的不良后果，目前各个国家基本都持认可态度，因此目前都不要求公开 I 期临床试验信息。即使美国和欧盟对于一些特殊的临床试验提出了公开 I 期临床试验信息的要求，也允许隐去关键的商业敏感信息。

3.3 数据滥用争议及处理

临床试验数据的公开，特别是 CSR 信息和原始试验数据的公开，如果没有相应的保障措施，极易引起数据滥用，包括不正当的商业使用。目前防止数据滥用的主要措施有控制准入和条件使用（terms of use，ToU）。

控制准入是上文介绍的医药企业等非政府试验数据公开平台采取的针对原始数据公开采取的措施。通过对数据请求者的身份进行验证，并设定相应的资格标准、签署使用协议、提交研究方案等方式对特定的人群进行开放，通常是面向研究者，而且只能用于科研等非商业目的。

ToU 是欧盟在 Policy/0070 中提出的防止数据滥用机制，旨在开放临床试验数据的同时，避免数据被不正当的商业使用。在获取数据之前，用户需要在 EU-TCR 进行注册。获取一般信息的普通用户只需要进行简易注册，而且只能获得"仅屏幕可见"（view-on-screen-only）的一般信息，不包括 CSR。如果想要下载临床试验信息，获取 CSR 数据，必须进行身份识别注册，审核通过之后，可以下载、打印这些信息。同时要遵守相应的使用条款，包括这些数据不能被用来提交上市申请及其他不正当的商业使用，所有超范围的使用造成的后果由使用者承担等。同时下载的数据会标有水印，用来强调这些数据不能用于商业用途[17]。

4 我国药物临床试验数据公开现状及启示

4.1 现状

目前，我国临床试验数据的公开主要通过 2 个信息公示平台完成：中国临床试验登记注册中心（Chinese Clinical Trial Register，ChiCTR）和药物临床试验登记与信息公示平台。

ChiCTR 是四川大学华西医院的中国循证医学中心于 2005 年成立的一个非营利性的学术机构，是 WHO 的 ICTRP 一级注册机构之一，也是 ICTRP 中国地区药物临床试验数据的唯一的链接平台，供全球检索。ChiCTR 完全按照 ICTRP 的要求设立登记程序和登记内容。而且在该注册平台上进行登记注册临床试验已得到 ICMJE 的认可，满足在 ICMJE 旗下的主流医学杂志发表的数据公开要求。ChiCTR 的临床试验注册属于自愿注册，注册范围不局限于以上市审批为目的的临床试验，而且接受在中国和全世界实施的临床试验的登记，公布研究设计方案等信息。

药物临床试验登记与信息公示平台由国家药品审评中心搭建，并于 2012 年 11 月上线。2013 年 9 月 6 日，国家食品药品监督管理总局通过第 28 号《关于药物临床试验信息平台的公告》，对临床试验登记提出强制要求。该平台只应用于获得临床试验批件并在我国进行临床试验的登记注册。登记注册的内容分为对社会公示和仅用于监督管理不对社会公示 2 种性质。

2006 年 4 月，中国 55 家医药学期刊和 ChiCTR、卫生部中国循证医学中心、循证医学教育部网上合作研究中心、Chinese Cochrane Centre 的代表共同发起和成立中国临床试验注册与发表协作网（Chinese Clinical Trial Registration and Publishing Collaboration，ChiCTRPC）。从 2007 年 1 月 1 日起，ChiCTRPC 的成员期刊优先发表已注册的临床试验，根据各期刊情况，逐步过渡到只发表已注册的临床试验报告，以推动我国临床试验数据的公开[18]。

截止到 2016 年 12 月 31 日，在 ChiCTR 上登记注册的临床试验共有 9 967 项[19]，在药物临床试验登记与信息公示平台注册的临床试验共有 5975 项[20]。但是，我国目前的临床试验公开主要还停留在试验注册公开阶段，仅提供一些临床试验基本信息的公开。而且公开的模式较为单一，主要还是以公共机构和政府部门推动为主。随着这 2 年我国临床试验数据造假、不规范、不完整问题的凸显，以及新的药品安全形势下公众对药品试验数据公开的诉求越来越强烈，我国的临床试验数据的公开还需要进一步完善和发展。而美国和欧盟等国家在临床试验数据公开的发展过程中的经验和教训也为我国提供了可借鉴的启示。

中国新药注册与审评技术双年鉴（2016—2017）

4.2 启示

4.2.1 推进我国临床试验数据公开的立法工作 美国和欧盟的临床试验数据的公开都建立在一系列法律保障的基础之上。无论 FDAAA，还是（EU）No536/2014 都属于药品规制的最高位阶法律。我国的 ChiCTR 作为一种自愿注册机制，并无任何官方的法律文件做出相关规定，因此，很多企业选择不注册。药物临床试验登记与信息公示平台虽然对登记的试验范围、内容、程序和时限提出了明确要求，并且和上市审批联系起来强制注册，但是依托的只是一个 CFDA 的公告，属于政府的规范性文件，法律效力较低。建议我国在《药品管理法》中引入药品临床试验公开的相关条款，并配套相应的实施细则，对临床试验注册和信息公开的具体内容，包括应用的对象，公开的时间、内容、程序以及豁免公开的要求、未按要求公开的惩罚措施和承担的责任都做出相应的具体说明。美国和欧盟的经验表明，立法强制推行以及明确的法律责任是药品试验数据公开的重要推动力。

4.2.2 逐渐扩大临床试验数据的公开范围 目前，我国的临床试验数据公开的只是一些登记注册的基本信息，而且药物临床试验登记与信息公示平台的很多信息只用于监督、不予公开。因此，公开范围还是非常局限的，主要还是服务于药品监管。但是想要通过同行评议、第三方独立评估数据、研究数据二次利用等，进一步保障公众知情权、维护科学伦理、发挥社会监督作用，还需要进一步公开结果摘要、CSR，甚至原始数据。但是试验数据公开是一个渐进的过程，药物临床试验登记与信息公示只是第一步。这些目标的实现，一方面需要法律作保障，另一方面也需要社会各种力量参与进来，发展多样化的药物临床试验数据公开模式。

4.2.3 发展多种临床试验数据公开模式 临床试验数据的公开，除了政府推动之外，还需要其他组织共同参与，发展多种数据公开模式，才能充分实现数据的透明化。可以借鉴美国的经验，对于国家支持的临床研究项目，将临床试验数据公开作为获得项目支持的前提条件，并且可以提出更高要求的试验数据公开，例如公开结果摘要；可以通过给予一定的资金支持，或者设立专门的项目，鼓励医药企业、公共部门、学术机构等以合作或独立的形式建立各种模式的临床试验数据公开平台，并通过可控的方式，实现一定程度的原始数据公开。我国虽然已经成立了 ChiCTR-PC，但目前还没有一家期刊将临床试验注册和数据公开作为论文发表的必要条件。学术期刊也可以建立自己的数据共享平台，积极承担起不发表偏倚性报告、促进临床试验数据公开的这一社会性责任。

4.2.4 建立和完善临床试验数据公开争议处理机制 我国在 2002 年的《药品管理法实施条例》以及 2007 年的《药

品注册管理办法》中明确规定了对含有新型化学成分的药品实施数据保护的规定，保护期限为 6 年。这一规定为我国建立临床试验数据公开制度，处理与 TRIPS 的冲突奠定了一定的基础。但是我国的试验数据保护制度由于实施细则不明显、可操作性不足等原因，实施效果并不明显[21-22]。目前，还未有具体的药品获得试验数据保护的统计数字。因此，进一步完善我国的药品试验数据保护制度对促进药品药物临床试验数据公开具有重要意义；由于我国目前还未涉及结果摘要、CSR 和原始数据的公开，因此面临的商业秘密、个人隐私和数据滥用的争议还不明显。如果未来逐渐扩大临床试验数据公开的范围和内容，必须建立相应的争议处理机制，才能保证试验数据公开的良性发展。2013年，美国医药研究与制造商协会（Pharmaceutical and Research Manufacturers of America，PhRMA）和欧洲制药工业协会联合会（The European Federation of Pharmaceutical Industries and Associations，EFPIA）联合发文，提出了临床试验数据公开应该遵守的 3 条原则：保护患者隐私、保证药品监管程序的完整性和不损害医药企业的研究创新的积极性。我国应该借鉴这些原则，建立符合我国实际需求的争议处理机制。

参 考 文 献

[1] KAY D, DRUMMOND R. Registering clinical trials [J]. *JAMA*, 2003, 290 (4): 516 – 523.

[2] DEBORAH AZ, TONY T. Moving toward transparency of clinical trials [J]. *Science*, 2008, 319 (5868): 1340 – 1342.

[3] ZARIN DA, TONY T, WILLIAMS RJ, *et al*. Trial reporting in clinical trials. gov—the final rule [J]. *NEJM*, 2016, 375 (20): 1998 – 2004.

[4] KAMRAN A. Compulsory registration of clinical trials [J]. *BMJ*, 2004, 329 (7467): 637 – 638.

[5] FIONA G, TRISH G. The new BMJ policy on sharing data from drug and device trials [J]. *BMJ*, 2012, 345 (7884): 9 – 10.

[6] KRALL R, ROCKHOLD F. More on compulsory registration of clinical trials: GSK has created useful register [J]. *BMJ*, 2005, 330 (7489): 479 – 480.

[7] GlaxoSmithKline. Data transparency [EB/OL]. (2014 – 09 – 28). http: //www. gsk. com/en-gb/our-stories/how-we-do-randd/data-transparency.

[8] J&J. Johnson & Johnson announces clinical trial data sharing agreement with yale school of medicine [EB/OL]. (2014 – 01 – 30). http: //www. prnewswire. com/news-releases/johnson--johnson-announces-clinical-trial-data-sharing-agreement-with-yale-school-of-medicine-242694971. html.

[9] GREEN AK, REEDER-HAYES KE, CORTY RW, *et al*. The project data sphere initiative: accelerating cancer research by sharing data [J]. *Oncologist*, . 2015, 20 (5): 464 – e20.

中国新药注册与审评技术双年鉴（2016—2017）

［10］ Tonksa. Registering clinical trials ［J］. *BMJ*, 1999, 319 (7224)：1565 – 1568.

［11］ HOPEWELL S, CLARKE M, STEWART L, *et al*. Time to publication for results of clinical trials ［J］. *Cochrane Database Syst Rev*, 2007, 18 (2)：MR000011.

［12］ DOSHI P, JEFFERSON T. Clinical study reports of randomised controlled trials：an exploratory review of previously confidential industry reports ［J］. *BMJ*, 2013, 3 (2)：1 – 4.

［13］ PETER G, ANDERS J. Opening up data at the European medicines agency ［J］. *BMJ*, 2011, 342 (7808)：1184 – 1186.

［14］ EMA. Publication and access to clinical-trial data ［EB/OL］. (2013 – 06 – 24). http：//www. ema. europa. eu/docs/en_ GB/document_ library/Other/2013/06/WC500144730. pdf.

［15］ EMA. European medicines agency policy on publication of clinical data for medicinal products for human use ［EB/OL］. (2014 – 10 – 02). http：//www. ema. europa. eu/docs/en _ GB/document_ library/Other/2014/10/WC500174796. pdf.

［16］ Norton Rose Fulbright. Clinical studies—the EMA's new approach to transparency ［EB/OL］. (2014 – 10 – 02). http：// www. nortonrosefulbright. com/knowledge/publications/122182/clinical-studies-the-emas-newapproach-to-transparency.

［17］ GRANT S. Towards a new clinical trials landscape in Europe-the EMA adopts new data disclosure policy ［EB/OL］. (2014 – 10 – 16). http：//www. bristows. com/news-and-publications/articles/towards-a-new-clinical-trials-landscape-in-europe-the-ema-adopts-new-data-disclosure-policy/.

［18］ 吴泰相, 李幼平, 李静. 中国临床试验注册和发表机制及实施说明 ［J］. 中西医结合学报, 2006, 4 (4)：333 – 334.

［19］ 中国临床试验登记注册中心. 统计数据 ［EB/OL］. ［2017 – 01 – 10］. http：//www. chictr. org. cn/index. aspx.

［20］ 药物临床试验登记与信息公示平台. 信息统计 ［EB/OL］. ［2017 – 01 – 10］. http：//www. chinadrugtrials. org. cn/eap/clinicaltrials. informationstatistics.

［21］ 宗欣, 董江萍, 陶秀梅. 对我国临床试验登记注册和信息共享的思考与建议 ［J］. 中国新药杂志, 2015, 24 (21)：2410 – 2413.

［22］ 杨莉. TRIPS 框架下药品试验数据保护的适用范围及我国的立法选择 ［J］. 中国新药杂志, 2015, 24 (20)：2301 – 2309.

中国新药注册与审评技术双年鉴（2016—2017）

我国新药优先审评模式研究

丁锦希[1], 李苏菊[1], 姚雪芳[1], 高 磊[2], 任宏业[2]

(1 中国药科大学, 南京 211198；2 国家食品药品监督管理总局药品审评中心, 北京 100038)

摘 要 本文从我国新药优先审评模式的前身——特殊审批制度出发, 通过构建评价指标体系, 回顾特殊审批制度实施绩效, 并在借鉴国外优先审评模式的基础上, 结合我国国情和药品审评审批改革目标, 提出优先审评模式的完善建议。建议从适用范围分类细化、加速审评时间节点设置、审评团队建设三方面优化优先审评模式。

2015 年《中国卫生和计划生育统计年鉴》显示[1], 恶性肿瘤、心脏病、脑血管疾病成为中国居民致死疾病的前 3 位。疾病谱的改变和居民可支配收入的增长导致患者对临床疗效显著新药需求凸显[2]。药品注册审评体系作为改善药品可获得性的重要政策, 是各国普遍重视的药品上市准入制度。我国政府自 2015 年开始加快改革力度, 颁发了一系列改革文件, 优化审评模式, 鼓励药品创新。

2015 年 8 月国务院发布《关于改革药品医疗器械审评审批制度的意见》(国发〔2015〕44 号, 以下简称"44 号文"), 提出解决药品积压、鼓励创制新药的改革目标；为贯彻落实 44 号文的相关要求, 国家食品药品监督管理总局 (CFDA) 出台《关于解决药品注册申请积压实行优先审评的意见》(食药监药化管〔2016〕19 号, 以下简称"19 号文"), 提出对具有临床价值的新药、临床急需的仿制药实行优先审评审批, 由此我国建立了药品注册优先审评的新模式。

本文在介绍优先审评的产生及主要内涵的基础上, 构建定量评价指标体系, 回顾特殊审批制度实施效益, 并借鉴国外成熟的优先审评经验, 为优化和完善我国优先审评模式提供参考。

1 优先审评模式概述

1.1 优先审评模式主要内涵

2016 年 2 月 CFDA 发布的 19 号文制定了优先审评模式

实施细节，规定优先审评是为了"加快具有临床价值的新药和临床急需仿制药的研发上市，解决药品注册申请积压的矛盾"而设计的审评模式。其审核和公示流程见图1。

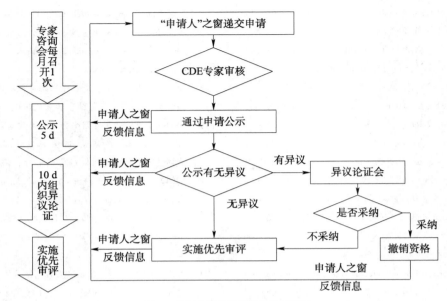

图1　优先审评申请审核和公示流程

国家食品药品监督管理总局药品审评中心（CDE）对列入优先审评的新药临床试验申请和生产申请及仿制药申请优先配置审评资源，在10 d内启动技术审评，并初步给出现场检查及注册检验用时，对上述品种优先安排沟通交流，推进品种的研发和上市进程。

1.2　优先审评模式与特殊审批的区别与联系

特殊审批制度是由2007年《药品注册管理办法》首次提出。2009年CFDA制定《新药注册特殊审批管理规定》，对其适用范围和程序作出细化。

特殊审批制度与优先审评模式的比较，见表1。

表1　特殊审批制度与优先审评模式的比较

比较项目	特殊审批	优先审评
颁布时间	2007年	2016年
主要法规	《药品注册管理办法》	《关于解决药品注册申请积压实行优先审评审批的意见》
适用范围	新药（适用范围较窄）	新药（创新药、改良型新药）、仿制药（适用范围较广）
	① 未在国内上市销售的从植物、动物、矿物等物质中提取的有效成分及其制剂，新发现药材及其制剂。② 未在国内外获准上市的化学原料药及其制剂、生物制品。③ 治疗艾滋病、恶性肿瘤、罕见病等且具有明显临床治疗优势。④ 治疗尚无有效治疗手段的疾病	① 具有明显临床价值，且符合条件的申请。② 防治艾滋病、病毒性肝炎、罕见病、恶性肿瘤、儿童用药品等。③ 其他：仿制药一致性评价改变工艺创新申报的补充申请；主动撤回重新申报品种；临床急需，短缺药品（详见19号文）
作用机制	提前审查位置，缩短技术审评周期	优先配置审评资源，优先安排沟通交流
作用区间	IND-上市审批阶段； NDA-上市审批阶段	IND-上市审批阶段； NDA-上市审批阶段； 仿制药报产-上市审评阶段

适用范围上，优先审评模式适用对象包括新药（创新药和改良型新药）及仿制药，覆盖面更广；作用区间及作用机制上，二者基本一致，但优先审评模式加快审评力度更大，作用机制更合理。综上所述，优先审评模式更具制度优势，特殊审批制度类似于优先审评的前身，优先审评模式是特殊审批的延续与完善。

2　历史回顾性评价

特殊审批制度实施至今，在提高药物可获得性、临床需求满足程度及创新激励效应方面发挥了良好的社会经济效益，但仍存在一定问题。作者将通过评价特殊审批制度实施效益，并深入剖析目前存在问题，挖掘对优先审评的

中国新药注册与审评技术双年鉴（2016—2017）

完善建议。

本文以 CDE 特殊审批品种数据库为数据源，统计了 2007 年至 2015 年 12 月 31 日获得特殊审批资格的新药，经整理共 503 个品种。

2.1 创新药的可获得性

可获得性代表药品从无到有的过程，包括药品研发、上市、生产、流通全程，可界定为患者获得药品潜在机会的大小[3]。创新药通常在某一疾病治疗领域具有突破性疗效，健康效用显著。故尽早获得创新药品具有重要意义。药品可获得性一般可通过审评数量与审评周期进行衡量。

2.1.1 审评数量 如图 2 所示，2012—2015 年我国特殊审批受理量维持在较高水平，占比整体呈上升趋势。美国每年通过优先审评（类似我国的特殊审批）上市新药占年度所有上市新药（NME 或新生物制品 NDA/BLA）的比例为 20%～30%。同时，2005 年 1 月至 2015 年 6 月，美国优先审评品种中按 505b（2）上市的改良型新药（新药物组合和新剂型）占比为 28%。我国特殊审批药物占比则维持在 10% 左右。由于上述数据是以受理号计，故实际通过特殊审批上市的药物占比更低。

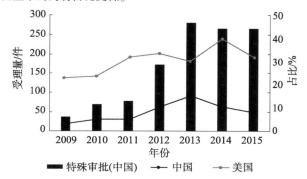

数据来源：CDE 药品年度审评报告、FDA 官网、药智数据；我国以受理号计

图 2 特殊审批受理量及中美优先审评数量占比的比较

由此可见，特殊审批制度改善了药品可获得性，但其改善作用有限。一是因为特殊审批制度过分强调药品结构新颖性，故获得该资格药物占比较低；二是相比美国，我国特殊审批适用范围尚不包括改良型新药；三是国内新药研发能力较低，反映国内制药企业对政策运用能力有待提升。

2.1.2 审评周期 审评周期是评价药品可获得性的关键指标。《药品注册管理办法》规定，特殊审批申报临床和生产审评法定时限分别为 80 和 120 d，短于标准审评所需的 90 和 150 d[4]。

如图 3 所示[5-6]，1.1 类特殊审批新药临床和生产审评的平均时间分别为 13 和 25 个月。按照标准审评的 1.1 类新药临床与生产的审评时间为 14 和 29 个月。

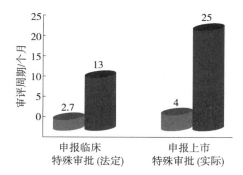

数据来源：丁香园 Insight-China Pharma Data 数据库

图 3 2011—2014 年我国 1.1 类特殊审批新药平均审评周期

由此可见，获得特殊审批资格的新药仍上市迟滞，可获得性不理想。究其原因，一是我国药品注册申请积压严重，新药除标准审评通道外，依赖特殊审批通道上市。单一的通道设置易造成特殊审批通道拥堵和制度失灵。二是特殊审批制度在设计上限于"插队"思路，未形成贯穿药品生命周期的加快审评时间节点机制。三是审评人员不足，使有限的审评资源与审评周期之间的矛盾更加凸显[7]，新形势下有必要加强审评团队建设。

2.2 临床需求的满足程度

作者从获批药物适应证着手总结归纳特殊审批制度的特点，考察其与临床需求匹配程度。见图 4。

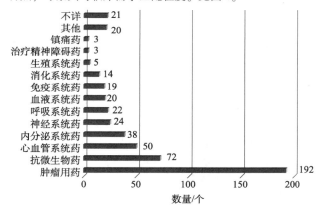

数据来源：根据 CDE 网站整理

图 4 2007—2015 年获得特殊审批资格产品适应证情况

整体来看，各类疾病用药均有获得特殊审批，且肿瘤、心血管系统分别位列第 1 和第 3，与现行疾病谱基本吻合。抗微生物药物位列第 2，与我国病毒性肝炎发病率位居乙类传染病之首，存在临床用药需求相符。

作者认为造成肿瘤、感染、心血管系统用药申报量扎堆，源于此类疾病具有较高临床价值，使用人群广，能为企业带来经济利益，故企业愿意研发此类产品。这与特殊审批用于治疗恶性肿瘤及尚无有效治疗手段疾病的准入标准较一致。

中国新药注册与审评技术双年鉴（2016—2017）

故作者认为特殊审批制度较好地满足了临床需求程度，但对具有迫切社会需求的儿童用药，特殊审批制度未给予优惠政策。

2.3 创新激励效应

创新激励效应可通过获得特殊审批资格药物类型来衡量。

如图 5 所示，特殊审批药品各类别均有所覆盖。其中，化药类型占比达 89.8%，生物制品（6.4%）和中药（3.8%）占比低。这是由于化药研发技术门槛略低、周期短，使得化药仍是创新研发主力。在化药申请类型中，进口化药达 40%，其余均为 1 类新药，其中，创新程度最高的 1.1 类新药占比超过 50%，1.2 类新药次之。

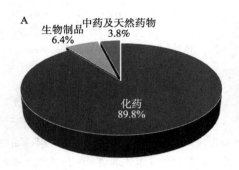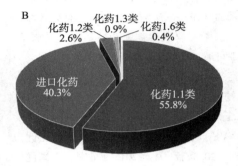

数据来源：根据 CDE 网站整理

图 5 特殊审批药品申请类型占比（A）与获得特殊审批资格化药注册分类情况（B）

可以发现，从药物申请类型来看，我国特殊审批制度激励创新效应相当显著。同时，鉴于特殊审批多为 1 类药品，即为新化学结构，新提取的有效成分和制剂，尚未涉及具有临床优势的改良型新药，导致企业片面追求结构创新，以获得特殊审批资格，反映我国特殊审批制度在准入标准的设置上，缺乏合理性。

2.4 小结

特殊审批制度对激励创新意义重大，但实施情况与制度设计初衷存在差异。准入标准上，对结构新颖性要求高，且对适用的 4 类新药，缺乏细化分类。制度效益上，整体审评效率不高，存在"加速审评节点不明确"等问题。最新实施的优先审评模式作为特殊审批的延伸和发展，也存在"技术审评时限不明确"问题。

3 国外制度经验借鉴

美欧日根据自身情况，设置了多种特殊审评模式，主要有优先审评、加速审批、突破性疗法、例外审批 4 种[8]。

我国的特殊审批与美国优先审评、欧盟加速审评、日本优先审评虽名称各异，但均以标准审评为载体，以"提前审查位置，压缩审评周期"为核心机制，因此归属同一种审评模式。同时，优先审评是各国特殊审评中最为基础的审评模式。鉴于我国优先审评处于初步建立阶段，可参考国外的先进经验进一步完善。

3.1 机制特点

由表 2 所示，从适用条件看，美欧日优先审评的出发点较一致，且普遍适用于：① 严重危及生命疾病。② 具有显著临床治疗优势，包括尚无有效治疗手段或与现有治疗产品相比在安全性或有效性方面具有显著提高的药物，即包括创新药和改良型新药。从作用机制看，各国均采用了相通的审评机制，为优先审评的新药优先配置资源。同时，各国均规定了优先审评时限（约 6 个月），并通过细化关键审评步骤时间节点加快审评。如美国在归档会议、中期会议等几个重要审评节点缩短用时来提高效率[9]。

表 2 国外优先审评模式概览

项目	美国	欧盟	日本
具体名称	优先审评（priority review）	加速审评（accelerated assessment）	优先审评（priority review）
作用区间	上市审评阶段	上市审评阶段	上市审评阶段
适用范围	治疗严重或危及生命疾病，具有显著治疗优势或儿童用药、优先审评券、QIDP 药物	重大公共卫生利益；满足未满足的临床要求	孤儿药或疗效有显著提高的治疗严重或危及生命疾病的药物
审评机制	提前审查顺序、压缩审评周期	同美国	同美国
审评周期	6 个月	6 个月	5 个月

中国新药注册与审评技术双年鉴（2016—2017）

3.2 制度基础

国外优先审评的良好运作是建立在完善的标准审评模式基础上，如美国设立了项目经理（project manager），其在协调申请人与审评机构之间的联系及推进审评工作方面发挥重要作用，我国也正在探索该项制度；同时，美国按适应证建立多个审评室，包括血液学和肿瘤、代谢和内分泌等审评办公室。各审评室其适应证审评团队通常由项目经理、医务人员、药理/毒理学专家、统计学专家、临床药理学/生物药剂学专家、化学家/生物学家专家组成，通过多学科专家的相互交叉和融合，促进审评决策科学。因此，我国在优化优先审评模式时，应兼顾完善标准审评等基础制度。

3.3 绩效评价

美欧日优先审评自实施以来，取得良好的制度效益。从审评周期看，美国新药优先审评时限总体维持在 6 个月，与设定的理论审评用时一致，近几年有增加趋势，但仍显著低于标准审评 10 个月[10]。日本优先审评约为 4 个月，比 6 个月的预定目标更短[11]。综上所述，国外优先审评模式的审评周期与制度设定的时间基本吻合。见图 6。

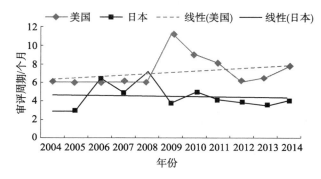

数据来源：FDA，PMDA

图 6 2004—2014 年美国与日本优先审评时限

3.4 借鉴意义

美欧日优先审评制度建立较早，实施细节明确，制度可操作性强，对我国具有重要的可借鉴意义。适用范围上，我国优先审评逐渐与美欧日接轨，以"疗效创新"为基础，以临床价值和药物治疗优势为导向，且将有显著治疗优势的改良型新药纳入。但适用范围较混乱，可借鉴美欧日监管思路明晰适用范围分类。作用机制上，我国与国外基本一致，但未形成贯穿审评过程的加速机制，故建议我国借鉴美欧日明确重要审评节点缩短用时机制的相关规定。

4 我国优先审评模式完善建议

2016 年 7 月《药品注册管理办法（修订稿）》（下文简称"修订稿"）公布，第十六条指出："可根据临床需求和药品特点设立优先审评制度"，表明我国药监部门高度重视优先审评模式，拟以《药品注册管理办法》修订为契机，将优先审评上升到法律层面，为下一步优先审评模式的建设奠定基础。但目前尚未出台优先审评具体操作指南。作者结合前文研究及美欧日的经验，提出以下完善建议。

4.1 明确优先审评模式适用范围分类标准

优先审评模式适用范围广，即从注册分类角度，涵盖创新药、改良型新药和仿制药。但其适用范围分类标准不清晰。既有按适应证和结构分类，还包含列入国家科技重大专项和国家重点研发计划的药品及主动撤回重新申报的品种。因此，未来仍需明确适用范围分类标准，避免众多申请拥挤在一个通道，增加监管难度和降低审评效率。

综上所述，建议随着药品注册积压问题的不断解决，重新梳理优先审评模式适用范围分类标准，对创新药和改良型新药按照新药通道管理，临床急需的首仿药按仿制药通道管理，从源头上实现对创新药和仿制药的差异化管理。同时与注册分类相对应，确保制度的有效性。其次，随着新药及新注册分类的调整，改良型新药本质上疗效更优于原研药，且鉴于我国现阶段国情，短期内创新药数量较少，故建议加大重视改良型新药，适当扩大此类药物占比。

4.2 设置优先审评加速审评时间节点

现行优先审评制度审评节点不明确。19 号文仅初步设置现场检查、药品检验和沟通交流的时限，尚未明确整个技术审评耗时，制约了制度实施效果的可预期性。同时，我国未像美国给出具体的加速审评时间节点，制度实施随意性大。

此外，"修订稿"未将 19 号文中所提及的优先审评的审评时限纳入，即"药审机构每年初向社会公布上一年度各类药品注册申请中技术审评、现场检查和药品注册检验进展情况与所用时限的统计情况报告，预计本年度的各类药品注册申请技术审评各环节的时限"。作者认为取消审评时限的规定是为了解决积压的过渡性政策，今后药品审评机构仍需回归到监管和审评科学上。故建议设置优先审评整体审评时限，并明确"立卷审查""技术审评报告""三合一综合意见""获批上市"等重要环节审评审批用时，同时加强各机构之间的协调沟通。

4.3 加强优先审评配套制度建设

我国正处于解决积压，深化改革的关键时期。为顺利推进以临床疗效为核心的审评制度体系的构建，落实优先审评的实施。我国应当在完善优先审评模式本身的同时，加强其配套制度建设。

目前 CDE 已形成约 10 人组成的项目管理人团队，负责组织协调药品审评工作。但该制度建立时间短、经验不足，建议进一步探索项目管理人制度，扩大其职能范围，与审评团队共同负责审评过程，协调审评交流申请和管理审评文件等，参与到整个审评过程的所有管理工作。同时，逐步探索形成以临床审评人员为核心，药理、毒理、药学、统计等多专业审评人员与项目管理人员共同组成的适应证审评团队，多专业审评、综合评价，提高决策的科学性。

审评人员匮乏，是导致注册申请积压的重要原因之一。目前，CDE 已通过改革用人机制，加大人员招聘规模，多途径扩增人力，并成功引入首席科学家。从数量方面保障了审评工作的开展，但需加强对新聘人员的管理和培训，从质量上保障审评工作的高效运转。

参 考 文 献

[1] 中华人民共和国国家卫生和计划生育委员会．统计年鉴［EB/OL］．［2015 – 05 – 21］．http：//www. nhfpc. gov. cn/.

[2] 中华人民共和国国家统计局．2014 年国民经济和社会发展统计公报［EB/OL］．［2015 – 02 – 26］．http：//www. stats. gov. cn/tjsj/zxfb/201502/t20150226_ 685799. html.

[3] 龚时薇，许燚，张亮．药品可及性评价指标体系研究［J］．中国卫生经济，2011，30（5）：72 – 74.

[4] 中华人民共和国中央人民政府．食品药品监管局通报药品注册特殊审批管理规定［EB/OL］．［2009 – 01 – 08］．http：//www. gov. cn/xwfb/2009 – 01/08/content_ 1199372. htm.

[5] 新康届．从特殊审批中获益最大的企业和品种——中国药品批文近五年回顾之三［EB/OL］．［2014 – 12 – 16］．http：//www. sinohealth. com/2014/1216/14957. shtml.

[6] 1.1 类与 3.1 类新药审批管窥［N］．医药经济报，2015 – 08 – 19（A04）.

[7] 江莹，陈永法，邵蓉．美国药品特殊审批体系及其与我国的对比分析［J］．中国药业，2010，19（12）：8 – 9.

[8] 袁林，邵明立．美国 FDA 加快新药审评策略以及对我国的启示［J］．中国新药杂志，2015，24（21）：2401 – 2404.

[9] FDA. Guidance for Industry Expedited Programs for Serious Conditions-Drugs and Biologics［EB/OL］．［2014 – 05 – 30］．http：//www. fda. gov/downloads/Drugs/Guidance Compliance Regulatory Information/Guidances/UCM358301. pdf.

[10] FDA. CDER Approval Times for Priority and Standard NDAs and BLAs.［EB/OL］．［2009 – 02 – 24］．http：//www. fda. gov/downloads/drugs/development approval process/how drugs are developed and approved/drug and biologic approval reports/ucm123957. pdf.

[11] PMDA. Pharmaceuticals And Medical Devices Agency Annual Report FY2014［EB/OL］．［2014 – 11 – 26］．http：//www. pmda. go. jp/files/000208305. pdf.

欧盟的优先药物激励制度研究

邵 蓉，孙海顺，颜建周，王梦媛

（中国药科大学国家药物政策与医药产业经济研究中心，南京 211198）

摘 要 加快药品审批效率，促进药品创新已经成为行业共识。本文通过分析欧盟优先药物激励制度实施背景及其激励措施，结合我国当前特殊审评的现状，探讨如何完善我国特殊审评制度。

近些年，加快创新药物的审批审评已经成为社会的共识。2015 年 8 月，国务院发布了《关于改革药品医疗器械审评审批制度的意见》（国发〔2015〕44 号），要求加快创新药审评审批[1]。2016 年 2 月 26 日，国家食品药品监督管理总局发布《总局关于解决药品注册申请积压实行优先审评审批的意见》（食药监药化管〔2016〕19 号），对具有明显临床价值的创新药，临床急需、市场短缺的药品优先审评审批，以解决药品注册积压的矛盾[2]。

随着政策环境的利好，我国医药创新取得巨大的进步。一方面通过审批的新药数量不断增多，"十一五"期间国内共有 16 个品种获得新药证书，"十二五"期间共有 85 个品种获得新药证书[3]。另一方面，新药的审评时间也明显减短，获得了产业界的好评[4]。但与国外药品审评效率相比，依然存在明显差距。2011—2014 年，我国 1.1 类新药申报临床的平均审评时间为 14 个月，申报生产的平均审评时间为 29 个月（以获得生产批件为准）[5]，而 ICH 国家药品审评时间平均在 400 d[6]。

基于以上分析，本文拟从欧盟创新药物审批制度入手，选择欧盟优先药物激励制度作为研究对象，采用制度比较法分析我国实施优先药物激励制度的可行性，以期为完善我国药品审评审批制度提供建议。

1 实施背景

通过研发新药来满足未满足的医疗需求已经成为社会的共识。为了让药品早日上市，近些年欧盟药品管理局（European Medicines Agency，EMA）和相关组织已经采取了一系列的激励措施。这些措施包括：为了促进小型研发公司和学术机构的科学创新，欧盟成立了中、小微型企业办公室（micro-，small- and medium-sized-enterprise（SME）office）；对符合优先治疗疗法（advanced-therapy medicines）的药品，通过加速审评（accelerated assessment）加快其上市进程[7]；对风险效益平衡积极但临床数据不充分的药品实施条件性许可（conditional marketing authorization）[8]；并建立了完善的孤儿药监管体系[9]。

为了进一步加强对新药研发的支持，欧盟药品管理部门在《EU Medicines Agencies Network Strategy to 2020，Working together to improve health（EMA/MB/151414/2015，17 December 2015）》强调要联合各方主体，确保疗效好、质量安全的药品能够及时上市[10]。2014 年 12 月，由人用药品委员会（Committee for Medicinal Products for Human Use，CHMP）和 EMA 代表共同探讨，于 2015 年 6—9 月完成《Enhanced early dialogue to facilitate accelerated assessment of PRIority MEdicines（PRIME）》草案，在经过广泛地征求意见后，在 2016 年 3 月 7 日正式颁布《European Medicines Agency Guidance for applicants seeking access to PRIME scheme》指南，标志优先药物激励制度（PRIority MEdicines，PRIME）的实施[11-12]。PRIME 指的是为了优化新药发展和加速新药审评，通过提供科学与监管信息，支持新药开发的计划。

2 优先药物计划的内容

Recital 33 and Article 14（9）of Regulation（EC）No 726/2004 规定了加速审批（accelerated assessment）的要求和程序[13]，加速审评仅仅在提交申请文件几个月之前确定。PRIME 不仅仅能在更早的阶段确定这个产品是否满足加速审批的要求，并且通过在药品研发上市过程中的重要阶段提供科学的建议，提高现有加快审评工具的可获得性。

2.1 PRIME 的条件

欧盟对进入 PRIME 制度内的药品进行了规定。首先该药品处于开发阶段，具有创新性，预计通过欧盟集中审批程序（centralised procedure）上市。其次该药品应与公众健康利益相关，尤其是具有创新疗法符合加速审批的标准的药品。

所以纳入 PRIME 的药品应该瞄准未满足的医疗需求，也就是说欧盟内部没有某种疾病诊断、预防和治疗方法，或者是这个方法在欧盟存在，但是进入该制度内的药品有较大的临床优势，PRIME 计划的准入情况见表 1。

表 1 PRIME 计划的准入情形

情形	具体说明
纳入 PRIME 计划	尚未上市，具有创新性
	打算通过集中程序上市
	符合加速审批的标准

续表

情形	具体说明
不纳入 PRIME 计划	药品已经上市
	药品不能满足未满足的需求
	已经提交上市申请意向书
	已上市产品增加新的适应证

2.2 提交申请的内容

申请人在提交申请材料的过程中，主要从未满足的要求、产品具备满足未满足的要求的潜力两个方面入手，并提供相关的支撑数据。

2.2.1 未满足的医疗需求 一般来说，在阐述未满足的医疗需求时，尽可能地使用流行病学的相关数据。比如阐述疾病对预期寿命的影响、疾病症状持续时间、疾病对生活质量的影响等，该数据可以来源于出版的文献、相关部门的统计数据或者医保数据库。申请的内容应该包含现存的诊断、预防、治疗方法和护理水平（standard of care，SOC），比如临床使用的药品、设备、手术和放疗，以及现存方法为何没有满足需求。

2.2.2 产品具备满足需求的潜力 医疗产品满足未满足的需求的潜力大小是获得 PRIME 支持的重要标准，申请的内容应该包括以下方面：该医疗产品的观察疗效和预期疗效；观察疗效和与预期疗效的临床相关性；医疗产品的价值；医疗产品对医学实践的影响。如果治疗方法已经存在，应该通过严谨的验证，证明该产品与已经存在的产品有较大的提升。

2.2.3 在不同的发展阶段，所需要提交的数据 申请人需要对已经获得的数据进行讨论，探讨该医疗产品能否满足未满足的需求，产品的预期收益应该根据药理学和临床疗效的相关数据。在药品的临床研究阶段和早期开发阶段，申请人所需要提交的数据是不相同的。

2.2.3.1 临床阶段所提交的数据 如果探索性临床试验阶段的申请人根据现有的初步临床证据可以证明该医药产品可以满足未满足的需求，该申请人可以提交进入 PRIME 的申请。

为了获得 PRIME 计划的支持，在临床阶段所提交的数据应该包括以下方面：临床响应（clinical response）；患者的安全性数据（来源于探索性临床研究）证明产品有潜力满足未满足的需求；初步的临床证据表明疗效的巨大的进步（如果现存方法存在，将其进行对比）；产品的有效作用时间；观察的临床结果；证明药品临床有效性的药效学标记。

2.2.3.2 在早期的开发阶段所需提交的数据 为了促进中小微型企业（micro-，small- and medium-sized-enterprise，SMEs）和科研院所的创新能力，EMA 允许其在早期的开发阶段提交进入 PRIME 的申请。但前提是 SMEs 和科研院所的申请人在非临床研究和早期的临床研究中的数据显示医疗产品具有较好的活性。

在这个阶段，最重要的指标是非临床研究和早期临床研究观察的疗效是否确定药品能满足未满足的需求。因此

在该阶段提交的数据应该包括：观察的期限；体外研究的数据；体外研究方法；体外研究研发方法已经成功应用于其他医药产品的例子，见表2。

表2　提交 PRIME 计划的申请内容

提交的内容		具体的说明
未满足的医疗需求		疾病的流行病学数据；现存的诊断、预防或治疗方法/护理水平（standard of care，SOC）；现存方法为何没有满足需求
具备满足需求的潜力		医疗产品的观察疗效和预期疗效；观察疗效和与预期疗效的临床相关性；医疗产品的价值；医疗产品对医学实践的影响
提交的数据	临床阶段	临床响应；患者的安全性数据；初步的临床证据；产品的有效作用时间；观察的临床结果；药品临床有效性的药效学标记
	早期开发阶段	观察的期限；体外研究的数据；体外研究方法；体外研究研发方法已经成功应用于其他医药产品的例子

2.3　审批的流程

上市许可申请人向 EMA 递交申请，EMA 首先确定该申请是否在计划的范围内，并且其格式和内容是否满足要求，如果认为可行的话，通知上市许可人审评程序正式开始。如果该药品属于先进治疗的产品（advanced therapy medicinal products，ATMP），先进疗法委员会 Committee for Advanced Therapies（CAT）和科学建议工作组（Scientific Advice Working Party，SAWP）会参与这个审批过程中，并把相关意见发送给人用药委员会（Committee for Medical Products for Human Use，CHMP）。如果产品不属于先进治疗的产品，EMA 将会指定 1 个 SAWP 审评员和 1 个 EMA 科学官员参与审评，SAWP 把审批结果发给 CHMP，CHMP 根据审批意见做出最终决定。CHMP 该决定发给 EMA，由其发送给申请人，该报告包括审批的结果和 CHMP 决定的原因。PRIME 审批流程见图1。

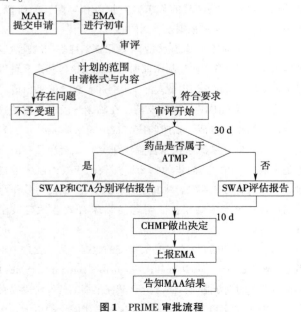

图1　PRIME 审批流程

2.4　计划的激励措施

针对药品开发的阶段，EMA 开展不同的激励措施，主要是分为早期的发展阶段和临床研究阶段。

2.4.1　早期的开发阶段　只有 SMEs 和学术部门在早期发展阶段能够进入 PRIME。由于其申报经验有限，研究经费不足，为了促进其注册流程，监管部门主要采取以下激励措施：通过提供科学和规范的建议就整体的发展计划和主要的发展节点提供指导；联合多方主体如健康科技审评（health technology assessment，HTA），方便其在早期的发展中符合监管的要求；帮助申请人克服财政困难，以方便其开展下一阶段的发展；申请科学建议（scientific advice）的费用减免。

2.4.2　临床发展阶段　在临床发展阶段，EMA 协同各方主体，采取多项措施，加强与上市许可申请人的沟通，方便其尽快开展药品上市。

2.4.2.1　任命审评员　如果该上市申请属于先进治疗产品（advanced-therapy medicinal products，ATMP），监管部门会同时任命来自 CAT 的审评员和一个 CHMP 审评员员，如果不属于 ATMP 就任命一个 CHMP 审评员。一般在上市申请递交 6～7 个月前，上市许可申请人提交意向书之后就会任命该审评员。对于来自 SMES 或科研院所的申请，当数据显示研究从原则性证明（proof of principle）到概念性证明（proof of concept stage），将会任命审评员[14]。

审评员的任命是这个计划的关键，可以保证整个研究的持续性，并通过提供该治疗领域的专业知识支持创新药的发展，审评员和他的团队会从科学和技巧的角度来讨论上市申请的筹备，确保与产品相关的重要发展计划会被 CHMP 所讨论。在上市申请阶段，通过该审评员，可以收到来自儿科委员会（Paediatric Committee，PDCO）、孤儿药委员会（Committee for Orphan Medicinal Products，COMP）等部门的意见。

2.4.2.2　启动会议　当产品进入 PRIME 计划，EMA 会与

中国新药注册与审评技术双年鉴（2016—2017）

上市申请人联络，尽可能早的组织启动会议。该启动会议由欧盟药监系统的多方主体参与，包括 CHMP 的审评员、SAWP 的协调员、相关的 EMA 官员和欧盟药监系统的专家（来自 PDCO，COMP and CAT）。会议的目的是促进上市申请人与监管部门的审评专家的沟通。会议主要在以下方面提供支持：就整体的发展计划提供初步的指导；讨论关键的发展步骤；提供合适的法律规范。

2.4.2.3 EMA 专门的联络点　在发展的阶段，上市许可申请人会从 EMA 专门的联络点受益。在研究的过程中 EMA 会协调各方支持，加强组织内部之间的沟通与联系。除此之外，EMA 会提醒上市申请人使用相关加速审评机制，比如条件许可、特定情况下的上市许可等，以此来加速上市过程。

2.4.2.4 科学的建议　科学的建议的获得必须按照相关的程序进行。上市申请人可以就上市申请的发展建议、主要的问题向 SAWP 咨询。如果该药品涉及到其他的主体，上市许可申请人可以要求进行多方主体的咨询。如果申请人来自 SMEs 和学术机构，可以申请科学的建议的费用减免。

2.4.3 加速审评　相比较与一般的加速审评的确认，进入到 PRIME 计划支持的医疗产品会在更早的阶段确定该药品是够满足加速审评的要求，通常在上市申请 2～3 个月前正式确定其资格。PRIME 计划的激励措施见表 3，其整个生命周期见图 2。

表 3　PRIME 计划的激励措施

发展阶段	采取的措施
早期开发阶段	通过提供科学和规范的建议就整体的发展计划和主要的发展节点提供指导； 联合多方主体（如 HTA）方便其在早期的发展中符合监管的要求； 帮助申请人克服财政困难；申请科学建议（scientific advice）的费用减免。
临床阶段	任命审评员，保证整个研究的持续性 召开启动会议，多方主体参与，提供建议 EMA 设置专门的联络点，协调各方支持 科学的建议，对申请提出建议和问题 加速审评，确定审评资格

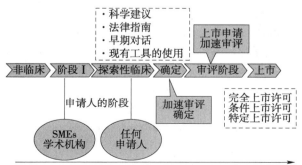

图 2　PRIME 整个生命周期

3　PRIME 计划的配套措施

3.1　建立过程监管，保证目录产品的持续符合要求

进入该计划的产品的发展过程受到监管部门的监督。该监管是科学建议程序的一部分，根据申请科学建议的数据，SAWP 和 CHMP 在科学建议信中对药品发展的下一个关键部分提供建议。如果上市申请人在 1 年内没有申请科学建议，应该在欧盟专门联络点中提交发展进度报告。

如果在研究的过程中，有些药品已进入 PRIME 支持，但是随后数据发现该药品不再符合 PRIME 的准入资格，在这种情况下，申请人应该提交该产品进入该计划的说明报告，该报告会被 SAWP/CHMP 评估，如果数据显示不再符合该要求，PRIME 将会被撤销。

3.2　加强相关部门的合作

创新办公室（innovation offices）在欧盟成员国政府机构的一部分，这些办公室在早期发展阶段与申请人进行沟通并提供支持，监管部门会和这些创新办公室合作，交换 PRIME 相关信息。近些年，EMA 采取不同的措施来加强其内部组织之间的沟通。EMA 打算把优先药品的审评审批由健康科技评价组织（health technology assessment bodies）操作，作为 PRIME 计划的一部分，EMA 鼓励申请人充分使用相关的工具与 HTAs 进行沟通，比如欧盟药品管理局/健康科技评价组织联合建议（parallel EMA/HTA advice）。

3.3　完善信息的公开

为了保证信息的公开和透明，EMA 会公布进入该计划的产品信息，包括活性成分的名称、产品类型（化药、生物药或先进疗法）、预期的适应证、支撑进入该计划的数据类型、申请人的类型（SMEs、学术部门或其他），如果产品没有进入该计划，也会公布类似的信息，但是产品的名称和活性成分的名称除外，以免产生负面的影响。

4　欧盟优先药物计划对我国的启示

目前我国为了促进特定药品的上市进程，采取了特殊药品审评途径和优先审评审批制度，并且取得了一定成果。而 PRIM 作为欧盟加快药品上市的举措，对一些重大疾病治疗药物采取一系列激励措施，我国作为发展中国家，目前是否需要引入 PRIME 制度需要就一些关键问题进行思考。

4.1　关于我国目前是否需要引入 PRIME 制度的思考

4.1.1 我国是否具备引入 PRIME 的基本条件　PRIME 制度存在的基本条件就是加快审评机制的存在。我国 2009 年发布了《关于印发新药注册特殊审批管理规定的通知》（国食药监注〔2009〕17 号），规定明确了特殊审批的情形：比如未在国内上市销售的从植物、动物、矿物等物质中提取的有效成分及其制剂等[15]，2015 年 2 月 26 日颁布了《总局关于解决药品注册申请积压实行优先审评审批的意见》（食药监药化管〔2016〕19号），对明显临床价值的等药品注册申请实行优先审评制度审批制度。这里的特殊审批途径和优先审评审批制度类似于欧盟的快速审评机制，因此，我国具备引入PRIME的基本条件。

4.1.2　PRIME制度在我国是否能够充分发挥激励作用　PRIME激励作用的核心即是通过加强药品上市申请人与监管部门的沟通，缩短药品的上市审评期限。PRIME制度刚刚在欧盟实施，所以其激励作用尚不可评估。对我国新药的激励作用有相当作用的，首先，我国目前的特殊审批途径相当于正常的审批途径，其激励措施手段有限，PRIME计划可以采取多种激励措施帮助药品更快上市;；最后，我国新药研发水平正在逐渐提高，新药研发已经成为产业、政府的共识，PRIME计划在原有加速审评制度的基础上，促进审评的效率。

4.1.3　我国是否具备引进制度的政策基础　PRIME最大的特点就是在原有的加速审评制度的基础上，通过早期介入和任命审评员，增强申请人和监管部门之间的沟通，加快药品上市进程。所以PRIME是对药物激励制度的补充和扩展。在制定PRIME之前，欧盟已经采取罕用药制度、儿科用药制度等一系列激励政策，并且对不同产品采取不同的审批机制，如Additional monitoring/补充监测、conditional approval/有条件批准、exceptional circumstances/特殊情况批准等[16]。这些激励政策相互补充共同促进药品上市。因此，我国现在引入PRIME制度，以现有的特殊审评途径和优先审评审批作为支撑，更好的发挥制度的激励作用[17]。

　　综上所述，我国具备引入PRIME计划的基本条件，且该计划可以弥补我国加快审评制度的激励作用有限的不足，加强对创新药物的激励作用。且该制度符合我国当前创新药品的大环境，有利于激发企业创新的积极性。

4.2　关于我国实施PRIME的建议

4.2.1　我国应该确定PRIME药品的适用范围　我国目前的加速审评突出药品的创新性、临床价值和临床急需性，这些特点以满足患者最大的需求为导向，其核心理念是解决临床未满足的需求。这种临床未满足的需求，要么是目前无有效治疗手段和方法，要么是优于已有的治疗手段和方法[18]。因此建议把优先审评审批制度和特殊审批途径的药品纳入到该制度的范围内。

4.2.2　确定PRIME制度的审批流程　我国应该合理设定获得PRIME的流程。在药品发展的不同阶段分别设定可以进入该计划的指标，可以保证申请人能够及时根据自己的研究成果早期与监管部门进行沟通和联系。我国应该把PRIME计划的审评作为优先审评审批制度和特殊审评途径的前置性措施，进入该制度的产品在发展阶段获得多种激励措施，并且符合其要求的产品实施加速审评。

4.2.3　确定进入PRIME计划的激励措施

4.2.3.1　在药品发展早期阶段，构建申请者与监管部门之间的沟通机制　药品申请人与监管部门的早期咨询和科学的建议是药品早期上市的关键，因此进入该计划的药品申请人可以与监管部门进行沟通，监管部门应该向申请人提供法律支持，对申请提出建议和意见，从而帮助其开展进一步的研究，保证研究的方法的正确、规范与科学。

4.2.3.2　对符合优先审评审批的品种，任命药品审评员　我国应该对符合计划的申请任命药品审评员，该审评员可以保证研究的可持续性，其丰富的专业领域知识可以指导申请者筹备上市申请，从而让其更有效的进行研究，更容易采取正确的方法进行实验。

4.2.3.3　对PRIME目录的产品实行动态管理　随着各种临床研究资料的完善，一旦申请产品的后续条件经部门评估，认为不符合纳入PRIME的要求，监管部门可撤销其资格，自动转入一般程序。并公布相关处理结果，提高监管的透明度。

参 考 文 献

[1]《关于改革药品医疗器械审评审批制度的意见》（国发〔2015〕44号）［EB/OL］.（2015－08－18）.http：//www.cfda.gov.cn/WS01/CL0056/126821.html.

[2]《总局关于解决药品注册申请积压实行优先审评审批的意见》（食药监药化管〔2016〕19号）［EB/OL］.（2016－02－26）.http：//www.cfda.gov.cn/WS01/CL0844/145260.html.

[3] 胡睿.药物创新思路也是短板［N］.医药经济报，2016－02－15（001）.

[4] 胡芳.中国制药：以创新驱动发展［N］.中国医药报，2016－03－08（001）.

[5] 药品评时间知多少［EB/OL］.（2014－11－20）.http：//yao.dxy.cn/article/92630.

[6] New drug approvals in ICH countries 2005－2014［EB/OL］.（2015－07－14）.http：//www.drugregulations.org/2015/08/new-drug-approvals-in-ich-countries.html#!.

[7] Guideline on the procedure for accelerated assessment［EB/OL］.（2016－03－21）.http：//www.ema.europa.eu/ema/index.jsp? curl＝pages/regulation/general/general＿content＿000955.jsp&mid＝WC0b01ac05809f843a.

[8] Guideline on the scientific application and the practical arrangements necessary to implement Commission Regulation（EC）No 507/2006 on the conditional marketing authorisation for medicinal products for human use falling within the scope of Regulation（EC）No 726/2004［EB/OL］.（2016－03－08）.http：//www.ema.europa.eu/ema/index.jsp? curl＝pages/regulation/general/general＿content＿000955.jsp&mid＝WC0b01ac05809f843a.

[9] Orphan-medicinal-product designation［EB/OL］.（2015－05－18）.http：//www.ema.europa.eu/ema/index.jsp? curl＝pa-

ges/regulation/general/general _ content _ 000029. jsp&mid = WC0b01ac05800240ce.

［10］EU Medicines Agencies Network Strategy to 2020，Working together to improve health（EMA/MB/151414/2015）［EB/OL］.（2015 − 12 − 17）. http：//www. innogen. ac. uk/consultations/1102.

［11］Enhanced early dialogue to facilitate accelerated assessment of PRIority MEdicines（PRIME）［EB/OL］.（2016 − 03 − 07）. http：//www. beuc. eu/health.

［12］European Medicines Agency Guidance for applicants seeking access to PRIME scheme［EB/OL］.（2016 − 03 − 07）. http：// www. ema. europa. eu/ema/index. jsp? curl = pages/regulation/general/general_ content_ 000660. jsp&mid = WC0b01ac058096f 643.

［13］Regulation（EC）No 726/2004［EB/OL］.（2004 − 07 − 26）. http：//www. reach-compliance. eu/english/REACH-ME/en-gine/sources/regulations/launch-726-2004-EC. html.

［14］Procedural Advice on CHMP/CAT/PRAC Rapporteur/Co-Rappor-

teur appointment principles，objective criteria and methodology in accordance with Article 62（1）of Regulation（EC）No 726/2004 ［EB/OL］.（2014 − 11 − 07）. http：//www. ema. europa. eu/ ema/index. jsp? curl = pages/regulation/document_ listing/docu-ment_ listing_ 000089. jsp&mid = WC0b01ac0580027254.

［15］《关于印发新药注册特殊审批管理规定的通知》（国食药监注［2009］17 号）［EB/OL］.（2009 − 01 − 07）. http：// www. cfda. gov. cn/WS01/CL0058/35157. html.

［16］2014 年 5 月份欧盟 EMEA 审批药物亮点盘点［EB/OL］.（2014 − 12 − 10）. http：//www. sinohealth. com/2014/1215/ 14896. shtml.

［17］杨莉，陈玉文，周力民. 美国的新药优先审评凭单激励制度研究［J］. 中国新药杂志，2012，21（21）：2475 − 2479.

［18］张克坚. 发达国家药品注册优先审评程序解读与思考［J］. 中国处方药，2009，90（9）：66 − 68.

中国新药注册与审评技术双年鉴（2016—2017）

美国药品审评正式争议解决程序评介及对我国的启示

耿晓雅，魏天颖，马　坤

（国家食品药品监督管理总局药品审评中心，北京 100038）

摘　要　本文通过介绍美国药品审评正式争议解决程序（formal dispute resolution，FDR）的制度沿革和基本流程，分析该程序主要特点，并以 2003—2014 年药品评价和研究中心（Center for Drug Evaluation and Research，CDER）正式争议解决申请（formal dispute resolution request，FDRR）受理情况、绩效目标实现情况、认可率和用时等数据评价美国 FDR 程序实施效果，为完善我国药品审评争议解决机制提供参考。建议通过构建完善的法律体系、在技术审评阶段设置争议解决程序、注重与申请人沟通交流、建立复审专家委员会等措施完善我国药品审评争议解决机制。

药品审评是审评人员基于对申请人提供的资料全面审评，同时依据现有法律法规和以往类似案例审评情况作出审评结论的一项科学判断过程。在该过程中，审评人员和申请人必然性地会对一些科学问题有所争议，有效解决此类争议是科学高效开展审评、鼓励药物研发创新的重要方面，但我国药品审评争议解决机制目前尚不完善，使得此类争议无法及时、有效解决。美国食品药品监督管理局（Food and Drug Administration，FDA）于 2000 年设立了正式争议解决程序（formal dispute resolution，FDR），允许申请人针对审评结论提交正式争议解决申请（formal dispute resolution request，FDRR），并构建了内部逐级申诉模式以解决科学和医学争议，其程序较为规范化、体系化。因此，本文对美国 FDR 程序进行研究，以期为完善我国药品审评争议解决机制提供借鉴。

1　美国药品审评争议解决机制概述

美国药品审评争议解决机制肇始于 1979 年，并自 1997 年起逐步完善和细化，目前作为药品审评质量管理规范（good review practices，GRPs）体系的一部分，其法规体系较为系统，其程序流程较为规范。

1.1　法规体系

《1997 年食品药品监督管理局现代化法》（Food and Drug Administration Modernization Act，FDAMA）颁布之前，《美国联邦法规》（CFR）第 21 编第 10.75 条规定了主管应对 FDA 所有员工（局长除外）的审评结论进行内部审查[1]。CFR 第 312.48 条[2]和第 314.103 条[3]分别对新药临床试验申请（investigational new drug applications，INDs）和新药上市申请（new drug applications，NDAs）、仿制药上市申请（abbreviated new drug applications, ANDAs）审评过程中的争议（包括行政和程序争议以及科学和医学争议）解决机制作出规定。这些规章构成美国药品审评争议解决法规体系的雏形。

1997 年 11 月 21 日，美国时任总统克林顿签署 FDAMA。FDAMA 第 404 条修订了《联邦食品、药品和化妆品法》（the Federal Food, Drug, and Cosmetic Act, FD&C Act），增加了关于争议解决的条款（即 FD&C Act 第 562 条，《美国法典》第 21 编第 360bbb-1 条），规定若政府机构和申办者、申请人或制造商（以下简称"申请人"）之间，就药品或医疗器械产生科学争议，且本法及依据本法制定的规章均未规定相应解决程序，政府机构应在 1 年内通过制定规章确立一项申请人可以申请对该争议进行审查的程序，包括适当科学顾问小组或咨询委员会的审查[4]。

根据 FDAMA 要求，1998 年 FDA 修订 CFR 第 21 编第 10.75 条，从整体上规定申请人可以申请适当科学顾问小组或咨询委员会对科学争议进行审查，并规定若此类申请被否决，应书面告知理由，且申请人可继续向更高管理级别逐级申请审查[1]。此外，考虑到 FDA 不同中心在既有争议解决机制和咨询委员会管理模式等方面存在显著差异，FDA 声明各中心将出台指南以具体实施 FDAMA 第 404 条相关要求[4]。故 2000 年 2 月，CDER 和生物制品评价和研究中心（Center for Biologics Evaluation and Research, CBER）联合发布《正式争议解决行业指南：部门以上级别申诉》（Guidance for Industry Formal Dispute Resolution: Appeals Above the Division Level，以下简称"FDR 指南"），正式提出 FDR 的概念，并确立 FDR 程序基本要素[5]。CDER 和 CBER 亦分别制定内部政策与程序手册，如 CDER 的《CDER 监察专员的

作用和工作程序》（MAPP 4150.1)[6]，CBER 的《主要争议解决过程》（SOPP 8005)[7]。2013 年 3 月，CDER 和 CBER 修订 FDR 指南，强调新信息以及对原有数据的重新分析不应作为 FDRR 的一部分[8]。

1.2 引入 GRPs 理念不断完善

2005 年 4 月，CDER 和 CBER 共同发布《审评人员和企业指导原则——PDUFA 产品的药品审评质量管理规范与实践》，将争议解决作为审评结论后阶段的一项关键事项[9]。2015 年 9 月，CDER 和 CBER 正式将 FDR 指南标识为 GRPs 体系文件，并根据运行情况进行修改、完善，使其更加符合实践需要，主要变化为：① 适用范围从科学和程序争议变更为科学和医学争议（FDA 认为科学和医学争议包括其可能衍生的程序争议）。② 适用产品范围扩增了 BsUFA 所覆盖的人用药品。③ 明确了 FDRR 受理标准和资料列表。④ 明确申明 CDER 和 CBER 对现行所有法律框架下（如 CFR 第 21 编第 10.75 条、第 312.48 条、第 314.103 条等）的使用者付费药品相关申请所产生的科学和医学争议，均通过 FDR 程序予以管理[10]。

2 正式争议解决程序

FDR 程序旨在于 CDER 和 CBER 内部，针对在作出审评结论的管理级别无法解决的科学和医学争议，为申请人提供一条向更高管理级别寻求解决的途径。2015 年版 FDR 指南虽仍处于草案阶段，但代表了 FDA 对 FDR 程序的最新观点，故本文主要基于该版本研究和阐述 FDA 程序流程，见图 1。

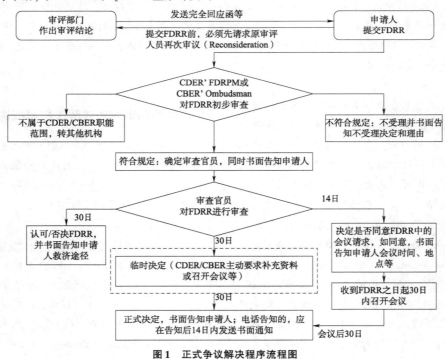

图 1 正式争议解决程序流程图

2.1 程序流程

2.1.1 提交 FDRR FDRR 一般以原申请（IND，NDA，ANDA 等）的修正案形式提交，并抄送给 CDER 的正式争议解决项目管理人（formal dispute resolution project manager，FDRPM）或 CBER 的监察专员（Ombudsman）。为了保证资源有效利用、提高审查效率，FDR 指南给出 FDRR 的内容和格式要求，申请人应按规定提交资料。

2.1.2 受理 FDRR FDR 适用于与 IND，NDA，ANDA 等的审评结论相关的科学争议，如完全回应函、临床试验暂停、先进疗法认定的否决、退审等事项。而 FDA 与申请人沟通交流中产生的会议记录或一般建议函并不具备强制性，因此不属于 FDR 范围。另外，为节约审评资源，申请人不能在寻求其他任何管理或法律救济途径的同时提交 FDRR，包括与 FDPRM 或 Ombudsman 的非正式沟通，否则不予受理。

一般来说，FDRPM 或 Ombudsman 应对 FDRR 按受理标准进行形式审查，决定是否受理。若决定受理，应确定该 FDRR 的审查官员（deciding official），并发送通知信（acknowledgement letter）告知申请人审查官员、答复期限、会议日期等相关信息。若拒绝受理，应以审查官员的名义书面告知申请人不受理决定和理由，并告知其他救济途径。若该 FDRR 不属于 CDER 或 CBER 职能范围，则转至 FDA 适当机构。

2.1.3 审查 FDRR

2.1.3.1 内部审查 对于《处方药使用者付费法案》（Prescription Drug User Fee Act，PDUFA）和《生物仿制药使用者付费法案》（Biosimilar User Fee Act，BsUFA）药品的科学和医学争议，审查官员应在 30 d（如无特殊说明，本文中的时限均自收到 FDRR 之日起算，且为自然日）内完成审查、作出决定，并以书面或电话方式告知申请人，若以电话方式告知，应于电话告知之日后 14 d 内书面告知；若申请人在 FDRR 中请求召开会议，此类会议被视为 A 类（PD-UFA 药品）[11]或 1 类（BsUFA 药品）[12]会议，审查官员应在 14 d 内确定是否同意该会议请求，若同意，则应在 30 d 内召开会议，并于会议结束之日起 30 d 内作出决定；审查官员有时亦会在作出正式决定之前提出临时决定，如要求申请人补充资料、与申请人召开会议、与咨询委员会成员讨论或召开咨询委员会会议等，这些临时决定应在 30 d 内作出，并且自作出临时决定之日起 30 d 内作出正式决定。对于《仿制药使用者付费法案》（Generic Drug User Fee Act，GDUFA）药品的科学和医学争议，审查官员也应尽量在 30 d 内予以答复。

若审查官员无法在 30 d 内作出正式决定或临时决定，应当通知申请人，解释原因并重新商定答复时限。此时 PDUFA 和 BsUFA 绩效目标视为未达成。

2.1.3.2 咨询委员会审查 申请人有权申请咨询委员会审查，审查官员有权决定是否同意，并在 30 d 内书面告知申请人。若同意，则规划会议进行充分思考和讨论，并于会议结束之日起 30 d 内，在充分考虑咨询委员会意见的基础上作出决定。若不同意，应书面告知申请人理由以及后续救济措施。咨询委员会意见并不约束审查官员的最终决定[13]。

2.2 主要特点

2.2.1 逐级申诉、独立审查 FDR 程序采取内部多管理级别逐级申诉、各管理级别独立审查的运行模式，见图 2。申请人可以顺次先向较低管理级别提交 FDRR，若被否决，则可向更高管理级别提交 FDRR，各管理级别均应按照规定程序独立审查。如申请人穷尽 CDER 或 CBER 内部管理级别，包括部门级别（Division）、办公室（Office）级别、超级办公室级别（Super Office）和中心级别（CDER 或 CBER），仍对审查决定不服，则可通过 FDA 监察专员向 FDA 局长申请审查。

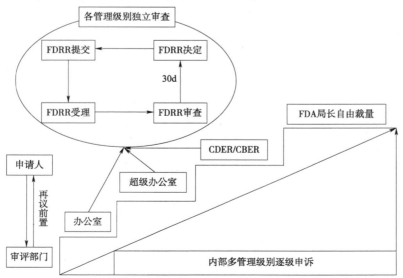

图 2　正式争议解决程序逐级申诉、独立审查模式图

中国新药注册与审评技术双年鉴（2016—2017）

2.2.2　鼓励沟通交流　FDR 程序鼓励申请人在 FDRR 提交前与 CDER 或 CBER 沟通交流。一方面，申请人应先向原审评部门提出再议申请（reconsideration），就争议事项与原审评人员充分沟通交流，否则不能提交 FDRR。另一方面，FDRPM 和 Ombudsman 不仅处理 FDR 相关工作，还负责以非正式沟通方式迅速、公平地解决申请人异议，他们鼓励申请人在提交 FDRR 之前先与之沟通。此外，其他程序如 II 期临床末会议、NDA 提交前会议、90 天会议、审评后会议等也是及时讨论、解决争议的有效途径。

FDR 程序也允许申请人在 FDRR 中一并提出会议请求，2003—2014 年，CDER 共收到 46 项 A 类会议请求并同意了其中 44 项（96%）。CDER 还主动要求与 20 个 FDRR 申请人召开沟通会议，说明 CDER 十分鼓励申请人积极与之沟通交流，以迅速、妥善解决争议。

2.2.3　引入咨询委员会审查　为了公平、公正地解决 FDA 与申请人之间的科学争议，FDAMA 第 404 条要求引入咨询委员会审查。FDR 指南明确规定申请人可以在 FDR 程序任何阶段提出咨询委员会审查请求，审查官员有权决定是否召开会议，但是由于咨询委员会会议需要大量时间筹备，因此鼓励申请人尽早提出请求。CDER 或 CBER 在 FDRR 审查过程中也会主动寻求内外部专家或咨询委员会的意见，以保证审查结论科学、公正。

2.2.4　注重绩效目标设置和考核　PDUFA II[15] 和 BsU-FA[16] 对 FDR 程序设定了两项绩效目标：一是 FDRR 的答复时限，即各管理级别应保证 90% 的 FDRR 在 30 d 内予以答复，至少是临时决定；二是 A 类或 1 类会议的相关时限，即各管理级别应在 14 d 内告知 90% 的申请人是否同意其会议请求，并在 30 d 内召开 90% 的会议，且在会议结束之日起 30 d 内发布 90% 的会议纪要。GDUFA 规定 FDA 应尽可能在收到 FDRR 之日起 30 d 内予以答复[17]。对于非使用者付费法案覆盖范围内的人用药品，则在资源允许的前提下尽快答复，暂未设置明确目标。每年 FDA 都会评估绩效目标完成情况，并向国会专项报告，这将直接关系到 PDUFA 和 BsUFA 能否继续获得授权。

3　实施效果评价

FDR 程序自 2000 年实施以来，经过 10 余年发展，在 CDER/CBER 与申请人科学和医学争议解决过程中发挥了重要作用。本文以 2003—2014 年 CDER 的 FDRR 受理情况、绩效目标实现情况、认可率和用时等数据，从正反两方面评价 FDR 程序实施效果。

3.1　FDRR 受理情况[14]

2003—2014 年，CDER 共收到 137 项正式争议事项。就申请类型而言，正式争议事项分别针对 INDs、NDAs、AN-DAs 等，其中 NDAs 争议最多（64 项），近年来 INDs 争议

急剧增多，甚至开始超过 NDAs 争议。就事由而言，52 项（38%）争议针对完全回应函或不批准函，20 项（15%）争议针对临床试验暂停，另外 65 项（47%）争议分别针对先进疗法认定、退审等事项。

申请人可就同一正式争议事项向不同管理级别逐级提交 FDRR，并且每项 FDRR 都将独立审查，故实际上 2003—2014 年 CDER 共收到 173 项 FDRR，其中受理 140 项（81%），拒绝受理 25 项（14%），另外 8 项（5%）在决定是否受理之前撤回。图 3 逐年统计了 2003—2014 年 CDER 的 FDRR 受理情况，可看出近年来 CDER 拒绝受理 FDRR 的比例有所增加，说明 FDRR 受理标准更加明确，FDR 程序更加规范化。拒绝受理的最主要原因是申请人在 FDRR 中提交了新信息或对原有数据的重新分析（11 项），第二大原因是申请人未在提交 FDRR 前向原审评部门请求再议（7 项），其他原因包括非 CDER 职能范围（4 项）、涉及并行救济途径（2 项）、非 FDA 职能范围（1 项）。

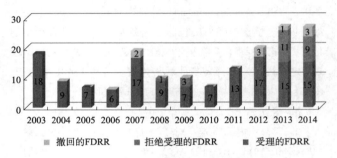

图 3　2003—2014 年 CDER 的 FDRR 受理情况统计图

3.2　绩效目标实现情况[14]

CDER 收到的 137 项正式争议事项中，122 项（89%）是 PDUFA 药品，6 项（4%）是 GDUFA 药品，9 项（7%）是非使用者付费法案药品，无 BsUFA 药品。

表 1 统计了 CDER 2003—2014 年 FDRR 的答复时限绩效目标完成情况。平均而言，PDUFA 绩效目标完成率是 91%，GDUFA 绩效目标完成率是 100%，绩效目标基本达成。

表 1　CDER 2003—2014 年 FDRR 的答复时限绩效目标完成情况统计表　　　　　　　　　　　　　　　%

年度	BsUFA 目标	GDUFA 目标	PDUFA 目标
2003	N/A	N/A	100
2004	N/A	N/A	90
2005	N/A	N/A	89
2006	N/A	N/A	88
2007	N/A	N/A	100
2008	N/A	N/A	86
2009	N/A	N/A	87
2010	N/A	N/A	71

72

续表

年度	BsUFA 目标	GDUFA 目标	PDUFA 目标
2011	N/A	N/A	89
2012	N/A	N/A	97
2013		100	100
2014		100	97
平均完成率		100	91

N/A：表示不适用

由于 CDER 未受理 BsUFA 药品，而 GDUFA 无会议相关绩效目标，故表 2 仅统计了 PDUFA 药品 A 类会议的相关时限绩效目标完成情况。整体而言，12 年来 CDER 不断提高 PDUFA 药品 A 类会议绩效目标完成率，近 3 年的绩效目标基本达成。

表 2　CDER 2003—2014 年 A 类会议的相关时限绩效目标完成情况统计　　　　　　　　　　　　　　　　　%

年度	会议请求回应目标	会议召开目标	会议纪要公开目标
2003	50	0	100
2004	0	0	100
2005	50	0	50
2006	100	0	100
2007	100	50	75
2008	83	17	67
2009	0	0	50
2010a	—	—	—
2011	100	75	100
2012	100	100	100
2013	100	75	100
2014	100	100	100

a：2010 年未收到会议请求

3.3　FDRR 认可率[18]

FDRR 被认可是指改变原审评结论，若 1 项 FDRR 有多个争议事项，只要 1 个争议事项被否决，该 FDRR 即被否决。受理的 140 项 FDRR 中，23 项（16%）被认可。图 4 逐年统计了 2003—2014 年 CDER 对 FDRR 认可和否决情况。总体而言，FDR 程序为申请人提供一条就审评结论提请审查的途径，对增加申请人和公众对审评结论信任度发挥重要作用。

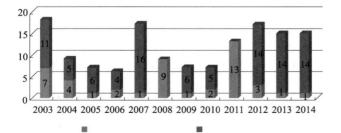

图 4　2003—2014 年 CDER 对 FDRR 认可和
否决情况统计图

3.4　FDRR 用时[14]

向 3 个管理级别提交 FDRR 比仅向一个管理级别提交 FDRR 耗时增加 7.5 个月（整体用时中位数），但更高管理级别很少改变低管理级别的决定，实际上，12 年内仅有一例更高管理级别改变低管理级别决定而认可申请人诉求的案例。另外，整体用时（包括 CDER 审查用时和申请人提交 FDRR 用时）相较 CDER 审查用时（即 CDER 的审查官员自收到 FDRR 到正式答复的用时）颇为冗长，这与并未规定申请人提交 FDRR 的时限有关，使得 CDER 虽竭力按时限审查，耗时仍过长。因此，从一定程度上说，这种逐级申诉的模式效用不高，耗时较长但收效甚微，对于申请人和监管部门来说都不甚有益。见表 3。

表 3　CDER 审查用时和整体用时平均数和中位数

提交 FDRR 的管理级别数	正式争议事项数	CDER 审查用时/d 平均数	CDER 审查用时/d 中位数	整体用时/d 平均数	整体用时/d 中位数
1	108	57	30	57	30
2	22	160	109	249	211
3	7	133	124	265	256

4　对我国药品审评争议解决机制的启示

4.1　我国药品审评争议解决机制的现状和问题

目前，我国法律法规明确规定的药品审评争议解决机制主要为《药品注册管理办法》（局令第 28 号）第一百五十六条至一百五十八条规定的复审程序。结合实际运行情况，主要存在以下问题：① 争议解决机制法律体系有待完善。② 技术审评阶段缺乏争议解决机制，当申请人对技术审评结论有异议时，只能在国家局作出不予批准的行政决定后提出，使得争议难以于技术审评阶段得到有效解决。③ 争议解决过程中未设置有效的沟通交流通道。④ 现行复审程序主要以内部会议形式作出复审结论，仅在极少数情况下邀请外部专家和申请人召开三方会议，申请人申辩权利未能保障，同时缺乏监督机制。

4.2　完善我国药品审评争议解决机制的建议

美国 FDR 程序经过十余年发展，已十分成熟。而我国以复审为主体的争议解决机制在法律体系、节点设置、沟通交流、公开透明等方面还存在诸多问题。因此，我国一方面应借鉴美国经验，另一方面亦需结合现实情况，建立一套符合国情、科学合理、系统规范的药品审评争议解决机制。

4.2.1　引入 GRPs 理念构建完善的法律体系　GRPs 体系是将审评过程中积累的知识、经验进行系统化、书面化，对审评过程进行规范化的一套体系，一套科学完善的 GRPs 体系可有效保证药品审评质量和效率[19]。美国运用 GRPs 理念不断完善 FDR 程序。我国也应引入 GRPs 相关理念，以其

中国新药注册与审评技术双年鉴（2016—2017）

"质量、效率、明确、透明和一致"的核心思想，构建我国药品审评争议解决的法律体系。具体而言，首先应在法律层面规定基本原则和思路，再以行政规章、部门规章和指导原则等形式予以细化。法律体系的细化不应过粗，否则会导致监管随意性过大、一致性弱等问题，也不应过细，否则会使得灵活性低、效率不高。

4.2.2　在技术审评阶段设置争议解决程序　药品审评过程中申请人与审评人员之间必然会就科学问题产生争议，及时、有效解决争议是确保审评结果科学公正的重要方面，故应借鉴美国经验将争议解决机制前置于技术审评阶段。实施效果显示美国逐级申诉的模式效用不高，且当前我国审评资源严重匮乏，加之药品审评机构设置与 FDA 有所不同，故不建议采用此模式。2012 年 8 月 23 日，国家食品药品监督管理总局药品审评中心发布公告，提出"申诉"程序，即当审评人员对某申请做出"建议不批准"的审评结论，即告知申请人，申请人如有异议可在 15 日内提出申诉，主审报告部结合申诉意见对该品种进行评估，并做出最终审评结论[20]。申诉程序在实践中对于争议解决发挥一定作用，但目前该程序尚未制度化、规范化，建议制定相关法规固化有益做法，在技术审评阶段设置争议解决程序。

4.2.3　注重与申请人沟通交流　药物研发是一项阶段性推进、多学科互相关联、高投入高风险的系统工程，通过沟通交流可以在早期发现潜在争议并尽早解决，进而降低药物研发风险，提升审评决策质量和效率。故在设计我国药品审评争议解决程序的过程中，应重视沟通交流通道的设置，并在制度层面鼓励沟通交流。

4.2.4　建立复审专家委员会　在争议解决过程中引入外部专家审查是保证公平、公正的关键。国务院 44 号文明确要求建立复审专家委员会对有争议的事项进行复审，确保审评结果科学公正[21]。国家局 230 号公告细化了执行机构、复审专家委员会设置和复审原则等问题，为复审制度的改革提供了明确的政策指导[22]。在当前药品审评审批制度改革的大背景下，建议基于相关政策，借鉴美国经验，建立复审专家委员会，引入外部专家审查机制。

参 考 文 献

[1] FDA. 21 Code of Federal Regulations, Part 10. 75—Administrative Practices and Procedures. Internal agency review of decisions [EB/OL]. (1998) [2016 – 05 – 18]. http://www.ecfr.gov/cgi-bin/text-idx? SID = ca3eca4354ae50ad728cb77ccc76d4b4& mc = true&node = se21.1. 10_ 175&rgn = div8.

[2] FDA. 21 Code of Federal Regulations, Part 312. 48—Investigational New Drug Application. Dispute resolution [EB/OL]. (1990 – 03 – 29) [2016 – 05 – 18]. http://www.ecfr.gov/cgi-bin/text-idx? SID = ca3eca4354ae50ad728cb77ccc76d4b4& mc = true&node = se21. 5. 312_ 148&rgn = div8.

[3] FDA. 21 Code of Federal Regulations, Part 314. 103—Applica-tions for FDA approval to market a new drug. Dispute resolution [EB/OL]. (2008 – 07 – 10) [2016 – 05 – 18]. http://www.ecfr.gov/cgi-bin/text-idx? SID = ca3eca4354ae50ad728cb77ccc76d4b4&mc = true&node = se21. 5. 314_ 1103&rgn = div8.

[4] FDA. Federal register vol. 63 NO. 222 pages 63978 [EB/OL]. (1998 – 11 – 18) [2016 – 05 – 18]. https://www.gpo.gov/fdsys/pkg/FR-1998 – 11 – 18/pdf/FR-1998 – 11 – 18. pdf.

[5] CDER&CBER of FDA. Guidance for industry Formal Dispute Resolution: Appeals Above the Division Level [EB/OL]. (2000 – 02 – 28) [2016 – 05 – 18]. http://www.fda.gov/downloads/drugs/guidancecomplianceregulatoryinformation/guidances/ucm 079743. pdf.

[6] Office of the center director of CDER. Role and Procedures of the CDER Ombudsman (MAPP 4150. 1) [EB/OL]. (2002 – 10 – 10) [2016 – 05 – 15]. http://www.fda.gov/downloads/aboutfda/centersoffices/officeofmedicalproductsandtobacco/cder/manualofpoliciesprocedures/ucm073552. pdf.

[7] CBER. Major Dispute Resolution Process (SOPP 8005) [EB/OL]. (1999 – 02 – 11) [2016 – 05 – 15]. http://www.fda.gov/biologicsbloodvaccines/guidancecomplianceregulatoryinform-ation/proceduressopps/ucm109574. htm.

[8] FDA. Federal register vol. 78 NO. 49 pages 15955-15956 [EB/OL]. (2013 – 03 – 13) [2016 – 05 – 18]. https://www.gpo.gov/fdsys/pkg/FR-2013 – 03 – 13/pdf/2013-05721. pdf.

[9] CDER&CBER of FDA. Guidance for Review Staff and Industry: Good Review Management Principles and Practices for PDUFA Products [EB/OL]. (2005 – 03 – 15) [2016 – 05 – 15]. ht-tp://www.fda.gov/downloads/drugs/guidancecomplianceregula-toryinformation/guidances/ucm079748. pdf.

[10] CDER&CBER of FDA. Formal Dispute Resolution: Appeals Above the Division Level Guidance for industry and review staff Good Re-view Practice [EB/OL]. (2015 – 08 – 19) [2016 – 05 – 15]. http://www.fda.gov/downloads/drugs/guidancecomplianceregu-latoryinformation/guidances/ucm343101. pdf.

[11] CDER&CBER of FDA. Formal Meetings Between the FDA and Sponsors or Applicants of PDUFA Products Guidance for Industry [EB/OL]. (2015 – 03 – 13) [2016 – 05 – 15]. http://119. 90. 25. 49/www.fda.gov/downloads/drugs/guidancecompli-anceregulatoryinformation/guidances/ucm437431. pdf.

[12] CDER&CBER of FDA. Formal Meetings Between the FDA and Bi-osimilar Biological Product Sponsors or Applicants Guidance for In-dustry [EB/OL]. (2015 – 11 – 13) [2016 – 05 – 15]. ht-tp://119. 90. 25. 22/www.fda.gov/downloads/drugs/guidance-complianceregulatoryinformation/guidances/ucm345649. pdf.

[13] FDA. 21 Code of Federal Regulations, Part 14. 5—Purpose of proceedings before an advisory committee [EB/OL]. [2016 – 05 – 18]. http://www.ecfr.gov/cgi-bin/text-idx? SID = aec7f8 eee8d8bb5070d6642fc8dd237d&mc = true&node = se21. 1. 14_ 15&rgn = div8.

[14] SHARMA K, HARRINGTON A, WORRELL S, et al. An FDA a-nalysis of formal dispute resolution in the center for drug evaluation and research: 2003 through 2014 [J]. SAGE J Ther Innov Regul Sci, 2016, [Epub Ahead of Print].

[15] FDA. Prescription Drug User Fee Act (PDUFA) II [EB/OL]. (1997 – 10 – 1) [2016 – 05 – 15]. http://www.fda.gov/For-

中国新药注册与审评技术双年鉴（2016—2017）

Industry/UserFees/PrescriptionDrugUserFee/ucm143127. htm.

［16］ FDA. Biosimilar User Fee Act（BsUFA）I［EB/OL］.（2012 － 10 － 01）［2016 － 05 － 15］. http：//119. 90. 25. 32/ www. fda. gov/downloads/Drugs/DevelopmentApprovalProcess/ HowDrugsareDevelopedandApproved/ApprovalApplications/ Therapeutic BiologicApplications/Biosimilars/UCM281991. pdf.

［17］ FDA. Generic Drug User Fee Amendments（GDUFA）I［EB/OL］. （2012 － 10 － 01）［2016 － 05 － 15］. http：//119. 90. 25. 48/ www. fda. gov/downloads/ForIndustry/UserFees/GenericDrugUser- Fees/UCM282505. pdf.

［18］ SHARMA K, CDER Formal Dispute Resolution：Appeals Above the Division Level［EB/OL］.（2015 － 11 － 28）［2016 － 05 － 15］. http：//119. 90. 25. 23/www. fda. gov/downloads/aboutfda/ centersoffices/officeofmedicalproductsandtobacco/ cder/ucm487636. pdf.

［19］ 耿晓雅，邵蓉. 美国药品审评质量管理规范评介及对我国的启示［J］. 中国卫生政策研究，2015，8（2）：60 － 65.

［20］ 国家食品药品监督管理总局药品审评中心. 技术审评结论为不批准的审评报告率先通过申请人之窗向申请人公开［EB/OL］.（2012 － 08 － 23）［2016 － 05 － 30］. http：// www. cde. org. cn/news. do? method = largeInfo&id = 312791.

［21］ 国务院. 国务院关于改革药品医疗器械审评审批制度的意见（国发［2015］44 号）［EB/OL］.（2015 － 08 － 18）［2016 － 05 － 15］. http：//www. gov. cn/zhengce/content/2015 － 08/ 18/content_ 10101. htm.

［22］ 国家食品药品监督管理总局. 国家食品药品监督管理总局关于药品注册审评审批若干政策的公告（2015 年第 230 号）［EB/OL］.（2015 － 11 － 11）［2016 － 05 － 15］. http：// www. cfda. gov. cn/WS01/CL0087/134665. html.

中国新药注册与审评技术双年鉴（2016—2017）

成人用药数据外推至儿科人群的技术要求及审评考虑

孙艳喆，耿　莹，赵德恒，杨志敏

（国家食品药品监督管理总局药品审评中心，北京 100038）

摘　要　儿童药短缺及其带来的儿科人群临床超说明书用药现象是困扰全球的严峻问题。鉴于儿科人群药物临床试验难以开展，将成人数据外推至儿科人群的方法，可以最大化利用现有数据、减少不必要的儿科试验，从而加速儿童药的研发，是保障儿童药临床需求、并用科学的方法保证其安全性、有效性的最有效措施之一。本文分析了我国的现状和近年来鼓励儿童药研发的政策背景，介绍了 CFDA 最新发布的《成人用药数据外推至儿科人群的技术指导原则》、中国数据外推的模式和几种常见的应用数据外推的情况；并从药品审评角度提出了建议优先开展外推的儿童药种类及对其审评资料的考虑，以期促进和引导我国数据外推的开展。

根据世界卫生组织（WHO）数据统计，全球每年新生儿 >1. 3 亿，但每年 <5 岁儿童的死亡人数达上千万，其中有 2/3 死于用药不当[1]。仅以肺炎和结核病为例，全球只有 1/3 的肺炎患儿获得所需抗生素、截至目前依然没有适合儿童的结核病治疗药物[2-4]。由此可见，目前儿童用药品（以下简称儿童药）短缺已成为困扰全球的问题。它带来全球医院门诊、住院儿童普遍超说明书用药（5% ~51%，14% ~71%）的严峻现象[5-7]。

近年来各国都在采取措施保障儿科人群基本用药需求，但考虑到儿科人群临床试验特有的伦理挑战、实际操作困难等，很多药品研发企业对开发儿童药产品的积极性不高[8]。

数据外推（简称"外推"）最早由美国食品药品监督管理局（Food and Drug Administration, FDA）提出，指"若提供充分的、控制良好的成人数据，且成人和儿科人群的疾病病程与药物作用均相似，则可以将成人的有效性外推至儿科人群"的研究方法。这种方法可以最大化利用现有成人用药数据、减少所需的儿科临床试验，从而增加儿童药研发的速度和效率，使儿科人群更及时获得安全有效的药物[9]。

1　《成人用药数据外推至儿科人群的技术指导原则》的撰写背景

我国是人口大国，截止至 2016 年末，我国 16 岁以下人口超过 2. 4 亿、占全国总人口的 17. 7%[10]。然而，与成人多达 3 600 种的常用处方药相比，我国儿童常用药仅 60 余种，不足 1. 7%[11]，可见中国儿童药短缺的形势极其严峻。我国儿童药"缺医少药"的现象导致了临床超说明书用药比例高达 80%[12]、远超全球平均水平。超说明书用药加重了医生、患者的责任和风险，也为医患矛盾埋下伏笔。

近年来，我国加大了对儿童药的重视和投入。2011 年国务院《中国儿童发展纲要（2011—2020 年）》首次把儿童药短缺问题提到国家层面；2012 年《国家药品安全"十二五"规划》鼓励儿童适宜剂型研发；2014 年国家卫生和计划生育委员会（卫计委）、国家发展和改革委员会（发改委）等六部委联发《关于保障儿童用药的若干意见》对鼓励研发创新、加快申报审批、确保生产供应、强化质量监管、推动合理用药等多个环节均提出具体要求；2016 年国务院《关于促进医药产业健康发展的指导意见》提出明确针对儿童用药需求，开发符合儿童生理特征的新品种、剂型和规格；同年，卫计委等制定《首批鼓励研发申报儿童药品清单》对儿童药的价格实施倾斜政策。以上政策为解决儿童药短缺问题、加快儿童药研发上市发挥巨大的作用。

儿童药注册申请的审评审批机制也在变革。2013 年国家食品药品监督管理总局（CFDA）《关于深化药品审评审批改革进一步鼓励创新的意见》鼓励生产企业研发仿制药的儿童专用规格和剂型；2015 年国务院《关于改革药品医疗器械审评审批制度的意见》提出加快包括儿童药在内的创新药审评审批；2016 年 CFDA《关于解决药品注册申请积压实行优先审评审批的意见》和 CFDA 药品审评中心（CDE）《临床急需儿童用药申请优先审评审批品种评定的基本原则》均提出优先审批具有明显临床优势的儿童药，并已公布 2 批儿童药优先审评审批品种目录。以上变革从制度层面保障了儿童药的尽早上市。

CFDA 现已发布《儿科人群药代动力学研究技术指导原则》[13]、《儿科人群药物临床试验技术指导原则》[14] 等指导原则，在一定程度上解决了在儿童中进行不必要临床试验的问题。

为解决我国严峻的儿童药临床短缺现状与超说明书用药问题，考虑到开展儿科人群临床试验存在的困难和挑战，难以通过大规模确证性临床试验获得患儿的试验数据；而采用新技术和新方法，通过数据外推来完善和丰富儿科人群用药信息，可以最大化利用现有数据、减少不必要的儿科试验，是现阶段保障儿童药临床需求、并用科学的方法保证其安全性、有效性的最有效途径之一。在此背景下，CFDA 于 2017 年 5 月 18 日正式颁布了《成人用药数据外推至儿科人群的技术指导原则》（以下简称"我国外推指导原则"）[15]。

2　我国外推指导原则的主要框架与内容介绍

我国外推指导原则内容共 5 章，分为 3 个部分。

第一部分包括 1～3 章，介绍了指导原则的撰写背景、适用范围、应用说明，及外推的概念、模式与流程等。外推的概念与美国 FDA[16]、欧洲药品管理局（European Medicines Agency，EMA）[17-18]、人用药品注册技术规范国际协调会（International Conference on Harmonisation of Technical Requirements for Registration of Pharmaceuticals for Human Use，ICH）[19-20] 的外推指南和文件的要求相似，指"通过科学的研究方法，将已知中国成人的研究信息和结论，扩展到未知的儿科人群（目标人群），从而减少在未知儿科人群开展不必要的研究"。外推流程参考 EMA 的 2 项文件[17-18]，分为建立外推假设、设计外推计划、实施外推分析、减低不确定性及风险策略共 4 步。值得注意的是，指导原则的适用范围仅为已有中国成人数据的产品外推至中国儿科人群，无中国成人数据产品的外推不在其中体现。

第二部分包括第 4 章，参考了 FDA[16]、EMA[17-18]、ICH[19-20] 的外推指南和文件，介绍了建模模拟（modeling and simulation，M&S）数据分析方法。

第三部分为第 5 章，内容为外推的基本原则和要求，是本指导原则的重点。根据拟申报产品的国外儿科人群适应证是否已获批、国内外是否有儿科人群应用的参考文献，将外推分为 3 种情况分别要求。

3　数据外推的模式

我国外推指导原则在建立外推假设步骤中，根据假设中已知数据在已知人群与目标人群的相似程度，将外推模式分为"完全外推"、"部分外推"和"不进行外推" 3 种模式。这 3 种模式的定义与分类方式与 FDA[16]、EMA[17-18]、ICH[19-20] 的外推相关指南和文件均一致。

"完全外推"模式指目标人群与已知人群间具高度相似性，且假设（预测）具高度准确性。"部分外推"模式指目标人群与已知人群间具一定相似性，和/或假设（预测）具一定不确定性。"不进行外推"模式指目标人群与已知人群间不具相似性，和/或假设（预测）具有高度不准确性。

4　数据外推的应用

我国应用数据外推时，依照指导原则的适用范围，根据已有中国成人数据产品在国内外儿科人群的获批与临床应用现状，将向中国儿科人群的外推分为 3 种情况。

4.1　已有中国成人数据且国外已获批儿科人群适应证

这种情况最易开展，即已有中国成人数据，且国外已获批儿科人群适应证。首先评价不同国家或地区的疾病流行病学、病因、发病机制、疾病进展预后等是否存在差异；在此基础上，评价国内外成人患者试验数据是否存在种族差异，包括临床药理学、药动学（PK）、药效学（PD）和治疗学（医疗实践、安全有效性数据）等方面。若有充分证据显示上述各方面不存在显著差异，那么我国可沿用国外儿科人群的药物临床试验数据。

4.2　有中国成人数据及国内外儿科人群参考文献数据

若已有中国成人数据及国内外儿科人群参考文献数据、

中国新药注册与审评技术双年鉴（2016—2017）

但国内外儿科人群适应证均未获批，可使用系统评价的方法，将现有研究证据作为修订、完善中国儿科人群说明书的主要依据。根据纳入研究间是否存在异质性，系统评价可分为定性、定量两类。

4.3 仅有中国成人数据

这种情况最复杂，即仅有中国成人数据，国内外儿科人群适应证均未获批、也无研究数据。应根据以下两个方面进行决策：① 疾病进程和治疗反应在成人和儿科人群是否相似。② 药物体内暴露效应关系在成人和儿科人群间是否相似。

4.3.1 若现有数据支持①和②均相似，那么可在儿科人群开展 PK 试验，通过药物体内暴露（PK 数据）桥接成人剂量，以获得拟用于儿科人群的剂量；随后，必要时可采用拟定剂量开展儿科人群随机对照试验以获得该人群的安全性数据、并验证拟定剂量的合理性。

对于一种特殊情况：若①和②均相似，但药物仅通过局部暴露发挥药效作用且有充分证据支持拟用于儿科人群的剂量与成人剂量相同（如局部外用药物）。这时可以不再开展儿科人群 PK 试验探索剂量，仅用成人剂量开展儿科人群临床试验以获得安全性数据、并验证该剂量的是合理性。

4.3.2 若现有数据支持①相似、②不相似或难以确定，那么可开展儿科人群 PK/PD 试验，以明确该药物在儿科人群的体内暴露效应关系，并与成人的体内暴露效应关系进行比较。若比较结果证明可以外推，则采用拟定的剂量开展儿科人群试验以获得安全性数据、并验证剂量合理性；若结果提示不具备外推条件，则需要在儿科人群开展全面系统的临床试验。

4.3.3 若现有数据得出①、②均不相似或难以确定，则不具备成人数据外推的条件，需要在儿科人群开展全面系统的临床试验。

以上几种数据外推的应用情况与 FDA 外推指南[18] 的要求相似，我国外推指导原则后附了 FDA 的外推决策流程图以供参考。

需要注意的是，我国外推指导原则多数情况下仅限于有效性数据外推，这一点与 FDA[16]、EMA[17-18]、ICH[19-20] 的外推相关指南和文件一致；安全性数据通常需要在目标人群开展临床试验来获得。

4.4 其他情况

除以上我国外推指导原则中介绍的 3 种情况外，数据外推还可应用于其他情况，如针对儿科特有疾病的外推。

对于国外已获批或已有数据的儿科特有疾病，在向中国儿科人群外推时：首先也应评价不同国家或地区的疾病流行病学、病因、发病机制、疾病进展预后等是否存在差异；然后评价国内外患者试验数据是否存在种族差异（包括临床药理学和治疗学）。若有充分证据显示上述各方面不

存在显著差异，则我国可沿用国外儿科人群药物临床试验数据；否则需根据差异情况提供相应试验数据。

其中口服制剂还应提供成人的生物等效性数据，静脉制剂则不需要。

5 审评考虑

从药品审评角度考虑，为尽快满足儿童药临床需求以缓解我国儿童药紧缺的严峻形势，同时保障儿童药的安全性和有效性，建议研发企业参照我国外推指导原则，优先选择我国儿科人群急需、临床广泛超说明书用药，且在中国成人已上市、在国外儿科人群已获批适应证的药物开展外推。采用"补充申请——增加适应证"形式报 CDE 审批。这类药物的外推可依据我国外推指导原则中"5.1 已有中国成人数据且国外已获批儿科人群适应证的数据使用"内容要求开展外推，需供 CDE 审评的资料如下。

5.1 综述部分

① 拟申报药物在中国增加儿科人群适应证的临床需求。② 拟申报药物在成人的适应证、用法用量，在儿科人群的适应证、年龄组、用法用量等方面的国内、国外（ICH 国家）获批的异同点（可文字陈述及列表整理）。

5.2 数据资料部分

① 成人数据：拟申报药物在中国和 ICH 国家详细的成人适应证药物临床试验数据（包括但不限于适应证、试验病例数、剂型、剂量、疗程、有效性数据、安全性数据）及药物代谢动力学（PK）研究数据（包括但不限于主要 PK 参数对比数据等）。② 儿科人群数据：拟申报药物在中国、ICH 国家与其他亚洲国家地区详细的儿科人群适应证药物临床试验数据（包括但不限于适应证、年龄组、试验病例数、剂型、剂量、疗程、有效性数据、安全性数据）及 PK 研究数据（包括但不限于主要 PK 参数对比数据等）。

5.3 分析部分

① 参照指导原则中的 5.1 项内容，分析拟申报药物在国内外疾病流行病学、病因、发病机制和疾病进展预后等方面是否存在差异，在国内外成人患者中临床药理学（PK、PD）和治疗学（医疗实践、安全性/有效性数据）是否有种族差异。② 对拟申报药物在儿科人群中应用的安全性和有效性进行说明。

5.4 说明书部分

拟在中国增加的儿科人群适应证对应的说明书修订内容（以表格形式对比）。

同时，鼓励我国儿科特有疾病的药物开发，包括鼓励进口和鼓励国产仿制，可使用国外儿科人群的数据外推，以满足我国相应疾病患儿的临床需求。但如果这类药物在国内尚未上市，则无法按"补充申请"形式报 CDE，需按新药申报。

中国新药注册与审评技术双年鉴（2016—2017）

考虑到外推涉及多个技术领域,故每一种药物外推的评价都将由 CDE 的临床、统计与临床药理等多个部门合作审评、并咨询相应领域专家后作出最终决定。

对于非上述种类药物的外推,建议参照我国外推指导原则的对应内容、并提前与 CDE 讨论。

6 小结

成人数据外推至儿科人群能够最大限度地利用现有数据、减少不必要的儿科人群临床试验数据,从而调动研发企业开发儿童药的积极性,是保障儿童药需求、用科学的方法保证儿童药的安全性、有效性的最有效措施之一;还可减少儿童临床超说明书用药给医生和患者带来的风险;故对国家、药品研发企业、医生和患者均有益。

本文简述了国内外儿童药短缺现状、数据外推的意义,分析了我国近年来鼓励儿童药研发的政策背景,介绍了 CFDA 最新发布的《成人用药数据外推至儿科人群的技术指导原则》、中国数据外推的模式和几种常见的应用数据外推的情况;并且从药品审评角度提出了建议优先展开外推的药物种类及对其审评资料的考虑,以期促进和引导我国数据外推的开展。

与欧美等国家相比,我国成人数据向儿科人群的外推起步较晚,正处于发展期,面临许多困境和难题。因此,在与国际接轨的同时,需保障我国开展数据外推的合理性和可行性。实际操作过程中,外推的评价应根据药物的具体情况进行分析和判断,需多个审评团队与业界多领域专家通力合作。因此,鼓励国内外业界相关领域专家就我国开展数据外推提出宝贵建议,也鼓励研发企业就拟开展数据外推的儿童药与国内药品注册监管部门沟通交流、以求在关键性问题上达成共识。

参 考 文 献

[1] 萧红街,周梦蝶,孙阳,等. 中国儿童用药现状及监管政策概述 [J]. 国际药学研究杂志,2016,43 (4):579 - 584.

[2] World Health Organisation. WHO checklist targets major causes of maternal and newborn deaths in health facilities. Media centre [EB/OL]. (2015 - 12 - 04) [2017 - 06 - 23]. http://www.who.int/mediacentre/news/releases/2015/maternal-newborn-deaths/en.

[3] World Health Organisation. Pneumonia. Fact Sheet. Updated 2016 [EB/OL]. (2016 - 09) [2017 - 06 - 23]. http://www.who.int/mediacentre/factsheets/fs331/en.

[4] World Health Organisation. Tuberculosis mortality nearly halved since 1990 [EB/OL]. (2015 - 10 - 28) [2017 - 06 - 23]. http://www.who.int/mediacentre/news/releases/2015/tuberculosis-mortality/en.

[5] 张伶俐,李幼平,梁毅,等. 全球门诊儿童超说明书用药现状的系统评价 [J]. 中国循证医学杂志,2012,12 (3):305 - 313.

[6] 张伶俐,李幼平,梁毅,等. 全球住院儿童超说明书用药现状的系统评价 [J]. 中国循证医学杂志,2012,12 (2):176 - 187.

[7] 王晓玲,张艳菊,郭春彦. 我国儿童常用药品现状分析 [J]. 中国执业药师,2013,10 (5 - 6):20 - 24.

[8] 陈倩,杜光,张带荣. 儿童用药及其临床研究的现状和进展 [J]. 医药导报,2011,30 (5):593 - 597.

[9] DUNNE J, MURPHY MD, RODRIGUEZ WJ. The globalization of pediatric clinical trials [J]. *Pediatrics*,2012,130 (6):1 - 9.

[10] 国家统计局. 2016 年国民经济和社会发展统计公报 [EB/OL]. (2017 - 02 - 28) [2017 - 06 - 23]. http://www.stats.gov.cn/tjsj/zxfb/201602/t20160229_1323991.html.

[11] 吴世启,王强. 儿童用药现状浅析 [J]. 中国药事,2012,26:787.

[12] 赵瑞玲,王晓玲,陈海燕,等.《国家基本药物目录》(2012 年版) 儿童用药超说明书使用分析 [J]. 中国药学杂志,2015,50 (21):1923 - 1926.

[13] 国家食品药品监督管理总局. 儿科人群药代动力学研究技术指导原则 [EB/OL]. (2014 - 07 - 11) [2017 - 06 - 23]. http://www.cfda.gov.cn/WS01/CL0844/103095.html.

[14] 国家食品药品监督管理总局. 儿科人群药物临床试验技术指导原则 [EB/OL]. (2014 - 03 - 07) [2017 - 06 - 23]. http://www.cfda.gov.cn/WS01/CL0087/146408.html.

[15] 国家食品药品监督管理总局. 成人用药数据外推至儿科人群的技术指导原则 [EB/OL]. (2017 - 05 - 18) [2017 - 06 - 23]. http://www.cfda.gov.cn/WS01/CL0087/172743.html.

[16] U. S. Food and Drug Administration. General clinical pharmacology considerations for pediatric studies for drugs and biological products: Guidance for industry (Draft Guidance) [EB/OL]. (2014 - 12) [2017 - 06 - 23]. https://www.fda.gov/downloads/drugs/guidancecomplianceregulatoryinformation/guidances/ucm425885.pdf.

[17] European Medicines Agency. Concept paper on extrapolation of efficacy and safety in medicine development (Final) [EB/OL]. (2013 - 03 - 19) [2017 - 06 - 23]. http://www.ema.europa.eu/docs/en_GB/document_library/Scientific_guideline/2013/04/WC500142358.pdf.

[18] European Medicines Agency. Reflection paper on extrapolation of efficacy and safety in paediatric medicine development (Draft) [EB/OL]. (2016 - 04 - 01) [2017 - 06 - 23]. http://www.ema.europa.eu/docs/en_GB/document_library/Regulatory_and_procedural_guideline/2016/04/WC500204187.pdf.

[19] ICH. ICH guidelines E11, Clinical investigation of medicinal products in paediatric population (Step 5) [EB/OL]. (2001 - 01) [2017 - 06 - 23]. http://www.ema.europa.eu/docs/en_GB/document_library/Scientific_guideline/2009/09/WC500002926.pdf.

中国新药注册与审评技术双年鉴（2016—2017）

［20］ICH. ICH guidelines E11（R1），Guideline on clinical investiga-
tion of medicinal products in the pediatric population（Step 2b）
［EB/OL］．（2016 - 10 - 12）［2017 - 06 - 23］．http：//
www. ema. europa. eu/docs/en_ GB/document_ library/Scientific

_ guideline/2016/10/WC500214185. pdf.
［21］Pharmaceuticals and Medical Devices Agency，Japan. PMDA up-
dates：December，2016［EB/OL］．（2016 - 12）［2017 - 06 -
23］．http：//www. pmda. go. jp/files/000215806. pdf#page = 3.

国外儿科药物研发的监管要求和研发策略

黄芳华[1]，王庆利[1]，Jim Ridings[2]，Susan Watts[3]，王　英[4]，张　云[4]

（1 国家食品药品监督管理总局药品审评中心，北京 100038；2 Toxicology and Biometabolism，
Ware，GlaxoSmithKline（GSK），SG12 0DP，United Kingdom；3 R&D Chief Regulatory Office，
GlaxoSmithKline（GSK），North Carolina 27709，United States；4 葛兰素史克（上海）
医药研发有限公司，药物安全评价部，上海 201203）

摘　要 从历史上看，药物用于儿童时通常没有获得像成人药物一样的安全性和有效性证据。随着人们对全
球药品监管有关儿科药物研发互动协调的关注的不断增长，同时对儿童遗传性罕见病也给予了越来越多的支
持和关注，尽早和监管机构接触的期望日渐增高。欧盟和美国的法律都强制性要求进行和支持儿科药物研
发，同时包括随之而来的经济利益，即延长儿科用药的专利保护。在提交上市许可申请之前，欧盟儿科法规
要求制药公司申请人与欧洲药品管理局（EMA）达成儿科研究计划的协议，而目前美国有 4 个儿科药物研发
相关的法律，提出了儿科研究计划的要求。世界卫生组织推出了"量身定制儿童药物"的倡议。对于全球性
药物开发项目，明智的做法是尽可能早地寻求欧盟 EMA 和美国 FDA 有关儿科药物研发计划的科学建议，并
达成协议。

儿科药物有巨大的市场需求，但是由于儿科人群的特
殊性，尤其是对安全性的关注，在临床试验和临床前评价
方面都有特殊要求，导致开发成本和难度远高于一般的成
人用药。为解决儿科用药的临床需求，国外发布了一系列
的监管要求，通过强制和鼓励相结合的方式来促进和推动
儿科药物的开发。国内近年来也将儿科药物作为药物研发
鼓励的方向之一，例如 2015 年 11 月国家食品药品监督管理
总局（CFDA）发布的《国家食品药品监督管理总局关于药
品注册审评审批若干政策的公告》（2015 年第 230 号公文）
将儿童用药归之为临床急需药品，对其注册申请可加快审
评审批；CFDA 于 2014 年 7 月和 2016 年 3 月分别颁布了
《化学药物儿科人群药动学研究技术指导原则》、《儿科人群
药物临床试验技术指导原则》，为儿科药物的临床试验提供
指导性建议。

本文介绍了国外各药品监管机构对儿科药物研发的监
管要求、儿科药物开发总体策略，以期为国内研发者提供
参考。

1　全球儿科药物研发法规概况

全球药物研发法规的实施推动了儿科药物研发法规的
变革。十几年前，儿科药物的研发都是在审批后进行，大
部分成人用药标签上没有儿童用药说明，儿童用药常常根
据成人用药说明使用，如提示简单进行小儿酌减。但是，
儿童使用的药物往往没有获得像成人使用的药物那样的安
全性和有效性证据，且药物剂型和剂量常常不适合儿童，
这些已引起儿科医生和公众的广泛关注，从而引起立法的
关注。在美国和欧盟，儿科药物研发法规已经实施，以指
导和推动儿科药物的研发。

自 1997 年起，美国儿科药物研发法律/法规的实施带动了
儿童药品的开发。自 2006 年起儿科药物研发的法律/法规也在
欧盟得以实施，加之美国的立法，推动了全球儿童药品开发。

2000 年人用药物注册技术要求国际协调会议（ICH）
批准通过的 ICH E11 指导原则（儿童人群药物的临床研
究）[1]指出已批准的用于儿科患者的药品数量有限，鼓励及
时进行儿科药品的开发，明确了制药公司、监管部门、卫
生专业人员和社会作为一个整体在儿科药品开发方面共同

肩负的责任。

欧盟和美国法规都要求适当考虑将儿科患者作为监管申请资料战略的一部分。在欧美这两个市场，法规要求在提交成人新药上市申请和其他产品延伸/补充提交的同时提交儿科数据，除非已经与监管机构达成免除儿科研究或延迟提交儿科数据的协议。免除和延迟都必须给出正当理由。免除和延迟主要考虑的因素为儿科人群不应接受不必要的试验，以及药品的成人上市申请授权不应由于儿科药物产品研发而被延误。

但是，一些特定的上市申请审批类型可以不考虑进行儿科研究。在美国，包括仿制药、生物类似物和指定罕用适应证/孤儿药；在欧洲，包括失去专利保护的药物、仿制药、生物类似物、草药和已经被广泛使用的产品。

目前，除美国食品药品监督管理局（FDA）和欧洲药品管理局（EMA）外，尚无其他药品监管机构明确要求对药物进行儿科药物研发计划，但为确保全球注册的顺利进行，在当地进行儿科研究是必需的，例如日本。

2 全球儿科药物研发的监管要求

2.1 欧盟儿科药物研发相关法规和指导原则[2-4]

欧盟儿科法规［Regulation（EC）No 1901/2006］要求申请人与EMA达成一个儿科研究计划（Pediatric Investigation Plan，PIP）协议。PIP最晚应在成人药动学研究完成时提交（如I期临床试验后），其指导原则于2014年进行了修订。PIP必须由EMA儿科委员会（Paediatric Committee，PDCO）批准，并对申请人具有法律约束力。一个商定的PIP会规定在所有年龄段的儿科人群中（从出生至18岁以下），于何时、采用何方法来评估药品的质量、安全性和有效性。根据欧盟儿科法规［Regulation（EC）No 1901/2006］，一个PIP应确保一个需要授权的儿科药品含有从特定疾病状况的儿科人群中产生的必要数据，并且可以不被限制为相同的成人适应证。一个商定的PIP甚至可以要求所开发药物仅限于儿童应用。2012年9月，EMA发布了关于确定PIP免除条件的政策，提供了需要开发儿童产品的范围。政策提及PDCO会对每一个PIP规定"参考条件"，包括作用机制和未被满足的儿科临床需求。

在特殊情况下，上市许可申请（MAA，所有新活性物质并申请新的适应证，包括儿科适应证、新的药物剂型和给药途径）必须附有以下2项中的一项：① 一切儿科药品研究数据资料和细节符合商定的PIP。② 一个商定的延迟提交儿科研究数据PIP（由EMA决定），或一个商定的对具体产品/类型免除进行儿科药品研究的协议（由EMA决定）。

如果未提供上述资料，MAA及提交的监管文件将无法获得批准。倘若产品在EMA所有会员国得到授权，制药公司完成符合所有商定PIP的儿科药品开发工作和研究，并更

新其产品特性摘要（summary of product characteristics，SmPC）以反映这些儿科药品研究结果，制药公司就有资格获得期限为6个月的专利延长奖励。如果产品包含有孤儿药适应证，可以得到期限2年的独家专利。

儿科使用上市许可（Paediatric Use Marketing Authorisation，PUMA）概述在欧盟儿科法规的第30条中。这种上市许可类型只适用于专利保护已经过期的活性物质。MAA应该是针对具体的儿科亚群和一个适当的儿科制剂。PUMA申请包含符合商定PIP进行儿科药品研究数据资料和细节。在PUMA申请授权时，对儿科适应证和制剂可授予10年监管数据/市场营销保护，而且该奖励仅针对PUMA申请。

儿科药品试验计划PIP的基本内容及格式如下：① 管理和药物产品信息。② 药物综合开发（临床背景数据的详细评价）：不同人群（成年人和儿童）健康与疾病状态下的比较；药物在不同人群之间可能的相似或不同效应；儿科人群患病率及发病率；目前诊断/治疗方法；用于儿科人群治疗的必要性和优势。③ 儿科药物试验计划：儿科药物研发的整体策略；质量控制策略（与儿科相适应的剂型研发）；儿科药物非临床研究策略（例如，幼龄动物试验设计及研究时间安排）；儿科药物临床研究策略-药物效应动力学、代谢动力学、药效学和安全性；儿科药物计划措施-剂型开发和临床试验方案总结；儿科药物研究时间计划表。④ 明确申请儿科人群评价延迟或免除的理由。⑤ 附录（参考文献、IB、机构决定等）。

2.2 美国儿科药物研发相关法规和指导原则[5-7]

目前美国有4个儿科药物研发相关的法律：儿科最佳药物法案（Best Pharmaceuticals for Children Act，BPCA，2002）、儿科研究权益法案（Pediatric Research Equity Act，PREA，2003）、生物制品价格竞争和创新法案（Biologics Price Competition and Innovation Act，BPCIA，2010）、FDA安全和创新法案（Food and Drug Administration Safety and Innovation Act，FDASIA，2012）。2012年，FDASIA再次批准并使PREA和BPCA/BPCIA成为永久性法案。

2.2.1 PREA
PREA强制性规定，所有非豁免申请含有新的有效成分、新适应证、新剂型、新给药方案或给药途径的一个药物/生物制品，必须包含一个商定的儿科研究计划（Pediatric Study Plan，PSP），在年龄合适的相关适应证儿科患者中（所有儿科亚群从出生到16岁），用合适的儿科配方进行安全性和有效性评估。PSP和PIP有相似的基本内容及格式。

FDA有权要求在批准新药时，要求公司提供相关的适应证儿科研究。PREA授权FDA要求新药申请（NDA）与生物许可申请（BLA）的公司在下列情况下进行儿科研究。① 新药申请的适应证会在儿科人群中大量使用。② 充足的儿科标签内容将提供有意义的治疗优势。③ 该新药有可能用

于儿科人群治疗的必要性和优势，并超过一个或多个已经批准的适应证。④ 如果标签没有充足评估信息，可能会在儿科患者中造成显著风险。

2.2.2 BPCA/BPCIA BPCA 和 BPCIA 都是提供优惠政策的法案。如果根据 FDA 发布的儿科研究书面要求（written request，WR），完成了 WR 中商定的药物和生物制品儿科研究计划，可获得额外的 6 个月独家专利或韦克斯曼-哈奇（Waxman Hatch）排他性优惠。

不像 PREA，WR 可能包括其他儿科适应证，一些不同于成人的适应证（处方外使用）。此外，申请有孤儿适应证资格获得一个 WR。BPCA/BPCIA 不会有免除或延迟，因为方案是自愿的。

一个 WR 可以直接由 FDA 审评部门发出，但是最常见的是通过制药公司所提出的儿科研究请求（proposal for pediatric study request，PPSR）而提出的要求。在某些情况下，FDA 也能发出一个 WR，即使没有制药公司正式提交的 PPSR。WR 的发送不是强制性要求制药公司进行儿科研究；制药公司可以自愿进行 WR 要求的儿科研究。不过，制药公司必须以书面形式回应 WR。如果儿科研究公平地按照 WR 条款所述的方式进行，制药公司会获准儿童药市场独家专利，并且不需要是正面的研究成果。公平地按照 WR 条款意味着制药公司展示出了努力执行 WR 概述的细节，即使有少许不重要的偏差。只有专利和/或独占性存在，制药公司才能获得儿科用药独家专利。

如果满足以下所有的条件，制药公司将会有资格获准儿科用药独家专利。① FDA 发布了儿科药研究的 WR。② 在 FDA 发布了儿科研究的 WR 后，制药公司在 NDA 中提交了所要求的儿科研究报告。③ 制药公司提交的儿科研究完全回复了 WR。④ 制药公司提交的儿科研究报告按照书面协议，或者如果没有书面协议，按照公认的科学原理。⑤ 制药公司提交的儿科研究报告按照 FDA 申报要求。⑥ FDA 接受了儿科研究报告。

用以满足 PREA 要求进行的儿科研究，也可以用于（可能符合）BPCA 要求。PSP 的提交和协定并不能代替提交 PPSR 和/或概述在一个 WR 中的协议。包含在 PPSR 的儿科研究，在大多数情况下，是和包含在 PSP 的儿科研究相同的。

根据法律 505（b）批准的非处方药品，如果制药公司按照上述的步骤进行操作，可能满足获准儿科用药独家专利。

2.3 在欧盟和美国免除及延迟儿科药物研发的理由[2,7]

欧盟儿科法规［Regulation（EC）No 1901/2006］和美国 PREA 说明在一些情况下，免除和延迟儿科药物研发是合乎情理的。免除和延迟可根据各个儿科亚群以及适应证而定。具体情况见表 1 和表 2。

表1 欧盟与美国免除儿科药物研发的情况

欧盟	美国
产品或同类可能在部分或全部儿童人群无效或不安全	有证据有力地说明，该产品在儿童人群中将是无效或者不安全的
疾病或疾患仅发生在成年人	必要的儿科研究是不可能或非常不切实际（例如，由于患者的数量是非常小的或分散在世界各地）
特定产品并没有在儿科患者有显著治疗效果，或未超过现有治疗	特定产品并没有在儿科患者有意义的治疗效果，未超过现有治疗的并且不太可能用于相当数量的儿科患者，或者申请者能证明已作合理尽力尝试研制必要的儿科制剂但都失败了，研制儿科制剂是不可能

表2 欧盟与美国延迟儿科药物研发的情况

欧盟	美国
应先进行成人研究，再开始儿科研究	儿科研究应推迟到已从成人研究中收集到额外的安全性和有效性的数据
进行儿科研究比成人的研究需要更长的时间	完成儿科研究之前，产品已经准备好用于成人审批
	还有另外合适的延迟理由，必须明确表明理由

从表 1 的比较看出，一个关键的区别是，免除美国 FDA "可行性研究" 的标准在欧盟立法中不存在。因此，欧盟要求的一个儿科药物研究，在美国 PREA 可能是可以免除的。然而，FDA 可能要求这样的儿科药物研究，在 BPCA 或 BPCIA 下的 WR，采用提供自愿激励的方式。

在欧盟，对延迟的请求必须有科学和技术理由，或有关于公共健康的合理理由。欧盟立法要求，在上述情况下可同意延迟，但若有其他明确原因也可能会同意其延迟。

在美国，延迟时间表和完成情况是受到严格追踪的，然而允许延迟延期。对于延迟延期的要求有特定的时间要求，以避免不遵守信函。制药公司必须先于延迟届满前要求延期，不能迟于 90 d；必须提交一份新的时间表和为延期请求提供充分的信息。在这样的请求后，FDA 将在 45 d 之内作出回应。对于没有在截止日期前提交 PREA 研究，也没有收到延迟延期请求，FDA 会发出不遵守信函。制药公司必须在 45 d 内对不遵守信函作出回应。在发出不遵守信函后的 d 60，FDA 将把不符合信函和制药公司的回应都发布在 FDA 的网站上。

欧盟和美国监管机构对产品采取免除/延迟策略可能会有不同的看法，尽管欧盟和美国的监管者往往商谈了对儿科药物研发的意见。依据 2007 年达成的协议，在每月的电话会议中交流关于某些产品的儿科药物研发审查信息，但这些要求不能在每月的电话会议讨论。FDA 需要知道在与 FDA 对话之前，制药公司提交了的 PIP 和所有发生的有关活动。PSP 的模板中包括一部分用于与其他监管机构的儿科研究协议。FDA 只需要知道 PIP 方案的概述，不是完整的 PIP。

2.4 其他地区/监管框架影响者

2.4.1 世界卫生组织（WHO）
WHO 虽然不是一个药品监管机构，但在新法规框架制定方面起着重要的作用。2007 年 12 月 WHO 推出了"量身定制儿童药物"的倡议，以提高儿童药物的安全性、有效性和药品质量，其中包括改进监管措施、政府政策、采购代理机构的购买决策、学术界和商业研究、制药公司的生产。根据这一倡议，已经制定了 WHO 儿童基本药物标准目录（Model List of Essential Medicines for Children）和 WHO 儿童示范处方（Model Formulary for Children），来给医疗保健、采购和医药社区提供信息和指导。另外，建立了儿科药品监管网（PmRN），即建立了一个来自各地区监管部门的网络，从而更好地进行儿童药物的许可证审批工作。此外，WHO 正在制定儿童药物剂型开发方面的指导性文件。

2.4.2 ICH
ICH 聚集欧洲、日本和美国的监管机构和制药行业，以讨论新药注册的科学和技术问题。ICH 的宗旨是实现在确保安全、有效、高质量的药品的开发上最大程度的协调统一，并以资源最有效的方式进行新药研发和注册申请。

对于儿科药物研发领域，需要关注以下 ICH 指导原则：① E11：儿童人群药品的临床研究指导原则[1]。2000 年发布。② M3（R2）：支持药品人类临床试验和上市许可的非临床安全性评价指导原则[8]。2009 年发布。③ S11：支持儿科用药开发的非临床安全性评价指导原则[9]。目前正在制定中，计划于 2018 年达到全面实施阶段，将综合目前在欧盟、美国和日本的不同区域非临床安全性评价指南，努力达成全球协调一致的指导原则。

3 儿科药物开发的总体战略规划

3.1 制定一个综合的儿科药物研究方案来满足美国和欧盟的监管需要

根据化合物类型/适应证和许多儿科人群的特性，需要及时地制定一个合适的儿科药物研发策略和计划，来支持儿科临床试验和新药上市申请，并且不能有任何延迟或缺陷。理想的情况是公司应着眼制定一整套综合性的全球儿童药物研发规划，包括终端到终端规划流程，包括面向成人和儿科适当的药物研发计划。其目的是从开始就包括疾病领域的儿童相关性、儿童年龄范围和当前未满足的治疗需求的概述，以确定可能进一步考虑儿童药物研发计划，或是否需要免除。审议关于疾病的一般背景信息十分重要，

包括患病率/发病率、对儿科的重要性和现有儿科治疗方法，因为这将会关系到这一疾病领域内的所有儿科提交方案。最好在早期即聚焦于一个重点的适应证并有适用于不同年龄段儿童的剂型，或描述如何进一步开发。在葛兰素史克公司，药物的医药发展战略文件（MDS）或疫苗的疫苗综合计划（IVP）会在候选药物的选择前后制定，并包括儿童药物研发的全球策略，这将随着药物研发其他部分的发展而演变，例如，儿童制剂研发计划、非临床幼龄动物毒理学试验策略和时间、是否需要延迟及其理由和儿童临床试验概述。如果可能，一个完全确定的儿科药物研发计划应与成年人计划具有相同的详细程度，以及合并为一个统一的全球计划。但也有一些特殊情况，儿科药物研发计划依赖于成年人临床试验的结果而定，例如为了安全性。尽管如此，一份提议的儿科临床试验概述应该包含在提交的 PIP/PSP 当中，还要包括关于特殊要求的儿科研究、可能会影响药物研发计划的预期的主要障碍、风险以及问题。

3.2 全球监管机构互动/沟通的流程和策略

目前，仅欧盟和美国的药监部门要求提交儿科研究计划（欧盟 PIP/美国 PSP）。然而，在开发儿科用药的时候应考虑尽早与其他国家如日本、中国或加拿大的药监部门讨论此计划，以达到能够同时符合各国的监管要求，加速上市。

最近，美国（FDA）关于在 II 期临床结束会议后（270 d 审议期）、II/III 期临床前或申请上市前（210 d 审议期）或当 FDA 要求时提交儿科研究计划，支持尽量同时准备欧盟的 PIP 和美国 FDA 的 PSP 并与药监部门保持沟通。纵观全球临床开发的趋势，儿科研究计划应该尽可能地被全球的药监部门所接受。向欧盟和美国药监部门提交儿科研究计划时间点的重叠可以让申请人在修改儿科研究计划时综合考虑 2 家药监部门所提出的问题。当向欧盟和美国的药监部门提交儿科研究计划的时候，应告知向另一药监部门提交儿科研究计划的时间、状态和对话，以方便 2 个药监部门之间的讨论，这点十分重要。事实上，FDA 的 PSP 模板要求提供向其他药监部门提交儿科研究计划的概况。与欧盟 EMA 和美国 FDA 沟通儿科研究计划的时间流程见图 1。

提交和获批 PIP 是对在欧盟尚未批准的医药产品（第 7 条），对那些具有有效的补充保护证书（SPC）产品的特殊扩展应用申请，或者在提交上市申请（MAA）时符合 SPC 的专利（新适应证、新药物剂型、新的给药方式，第 8 条）所必需的。在提交和验证 MAA 或延期申请之前，PIP 必须得到批准，并成功完成合规性检查。商定的 PIP 对申请人具有法律约束力，而欧盟经济处罚立法涵盖了一些欧盟儿科法规的义务。PIP 整个流程概述见图 2。

中国新药注册与审评技术双年鉴（2016—2017）

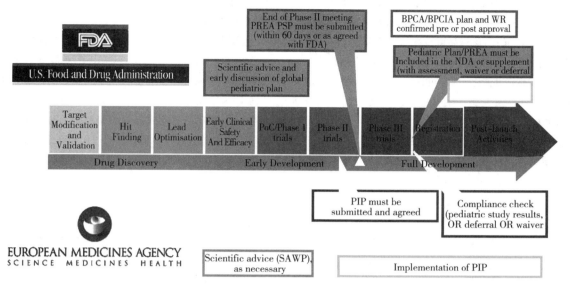

图1 与欧盟 EMA 和美国 FDA 沟通儿科研究计划的时间流程

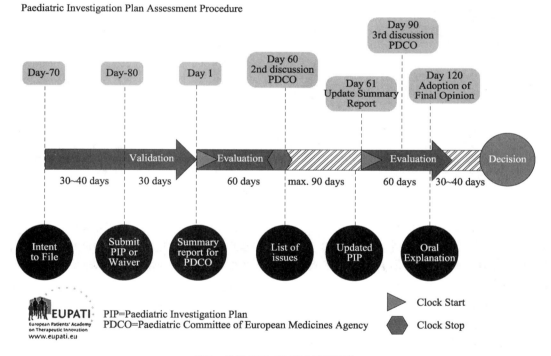

图2 欧盟 EMA PIP 整个流程概述

EMA 强烈建议在开始儿科临床试验之前，最好在开展决定性非临床研究之前确定儿科研究计划，从而使非临床试验最大限度地符合儿科研究计划，进而使得儿科研究计划的设想得以实现。最好在提交儿科研究计划之前，或在以后的计划修改之前，咨询 EMA 的意见。在提交之前，也应当征求关键意见专家（KOL）的建议。当一个拟用于多种适应证的新分子被开发时，提交针对不同适应证的单独儿科研究计划很复杂，但它是确保研究计划的设想得以实现的一个非常重要的策略。如果儿科研究计划被认为不符合商定的要求，MAA 申请将无法通过。

在美国，除非已授权延迟或免除提交，儿科研究权益法案（PREA）强制要求在提交 NDA/BLA 或补充新的适应证、新的活性成分、新剂型、新给药方案或新的给药途径时提交一份 FDA 同意了的儿科研究方案（PSP）。PREA 仅对那些等待申请的适应证要求进行儿科评估。PREA 要求并不适用于孤儿药或生物制品。PSP 采用在所要求的年龄组使用适当的制剂积累起来的数据进行安全性和有效性评估，并用以支持所建议的剂量和给药方法。如果 PSP 未提交，但说明书中已有儿科用药内容（即使已进行儿科用药研究，但未得到 FDA 批准），该产品可被视为张贴虚假标签，并会处以严重的处罚。为了遵守这一法规，FDA 要求 PSP 在提交 NDA/BLA/补充申请之前得到 FDA 的同意。PSP 是申请人就计划进行的儿科研究所作的概述，以及要求免除或延期的理由和基础的一种陈述。

根据 FDA 安全创新法案（FDASIA），FDA 要求在 II 期临床试验结束（EOP2）会议日期 60 d 后或在其他商定的期限内提交最初 PSP（IPSP）以补充 IND。目前的原则是尽早提交儿科研究方案。FDA 确定了在 270 d 期限内提交 PSP 的 4 个里程碑，即从 II 期临床结束会议 60 d 后提交 IPSP 直至 FDA 审议和最终批准开发商的 PSP。对于那些没有 II 期临床结束会议而提交的 PSP，会后 60 d 内提交的时限不适用。因此，对这类 PSP 自申请人提交 IPSP 至最终获批的期限为 210 d。申请人可以要求在任何时候增补所提交的 AIPSP，例如更改为里程碑式的提交，改变延迟提交为免除或部分免除提交，或改变免除或部分免除提交为延迟提交。如果申请人希望修改 PSP，申请修改的过程和原来的审查过程是一样的。遵循 PREA 提交 PSP 的时间流程见图 3。

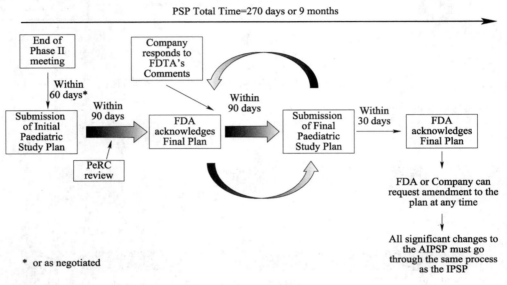

图 3　美国 PREA 提交 PSP 的时间流程

为了获得可能的儿科用药排他性保护，儿科最佳药物法案（BPCA）以及生物制品价格竞争和创新法案（BPCIA）允许采取 WR 程序，该程序非必需，研究者可以自主选择。符合 WR 研究报告的提交使得儿科用药具有排他性的优势。该 BPCA/BPCIA 法案要求在完成儿科研究之前先获得 WR 同意。如果在 WR 同意之前开始儿科临床研究，并且研究的要求被 FDA 通过对 PPSR 的审议而改变，正在进行研究的有效性将受到影响。为了达到 WR 的要求，符合 WR 的儿科研究数据必须在专利到期前 15 个月提交给 FDA。书面要求过程见图 4。

3.3　关于特殊情形策略的概要

对于"只是儿科/先是儿科"（pediatric-only/pediatric-first）的适应证，在不需要有成人的研究情况下，最初试验（非临床和临床）可以在幼龄动物/儿童患者中进行，以及在药物研发早期就要提交相关监管文件，不遵循一个标准的成人适应证延迟策略。在没有成人的数据而直接针对儿童患者时，通常需要幼龄动物毒理学试验在 2 个种属中进行，并且开始给药时幼龄动物的年龄从发育上应该与最小的儿童年龄一致。

抗肿瘤药的研发遵循 ICH S9 指导原则[10]，通常并不包括幼龄动物毒理学试验的要求。不过，改善了的儿科治疗使得存活率不断增长。最近，越来越多的幼龄动物研究被列入儿科抗肿瘤药的安全性评估。

用于儿童的疫苗临床开发的规定与小分子药物研发的法规相同。幼龄动物毒理学试验并不要求用来评估儿童疫苗的安全性，而是依赖于大鼠和家兔的围产期发育毒性试验（PPN）结果。

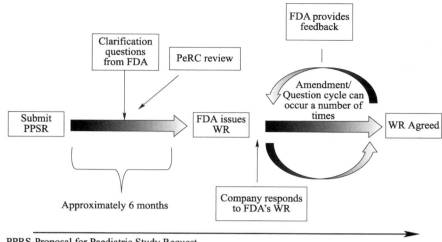

BPCA/BPCIA-The Written Request Procedure

Approximately 6 months

PPRS-Proposal for Paediatric Study Request
WR-Written Request

图4 美国 BPCA/BPCIA 提交 WR 的时间流程

4 总结和展望

欧美法规要求在新药上市申请或上市许可申请之前，需要周密考虑如何进行儿科药物安全性和有效性的评价。针对全球的儿科药物开发项目，可以并建议尽早寻求 EMA 和 FDA 的科学咨询。这种方式可在儿科药物/生物制品研发的策略和计划中加以使用。这种做法的目的并不是期望 2 个监管部门提供或从 2 个监管部门得到一个共同的意见和建议，而是增加了与监管机构互动/沟通的机会。每个监管机构都会向申请人提供其独立意见。这些要求往往与 FDA IND 前会议或 Ⅱ 期临床试验结束后会议相重合。取决于问题的性质，申请人与各监管机构之间的讨论可能会是文件交换、电话会议或视频会议的形式。一个监管机构与申请人之间的有关儿科药物开发的会议讨论总是需要进行的。应该积极主动与欧盟和美国的监管部门进行儿科药物开发的讨论，同时考虑到未来的市场，儿科方案讨论也应该考虑到其他国家或地区，例如日本、加拿大和中国。

非临床安全性研究是儿科药物研发的一个重要部分，对于成人和儿童药品的开发所需的非临床支持也需要遵循国际监管准则。儿科药物的非临床安全性评价是独特的，并与发育过程中的器官系统相关，要考虑常规的毒理计划中的"缺口"。对于儿科药物开发非临床安全方面的考虑将另文进行详细讨论。

参 考 文 献

[1] ICH. E11 Clinical Investigation Of Medicinal Products In The Pediatric Population [EB/OL]. (2000 – 07 – 20) [2016 – 05 – 10]. http：//119. 90. 25. 45/www. ich. org/fileadmin/Public _ Web _ Site/ICH_ Products/Guidelines/Efficacy/E11/Step4/E11_ Guide-

line. pdf.

[2] The European parliament and of the Council of the Eurpean U-nion. REGULATION （EC） No 1901/2006of the European parlia-ment and of the Council [EB/OL]. (2006 – 12 – 12) [2016 – 05 – 10]. http：//119. 90. 25. 44/ec. europa. eu/health/files/eu-dralex/vol-1/reg_ 2006_ 1901/reg_ 2006_ 1901_ en. pdf.

[3] EU EMA. Paediatric investigation plans [EB/OL]. [2016 – 05 – 10]. http：//www. ema. europa. eu/ema/index. jsp? curl = pages/regulation/general/general _ content _ 000608. jsp&mid = WC0b01ac0580925b1b.

[4] EU EMA. Guideline on pharmaceutical development of medicines for paediatric use [EB/OL]. (2013 – 08 – 01) [2016 – 05 – 10]. http：//www. ema. europa. eu/docs/en _ GB/document _ library/Scientific_ guideline/2013/07/WC500147002. pdf.

[5] US FDA. Safety and Innovations Act 2012 （FDASIA） [EB/OL]. [2016 – 05 – 10]. http：//www. fda. gov/drugs/developmentap-provalprocess/developmentresources/ucm049867. htm.

[6] US FDA. FDA Amendment Act of 2007 （FDAAA） [EB/OL]. [2016 – 05 – 10]. http：//www. fda. gov/drugs/developmentap-provalprocess/developmentresources/ucm049867. htm.

[7] US FDA. Guidance for Industry Pediatric Study Plans：Content of and Process for Submitting Initial Pediatric Study Plans and Amen-ded Pediatric Study Plans （draft guidance） [EB/OL]. (2016 – 03 – 01) [2016 – 05 – 10]. http：//119. 90. 25. 45/www. fda. gov/downloads/drugs/guidancecomplianceregulatoryinformation/ guid-ances/ucm360507. pdf.

[8] ICH. M3 （R2） Guidance on Nonclinical Safety Studies For the Con-duct of Human Clinical Trials and Marketing Authorisation For Phar-maceuticals [EB/OL]. (2009 – 06 – 11) [2016 – 05 – 10]. http：//119. 90. 25. 32/www. ich. org/fileadmin/Public _ Web _

Site/ICH_ Products/Guidelines/Multidisciplinary/M3_ R2/Step4/ M3_ R2_ _ Guideline. pdf.

[9] ICH. S11 Nonclinical Safety Testing in Support of Development of Pediatric Medicines, Final Concept Paper [EB/OL]. [2014 - 09 - 03] (2016 - 05 - 10). http：//119. 90. 25. 31/ www. ich. org/fileadmin/Public _ Web _ Site/ICH _ Products/

Guidelines/Safety/S11/S11_ Final_ Concept_ Paper_ 10_ November_ 2014. pdf.

[10] ICH. S9 Nonclinical Evaluation for Anticancer Pharmaceuticals [EB/OL]. (2009 - 10 - 29) [2016 - 05 - 10]. http：// www. ich. org/fileadmin/Public _ Web _ Site/ICH _ Products/ Guidelines/Safety/S9/Step4/S9_ Step4_ Guideline. pdf.

临床前研究审评技术

非临床安全性评价

【编者按】现阶段临床上大量成人药品用于儿童，由于儿童与成人对同一药品敏感性不同，引起的临床不良反应屡见不鲜。尽管美国食品药品管理局（FDA）、欧洲药品管理局（EMA）和人用药物注册技术要求国际协调会（ICH）已发布了一系列针对儿科用药的法规和安全性评价的指导原则，但我国迄今为止尚无此类法规，因而导致儿童用药安全性缺少非临床评价数据。因此，本刊邀请国内知名专家阐述观点，在国家食品药品监督管理总局（CFDA）颁布相关指导原则之前为我国儿科用药非临床安全性评价提出学术建议，目的是提高儿科用药的安全性（本专栏学术策划：孙祖越、周莉研究员）。

儿科用药非临床安全性评价中方案设计的策略

孙祖越[1,2,3]，周　莉[1,2,3]

(1 上海市计划生育科学研究所药理毒理学研究室，中国生育调节药物毒理检测中心，
上海 200032；2 国家人口和计划生育委员会计划生育药具重点实验室，上海 200032；
3 复旦大学生殖与发育研究院，上海 200032)

摘　要　2006 年以来，FDA，EMA 和 ICH 陆续颁布了针对幼龄动物研究的指导原则。与其他指导原则不同，这些指导原则并未对动物研究设计提出具体要求，但是明确儿科用药非临床安全性评价试验方案是基于逐案原则，需要根据患病人群特点、药理学作用、已有的毒性资料、临床数据、给药方案以及影响到的发育系统等进行设计。通常采用以下 3 种的设计方案之一：① 一般毒性筛选研究设计。② 围产期发育毒性结合幼龄毒性的研究设计。③ 靶器官发育毒性研究设计。结合本实验室的经验，本文着重讨论幼龄动物非临床发育毒性的研究设计的策略，以期为我国儿童用药物非临床安全性研究提供支持和参考，为制定我国相关的指导原则积累经验。

幼龄动物用于非临床安全性评价日趋常见[1-2]，其总体目的是为用于儿童的新药提供非临床安全性数据。幼龄动物非临床安全性评价研究不同于常规的重复给药毒性试验，它的实质是儿科用药的非临床发育毒性[3]，主要目的在于考察药物对幼龄动物可能与成年动物不同的毒性反应，用于评价在临床可能无法完整暴露的特殊毒性，例如长期认知功能等。此外，还关注是否幼龄动物出现新的毒性表现[4]，幼龄动物是否在较低暴露条件下能够检测到成年动物已知的毒性，是否存在毒性效应最敏感的发育阶段等。

尽管幼龄动物毒性研究在我国开展不久，国家尚未发布非临床安全性评价的相关指南，但是近年来欧洲的儿科研究计划（Pediatric Investigation Plan，PIP）已聚焦在该领域。美国食品药品监督管理局（US Food and Drug Administration，FDA）、欧洲药品管理局（European Medicines Agency，EMA）和人用药物注册技术要求国际协调会（International Conference on Harmonization of Technical Requirements for Registration of Pharmaceuticals for Human Use，ICH）针对幼龄动物研究已经颁布了一些指导原则[5-7]。参考 FDA，EMA 和 ICH 的指导原则和研究案例，结合本实验室已经初步具备的发育毒性研究经验，本文着重讨论幼龄动物非临床发育毒性研究设计的策略，为我国儿科用药非临床安全性评价提供一些粗浅认知。

幼龄动物发育毒性研究方案的制定，原则上是基于研究目的和科学原理做逐案处理，具体问题具体对待。最常见的设计方案有如下 3 种：① 一般毒性筛选研究。② 围产期发育毒性结合幼龄发育毒性的研究（改进生殖毒性研究设计以解决儿科人群特殊关注的问题）。③ 靶器官发育毒性研究（特殊的关注点或作用方式研究）。儿科用药非临床安全性评价，可能会要求利用多个设计研究来评估受试物在幼龄动物中的多种安全问题。然而，我们建议：在开展儿科用药非临床安全性评价前，最好能与 CDE 等相关部门进行沟通，确保最终研究设计的可接受性。现将常用的 3 种设计做如下分析，供同行交流指正。

1　一般毒性筛选研究

一般毒性筛选研究实质上即为重复给药毒性研究。通过调整给药时间，从幼龄动物开始给药以覆盖出生后所有器官和系统的发育时期。包括标准毒理学的观察终点，例

如临床观察、体重（离乳前每周 2 次）、摄食量、眼科检查（postnatal day 14，PND$_{14}$ 以后）、临床病理学检查（血液学、血生化和尿液）、大体解剖检查、病理组织学检查和器官重量等。尽管身体生长和病理学终点在一般毒性筛查研究中发挥关键作用，但可能还会增加额外的终点[8]，包括身体和性发育的关键点、行为、学习和记忆功能、生殖表现和免疫能力等。这些研究往往在离乳时或离乳之前开始给药并检测至刚刚成年时的生长发育状况，通常也包括停药恢复期，并与给药期间观察到的变化进行比较，考察受试物持续性和/或潜在的影响。

一般毒性筛选研究结果可能会揭示成年毒性研究中未发现的靶器官，为进一步幼龄动物非临床发育毒性研究受试物的靶器官提供重要目标。此外，一般毒性筛选可能会关注某些靶器官，以有助于进一步的研究来确定受试物作用方式[9]。

1.1 幼龄大鼠设计例一

图 1 为具有中枢神经系统活性的受试物，其幼龄动物非临床安全性评价研究的一般毒性筛选设计。婴儿刚出生时的大脑发育与 PND$_{10}$ 幼鼠大致相当，2 岁儿童大约与出生 21 d 的幼鼠相当[10]。从这一阶段直到大鼠 35～45 d 青春期，大体看类似"儿童"发育时期[11]，因此认为可以与人类相比较。然而在 14 d 左右，大鼠有一个非常狭窄的发育时间窗，随后即达到类似成年的运动模式，21 d 时达到完全成年模式。就此问题来讲，明显早于人类儿童。对中枢神经系统活性药物的给药持续时间通常涵盖出生后 8～9 周，以桥接重复给药毒性实验开始时的年龄[12]。

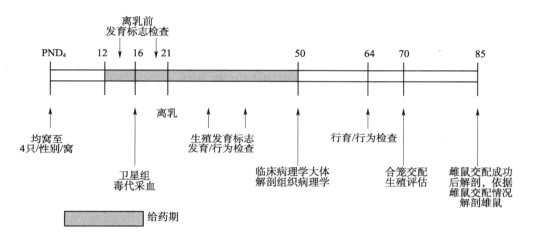

图 1　用于中枢神经系统活性的受试物幼龄大鼠一般毒性筛选研究设计

1.2 幼龄大鼠设计例二

图 2 为一项幼龄大鼠一般毒性筛选研究举例。通过内部繁殖或购买同步交配动物，获得大约 36 窝动物，PND$_4$ 均窝至 4 只幼仔/性别，有些研究人员倾向于 PND$_4$ 保留所有后代，并使用剔除的子代进行毒代动力学（TK）分析。可以使用整窝设计或窝间设计方法将幼仔分配至给药组。该设计中，PND$_{7～62}$ 给药，给药窗口覆盖所有出生后器官系统发展的时段。毒代卫星组 6 只/性别/组，首次给药和末次给药分别 3 只/性别/组。目前很多研究倾向于给药早期进行 TK 评估，从前期建立的成年动物 TK 资料看，幼龄动物更容易显示差异；由于幼龄大鼠的规模有限，通常需要额外的动物。主研究中 30 只/性别/组，给药结束时解剖 10 只/性别/组，其余 20 只/性别/组继续进行生理发育、学习记忆等检查，PND$_{85}$ 合笼交配，根据药物特点，在不同时间点解剖动物。

1.3 幼龄 Beagle 犬设计例一

图 3 以 Beagle 犬为实验系统。当大鼠或其他实验动物不能作为幼龄敏感动物时，犬也许是比较合适的实验种属。在大动物模型中进行幼龄毒性研究也并非罕见，与啮齿类动物相比，大动物模型可以提供纵向评估各种生理指标终点的能力，实验前后自身对比，这也许是大动物的优势。

1.4 幼龄 Beagle 犬设计例二

图 4 为一个利用 Beagle 犬进行筛选研究设计的例子，该设计发生在新生儿或早产儿，用于慢性治疗的中枢神经系统活性受试物。PND$_4$ 启动给药直至出生后 9 个月。设计包括一般毒性的常规终点，如临床病理学、眼科、脏器重量、心电图（ECG）和组织病理学。发育指标包括睁眼、犬齿萌出和骨密度。神经行为评估进行适当修改以适应于犬的功能观察组合（FOB），同时测定相关激素水平。

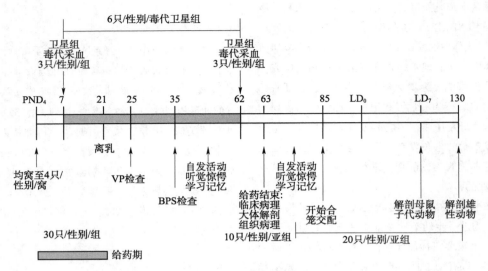

图2 幼龄大鼠一般毒性筛选研究设计

VP：vaginal patency（阴道张开）；BPS：balanopreputial separation（龟头包皮腺分离）；LD：lactational day（哺乳天数）

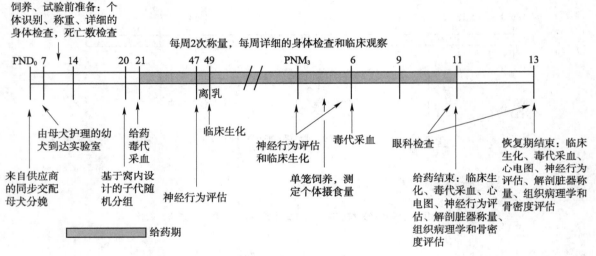

图3 幼龄 Beagle 犬的一般毒性筛选研究设计

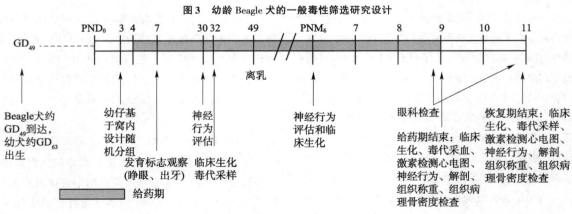

图4 利用幼龄 Beagle 犬的一般筛选研究设计

PNM：postnatal month（出生月龄）

2 围产期发育毒性结合幼龄毒性的研究设计

围产期发育毒性结合幼龄毒性的研究设计为改进的生殖毒性研究设计，用以解决儿科人群特殊关注的问题，实际上是对生殖毒性研究设计进行延伸，包括幼龄阶段的卫星组设计（例如免疫毒性、神经毒性、内分泌调节筛选、

中国新药注册与审评技术双年鉴（2016—2017）

单细胞凝胶电泳和脑组织形态学评估等）。对于某些受试物，这种设计足够替代一般毒性的筛选研究来解决幼龄动物的具体特殊问题。这类研究的优势是跨代给药，其中亲代动物首先给药，随后是幼龄动物给药（无论同时是否有亲代给药），这种给药模式可能更接近一些药物暴露的真实情况。例如，美国环境保护署（Environmental Protection Agency，EPA）所需的二代生殖毒性研究的设计以及经济合作与发展组织（Organization for Economic Co-operation and Development，OECD）的离乳后 F₁ 代立即开始的10周交配前给药设计方案[13]，在这一时期，可进行生长和性发育标志的评估。

如果担心婴幼儿有可能直接暴露于受试物，可以考虑适当调整 F₁ 代起始给药时间。如调整为子代灌胃（ig）给药或者将动物置于特别设计的吸入室，使得子代与亲代同时暴露。同样，针对部分围产期发育毒性研究，对受试物在新生儿体内生物利用度的关注决定了给药方法是否需要

改进，可以采用母体动物妊娠期给予受试物，出生后对亲代和子代同时给药的方案设计。

2.1 围产期发育毒性和幼龄动物毒性结合的研究

围产期发育毒性研究是生殖毒性实验的经典部分，母体动物从胚胎植入到子代离乳期间给药（按照 ICH 的指导原则[14]）。这类研究设计中，发育中的动物宫内暴露于受试物以及出生后通过乳汁暴露。因此有人提议修改这个研究设计，使得在某些情况下可以满足幼龄动物毒性实验的需要[15]，监管指导文件也支持这种方法[6]。图 5 显示该设计的一个例子，母鼠从胚胎植入到 PND₅ 给药，PND₅ 母鼠给药暂停，子代直接给药至成熟（至9周）。该研究与一般毒性筛选研究非常相似，可设置亚组动物用于 TK 评估和一般毒理学评价的终点、中枢神经系统发育和功能、生殖发育和功能评估。

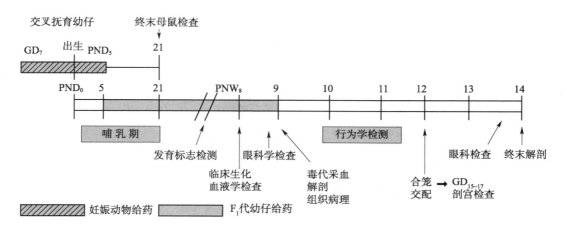

图 5　围产期发育和幼龄动物毒性的结合研究设计
PNW：postnatal week（出生周龄）

本设计最明显的优势是用于安全评估的动物数量减少。然而，有几个原因限制了该设计的使用。首先，这个设计很快会变得非常复杂，除了已经纳入围产期发育毒性研究的大量中枢神经系统和生殖终点外，还需要通过添加终点以覆盖所关注的靶器官。其次，幼仔通过乳汁暴露转化到子代直接给药，往往会导致明显的药物暴露和药动学特征变化，很可能导致幼仔直接给药的过量毒性。直接给予受试物后，可能会更加关注死亡或过量毒性而使得围产期发育毒性的研究变得毫无价值[16]，进一步会促使围产期发育毒性研究中给药剂距研究的需求，然而这并不是常规研究。幼龄研究的初衷是关注儿科人群用药安全的相关性，而围产期发育毒性的研究目的是评估宫内和出生后早期暴露的影响[17]；围产期发育毒性研究和幼龄毒性的结合研究，看到的仅是宫内暴露的结果，可能与儿科暴露风险评估没有相关性，因此仍需要一个附加的研究来证明幼龄暴露问题。

2.2 围产期毒性与幼龄动物毒性"组合"的探索性研究

本设计改进了现有的围产期发育毒性研究，提供了确定围产期发育毒性剂量选择水平的依据，也会产生在幼龄动物毒性研究中关于暴露和潜在毒性的早期科学数据。该设计的后半阶段，借助于增加"附加幼龄阶段"，扩展围产期发育毒性与幼龄动物毒性组合的研究设计，见图 6。附加研究对正常围产期发育毒性探索研究未产生任何影响。母鼠在哺乳期 lactation day 6（LD₆）末次给药、根据受试物的药动学/药效学（PK/PD）设置洗脱期，以掌控对后代的持续暴露。由于存在前期在宫内或通过乳汁暴露可能的混杂因素，围产期（PPN）阶段增加第2个对照组，其幼仔在幼龄研究阶段给予高剂量以与其他剂量组比较。

中国新药注册与审评技术双年鉴（2016—2017）

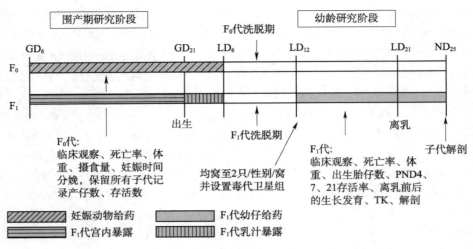

图6　围产期发育毒性与幼龄动物毒性"组合"的探索研究

PPN 研究阶段：设计 5 组（包括 2 个对照组）从 gestation day 6（GD_6）至 LD_7 给药，每组包括 6 只同步交配的孕鼠。观察常规检查指标、分娩、护理和异常护理行为、幼仔的存活和生长指标。LD_6（±1）通过均窝选择幼仔用于随后的幼龄研究阶段。母鼠哺育子代直到离乳（LD_{21}）。未被选择的幼仔在 LD_7 评估乳汁暴露情况，收集毒代动力学（TK）数据。

幼龄动物研究阶段：在适当的洗脱期之后，5 组（包括一个自身对照组 II）被选择的幼仔直接给予受试物，记录临床体征、体重和增重以及幼仔存活、生长和发育的关键点。至离乳后合适的时间点，如 PND_{25} 进行解剖，评估受试物的直接影响，收集血液样本检测血清生化和/或血液学、大体解剖和组织病理学检查等。

该研究可以区分孕鼠给药的介导作用与直接给药的仔鼠，允许评估早期潜在的安全隐患。此外还可以减少药物的开发时间并减少动物的使用和成本。这个"组合"研究考虑的关键点：包含 2 个对照组；洗脱期的长短（该设计不适合具有较长半衰期的受试物，也不适合需要幼龄动物早期给药的情况，如 < LD_8）；优化选择并对未选中的幼仔进行 TK 评估；F_1 动物开始给药的年龄；研究的持续时间和剂量水平[18]。

3　靶器官发育毒性研究设计

迄今为止，尽管有许多不同排列组合的研究设计（如开始给药的年龄、给药持续时间、恢复时间和动物的数量等），但大多数幼龄研究设计基于逐案原则的基础之上，特殊的关注点或作用方式需要特殊的研究设计。因此，从科学和监管的角度，这些类型的研究比一般筛选研究更加有用[19-20]。

关于给药起始时间，对幼龄动物的一项回顾性研究发现，大鼠的所有研究起始年龄几乎一致。118 项研究中的 94 项主研究在离乳前开始给药。查看受试物的临床适用年龄，只有 23 个项目的目标人群为新生儿，其余的目标人群至少是 2 岁。根据 Romijn 等[10]基于中枢神经系统发育的分类方法，10 日龄大鼠幼仔相当于刚出生的婴儿，21 日龄大鼠相当于 2 岁左右的幼儿。通常认为，除非临床上给药起始年龄是出生到 2 岁幼儿的特定靶器官药物开发，否则无须大鼠 PND_{10} 或 PND_{21} 前给药。这也就意味着上述研究大多数是为 2 岁以上幼儿设计的，那么离乳前给药的做法，一方面可能是这些研究者对特定靶器官或系统的发育窗感兴趣，但更有可能的是，采用更加谨慎的方法以确保监管机构的认可。从经验看，如果较早的给药操作可行，监管机构质疑给药起始年龄的问题并不少见。实际上，给药的时间段应该依赖于临床方案和预期的靶器官发育毒性进展情况。也有人认为可以接受 PND_{28} 开始给药，因为这可以将其与生殖毒性试验和重复给药毒性试验进行桥接[21]。

现在通常说的"至性成熟"或更常见的"至成年"并没有明确的到达标志。EMA 指导原则认为对于发育期较长的器官系统，大鼠 13 周给药时间和犬 9 个月给药时间是合适的；而 FDA 则更加开放，认为给药持续时间"应至少包括选定的物种出生后发育的重要时期"，但如果临床长期应用，也应该评估长期累积的影响。特别是对用于中枢神经系统和心血管系统药物，至少观察至性成熟，一般在 10 周左右，尽管抗生素/抗感染和其他受试物的研究旨在与重复给药研究进行桥接，但也的确如此。没有迹象表明这些研究不能被 EMA 接受[21]。

3.1　中枢神经系统和生殖系统靶器官发育毒性研究设计

对于比较中枢神经系统发育来说，尽管大鼠和犬是适合的模型，但是没有物种能够提供与人类神经系统发育直接的相关性。而且，没有精确的信息表明人类与动物出生前后大脑不同发育阶段的等同性[22]。以往有数据（20 世纪 70 年代）认为，人类出生时的大脑神经发育相当于 7 日龄大鼠，但也有人估算相当于 12~13 日龄大鼠[23]。

中国新药注册与审评技术双年鉴（2016—2017）

图 7 提供了一个针对中枢神经系统（CNS）和生殖发育的研究设计。成年毒理学研究中，相关的靶器官是中枢神经系统，出现与 CNS 有关的临床症状以及对雌性生育力的影响。在大动物中观察到与 CNS 有关的临床症状是唯一的毒性证据。

PND_1 均窝至 4 只/性别/窝（如果可能的话），选定的幼仔交叉抚育，每窝幼仔来自至少 4 个不同的窝，没有相同性别的同窝兄妹，不含原来窝的幼仔。一般有两种方法分配幼仔至给药组。一种方法是窝内所有幼仔接收相同的剂量（即整窝设计 whole litter design）；另一种方法是将 1 只/性别/窝分配至不同剂量组（即窝内设计，within litter design）。无论哪种分配至给药组的方法，所有母鼠交叉抚育的幼仔在给药前已将遗传影响随机分至所有的窝。当每窝幼仔来自不同的母鼠时，单个个体可以视为独立。

该设计为 $PND_{7\sim63}$ 给药，给药时间涵盖大鼠出生后中枢神经系统和生殖系统发育时间，与儿科目标人群至成年相似。给药结束后进行行为学检测，目的是评估给药后潜在的长期神经毒性结果，而不是识别潜在的药效学介导的效果。可以灵活选择行为学评估的测试组合，但通常与围产期研究采用的方法类似，监测龟头包皮腺分离和阴道张开的年龄以评估生殖发育能力、通过观察动情周期确定成年动物的生殖能力、相同剂量组动物交配、孕中期剖宫检查等，这些评估与成年生育力研究类似。大体解剖包括收集生殖和中枢神经系统组织，以备组织病理学检查。

3.2 肝脏和生殖系统靶器官发育毒性研究设计

图 8 为一个靶器官研究设计示意图，重点是肝脏和生殖发育。基于文献资料，这类药物可能会干扰生殖激素的合成，故实验设计主要是要评价药物对肝脏和生殖器官的影响。虽然在一般毒性研究中未发现对成年生殖器官的影响，成年生育力研究中也未见影响，但根据文献信息提示进行生殖发育的评估。生化检测显示犬和大鼠丙氨酸氨基转移酶（ALT）水平增加，而没有相关的肝脏病理表现。目标儿科人群是从 2 岁开始。

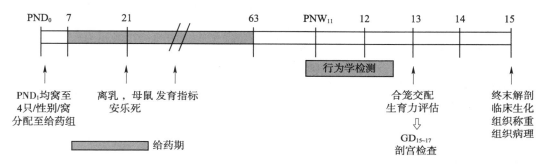

图 7 中枢神经系统和生殖系统靶器官发育毒性研究设计

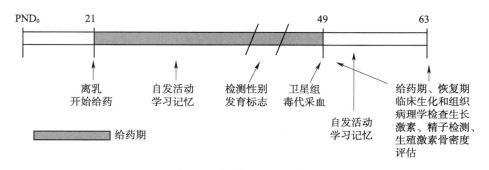

图 8 肝脏和生殖系统靶器官发育毒性研究设计

该设计为子代 $PND_{21\sim49}$ 给药，PND_{21} 大鼠肝脏发育程度与最小年龄的儿科人群肝脏发育相当，故 PND_{21} 被选为给药起始时间。给药至 PND_{49}，幼儿出生后与肝脏发育相关的所有变化，在大鼠也同样发生；同时青春期已经开始发育（即表现出龟头包皮腺分离和阴道张开的年龄），可以评估对生殖发育的潜在影响。终点剖杀前采集临床生化样本、大体解剖、肝脏称重、评估肝脏组织病理学。尽管 2 周恢复期包括了评估肝功能或组织病理学的逆转变化，但是关于幼龄动物肝损伤后发生逆转的文献报道几乎未见。

本实验室完成的一个实例与此类似，根据关注点的不同，增加了行为学检测、生长激素、精子检测、生殖激素和骨密度评估等指标[24]。

以上案例是基于真实的儿科药物开发项目和研究设计并已被监管机构接受以支持这些药物的进一步发展。这些靶器官发育的研究设计，代表了特殊的儿科药物开发项目可能的研究设计，解决幼龄动物毒性测试的特定需求。这里呈现的仅仅是研究的核心内容，但实际应用中，对于研究的细节（如动物数量、给药时间段和恢复时间等）需要采用逐案原则的方法。

3.3 幼龄小型猪的靶器官发育毒性研究设计

当采用这些设计来解决具体问题和/或类别影响，也许

并不需要涉及大量的动物或长时间暴露。图9展示的是对新生小型猪的这种研究实例；该研究目的是观察药物对新生儿呼吸问题的影响，可以不包括很多终点；但是比起在一般毒性筛选中的经典测试，各项指标检测更加频繁[25]。

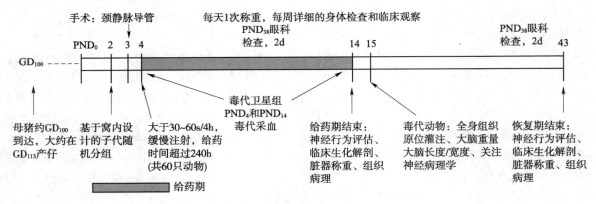

图9　幼龄小型猪的靶器官发育毒性研究设计

3.4 幼龄非人灵长类靶器官发育毒性研究设计

NHP（non-human primate）可以为幼龄毒性实验提供一个有效的模型，前期药物开发过程中，可以用于一般毒性和/或生殖毒性实验的物种选择。除了与人类生理、生物学特点和器官系统发育具有明显的相似之外，与其他物种相比，当涉及到免疫系统、神经系统（包括行为）和骨骼系统的发育评估时，NHP也具有明显优势。关于NHP

幼龄毒性研究的年龄虽然没有统一的意见，但一般来说，9～36个月之间的年龄是合适并实用的[26]，如表1所示。这个年龄涵盖了新生儿/婴儿发育阶段、生殖毒性研究以及一般毒性研究使用的年龄跨度。然而，采购时可能遇到的问题包括足够的数量、适当的年龄和合适的性别等[27]。

表1　幼龄食蟹猴13周给药靶器官发育毒性研究设计

研究项目	内容情况
动物年龄	12～18个月（最普遍）
给药方案	每天、每周或视情况而定
给药途径	所有标准途径（灌胃、静脉和皮下等）
动物数量	$n=40$（24只主研究，16只恢复期）
实验系统分组：动物数量/主研究数量（恢复期数量）	对照组，雄性3（2），雌性3（2） 低剂量组，雄性3（2），雌性3（2） 中剂量组，雄性3（2），雌性3（2） 高剂量组，雄性3（2），雌性3（2）
预处理时段/给药时段/恢复期时段	1～4周/13周/4～13周
临床观察	每天1～2次，包括1周预试验（如果有）
体重	预试验（如果有），此后每周1次
摄食量	预试验（如果有），此后每周1次
临床病理学指标	血液学、血清生化、凝血和/或尿液检测：预试验（如果有）、给药结束和恢复期结束
特殊的评估（如适用）	毒性动力学：首次和末次给药和/或恢复期（生物制品） 眼科检查：裂隙灯显微镜检查和间接检眼镜检查 心血管：心率、血压和/或心电图 免疫学：流式细胞术、免疫球蛋白、TDAR（例如：KLH）测定、NK细胞试验、细胞因子、淋巴细胞增殖 骨骼的生长评估：长骨的影像学评估、预试验（如果有）、末次给药和/或恢复期结束，还可以进行骨密度定量测量（DXA，pQCT）

中国新药注册与审评技术双年鉴（2016—2017）

续表

研究项目	内容情况
终点检测	所有动物的大体解剖、包括大体观察和器官重量 完整的组织收集和组织病理学评估 可能的免疫组织化学检测

TDAR：T-cell-dependent antibody response（T 细胞依赖性抗体反应）；KLH：keyhole limpethemocyanin（匙孔血蓝蛋白）；NK：natural killer cell（自然杀伤细胞）；DXA：dual-energy X-ray absorptiometry（双能 X 射线吸收测定法）；pQCT：peripheral quantitative computed tomography（断层扫描仪）

综上所述，幼龄毒性研究设计没有现成的设计模板，需要考虑受试物的生物学特点和临床拟使用的具体情况，在逐案原则基础上进行设计，为每个受试物制订周密的试验设计。研究人员应该根据已有的药理学和毒物学专业基础知识，制定研究方案，避免复杂的、不适当的或不必要的研究。监管机构能够早日参与设计[21]，避免产生大量的对识别儿科用药潜在的安全问题贡献很少或没有价值的数据。坚实掌握生殖与发育毒理学基础知识，紧密结合受试物的生物学特性，深入了解药物开发的立题依据，全面熟悉相关的技术法规，严谨认真的设计试验，这些才是儿科用药非临床安全性评价中方案设计的基本策略。

参 考 文 献

[1] HURTT ME, ENGEL S. An update of juvenile animal studies in the European Union：What do the numbers say？ ［J］. *Reprod Toxicol*, 2015, 56：105 – 108.

[2] SOELLNER L, OLEJNICZAK K. The need for juvenile animal studies-A critical review ［J］. *Regul Toxicol Pharmacol*, 2013, 65（1）：87 – 99.

[3] 孙祖越，周莉，韩玲. 儿科用药非临床安全性评价要则及中药评价的特殊性 ［J］. 中国药理学与毒理学杂志, 2016, 30（1）：13 – 20.

[4] 黄芳华，朱飞鹏，笪红远，等. 中药儿科用药非临床安全性评价的一般考虑 ［J］. 中国新药杂志, 2015, 24（24）：2779 – 2781.

[5] U. S. Food and Drug Administration, Center for Drug Evaluation and Research, Guidance for industry：nonclinical safety evaluation of pediatric drug products ［S］. U. S. Department of Health and Human Services 2006.

[6] FDA. Center for Drug Evaluation and Research. Guidance for Industry：Nonclinical Safety Evaluation of Pediatric Drug Products ［EB/OL］. U. S. Department of Health and Human Services, Rockville, MD.（2006 – 02）［2014 – 12 – 11］. http：//www. fda. gov/downloads/drugs/guidancecomplianceregulatory-information/guidances/ucm079247. pdf.

[7] European Medicines Agency（EMA）, Committee for Human Medicinal Products（CHMP）. Guideline on the Need for Non-clinical Testing in Juvenile Animals on Human Pharmaceuticals for Pediatric Indications. January ［EB/OL］.（2008 – 01）［2015 – 12 – 18］. http：//www. ema. europa. eu/docs/en _ GB/document_ library/Scientific_ guideline/2009/09/C500003305. pdf.

[8] European Medicines Agency. ICH M3（R2）：Non-Clinical Safety Studies for the Conduct of Human Clinical Trials and Marketing Authorization for Pharmaceutica ［EB/OL］.（2008 – 06）. http：//www. ema. europa. eu/docs/en _ GB/document _ library/Scientific_ guideline/2009/09/WC500002941. pdf.

[9] Guideline ICH Harmonised Tripartite. Guidance on nonclinical safety studies for the conduct of human clinical trials and marketing authorization for pharmaceuticals M3（R2）［C/OL］. International Conference on Harmonisation of Echnical Requirements for Registration of Pharmaceuticals for Human Use.（2009 – 06 – 11）. http：//www. ich. org/fileadmin/Public_ Web _ Site/CH _ Prod M3 _ R2_ Guideline. pdf.

[10] ROMIJN HJ, HOFMAN MA, GRAMSBERGEN A. At what age is the developing cerebral cortex of the rat comparable to that of the full-term newborn human baby？ ［J］. *Early Hum Dev*, 1991, 26（1）：61 – 67.

[11] WATSON RE, DESESSO JM, HURTT ME, et al. Postnatal growth and morphological development of the brain：a species comparison ［J］. *Birth Defects Res B Dev Reprod Toxicol*, 2006, 77（5）：471 – 484.

[12] DE SCHAEPDRIJVER LM, BAILEY GP, COOGAN TP, et al. Juvenile animal toxicity assessments：decision strategies and study design ［M］. Pediatric Drug Development：Concepts and Applications, 2013：201 – 221.

[13] Organization for Economic Cooperation and Development. OECD guideline for testing of chemicals. Two-generation reproduction toxicity study Organization for Economic Cooperation and Development, Paris ［EB/OL］.（2001）. Available from：http：//www. oecd-ilibrary. org/docserver/download/9741601e. pdf？ expires = 1450920238&id = id&accname = guest&checksum = 11D 29C56C9996D132CD02964D02FAD4C.

[14] FDA. ICH Harmonized Tripartite Guideline. Detection of Toxicity to Reproduction for Medicinal Products & Toxicity to Male Fertility S5（R2）. Fed Regist ［EB/OL］.（1994 – 10）［2015 – 12 – 18 ］. http：//www. ich. org/products/guidelines/safety/article/safety-guidelines. html.

[15] MACLEOD SM. Pediatric drug development：concepts and applications ［J］. *Clinical Pharmacology*, 2009, 86（6）：583 – 584.

[16] DE SCHAEPDRIJVER L, ROUAN MC, RAOOF A, et al. Real life juvenile toxicity case studies：the good, the bad and the ugly

[J] . *Reprod Toxicol*, 2008, 26（1）：54 - 55.

[17] 孙祖越 周莉. 药物生殖与发育毒理学 [M]. 上海科技出版社 2015：305 - 348.

[18] BAILEY GP, COOGAN TP, DE SCHAEPDRIJVER LM. Preclinical development of a pharmaceutical product for children [J]. *Pediatric Nonclinical Drug Testing*: *Principles, Requirements, and Practices*, 2012：129 - 139.

[19] CAPPON GD, BAILEY GP, BUSCHMANN J, *et al.* Juvenile animal toxicity study designs to support pediatric drug development [J]. *Birth Defects Res B Dev Reprod Toxicol*, 2009, 86（6）：463 - 469.

[20] WISE LD, STOFFREGEN DA, HOE CM, *et al.* Juvenile toxicity assessment of open-acid lovastatin in rats [J]. *Birth Defects Res B Dev Reprod Toxicol*, 2011, 92（4）：314 - 322.

[21] BAILEY GP, MARIËN D. The value of juvenile animal studies "What have we learned from preclinical juvenile toxicity studies? II" [J]. *Birth Defects Res B Dev Reprod Toxicol*, 2011, 92（4）：273 - 291.

[22] BRENT RL. Utilization of juvenile animal studies to determine the human effects and risks of environmental toxicants during postnatal developmental stages [J]. *Birth Defects Res B Dev Reprod Toxicol*, 2004, 71（5）：303 - 320.

[23] CLANCY B, FINLAY BL, DARLINGTON RB, *et al.* Extrapolating brain development from experimental species to humans [J]. *Neurotoxicology*, 2007, 28（5）：931 - 937.

[24] 王永，王蓉，骆永伟，等. 复方一枝蒿颗粒对幼龄大鼠重复给药毒性研究及其评价方法探索 [J]. 中国新药杂志，2016, 25（14）：1660 - 1666.

[25] HOOD RD. Developmental and Reproductive Toxicology: A Practical Approach [M]. 3rd ed. London: CRC Press, 2012：302 - 339.

[26] MORFORD LL, BOWMAN CJ, BLANSET DL, *et al.* Preclinical safety evaluations supporting pediatric drug development with biopharmaceuticals: strategy, challenges, current practices [J]. *Birth Defects Res B Dev Reprod Toxicol*, 2011, 92（4）：359 - 380.

[27] HOBERMAN AM, LEWIS E. Pediatric Nonclinical Drug Testing: Principles, Requirements and Practices [M]. Hoboken, New Jersey: John Wiley & Sons, 2012：255 - 275.

对儿科药物开发的非临床安全性评价的考虑

黄芳华[1]，王庆利[1]，Jim Ridings[2]，王　英[3]，张　云[3]

（1 国家食品药品监督管理总局药品审评中心，北京 100038；
2 GlaxoSmithKline（GSK），Toxicology and Biometabolism, Ware, SG12 0DP, United Kingdom；
3 葛兰素史克（上海）医药研发有限公司药物安全评价部，上海 201203）

摘　要　儿科药物研发是目前药物研发的一个热点，其中非临床安全性评价是儿科药物研发的一个必要和独特的部分。基于化合物类型/适应证（包括"只是儿科/先是儿科"用药）和儿科人群相关的特性，需要及时地制定一个适当的儿科药物非临床研发策略和计划，来支持儿科临床试验和新药上市申请。儿童用药的安全问题是独特的，且与器官系统的发育密切相关，需要根据一个透彻的"缺口"分析，制定一个总的非临床儿科药物研发计划。本文介绍了国外药品监管机构对儿科药物研发的非临床安全性评价指导原则、儿科药物研发过程中的科学咨询、儿科临床研发计划，以及对幼龄动物非临床安全性评价的策略和要求，包括药物安全性在成年和儿科患者中的差异及原因、何种情况下要求进行幼龄动物试验及其时间安排等，以期为国内研发者提供参考。

儿科药物有巨大的市场需求，因此近年来儿科药物开发受到越来越多的关注。但是，由于儿科人群的特殊性，儿童不等于小的成人，其非临床安全性评价有不同于成人用药安评的独到之处。国外药品管理部门相继出台了儿科用药非临床安全性评价指导原则，但目前尚未达成协调一致的意见。

本文介绍了国外药品监管机构对儿科药物研发的非临床安全性评价指导原则、儿科药物研发过程中的科学咨询、儿科临床研发计划，以及对幼龄动物进行非临床安全性评价的策略和要求等，以期为国内研发者提供参考。

1 儿科药物非临床安全评价相关的指导原则

在进行儿科药物研发时，有必要首先了解有关儿科药物研发的全球监管环境，例如，美国 FDA 和欧盟 EMA 儿科法规/指导原则的漫长历史过程，以及 ICH S11 和 CFDA 非临床儿科指导原则仍处于发展阶段[1-4]。在提交 NDA/MAA 的同时，欧美法规规定必须提交已批准的儿科药物研发计划（欧盟 Paediatric Investigation Plan，PIP）或美国 Pediatric Study Plan（PSP，即使有理由申请延迟/免除），来尽早评估药物在儿童患者中的有效性和安全性。

儿科药物研发，包括非临床支持试验数据，是药物研发的一个完整部分。对于成人和儿科药物的开发所需的非临床支持需要遵循国际监管准则[2-8]，包括如下内容。

ICH M3（R2），Nonclinical Safety Studies for the Conduct of Human Clinical Trials and Marketing Authorization or Pharmaceuticals（支持药品人类临床试验和上市许可的非临床安全性评价指导原则，2009 年）。

US FDA，Pediatric Study Plans：Content of and Process for Submitting Initial Pediatric Study Plans and Amended Initial Pediatric Study Plans Guidance for Industry（Draft）[儿科研究计划：提交初步儿科研究计划和补充的初步儿科研究计划的内容和程序指导原则（草案），2016 年]。

US FDA，Guideline on Nonclinical Safety Evaluation of Pediatric Drug Products（儿科用药的非临床安全性评价指导原则，2006 年）。

EMA，Guideline on the Need for Non-clinical Testing in Juvenile Animals of Pharmaceuticals for Paediatric Indications（儿科适应证用药幼年动物非临床试验必要性指导原则，2005 年）。

JMHLW，Guideline on the Nonclinical Safety Study in Juvenile Animals for Pediatric Drug（儿科用药幼龄动物非临床安全性研究指导原则，2012 年）。

ICH S6（R1），Preclinical Safety Evaluation of Biotechnology-Derived Pharmaceuticals（生物技术药物的临床前安全性评价指导原则，2011 年）。

ICH S9，Nonclinical Evaluation for Anticancer Pharmaceuticals（抗肿瘤药物的非临床评价指导原则，2009 年）。

然而，尽管对于开发成年人用药有着明确的整体监管策略和路径，儿科药物研发所需的非临床数据仍然遵循个案考虑原则，常采用延迟方案，即从成年人转移到年龄较大的儿童，然后逐渐转移到更年幼的儿科患者。对正在起草中的 ICH S11 指导原则即支持儿科药物开发的非临床安全性试验指导原则，其中一个主题是提供更清楚的全球协调一致的儿科药物研发的监管路径和主要针对儿科使用药物的非临床发展策略。ICH 于 2014 年 11 月开始启动了 ICH S11（支持儿科用药开发的非临床安全性试验指导原则）的起草

工作，计划于 2018 年达到全面实施阶段[1]。

2 儿科药物研发过程中的科学咨询

由于儿科药物研发的特殊性，耗时较长且耗资巨大，所以国外药品监管机构强烈建议研发项目团队在开始 GLP 幼龄动物毒性研究计划之前，向有关监管机构获得科学咨询，并准备提交欧盟监管机构 EMA 所要求的儿科药物试验计划 PIP 或美国 FDA 所要求的儿科药物研究计划 PSP。

2015 年 6 月，欧盟 EMA 推出试点举措，提供与儿科药品开发相关的早期互动会议，以激发与制药公司就儿科药物研发的早期对话。

在美国，FDA 鼓励制药公司与 FDA 尽可能早地讨论儿科药物研究战略和计划，并达成一致。需要强调的是，了解不同的 FDA 审查部门可能对儿科药物研发的计划和研究有不同的期望是非常重要的，由于在药物开发过程中的潜在安全风险，儿科药物研究计划是可能改变的。PSP 可以是 IND 前（pre IND）会议讨论的焦点之一。

在日本和加拿大，虽然儿科药物研究计划不是强制性的特殊讨论焦点，仍然建议尽早进行，而且，最好在成人Ⅲ期临床试验开始之前完成。比如日本，制药公司要求药品和医疗器械局（PMDA）确认，是否需要一个儿科Ⅰ期或Ⅱ期临床试验，并在适当时与 PDMA 磋商。

在中国，现阶段儿科药物研究计划不是强制性的，但是，正在采取一系列鼓励措施以促进儿科药物研发。

关于大制药公司内部的科学咨询，比如葛兰素史克，由全球知名的毒理学专家形成了非临床儿科咨询小组（nonclinical pediatric advisory panel，NPAP），可以对非临床儿科药物研发提供各方面支持和建议。该小组又形成一个儿童用药咨询网络（medicines for children advisory network，MCAN）来支持儿科药物开发所有学术方面的需求。鼓励提前与 NPAP 协商，最好在预期启动儿童临床研究 2 年前开始协商。这个时间考虑到了耐受性/剂量范围（DRF）的研究和 GLP 幼龄动物毒性试验所需时间（如果建议进行非临床研究）。

3 儿科临床研发计划

为促进药物研发进程，儿科药物研发计划应该尽早在每个项目团队内进行讨论。这些计划需要包括何时进行幼龄动物毒性试验以及在开始非临床研究之前与监管机构进行讨论幼龄动物毒性试验的设计及其合理性。在儿科药物研发计划确定之前，有些项目可能需要获得幼龄动物耐受性数据。

一般情况下，初始的临床试验往往是计划先在年龄较大的儿童人群进行，例如青少年（年龄 12～18 岁），

在收集到足够的安全性数据后，临床试验再扩展至年龄较小的儿童。某些类型的药物可能已获得免除儿科药物研发，或通过排除某些年龄组的儿童而要求免除儿科药物研发。

ICH E11（R1）指导原则鼓励新的/非传统的方法在需要时用至儿科药物研发中，例如，非传统的贝叶斯（Bayesian）统计方法、模型和模拟（modeling and simulation）方法来综合先前相关知识、新的临床试验设计［例如，自适应设计（adaptive designs）］，以及从其他人群（成人或儿童亚群）的信息进行推断[8]。

儿科药物研发延迟和免除战略应该明确说明和具有科学合理性，作为配套的延迟和免除的详细理由必须包含在PIP 或 PSP 中。

随着越来越关注儿童遗传性罕见病药物的研发，更加强调在没有进行首次成人（志愿者或患者）临床试验的情况下，在离乳前儿童人群直接开始临床试验。在这种情况下，幼龄动物的临床毒理学研究将成为主要的危害鉴别。

对于儿科临床开发计划，建议考虑以下因素：① 该化合物是否是新的靶点/作用机制，或已经有其他的类似化合物/适应证项目计划。② 是否有任何发表的或竞争对手有关此类化合物在儿童人群中使用的信息。③ 在预期的儿童临床计划中，预期年龄最小的儿科患者是什么年龄。④ 延迟和/或免除策略是否会被采纳。⑤ 预期儿科临床试验的期限是什么？临床治疗时间多长。⑥ 支持临床单次给药 PK/PD 临床试验的要求是什么。⑦ 在非临床和/或临床研究中，有没有药物代谢的数据。⑧ 计划的儿科制剂中是否含有任何非一般认为安全的辅料。

4 对幼龄动物非临床安全性评价的策略和要求

幼龄动物非临床安全性评价（常简称幼龄动物试验）并非是一个全新的概念，在过去已经有很多拟用于儿科的药物（例如抗生素）进行过幼龄动物试验。根据药物研发的一般规律，往往先进行成人用药开发或成人临床试验（即已获得在成年动物的标准毒理学试验支持），不像成年动物的研究，并不是每个儿科药物都要求进行幼龄动物试验。另外，在大多数的情况下，一种幼龄动物种属试验被认为足以评估在成人和成年动物中已经认识的毒理学终点，一般首选啮齿类动物（多选用大鼠）。

取决于药物的类型和适应证，临床使用儿童人群的年龄和治疗期限，以及从成年动物试验和成年患者使用中得到的安全性数据，在儿科患者开始短期、多次给药的有效性和安全性临床试验之前应考虑获得适当的幼龄动物的研究结果。

4.1 药物安全性在成年和儿科患者中的差异及原因

为什么需要考虑非临床和临床儿科安全性研究呢？很

多经验证实了成人和儿童患者之间存在药物安全性差异，而且儿科毒性并不总是能够通过成人研究进行预测。比如，对乙酰氨基酚引起的急性肝毒性是成熟体系如何影响药物毒性特征的经典例子。由于儿童谷胱甘肽循环的速度较快，硫酸酯化作用较强，而使得幼童对过量对乙酰氨基酚急性肝毒性的敏感性要远低于成人。与对乙酰氨基酚相反，给予丙戊酸的幼童似乎不成比例地更易于发生致死性肝毒性。已有经验证明，有一些幼龄动物研究可以用来预测相关年龄儿童的毒性。例如，通过观察苯巴比妥对发育中啮齿类动物神经系统的影响，可预测其对儿童认知功能的影响；通过幼龄大鼠和猴动物模型，可研究新生儿对六氯酚神经毒性的敏感性；通过观察茶碱对幼龄啮齿类动物致惊厥效应来预测儿童发生癫痫的风险[3]。

儿童和成人之间的主要区别在于他们的脏器结构和生理功能成熟不一样。这就是常常所说的"儿童并非小型成人"。只有到成年期，器官系统才被认为完全发育。儿科人群的脏器结构和生理功能成熟的差别影响药物的安全性，生长和发育可影响药物的处置和作用，包括可能影响代谢酶活性、身体组成（例如，水和脂质的比例）、受体表达与功能、生长速率和器官功能性容积。在出生后进行显著发育的器官系统是对药物毒性风险较高的器官系统。对于离乳前儿科人群，所有的器官系统被认为在结构上和/或功能还是不成熟的。某些器官系统在离乳后继续发育，在不同年龄的儿童中逐渐成熟，见表1。

表1 人体不同器官系统的成熟期[3]

器官系统	大约成熟期
胃肠道系统	婴儿（1岁）
肾脏（肾脏功能）	婴儿（1岁）
肺（肺泡）	婴儿（1~2岁）
免疫系统	婴儿~儿童（5~12岁）
神经系统（大脑）	青少年~成年
生殖系统	青少年~青春期
骨骼系统（骨）	青春期~成年

出生后生长和发育可影响药物的药动学特征。应该熟悉与年龄和毒性相关的吸收、分布、代谢和排泄（ADME）参数[8-10]，理解哪些发育过程更易被药物改变或干扰。离乳后，一些器官系统仍在不断发育，例如大脑、肺部系统、肾脏、生殖和免疫系统。正因为发育过程中生理因素的改变对药物 ADME 和毒性的影响，每一个新化学实体的ADME 参数应在各种器官系统结构和功能的成熟的角度来看待，尤其是胃肠道、肝脏和肾脏。发育过程中生理因素的改变对药物 ADME 参数的影响，见图1。

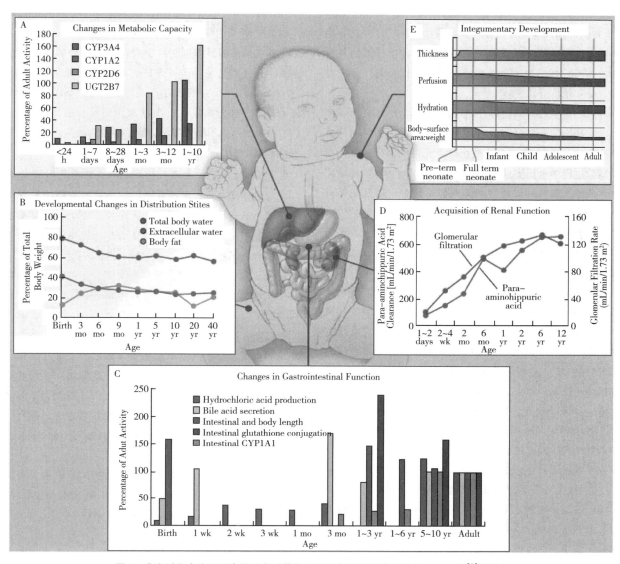

图1 发育过程中生理因素的改变对药物 ADME 参数的影响（引自 Kearns 等[8]研究）

中国新药注册与审评技术双年鉴（2016—2017）

4.2 儿科人群的年龄分层

儿科人群不等同于小型成年人，不能被看作成人的缩影。每一个儿科亚群也并不相同，各年龄段的躯体和心理特征也不完全一致。因此，应该理解儿科人群的年龄分层和相应的生长发育特征。根据 ICH E11，儿科人群可以分为 5 个亚群[7]：① 早产新生儿（preterm newborn infants）：胎龄 <37 周；主要特征：独特的病理生理结构，未发育成熟的肾脏和肝脏清除功能。② 足月新生儿（term newborn infants/neonates）：0 ~ 27 d；主要特征：血脑屏障、肝脏和肾脏清除功能未完全成熟，吸收功能难以预测。③ 婴幼儿（infants and toddlers）：28 d ~ 2 岁；主要特征：中枢神经系统和免疫系统快速成熟，药效学改变。④ 儿童（children）：2 ~ 11 岁；主要特征：成长期，清除率超过成年人。⑤ 青少年（adolescents）：12 ~ 16/18 岁；主要特征：快速成长和神经认知功能继续发育期，青春期激素改变。以上统称为"儿童"。

4.3 幼龄动物毒理学试验的必要性：毒理计划中的"缺口"的分析

对于某个拟开发用于儿科用药的具体项目，首先需要考虑的问题是幼龄动物研究是否必需。讨论一开始应当是"幼龄动物试验是不需要的"。在多数情况下，成年动物试验数据，包括发育和生殖毒理学（DART）研究结果足以提供一个非临床风险评估，来支持儿科研究。ICH M3（R2）规定[2]："如果儿科患者入选临床试验，以往成人用药经验的安全性数据通常能够代表最相关的信息，且该数据一般应在儿科临床试验开始前获得。应根据具体问题具体分析的原则来确定成人数据的适用性和范围"、"在儿科人群临床试验开始前，应获得合适给药期限的成年动物重复给药毒性试验、安全药理学核心组合试验和遗传毒性试验标准组合的结果。与临床试验中儿用药人群的年龄和性别相关的生殖毒性试验对于提供直接毒性或发育风险的信息（如生育力和围产期发育试验）也是很重要的"。"在已有的动物和人体安全性资料（包括来自于该药理学分类的其他药物的作用）被认为不足以支持儿科临床试验时，才应考虑进行幼年动物毒性试验"。

可以不需要幼龄动物毒性试验的情况：① 同一类别的相似治疗药物的数据已经发现了特定的危害，更多的信息可能不会改变该预期。② 已经获得了充足的临床数据，在临床试验过程中未观察到值得担忧的不良事件。③ 毒性靶器官在成年人和儿科患者之间无差异，是由于毒性靶器官在儿科患者中功能已发育成熟，而功能未成熟的年龄较小的儿童患者不会服用该药物。④ 一般来说，在短期的儿科药动学研究之前（比如 1~3 次给药），幼龄动物毒性试验可以不要求。

一个全面的"缺口"分析，主要是分析所有以前的动物试验数据和成年临床安全性数据是否足以支持儿科临床试验而不需要进行幼龄动物毒性试验，尤其应该确定常规的毒理计划中的"缺口"，从而设计和进行幼龄动物毒性试验来填补"缺口"。然而，即使在一个或多个发育中的器官的不良影响可以从成年人或动物研究数据来进行预测，为了解决特定的风险担忧，研究发现的毒性的可逆性，或者可能在儿童中扩大的毒性发现，以及建立安全系数/安全窗，幼年动物试验仍然是需要的。

在常规的毒理学研究计划中，从围产期发育毒性试验中的 F1 代通过母乳暴露的最大年龄，与在一般毒性试验中直接给药的最小年龄之间存在着年龄间隙。大鼠的子代通过母乳暴露（离乳前）的年龄可大至为 21 d，但是，通过此途径所能达到的血浆暴露量，相对于通过直接给药能达到的血浆暴露量，往往是相当低的。对于一般毒理学试验，慢性毒性试验可以采用 4~6 周龄大鼠，不过大多数情况下常采用 7~8 周龄的性成熟的大鼠进行试验，用来支持首次临床用药试验。对于临床试验中年龄较小的儿科人群的暴露往往无法通过一般毒理学试验来支持。此外，在儿科临床试验开始前，围产期发育毒性试验一般都尚未完成。常规的毒理计划中的"缺口"见图 2。

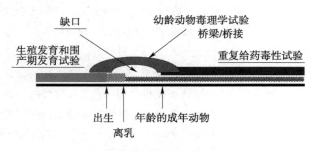

图 2　常规的毒理计划中的"缺口"

对于评价生物制品，猴扩展围产期发育毒性试验（extended peri- and postnatal developmental study, ePPND）是通过母乳来使子代暴露。单克隆抗体的半衰期长，从而为幼龄猴提供足够的暴露量，减少对离乳前幼龄猴直接给药的需要。例外的情况是，对于只是儿科/先是儿科（pediatric-only/pediatric-first）的适应证，进行一项 ePPND 需要大量资源及成本，这会影响在首次临床用药试验前不能进行 ePPND，因此可能不得不考虑幼龄动物毒性试验，包括开发同源啮齿类动物用于幼龄动物毒性试验。

4.4 何种情况下要求进行幼龄动物试验及其时间安排

与成年动物毒理学研究不同，不是所有药物开发项目均需要进行幼龄动物试验。在大多数需要进行幼龄动物试验的情况下，一种动物种属被认为足够提供幼龄动物试验数据。根据药物的适应证、儿科人群的年龄、从成年动物和成人研究的安全数据，在开展短期、多剂量给药的疗效和安全性儿童临床试验之前，应考虑获得适当的幼龄动物试验结果。

以前在不需要进行幼龄动物试验的情况下，可根据成年动物毒理学研究数据和临床安全数据来支持儿科临床研究。然而，如果根据成年人或动物的数据预测候选药物对发育中的一个或多个器官可能产生损伤，或者为了解决一个特定的安全性担忧、研究预期毒性的可逆性、或可能的扩大的预期毒性以及建立安全窗，进行幼龄动物试验是不可缺少的。

确定什么情况下要求进行幼龄动物试验时需要考虑的关键因素：① 化合物类别/靶点作用机制/适应证。② 患者人群，是否专门针对儿童。③ 在成年动物/人中已明确的毒性靶器官。

需要进行幼龄动物试验的情况：① 毒理学数据不充分时，包括 a：根据药效/靶点作用机制特别关注点；b：一般毒理学试验中发现对发育系统有毒性影响。② 临床安全性数据不充分时，包括 a：仅有成人数据；b：从儿科患者中很难得到信息/发现，即不能充分地、符合伦理地或安全地在儿科临床试验中评估；c：不同年龄儿童亚群。③ 幼年动物试验可以用于研究在儿童临床试验中的发现，包括哪些在儿童临床试验中不能充分地、符合伦理地或安全地进行的研究。④ 研究儿科患者中发现的毒性的可逆性和严重性研究，以确定安全窗。

用于长期治疗的药物需要幼龄动物研究的可能性更大。在长期治疗跨越关键发育阶段时，如离乳和青春期，应考虑到同一剂量水平在不同关键发育阶段可能会导致系统暴露量有显著的变化。当在不同年龄段的幼龄动物出现系统暴露量差异很大时，建议在试验过程中调整给药剂量，这种给药剂量的调整可通过耐受性/剂量范围探索试验中进行研究。

随着越来越关注于新生儿和婴幼儿的罕见病，制药公司现所面临的挑战是"只是儿科/先是儿科"的适应证,对于这种药物,儿童患者是治疗的主要目标。对于遗传性疾病(例如常染色体隐性遗传性疾病),治疗往往需要从一出生就开始,以防止早期发病死亡。在这些情况下,非临床和临床试验是在没有成年动物/成人研究的情况下进行,因此,幼龄动物试验将是主要支撑临床研究关键阶段的数据。在这种情况下,建议在2个种属中进行幼龄动物试验。

综上所述,需要幼龄动物毒性试验的概率总结见图3。

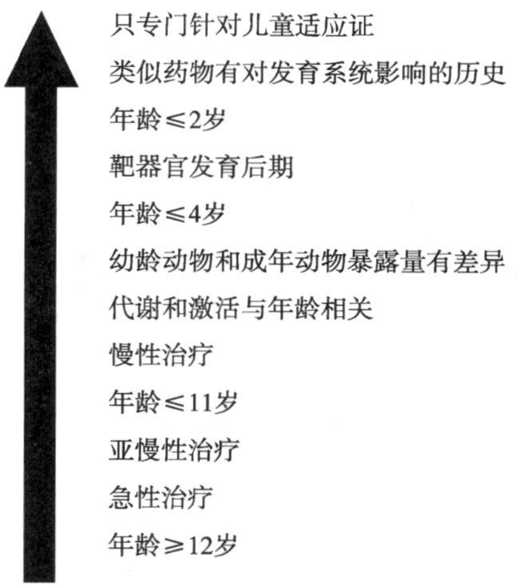

只专门针对儿童适应证

类似药物有对发育系统影响的历史

年龄≤2岁

靶器官发育后期

年龄≤4岁

幼龄动物和成年动物暴露量有差异

代谢和激活与年龄相关

慢性治疗

年龄≤11岁

亚慢性治疗

急性治疗

年龄≥12岁

图3 进行幼龄动物毒性试验的可能性

当需要进行幼龄动物毒性试验时,在大型儿科临床试验开始前,幼龄动物毒性和药动学数据应该齐备。

ICH M3(R2)指出,根据药物适应证、儿科患者的年龄以及来自成年动物或人体暴露的安全性数据,应考虑在短期的多次给药有效性和安全性临床试验之前获得幼年动物试验结果的合理性。ICH M3(R2)允许在某些情况下,如儿科患者的短期PK试验(如给药1~3次),在没有GLP非临床幼龄动物毒性数据的情况下,可以考虑进行。但是,若儿童临床试验需要长期用药,则在该试验开始前应完成幼龄动物毒理试验[2]。

FDA指导原则的要求则更加细化。对于儿童受试者拟长期用药,若临床试验为短期试验,临床试验不能涵盖治疗药物的长期暴露,无法在临床试验中阐述出生后发育过程中的长期药物暴露,则应在上市前在动物中就药物对发育的长期影响进行评估;若儿童临床试验中拟包括长期用药,FDA建议在开始长期临床试验之前进行幼龄动物试验。对于儿童受试者短期用药,根据药物的适应证和用法用量、安全性担忧、用药的受试者数量,可能需要进行与临床试验相对应的幼龄动物试验,即使临床试验设计为短期用药。由于幼龄动物试验可检出潜在的危害,而这些危害可能与人体安全性相关,因此,在临床试验开始前应完成幼龄动物试验[3]。总之,幼龄动物试验的时间安排主要取决于化合物已有的资料及其安全性风险。

一旦确定需要进行幼龄动物毒性研究,其设计、实施、报告也是一特殊任务,具体细节将另文进行详细讨论。

5 总结和展望

欧美法规要求儿科用药在上市申请/上市许可申请之前需要对该药物进行安全性和有效性评价。儿科药物的安全性问题是独特的并与发育过程中的器官系统相关,要全面考虑常规的毒理计划中的"缺口"。儿科药物非临床研究需要考虑的要点是化合物类别和适应证、临床使用儿童人群的年龄和治疗期限、不同种属处于发育期的靶器官、已有的生殖毒性试验和临床使用经验。

幼龄动物毒性试验并非必须进行的,而是取决于项目的具体情况,关键要考虑成年动物/人的非临床/临床试验数据,从而决定幼龄动物试验开展的必要性。非临床研究的时间安排主要取决于化合物现有的资料及安全性担忧,来支持儿童临床试验和上市审批。幼龄动物试验的计划、开展和报告耗时、耗资巨大,需要充分筹备。

参 考 文 献

[1] ICH. S11 Nonclinical Safety Testing in Support of Development of Pediatric Medicines,Final Concept Paper(EB/OL).(2014 – 09 – 03) [2016 – 05 – 10].http://119.90.25.31/www.ich.org/fileadmin/Public_Web_Site/ICH_Products/Guidelines/Safety/S11/S11_Final_Concept_Paper_10_No-vember_2014.pdf.

[2] ICH. M3(R2)Guidance on Nonclinical Safety Studies For the Conduct of Human Clinical Trials and Marketing Authorisation For Pharmaceuticals[EB/OL].(2009 – 06 – 11)[2016 – 05 – 10].http://119.90.25.32/www.ich.org/fileadmin/Public_Web_Site/ICH_Products/Guidelines/Multidisciplinary/M3_R2/Step4/M3_R2__Guideline.pdf.

[3] US FDA. Guidance for Industry Pediatric Study Plans:Content of and Process for Submitting Initial Pediatric Study Plans and Amended Pediatric Study Plans(draft guidance)[EB/OL].(2016 – 03 – 01)[2016 – 05 – 10].http://119.90.25.45/www.fda.gov/downloads/drugs/guidancecomplianceregulatory-information/guidances/ucm360507.pdf.

[4] EMA. Guideline on the need for non-clinical testing in juvenile animals of pharmaceuticals for paediatric indications[EB/OL].(2008 – 01 – 08)[2016 – 05 – 10].http://www.ema.europa.eu/docs/en_GB/document_library/Scientific_guideline/2009/09/WC500003305.pdf.

[5] ICH. S6(R1)and Addendum to S6 Preclinical Safety Evaluation of Biotechnology-Derived Pharmaceuticals[EB/OL].(2011 – 06 – 12)[2016 – 05 – 10].http://www.ich.org/fileadmin/Public_Web_Site/ICH_Products/Guidelines/Safety/S6_R1/Step4/S6_R1_Guideline.pdf.

中国新药注册与审评技术双年鉴(2016—2017)

［6］ ICH. S9 Nonclinical Evaluation for Anticancer Pharmaceuticals ［EB/OL］. (2009 - 10 - 29) ［2016 - 05 - 10］. http://www.ich.org/fileadmin/Public_Web_Site/ICH_Products/Guidelines/Safety/S9/Step4/S9_Step4_Guideline.pdf.

［7］ 光红梅, 王庆利. FD 儿科药品的非临床安全性评价指导原则简介 ［J］. 中国新药杂志, 2015, 24 (6): 627 -631.

［8］ ICH. E11 Clinical Investigation Of Medicinal Products In The Pediatric Population ［EB/OL］. (2000 - 07 - 20) ［2016 - 05 - 10］. http://119.90.25.45/www.ich.org/fileadmin/Public_Web_

Site/ICH_Products/Guidelines/Efficacy/E11/Step4/E11_Guideline.pdf.

［9］ KEARNS GL, ABDEL-RAHMAN SM, ALANDER SW, et al. Developmental pharmacology-drug disposition, action, and therapy in infants and children ［J］. N Engl J Med, 2003, 349 (12): 1157 - 1167.

［10］ CFDA. 儿科人群药代动力学研究技术指导原则 ［EB/OL］. (2014 - 07 - 11) ［2016 - 06 - 02］. http://www.cfda.gov.cn/WS01/CL0844/103095.html.

中国新药注册与审评技术双年鉴（2016—2017）

非临床安全性评价中离乳前给药的幼龄动物分组设计

周　莉[1,2,3], 孙祖越[1,2,3]

(1 上海市计划生育科学研究所药理毒理学研究室, 中国生育调节药物毒理检测中心, 上海 200032; 2 国家人口和计划生育委员会计划生育药具重点实验室, 上海 200032; 3 复旦大学生殖与发育研究院, 上海 200032)

摘要 依据儿童年龄的划分, 幼龄动物非临床研究的初次给药可能会在离乳前。因此, 给药设计是以窝为背景进行的。对于啮齿类动物生理和行为的变化, 窝的影响最大, 随着动物年龄的变化更是如此。幼龄动物非临床研究设计中也必须考虑到窝的影响。幼龄动物非临床研究中窝的构成主要有: ① 窝内设计。② 窝间设计。③ 单只幼仔/性别/窝。④ 抚育设计。本文结合本实验室的经验针对各种分组设计的优缺点、关键点包括操作程序和孕鼠数量等展开论述。

围产期发育毒性研究 (gestation day 15 ~ postnatal day 21, GD$_{15}$ ~ PND$_{21}$) 与常规一般毒性研究开始给予受试物之间有 6 ~ 8 周的年龄段空隙, 儿科用药的幼龄动物非临床安全性评价是用于桥接两者之间的"间隙"[1]。幼龄动物的毒性研究设计决定了其收集到的数据和可能的结论, 而实验分组是设计时首先考虑的部分[2]。依据儿童的年龄划分, 幼龄动物非临床安全性研究的初次给药可能会在离乳前进行, 因此分组设计是以窝为背景进行的, 对于幼龄啮齿类动物生理和行为的变化, 窝的影响最大, 随着幼龄动物年龄的变化更是如此[3-5]。生殖与发育毒性研究中窝是试验、统计和分析的抽样单位[6], 同样, 幼龄动物非临床研究设计的实验分组也必须考虑到窝的影响, 本文主要以大鼠和犬为例讨论与窝有关的实验分组设计。

1 幼龄动物分组设计方法

1.1 大鼠分组设计

通常一般毒性研究中成年动物谱系来源情况未知, 但幼龄动物毒性研究中每只幼仔的谱系来源是可以获得的,

通过繁殖得到的每窝中, 幼仔之间是自然的同窝兄妹。与非同窝兄妹相比, 兄弟姐妹更倾向于同类反应, 即相同窝的后代对于一个受试物的反应比非同窝更类似[7-8], 称为窝效应 (the effect of litter)。幼龄动物毒性研究中, 同一剂量组应避免放入过多来自同一窝的幼仔, 也就是说, 需要足够数量的窝以避免这种窝效应。

幼龄动物非临床研究中窝的构成 (窝内仔鼠的分配方法) 有几种: ① 窝内设计 (within litter design)。② 窝间设计 (between litter design)。③ 1 只幼仔/性别/窝 (one pup per sex per litter design)。④ 交叉抚育设计 (fostering design)。每种窝的构成方法都有其优点和缺点 (统筹、交叉污染的可能性和统计)。这些分配的原则是基于将窝作为实验测试和分析单位, 而不存在由评价部门来评价孰好孰坏[8]。分配方法的选择应该基于对受试物的了解、潜在污染的风险、现有的毒性数据以及动力学等方面的数据。显然, 窝分配方式的选择对于大鼠离乳前给药是最关键的。如果离乳后给药, 则同窝仔鼠随机分散至各个剂量组。为简单起见, 本文中窝的大小和性别比例为 8 只幼仔 (4 雄和

4 雌），研究设计为 4 个剂量组（1 个对照组和低、中和高 3 个剂量组），12 只/性别/组。

1.1.1 窝内设计或裂窝设计（split litler design）

窝内或裂窝设计是基于每个窝内都包含所有剂量组的理想情况（图 1），即 1 只幼仔/性别/窝随机分配给每个剂量组，每窝幼仔的构成为，对照组的 1# 雄仔和 1# 雌仔，低剂量组的 1# 雄仔和 1# 雌仔，中剂量组的 1# 雄仔和 1# 雌仔以及高剂量组的 1# 雄仔和 1# 雌仔。此设计中，2 个同性别的同窝胎仔不会被分在同一剂量组，如果每组仅获得相同数量的单性别幼仔，就需要更多的窝。

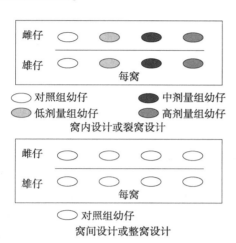

图 1　每窝胎仔的构成举例

优势：一个优势是基因型相似，另一个优势是均衡了许多变量，包括孕鼠和环境因素，每窝特异性的母体遗传因素和环境因素可以分配到各个剂量组。这一设计也提供了伦理和实用的优点，减少了研究所需的动物数量（带有幼仔的母鼠数量），以及减少了给药和数据收集时间。最大限度地减少了母鼠照料的影响，同窝仔鼠均匀分布并减少使用的动物数量。

缺点：尽管统计上比较合理，但是在实际运作中有困难；首先，每只幼仔（或 1 雌 1 雄）给予不同的剂量，给药时需要对幼仔进行个体识别，因此加大了技术人员识别幼仔以及保证正确给药的难度，增加了给药错误的风险。该设计的关键缺点是交叉污染问题，由于离乳前开始给药，受试物或者代谢物的暴露，增加了组间交叉污染的风险，比如，空白对照或者低剂量组的同窝幼仔会舔舐高剂量组幼仔的粪便，或者可能通过接触污染的垫料而使得皮肤等暴露于受试物。此外，母鼠也可以通过为幼仔梳理毛发（或者吞食了幼仔）而不经意间暴露于受试物，然后通过哺乳而造成后代暴露于受试物。再者，给药的幼仔可能较弱，随后会被母亲排斥，最终这样的窝可能被未经处理的对照组动物占主导。

根据特定的实验设计剂量组数或者窝大小，一个真正

的窝内设计有时候可能很难实现。某些情况下，可能会作适当的修改，这就涉及裂窝设计。

裂窝设计是窝内设计的一种变换，用于给药组数量超过每窝幼仔的数量时。如果研究设计需要 7 组，而每窝都需要有所有给药组，那么单窝的尺寸就太大了。但这种设计又会增加更多的不确定性和统计困难。

1.1.2 窝间设计或整窝设计（whole litler design）

与窝内设计相比，窝间或整窝设计非常简单。窝内所有幼仔接受相同剂量。每窝幼仔的构成包括（见图 1，以对照组为例）对照组的 1# 雄仔和 1# 雌仔，对照组的 2# 雄仔和 2# 雌仔，对照组的 3# 雄仔和 3# 雌仔以及对照组的 4# 雄仔和 4# 雌仔；其他剂量组以此类推。

优势：该模型简化了给药程序，最小化了技术人员的工作量。亲代的预期遗传因素和母鼠的照料因素等都同等给予子代。它允许兄弟姐妹被分配到各自独立的观察终点，因此在管理上更加容易。不同剂量水平动物给药交叉污染的概率最低，尤其是涉及收集毒代动力学样本。

缺点：由于众所周知的窝效应，不是最优统计。母鼠对幼仔的照料以及组间潜在的遗传偏差可能有混杂因素在其中。该设计需要的窝数量多少，取决于是否进行窝的标准化（例如 PND_4 进行均窝，每窝原则上保留 4 雌 4 雄），给药的幼仔数量很容易每天超过 1 000 只，甚至 1 200 只以上，这使得研究成本更高，因此为实验设计提出了统筹运作方面的挑战。当考虑到多个分析终点时，对于大部分实验室来说，在正确执行研究过程方面需要考虑的因素太多。此外，这种特殊情况下的设计"窝"，而不是单个"幼仔"作为一个评估单位。因此，当窝效应的因素被忽视时，窝间设计就会产生疑问。统计分析时每窝的兄妹仔鼠作为一个独立的单位被分配到同一剂量组，对于所观察到的反应，窝间设计如果使用不当，会增加而不是降低窝效应。

基于上述考虑，窝间设计应该仅用于以下情况：① 随着年龄增加，研究者需要不断剔除动物。② 在一个特殊的终点，整窝数据均需要检查，同窝仔鼠来源的数据是用于观察窝的平均值。③ 同窝仔鼠用于不同终点的选择。

几乎没有研究设计会同时使用窝内设计和窝间设计去评价同一个终点。但是有一项类似的研究[9]，$PND_{14\sim20}$ 幼仔给予 9 mg·kg^{-1} 三乙基锡，窝内设计的幼仔体重低于窝间设计；三乙基锡给药后，窝内设计比窝间设计的幼龄动物更活跃。相反，另一项研究中[10]，改良的窝内设计（一半动物）与窝间设计（所有动物）相比，6-羟基多巴胺诱导的活动性更弱。此外，在 6-羟基多巴胺诱导的活动性实验中，窝内设计中的幼仔比窝间设计逃避的更好。尽管这些结果不能决定性的说明窝内设计相对更科学，但也确实表明实验组别的不同设计可以得到不同的结果。当然，并没有监管部门指导原则明确指出应该使用何种设计。

中国新药注册与审评技术双年鉴（2016—2017）

1.1.3 1 只幼仔/性别/窝的设计（one pup per sex per litter design） 如果每个剂量组由 12 窝幼仔组成，每窝雌雄各 1 只幼仔，也就是每个剂量组由雌雄各 12 只幼仔共 24 只组成。

优势：这种设计消除了窝效应，因此统计上是可接受的；也不会有污染问题并简化了技术人员的工作量。

缺点：窝数量需求增加（4 个剂量组，每组 12 只幼仔/性别，则需要 48 窝），以及多数幼仔的丢弃（48 窝，每窝丢弃 6 只，共 288 只幼仔），这样的话"1 只幼仔/性别/窝"的设计很难向实验动物伦理委员会解释。

如果从围产期研究中选择子代亚群进行持续评估时，使用"1 只幼仔/性别/窝"的设计是可行的。围产期研究每组通常 20 ~ 25 窝，有足够数量的动物允许离乳后"1 只/性别/窝"来延续围产期研究，离乳后采用剩余窝中"1 只幼仔/性别/窝"进行幼龄毒性研究。如果幼仔来自母鼠给予受试物的窝中，幼仔通过乳汁暴露的程度不清楚，为了消除离乳前接触受试物的影响，可以从对照组的窝中选择幼仔，然后分配至给药组（通常每窝 8 幼仔，足够分配至低、中和高 3 个剂量组）。如果离乳时或离乳后开始给药，这可能是唯一可行的设计；该设计还需要假设实验室有足够的资源对同一受试物同时进行围产期研究和幼龄毒性试验，并且 2 项研究中与年龄有关的行为学检测，也最好在同一时间进行。

1.1.4 交叉抚育设计 为了努力减小窝效应和遗传偏差等影响，一些研究中使用交叉抚育设计。此设计为幼仔出生后立刻由新的母鼠抚养，每窝胎仔都是由来自其他窝的幼仔组成，新的抚育窝内，不使用任何同性兄弟姐妹，所有幼仔接受同样的给药处理，在理论上最小化了窝效应和遗传倾向。

优势：幼仔给药之前进行交叉抚育，遗传因素（同窝仔鼠）和母鼠的影响随机化到整个窝，也就随机分布在所有给药组内。该设计消除了窝效应，因此统计上是可接受的；由于每窝所有的幼仔接收相同的剂量，消除了交叉污染的风险并简化日常技术人员的工作量。

缺点：表面上看起来这种方法可能比较简单，但是对于所观察到的反应，它可能变得难以跟踪，以及无法评估遗传学或妊娠对受试物的影响。而且，交叉抚育的过程是一个耗时和劳动密集型的过程。它不是用一只雌鼠的窝取代另一只雌鼠的窝，而是一只雌鼠的原始窝被其他雌性的几窝幼仔分别替换。抚育设计需要足够数量、在同一天出生的窝。如果某一天满足交叉抚育设计的窝数量不足，那么这天即无法进行交叉抚育。因此，仔细的统筹规划是确保窝高效利用的关键。交叉抚育设计的使用是在幼仔身份可以辨认的前提下。

此外，如果一只母鼠排斥交叉抚育的窝（如果是出生后几天内形成新窝的话，这种情况很罕见），这个组的很大一部分就会被连累。

最后，抚育设计也不能完全消除窝效应。相反，抚育母鼠所提供的照料变得与亲生母鼠提供的窝效应一样重要。因此，虽然遗传因素可以均匀分布，但使用交叉抚育的方法并不完全缓解使用窝间设计的问题。在使用大鼠交叉抚育设计的几项研究中[11]，观察到环境窝效应也会对抚育设计的窝产生影响，例如抚育的窝中体重增加速度类似。如果采用了窝内设计，交叉抚育即不可取，因为它增加了研究的复杂性，在控制偏差上改进很少。此外，由于统筹的原因，当需要大量的窝数时也不推荐使用交叉抚育方法进行研究，虽然，已有成功的例子，通过添加单个或几只幼仔到一些窝可以实现所需窝的大小。

1.2 犬的分组设计

窝内设计和窝间设计均可用于犬的幼龄毒性实验中。如果采用离乳前窝内设计，同窝幼犬给予不同剂量，缺点仍然是不同剂量组之间的交叉污染问题，此外，由于幼龄犬的呕吐还会加剧交叉污染。虽然早期研究中，窝内设计有助于减少动物的使用，但是，随着后期越来越细致的研究，毒性动力学也包含在内，故离乳前给药通常采用窝间设计。每窝幼犬给予相同的剂量。需要注意的是犬一般毒理学研究中同窝兄妹避免放置在一组，而窝内设计给药前是通过随机分配同窝幼犬至各剂量组。交叉抚育设计不是实际常用的设计，主要问题是很难得到足够数量的同龄同窝幼犬。比啮齿类动物优越之处在于，犬可以重复多次评估。例如，毒性动力学数据可以从毒性研究相同的动物个体中获得，而不需要卫星组的动物。同样，所有的毒性评估是相同动物，不同观察指标之间相关性较好。

2 幼龄动物分组设计的关键点

2.1 交叉抚育的操作程序

对于动物分组操作来说，最为复杂的就是交叉抚育，故以本实验室的标准操作过程（standard operating procedure，SOP）为蓝本，描述其操作过程。

假定妊娠 GD_{20} 开始分娩观察（tid）。分娩时间的确定通常有 2 种情况：① 如果能观察到产程开始，也就是说，能看到第 1 只幼仔出生，认为这天是 PND/LD_0；如果观察时母鼠已经开始分娩（产程中间），观察到分娩完成的这天也视为 PND/LD_0。② 如果母鼠跨夜分娩，早上的首次产程观察时发现分娩已经完成，结合已有的经验，根据母鼠和幼仔的状态（如已授乳和血迹等），可以大体确定产程开始是午夜前或午夜后，观察到完成的日期就视为 PND/LD_0 或 PND/LD_1。我们在多项实验中观察到分娩时间在 8：30 ~ 17：30 的比率为 90.2% ~ 100%，因此确定分娩时间相对比较容易。确定后，在分娩观察表上记录分娩开始或完成的时间。

中国新药注册与审评技术双年鉴（2016—2017）

24 h 未完成分娩的，考虑母鼠难产。

上午的产程观察完成后，幼仔按性别逐个称重和临时性标记；通过性别和标记，区分原始窝出生的每只幼仔；将相关信息填写或输入到适当的表格中，包括在交叉抚育中应该排除的幼仔细节（如弱小的和畸形的幼仔等），然后将幼仔归还给生母。此时，PND$_1$ 时准备交叉抚育的窝清单也可确定。将幼仔总数不足 10 个（包括雄性和雌性）以及不支持交叉抚育设计（交叉抚育由 4 或 5 雄性，4 或 5 雌性幼仔组成）的窝排除在研究之外，幼仔的体重也就趋

向于一致（数量较少窝的幼仔通常比较大窝的幼仔重）。

制作交叉抚育的计划（图 2）。记录出生窝的细节以及可用于交叉抚育的幼仔，由另一人核实此信息。选择幼仔并安排到虚拟的抚育窝中，生母窝中不保留剩余幼仔，每一个抚育窝中也没有同性别的兄弟姐妹。抚育窝中，虽然 1 雄 1 雌的兄弟姐妹是可以接受的，但是理想情况下不会有兄弟姐妹在同一个窝。使用前，交叉抚育计划表经另一人核实，由专题负责人确认。

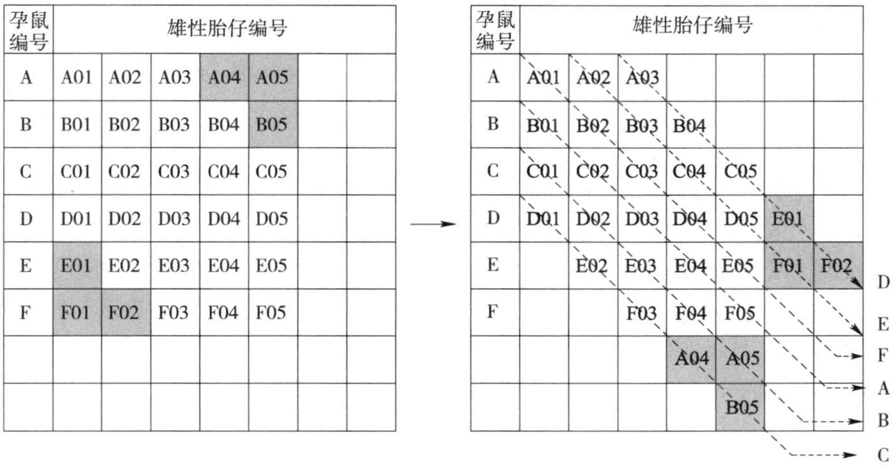

图 2　交叉抚育设计图示

每窝幼仔从原始居住笼移走，根据生母的编号和幼仔性别，放置在按性别标记的临时容器中。当所有适用的窝挑选好，则开始进行交叉抚育操作。

在抚育窝，使用带有抚育母鼠编号标记的分区盒（与图 2 类似），分区盒内有可标记幼仔编号的每个分区，根据交叉抚育窝计划表，选中的幼仔从出生窝的盒中移出，放

置在抚育盒的适当位置。

一旦整个抚育窝构建成功，需再次确定性别，并将其编号永久纹身，放置在抚育母鼠（养母）笼中。首先移出母鼠，将抚育的幼仔放在笼子里，将幼仔在窝内翻滚，以获得抚育母鼠和笼子的气味，然后抚育母鼠放回到笼子里，这样交叉抚育的过程完成。

如果将有 10 只幼仔，但少于 3 雄或 3 雌幼仔的窝排除在研究外，那么 77% ~89% 的窝有足够数量的雄性和雌性幼仔。

如果研究设计需要 F$_1$ 幼仔 20 只/性别/组，则 4 个给药组需要离乳前 80 只 F$_1$ 幼仔/性别。采用交叉抚育设计，来自任何原始母鼠窝中的幼仔不会超过 1 雄 1 雌，整个窝给予 1 个剂量水平。

2.2　如何预算孕鼠数量

幼龄动物非临床研究中所需的 F$_0$ 代孕鼠数量取决于分组设计。拥有足够的窝数以满足研究所需求的动物数是一个限制性因素，如果窝数较少，不得不过度选择幼仔以满足实验要求，考虑到窝效应，实验设计最终可能会由于动物数量而产生妥协。根据文献和本实验室的背景资料，以交叉抚育为例，估算出实验所需的最少动物数量，也就是说如何预算分娩孕鼠的数量，才能获得足够"适用"的窝使得分配到给药组的雌雄幼仔数量，满足交叉抚育的需要。为避免已知的窝效应，将 PND$_1$ 交叉抚育和标准化的窝设置为 10 只（5 雄：5 雌），在保持窝一致性上比较合适。

从供应商得到的 SD 大鼠怀孕率正常预期是 90%（59% ~100% 的范围内，根据历史对照资料[12]）。基于本实验室近年的围产期毒性研究和幼龄发育毒性研究数据，SD 大鼠怀孕率在 90% ~96%，80% ~92% 的孕鼠分娩的窝大于 10 只总幼仔；

2.2.1　同步妊娠　每个剂量组包含 4 个交叉抚育窝，每窝由 5 雌和 5 雄组成，将提供 F$_1$ 幼仔 20 只/性别/组，因此，4 组需要 16 窝，为了得到合适数量的妊娠母鼠与适当大小的窝和性别比例，使用下列公式。交叉抚育要求的窝数量（16 窝），根据上述本研究的背景数据，还需要适当放大的性别比例（上述 77% ~89%，放大为 1.11 ~1.23；即 100% +11% ~23%，下同），窝的大小也要有适当的放大比例（1.08 ~1.20），和要求分娩的母鼠数量（1.04 ~1.10）。每一步计算后，孕鼠数量进位到下一个整数级。分别按照上述最大和最小比例预估需要的孕鼠数量如下。

① 性别比例放大：16 窝 ×1.11 = 17.8（进位至 18 窝）；② 窝的大小放大：18 窝 ×1.08 = 19.4（进位至 20 窝）；③ 预计分娩的母鼠：20 窝 ×1.04 = 20.8（进位至 21 窝）。

或者：① 性别比例放大：16 窝 ×1.23 = 19.7（进位至 20 窝）；② 窝的大小放大：20 窝 ×1.20 = 24.0（按照 24 窝计算）；③ 预计分娩的母鼠：24 窝 ×1.10 = 26.4（进位至 27 窝）。

因此，假定需要一次生成 16 个交叉抚育窝，同步妊娠母鼠的数量需要 21~27 只。

2.2.2 错时妊娠 如果需要 21~27 只以上的同步妊娠母鼠，最初购入的动物数量在 100 只左右，才会有这么多数量的雌鼠同一天交配成功，因此同步妊娠是不经济的。如果错时妊娠，用于妊娠的母鼠数量需要考虑重复。

例如，8 个交叉抚育窝的母鼠需要 2 次重复，预估需要的动物数量计算如下：① 性别比例放大：8 窝 ×1.11 = 8.9（进位至 9 窝）。② 窝的大小放大：9 窝 ×1.08 = 9.7（进位至 10 窝）。③ 预计分娩的母鼠：10 窝 ×1.05 = 10.5（进位至 11 窝）。

因此，按照最小比例估算，每次需要提供 11 只妊娠母鼠，妊娠母鼠的数量共需要 22 只，如果设置每个原始窝仅提供 1 只幼仔（而不是 1 雌和 1 雄），则需要 4 次重复或更多。

用于毒性动力学、临床生化、血液学和凝血检测时，必须要考虑的另一个问题是 <8 周龄幼仔所获得的血容量。对于非常幼龄的动物，为了得到足够的样本量可能需要合并采集血液样本。对于大多数的研究，需要设置单独的毒性动力学和临床病理学检测所需动物。

动物数量还取决于何时开始给药，是离乳前或是离乳后。特别是非常幼小的年龄，预期可能有一定的死亡率；如果需要，可以有额外的幼仔用作研究的替代品。给药开始的前几天，最好通过交错给药完成动物数量的最终确定。PND_{4-10}，PND_{11-21} 和 $\geqslant PND_{22}$，灌胃给药的死亡率（死亡原因：意外、受伤、给药失误和/或不明原因死亡）分别为 0.5%、0.4% 和 0.3%，静脉给药的死亡率分别为 1.3%、1.6% 和 0.6%[13]。

3 结语

幼龄动物毒性研究的目的在于缩小通过母乳宫内暴露（GD_{6-15}）直至离乳（PND_{21}）的围产期毒性研究（Ⅲ段）后代与重复给药毒性研究（在年轻的成年动物）数据之间潜在的差距。研究设计需要考虑人类和动物种属相同风险情况下器官系统不同发育的阶段和速度。在逐案原则的基础上，物种选择、给药起始年龄、窝的构成、剂量水平、持续时间、不同的年龄的评估以及给药期间和给药后的终点检测也是分组设计考虑的主要内容[14]，没有标准的幼龄动物非临床安全性评价研究设计，然而，研究设计的要求却越来越标准化。

中国新药注册与审评技术双年鉴（2016—2017）

参 考 文 献

[1] 孙祖越，周莉，韩玲. 儿科用药非临床安全性评价要则及中药评价的特殊性 [J]. 中国药理学与毒理学杂志，2016，30（1）：13 - 20.

[2] MYERS DP, BOTTOMLEY AM, WILLOUGHBY CR. Juvenile toxicity studies: key issues in study design [J]. Reprod Toxicol, 2005, 20: 475 - 476.

[3] Organization for Economic Cooperation and Development, Guideline for Testing of Chemicals. No. 414, Teratogenicity [EB/OL]. (2001). http://www.oecd.org/chemicalsafety/testing/oecd-guidelinesforthetestingofchemicals.htm.

[4] TANIMURA T. Guidelines for developmental toxicity testing of chemicals in Japan [J]. Neurobehav Toxicol Teratol, 1985, 7 (6): 647 - 652.

[5] FDA. Guidance for Industry and Other Stakeholders Toxicological Principles for the Safety Assessment of Food Ingredients [EB/OL]. (2000 - 07). http://www.fda.gov/downloads/Food/Guidance-Regulation/UCM222779.pdf.

[6] 孙祖越，周莉. 药物生殖与发育毒理学 [M]. 上海科学技术出版社，2015：202 - 212.

[7] HOLSON RR, PEARCE B. Principles and pitfalls in the analysis of prenatal treatment effects in multiparous species [J]. Neurotoxicol Teratol, 1992, 14 (3): 221 - 228.

[8] DE SCHAEPDRIJVER LM, BAILEY GP, COOGAN TP, et al. Juvenile animal toxicity assessments: decision strategies and study design [M]. Pediatric Drug Development: Concepts and Applications, 2013: 201 - 221.

[9] RUPPERT PH, DEAN KF, REITER LW. Comparative developmental toxicity of triethyltin using split-litter and whole-litter dosing [J]. J Toxicol Environ Health, 1983, 12 (1): 73 - 87.

[10] PEARSON DE, TEICHER MH, SHAYWITZ BA, et al. Environmental influences on body weight and behavior in developing rats after neonatal 6-hydroxydopamine [J]. Science, 1980, 209 (4457): 715 - 717.

[11] BECK MJ, MACGINNIS G, PADGETT EL, et al. Nonclinical juvenile toxicity testing [M]. Hood RD. Developmental and Reproductive Toxicology: A Practical Approach. 3rd ed. London: CRC Press, 2012: 302 - 339.

[12] PARKER RM. Juvenile toxicity [M]. Derelanko Michael J, Auletta Carol S. Handbook of Toxicology. 3rd ed. London: CRC Press. Taylor & Francis Group, 2014: 399 - 451.

[13] HOBERMAN AM, BARNETT JF. Juvenile Toxicity Study Design for the Rodent and Rabbit [M]. Pediatric Nonclinical Drug Testing: Principles, Requirements, and Practices, 2012: 141 - 182.

[14] 周莉，孙祖越. 儿科用药幼龄动物发育毒性研究中指标设定及中药安评的特别关注点 [J]. 中国药理学与毒理学杂志，2016，30（1）：21 - 28.

幼龄动物毒理学研究：试验设计、实施和结果分析

黄芳华[1]，王庆利[1]，Jim Ridings[2]，王　英[3]，张　云[3]

（1 国家食品药品监督管理总局药品审评中心，北京 100038；2 Toxicology and Biometabolism，
GlaxoSmithKline（GSK），Ware，SG12 0DP，United Kingdom；
3 葛兰素史克（上海）医药研发有限公司，上海 201203）

摘　要　非临床安全性评价是儿科药物研发的一个必要和独特的部分。儿童用药的安全性问题与成人用药相比具有独特性，不仅与儿童器官系统的发育密切相关，而且儿童药动学特性（吸收、分布、代谢和排泄）的变化常常会导致暴露量和毒性反应不同于成人。目前，人们通过幼龄动物毒理学试验来评估药物在儿童用药的安全性。幼龄动物毒理学试验有许多需要特殊考虑的地方，无标准的试验设计，需要具体问题具体分析来确定相应的试验设计。本文介绍国外对幼龄动物毒理学试验的经验，介绍了不同动物种属之间器官发育的比较，重点阐述了幼龄动物试验设计和实施的特殊关注要点，包括总体试验设计、评价指标的选择、种属选择、剂量选择、动物起始年龄和给药期限、同窝幼仔的分组考虑、一些实施问题试验数据分析与评价等。通过以上国外经验的介绍，期望对国内研发者提供参考。

儿科药物非临床安全性评价具有不同于成人用药安评的独特之处，且试验难度大、耗时长、耗资多。而且，目前世界上针对儿科用药非临床安全性评价尚未达成协调一致的意见。近年来，国内儿科药开发正成为热点，但幼龄动物毒理学试验的开展面临着很多技术问题。

关于儿科药物非临床安全性评价的整体考虑，包括相关的指导原则、幼龄动物非临床安全性评价的意义及必要性、何种情况下要求进行幼龄动物试验及其时间安排，已有相关文献进行过阐述[1-4]。本文介绍国外幼龄动物毒理学试验的经验，具体阐述试验设计、实施、结果评价等方面的考虑及注意事项，以期为国内研发者和实验研究者提供参考。

1　幼龄动物毒理学试验简介

幼龄动物毒理学试验，简称幼龄动物试验（juvenile animal study，JAS），主要目的是评估受试物对幼龄动物的生长和发育的作用，是否有与受试物相关的新的/独特的毒性发现或与年龄有关的敏感性差异，从而确定"关键的易感窗口期"（critical window of vulnerability）；一旦观察到受试物相关的影响，应确定其持久性和/或可逆性。JAS 无一个标准的设计，药品监管部门对此无统一要求，主要基于具体情况具体分析的原则来进行。

为支持儿科人群的临床试验，JAS 试验应当在适当的儿科临床试验开始之前进行并提交相关资料。

JAS 为桥接生殖毒性和常规毒理学试验之间的缺口，以支持相应年龄段的儿科人群进行临床试验。进行一个全面的"缺口"分析时，建议考虑以下问题。

① 在设计实施 JAS 之前已经进行/完成哪些毒理学试验？② 动物毒理学试验中每个种属开始给药的最小年龄是多少？③ 预期的临床给药途径在幼龄动物试验是否可行？④ 预期制剂在幼龄动物试验是否可以使用？（一些实际因素可导致成年动物试验的制剂不能使用于幼龄动物试验，因此，应考虑到制剂的任何差异可能会影响毒性反应或暴露量）。⑤ 是否可获得子代/幼龄动物暴露量数据，不同年龄组的幼龄动物是否可能有不同的暴露量？⑥ 是否一个种属比另一个种属更敏感？在重复给药毒性试验中是否有种属特异性毒性？⑦ 是否在不同年龄组幼龄动物有毒性敏感性不同的证据？⑧ 已知的或理论上预期/已鉴定的靶器官是什么？⑨ 临床儿童人群的治疗期限是多长？

2　不同动物种属之间器官发育的比较

在考虑种属之间器官结构和功能比较时，应认识到从受精到成年发育是一个持续的过程，在动物的生命周期中生长和发育会分阶段地展现并且时间是可预期的。有 3 个关键性阶段强烈地影响发育：出生（如心血管系统和肺部）、离乳（如消化系统，包括胃肠道和肝脏）及性成熟（如生殖系统的发育），大脑的发育则横跨所有这些发育关键性阶段。深刻理解人类和不同实验动物之间器官发育比较必不可少，因为这是确定幼龄动物试验的合适年龄和给药期限的基础，对幼龄动物试验优化设计也是至关重要的。过

去对比较器官系统发育的认识，主要侧重在肾、肺、心脏、胃肠道、免疫系统和生殖系统的结构方面的发育[5-11]。

不同种属不同器官系统的发育阶段可能不一致。在一个种属中阶段性发育发生在出生后，而在其他种属可能发生在出生前；在一个种属相应阶段的发育已完成，而在另一个种属中却还在进行中。图1以大鼠和人免疫系统的发育比较为例[12]。

发育起始于遗传基因和转录的自主控制，但是随着发育进展，化学信号和环境的影响作用越来越大。发育的自主控制受同源基因的控制[13]。发育的化学信号控制在形成垂体和垂体激素分泌时开始具有影响力。

药物的吸收、分布、代谢和排泄受到胃肠道、肝和肾发育的深刻影响。在不同的发育阶段，细胞色素P450酶表达的开启或关闭深刻地受到饮食（如从乳汁变化到离乳后的固体饮食）和激素（如青春期）的影响。药物转运体（如肾有机离子转运体）同样随着发育而变化。

所有种属都有其相应的发育关键阶段，而种属间发育关键阶段不相同，因此，在JAS动物种属选择时，不仅要了解靶器官的发育，而且要了解可影响药物暴露的代谢系统的发育。

3　幼龄动物毒理学试验设计和实施的特殊关注要点

3.1　总体试验设计

根据以前的成年动物/人的非临床/临床试验中观察到的结果，基于具体问题具体分析和科学驱动的原则，幼龄动物试验的设计会有所不同。一般情况下，在具备成年动物毒理学资料的情况下，一种动物种属（常选用大鼠）可能足够，一般在离乳前开始给药，给药期限一般为1~3个月，每组动物数量很多（取决于评价指标，没有通用标准），并包含了大量和灵活设计的评价指标（取决于安全性担忧）。

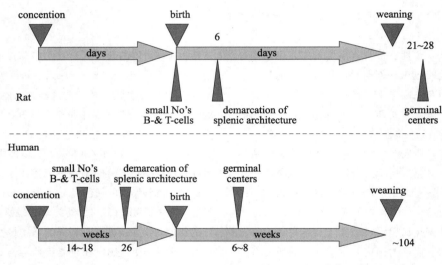

图1　大鼠和人免疫系统的发育比较（引自 Holsapple 等[12] 的研究）

与常规的成年动物毒理学试验相比，幼龄动物毒理学试验更为复杂，没有一个标准统一的设计；每个非临床幼龄动物研究数据包都是专门适应于受试物的需求。JAS有不同种设计，根据目前所进行试验的经验，主要分为3种设计：①在某些情况下，针对从成人/动物研究中已知的或预期的毒性影响，为解决确定的毒性问题/特别担忧的针对性试验设计（targeted study design）。②在大多数情况所采用的改良的常规毒理学筛选式试验设计（screening study design），以评估所有可能潜在的毒性结果。③围产期发育毒性和幼龄动物毒性的组合式试验设计（combined pre- and post-natal development and juvenile animal toxicity study design）。常规的围产期发育毒性试验是通过着床直至子代离乳对母体给药，子代通

过子宫内暴露和出生后哺乳期通过哺乳暴露。而该种组合式试验子代的暴露方式是，出生前从着床开始通过子宫暴露，直至哺乳期某设定天通过哺乳暴露，在该设定天母体停止给药、幼仔直接给药而直接暴露。

在延迟儿科药物研发计划的情况下，进行年龄较大的JAS一般主要集中在已经确定的毒性靶器官。而进行离乳前JAS，倾向于遵循筛选式试验设计，即假定所有器官都是潜在的毒性靶器官。

关于时间安排，因为一个JAS需要前期调研、研究和讨论，需要预试验和后期复杂的结果分析，需要耗费较长时间，从开始非临床幼龄动物试验的实施和报告到儿科临床试验开始为止，国外的一般经验是计划为期15个月。

中国新药注册与审评技术双年鉴（2016—2017）

由于幼龄动物毒理学试验的复杂性，且耗资多、耗时长，所以一个良好的设计至关重要。在试验设计时需要充分考虑多方面因素，包括比较发育特征、种属选择、剂量选择、毒理学评价终点指标、给药期限、剂型开发、药动学/毒代动力学以及实际操作问题等。

通常，JAS 包含与成年动物一般毒理学试验相同的评价指标，如临床观察、体重、摄食量、血液学、血液生化学、尿液分析、眼科检查、心电图（非啮齿类动物）、脏器重量和系数、全面尸检和组织病理学检查。摄食量测定在 JAS 中仅限于离乳后动物。除了这些标准参数，还可能包含附加的神经行为功能测试、免疫毒性检测和生殖功能评价。JAS 通

常包含恢复期，用以研究发现的持久性和/或可逆性，以将急性影响（如中枢神经系统的变化）与那些随着发育的完成可能成为持久性的毒性区分开来。在幼龄动物毒理学试验中，研究给药所造成影响的可逆性非常重要。在发育脏器系统中的毒性反应，如中枢神经系统和免疫系统毒性，具有成为永久性病变的潜在危险。图 2 展示了一个复杂的幼龄大鼠试验设计，该设计用于重点评估对中枢神经系统可能产生的影响。在灵长类动物扩展的围产期发育毒性试验（ePPND）中进行行为功能测试非常耗时，并会显著增加整个研究周期。

Day post partum		Dosing Period						Off-Dose Period		
		7	14	22	35-50	61	63	64	70-85	92-99
Subset1	18/sex/Gp	All subsets Clin obs, BW, FC(post wean)	TK 3/sex/6Tp's							
Subset2	12/sex/Gp			TK		Haematology, Clin Chem, Urinalysis		Full necropsy/ histopathoogy		
Subset3	15/sex/Gp			FOB	BPS/VO	FOB			Neurobehaviour & Fetility Tests	Necropsy

图 2 幼龄大鼠试验设计包括对中枢神经系统的评价

FOB：功能观察组合测试（functional observation battery），包括笼内反应，握持反应，敞箱反应，刺激反应等；BPS：龟头包皮分离（balanopreputial separation）；VO：阴道开口（vaginal opening）；fertility tests：生育力检测；neurobehavioural tests：神经行为学评价（neurobehaviour tests），包括：自发活动-笼内活动；条件反射-听觉惊愕反射；学习和记忆能力-水迷宫试验等

毒代动力学采样和暴露量的检测是 JAS 至关重要的部分。TK 数据在结果解释中非常关键而且 TK 结果很难预知，因此整个试验过程中需要进行 TK 分析。然而，离乳前的啮齿动物血液量有限，每个采样时间点 TK 样品可能不得不合并样品，这可能会导致 TK 组动物数很多，甚至超过那些主试验组。最近 TK 微量采样技术的出现，使这种情况得以改善。

幼龄动物，特别是离乳前动物，通常对受试物比成年动物更敏感。由于确定性的幼龄动物毒理学试验所需的动物数量很多，谨慎的做法是先进行耐受性/剂量范围探索试验以选择合适的剂量。如第 3.4 节所示，暴露量数据可能是不可预知的，需要在关键阶段（如离乳时）进行适当的剂量调整，采用之前所进行的剂量范围探索试验所选择的最优剂量水平。

幼龄动物毒理学试验设计的关键是种属选择、对应于与临床儿科人群的幼龄动物的年龄，以及所关注的靶器官。过去监管的重点是"后期发育中的器官系统"，如中枢神经系统、骨骼生长、免疫、生殖系统、肺、肾、胃肠道、肝

胆系统。然而，随着针对罕见遗传疾病的药物开发的出现，这类药从一出生即开始给药就对儿童产生影响；近些年来对儿科专用/先是儿科适应证的关注日益增加，这些适应证从离乳前即开始治疗，而此时儿科患者所有的器官系统正在发育过程中。

虽然在儿童/青少年患者中发现与成年人群不同的新靶器官的情况非常罕见，但是敏感性与成年人相比有显著差异的情况并不少见。细胞色素 P450 酶、药物转运体和激素随着发育而变化，造成药物在吸收、分布、代谢和排泄（ADME）方面的差异，是导致毒性反应敏感性不同的主要原因。因此，试验中包含 TK 参数非常重要，暴露量的检测是 JAS 的一个关键组成部分。

3.2 评价指标的选择

幼龄动物试验的评价指标很多，需灵活设计。根据其研究目的的不同，每个 JAS 都有其量身定制的设计。

表 1 列出了一个典型的 JAS 筛选设计试验设计所包含的检测指标。

中国新药注册与审评技术双年鉴（2016—2017）

表1　一个典型的 JAS 筛选设计方案所包含的检测指标

分类	内容
常规评价指标	常规的毒理学评价指标：临床症状、体重（离乳前每天测定，离乳后每周测定1次）、摄食量（从出生后21~28 d 后开始测定）、血液学、血液生化、尿液分析、眼科检查、心电图（非啮齿类动物）、脏器重量和系数、全面尸检、组织病理学检查（包括睾丸组织学分级） 生长的测定，通常检测体重和长骨的长度（如肱骨、股骨） 发育标志的观察/性成熟外部指征评估［如龟头包皮分离（BPS）、阴道张开、动情周期］ 足够长的恢复期，研究所发现问题的持久性和/或可逆性 暴露量检测（毒代动力学），在试验开始、中期和结束时进行 TK 血样的采集，在生存阶段尽量通过微量取样
特殊评价指标（根据临床使用、生物学靶点、已知药理学特征或同类药历史）	雌性/雄性动物的生育能力（交配，可能包含精子参数），由成年动物毒理学试验中雄性/雄性生殖器官组织病理学变化或延迟青春期出现而触发 中枢神经系统和/或行为功能测试（如 FOB、自发活动、学习和记忆能力水迷宫试验、条件反射/听觉惊愕反射） 免疫毒性指标（如淋巴细胞表型、TDAR、KLH、细胞因子检测） 根据以前的安全性资料或理论上的担忧而设立的其他终点指标，如激素（例如抑制素 B）、器官特异性功能发育/生物标志物（如骨密度、骨钙素作为骨形成的生物标志物）

附加的评价指标通常只在恢复期进行评价，例如，行为功能测试、免疫毒性检测和生殖功能评价，并且由同类化合物或以前成年动物/人研究引起关注而触发。另外，对于啮齿类动物 JAS，可以考虑增加哨兵动物（sentinel animals/pups，约5只）以监视试验环境条件，和替代动物（replacement animals/pups）以防止试验前动物缺失。

图3列出一个标准筛选试验设计的实例[14]。该试验本质上与重复给药毒性试验相同，但受试动物为幼龄，于5~63日龄连续给药，连续给药时间涵盖大鼠出生后的器官发育阶段，且能评价神经和生殖系统功能。

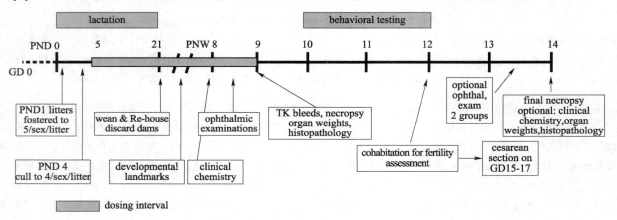

图3　一个标准筛选设计试验的案例

针对性试验设计的指标主要基于前期的成人动物/临床试验结果的指标而确定，充分体现了具体问题具体分析的原则。图4列出一个针对性试验设计的案例[14]。这个试验主要目的是评价药物对肝脏和生殖器官的影响，试验设计的考虑是：基于文献资料，这一类化合物可能会干扰生殖激素的合成，前期成年动物试验提示对肝功能有影响。

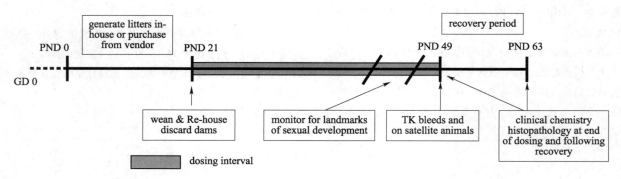

图4　一个针对性设计试验的案例

110

需要注意的是，不同于普通的成年动物毒理学试验，其指标检测时间点一般在给药中期（必要时）、给药结束时及恢复期结束时，幼龄动物毒理学研究评价指标的检测时间点（尤其是特异性指标或针对性指标）常常需要根据不同指标所涉及的器官系统发育时间而确定，而非统一或固定的一个时间点。

3.3 种属选择

对于支持儿科药物开发的幼龄动物毒理学试验的种属选择，需要考虑多个因素，包括：儿科人群和动物种属之间器官出生后发育的比较、受试物药理学和药效学特征，以及所选择的动物种属对某特定毒性的敏感性。大鼠和犬是传统的首选种属，以评估拟用儿童人群相关的毒理学终点指标，而且，一般情况下采用一种合适的动物种属（2 种性别）的幼龄动物毒理学试验通常被认为是足够的。根据目前的认识以及已进行试验的资料，最适宜的种属一般是大鼠（约 70% 的 JAS 仅采用大鼠 1 种动物），其次是犬（约 10% 的 JAS 仅采用犬 1 种动物），有约不到 7% 的 JAS 在 2 种动物种属中进行。

JAS 大量使用大鼠的理由是：大鼠常用于重复给药毒性试验；大鼠 JAS 可以在很短的时间用同步繁殖/供应的动物进行；大鼠幼仔可以从很小年龄开始给药；使用大量的幼仔可提供良好的统计效能；建立了功能/行为功能测试方法；方便进行生殖功能检测；离乳前同窝幼仔的随机分组相对容易，以分散基因库和消除遗传方面的偏倚。但是，少数例外情况下不采用大鼠，例如，大鼠未用于一般毒理学试验中，靶器官毒性仅在大动物中发现和/或者大鼠采用与人相似的途径给药对受试物有不同的反应或应答特征。

3.4 剂量选择

与常规动物毒理学试验一样，JAS 的剂量选择很重要，且相似的原则也适用于 JAS 的剂量选择，例如：整个试验过程中不同剂量要保持一定间距；整个试验过程中同一剂量组要保持暴露量一致；不良反应-量效曲线的形状；应高于临床拟用暴露量（提供一定幅度以找到安全窗）；出现以往研究的任何发现或耐受性结果。在可行时，应采用临床拟用给药途径。剂量选择的主要目标是能检测到在幼龄动物比成年动物的敏感性的任何可能增加。然而，不期望在 JAS 中出现夸大毒性，因此要避免毒性剂量水平过高导致生长发育迟缓而引起器官系统的继发性影响和/或母体忽略/拒绝哺乳幼仔。对体重产生明显影响可能会混淆终点判断。

强烈建议在开始确定性 JAS 前进行耐受性/剂量探索范围确定（dose range-finding，DRF）试验，因其对于剂量选择和/或阐述任何特定问题/担忧至关重要。一般在成年动物毒理学试验中的最高耐受剂量（MTD）比幼龄动物试验中的高。当动物给药起始年龄是离乳前，且 ADME 成熟的知识尚不能完全获得时，建议在开展正式的确定性 JAS 试验之前获得适当年龄的幼龄动物毒代动力学数据（可合并至 DRF 试验中）。如果不同年龄阶段的暴露量/耐受性有明显区别，或不良影响的剂量反应量效曲线斜率陡峭，可能需要在离乳前和离乳后给予不同剂量。图 5 为一个调整剂量的案例，该案例为一个正在研发中的化合物，由于在大鼠剂量范围探索试验中发现不同年龄阶段暴露量有区别（图 5A），在正式 JAS 试验时大鼠于出生后 21 d（PND21）剂量递增（图 5B），以使试验中维持相对稳定的全身暴露量。

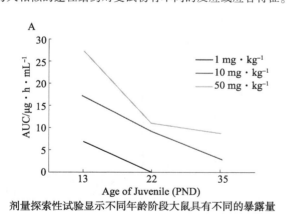

剂量探索性试验显示不同年龄阶段大鼠具有不同的暴露量

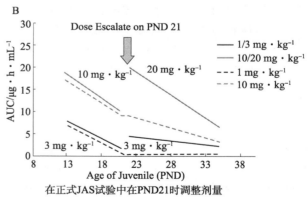

在正式JAS试验中在PND21时调整剂量

图 5 通过离乳后剂量递增达到维持幼龄动物试验中相对稳定的全身暴露量案例

3.5 幼龄动物年龄和给药期限

幼龄动物试验给药动物的起始年龄应根据种属之间器官发育的比较和拟用儿童人群的年龄来确定，应与临床试验方案临床拟用最小年龄相当。但是，无须选择比临床人群所需的年龄更小的幼龄动物。与年龄较大的幼龄动物相比，年轻的幼龄动物往往具有不同的敏感性，一般耐受性较低，不适当年龄的幼龄动物使用可能会影响安全窗的确定。

给药期限应覆盖感兴趣的发育中的器官系统，覆盖靶器官发育的敏感阶段，并考虑连接一般毒理学试验中给药动物的起始年龄，并且一般应达到成年。对需离乳前给药的，一般持续 1 ~ 3 个月。对于大鼠 JAS，出生后第 2 ~ 4 天（PND2 ~ 4），PND7 和 PND21 开始给药，可以分别支持新生

儿、1 个月的婴儿和 2 岁儿童的临床试验。给药结束时动物的年龄应该是睾丸真正的成熟后（约 PND 59 ~ 63），或者至少覆盖了发育的关键窗口期。

在考虑所使用幼龄动物的年龄时，表 2 提供了人和常用实验动物之间器官系统发育比较的整体情况[15]。

表2　各种动物种属与人相比较的发育阶段

种属阶段	新生儿	婴幼儿	儿童	青少年	成年
大鼠/周	0 ~ 1	1 ~ 3	3 ~ 9	9 ~ 13	> 13
犬/个月	0 ~ 0.75	0.75 ~ 1.5	1.5 ~ 5	5 ~ 9	> 9
食蟹猴/个月	2 ~ 4	5 ~ 6	6 ~ 36	36 ~ 60	> 84
人/年	0 ~ 0.1（28 d）	0.1 ~ 2	2 ~ 12	12 ~ 16	> 16

引自 Baldrick[15] 2004 的研究

审评中可见，目前国内幼龄动物毒理学试验常见的一个问题是动物起始年龄不合适，所选择的动物年龄偏大，无法覆盖拟定临床试验的儿童年龄段。需要注意的是，由于动物成长的速度快于人类，如大鼠在离乳时即 21 日龄已相当于人类的 2 岁，动物不同日龄的生长发育可能差异较大，故 JAS 试验一般应选择同日龄的动物进行试验，而不是一个日龄范围，以保证入组试验时生长发育的一致性。

3.6　同窝幼仔的分组考虑

当幼龄动物试验是在离乳前开始给药时，必须考虑同窝幼仔的分组问题。同窝幼仔的定义是同一对交配动物出生的或后期在同一窝里饲养的幼仔。针对啮齿类等一胎多仔的动物，试验分组时要达到的目标是减少窝效应（遗传效应和哺育效应），达到各组间母鼠窝别及每窝仔鼠相互均衡，同时避免受试物的交叉污染。

幼龄动物试验不同亚群的分配（subset assignment）主要包括：主试验解剖动物组（每性别必须分配非同窝出生的幼仔）、恢复期组、TK 组和其他参数检测组（包括免疫毒性、行为学和生育能力）。国外啮齿动物同窝幼仔的亚群及不同剂量分组分配一般有 2 种方法，窝内设计和整窝设计[15]。

窝内设计（within-/intra-litter design）：保持同窝出生幼仔自然完整并获得理想的幼仔数和性别比，以减少了出生后的哺育（fostering）效应。同窝出生的所有幼仔分配到相同的给药组；在离乳时，将 1 只/性别/窝分配至每个亚群。优点是可以控制同窝出生的"自然"和"哺育"幼仔（减少哺育效应），同时又控制了遗传效应，且没有交叉污染；缺点是实践起来比较复杂。

整窝设计（whole-litter design）：随机重新将所有幼仔组窝抚养，将来源于不同窝幼仔组成的新窝（一般新窝不含原窝出生的幼仔），在给药前的各窝幼仔交叉哺育，便得各窝之间遗传影响随机化。整个窝再分配至每个亚群的相同的治疗组，再开始给药。优点是实践起来较容易；缺点是不

能控制同窝幼仔的哺育效应（非自然哺育）。

同窝出生的幼仔不应该分配在同一个主试验大体解剖组已达成共识，然而，业界对如何设计试验从而确保非同窝幼仔被分在同一主试验组并没有统一的意见。葛兰素史克公司首选采用一种通过随机的同窝幼仔个体亚群分配（窝内设计，见图 6）而使哺育效应最小化的系统。具体方法是：同窝出生的所有幼仔分配到相同的治疗组；尽可能地保持天然窝，根据所需亚群的数量，在离乳时随机分配到不同的亚群。多余或附加的幼仔会被除去或根据需要从其他同龄窝中添加。以一种有组织的方式除去或添加多余或附加的幼仔很重要，这样才可以在整个 JAS 过程中保持窝大小的一致。

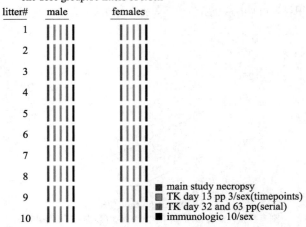

图6　窝内设计分组的案例

目前国内采用离乳前动物进行 JAS 的情况较少，据作者了解，在已进行的试验中，所采用的分组方法与国外常采用的分组方法有差异。但是，无论对于何种分组方法，需要达到的目标是尽可能减少同窝出生的遗传效应和出生后的哺育效应，避免动物因素对试验结果的影响，同时避免

中国新药注册与审评技术双年鉴（2016—2017）

4 幼龄动物试验相关的实际问题

由于幼龄动物体积小和一些器官系统发育还不成熟，幼龄动物试验时存在一些实际问题，在一些方面具有局限性，包括：血液样品体积有限；口服给药制剂的黏滞度；离乳前的啮齿类动物无法静脉给药；啮齿类动物在出生时尚未睁眼；在尸检时某些器官的采样可能会受到尺寸过小的限制（如垂体）；对离乳前啮齿类动物，吸入给药只可以采用全身暴露方式而无法鼻腔暴露给药；灵长类幼仔如果在低于 6 月龄时给药容易受到母亲弃仔或拒绝哺乳。因此，在幼龄动物试验过程中，随着试验的进展，给药剂量或给药体积，以及可能的给药途径（如肠胃外给药途径）都有可能需要调整。表 3 列出了对于不同的动物种属采用不同给药途径时可以首次给药的年龄/时间。

表 3　大鼠、犬和猪的不同给药途径可以首次给药时间

动物种属	大鼠	犬	猪
离乳时间	出生后 21 d	出生后 6 周	出生后 35 d
灌胃	PND2	PND21	PND1
皮下/肌内注射	PND2	PND7	PND1
静脉注射	PND21	PND6	PND4
吸入给药	PND6	PND10	—
经皮给药	PND14	—	—

在可行的情况下，应尽量采用临床拟用给药途径。但是，有时无法采用临床拟用的给药途径，例如，离乳前大鼠无法进行重复静脉注射。确保给药制剂的物理特性可以通过小型的给药插管/针很重要。应密切关注 JAS 给药制剂和辅料的使用[16]。对于大鼠 JAS，给药若从越低年龄开始，会受到更多的限制。由于给药插管/针孔径大小的限制，年龄较小的幼鼠应该仅用溶液制剂；平滑和非黏滞性的悬浮液适合于哺乳中期后的幼鼠灌胃给药。一般情况下，幼龄犬原则上不受这些限制[17]。

对于啮齿类动物，不同的给药途径，其给药体积或适用年龄如下：① 口服：5 mL·kg^{-1}，超过此给药容量会影响摄食。② 皮下给药：3 ~ 5 mL·kg^{-1}，适合于 PND 4 或更大年龄动物。开始时一般 3 个注射部位（肩胛、腰椎左右）给药，在成长过程中，最多可对 5 个部位给药。③ 静脉注射：静脉推注为 5 mL·kg^{-1}，小于 PND18 不能重复静脉注射给药。④ 吸入给药：离乳前采用全身暴露的方式，无法吸入给药；鼻腔给药仅可在离乳后。⑤ 经皮给药：仅在离乳后可行。

离乳前幼龄动物皮下给药/皮肤给药的持续时间会受到限制，这是由于母体会舔舐给药部位和/或去除给药固定材料。只要做好保温措施，离乳前的幼龄动物与它们的母亲每天分离的时间可长达 6 h。

中枢神经系统/行为功能测试也可以在犬、小型猪和灵长类动物中进行，但相对于啮齿类动物会有一些限制，并且可能会明显增加试验设计的成本和持续时间。

5 幼龄动物毒理学试验数据分析与评价

大多数国外的 CRO 公司目前都具备进行啮齿类动物 JAS 的能力，但如果是年龄很小的非啮齿类动物 JAS（如犬、小型猪和灵长类），必须考虑专门的 CRO 实验室，并非所有 CRO 公司都具有这种能力。进行 JAS 的实验室，不仅要具有良好的背景资料/数据，而且要具有如何解释分析这些不同年龄动物临床病理和结构病理数据之间的差异的能力。

5.1 不可预测的暴露量

幼龄动物试验的全身暴露量难以预知，基于本文前面已讨论过的原因。图 7 显示了 2 个案例，随着年龄的增长，全身暴露量可以从高到低（图 7A）或从低到高（图 7B）。其中，与年龄有关的暴露量差异可以在剂量范围探索试验中预测或获得，在确定性幼龄动物试验的不同阶段可通过调整给药剂量来弥补这种暴露量的明显变化，以保持剂量水平内在给药开始到给药结束有相似的暴露量，和避免剂量之间的重叠。

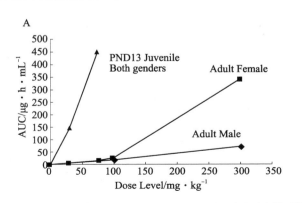

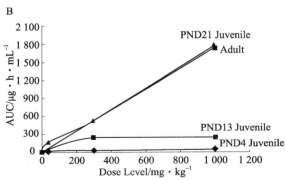

图 7　不能由成年动物推测幼龄动物的全身暴露量的案例

5.2 幼龄动物毒理学试验的结果评价

幼龄动物毒理学试验出现与成年动物毒理学试验不同的暴露量和增加毒性敏感性不少见，但是发现一个新的毒性靶器官并不多见。幼龄动物毒理学试验的结果应当与成年动物的毒性结果进行对比，进行详细分析和讨论。

离乳前动物的临床症状可能不同（如脱水、被毛、牙齿的改变），对其发现要谨慎地解释和评价，例如离乳期间动物的皮肤弹性降低并不一定与脱水有必然关系。

由于尚未成熟，幼龄动物的组织病理学变化与成年动物会有所不同，因此，对幼龄动物组织病理学的经验至关重要。例如，某些组织病理学变化（如发育中不成熟的肾脏）的背景发病率增高，不同年龄阶段的差异会很大。

幼龄动物的临床病理学参数与成年动物也会有所不同，因此成年动物的临床病理学指标的参考范围对于幼龄动物并不一定有用。相关背景数据是解释数据和评价结果的关键，因此，需要积累幼龄动物的临床病理学背景数据以建立本实验室参考范围。

在解释幼龄动物试验数据时，应考虑下述要点：① 确定潜在的安全危害。包括：a 是否影响生长或发育或有新的毒性？b 在幼龄动物上暴露量和敏感性是否不同？c 是否有必要向监管机构递交加急报告，正在进行临床研究的患者是否处于危险中？② 受影响的人类相关年龄组是什么？③ 保证充分的临床监测。包括：a 这种影响是否可逆？b 这种影响是否可以监测，是否可转移至人？c 临床试验中所包含的相关儿科患者人群是否具有安全窗？评价年龄特异性的安全窗很重要。④ 说明书考虑。包括：a 在说明书中包含相关的非临床儿童毒性发现；b 确定是否可以在特定年龄儿童段使用。

6 儿科药物研发中的一些特殊情况

6.1 儿科专用/先是儿科的适应证

对于儿科专用/先是儿科的适应证，可能刚出生的新生儿就需要开始给药，甚至可能早产新生儿就需要给药。杜兴氏肌肉萎缩症（duchenne muscular dystropy）是遗传性疾病的一个例子。

在这些情况下，儿科临床给药可以在没有成年动物/成人研究的情况下进行。为支持儿童患者临床给药，一般需要先在啮齿类和非啮齿类 2 种动物中进行幼龄动物毒理学试验，试验需设计合适的评价指标和合适的给药期限。这种情况下，由于没有成年动物/成人研究的支持，应该采用类似于成年动物毒理学试验的筛选式 JAS 设计，而不是针对性 JAS 设计，后者一般重点关注成年动物毒理学研究中所确定的特殊担忧。

因为啮齿类动物的子代在出生时的发育阶段通常相当于人体在子宫内阶段或早产新生儿，所以，啮齿类动物的幼仔从出生后不久就开始给药的试验将足以覆盖人类早产新生儿。

应考虑尽量收集幼龄动物的安全药理学信息来预测未成熟器官系统中继发性药理作用的任何药物敏感性增加。这可能可合并到一般的毒理学试验中（如非啮齿类动物），虽然有些安全药理学评价只能在成年动物中才可行。

Schmitt 等[18]发表了来自制药公司关于儿科专用/先是儿科的适应证药物研发的非临床安全性考虑的详细观点。

6.2 疫苗

新疫苗产品的成年动物非临床安全性数据应从严格监测的、预先设计好的安全性评价研究中获得。在临床试验拟纳入有生育可能妇女时，要求有生殖和发育毒性试验。疫苗和所使用佐剂的安全性特征均要求获得。

Forster[19]对新疫苗产品的非临床安全性试验设计进行了全面评述。Barrow[20]对新疫苗产品的生殖和发育毒性试验进行了综述。

对疫苗幼龄动物毒理学试验没有特殊要求。评估拟用于新生儿和婴儿的儿童疫苗的安全性，一般依赖于围产期发育毒性试验结果来确定，其中兔是一个常用的动物种属。当疫苗对中枢神经系统有潜在的影响时，可能需要进行一个附加的大鼠围产期毒性试验，该试验可更方便进行行为学组合试验。

6.3 抗肿瘤药

抗肿瘤药的研发遵循 ICH S9 指导原则[21]。该指导原则提供了为支持抗癌药物在晚期和治疗选择有限的患者中进行临床试验，所需进行非临床安全性评价的建议。该指导原则同时涵盖小分子药物和生物制品。

对于大多数正在开发的儿科患者抗癌药物，一般的方法是先确定它们在成年患者中的相对安全剂量，然后，以其剂量的一部分来评估在初始的儿科临床研究中的相对安全剂量。根据 ICH S9 规定，为支持晚期癌症治疗中纳入儿科患者，通常不需要幼龄动物毒理学试验；只有当人体安全性数据和以前的动物试验不能充分支持拟用儿童年龄组中的安全性评价时，才应考虑进行幼龄动物毒理学试验。

不过，随着近年来许多药物可显著延长癌症患者的生命和存活率不断增长，监管越来越多地关注于抗肿瘤药的长期安全性，以及越来越多的幼龄动物试验被列入儿科抗肿瘤药的安全性评估要求[22]。

6.4 生物制品

生物技术药物研发的非临床安全性评价遵循 ICH S6 指导原则[23]。该指导原则没有具体提及儿科用药的安全性评价。

成年动物发育和生殖毒性试验数据，主要是围产期发育毒性试验（PPND），可能足以提供支持儿科研究的非临床风险评估。对于小分子药物，许多情况下幼仔离乳前是通过母乳来获得药物暴露的，通过此途径所能达到的血浆暴露量常常明显低于通过直接给药能达到的血浆暴露量，这会导致对儿科治疗的风险评估不足。相反，对于具有长半衰期的生物制品，灵长类（猴）扩展围产期发育毒性试验（ePPND）提供了决定性的儿科用药的风险评估，在灵长类 JAS 中通过直接给药很罕见。Weinbauer 等[16]描述了一个单克隆抗体的 ePPND 案例。

如果有潜在的儿科用药安全性担忧，非临床安全性试验将会反映在成年安全性试验所做出的决策中。在大多数情况下，如 ICH S6 所规定，非人灵长类试验形成生物制品安全性试验的基础。正如前文所述，猴扩展围产期发育毒性试验（ePPND）形成了最终的幼龄动物安全性评价，而采用猴直接给药的 JAS 很罕见[16]。唯一的例外可能是对于儿科专用/先是儿科的适应证，在开始首次人体试验之前，没有成人/动物的安全数据，进行 ePPND 研究的持续时间和费用可能会使研究者望而却步，这种情况下，采用幼龄猴直接给药的 JAS 可以考虑。

如果一个生物制品可能与啮齿类动物有交叉反应性或啮齿类动物可替代使用时，有可能像小分子儿科药物研发计划那样，在啮齿类动物模型中进行 JAS。

7 总结

由于儿科用药开发的一般路径是由成年动物非临床试验支持成人临床试验，再使用成人临床试验的安全性数据支持药物在儿童患者中应用。所以，试验动物毒理学试验并非强制要求，只在已有的动物和人体安全性资料（包括来自于该药理学分类的其他药物的作用）被认为不足以支持儿科试验时，才考虑进行幼年动物毒性试验。一般来说，儿科患者的年龄越小，要求进行幼龄动物毒理学试验的可能性就越大。由于在离乳前所有器官系统仍在发育过程中，对药物毒性的敏感性和暴露量往往与更大年龄患者人群不同。

从以上国外对幼龄动物毒理学试验的经验可看出，与常规的成年动物毒理学试验相比，幼龄动物毒理学试验更为复杂，没有一个统一和标准的设计，需要基于具体原则具体分析及科学驱动的原则进行相应的设计。而且，幼龄动物毒理学试验实践操作上和结果分析解释上具有更高的要求，与常规的毒理学试验比较对试验单位提出了更大的挑战，不是所有试验单位能够具有相应的试验能力。

目前国内有些试验单位正在开展或拟开展幼龄动物毒理学试验，但是，由于幼龄动物毒理学试验在国内正处于起步阶段，无论是理论基础还是实践经验均不太扎实或充分。部分毒理学研究单位由于对幼龄动物毒理学试验缺乏

全面的认识，同时也未进行前期大量的探索性研究和方法学确证工作，很大程度上影响了试验的质量和可接受性。因此，试验研究单位需要了解真正了解幼龄动物毒理学试验的内涵，通过大量研究和实践，积累经验，来保证试验的可评价性，以支持儿科用药的临床试验。

参 考 文 献

[1] FDA. Nonclinical Safety Evaluation of Pediatric Drug Products [EB/OL]. (2006 - 02) [2016 - 05 - 13]. http://www. fda. gov/downloads/drugs/guidancecomplianceregulatory-information/guidances/ucm079247. pdf.

[2] EMA. Guideline on the need for non-clinical testing in juvenile animals of pharmaceuticals for paediatric indications [EB/OL]. (2008 - 01 - 08) [2016 - 05 - 13]. http://www. ema. europa. eu/docs/en_ GB/document_ library/Scientific_ guideline/2009/09/WC500003305. pdf.

[3] JMHLW. Guideline on the Nonclinical Safety Study in Juvenile animals for Pediatric Drugs [EB/OL]. (2012 - 10 - 15) [2016 - 05 - 13]. http://www. pref. kagawa. lg. jp/yakumukansen/yakujinotice/listH24/161_ 241015. pdf.

[4] 黄芳华，王庆利，JIM RIDINGS，等. 对儿科药物开发的非临床安全性评价的考虑 [J]. 中国新药杂志，2016，25 (18)：2052 - 2058.

[5] HOLSAPPLE MP, WEST LJ, LANDRETH KS. Species comparison of anatomical and functional immune system development [J]. *Birth Defects Res B Dev Reprod Toxicol*，2003，68 (4)：321 - 334.

[6] ZOETIS T, HURTT M. Species comparison of anatomical and functional renal development [J]. *Birth Defects Res B Dev Reprod Toxicol*，2003，68 (2)：111 - 120.

[7] ZOETIS T, HURTT ME. Species comparison of lung development [J]. *Birth Defects Res B Dev Reprod Toxicol*，2003，68 (2)：121 - 124.

[8] HEW KW, KELLER KA. Postnatal anatomical and functional development of the heart：a species comparison [J]. *Birth Defects Res B Dev Reprod Toxicol*，2003，68 (4)：309 - 320.

[9] MARTY MS, CHAPIN RE, PARKS LG, *et al*. Development and maturation of the male reproductive system [J]. *Birth Defects Res B Dev Reprod Toxicol*，2003，68 (2)：125 - 136.

[10] BECKMAN DA, FEUSTON M. Landmarks in the development of the female reproductive system [J]. *Birth Defects Res B Dev Reprod Toxicol*，2003，68 (2)：137 - 143.

[11] WALTHALL K, CAPPON GD, HURTT ME, *et al*. Postnatal development of the gastrointestinal system：a species comparison [J]. *Birth Defects Res B Dev Reprod Toxicol*，2005，74 (2)：132 - 156.

[12] HOLSAPPLE MP, O'LONE R. Juvenile immunotoxicology [J]. *Toxicol Pathol*，2012，40 (2)：248 - 254.

[13] NIH. Homeoboxes [EB/OB]. (2016 - 05 - 13). https://

ghr. nlm. nih. gov/primer/genefamily/homeoboxes.

[14] CAPPON GD, BAILEY GP, BUSCHMANN J, et al. Juvenile animal toxicity study designs to support pediatric drug development [J] . *Birth Defects Res B Dev Reprod Toxicol*, 2009, 86 (6): 463 – 469.

[15] BALDRICK P. Developing drugs for pediatric use: a role for juvenile animal studies? [J] . *Regul Toxicol Pharmacol*, 2004, 39 (3): 381 – 389.

[16] WEINBAUER GF, LUFT J, FUCHS A. The enhanced pre- and postnatal development study for monoclonal antibodies [J] . *Methods Mol Biol*, 2013, 947: 185 – 200.

[17] EMA. Guideline on pharmaceutical development of medicines for pediatric use [EB/OL] . (2014 – 02 – 15) [2016 – 05 – 13] . http: //www. ema. europa. eu/docs/en_ GB/document _ library/Scientific_ guideline/2013/07/WC500147002. pdf.

[18] SCHMITT G, RIDINGS J, SCHAEPDRIJVER LD, et al. Nonclinical safety considerations for the development of pediatric-first drugs: an industry view [J] . *Ther Innov Regul Sci*, 2016, 50 (5): 632 – 638.

[19] FORSTER R. study designs for the nonclinical safety testing of new vaccine products [J] . *J Pharmacol Toxicol Method*, 2012, 66 (1): 1 – 7.

[20] BARROW P. Developmental and reproductive toxicity testing of vaccines [J] . *J Pharmacol Toxicol Methods*, 2012, 65 (2): 58 – 63.

[21] ICH. S9 Nonclinical Evaluation For Anticancer Pharmaceuticals [EB/OL] . (2009 – 10 – 29) [2016 – 05 – 10] . http: //www. ich. org/fileadmin/Public _ Web _ Site/ICH _ Products/Guidelines/Safety/S9/Step4/S9_ Step4_ Guideline. pdf.

[22] LEIGHTON JK, SABER H, REAMAN G, et al. An FDA oncology view of juvenile animal studies in support of initial pediatric trials for anticancer drugs [J] . *Regul Toxicol Pharmacol*, 2016, 79: 142 – 143.

[23] ICH. S6 (R1) and Addendum to S6 Preclinical Safety Evaluation of Biotechnology-Derived Pharmaceuticals [EB/OB] . (2011 – 06 – 12) [2016 – 05 – 10] . http: //www. ich. org/fileadmin/Public_ Web_ Site/ICH_ Products/Guidelines/Safety/S6_ R1/Step4/S6_ R1_ Guideline. pdf.

中国新药注册与审评技术双年鉴（2016—2017）

组织交叉反应试验在非临床安全性评价中的应用及案例分析

余珊珊[1]，王海学[1]，胡晓敏[1]，林　志[2]，邱云良[3]，王庆利[1]

（1 国家食品药品监督管理总局药品审评中心，北京 100038；2 中国食品药品检定研究院国家药物安全评价监测中心，北京 100176；3 国家上海新药安全评价研究中心，上海 201203）

摘　要　单克隆抗体（mAb）类药物是当今生物制药研发领域的热点，组织交叉反应（TCR）试验作为单抗类药物临床前安全性评价的重要部分通常在 I 期临床试验之前完成，可为临床毒性预测和监测提供重要线索。本文将结合单抗研发和审评案例，探讨并总结单抗类新药研发中 TCR 试验的相关指导原则以及审评考虑。

单克隆抗体（mAb）类药物通常具有特定的免疫特性，除与适应证相关特定靶部位抗原结合外，若人体正常组织中存在相同或相似的抗原决定簇，还会与靶器官外的组织或细胞结合从而产生严重的不良反应[1]。

组织交叉反应（tissue cross-reactivity，TCR）试验是指在体外检测单抗或相关抗体样生物制品与组织上的抗原决定部位结合的试验，目的是确认受试抗体与药效靶组织抗原决定部位的结合，检测抗体是否与非靶部位组织抗原（如组织交叉反应抗原）结合，确定非临床安全性试验相关动物种属，以及预测毒性靶器官。相关动物种属是指表达与人相同的靶抗原并表现出相似的组织交叉反应特性的动物种属[2]。TCR 试验通常采用免疫组织化学技术（immuno-histochemical，IHC）对一系列人和动物的冰冻组织切片进行染色。近年来，随着新技术的发展，组织芯片、Western Blots、流式细胞（对培养细胞或外周血样本）等试验技术也开始应用于 TCR 试验[3]。

单抗类药物近年来由于具有广泛的临床应用前景已成为生物制药研发领域的热点，TCR 试验作为评价单抗类药物临床前安全性的重要手段，为药物临床毒性预测和监测提供了重要参考信息，本文将结合案例概括并探讨单抗类新药研发中 TCR 试验的相关技术要求和评价考虑。

1 关于 TCR 试验在新药研发评价中应用的相关技术指导原则

国际上已发布的涉及 TCR 试验的技术指导原则主要包括 FDA 的 PTC 指导原则（4 个版本）、ICH S6 以及 EMA 发布的相关指导原则，对 TCR 试验的科学和技术性进行了阐述。2003 年 3 月 20 日，我国发布了《人用单克隆抗体质量控制技术指导原则》，有关组织交叉反应的内容在该指导原则的临床前研究部分[4]。

1.1 PTC 指导原则的发展

1983 年，FDA 发布了最早涉及 TCR 的指导原则，即 Points to Consider for the Manufacture and Testing of Monoclonal Antibody Products for Human Use（简称 PTC）。随着工业界和监管机构对 TCR 认识的深入，该指导原则后来经历了 1987，1994，1997 3 个版本，不断深化对 TCR 试验目的、定义、组织材料、试验方法的认识。

至 1994 年，经过 3 版沿革的 PTC 指导原则指出 TCR 试验的目的是发现和确定药物体内毒性试验相关动物种属；受试物应与临床试验使用的受试物一致，且应在 I 期临床试验之前完成；为覆盖人类基因的多态性，TCR 试验组织材料应为来源于至少 3 个无血缘关系的捐赠者的快速冷冻组织（对于动物试验，来源于 2 只无关捐赠动物的组织材料即被接受），不再使用化学固定组织，首选手术来源的样本或经过良好保存的尸体来源组织，并在附录中列出了 32 个常用的人组织[5]；试验技术要求方面，指导原则建议定量检测组织交叉反应并设置阴性和阳性对照，由于一般的组织细胞中均有转铁蛋白受体的表达，因此以抗转铁蛋白受体抗体为阳性抗体，作为阳性对照中的"外部对照"[5]；建议根据抗体亲和力和预期血药峰浓度选择试验抗体浓度；提出使用纯化抗原抑制试验区分潜在的非特异性交叉反应（包括 FcR 介导的非特异性结合）和由抗体互补决定区介导的特异性交叉反应。

试验方法方面，IHC、微量细胞毒性方法、免疫荧光抗体和/或自显影技术、集落形成试验（主要用于检测血液和培养细胞的组织交叉反应）、免疫细胞化学或其他合适的新方法都适用于 TCR 的检测。

1994 年版的 PTC 认为对于非结合单抗，若未检测到受试抗体与人组织的交叉反应性，且无表达相关抗原的动物和疾病模型，动物体内毒性试验建议仅需进行一般安全性试验；无论有无与人组织的交叉反应或相同的靶抗原，单抗都应进行药动学和组织分布试验。该版指导原则提高了对有细胞毒性结合抗体的安全性关注。

1997 年第 4 版 PTC 指导原则问世[6]，首次提出 TCR 试验应检测多个抗体浓度，且最佳抗体浓度应为能与靶器官有效结合的最低浓度；对于非结合单抗，若无与人组织的

交叉反应，且无表达相关抗原的动物和疾病模型，可不进行动物体内毒性试验；针对具有细胞毒性的结合抗体该版提出了更高的安全性试验的要求，明确指出若存在与人非靶组织的交叉反应性，通常应使用一种以上动物进行多剂量和重复给药的体内毒性试验。

1.2 ICH S6 和 EMA 关于 TCR 的指导原则

1997 年，ICH S6 与第 4 版 PTC 同年发布，在政策层面上强调 TCR 对于选择毒性试验相关动物种属的重要意义，同时明确了相关动物种属的定义——由于具有相关受体或抗原，受试单抗在其体内具有药理活性的动物种属。此外，ICH S6 指出，除 IHC 试验外，免疫化学或其他新技术皆适用于相关动物种属的选择；当无表达靶抗原的相关动物种属时，若有动物表现出与人相似的非靶组织交叉反应，建议采用该种属动物进行体内毒性试验。然而，ICH S6 在 2011 年修订的附件（第二部分）注释中指出，动物组织的 TCR 研究对选择相关动物种属的指导意义可能具有局限性。例如当候选药物不是好的 IHC 反应物时，TCR 试验从技术上可能是不可行的[7]。

2007 年，EMA 的 "Guideline on Strategiesto Identify and Mitigate Risks for First-In-Human ClinicalTrials with Investigational Medicinal Products" 同样建议主要依据 TCR 试验结果选择体内毒性试验相关动物种属，并提出应结合靶部位抗原特性（如表达、分布、一级结构）和药效终点指标（如结合占位、功能性后果、细胞信号、药动学特性、代谢）等因素综合分析 TCR 的试验结果[8]。此外，EMA 颁布的 TCR 待测组织与 FDA 的 PTC（1997 版）内容略有不同，EMA 补充了腮腺、周围神经和扁桃体，去除了乳腺、结肠、眼球、输卵管、胎盘、前列腺、脊髓、输尿管和子宫[2]。

1.3 我国关于 TCR 的指导原则

我国相关指导原则对 TCR 试验在非临床试验中的定位和具体技术要求与国际主流认识基本一致，要求对具有细胞毒性的结合抗体要求进行更广泛的非临床安全性试验；对于来源于肿瘤相关抗原的单抗，建议进行与各种人肿瘤组织的交叉反应性试验。

2 TCR 试验的发展现状和面临的问题

1997 年至今，TCR 试验主要用于检测单抗类药物的潜在毒性和发现临床前试验的相关动物种属，其结果可能影响研发者对非临床安全性试验的决策。但是，业界对 TCR 试验在多大程度上能够指导非临床安全性和临床试验仍存在争议。例如，有研究表明抗体与非靶器官的结合不一定预示相应部位的组织损伤，TCR 试验结果与临床不良反应可能未必高度相关。利妥昔单抗临床上出现恶心、呕吐、轻度脱发和肝功能受损等不良反应[9]，但非临床安全性试验并未在胃肠道或肝脏组织上发现组织交叉反应。Bussiere

等[10]针对多国多个制药企业的生物分子药物研发过程的回顾性研究数据显示,在56个单抗类药物研发案例中,只依据TCR试验结果而准确预测临床不良反应的成功率仅为2%,73%的研发案例未将TCR试验结果作为指导相关动物种属选择的唯一依据。另外,由于某些抗原位点在体内无表达活性,抗体体外与非靶组织抗原位点的结合在体内可能不会实现,若仅依据TCR试验结果推测毒性,可能造成对靶器官毒性的过度评价。

随着生物制药工程技术的发展,单克隆抗体已从原先的鼠源化逐步发展为人源化或纯人单抗,为IHC试验技术带来了新的挑战。首先,由于特异性的抗-鼠二级抗体较易识别鼠源一级抗体,不易受人和非人灵长类内源性或鼠IgG的干扰,IHC技术检测鼠源单抗与靶抗原的结合相对容易。而随着单抗亲和力的提高和免疫原性的降低,一方面扩大了交叉反应组织的范围,导致非特异染色增多;另一方面,人组织中高浓度的内源性自身抗体会干扰抗-人二级抗体识别相对低浓度的人源化或人抗体。对由基因工程技术改造天然结构得到的抗体样生物制品如Fc-融合蛋白来说,商业购买到的抗-人二级抗体无法识别这样的全新结构,造成单抗的标记技术难度增大[11]。

最后,国际上交叉反应试验用人体组织主要来自"组织银行",该体系通常由学术性医学研究机构或CRO公司运作,而我国标准化TCR人体组织库尚在发展和完善的过程中,现阶段国内获取人体组织仍存在困难。

总体来看,目前组织交叉反应研究中存在诸多因素,例如试验用组织的质量和抗原保存情况、试验操作技术和病理学家的经验及专业判断等都会影响对试验结果的解释和准确判定。因此,推动和建立TCR试验用组织、试验体系、试验操作、结果判定以及试验总结报告的标准化,是确保研究数据客观、准确的有效手段。

3 TCR试验在单抗类药物非临床研究中的应用和审评考虑

在单抗类药物非临床研究阶段,TCR试验首先被用于相关动物种属的筛选,选择与人靶抗原表达强度和部位最相似的动物作为相关动物,再用选定的相关动物进行目标病变部位和正常组织的TCR试验,预测可能的毒性,最终结合体内毒性试验暴露的毒性靶器官提示临床潜在的安全性风险。此外,尽管现有法规和指导原则尚未论证其科学性,TCR试验实际上还被用于可比性研究,评价生物类似药或生产工艺等变更前后产品生物学特性的相似性。

3.1 TCR试验用组织材料和试验技术选择

TCR试验通常采用IHC技术对人和动物的冰冻组织切片进行染色。组织切片主要有新鲜组织和固定组织切片,相比于固定组织切片,新鲜组织冰冻切片上组织抗原未经

过固定液处理,抗原保存最接近生理状态,是理论上首选的试验标本,也被最广泛地应用于国外的TCR试验[2]。需要指出的是,相比于固定组织切片,新鲜冰冻切片的形态易受操作程序、保存条件和时间、切片温度等因素的影响,处理不当可能造成形态学改变,造成抗体定位靶抗原的困难。而且,有研究指出新鲜冰冻切片并非适用于所有靶抗原[12]。

目前我国人体新鲜组织获取仍有一定的困难。由于国外人体尸检率高,组织获取相对容易,而国内的标准化TCR人体组织库尚未建立,仅有少数药企向国外购买新鲜组织,组织来源多为高加索人种,人种遗传背景与我国不同。大部分国内企业获得的人体新鲜组织的来源复杂,组织的保存、组织是否来源正常成人、组织结构的完整性缺乏必要的检查和验证,组织质量难以保证。因此,现阶段固定组织切片仍可用于我国TCR试验,但更提倡以新鲜冰冻组织作为首选。

组织芯片技术目前也广泛运用于TCR试验,但组织芯片取样面积小,常不能涵盖器官完整的组织细胞结构,存在漏检等技术问题,一般建议用于研发早期TCR试验前的高通量筛查[3]。在技术要求方面,建议芯片制作方提供组织来源的完整信息,如供体的一般情况(包括性别、年龄、种族)、临床病史、死亡原因、取样时间、处理办法、储存条件、保存时间等。

3.2 TCR试验的非临床安全性研究案例

作者将结合研发案例探讨TCR试验的相关技术要求和评价考虑。

案例1:受试物为人白介素6受体(IL-6R)单抗,与人和食蟹猴有相似的组织交叉反应,故选择食蟹猴作为相关动物种属。受试物与人肝细胞、子宫上皮细胞、神经胶质细胞的组织交叉反应未在食蟹猴组织中出现,食蟹猴体内毒性试验未提示肝脏毒性。但是,临床试验中观察到可逆的肝酶指标异常、总胆固醇升高等肝毒性反应。在该案例中动物组织交叉反应结果和毒性试验暴露的毒性靶器官与临床试验毒性靶器官不完全一致。分析认为人与动物在基因、药物组织分布等方面的差异会影响TCR试验对药物临床潜在毒性的预测,人组织交叉反应结果也仅能部分预测临床毒性反应,提示TCR试验的意义更多在于筛查。

案例2:受试物为可与在多种实体瘤中高表达抗原特异性结合的抗体药物耦联物(antibody drug conjugates,ADC),由于耦联的小分子药物可能具有潜在的心脏毒性,申请人首先用犬进行了体内心血管毒性研究,结果显示受试物和裸抗体给药后犬均出现了胃肠道毒性反应,对剖检取得的组织进行IHC检查发现受试物可与胃肠道上皮细胞特异性结合。申请人进一步对大鼠、犬、食蟹猴和人组织进行了

中国新药注册与审评技术双年鉴（2016—2017）

TCR 试验，发现受试物在人肠组织中表现出与抗原高表达犬相似的组织交叉反应性，而与食蟹猴、大鼠的相似性较差。临床 I 期试验随后观察到上消化道毒性反应，可能与受试物和消化道的非靶抗原结合有关。该案例依据 TCR 试验结果选择了合适的相关动物种属并成功预测了毒性靶器官以及临床试验的不良反应。

案例3：受试物为抗肿瘤 ADC 药物，申请人采用 IHC 方法检测了受试物和裸单抗与正常人体组织、食蟹猴组织、大鼠组织以及人肿瘤组织的交叉反应性，结果受试物和裸抗体均能与人和食蟹猴组织发生特异性结合，与大鼠组织无特异性结合，提示猴为相关动物种属；与人肿瘤组织存在反应性，提示与药效靶部位的结合活性；受试物与裸抗体的组织交叉反应组织基本一致，提示裸抗体由于失去共价结合而结合到非靶组织从而导致非预期毒性的风险较小。由于结合型抗体可能被降解而产生脱靶的安全性风险，申请人又针对受试物和免疫结合物中各组分（如游离的细胞毒性小分子药物、裸抗体）进行了猴体内毒性试验，结果发现受试物暴露的毒性靶组织与猴组织交叉反应提示的组织不一致，而与游离小分子药物的毒性反应基本一致，提示受试单抗的安全性风险可能主要来自降解的小分子药物。本案例中，TCR 试验并未准确预测受试药物的毒性，但提示了受试物潜在毒性可能主要来源于脱靶小分子耦联物，提高了研发者对于小分子药物安全性风险的关注。该案例提示我们应根据毒性试验的整体结果来判断 TCR 试验的相关性。

案例4：受试物亦为抗肿瘤 ADC 药物，靶抗原被认为存在于肿瘤组织和子宫。裸抗体与正常人组织有反应性，但与大鼠、食蟹猴无组织交叉反应，为确定相关动物种属，申请人又进行了犬、豚鼠、兔、仓鼠、食蟹猴、狨猴等的组织交叉反应试验，结果显示狨猴是唯一与人有相似反应的种属，于是进行了狨猴体内毒性试验并观察到严重的眼毒性，但人和狨猴组织交叉反应试验并未观察到受试物与眼的特异性结合。申请人于是追加了体外试验证实了靶抗原在眼的分布，更换免疫组化试验使用的抗体重新进行 TCR 试验，结果观察到了受试物和眼组织的结合，最终受试物由于严重的眼毒性未进入临床试验。该试验中组织交叉反应阳性组织与体内毒性试验暴露的毒性靶器官不一致，更换抗体后才显示出一致性，说明技术问题会影响 TCR 试验对毒性靶器官的准确预测。

案例5：受试物为抗 CD20 单克隆抗体，按利妥昔单抗生物类似药思路研发。申请人检测了受试物与人体组织、2 种 B 淋巴细胞瘤细胞株的组织交叉反应，结果受试物与人组织免疫反应阳性区域主要集中在 B 淋巴细胞聚集区，如脾小体、脾索以及淋巴结内生发区，体外 B 淋巴细胞瘤细胞株呈强阳性染色，提示受试物可与药效靶部位特异性结合。另外，作为生物类似药，建议进行比对的组织交叉反应试验，为两者体外生物活性相似性提供证据，为非临床一致性的判断增加证据权重，研发和审评将依据其一致性结果来决定后续临床试验的简化程度。

3.3 评价思路和审评考虑

以上案例中 TCR 试验结果的相关性各不相同，有时 TCR 结果与相关动物体内毒性和临床不良反应具有相关性，成功的预测了临床安全性风险，系最理想的情况。但实践中由于受到人与动物种属差异、试验技术制约等因素的影响，TCR 试验结果可能与相关动物种属体内毒性和临床不良反应不相关。当结果无相关性时，应参考对相关抗原在动物和人体内表达分布特性等情况的认识，通过对毒性试验结果的整体评价，谨慎分析潜在的安全性风险，TCR 试验仍可能具有积极的指导意义。例如案例3，虽然 TCR 结果与受试 ADC 药物体内毒性反应不相关，但通过对试验结果的整体分析，仍然提示了 ADC 药物中小分子耦联药物脱靶相关的安全性风险。在案例4 中，由于测定技术的局限造成了 TCR 试验的不相关结果，当重新建立试验方法后，TCR 试验最终成功提示了受试药物的非靶器官毒性，顺利指导了研发进程，提示我们发展、改进以及使用新试验方法对 TCR 具有重要意义。

总的来说，在运用 TCR 试验结果指导单抗研发时应遵循个案化原则，应结合整体药理学和安全性试验结果来评估 TCR 试验结果的相关性[2]。正如前文所述，TCR 试验甚至体内毒性试验并不能完全预测药物临床试验的毒性，可这并不妨碍 TCR 试验在当今单抗类药物非临床研发过程中发挥重要作用，因为尽管人用单克隆抗体一般具有较好的安全性和耐受性，但仍存在抗体与非靶组织抗原结合而导致的安全性风险，尤其当不能获得相关抗原动物模型时，组织交叉反应性检测可以预测临床试验潜在的安全性风险和提示临床试验中采用更保守剂量方案的必要性，具有重要的风险提示作用。

参 考 文 献

[1] 王军志. 生物技术药物研究开发和质量控制 [M]. 北京：北京科学出版社，2007：363.

[2] LEACH MW, HALPERN WG, JOHNSON CW, et al. Use of tissue cross-reactivity studies in the development of antibody-based biopharmaceuticals：history, experience, methodology, and future directions [J]. Toxicol Pathol, 2010, 38 (7)：1138 - 1166.

[3] 林志，屈哲，吕建军，等. 单克隆抗体类药物组织交叉反应常见问题的探讨 [J]. 中国新药杂志，2012，21 (14)：1600 - 1606.

[4] CFDA. 人用单克隆抗体质量控制技术指导原则 [EB/OL]. (2003 - 03 - 20) [2015 - 11 - 21]. http：// www. cde. org. cn/zdyz. do？method = largePage&id =39.

［5］林志．免疫交叉反应在单克隆抗体类药物临床前安全性评价中的应用［J］．毒理学杂志，2007，21（4）：303．

［6］FDA. Points to consider in the manufacture and testing of monoclonal antibody products for human use［EB/OL］．(1997 - 02 - 28)［2015 - 11 - 21］. http：//www. fda. gov/downloads/biologicsblood vaccines/guidancecomplianceregulatoryinformation/otherrecommendationsformanufacturers/ucm153182. pdf.

［7］ICH. Preclinical safety evaluation of biotechnology-derived pharmaceuticals S6（R1）［EB/OL］．(1997 - 07 - 16)［2015 - 11 - 21］. http：//www. ich. org/fileadmin/Public_ Web_ Site/ICH_ Products/Guidelines/Safety/S6_ R1/Step4/S6_ R1_ Guideline. pdf.

［8］EMEA（CHMP）. Guideline on strategies to identify and mitigate risks for first in human clinical trials with investigational medicinal products［EB/OL］．(2007 - 09 - 01)　［2015 - 11 - 21］

. http：//www. ema. europa. eu/docs/en_ GB/document_ library/Scientific_ guideline/2009/09/WC500002988. pdf.

［9］潘萌，孔蕴，陈畅，等．单克隆抗体药物的研究进展［J］．中国生化药物杂志，2008，29（1）：62 - 64．

［10］BUSSIERE JL, LEACH MW, PRICE KD, et al. Survey results on the use of the tissue cross-reactivity immunohistochemistry assay［J］. Regul Toxicol Pharmacol，2011，59（3）：493 - 502．

［11］林志，吕建军，屈哲，等．单抗药物组织交叉反应中不同免疫组织化学方法的比较性研究［J］．医学研究杂志，2012，41（8）：25 - 28．

［12］SHI SR, LIU C, POOTRAKUL L, et al. Evaluation of the value of frozen tissue section used as "gold standard" for immunohistochemistry［J］. Am J Clin Pathol，2008，129（3）：358 - 366．

中国新药注册与审评技术双年鉴（2016—2017）

药物雄性生殖毒性评价考虑要点及 FDA 相关指导原则介绍

张立将[1]，黄芳华[2]，王庆利[2]，郑高利[1]

（1 浙江省医学科学院安全性评价研究中心，杭州 310053；
2 国家食品药品监督管理总局药品审评中心，北京 100038）

摘　要　雄性生殖毒性研究是药物非临床安全性评价的重要内容。本文首先介绍了美国食品药品监督管理局（FDA）2015 年发布的药物雄性生殖毒性相关的 2 个指导原则。随后根据药品审评及安全性研究实践，并结合国内外指导原则中雄性生殖毒性相关内容，讨论目前对药物雄性生殖毒性评价的一些考虑要点。

生殖毒性研究是药物非临床安全性评价的重要内容，在限定临床研究受试者范围、降低临床研究受试者和药品上市后使用人群的用药风险方面发挥了重要作用。人用药品注册技术要求国际协调会（ICH）自 1992 年起先后发布了生殖毒性研究相关指导原则，包括 ICHS5A：Detection of Toxicity to Reproduction for Medicinal Products 和 S5B（M）：Maintenance of The ICH Guideline on Toxicity to Male Fertility，2005 年将两者合并为 S5（R2）：Detection of Toxicity to Reproduction for Medicinal Products & Toxicity to Male Fertility（药品生殖毒性及雄性生育力毒性检测）[1]。2006 年，我国借鉴了国外（如 ICH，FDA，OECD 等）相关指导原则的科学内涵，并结合实际国情，制定发布了我国的《药物生殖毒性研究技术指导原则》[2]。该指导原则的实施，大大促进了我国药物生殖毒性研究的规范化进程，提升了国内研究机构的研究水平，加快了与国际药物非临床研究要求的接轨。近年来，随着我国不孕不育率逐年提高、男性精液质量呈下降趋势[3]，药物的雄性生殖毒性应得到更多的重视。

然而在传统的三段式药物生殖毒性研究中往往以雌性生殖和发育毒性评价为评价重点，而雄性生殖毒性仅是Ⅰ段研究的一部分内容，往往未得到充分的关注与评价。

药物雄性生殖毒性，主要指药物对雄性生殖系统（睾丸、附睾等）及生殖功能造成损伤，一般包括生殖器官器质性改变、精子数量及质量下降、性行为改变、生育力降低、性激素分泌异常等[4]，另外还有往往易被忽视的通过精子遗传物质传递，和/或精液-阴道摄入而产生的胚胎-胎仔发育毒性[5-6]。

2015 年，美国 FDA 发布了关于药物睾丸毒性和雄性介导发育毒性的 2 个指导原则（草案）[5-6]。同年，ICH 启动了对已实施 10 年的 S5（R2）的修订工作，并发布了 S5（R3）的制定工作计划[7-8]。本文根据审评及研究过程中对雄性生殖毒性评价的实践，并结合 FDA 新指导原则以及 ICH 和我国指导原则中雄性生殖毒性内容，讨论目前对药物雄性生殖毒性研究相关问题的一些考虑要点。

1 FDA 雄性生殖毒性相关指导原则简要介绍

1.1 《雄性介导的药物发育毒性风险评估指导原则》（Assessment of Male-Mediated Developmental Risk for Pharmaceuticals Guidance for Industry）[5]

该指导原则于 2015 年 6 月 11 日发布草案。该指导原则草案总结了当前 FDA 对男性人群使用药物后潜在相关发育毒性风险评估的策略与方法。

1.1.1 雄性介导的药物发育毒性风险
雄性介导的药物发育毒性风险，指由雄性动物/男性人群给药而带来的子代发育毒性影响，主要包括：① 药物作用于精子细胞而产生的发育毒性风险。② 药物通过精液转移到妊娠女性体内（阴道摄入）而产生的孕体（胚胎-胎仔）发育毒性。

1.1.2 雄性介导发育毒性风险的评估考虑与建议
评估药物潜在的发育毒性应考虑的几项关键因素：① 药物及类似化合物的生殖和发育毒性。② 药物的细胞毒性或遗传毒性。③ 毒性风险的药理学作用特征（如该药物是否直接或间接影响发育信号通路、快速分裂细胞或内分泌功能）。④ 药物的药动学特征（ADME，如在雄性生殖器官中的分布、蓄积或在精液中分布）。基于上述考虑，FDA 会综合分析申请人提供的资料以给出临床试验期间是否需要男性避孕的建议。FDA 建议，除非有明确证据证明该药物仅影响精子细胞，否则避孕措施适用于有生殖能力的男性和输精管切除手术的男性，因为对于输精管切除男性，药物同样可以通过精液转移到女性体内。

根据上述信息，雄性介导发育毒性风险评估时将药物分为两大类：① 遗传毒性、生殖和/或发育毒性未知的药物。② 非临床研究已显示遗传毒性、生殖和/或发育毒性的药物。对于这两类药物，临床试验中男性研究对象都应该采取必要措施以避免怀孕和/或孕体的药物暴露，其中对于有明确发育毒性的药物，其避孕措施应一直实施直到雄性介导的影响被完全评估（如检测男性精液中药物浓度达到一定的限度以下）。指导原则中列举了 2 个这类发育毒性风险的例子：仅雄性给药的动物试验中，精液中存在沙利度胺可引起兔胎仔畸形等发育毒性，环磷酰胺可增加交配后孕鼠着床前丢失率；且有证据显示，沙利度胺在人精液中浓度与血浆中浓度呈相关性。

对于药物暴露后男性避孕周期，FDA 一般建议为 5 倍药物半衰期 +90 d（1 个生精周期 + 未射出精子的残留时间）。

1.1.3 评估药物的雄性介导发育毒性的非临床研究
用于评估药物引起的雄性介导发育毒性的非临床研究包括体外研究、体内研究以及相关的药动学研究。

体外研究：遗传毒性标准组合试验，各种体外精子药物作用试验（如杀精试验、精子遗传学完整性试验）和体外胚胎全培养等。

体内研究：进行生殖器官病理组织学检查和/或成熟雄性动物精子分析的一般毒性试验，生殖和发育毒性标准组合试验。对于大部分药物而言，评价父代介导的发育毒性仅有的标准体内试验为生育力与早期胚胎发育毒性试验，当仅雄性动物给药时可以进行直接的毒性评价。一旦发现明显的发育毒性影响（如着床前后死亡、早期胚胎畸形），申请人应开展交配前单性别给药试验，以分析雄性和/或雌性动物单独给药对毒性影响的贡献作用。因常规的生育力与早期胚胎发育毒性试验不能发现全部的发育毒性指标，故若雄性单性别给药试验出现发育毒性信号时，应该考虑开展追加试验，使妊娠动物孕期延长至临产前再行解剖检查。

药动学研究：对于动物或人类潜在发育毒性药物，精液中药物含量的测定有助于定量推测可能到达孕体（胚胎/胎仔）中的暴露水平。孕体暴露水平可以通过以下假设模型进行推测（以小分子药物为例）：精液射出量为 5 mL、精液中药物浓度 = 血浆最高药物浓度（C_{max}）、100% 的阴道摄入、雌性血容量为 5 000 mL、100% 透过胎盘屏障。孕体暴露水平 $= C_{max} \times 5\ mL \times 100\% / 5\ 000\ mL \times 100\%$，即基于最大可能算出的孕体暴露水平。若此暴露水平低于发育毒性 NOAEL 剂量 10 倍以上，可以不要求进一步的雄性介导发育毒性风险的评估；若暴露水平较高，应考虑风险控制策略（如避孕）。

1.2 《药物研发过程中睾丸毒性评价指导原则》（Testicular Toxicity：EvaluationDuringDrug Development Guidance for Industry）[6]

该指导原则于 2015 年 7 月 16 日发布草案。该草案旨在为研发可能有潜在睾丸毒性的药物提供帮助，在基于非临床研究发现的基础上，对临床监测及临床试验设计提供指导。下面主要介绍非临床睾丸毒性研究相关内容。

1.2.1 临床睾丸毒性评价的困难性
仅很少的临床指征可以用来监测潜在的睾丸毒性，如精子分析、血浆中睾酮、促性腺激素浓度测定；因从输精管损伤到可以通过常规手段（精子分析）检测到损伤往往有着数月的潜伏期，故睾丸毒性实时监测存在着挑战；因为很难在临床试验中通过妊娠率来评价男性生育力，故临床指证的改变与男性生育力影响的关联性有限。

1.2.2 非临床睾丸毒性评价

1.2.2.1 睾丸毒性常规评价方法
① 2 种属至少 4 周药物暴露的重复给药毒性试验。② 啮齿类动物雄性生育力评价。③ 动物及人体药动学综合评价。④ 其他，如产前、新生儿或幼年动物暴露后的胚胎-胎仔的生殖和发育毒性研究。

1.2.2.2 非临床研究设计考虑
① 雄性生殖毒性非临床研究的剂量选择、给药周期、种属选择，要提供理由。② 除非为了支持儿科用药，一般不推荐使用未性成熟动物进行睾丸毒性评价。这是因为未成年动物的组织学发现无法正确反映生育力的损伤。③ 组织学检查被认为是评价睾丸损

伤的最敏感指标，毒性研究应包含睾丸、精囊、附睾和前列腺的病理组织学检查。如果重复给药毒性试验中性腺组织被发现有异常病变，那么在雄性生育力研究中也应进行生殖器官的病理组织学评价。停药后生殖系统不良影响的持续性和可逆性是风险评估的重要考虑点。

1.2.2.3 增加雄性生育力担忧的非临床研究发现及干扰因素 总的来说，可以增加对雄性生育力损伤担忧的雄性动物生殖毒性发现，包括（但不仅限于）睾丸萎缩、生精小管退化或坏死，或其他提示生殖功能损伤的病理改变。可以增加雄性生育力担忧的非临床研究发现有：① 剂量依赖性的毒性发现。② 多个动物种属中均有的相似发现。③ 随着暴露时间增加而持续存在或加重的毒性发现。④ 停药后（尤其停药超过一个生精周期后）仍存在的毒性发现。⑤ 双侧组织中均存在的毒性发现。⑥ 在健康未给药动物中罕见的毒性发现。⑦ 最大无毒性作用剂量与临床暴露量相近（安全窗小）。⑧ 生殖系统脏器重量改变（增加或下降）并伴随病理学改变。⑨ 雄性生育力降低和交配行为减少/弱。⑩ 精子质量（数量、活力和形态）毒性影响。⑪ 在多个生命阶段/生理状态下（成年动物重复给药研究、成年生育力评价、出生前后暴露对成年后的影响、发育过程中生殖器官毒性）均出现的生殖器官和功能的毒性影响。⑫ 抗雄激素样症状：体重降低、雄性生殖器官重量及成熟度降低、攻击性减弱（如嗜睡或交配行为减少）。⑬ 雄激素样症状：雌性动物雄性化、睾丸缩小、生精过程受损。

非临床雄性生育力研究中的干扰因素：① 使用未成年动物。② 导致体重下降的药物，体重降低可能会影响雄性生育力。③ 影响神经肌肉功能、情绪的药物，会影响交配和生育力。④ 不合适的动物模型，药物在该动物种属体内无活性或有不同的药代特征。

1.2.2.4 追加研究 追加的研究主要包括以下评价：① 停药后毒性发现的可逆性阐述。② 性激素分析。③ 靶细胞类型（精子细胞、睾丸间质细胞、支持细胞）检测。④ 精子质量（数量、活力和形态）评价。

2 药物雄性生殖毒性评价的考虑要点

2.1 试验方案选择及阶段性要求

根据 ICH 及我国生殖毒性指导原则[1-2]，国内外药物生殖毒性研究最常用的试验方案是三段法试验方案，包括生育力和早期胚胎发育毒性试验（I段）、胚胎-胎仔发育毒性试验（II段）、围产期毒性试验（III段）。而其中仅I段试验涉及到了雄性生殖毒性评价。根据国内外指导原则及研究现状，对于雄性生殖毒性评价的研究方法主要有以下几方面。

2.1.1 双性别同时给药的 I 段试验 即雌雄双性别动物均给药后交配，可伴随精子分析和组织学检查，评价雄性、雌性生殖机能、生育力和早期胚胎发育毒性。此方案优势

在于减少实验动物使用量、省时省力，对于雄性生殖器官毒性可以给予一定的评价。但是，如果出现生育力或早期胚胎毒性阳性结果时，此方法无法明确毒性作用是由于雄性给药还是雌性给药造成的，或是两者的联合作用。

2.1.2 单性别单独给药的 I 段试验 即雄性动物给药后与不给药的健康雌性动物交配，雌性动物给药后与不给药的健康雄性动物交配，可伴随精子分析和组织学检查，分别评价雄性、雌性的生殖机能、生育力及其胚胎毒性影响。此方案优点在于可以明确药物生殖发育毒性中雄性或雌性给药的贡献作用，可以更精确地评价药物雄性给药可能产生的潜在生殖和发育毒性。该方法是国外新药研究通常采用的 I 段试验方法，也是雄性生殖毒性研究的经典评价方法，是 FDA 新指导原则推荐评价雄性介导发育毒性的标准体内试验[5]。但是，该方法相对于双性别同时给药 I 段试验而言，费时、费力、费动物（增加约 1 倍动物数和工作量）。

2.1.3 结合重复给药毒性试验评价雄性生殖系统影响 主要涉及雄性生殖器官的病理组织学检查、精子分析等。此方案主要优势在于其结合在重复给药毒性试验中同时进行，节省时间和动物，可以提供初步的生殖毒性影响信息。但是，此方法仅能评价雄性生殖器官和/或精子质量毒性，对于雄性生育力及其介导的胚胎发育毒性无法评价。ICH S5（R3）修订的概念文件（concept paper）说明，结合重复给药毒性试验开展生殖器官毒性评估被纳入到指导原则修订内容[8]。

ICH 三方（欧盟、美国和日本）均要求在申请 I 期、II 期临床试验时仅提供结合重复给药毒性试验开展的雄性生殖器官毒性评估资料即可，而单独的雄性生育力试验在大规模或和长期的临床试验（如III期临床试验）开始前完成即可[9]。国内研究现状显示，重复给药毒性试验中生殖系统毒性的评价往往未被充分关注，未能全面检测和评估。从保障受试者安全性角度出发，结合我国临床研究风险控制及非临床研究风险识别的特点，我国指导原则要求通常在 I 期临床试验开始前提供 I 段（含雄性生育力及早期胚胎发育毒性评价）、II 段生殖毒性研究资料，以期在临床研究开始前尽可能了解受试物对雌雄动物生殖能力、生殖器官、生殖细胞以及胚胎发育的影响。

I 段试验方案选择方面，国外创新药申报资料中大多选择单性别单独给药 I 段试验，这样可以获得更多的、更直接的药物雄性或雌性生育力与早期胚胎发育毒性信息；而国内申报资料中的 I 段试验大多采用双性别同时给药。国内这种选择除了考虑省时省力因素外，还可能考虑到国内创新药较多为改良型新药，其同类（相似）品种的生殖毒性较明确或毒性可能较小，且双性别给药试验结果往往均为阴性，所以未再进一步开展单性别单独给药试验。

中国新药注册与审评技术双年鉴（2016—2017）

从国内研究实情出发，作者对Ⅰ段试验方案的建议：① 采用双性别同时给药Ⅰ段试验时，若发现有明显的生殖发育毒性时，应补充单性别单独给药Ⅰ段试验来分别评价雄性或雌性的生育力与早期胚胎发育影响。② 对于同类品种提示有潜在生殖毒性风险的或毒性信息较少的创新药，建议直接选择单性别单独给药Ⅰ段试验分别评价雄性或雌性的生育力与早期胚胎发育影响。

2.2 动物年龄（性成熟情况）

ICH及我国生殖毒性指导原则均明确规定生殖毒性试验通常选用年轻、性成熟的成年动物[1-2]。FDA新的睾丸毒性指导原则[6]也指出，除非为了支持儿科用药，一般不推荐使用未性成熟动物进行睾丸毒性评价。因为未成年动物的组织学发现无法正确反映生育力的损伤。

目前国内研究现状显示，参照指导原则相关要求，生育力与早期胚胎发育毒性试验中雄性动物年龄一般可以满足性成熟成年动物要求，然而重复给药毒性试验中雄性生殖毒性评价的雄性动物，尤其猴、犬等非啮齿类动物，常有使用未成年动物的现象。这一现象的根源可能主要在于实验动物年龄不实所致，研究机构往往只能以体重来间接反映年龄，而体重增长较慢的动物其体重无法正确体现其年龄。

案例1：某新药，其大鼠重复给药毒性试验中显示出明显的生殖系统毒性（睾丸、附睾、子宫、卵巢萎缩）；大鼠Ⅰ段生殖毒性试验也发现了生殖器官相似的毒性，并且精子活动率及精子数量明显下降、精子畸形率升高，交配率、妊娠率、生育率明显降低；然而猴重复给药毒性试验中，并未显示类似的生殖毒性。通过查阅猴病理学检查结果发现，试验所用的雄性猴中大部分（16只/25只）未性成熟（睾丸、前列腺、精囊腺未成熟、附睾管内无精子），故无法充分评价本品对猴雄性生殖系统的影响。

案例2：某新药Ⅰ段生殖毒性试验中，研究者认为"为评价受试物对雄性动物精子成熟度、交配行为、受精的影响，雄性动物应从未性成熟期至交配结束时为止连续给药"，故其雄鼠购入时鼠龄为4~5周。这是一种误解，精子从未成熟到成熟与动物从未性成熟到性成熟是2个概念，评价精子成熟影响并非要从未性成熟期开始给药。建议在性成熟后进行给药，如在幼龄期开始给药，即便交配时达到性成熟年龄，这种情况下若出现精子毒性可能不仅仅是对精子形成及成熟的影响，还可能包含了对幼年动物生长发育过程中生殖系统发育及其他系统整体毒性的影响。

2.3 生育力试验雄性动物给药周期的选择

国内生殖毒性指导原则[2]要求，可根据至少1个月的重复给药毒性试验结果确定雄性动物交配前给药时间的长短，一般为4~10周。如果在1个月以上的重复给药毒性试验中未发现任何毒副作用，那么在交配前雄性动物给药周期可缩短至4周。ICH S5（R2）指导原则[1]认为，如果在至少2

周的重复给药毒性试验中未发现任何毒副作用，那么在交配前雄性动物给药2周便可。

ICH S5（R2）指导原则上述规定主要基于日本和欧洲的研究规范和研究结果[1]。日本及欧洲研究综合表明：雄鼠交配前给药2，4或9周，在发现雄性生殖毒性上具有相同效力，延长交配前给药时间并不能发现更多的毒性。日本实验室间联合研究显示：① 选择性影响雄性生殖的受试物是罕见的。② 影响精子发生的受试物几乎全作用于减数分裂后期，并影响睾丸重量。③ 雄性生殖器官组织病理学检查，是检测精子发生毒性的一种更为敏感和快捷的方法；对精子发生的潜在毒性信息可以在重复给药毒性试验中获得，精子分析可以提供类似于病理检查的结果信息。④ 与雌性动物交配，是一种不敏感的检测精子发生毒性的手段，尚无仅通过雄性动物给药9~10周并与雌性交配，发现雄性生殖毒性的例子。

然而也有学者指出雄性大鼠交配前给药周期超过9周比较稳妥[10]，其主要理由是：在1个月以上的重复给药毒性试验中，通常很难对生殖系统的毒副作用观察得特别全面和详细；动物激素水平上的毒副反应是比较错综复杂的，让供试品充分暴露，多一些时间给药，多一些时间观察比较稳妥；大鼠精子发生（包括精子成熟）整个过程需要63 d。

综合"可短""宜长"这两方面的声音，作者对于雄性动物交配前给药时间选择的建议：① 具体问题具体分析，兼顾科学性、合理性、风险效益评估。② 在规范、仔细的重复给药毒性试验（尤其雄性生殖器官组织学检查）未发现明显毒性反应结果的支持下，按照指导原则要求可以采用最短的4周时间；但目前来看，前述先决条件通常不能获得或在生殖毒性试验开展前无法获得，此时采用4周时间风险很大。③ 对于同类品种提示有潜在生殖毒性风险的或毒性信息较少的创新药，建议采用较长的给药时间，并配合仔细的精子分析和生殖系统病理组织学检查。

2.4 雄性生殖毒性评价指标的选择[1-2,4-6,11-12]

2.4.1 常规Ⅰ段生殖毒性试验中的雄性生殖毒性评价

常规毒性指标：雄性动物的一般体征和死亡情况、体重、摄食量。

生殖器官检查：大体观检查、脏器重量和系数以及必要时的病理组织学检查。常规评价的雄性生殖器官主要有睾丸、附睾、前列腺、精囊腺、输精管等，其中睾丸、附睾为最主要评价器官。病理组织学检查在雄性生殖毒性风险评估中起着重要作用。建议开展生殖器官组织学检查的情况主要有：生殖器官大体观检查发现明显的毒性改变；脏器重量和系数检查发现有明显异常；或已有资料提示该药物有生殖毒性潜能（包括重复给药毒性试验已显示有生殖系统毒性）；或该药物用于生育调节等生殖系统相关适应证。

精子分析：主要包括精子数量及精子活力分析、精子形态学（畸形）检查。其中精子数量及精子活力分析为最常用指标，建议利用计算机辅助精子分析仪（CASA）进行全自动分析。一方面，CASA 系统避免以往人工显微镜计数及活力定性分析中的人为干扰，增加了结果的可靠性；另一方面，CASA 的精子分析指标（尤其活力指标）更加全面、细致，分析指标，如精子总浓度、精子总密度、各运动状态（静止、活动、慢速、中速、快速、超快速）精子浓度、各运动状态精子百分率、平均路径速度、直线运动速度、曲线运动速度、精子头部侧摆幅度、精子鞭打频率、前向性、直线性、精子头长宽比、精子头部面积等，这些指标全面分析了精子数量、精子运动活力及精子运动方式等方面的精子质量。目前国内已有多家 GLP 研究机构采用了 CASA 系统。对于精子畸形分析，鉴于形态学观察的直观性以及显微镜观察精子畸形技术较为经典、较易操作，建议通过常规涂片-固定-伊红染色后镜下观察。精子分析仪提供的荧光染色精子畸形自动分析系统，提供了一种高通量分析的可能，但此方法对于精子畸形的标准需人工设定，较复杂、主观性较强、个性化分析不够，在大批量分析精子形态过程中相对传统镜检假阳性和假阴性结果较多；且需荧光染料，检测成本较高。

生育力指标：雄性动物给药后与雌性动物交配，得到生育力相关指标，主要有：交配指数或率（交配成功动物数/合笼动物数）、生育指数或率（妊娠动物数/合笼动物数）、妊娠指数或率（妊娠动物数/交配成功动物数）、交配成功天数（从合笼到交配成功所用天数）等，以评价药物对于雄性生育力的影响。性行为的影响因素比较复杂且啮齿类动物性行为往往在夜间进行，故对于常规啮齿类动物交配性行为的影响一般不直接评价，而是通过阴道栓或含精子阴道涂片结果作为交配成功的间接证据，从而间接评价药物对交配性行为的影响[4]。

胚胎发育毒性指标：交配后的妊娠雌性动物一般在器官形成期结束时（如大鼠妊娠 d 13～15）解剖，检查黄体数、活胎、死胎、吸收胎、着床数、着床前丢失、着床后丢失等，以评价药物雄性动物给药后对其子代（胚胎）早期发育的影响。必要时可延迟解剖期至临产前，参照Ⅱ段生殖毒性试验方法检查胎仔的外观、内脏和骨骼发育毒性。FDA 雄性介导发育毒性评估指导原则[5]指出，若雄性单性别给药试验出现发育毒性信号时，应该考虑开展追加试验，使妊娠动物孕期延长至临产前再行解剖检查，以期获得更全面的发育毒性指标。

性激素指标：对于可能影响下丘脑-垂体-性腺轴通路信号、已有证据显示有明显的生殖毒性潜在或用于生育调节的药物，为更多地了解其可能的生殖毒性影响机制，建议增加检测血清中性激素水平。雄性动物性激素指标主要有：睾酮（T）、雌二醇（E_2）、双氢睾酮（DHT）；雌性动物性激素指标主要有：雌二醇（E_2）、孕酮（P）、黄体生成素（LH）、卵泡刺激素（FSH）和睾酮（T）。其中 T，E_2 为最常用指标。性激素水平影响的评价应结合生殖毒性结果以及其他毒性或药效试验结果进行综合分析，探讨可能的影响规律。

2.4.2 重复给药毒性试验中的雄性生殖毒性评价 生殖器官检查：大体观检查、脏器重量和系数以及病理组织学检查。这些检查均为重复给药毒性试验常规检查必做指标的一部分，是大多数重复给药毒性试验中仅有的针对雄性生殖毒性的评价指标。

精子分析：结合在动物解剖时检测雄性动物的精子数量和活力。一般主要在非啮齿类动物（如猴、犬等）中增加此分析，以验证或是补充常规Ⅰ段试验动物（大鼠）中精子毒性的结果，为临床试验提供外推性更好的动物毒性依据。

性激素水平检测：重复给药毒性试验一般早于单独的生殖毒性试验，其性激素水平的检测有助于为后续的生殖毒性评价提供科学参考。

2.5 毒代动力学

与重复给药毒性试验的毒代动力学分析不同，生殖毒性试验的毒代动力学分析主要用于阐明生殖毒性结果与系统暴露量（亲代和/或子代）的关系，而不是简单描述供试品在动物（亲代）体内的基本药动学特征；生殖毒性试验毒代动力学分析，有助于不同毒理学试验结果间通过暴露量进行科学合理的比较，为临床用药的风险评估提供参考。其毒代动力学数据除来自亲代动物的血浆暴露量外，还可以来自生殖器官组织或体液（如睾丸、精液、乳汁）及子代胚胎/胎仔数据，重点评价药物和/或代谢产物能否通过血睾屏障、血乳屏障及胎盘屏障。其中雄性生育力与早期胚胎发育毒性试验中，常见的毒代药物浓度检测生物样本有雄性动物血浆、睾丸组织、精液，重点分析药物透过血睾屏障的能力。

我国生殖毒性指导原则中建议创新性药物生殖毒性试验进行毒代动力学研究。FDA 雄性毒性 2 个新指导原则中对毒代动力学分析也均有相关要求，尤其雄性介导发育毒性风险评估中，精液中药物含量的测定对于由"精液-阴道摄入"途径介导的胚胎-胎仔发育毒性的风险评估至关重要。胎仔暴露水平的推算是在假设精液中药物浓度等于血药浓度 C_{max} 的基础上推算的最大可能暴露量。若胎仔暴露水平低于发育毒性 NOAEL 剂量 10 倍以上，可以不要求进一步的雄性介导发育毒性风险的评估[5]。

国内雄性生殖毒代研究现状：国内生殖毒性毒代分析开展较晚，仍在起步阶段，指导原则中仅是建议创新药开展；近年来，随着重复给药毒性毒代的认识、要求及研究水平的提高，生殖毒性毒代得到了一定的重视，但仍不够；目前大部分国内药品注册申报资料中生殖毒性试验仍无毒代分

中国新药注册与审评技术双年鉴（2016—2017）

析，而在开展毒代分析的生殖毒性资料中毒代指标也往往仅为类似于重复给药毒性毒代分析的亲代动物血药浓度相关指标，缺乏针对生殖毒性的组织或子代的暴露量分析。

2.6 结果分析的综合评价特性

非临床研究重在综合评价，研究的各项结果之间，以及与其他非临床研究结果之间往往存在着有机的联系与规律。生殖毒性研究是药物安全性评价与药物整体开发进程的一个有机组成部分。生殖毒性研究不能与药效学、药动学和其他毒理学研究割裂，试验结果应力求与其他药理毒理试验结果互为印证、说明和补充[11]。在雄性生殖毒性结果的评价中，应根据生育力试验各项指标结果（生殖器官、精子、生育力、胚胎发育及性激素水平等毒性影响），以及重复给药毒性中雄性生殖器官毒性相应结果，并结合药物的同类品种生殖毒性或可能的药理学作用特征等，综合分析药物对于雄性生殖毒性的影响及其可能的作用规律。雄性生殖毒性评价的最终目的是将毒性结果向临床过渡，预测潜在毒性，为临床试验及上市后应用降低男性用药所带来的生殖与发育毒性风险，制定临床剂量、监测及防治措施，限制用药人群提供科学参考，有利于研发人员及上市后医生和患者进行利弊权衡。

参 考 文 献

[1] ICH. Harmonised Tripartite Guideline S5 (R2): Detection of Toxicity to Reproduction for Medicinal Products and Toxicity to Male Fertility [EB/OL]. (2005 - 11) [2016 - 05 - 10]. http://www.ich.org/products/guidelines/safety/safety-single/article/revision-of-s5-guideline-on-detection-of-toxicity-to-reproduction-for-medicinal-products-toxicity.html.

[2] 国家食品药品监督管理局. 药物生殖毒性研究技术指导原则 [S]. 北京：中国医药科技出版社, 2006.

[3] 谢伟, 张海英, 谢丹尼. 中国生育男性精液质量现状和研究进展 [J]. 医学综述, 2014, 20 (14): 2562 - 2564.

[4] HAYES AW, KRUGER CL. Hayes' principles and methods of toxicology, sixth edition [M]. Florida: CRC Press, Taylor & Francis Group, 2014: 1601 - 1626.

[5] FDA. Guidance for Industry (*Draft Guidance*): Assessment of Male-Mediated Developmental Risk for Pharmaceuticals [EB/OL]. (2015 - 6 - 10) [2016 - 05 - 10]. http://www.fda.gov/downloads/drugs/guidancecomplianceregulatoryinformation/guidances/ucm450627.pdf.

[6] FDA. Guidance for Industry (*Draft Guidance*): Testicular Toxicity: Evaluation During Drug Development [EB/OL]. (2015 - 7 - 16) [2016 - 05 - 10]. http://www.fda.gov/downloads/drugs/guidancecomplianceregulatoryinformation/guidances/ucm455102.pdf.

[7] ICH. Work plan: Revision of S5 Guideline on Detection of Toxicity to Reproduction for Medicinal Products & Toxicity to Male Fertility [EB/OL]. (2015 - 2 - 12) [2016 - 05 - 10]. http://www.ich.org/products/guidelines/safety/safety-single/article/revision-of-s5-guideline-on-detection-of-toxicity-to-reproduction-for-medicinal-products-toxicity.html.

[8] ICH. Final Concept Paper S5 (R3): Detection of Toxicity to Reproduction for Medicinal Products & Toxicity to Male Fertility [EB/OL]. (2015 - 3 - 27) [2016 - 05 - 10]. http://www.ich.org/products/guidelines/safety/safety-single/article/detection-of-toxicity-to-reproduction-for-medicinal-products-toxicity-to-male-fertility.html.

[9] ICH. M3 (R2) Guidance on Nonclinical Safety Studies For the Conduct of Human Clinical Trials and Marketing Authorisation For Pharmaceuticals [EB/OL]. (2009 - 06 - 11) [2016 - 05 - 10]. http://www.ich.org.

[10] 孙祖越, 周莉, 闫晗, 等. 如何成功开展药物非临床生殖毒性试验 [J]. 中国新药杂志, 2011, 20 (22): 2195 - 2204.

[11] 王庆利, 黄芳华, 彭健, 等. 药物生殖毒性研究的考虑要点 [J]. 中国新药杂志, 2007, 16 (10): 737 - 739.

[12] 刘絮, 周莉, 孙祖越. 药物雄性生殖毒性及其机制研究进展 [J]. 中国新药杂志, 2014, 23 (11): 1290 - 1294.

对 CFDA 新版《药物刺激性研究技术指导原则》的解读及改进建议

金 毅

（深圳市药品检验研究院所深圳药品质量标准研究重点实验室，深圳 518057）

摘 要 国家食品药品监督管理总局（CFDA）2013 年发布了对 2005 版《化学药物刺激性、过敏性和溶血性研究技术指导原则》[1] 的征求意见稿，笔者与袁伯俊教授共同提出 9 条修改建议。2014 年 CFDA 发布新版

《药物刺激性、过敏性和溶血性研究技术指导原则》，经过近1年的实践，深入解读新版指导原则，并提出新的修改建议。

国家食品药品监督管理总局（CFDA）2005年3月18日颁布了《化学药物刺激性、过敏性和溶血性研究技术指导原则》（［H］GPT4-1）[1]，以下简称2005版原则。2005版原则主要存在以下几方面需要改进的问题：① 将化学药物与中药、天然药物的相关指导原则分为3个指导原则，其中，对刺激性试验的具体实验方法的不同规定，又易引发实际工作上的困惑。② 肌肉、血管和阴道的三大刺激性试验的指导原则存在过于粗略的问题，例如，附录中没有提及实际检验工作中常见的直肠、阴道等黏膜刺激性试验方法，对实际工作缺乏有效指导。③ 一些专业术语不够准确，导致缺乏科学性。④ 概述和总则的内容不够精炼，层次不分明。

2013年3月CFDA发布征求意见稿，其修订目的为：① 对中药、天然药物、化学药物的刺激性、溶血性、过敏性试验技术要求指导原则的合并统一。② 针对现行指导原则当时未能确定的方法，结合当前新方法学的进展，作更新修订。③ 根据申报资料中经常出现的突出问题、共性问题，对指导原则中涉及的相关内容作强调、说明。④ 将国外局部耐受性相关试验的内容纳入。⑤ 更新对附录中方法学部分的描述，兼顾原则和细节。

根据大量国内外文献研究并与实践相结合，笔者在《中国新药杂志》、《哈尔滨医科大学学报》等杂志发表的一系列关于血管、肌肉、阴道等局部刺激性试验的规范化研究及建议，首次提出关于统一我国肌肉、血管和阴道的局部刺激性试验方法的建议，并被国内部分药物临床前安全性评价机构采用[2-12]。2013年5月30日响应CFDA 2013年发布的《化学药物刺激性、过敏性和溶血性研究技术指导原则》征求意见稿，与我国著名的药物毒理学专家、新药研究和开发的资深专家袁伯俊教授共同提出9条修改建议。

2014年5月13日，CFDA发布新版《药物刺激性、过敏性和溶血性研究技术指导原则》[11]（以下简称新版原则），全文分为概述、基本原则、基本内容、结果分析和评价、参考文献、附录等6个章节。在认真研读和经过近1年接收到的同行们的咨询和探讨，对新版原则的有力指导作用有较深刻的体会，特此解读，同时提出一些改进建议，与同行共享。

1 新版原则的重大突破

1.1 新版原则统一了2005版的3个原则

新版原则最大的一个突破和成果是明确提出新版原则适用于中药、天然药物、化学药物，统一了2005版中《化学药物刺激性研究技术指导原则》、《中药、天然药物刺激性和溶血性研究技术指导原则》、《中药、天然药物免疫毒性（过敏性、光过敏反应）研究技术指导

原则》等3个指导原则，解决了在某些相同的刺激性试验中，因实验方法的不同而引起困惑的问题。例如，在2005版原则对化学药物的血管刺激性试验和肌肉刺激性试验，均建议采用实验动物左右侧自身对比法；而在2005版原则对中药和天然药物的血管刺激性试验建议采用同体左右侧自身对比法，但在肌肉刺激性试验中，要求分别在实验动物左右两侧股四头肌内注入一定量的受试物，另外设置阴性对照组动物。为何做这样的不同推荐，基于哪些学术依据，以及由此造成的动物数量的增加是否必须等疑问造成实验人员设计实验方案时的困惑。新版原则作了统一规定后，不仅减少了上述问题，而且减少了实验动物只数，符合实验动物3R原则中的减少原则。

2 新版原则首次提出的几个重要理念

2.1 实验动物质量及种属选择原则

从2005年至今，随着我国实验动物管理和相关条例的完善以及科学技术的进步和动物实验的规范化进展，新版原则首次明确规定实验动物应符合国家有关规定的等级要求，并具有实验动物质量合格证。

不同于2005版对实验动物的选择并无基本原则，只提到"依据拟采用的试验模型和观察指标选择试验动物，一般每个试验选择一种动物进行评价"。新版原则首次给出了选择动物种属的原则，并通过举例的方式深入浅出地给予明示："动物种属的选择根据观察指标和模型合理性确定，如刺激性试验应选择与人类皮肤、黏膜等反应比较相近的动物，如兔、小型猪等"。

2.2 刺激性试验给药浓度、剂量与体积的原则

2005版原则在相关表述中，只笼统地用一句"与临床一致"概括，但是，实际工作中由于实验动物与人类的种属差异，动物自身体积小等受限因素，试验与临床无法一致的情况时有发生。在2005版中无法找到针对这种情况下可以依据的实验原则。

经过10年大量刺激性试验的问题反馈和经验积累，新版原则中，不仅给出了较2005版更为具体的"可选择几种不同浓度，至少应包括临床拟用最高浓度"，而且，提出如果技术上难以达到临床拟用最高浓度，如皮肤刺激性试验，在给药面积不变的情况下，可通过改变给药频次进行剂量调整，而不应通过增加厚度来达到增加给药量的目的。

同时，为避免部分实验人员过分僵化地恪守指导原则中的只言片语，不能科学地设计实验，新版原则中指出："设计给药浓度、剂量与体积时，应根据临床用药情况，并考虑受试动物给药部位的解剖和生理特点，保证受试物在

给药部位的有效暴露"。

2.3　组织病理学检查作为刺激性试验的重要观察指标

新版原则中，首次明确提出组织病理学检查应详细描述给药部位的病理变化，并半定量分析、判断。提供相应的组织病理学照片。

2005版原则中虽提及组织病理学检查，但是没有任何具体要求，而且绝大部分可查到的实验方法、实验结果的评分和评价中，都是以大体观察的结果为主。

随着近年毒性病理学在我国的长足发展，国际上对毒性病理学的重视，药学、毒理学、临床前安全性评价等多领域对毒性病理学的高度重视，大量文献也证明了组织病理学检查是大体观察所无法替代的重要观察指标，我国也开始逐步正确理解毒性病理学的作用，承认在动物实验中所起的本质性诊断这一重要定位。

病理学检查分为大体观察和组织病理学检查，大体观察又叫肉眼观察，即用眼直接观察机体组织改变，而组织病理学检查则为通过光学显微镜做微观检查，从组织细胞层次细致观察，更能接近本质。因此，需要强调重视组织病理学检查，并结合大体观察，以组织病理学结果作为最主要评判依据。

3　新版原则的重要改进要点

3.1　新版原则"概述"定义凝练，用词准确

首先，新版原则中对刺激性、过敏性、溶血性的定义简洁明了，把2005版中的"经眼、耳、鼻、口腔、呼吸道、关节腔、皮肤、直肠、阴道、静脉、动脉、肌肉、皮下、静脉旁和鞘内等非口服途径给药"，高度概括为"经皮肤、黏膜、腔道、血管等非口服途径给药"，便于一目了然掌握概念。

其次，对可能引起刺激性和/或过敏性和/或溶血性的受试物成分的表述，由2005版的"药物的活性成分及其代谢物、辅料、有关物质及理化性质（如pH值、渗透压等）"，修改为新版的"药物的原形及其代谢物、辅料、有关物质及理化性质（如pH值、渗透压等）"。"药物的原形"是与"其代谢物、辅料、有关物质"相对应的准确描述。

3.2　新版原则"基本原则"简洁明了，重点突出

新版将2005版中的"总则"改为"基本原则"，对2005版总则里的8段里很多空泛的文字去粗取精，并对2005版分散在第二部分"总则"和第六部分"关注的几个问题"中的内容进行有机整合，归纳为4条较完整的从试验管理、设计、方法及分析评价所需要的基本原则，重点突出，一目了然。即，①试验管理执行GLP。②试验设计遵循随机、对照、重复的原则。③体现整体性、综合性原则。④具体问题具体分析的原则。彻底纠正了2005版的一些重大缺陷。

3.3　新版原则"基本内容"层次清晰，内容全面

新版原则在分述试验方法之前，增加了"基本内容"这一重要章节，包括5部分内容：受试物和实验动物、刺激性试验、过敏性试验、溶血性试验及光毒性试验。首先讲述每个试验都涉及的共性内容，即受试物和实验动物应遵循的原则；其次，分述四大不同性质的试验，极大改善了2005版原则直接进入各试验的章节，每一个试验又分为多个部分讲解，内容显得松散，需要实验人员在设计试验时进行再整合和梳理，对初步接触该试验的人员而言，较难高效地掌握试验的全局和关键点。

新版原则在刺激性试验中，先解释概念、内涵，再分别从给药部位、给药途径、对照组、给药浓度、剂量与体积、给药频率与周期、观察指标、实验方法、统计方法等8个方面，明确扼要地对试验中的关键点给予指导，不同于2005版原则中内容过于分散，某些关键内容的表述过于空泛的问题。如果实验人员单看2005版这部分指导内容，而未能有机整合、理顺分散在指导原则不同角落的内容，很难从2005版中获得有效指导。

3.4　新版原则"附录"中增加了阴道刺激性试验等多个刺激性试验

阴道、直肠、口腔、鼻腔刺激性试验作为不同于注射给药部位刺激性试验的黏膜刺激性试验，其给药方法、实验时间、方案等各有特色，而且是较常见的试验。在2005版原则，除了刺激性的概念中有提及，并没有表述。新版原则注意到这一点，在附录里专门增加了几个章节，分别从动物选择、给药频率、时间、注意事项以及观察指标等几方面予以全面指导。

另外，新版原则把血管刺激性试验和肌肉刺激性试验分开阐述是非常必要的举措。因为二者虽然都属于注射给药，但由于给药后作用组织部位及其病理生理反应的不同，有很大差别。比如恢复期观察，血管刺激性试验要求给药后继续观察14~21 d进行组织病理学检查，而肌肉刺激性试验则需要给药后2~3 d剖检，并进行组织病理学检查。

3.5　新版原则的参考文献大量增加

新版原则在原有的14个文献基础上，新增加了9个文献，包括美国FDA等相关试验指导原则，英文版毒理学原则和方法（2001），英文版毒理学临床前试验发展手册（2008），中文版书籍等，充分体现了新版原则的与时俱进及其坚实的理论依据。

4　修改建议

4.1　建议刺激性试验规定进行恢复期观察

新版原则没有修改2005版原则中的"建议进行恢复期观察，同时评价给药局部及周围组织毒性反应的可逆性"。由于刺激性的定义是指可逆性炎症反应，而不可逆性的组

织损伤为腐蚀性，从基本概念出发，恢复期可逆与否是区分刺激性与腐蚀性的关键。因此，建议再修订时，把恢复期观察作为常规项目，而非可选项。

4.2 建议取消肌肉刺激性试验中以大体观察为主的评分标准和分级

由于肌肉组织的大体所见无法替代组织病理学检查，遵循以组织病理学检查结果为主的评判原则，建议修改为："以肌肉的组织病理学变化为主，结合大体所见对试验结果进行综合判断"。组织病理学主要从肌纤维、肌束、肌束间质以及血管、神经纤维4个方面观察，分别记录各病变的性质及其程度（轻度、中度、重度），对各观察项采用半定量的方法。这一点也符合新版原则"刺激性试验的观察指标"中，"应详细描述给药部位的病理变化，并半定量分析、判断。提供相应的组织病理学照片"的指导原则。

4.3 建议强调实验数据信息化处理和保存

试验管理执行 GLP 原则，需要做到实验方法规范、科学，并运用正确的数据处理方法，保证实验结果和结果判定准确。我国临床前安全性评价工作只有尽快全面使用符合国际计算机系统认证的信息化系统实时记录和正确处理实验数据，才能保证每一个实验环节和实验结果都真实可靠，可溯源，才能真正实现与国际接轨，实验数据互认。

通过对新版原则的全面、深入解读，相信从事临床前安全性评价的科研和检验工作的实验人员能够更透彻地理解诸多的刺激性试验的精髓，合理科学地设计和实施试验，更加准确地评价众多非口服药物的临床前安全性评价，为新药研发和药物的安全性把关做出更大贡献。

志谢：第二军医大学袁伯俊教授对临床前药物安全性评价，北京大学李寅增教授对血管、肌肉和阴道刺激性试验的规范化研究的悉心指导。

参 考 文 献

［1］ 国家食品药品监督管理总局．化学药物刺激性、过敏性和溶血性研究技术指导原则［EB/OL］．（2005 – 03 – 18）．http://www.cfda.gov.cn/WS01/CL1616/83427.html.

［2］ 袁伯俊，廖明阳，李波．药物毒理学实验方法与技术［M］．北京：化学工业出版社，2007：254 – 255.

［3］ アステラス製薬．ミラベグロン毒性試験の概要文（266）［R］．

［4］ 長瀬孝彦，田中勝幸，伊藤格，等．ウサギを用いる単回投与血管刺激性試験—注入法と貯留法との比較［S］．第34回日本トキシコロジー学会，2007.

［5］ ファイザー株式会社．ジズロマック点滴静注用 500mg 非臨床試験の概要文及び概要表（2.2.6）［R］.13.

［6］ 和薬品工業株式会社．エダラボン点滴静注「アメル」安全性に関する資料（抜粋）［S］.2011.

［7］ International Standard Organization［ISO］．Biological evaluation of medical devices-Part 10：Tests for irritation and skin sensitization［S］．ISO 10993-10, 2010.

［8］ Center for drug evaluation and research．Guidance for industry．Guidance for developments of vaginal contraceptive drugs, 6pp［EB/OL］．（2012 – 04 – 18）．http://www.fda.gov/downloads/ScienceResearch/SpecialTopics/WomensHealthResearch/UCM131211.pdf.

［9］ 香港中医药管理委员会．香港《［中成药注册］安全性资料技术指引》［EB/OL］．［2004 – 04］．http://www.cmchk.org.hk/pcm/pdf/guide_save_c.pdf.

［10］ 金毅，徐峰，鲁艺，等．统一肌肉刺激性试验实验方法的规范化建议［J］．中国新药杂志，2013, 22（8）：878 – 880.

［11］ 金毅，徐峰，王晓炜，等．统一血管刺激性试验实验方法的建议［J］．中国新药杂志，2013, 22（11）：1244 – 1245.

［12］ 金毅，徐峰，王晓炜，等．统一阴道刺激性试验实验方法的建议［J］．中国新药杂志，2013, 22（12）：1383 – 1384.

［13］ CFDA．药物刺激性、过敏性和溶血性研究技术指导原则［EB/OL］．（2014 – 05 – 13）．http://www.cfda.gov.cn/WS01/CL1616/101018.html.

心脏安全药理学评价新策略

胡晓敏[1]，张子腾[2]，宗 英[2]，马秀娟[2]，袁伯俊[2]，陆国才[2,3]，王庆利[1]

（1 国家食品药品监督管理总局药品审评中心，北京 100038；2 上海第二军医大学卫生毒理学教研室，上海 200433；3 苏州华测生物技术有限公司，苏州 215300）

摘 要 心脏安全药理学评价是药物开发的重要环节。现有的心脏安全药理学评价主要是依据人用药品注册

中国新药注册与审评技术双年鉴（2016—2017）

技术国际协调会（ICH）制定了关于心脏安全性评估的框架性指南S7A/B文件进行，但随着对心律失常机制认识的深入，上述评价方法的弊端日益凸显。新的评价心脏安全性策略——综合性离体致心律失常风险评估（CiPA）应运而生。这是一种基于人类自身机制的、研究药物对人类心脏多个离子通道影响、应用计算机模拟技术及人源化细胞系的全新评价策略。本文介绍和分析CiPA，以期为我国心脏安全药理学评价提供借鉴。

早期且有效的心脏安全药理学评价是候选药向前推进的重要保证措施。现有的临床前心脏安全药理学评价主要是依据人用药品注册技术国际协调会议（International Conference on Harmonization of Technical Requirement for Registration of Pharmaceuticals for Human Use，ICH）制定的关于心脏安全性评估的框架性指南S7B文件。在评价药物潜在的致心律失常效应方面，主要的评价方法是在体外检测药物对非人源心肌细胞或者组织上hERG电流（快速内向整流钾电流IKr）的阻滞作用，以及在体内检测药物对动物心电图（ECG）QT间期延长的效应[1-2]。这种方法虽然避免了可能诱发心律失常效应的药物进入市场，但单纯阻断hERG电流并不一定会引发心律失常，可能会使具有潜在良好药效的药物因此被错误地剔除。

目前倡导的综合性离体致心律失常风险评估（comprehensive in vitro proarrhythmia assay，CiPA）是一种基于人体自身机制评价心脏安全性的新策略[3-4]。该策略研究药物对多种心脏复极相关电流的功能影响，并将上述结果通过计算机模拟形式进行整合，同时用人胚胎干细胞分化的心肌细胞（human stem cell-derived cardiomyocytes，hSC-CMs）对计算机模拟的结果进行验证，并辅以I期临床研究的数据以确定药物的致心律失常效应。这一新的策略代表了心脏安全药理学评价模式的转变，它取代了以往应用单一参数（hERG电流）、间接指标（QT间期延长）评价心脏安全性的方法。应用hSC-CMs可以避免种属差异，同时可以评价药物对心脏功能性和结构性的影响。应用CiPA策略，可以有效地减少在药物筛选阶段的假阳性结果，降低在药物开发后期延长QT间期的风险，为更加快速有效地筛选安全的候选药提供有力的支撑。本文分析之前的心脏安全药理学评价的局限性，重点介绍CiPA，旨在为我国的心脏安全药理学评价提供借鉴。

1 ICH S7B 以及 E14 文件的由来和局限性

20世纪80年代末90年代初，人们注意到某些药物存在着引发致死性心律失常——尖端扭转型室性心动过速（torsade de pointes，TdP）的风险[5]。在1988—2003年间，多种上市药物因有心律失常风险退出市场，如心血管药物普尼拉明、利多氟嗪和因卡胺等、促胃动力药西沙比利、抗组胺药特非那定和息斯敏、抗感染药格帕沙星、阿片类受体激动剂镇痛药左醋美沙朵。自此，药物的潜在心脏毒性引起了世界各国药品监督管理部门以及制药企业的高度关注。欧洲专利药品委员会（European Committee for Propri-etary Medicinal Products，CPMP）率先提出应该在临床前增加药物延迟心室复极的相关研究。

随后的研究发现[6-7]，延迟心室复极和hERG电流阻滞存在相关性，先天性长QT间期综合征也与hERG电流的减弱相关。上述发现推动ICH 2005年颁布了《人用药延迟心室复极化（QT间期延长）潜在作用的非临床评价指导原则》（S7B）文件。该文件将hERG电流的检测纳入心律失常的检测指标[8]。同时颁布的《非抗心律失常药物致QT/QTc间期延长及潜在致心律失常作用的临床评价指南》（E14）文件，将QT间期延长作为检测的指标[9]。S7B文件将hERG电流测定作为药物早期筛选的重要项目，以尽量降低药物在后期临床全面QT研究（thorough QT study，TQT）中失败的风险[10-11]。随后，多种稳定表达hERG通道的异种细胞系得到商业开发，高通量筛选技术以及全自动膜片钳技术也得到广泛推广。药物甚至在合成之初，就会通过借助计算机模拟技术被结构优化，从而降低hERG阻滞的风险。

基于上述指南，具有潜在较好药效的药物在研发早期有可能因hERG阻滞而被淘汰。有文章估计将近60%具有开发前景的药物因有hERG阻滞作用而被淘汰[12]。即使通过结构优化等技术手段可以一定程度地降低hERG阻滞的发生率，但这些研究使投入成本及研发时间增加，并且还有可能会降低化合物的某些重要成药特性（如靶点特异性）。

2 通过 hERG 和 QT 间期检测来预测心律失常风险的局限性

相关机制研究表明[13]，单纯的hERG阻滞无论是用来预测心室复极延迟，还是用来预测心律失常，其特异性不高。hERG检测也存在假阴性结果。研究发现[12,14]，在已知有致TdP作用的55种药物中，有6种hERG检测呈阴性。QT间期延长也并不一定引起致命性心律失常，例如阿呋唑嗪、苯巴比妥和雷诺嗪都可以延长QT间期，但并不会导致TdP[15-16]。在之前的研究策略指导下，对QTc间期稍有延长的药物可能会在开发早期被终止或在药物说明书中加入警告信息。

对心律失常的发生机制和心室复极化机制进行深入的研究可提高预测药物致心律失常风险的准确性。在心肌细胞水平，心室复极是多种时间以及电压门控的内向或者外向电流综合作用后的复杂结果[17]；在心脏整体水平，心室本身不同部位电流强度的不同会增加心室复极的异质性，从而延长QT间期。药物对心脏电流的影响十分广泛，应用全自动膜片钳技术，人们发现药物会对多种心脏电流产生影响，包括 hERG 电流、L-型钙通道电流和钠通道电流等。事实上，即使一条或者几条心脏电流同时受到药物的影响，心肌细胞仍有可能保持复极化的能力。这种现象称为"复极化储备"[18-19]。例如，维拉帕米是 hERG 电流的强阻滞剂，但是它并不会引发明显的 QT 间期延长以及 TdP 的发生，因为维拉帕米会同时阻滞导致去极化的内流钙电流（I_{CaL}）[20]。雷诺嗪同样可以阻滞 hERG 而引发 QT 间期延长，但是它并不会引发心律失常，这是因为它同时会阻滞晚期内流钠通道（I_{NaLate}），而该电流负责去极化[21]。体外试验证明[19]，同时给予 I_{CaL} 阻滞剂硝苯地平或者 I_{NaLate} 阻滞剂利多卡因时，多非利特通过阻滞 hERG 而延长浦肯野纤维动作电位的作用会被削弱。上述结果表明，单纯检测 hERG 电流并不能反映药物对心脏复极过程影响的全貌，因为即使 hERG 电流受到影响，而在其他心脏电流的影响下，其所产生的复极化延长也可能相当微弱而不足以引发心律失常。

正如复极化是多种心肌细胞电流在细胞水平上整合后的综合体现，QT 间期则是所有心肌细胞在空间和时间维度上整合后在胸壁上记录到的结果[22]。目前对于 ECG 记录到的 QT 间期的时长和形态变化与心室壁上真实发生的电生理变化的关系仍然知之甚少[23]。在一项新的研究中，研究人员对长 QT 间期患者进行无创性心电生理单次搏动成像，发现 QT 延长与动作电位持续时间的异质性以及心肌复极化离散异常息息相关[24]。动作电位持续时间异质性是导致心律失常的重要基础，而体表 ECG 无法检测到这种异质性。心肌复极化离散异常和 12 导联 ECG 中的 QTc 变化同样也没有显著的关联性[24]。上述结果说明，简单的 ECG 并不能完整地反映心脏完整的复极化信息，因此以 QT 间期作为衡量心脏整体复极化的检测指标的可靠性并不很高。

3 hERG 阻滞与致心律失常风险和临床 QTc 延长的相关性不完全一致

Redfern 等[25]研究了 hERG 电流抑制效力和临床 QT 间期延长以及 TdP 发生的相关性。研究发现对于大部分药物，当其对 hERG 电流的半数抑制浓度（half-maximal inhibitory concentration，IC_{50}）与临床游离药物最大血浆浓度（C_{max}）相当时，其引发 TdP 的可能性较大。当 C_{max} 是 IC_{50} 的 30 倍或者更高时，该药物心脏安全性较高。Wallis 等[26]比较了 19 种药物的 hERG 阻滞效应和临床 QT 间期延长的相关性，其中 11 种药物被明确可以延长人体 QTc 间期。其结果显示 hERG 阻滞预测临床 QT 间期延长的敏感性（真阳性率）是 82%，特异性（100%-真阴性率）是 75%。因 TdP 发生率较低，统计学认为用似然比（likehood ratios，LRs）可以更好地反映 hERG 电流阻滞后预测 TdP 发生的能力。LR 结合了敏感性、特异性、阳性预测值和阴性预测值的优点，同

时又不受被检人群中病变发生率的影响。LR 计算公式为：$[a/(a+c)] \div [b/(b+d)] = Sen/(1-Spe)$。其中，a 为真阳性；b 为假阳性；c 为假阴性；d 为真阴性；Sen 为敏感性；Spe：为特异性。通常认为一种检测方法的阳性 $LR = 1$ 时，其预测某种疾病发生的能力为 0。阳性 LR 为 2～5 时，预测能力较弱，当阳性 $LR \geqslant 10$ 时，则预测能力非常强。根据 Wallis 等[26]的研究，计算得到的检测 hERG 电流预测 QT 间期延长发生的阳性 LR 值为 3.3，表示其具有的预测能力一般。另外一项包含有 39 种药物的研究，得到的阳性 LR 值为 3.5，与上面实验的结果大致相同。

以上结果表明，使用 hERG 检测预测 QT 间期延长的可靠性并不高。考虑到 QT 间期延长本身反映心律失常的能力有限，所以依靠单独的 hERG 电流阻滞反映药物致心律失常效应更是有限。

4 动物模型反映药物对人体心室复极化延迟和促心律失常效应的局限性

因人源心室肌细胞来源存在很大困难，目前应用的 hERG 通道检测均建立在异源表达系统上。由于存在种属差异，使用动物模型评价药物致人体心律失常效应并不完全可靠。例如，因为 hERG 电流在大鼠心脏复极化过程中作用很小，豚鼠则主要依靠双平台负极电流进行心脏复极化，大鼠和豚鼠就不是合适的动物。

犬和兔室复极与人类最为相似，都主要依靠 hERG 电流进行心室复极[27-28]。目前已经建立了来源于这 2 种动物的多种体外检测促心律失常效应的模型，如兔心室楔形模型和兔离体心脏模型[29]。但是，应用上述模型需要配备经验丰富的技术人员，因此应用并不广泛。

犬和人体心脏的复极化最为相似，但是两者的心室电流的强度不同。与人类相比，犬心脏的复极储备更多，应对复极化电流变化的耐受力更强。例如，与人类相比，索他洛尔、西沙比利和莫西沙星不容易引起犬心脏的 QT 间期延长[30]。

5 基于机制和人源化细胞模型的致心律失常效应检测新方法——CiPA

随着对 TdP 发生机制研究的深入，对心律失常的发生有了更为深刻的认识。其中最重要的观点认为，延迟的心肌细胞复极化是 TdP 发生的重要基础，而且只有同时发生早期后除极（early after-depolarization，EAD）才会引发 TdP[31]。这就是同时阻滞内向的去极化电流可以减弱 hERG 电流阻滞导致的心律失常效应的原因。

目前，在细胞层面上，借助计算机模拟技术将多种心脏电流进行整合可以较好地检测细胞复极化延迟、不稳定复极化和 EAD 的发生。但在器官层面，构建信息完整的 3D

心脏计算机模型还是过于复杂[32]。QT 间期延长仍然是反映心脏复极化延长的重要指标。

基于以上对新机制的认识，2013 年美国 FDA 提出了基于人源化细胞模型的心脏安全药理学评价的新方法——CiPA。CiPA 策略在临床前评估药物心脏安全性包括 3 个方面：① 研究药物对人类心脏多个离子通道功能的影响。② 将单个离子通道功能的影响结果整合建立计算机模型，预测药物引发的复极化变化。③ 在 hSC-CMs 上验证已观察到的药物对动作电位的影响[4]。最后再辅以临床 I 期研究中对人体 ECG 的评估，构成了完整的 CiPA 策略。ICH S7B，E14 和 CiPA 的异同点比较见表 1。

表 1　ICH S7B，E14 和 CiPA 的异同点比较

项目	ICH S7B	ICH E14	CiPA
研究目的	药物致心脏复极化延迟的非临床研究	药物致心脏复极化延迟的临床研究	基于机制和人源化细胞模型的药物致心律失常研究
研究方法	在体外进行 hERG 阻滞检测；在体内（动物）检测 ECG 的 QT 间期延长	检测患者的 QTc 间期延长和全面 QT 间期研究	研究药物对多种心脏相关电流的功能影响；将上述结果通过计算机模拟进行整合；用 hSC-CMs 验证上述结果，并辅以 I 期临床研究的数据以确定药物的致心律失常效应
判断标准	hERG 阻滞；以及动物 ECG 的 QT 间期延长	以 QTc 延长 10 μs 为阳性的二元化判断标准	以临床确定的阳性药物为参照的基于机制的综合评价
操作标准	无	以莫西沙星为阳性对照	标准化的离子通道测试方案；标准化的计算机模拟模型；标准化的 hSC-CMs 验证方案
方案评估	无	无	有计划地进行方案评估

5.1　研究药物对人类心脏多个离子通道功能的影响

根据美国安全药理学会心脏离子通道工作组（Ion Channel Working Group，ICWG）的建议，目前纳入检测的离子通道有 7 个，分别是负责去极化的内向电流 I_{CaL}，I_{NaFast} 和 I_{NaLate}，负责复极化的外向电流 I_{Kr}（hERG 电流）、I_{Ks}、I_{to} 和 I_{K1}[33]。为了检测这些离子通道，同时需要构建稳定表达人类心脏离子通道的哺乳动物细胞系，并应用全自动膜片钳技术实现高通量测量。

目前面对的最大的问题是制定标准化的膜片钳操作流程。只有使用统一的膜片钳操作流程，不同单位不同类型的膜片钳测量数据才有相互比对的使用价值。制定统一的实验条件同样重要[34]，诸如实验温度、培养液体系等参数对测量数据都会产生影响，因此这些参数需要有统一的标准。

5.2　将单个离子通道功能的影响结果整合建立计算机模型，预测药物引发的复极化变化

由于心室去极化过程本身就是一个多种时间、电压门控电流动态作用的过程，因此建立真实可靠的计算机模型对单个电流进行整合十分重要。计算机模型的开发需要以大量人类心肌细胞复极数据作为基础。目前 Asakura 等[35]和 O'Hara 等[36]提出的模型相对比较成熟。

为了更好地进行计算机模拟，对心室离子通道阻滞的动力学研究同样至关重要。通过全自动膜片钳技术，可以制定药物对不同心室离子通道的剂量抑制曲线，在给定的药物浓度下，通过模拟细胞模型的信号参数，调整计算机的模拟心脏模型参数，得到在该药物浓度下对心脏电生理的影响。相关实验结果也表明，对相关离子通道的详细动力学描述比单

纯应用 IC_{50} 可以取得更准确的计算机模拟结果。

确定需要纳入考虑的电流数量和种类也是计算机模拟的重要部分。现有数据证明[37]，纳入 I_{Kr}（hERG 电流）、I_{CaL} 和 I_{NaFast} 3 条电流能很好地预测 TdP 的发生。对人类心室复极的研究证实，人类心室动作电位的 90% 复极化时间的改变与 I_{Ks} 和 I_{CaL} 失活以及 I_{CaL}，I_{Ks} 和 I_{Kr} 电流减弱最为相关。

膜片钳的数据质量和合适的模拟实验终点同样影响着计算机整合的好坏，确定这两者同样需要大量的人类心室电流数据。膜片钳的数据质量多依赖于制定标准化的膜片钳操作规范。目前对于计算机模拟实验终点的选择有很多讨论。实验终点的确定最重要的是选择合适的心律失常标志物。目前认为，引发心律失常最重要的两个因素是心室复极延迟和早期后除极[38]，其他的心律失常标志物包括细胞膜电阻、细胞不应性变化、复极化散布以及心室延迟复极的异质性等。

为了进一步提高计算机模拟的准确性，美国心脏安全性研究理事会（Cardiac Safety Research Consortium）建立了一个含有 28 种药物的数据库[39]，并按照引发心律失常的临床风险将其分为高、中、低 3 个危险级别。通过这个数据库，可以对建立的计算机模型进行测试和校正。

5.3　用人胚胎干细胞分化的心肌细胞（hSC-CMs）对计算机整合的结果进行验证

干细胞技术的发展使得应用人源化细胞评价药物安全性成为可能，目前应用最广泛的是 hSC-CMs。由于 hSC-CMs 与成人的心肌细胞在电生理特性上并非完全一致，目前 CiPA 中 hSC-CMs 主要是用于验证药物对电流的影响和计算机

模拟的结果[40]。由于细胞对药物代谢以及药物自身药理特性等因素，有可能在 hSC-CMs 得到的结果与计算机模拟的结果不一致，此时需要进行进一步的分析确认。

目前已有多种用于检测 hSC-CMs 的电生理变化的技术，如跨膜电位、微电极列阵（MEA）、电压传感光学测量（VSO）等。其中，微电极阵列主要记录场电位时长和早期后除极[41]。现有实验证据表明[42]，应用微电极阵列和 VSO 技术在不同实验室的 hSC-CMs 上检测延迟复极化的结果较为一致，即使有敏感性上的细微差别，也可以通过添加合适的阳性对照进行校正，这为 hSC-CMs 的应用提供了有力的支持。由于不同供应商提供的 hSC-CMs 不尽相同，而且不同批次、不同传代的细胞表型也不尽相同，具体表现为搏动的频率和同步性等存在差异。目前并没有证据表明 hSC-CMs 的表型不同会对实验结果产生影响，但是制定 hSC-CMs 的质量标准对于得到确切的和具有可比性的实验室结果很有必要。

虽然 hSC-CMs 与成人的心肌细胞在电生理特性上并非完全一致，但是已有的证据表明[43]，应用 hSC-CMs 检测药物导致的复极化延迟是完全可行的。由于 hSC-CMs 的来源不受限制，其应用具有优势。新的研究表明[44]，当延长 hSC-CMs 培养时间至 120 d 时，hSC-CMs 在结构性、收缩性以及电生理特性上都会更加趋近与成人心肌细胞相似。这一特性不仅可以解决 hSC-CMs 结果可靠性的问题，而且可以用 hSC-CMs 来研究药物长期暴露后对心脏其他安全性的影响，如通过长期暴露观察药物对心肌收缩力和心肌细胞结构的影响[45]。

6 讨论和展望

QT 的非临床研究策略中体外研究原来只有 I_{kr} 离子通道研究，现在由于对 QT 间期延长的再认识，包括 FDA，EMA 和日本药品和医疗器械局（Pharmaceuticals and Medical Devices Agency，PMDA）等国际相关机构及有关专业委员会讨论修订了 S7A/B 和 E14 指导原则。为了及时反映相关领域的科学技术的进展，国内修订并颁布了《安全药理学研究及 QT 间期延长非临床研究技术指导原则》，对体外 I_{kr} 研究修订为 I_{kr} 研究及多种离子通道等研究，附有可参考的实验方法、阳性对照药、文献来源等，对药物的 QT 研究、风险评估、应用于人体提出安全性建议。这是 CiPA 评估的第一步。

广义上，当安全性无法与作用机制相关联时，研究方法的确立只能依赖于复杂的相互作用研究，以证明可能的不良反应（如心力衰竭）是否产生。同时，还需要大量的验证工作（包括测试药物的效应），并确定临床前效应或生物标志物与临床观察结果之间的相关性。基于机制的研究方法不仅可以替代传统的少数几个动物模型，而且可以不需要大规模的验证工作。

CiPA 代表了临床前心脏安全药理学评价模式的转换。

这种模式转换是基于：① 心肌电生理、心肌收缩性和药物结构与心脏毒性的细胞机制研究。② 已能获得的人类离子通道与 hSC-CMs 这些完备的体外试验系统。③ 已建立的自动化的高通量筛选和高内涵筛选平台，可用于评价电生理及其他多参数亚细胞及细胞水平的应答。④ 计算机模拟模型，能足以描述及整合复杂的细胞电生理应答。

hSC-CMs 的应用代表了未来安全性评价模式的发展方向。虽然目前对构效-心脏毒性的研究还不全面，但从人源性心肌细胞中获得的多参数表型模式将为心脏毒性的确定提供有价值的参考。体外基于人源的综合研究方法将成为临床前体内心脏安全性（如传统的 ECG 遥测）及毒性研究的指导和补充。hSC-CMs 的运用可以同时为有效地评价药物对心肌收缩力的影响及心脏结构毒性等提供标准的平台[46]。这些方法也可为其他器官毒性评价时提供参考。

综上，之前基于靶标的早期心脏安全性筛选（如单独研究 hERG 来判断是否产生 TdP）的局限性，导致候选药的研究可能会被过早地终止，影响了新药的研发。CiPA 策略下运用人源性样本进行研究，可全面且特异性地判断药物是否具有促心律失常特性。

目前，美国 FDA 下属的心脏安全研究协会（CSRC）正在应用已经明确的致 TdP 药物对 CiPA 策略中的计算机模拟和 hSC-CMs 验证部分进行评估和校正。不久的将来，这个方案将有可能修正或者替代 ICH S7A/B，并最终取代 E14。CiPA 的终极目标是通过新的方案（心肌离子通道、药理特性、计算机模拟的动作电位、急性和慢性实验中的 ECG 等）建立化合物数据库，从而最终取代药物研发中的 TQT 试验[47]。我国的 CiPA 尚处于研究探索阶段，以下方面尚需进一步探索和发展：① 制定 hSC-CMs 分化、培养、鉴定的技术规范和标准。② 利用致心律失常的药物在 hSC-CMs 上进行多中心的联合验证，确定细胞实验条件及膜片钳操作规范，同时也为计算机模拟提供广泛的数据库支持。期待通过努力，我国的心脏安全药理学评价能尽快与国际接轨，在国际心脏毒理学研究领域中占有一席之地。

参考文献

[1] RAMPE D，BROWN AM. A history of the role of the hERG channel in cardiac risk assessment [J]. *J Pharmacol Toxicol Methods*，2013，68（1）：13－22.

[2] VANDENBER JI，PERRY MD，PERRIN MJ，*et al*. hERG K（＋）channels：structure，function，and clinical significance [J]. *Physiol Rev*，2012，92（3）：1393－1478.

[3] CHI KR. Revolution dawning in cardiotoxicity testing [J]. *Nat Rev Drug Discov*，2013，12（8）：565－567.

[4] SAGER PT，GINTANT G，TURNER JR，*et al*. Rechanneling the cardiac proarrhythmia safety paradigm：a meeting report from the Cardiac Safety Research Consortium [J]. *Am Heart J*，2014，

167 （3）：292 – 300.

［5］ STOCKBRIDGE N, MORGANROTH J, SHAH RR, *et al*. Dealing with global safety issues：was the response to QT-liability of non-cardiac drugs well coordinated? ［J］. *Drug Saf*, 2013, 36 （3）：167 – 182.

［6］ SPECTOR PS, CURRAN ME, KEATING MT, *et al*. Class III antiarrhythmic drugs block HERG, a human cardiac delayed rectifier K⁺ channel. Open-channel block by methanesulfonanilides ［J］. *Circ Res*, 1996, 78 （3）：499 – 503.

［7］ CURRAN ME, SPLAWSKI I, TIMOTHY KW, *et al*. A molecular basis for cardiac arrhythmia：HERG mutations cause long QT syndrome ［J］. *Cell*, 1995, 80 （5）：795 – 803.

［8］ FDA, HHS. International conference on harmonisation；guidance on S7B nonclinical evaluation of the potential for delayed ventricular repolarization （QT interval prolongation） by human pharmaceuticals；availability. notice ［J］. *Fed Regist*, 2005, 70 （202）：61133 – 61134.

［9］ FDA, HHS. International conference on harmonisation；guidance on E14 clinical evaluation of QT/QTc interval prolongation and proarrhythmic potential for non-antiarrhythmic drugs；availability. notice ［J］. *Fed Regist*, 2005, 70 （202）：61134 – 61335.

［10］ BOWES J, BROWN AJ, HAMON J, *et al*. Reducing safety-related drug attrition：the use of *in vitro* pharmacological profiling ［J］. *Nat Rev Drug Discov*, 2012, 11 （12）：909 – 922.

［11］ LINDGREN S, BASS AS, BRISCOE R, *et al*. Benchmarking safety pharmacology regulatory packages and best practice ［J］. *J Pharmacol Toxicol Methods*, 2008, 58 （2）：99 – 109.

［12］ CLARK M. Prediction of clinical risks by analysis of preclinical and clinical adverse events ［J］. *J Biomed Inform*, 2015, 54：167 – 173.

［13］ KRAMER J, OBEJERO-PAZ CA, MYATT G, *et al*. MICE models：superior to the HERG model in predicting Torsade de Pointes ［J］. *Sci Rep*, 2013 （3）：2100.

［14］ GINTANT G. An evaluation of hERG current assay performance：Translating preclinical safety studies to clinical QT prolongation ［J］. *Pharmacol Ther*, 2011, 129 （2）：109 – 119.

［15］ LACERDA AE, KURYSHEV YA, CHEN Y, *et al*. Alfuzosin delays cardiac repolarization by a novel mechanism ［J］. *J Pharmacol Exp Ther*, 2008, 324 （2）：427 – 433.

［16］ TZEIS S, RIKOPOULOS G. Antiarrhythmic properties of ranolazine-from bench to bedside ［J］. *Expert Opin Investig Drugs*, 2012, 21 （11）：1733 – 1741.

［17］ MIRAMS GR, DAVIES MR, BROUGH SJ, *et al*. Prediction of Thorough QT study results using action potential simulations based on ion channel screens ［J］. *J Pharmacol Toxicol Methods*, 2014, 70 （3）：246 – 254.

［18］ VARRO A, BACZKO I. Cardiac ventricular repolarization reserve：a principle for understanding drug-related proarrhythmic risk ［J］. *Br J Pharmacol*, 2011, 164 （1）：14 – 36.

［19］ MARTIN RL, MCDERMOTT JS, SALMEN HJ, *et al*. The utility of hERG and repolarization assays in evaluating delayed cardiac repolarization：influence of multi-channel block ［J］. *J Cardiovasc Pharmacol*, 2004, 43 （3）：369 – 379.

［20］ SAGER PT. Key clinical considerations for demonstrating the utility of preclinical models to predict clinical drug-induced torsades de pointes ［J］. *Br J Pharmacol*, 2008, 154 （7）：1544 – 1549.

［21］ WU L, RAJAMANI S, LI H, *et al*. Reduction of repolarization reserve unmasks the proarrhythmic role of endogenous late Na （+） current in the heart ［J］. *Am J Physiol Heart Circ Physiol*, 2009, 297 （3）：H1048 – 1057.

［22］ JANSE MJ, CORONEL R, OPTHOF T, *et al*. Repolarization gradients in the intact heart：transmural or apico-basal? ［J］. *Prog Biophys Mol Biol*, 2012, 109 （1 – 2）：6 – 15.

［23］ SADRIEH A, MANN SA, SUBBIAH RN, *et al*. Quantifying the origins of population variability in cardiac electrical activity through sensitivity analysis of the electrocardiogram ［J］. *J Physiol*, 2013, 591 （17）：4207 – 4222.

［24］ VIJAYAKUMAR R, SILVA JN, DESOUZA KA, *et al*. Electrophysiologic substrate in congenital long QT syndrome：noninvasive mapping with electrocardiographic imaging （ECGI） ［J］. *Circulation*, 2014, 130 （22）：1936 – 1943.

［25］ REDFERN WS, CARLSSON L, DAVIS AS, *et al*. Relationships between preclinical cardiac electrophysiology, clinical QT interval prolongation and torsade de pointes for a broad range of drugs：evidence for a provisional safety margin in drug development ［J］. *Cardiovasc Res*, 2003, 58 （1）：32 – 45.

［26］ WALLIS RM. Integrated risk assessment and predictive value to humans of non-clinical repolarization assays ［J］. *Br J Pharmacol*, 2010, 159 （1）：115 – 121.

［27］ O'HARA T, RUDY Y. Quantitative comparison of cardiac ventricular myocyte electrophysiology and response to drugs in human and nonhuman species ［J］. *Am J Physiol Heart Circ Physiol*, 2012, 302 （5）：H1023 – 1030.

［28］ HUSTI Z, TABORI K, JUHASZ V, *et al*. Combined inhibition of key potassium currents has different effects on cardiac repolarization reserve and arrhythmia susceptibility in dogs and rabbits ［J］. *Can J Physiol Pharmacol*, 2015, 93 （7）：535 – 544.

［29］ LAWRENCE CL, BRIDGL-TAYLOR MH, POLLARD CE, *et al*. A rabbit Langendorff heart proarrhythmia model：predictive value for clinical identification of Torsades de Pointes ［J］. *Br J Pharmacol*, 2006, 149 （7）：845 – 860.

［30］ JOST N, VIRAG L, COMTOIS P, *et al*. Ionic mechanisms limiting cardiac repolarization reserve in humans compared to dogs ［J］. *J Physiol*, 2013, 591 （17）：4189 – 4206.

［31］ VOS MA, VAN OPSTAL JM, LEUNISSEN JD, *et al*. Electrophysiologic parameters and predisposing factors in the generation of drug-induced Torsade de Pointes arrhythmias [J]. *Pharmacol T-her*, 2001, 92 (2-3): 109-122.

[32] VANDERSICKEL N, KAZBANOV IV, NUITERMANS A, et al. A study of early afterdepolarizations in a model for human ventricular tissue [J]. *PLoS One*, 2014, 9 (1): e84595.

[33] FARRE C, FERTIG N. HTS techniques for patch clamp-based ion channel screening-advances and economy [J]. *Expert Opin Drug Discov*, 2012, 7 (6): 515-524.

[34] DANKER T, MÖLLER C. Early identification of hERG liability in drug discovery programs by automated patch clamp [J]. *Front Pharmacol*, 2014 (5): 203.

[35] ASAKURA K, CHA CY, YAMAOKA H, et al. EAD and DAD mechanisms analyzed by developing a new human ventricular cell model [J]. *Prog Biophys Mol Biol*, 2014, 116 (1): 11-24.

[36] O'HARA T, VIRAG L, VARRO A, et al. Simulation of the undiseased human cardiac ventricular action potential: model formulation and experimental validation [J]. *PLoS Comput Biol*, 2011, 7 (5): e1002061.

[37] BEATTIE KA, LUSCOMBE C, WILLIAMS G, et al. Evaluation of an in silico cardiac safety assay: using ion channel screening data to predict QT interval changes in the rabbit ventricular wedge [J]. *J Pharmacol Toxicol Methods*, 2013, 68 (1): 88-96.

[38] TRENOR B, GOMIS-TENA J, CARDONA K, et al. In silico assessment of drug safety in human heart applied to late sodium current blockers [J]. *Channels (Austin)*, 2013, 7 (4): 249-262.

[39] CHRISTOPHE B. Simulation of early after-depolarisation in non-failing human ventricular myocytes: can this help cardiac safety pharmacology? [J]. *Pharmacol Rep*, 2013, 65 (5): 1281-1293.

[40] HILLE B, DICKSON E, KRUSE M, et al. Dynamic metabolic control of an ion channel [J]. *Prog Mol Biol Transl Sci*, 2014, 123: 219-247.

[41] SCOTT CW, PETERS MF, DRAGAN YP. Human induced pluripotent stem cells and their use in drug discovery for toxicity testing [J]. *Toxicol Lett*, 2013, 219 (1): 49-58.

[42] RAJAMOHAN D, MATSA E, KALRA S, et al. Current status of drug screening and disease modelling in human pluripotent stem cells [J]. *Bioessays*, 2013, 35 (3): 281-298.

[43] MA J, GUO L, FIENE SJ, et al. High purity human-induced pluripotent stem cell-derived cardiomyocytes: electrophysiological properties of action potentials and ionic currents [J]. *Am J Physiol Heart Circ Physiol*, 2011, 301 (5): H2006-2017.

[44] LUNDY SD, ZHU WZ, REGNIER M, et al. Structural and functional maturation of cardiomyocytes derived from human pluripotent stem cells [J]. *Stem Cells Dev*, 2013, 22 (14): 1991-2002.

[45] GERMANGUZ I, SEDAN O, ZEEVI-LEVIN N, et al. Molecular characterization and functional properties of cardiomyocytes derived from human inducible pluripotent stem cells [J]. *J Cell Mol Med*, 2011, 15 (1): 38-51.

[46] MONTAIGNE D, HURT C, NEVIERE R. Mitochondria death/survival signaling pathways in cardiotoxicity induced by anthracyclines and anticancer-targeted therapies [J]. *Biochem Res Int*, 2012, 2012 (1): 951539.

[47] GINTANT G, SAGER PT, STOCKBRIDGE N. Evolution of strategies to improve preclinical cardiac safety testing [J]. *Nat Rev Drug Discov*, 2016, 15 (7): 457-471.

直接抗丙肝病毒新药中的生殖毒性研究评价

于春荣，笪红远，单晓蕾，王庆利

（国家食品药品监督管理总局药品审评中心，北京 100038）

摘 要 随着对丙肝病毒（HCV）的研究深入，直接抗病毒治疗药物（DAA）逐渐成为慢性丙型肝炎（CHC）治疗领域的关注焦点。本文通过检索 FDA 药品管理机构公开的药品信息，对已上市 DAA 药物的生殖毒性试验信息进行汇总和分析，以期丰富对 DAA 药物生殖毒性的了解，有助于临床用药的利弊权衡。

生殖毒性研究作为药物非临床安全性评价的一部分，与单次给药毒性、重复给药毒性、遗传毒性等研究有着密切的联系，是评估药物开展临床研究风险和上市后安全性的重要内容。生殖毒性试验在限定临床研究受试者范围、降低临床研究受试者和药品上市后使用人群的用药风险方面发挥着重要作用[1-2]。

1 生殖毒性试验技术指导原则情况

目前，我国现有药物研发技术指导原则体系基本涵盖了非临床安全性研究的各方面，为新药研究与评价提供了重要的参考依据。生殖毒性研究技术指导原则对试验内容、结果分析与评价及阶段性要求进行了一般性规范[1]，并对一些特殊产品的生殖毒性试验进行了阐述[3-5]，阶段性要求方面与 ICH M3 一致[6-7]。

此外，ICH、WHO、FDA 等也发布了一些生殖毒性研究与评价相关的指导原则[2,8-15]涉及药品的生殖毒性和雄性生育力毒性检测、生殖与发育毒性-研究结果综合评价、风险评估方面；不同药物类别对生殖毒性试验的要求；妊娠妇女药动学研究及以哺乳期妇女为受试人群的临床研究方面。这些指导原则对在我国开展生殖毒性研究有很好的指导意义和参考价值。

2 已上市 DAA 药物的生殖毒性

目前 DAA 药物研发热点主要集中在非结构蛋白 3/4A（NS3/4A）酶抑制剂、NS5B 多聚酶抑制剂及 NS5A 抑制剂等[16-17]。自 2011 年美国 FDA 批准第一个 NS3/4A 蛋白酶抑制剂之后的 5 年中，相继批准了 5 个单药、5 个复方药等共 10 个新药用于丙肝治疗[18-19]。我国目前已有多个品种获准进入临床试验。

聚乙二醇干扰素（IFN）联合利巴韦林（RBV）用药曾作为国际上各大指南推荐的慢性丙型肝炎的标准疗法[20-21]，但利巴韦林能诱导可逆性睾丸毒性，具有较强的致畸作用，引起胎仔的先天缺陷和/或死亡，而干扰素可能减弱女性的生育力。已获准上市 DAA 药物中仍有部分需要与干扰素和利巴韦林进行联合用药，临床使用时不仅需要关注利巴韦林和干扰素不良反应中对生殖毒性方面的影响，而且需要关注 DAA 药物本身引起的生殖和发育方面的影响，及联合用药情况下对生殖毒性方面的影响。

2.1 以 NS3/4A 蛋白酶抑制剂为靶点的单方 DAA 药物

boceprevir，telaprevir，simeprevir 分别于 2011 年 5 月、2011 年 5 月、2013 年 11 月上市[18]。目前临床上，仍需与聚乙二醇干扰素和 RBV 联合应用。

boceprevir 进行了生育力和早期胚胎发育（大鼠）、胚胎-胎仔发育（大鼠和兔）、围产期发育（大鼠）试验，幼仔/幼年大鼠中观察到的睾丸毒性与成年大鼠一致。telaprevir 和 simeprevir 由于在兔中无法获得充分的系统暴露或生物利用度过低（2.5%），所以未评价对兔的胚胎-胎仔发育毒性影响，而是选择小鼠进行胚胎-胎仔发育毒性试验。

2.1.1 Victrelis（活性成分：boceprevir） boceprevir 剂量 ≥150 mg·kg^{-1}，对雌性大鼠的生育力和早期胚胎发育有可逆的不良反应，但与血清激素水平（LH，FSH，孕酮和雌二醇）的变化无关；75 mg·kg^{-1} 剂量（约为人临床剂量暴露量的 1.3 倍）下未见明显影响。雄性大鼠生育力的降低多与睾丸变性相关，15 mg·kg^{-1} 剂量（低于人临床剂量的暴露量）时未观察到睾丸变性。小鼠或食蟹猴（剂量分别

达 900，1 000 mg·kg^{-1}，分别约为人临床剂量暴露量的 6.8 和 4.4 倍）3 个月给药试验中未见睾丸变性。临床期间抑制素 B 和精液的有限分析未见任何明显的不良反应。因此，与生育力降低相关的睾丸毒性，可能仅限于大鼠，因附睾、前列腺和睾丸的重量过低所致（附睾中可见管腔细胞碎片和/或精子减少，而在睾丸中可见 Sertoli 细胞空泡化、精母细胞和精子细胞消耗和/或变性、生精小管萎缩）。

boceprevir 在大鼠和兔中剂量分别达 600 和 300 mg·kg^{-1}（约为人临床剂量暴露量的 11.8 倍和 2 倍）下，未观察到胚胎-胎仔发育或致畸性相关的不良反应，但在该剂量水平下可产生母体毒性。虽然代谢产物 SCH629144 对发育中的胎儿的安全性尚未明确，但是由于在兔子中未检测到这种代谢物的存在，且其在大鼠中暴露非常低，所以当 Victrelis 与聚乙二醇干扰素 α 和利巴韦林联合给药时，不认为该代谢物会引起临床上的安全问题。如 Victrelis 不与干扰素和利巴韦林联用，该代谢产物在胎仔发育中的安全性必须明确。

大鼠围产期毒性试验中，对母体妊娠、分娩和哺乳，F1 代生长、活力、发育、繁殖，F2 代的存活能力等未见受试物相关的影响，NOAEL≥150 mg·kg^{-1}。

2.1.2 Incivek（活性成分：telaprevir） Telaprevir 对大鼠的生育力有影响。未观察到睾丸变性的 NOAEL 为 100 mg·kg^{-1}（约为人临床剂量暴露量的 0.17 倍）。高剂量 300 mg·kg^{-1}（约为人临床剂量暴露量的 0.30 倍）下对精子的潜在影响（如活动精子百分比减少和非活动精子计数增加）。此外，对生育力的影响还包括着床前丢失率、有死胎的孕鼠数及百分率的轻微增加。这些影响可能与雄性大鼠的睾丸毒性有关，但也不能完全排除对雌性大鼠的毒性。在犬重复给药毒性研究中未观察到睾丸毒性。接受 telaprevir 受试者中检测的睾丸毒性相关的激素生物标志物（LH、FSH、抑制素 B）水平与安慰剂组相当。所以认为睾丸毒性具有种属特异性。

telaprevir 对小鼠或大鼠（高剂量分别约为人临床剂量暴露量的 1.84 倍和 0.60 倍）胚胎-胎仔发育未见药物相关的不良影响。

大鼠围产期毒性试验中药物相关的发现仅限于 150 mg·kg^{-1} 剂量下离乳前幼仔存活率和体重的减少或降低，NOAEL 为 150 mg·kg^{-1}。

2.1.3 Olysio（活性成分：simeprevir） Simeprevir 在大鼠生育力研究中剂量达 500 mg·kg^{-1}，相关的发现包括 3 只雄性大鼠（50 mg·kg^{-1} 的 2/24 比例大鼠和 500 mg·kg^{-1} 的 1/24 比例大鼠）可见精子无活性，睾丸和附睾小，及由其导致的 2/3 雌性大鼠未受孕（低于人临床剂量的暴露时）。大鼠和犬重复给药毒性试验中也有观察到睾丸和附睾的潜在影响，由于其发生率低和缺乏明确的剂量反应关系，所以与药物的相关性暂不明确。

simeprevir 的胚胎-胎仔发育毒性在小鼠（150，500，

1 000 mg·kg^{-1}）和大鼠（剂量达 500 mg·kg^{-1}）中评价。小鼠胚胎-胎仔毒性试验中，约为人临床剂量暴露量的 1.9 倍和 1.2 倍时可见药物相关毒性包括着床后丢失率增加，或胎仔体重降低和骨骼变异率高。小鼠和大鼠（分别为 150，500 mg·kg^{-1}；与人临床剂量暴露相似）胚胎-胎仔毒性试验中未见生殖毒性。

大鼠围产期毒性试验（150，500，1 000 mg·kg^{-1}），母体毒性包括各剂量下体重明显降低，≥500 mg·kg^{-1} 剂量下着床后存活率降低，1 000 mg·kg^{-1} 剂量可见动物死亡。母体毒性剂量下（与人临床剂量暴露相似），可见子代动物体重明显降低、发育延迟、自主活动减少等不良影响。但对子代动物的生存，行为，交配或生殖能力未见影响。

2.2 以 NS5B 聚合酶抑制剂为靶点的单方 DAA 药物

Sovaldi（活性成分：sofosbuvir），2013 年 12 月获 FDA 批准上市[18]。适用于与 IFN 和 RBV 联用，或仅与 RBV 联用。

Sofosbuvir 进行了生育力和早期胚胎发育（大鼠）、胚胎-胎仔发育（大鼠和兔）、围产期发育（大鼠）试验。Sofosbuvir（20，100，500 mg·kg^{-1}）对大鼠胚胎-胎仔发育或生育力未见影响；500 mg·kg^{-1} 剂量下，主要循环代谢产物（GS-331007）的暴露量约为人临床剂量暴露量的 8 倍。兔胚胎-胎仔发育毒性试验（30，90，300 mg·kg^{-1}）中对母体和胚胎-胎仔未见明显影响。大鼠围产期毒性试验（50，250，500 mg·kg^{-1}）中，未见明显的母体毒性及胚胎和子代发育的不良影响。

2.3 以 NS5A 抑制剂为靶点的单方 DAA 药物

Daklinza（活性成分：daclatasvir dihydrochloride），于 2015 年 7 月获 FDA 批准上市[18]。联合 Sovaldi 和 RBV，或仅与 Sovaldi 联用。

Daclatasvir 进行了生育力和早期胚胎发育（大鼠）、胚胎-胎仔发育（大鼠和兔）、围产期发育（大鼠）试验。15，50，200 mg·kg^{-1} 剂量下，daclatasvir 对雌性大鼠生育力未见影响。200 mg·kg^{-1} 剂量下，雄性大鼠（约为人临床剂量下暴露量的 26 倍）可见前列腺/精囊腺重量减轻，畸形精子略微增加，着床前丢失率增加。50 mg·kg^{-1} 剂量（约为人临床剂量暴露量的 4.7 倍）下对雄性大鼠生育力未见明显影响。

在大鼠和兔胚胎-胎仔发育毒性试验中，可见继发母体毒性的生殖毒性，大鼠（200 和/或 1 000 mg·kg^{-1}）胎仔畸形，胚胎死亡率高，胎仔体重降低；兔（200/99 和/或 750/370 mg·kg^{-1}）胚胎-胎仔死亡率增加，胎仔体重降低，胎仔肋骨畸形和变异增加，明显影响头和头盖骨的发育。大鼠 50 mg·kg^{-1} 和兔 40/20 mg·kg^{-1} 下未见畸形，分别约为人临床剂量暴露量的 6 倍和 22 倍。

大鼠围产期毒性试验（25，50 或 100 mg·kg^{-1}）中，母体毒性可见动物死亡和难产，发育毒性可见子代生存能力略微降低，出生体重减轻并持续到成年。50 mg·kg^{-1} 剂量（约

为人临床剂量暴露量的 3.6 倍）下未见母体毒性和发育毒性。

2.4 复方 DAA 药物

FDA 现已批准的 DAA 复方药物由已上市药物与未上市药物组成，或由多个未上市药物组成。除 Viekira park（组合包装）和 Viekira XR（缓释片剂）外，其他均为固定剂量复方。均未单独开展复方制剂相关的生殖毒性研究。

2.4.1 以 NS5B 聚合酶抑制剂和 NS5A 抑制剂组合的复方

Harvoni（活性成分：ledipasvir/sofosbuvir）和 Epclusa（活性成分：velpatasvir/sofosbuvir），分别于 2014 年 10 月和 2016 年 6 月获 FDA 批准上市[18]。其中，Epclusa 需与 RBV 联用。

sofosbuvir，ledipasvir，velpatasvir 进行了生育力和早期胚胎发育（大鼠）、胚胎-胎仔发育（大鼠和兔）、围产期发育（大鼠）试验。由于 velpatasvir 在大鼠体内未能获得充分暴露，所以又提供了小鼠胚胎-胎仔发育试验资料。

sofosbuvir 生殖毒性信息如"2.2"中所述。

ledipasvir 在 10，30，100 mg·kg^{-1} 剂量下对大鼠交配和生育力未见不良影响。仅雌性大鼠在 100 mg·kg^{-1} 剂量（约为人临床剂量暴露量的 3 倍）下可见黄体、着床数目及胚胎存活数目轻微减少，这与短暂的母体体重降低和食量减少有关。在胚胎-胎仔发育毒性试验中，大鼠和兔给药剂量分别达 100 和 180 mg·kg^{-1}（分别约为人临床剂量暴露量 ≥4 倍和 2 倍）条件下对胚胎-胎仔发育未见明显影响。仅在 100 mg·kg^{-1} 剂量下可见孕鼠体重增长和食量的降低，所以 NOAEL 为 30 mg·kg^{-1}。大鼠围产期毒性试验，剂量达 100 mg·kg^{-1} 未见明显母体毒性和胚胎-胎仔发育毒性。

velpatasvir 剂量达 200 mg·kg^{-1}（约为人临床剂量暴露量的 6 倍）对大鼠生育力和胚胎-胎仔发育未见影响。在小鼠、大鼠和兔（剂量分别达 1 000，200，300 mg·kg^{-1}，约为人临床剂量暴露量的 31 倍、6 倍、0.4 倍）胚胎-胎仔发育毒性试验中，对胚胎-胎仔发育均未见影响；小鼠和大鼠中未见母体毒性，兔在 300 mg·kg^{-1} 剂量下可见动物死亡（原因不明），伴有瘦弱、少量/无粪便、被毛粗糙、体重降低和食量减少等表现，100 mg·kg^{-1} 剂量下对孕兔未见任何影响。大鼠围产期毒性试验中，剂量达 200 mg·kg^{-1} 未见母体毒性和子代发育毒性。

2.4.2 以 NS5B 聚合酶抑制剂、NS5A 抑制剂、NS3/4A 蛋白酶抑制剂、CYP3A 抑制剂组合的复方 Viekira Pak（活性成分：dasabuvir/ombitasvir/paritaprevir/ritonavir）和 Viekira XR，分别于 2014 年 12 月和 2016 年 7 月获 FDA 批准上市[18]。Viekira Pak，单用或与 RBV 联用。Viekira XR 药物中的活性成分同 Viekira Park，与 RBV 联用。生殖毒性信息同 Viekira Pak。

由于生物利用度问题，所以 ombitasvir 进行了生育力和早期胚胎发育（小鼠）、胚胎-胎仔发育（小鼠和兔）、围产期发育（小鼠）试验；paritaprevir 和 ritonavir 进行了生育力

和早期胚胎发育（大鼠）、胚胎-胎仔发育（大鼠和小鼠）、围产期发育（大鼠）试验；Dasabuvir 进行了生育力和早期胚胎发育（大鼠）、胚胎-胎仔发育（大鼠和兔）、围产期发育（大鼠）试验。

ombitasvir 剂量达 200 mg·kg⁻¹（约为人临床剂量暴露量的 25 倍），对小鼠胚胎-胎仔发育或生育力未见明显影响。雄性动物生殖器官重量的药物相关性变化（前列腺和精囊腺重量增加、睾丸重量降低）不认为具有毒理学意义。ombitasvir 剂量在小鼠和兔中分别达 150 和 60 mg·kg⁻¹（分别约为人临床剂量暴露量的 28 倍和 4 倍），均未见药物相关的母体毒性或致畸性。小鼠围产期毒性试验中，剂量达 200 mg·kg⁻¹ 未见母体毒性和子代发育毒性。

paritaprevir 和 ritonavir 剂量达 300/30 mg·kg⁻¹（paritaprevir 300 mg·kg⁻¹ 剂量约为人临床剂量暴露量的 2~5 倍），对大鼠的生育力未见影响。妊娠大鼠和小鼠剂量分别达 450/45 和 300/30 mg·kg⁻¹，对胚胎-胎仔发育均未见药物相关的影响。大鼠围产期毒性试验中，剂量达 300/30 mg·kg⁻¹ 未见母体毒性和子代发育毒性。

dasabuvir 剂量达 800 mg·kg⁻¹（约为人临床剂量暴露量的 16 倍），对大鼠的生育力未见影响。妊娠大鼠和兔给药剂量分别达 800 和 400 mg·kg⁻¹（约为人临床剂量暴露量的 24 倍和 6 倍），对胚胎-胎仔发育均未见药物相关的影响。大鼠围产期毒性试验中，剂量达 800 mg·kg⁻¹ 未见母体毒性和子代发育毒性。

2.4.3 以 NS5A 抑制剂和 NS3/4A 蛋白酶抑制剂组合的复方 Zepatier（活性成分：elbasvir/grazoprevir），于 2016 年 1 月获 FDA 批准上市[18]。单用或与 RBV 联用。

elbasvir 和 grazoprevir 分别进行了生育力和早期胚胎发育（大鼠）、胚胎-胎仔发育（大鼠和兔）、围产期发育（大鼠）试验。

elbasvir 和 grazoprevir 给予大鼠的剂量分别达 1 000 和 400 mg·kg⁻¹（分别约为人临床剂量暴露量的 8 倍和 114 倍），对雌雄大鼠的交配、生育力、早期的胚胎发育未见影响。

Elbasvir 给予妊娠大鼠和兔的剂量达 1 000 mg·kg⁻¹（约为人临床剂量暴露量的 10 倍和 8 倍），对胚胎-胎仔发育未见影响。大鼠围产期毒性试验中剂量达 1 000 mg·kg⁻¹，未见明显母体毒性（仅见母体短暂的体重增长减慢和食量减少）和子代发育毒性。

grazoprevir 给予妊娠大鼠（口服剂量 400 mg·kg⁻¹）和兔（静脉注射剂量 100 mg·kg⁻¹），分别约为人临床剂量暴露量的 ≥78 倍和 41 倍，对胚胎-胎仔发育未见影响。大鼠围产期毒性试验中，grazoprevir 剂量达 400 mg·kg⁻¹ 未见母体毒性和子代发育毒性。

3　结语

目前，NS3/4A 蛋白酶抑制剂可见对雄性动物生育力的

影响；大鼠中可见特异的睾丸毒性，进而可能导致雌性动物生育力的降低；在产生母体毒性剂量下可见子代发育毒性。临床期间抑制素 B 和精液的有限分析未见明显的不良反应。NS5A 抑制剂在引起母体毒性剂量下可见胚胎毒性和发育毒性，而 NS5B 抑制剂未见明显生殖和发育毒性。某些情况下，亲代和子代所表现出的生殖毒性可能是母体毒性所继发的，如雌性大鼠可见黄体、着床数及胚胎存活数减少，或雄性大鼠前列腺和精囊腺重量增加、睾丸重量降低等。上述药物都可通过乳汁分泌。

由于适应证特殊，目前丙肝治疗在某些情况下还需与利巴韦林和/或干扰素联合用药，不同靶点的 DAA 药物在进行临床试验时关注点存在差异性，需要结合毒性反应特点和安全范围设计合理的风险管控措施。相关生殖毒性可以在临床试验通过生物标记物监测评估对人体的风险[22-23]；动物种属选择应考虑药物暴露量可以充分评估毒性、种属特异性问题，为临床应用提供制订保障措施的建议。生殖毒性试验结果相关的评价最终应落实到临床研究受试者范围的限定、风险效益评估以及必要防治措施的制定和应用上。在我国优先审评审批政策支持下[24-25]，目前国内已有多个 DAA 药物进入临床Ⅱ期/Ⅲ期阶段，鼓励申请人针对后续生殖毒性试验设计、提交时间等与监管部门加强沟通交流。

参 考 文 献

[1] CFDA. 药物生殖毒性研究技术指导原则 [EB/OL]. (2006 - 12 - 19) [2016 - 12 - 12]. http://www.sfda.gov.cn/WS01/CL1616/83445.html.

[2] ICH. S5 (R2) Detection of Toxicity to Reproduction for Medicinal Products and Toxicity to Male Fertility [EB/OL]. (2005 - 11) [2016 - 12 - 12]. http://www.ich.org/fileadmin/Public_ Web_ Site/ICH_ Products/Guidelines/Safety/S5/Step4/S5_ R2_ _ Guideline. pdf.

[3] CDE. 预防用生物制品临床前安全性评价技术审评一般原则 [EB/OL]. (2007 - 08 - 23) [2016 - 12 - 12]. http:// www.cde.org.cn/zdyz.do? method = largePage&id = 2085.

[4] CDE. 治疗用生物制品非临床安全性评价技术审评一般原则 [EB/OL]. (2010 - 05 - 06) [2016 - 12 - 12]. http:// www.cde.org.cn/zdyz.do? method = largePage&id = 100.

[5] CDE. 细胞毒类抗肿瘤药物非临床研究技术指导原则 [EB/OL]. (2008 - 08 - 20) [2016 - 12 - 12]. http:// www.cde.org.cn/zdyz.do? method = largePage&id = 31.

[6] ICH M3 (R2) Guidance on Nonclinical Safety Studies for the Conduct of Human Clinical Trials and Marketing Authorisation for Pharmaceuticals [EB/OL]. (2009 - 06 - 11) [2016 - 12 - 12]. http://119.90.25.32/www.ich.org/fileadmin/Public_ Web_ Site/ICH_ Products/Guidelines/Multidisciplinary/M3_ R2/Step4/M3_ R2_ Guidline. pdf.

[7] CDE. 关于在新药非临床研究评价中参考使用 ICH M3 指导原则

的专家共识意见公告 [EB/OL]. (2016－08－05) [2016－12－
12]. http：//www. cdeapp. org. cn/office/officeWorkNews/show?
codeWid＝6181b5b046dc177f5be3e1e263121 e6b&wtype＝2.

[8] ICH. S6 (R1) and Addendum to S6 Preclinical Safety Evaluation of
Biotechnology-Derived Pharmaceuticals [EB/OL]. (2011－06－
12) [2016－12－12]. http：//www. ich. org/fileadmin/Public_
Web_ site/ICH_ Products/Guidelines/Safety/S6_ R1/Step4/S6_
R1_ Guideline. pdf.

[9] ICH. S9 Nonclinical Evaluation for Anticancer Pharmaceuticals
[EB/OL]. (2009－10－29) [2016－12－12]. http：//
www. ich. org/fileadmin/Public _ Web _ site/ICH _ Products/
Guidelines/Safety/S9/Step4/S9_ Step4_ Guideline. pdf.

[10] FDA. Guidance for Industry Considerations for Developmental
Toxicity Studies for Preventive Vaccines for Infectious Disease Indi-
cations [EB/OL]. (2006－02) [2016－12－12]. https：//
www. fda. gov/downloads/BiologicsBloodVaccines/GuidanceCom-
plianceRegulatoryInformation/Guidances/
Vaccines/ucm092170. pdf.

[11] FDA. Guidance for Industry Pharmacokinetics in Pregnancy-Study
Design, Data Analysis, and Impact on Dosing and Labeling [EB/
OL]. (2004－10－22) [2016－12－12]. https：//
www. fda. gov/downloads/drugs/guidancecomplianceregulatory-
information/guidances/ucm072133. pdf.

[12] FDA. Reviewer Guidance Evaluating the Risks of Drug Exposure in
Human Pregnancies [EB/OL]. (2005－04－14) [2016－12－
12]. https：//www. fda. gov/downloads/drugs/guidance compli-
ance regulatory information/guidances/ucm071645. pdf.

[13] FDA. Guidance for Industry Clinical Lactation Studies—study
Design, Data Analysis, and Recommendations for Labeling (draft)
[EB/OL]. (2005－02－09) [2016－12－12]. https：//
www. fda. gov/downloads/RegulatoryInformation/
Guidances/UCM127505. pdf.

[14] EPA. Guidelines for Reproductive Toxicity Risk Assessment
[EB/OL]. (1996－10－31) [2016－12－12]. https：//

www. epa. gov/sites/production/files/2014-11/documents/guide-
lines_ repro_ toxicity. pdf.

[15] WHO. Guidelines on nonclincial Evaluation of Vaccines [EB/OL].
(2014－11－21) [2016－12－12]. http：//101. 96. 8. 165/
www. who. int/entity/biologicals/publications/trs/areas/vaccines/non-
clinical_ evaluation/ANNEX%201Nonclinical. P31-63. pdf? ua＝1.

[16] 新药咨询. 全球抗丙肝药物市场纵观 [J]. 临床药物治疗杂
志, 2015, 13 (6)：91.

[17] 于春荣, 笪红远, 王庆利. 慢性丙型肝炎治疗药物研发的挑战
与思考 [J]. 中国新药杂志, 2016, 25 (18)：2116－2120.

[18] Drugs @ FDA [EB/OL]. http：//www. acces sdata. fda
. gov. scripts. cder. Drugsatfda/index. cfm.

[19] 于春荣, 笪红远, 王庆利. 直接抗丙肝病毒新药中的致癌性研
究评价 [J]. 中国新药杂志, 2017, 26 (1)：32－35.

[20] 中华医学会肝病学分会, 中华医学会传染病与寄生虫病学分
会. 中国丙型肝炎防治指南 [S]. 2014.

[21] 慢性丙型肝炎抗病毒治疗专家委员会. 慢性丙型肝炎抗病毒
治疗专家共识 [J]. 中华实验和临床感染病杂志 (电子
版), 2009, 3 (3)：343－352.

[22] FDA. Testicular Toxicity：Evaluation During Drug Development
Guidance for Industry (Draft) [EB/OL]. (2015－07－16)
[2016－12－12]. http：//www. fda. gov/downloads/drugs/guid-
ance compliance regulatory information/guidances/ucm455102. pdf.

[23] FDA. Reproductive and Developmental Toxicities-Integrating
Study Results to Assess Concerns [EB/OL]. (2011－09－22)
[2016－12－12]. http：//www. fda. gov/downloads/drugs/guid-
ance compliance regulatory information/guidances/ucm079240. pdf.

[24] CFDA. 关于药品注册审评审批若干政策的公告 (2015 年第230
号) [EB/OL]. (2015－11－11) [2016－12－12]. http：//
www. sfda. gov. cn/WS01/CL0087/134665. html.

[25] CFDA. 总局关于解决药品注册申请积压实行优先审评审批的意
见 [EB/OL]. (2016－02－26) [2016－12－12]. http：//
www. sfda. gov. cn/WS01/CL0844/145260. html.

中国新药注册与审评技术双年鉴（2016—2017）

直接抗丙肝病毒新药的致癌性研究评价

于春荣，笪红远，王庆利

（国家食品药品监督管理总局药品审评中心，北京 100038）

摘 要 随着对丙肝病毒（HCV）的研究深入，慢性丙型肝炎（CHC）治疗领域逐渐成为关注焦点之一。本文通过检索 FDA 药品管理机构公开的药品信息，将国外已上市的用于治疗 CHC 的直接抗病毒治疗药物（DAA）的致癌性试验信息进行汇总，以期丰富对治疗 CHC 的 DAA 药物致癌性的了解。

随着对丙肝病毒（HCV）复制、生命周期及病毒蛋白晶型结构认识的深入，及临床上已获得的直接抗病毒药（DAA）药物对慢性丙型肝炎（CHC）患者的疗效，制药公司不断加大投资研发新的 DAA 药物[1]。由于临床治疗 CHC 用药的迫切性，我国药物监管部门也陆续发布支持性措施[2-3]，如国家食品药品监督管理总局将创新性丙肝治疗药物注册申请纳入优先审评程序、优化临床试验申请的审评审批、加快临床急需药品的审批等。

目前 DAA 药物研发热点主要集中在非结构蛋白 3/4A（NS3/4A）酶抑制剂、NS5B 多聚酶抑制剂及 NS5A 抑制剂等。自 2011 年美国 FDA 批准第一个 NS3/4A 蛋白酶抑制剂之后的 5 年中，相继批准了 5 个单药、5 个复方药等共 10 个新药用于治疗 CHC。我国目前已有多个产品批准进入临床试验，但尚未有新药上市。根据药物研究评价的一般原则，作为新药申请上市时视具体情况可能需要对药物的致癌性进行评估。

1 致癌性试验的一般考虑

在我国，从 20 世纪的《新药审批办法》开始，对新药进行致癌性研究就有明确要求。现行的《药品注册管理办法》规定，预期临床连续用药 6 个月以上或需经常间歇使用的药物应进行致癌试验，并指出进行致癌试验的多个考虑因素；2007 年 1 月国家食品药品监督管理局药品审评中心发布的《治疗用生物制品非临床安全性技术审评一般原则》中阐述了相关产品致癌试验的要求；2009 年 10 月"药物致癌试验必要性技术指导原则"专题讨论会达成共识，基本认同 ICH 发布的 S1A 中内容的适用性，并结合国内情况进行了一些调整[4]，于 2010 年 4 月发布。

美国 FDA 要求，一般药物使用 3 个月或更长时间，需要进行致癌试验。所以在美国大部分长期使用的药物在广泛应用于人体之前，都已进行了动物致癌试验。在欧洲，"欧共体药品管理条例"规定需要进行致癌试验的情况，包括长期应用的药物，即至少 6 个月的连续用药，或频繁的间歇性用药以致总的暴露量与前者相似的药物[4]。日本 1990 年"药物毒性研究指导原则手册"规定：如果临床预期连续用药 6 个月或更长时间，则需要进行致癌试验。尽管连续用药少于 6 个月，如果存在潜在致癌性因素，也可能需要进行致癌试验。

致癌性试验是新药非临床安全性评价的重要内容，考察药物对动物的潜在致癌作用以评价和预测人体长期用药中的致癌风险。其试验涉及对一系列潜在致癌性关键信息的判定[5-6]，如遗传毒性试验结果、重复给药毒性试验结果提示、预期患者人群、临床给药方案、动物和人体药效动力学和药动学的对应关系等。目前国际上已发布致癌性研究和评价的多个指导原则：ICH S1A-药物致癌性试验必要性的指导原则；ICH S1B-药物致癌试验；ICH S1C-药物致癌性试验的剂量选择；FDA-啮齿类动物致癌性试验设计和结果分析的统计学考虑；FDA-致癌性试验设计方案的提交；EMA-致癌性风险潜力；EMA-XHMP SWP-对采用转基因动物开展致癌性试验的建议；EMA-治疗 HIV 药品的致癌性风险等。这些指导原则对在我国开展致癌性研究有很好的指导意义和价值。在美国 FDA 评价机构还专门设置了致癌性试验方案的评估部门。

新药是否需要开展致癌性试验，还需要结合作用机制与结构、适应证和患者人群、给药途径和全身暴露的程度等因素进行综合评估[4]。例如，① 已有证据显示此类药物具有与人类相关的潜在致癌性；其构效关系提示致癌的风险；重复给药毒性试验中有癌前病变的证据；导致局部组织反应或其他病理生理变化的化合物或其代谢产物在组织内长期滞留，可能需要进行致癌试验。② 当特定适应证人群的预期寿命较短时（如 2~3 年之内），可能不需要进行长期致癌试验。用于治疗晚期全身肿瘤的抗肿瘤药物，通常不需要进行致癌试验。当抗肿瘤药物较为有效并能明显延长生命的情况下，后期有继发性肿瘤的担忧，当这些药物拟用于非带瘤患者的辅助治疗或非肿瘤适应证长期使用时，通常需要进行致癌试验。③ 除非有明显的全身暴露或相关担忧，经眼给予的药物通常不需要进行致癌试验。④ 对于化合物改盐、改酸根或碱基的情况，若已有原化合物致癌试验数据，应提供其与原化合物比较的药动学、药效学或毒性等方面无明显改变的证据。当药物暴露量和毒性发生变化时，可能需进行桥接研究来确定是否需要进行新的致癌试验。

2 上市 DAA 药物致癌性试验情况

对于需要提供致癌性试验资料的，通常应在申请上市前完成[7]。若对患者人群存在特殊担忧，在进行大样本临床试验之前需完成啮齿类动物的致癌试验。对于开发用于治疗某些严重疾病（如艾滋病）的药物，申请上市前可不必进行动物致癌试验，但在上市后应进行这些试验；这样可加快治疗危及生命或导致严重衰弱疾病药物的上市，尤其是没有满意的治疗方法时。此处将 FDA 已批准上市的 DAA 药物[8-9]，在递交致癌性试验方面的信息按时间先后总结如下。

2.1 Victrelis（活性成分：boceprevir）

2011 年 5 月，FDA 批准默克公司的 NS3/4A 丝氨酸蛋白酶抑制剂 Victrelis 上市[8]，po，800 mg·d^{-1}，tid（间隔 7~9 h）。需联合聚乙二醇干扰素和利巴韦林（RBV）治疗基因 1 型 CHC 患者，提高 SVR 至 80%，疗程也可缩短至 24 周。

该药上市时，提供了小鼠和大鼠 2 年的致癌性试验

中国新药注册与审评技术双年鉴（2016—2017）

信息。

2.2 Incivek（活性成分：telaprevir）

2011 年 5 月，FDA 批准 VERTEX PHARMS 公司的 NS3/4A 丝氨酸蛋白酶抑制剂 Incivek 上市[8]，*po*，750 mg·d⁻¹，*tid*（间隔 7～9 h）。需联合聚乙二醇干扰素和 RBV 治疗，疗程 12 周。

由于 telaprevir 未见遗传毒性，且临床用药为 12 周，该药上市时，未提供 telaprevir 致癌性试验信息。

2.3 Olysio（活性成分：simeprevir）

2013 年 11 月，FDA 批准强生公司的 NS3/4A 丝氨酸蛋白酶抑制剂 Olysio 上市[8]，*po* 150 mg，*qd*，需联合聚乙二醇干扰素和 RBV 治疗，疗程 12 周。适用于基因 1 型感染者或没有 Q80K 突变的基因 1a 感染者。2015 年 10 月，扩展至可治疗 HCV 基因 1 型或 4 型患者。

由于 simeprevir 临床用药为 12 周，该药最初上市时，未提供致癌性试验信息。2014 年 11 月更新的说明书显示，增加了 simeprevir 与 sofosbuvir 联用的疗法，两药联用于初治或经治的 CHC 患者，伴或不伴有肝硬化，疗程均为 24 周；无致癌性试验信息。

2.4 Sovaldi（活性成分：sofosbuvir）

2013 年 12 月，FDA 批准吉利德公司 NS5B 聚合酶抑制剂 Sovaldi 上市[8]，适用于与 IFN 和 RBV 联用，或仅与 RBV 联用，治疗 CHC 患者（基因 1，2，3，4 型）及 HCV 和 HIV-1 合并感染者；*po* 400 mg，*qd*，疗程 12 或 24 周。需要进行肝移植的肝癌患者临床用药需 48 周。

该药上市时，未提供 sofosbuvir 致癌性试验信息。但 2014 年 11 月更新的说明书中，补充了 sofosbuvir 小鼠和大鼠 2 年致癌性试验信息。

2.5 Harvoni（活性成分：ledipasvir/sofosbuvir）

2014 年 10 月，FDA 批准吉利德公司全口服药物 Harvoni 上市[8]，是 NS5B 聚合酶抑制剂 sofosbuvir 和 NS5A 抑制剂 ledipasvir 的复方，*po* 90 mg（ledipasvir）和 400 mg（sofosbuvir），*qd* 初治未肝硬化或已肝硬化的患者及经治未肝硬化的 CHC 患者，疗程为 12 周；经治已肝硬化的 CHC 患者，疗程为 24 周。用于治疗基因 1 型丙肝感染患者，可单用，也可和其他口服制剂联合使用。2015 年 11 月，扩展至可治疗 HCV 基因 1，4，5，6 型患者。

该药上市时，提供了 sofosbuvir 已经完成的小鼠和大鼠 2 年致癌性试验信息；ledipasvir 小鼠和大鼠致癌性试验正在进行中。随后 2015 年 11 月更新的说明书中补充了 ledipasvir 转基因小鼠 6 个月的致癌性试验信息，其大鼠致癌性试验仍在进行中。2016 年 6 月更新的说明书中补充了 ledipasvir 大鼠 2 年致癌性信息。

2.6 Viekira Pak（活性成分：ombitasvir/ritonavir/dasabuvir/paritaprevir）

2014 年 12 月，FDA 批准艾伯维公司的抗丙肝复方 Viekira Pak 上市[8]，是 NS5A 抑制剂 ombitasvir，NS3/4A 丝氨酸蛋白酶抑制剂 paritaprevir，NS5B 聚合酶抑制剂 dasabuvir，CYP3A 抑制剂 ritonavir 的复方组合。Ombitasvir/paritaprevir/ritonavir 每天早上 *po* 1 次，每次 2 片（12.5/75/50 mg）；dasabuvir 每天早晚各 *po* 1 次，250 mg。本品单用或与 RBV 联用治疗 HCV 基因 1 型未肝硬化或伴有代偿性肝硬化患者，或是合并感染 HIV 患者，疗程为 12 或 24 周。

该药上市时，提供了 paritaprevir 和 ritonavir 转基因小鼠 6 个月和大鼠 2 年的致癌性试验信息；ombitasvir 和 dasabuvir 仅提供了转基因小鼠 6 个月的致癌性试验信息，二者大鼠致癌性试验正在进行中。2015 年 7 月更新的说明书中补充了 ombitasvir 和 dasabuvir 大鼠的 2 年致癌性信息。

2.7 Daklinza（活性成分：daclatasvir dihydrochloride）

2015 年 7 月，FDA 批准施贵宝公司的 Daklinza NS5A 抑制剂上市[8]，联合 Sovaldi 用于 GT3 CHC 成人患者的治疗，疗程为 12 周。2016 年 2 月，联合 Sovaldi 和 RBV，或仅联合 Sovaldi 扩展至可治疗 HCV 基因 1 或 3 型患者。*Po* daclatasvir 60 mg，*qd*。本品与 CYP3A 强抑制剂联用，需降低剂量为 30 mg *qd*；与 CYP3A 中度诱导剂联用，需提高剂量为 90 mg，*qd*。

该药上市时，提供了 daclatasvir 转基因小鼠 6 个月和大鼠 2 年的致癌性试验信息。

2.8 Zepatier（活性成分：elbasvir/grazoprevir）

2016 年 1 月，FDA 批准默沙东公司的抗丙肝复方 Zepatier 上市[8]，是 NS5A 抑制剂 elbasvir 及 NS3/4A 丝氨酸蛋白酶抑制剂 grazoprevir 的复方组合。餐前或餐后每天 *po* 1 片。本品单用或与 RBV 联用治疗慢性 HCV 基因 1 型或 4 型初治或经治患者，或合并感染 HIV-1 者，疗程为 12 或 16 周。

由于用药周期少于 6 个月，该药上市时，未提供 elbasvir 和 grazoprevir 致癌性试验信息。但公开的信息显示，该产品进行了 CD-1 小鼠致癌性的剂量探索试验。

2.9 Epclusa（活性成分：sofosbuvir/velpatasvir）

2016 年 6 月，FDA 批准吉利德公司的全口服药物 Epclusa 上市[8]，是 NS5B 聚合酶抑制剂 sofosbuvir 和 NS5A 抑制剂 velpatasvir 的复方组合，用于治疗 HCV 全基因型（1，2，3，4，5，6 型）患者，*po* 100 mg（velpatasvir）和 400 mg（sofosbuvir），*qd*，无肝硬化或代偿性肝硬化的 CHC 患者（Child-Pugh A 级），疗程为 12 周；失代偿性肝硬化的 CHC 患者（Child-Pugh B 和 C 级），与 RBV 联合治疗，疗程为 12 周。

该药上市时，sofosbuvir 致癌性试验已经完成；velpatasvir 小鼠和大鼠致癌性试验正在进行中。

2.10 Viekira XR（活性成分：ombitasvir/ritonavir/dasabuvir/paritaprevir）

2016 年 7 月，FDA 批准艾伯维公司的抗丙肝复方 Viekira XR（活性成分：ombitasvir/ritonavir/dasabuvir/paritaprevir）[8]，Viekira XR 药物中的活性成分与 Viekira Park 相同，不同的是 Viekira XR 为缓释片剂，每次 3 片，qd，需与食物一起服用。用于治疗 HCV 基因 1b 型未肝硬化或伴有代偿性肝硬化患者，每天伴服 2 次 RBV，疗程 12 周；与 RBV 联用治疗 HCV 基因 1a 型未肝硬化或伴有代偿性肝硬化患者，疗程 12 周或 24 周。HCV 和 HIV-1 共感染者，用法用量参照上述用法；肝移植患者在肝功能正常伴有轻度纤维化（Metavir 评分≤2）时，推荐与 RBV 联用 24 周。致癌性试验信息同 Viekira Pak。

表 1　FDA 批准的不同靶点 DAA 药物致癌性试验信息归纳

商品名	Victrelis	Incivek	Olysio	Sovaldi	Daklinza	Harvoni	Viekira Pak	Zepatier	Epclusa
批准时间	2011.5	2011.5	2013.11	2013.12	2015.7	2014.10	2014.12	2016.1	2016.6
用药周期	基于病毒的应答率	12 周	12 或 24 周	12、24 或 48 周	12 或 24 周	12 或 24 周	12 或 24 周	12 或 16 周	12 周
致癌试验	有	无	无	有	有	有	无	无	有
FDA 考虑	/	由于 telaprevir 未见遗传毒性，且临床用药为 12 周，所以未要求进行致癌性评价	由于 simeprevir 临床用药为 12 周，所以未要求进行致癌性评价	/	/	/	由于用药周期少于 6 个月，所以未要求进行致癌性评价	/	/

3　思考和建议

从 FDA 批准的 DAA 药物致癌性试验完成情况看，对新化合物通常需要提供致癌性信息以丰富对化合物安全性特征的认识，但视临床用药时间等具体情况，灵活掌握提交相关信息的时间。除 Viekira XR 外，在 FDA 批准 9 个 DAA 药物中，3 个（3/9）由于未见遗传毒性，且临床用药周期少于 6 个月，所以未要求进行致癌性评价。其余 6 个都开展了致癌性试验，2 个（2/9）在批准上市时提交了致癌性试验数据；3 个（3/9）在批准上市时提供了部分致癌性试验结果，于次年对剩下的致癌性试验结果进行了补充；1 个（1/9）在批准上市时未提供致癌性结果，但在次年对致癌性试验结果进行了补充。新一代的 NS3/4A 丝氨酸蛋白酶抑制剂单用、复方，或与干扰素和 RBV 联用，临床疗程缩短至 12 周，且单一疗程就能达到很高的治愈率，FDA 接受其不评价致癌性而准许药物上市；但作为对药物基本安全性特征的了解，通常在上市后一定时间内完成相关试验并在说明书中进行了信息更新。这符合相关技术指导指南的基本原则。

目前国内已有部分企业的 DAA 药物进入 Ⅱ 期/Ⅲ 期临床阶段，其中非临床安全性评价面临致癌性试验的问题。致癌性试验周期长、费用高，试验较为复杂，鼓励申请人应针对试验设计、提交时间等与监管部门加强沟通交流。

参 考 文 献

[1] 田月，赵志刚．全球重要领域的新药研发与进展 [J]．药品评价，2015，12（18）：6－11．

[2] 国家食品药品监督管理总局．关于药品注册审评审批若干政策的公告（2015 年第 230 号）[S]．2015．

[3] 国家食品药品监督管理总局．关于解决药品注册申请积压实行优先审评审批的意见 [S]．食药监药化管（2016）19 号，2016．

[4] 《药物致癌试验必要性的技术指导原则》（2010 年）[EB/OL]．（2010 － 04 － 22）．http：//www.cdeapp.org.cn/office/zdyz/zdyzShow？codeZid＝28fe4134b32219b93c8c4b4c464c847b．

[5] ICH S1A．Need for carcinogenicity studies of pharmaceuticals [S]．Current Step 4 version，1995．

[6] ICH S6（R1）．Preclinical safety evaluation of biotechnology-derived pharmaceuticals [S]．2011．

[7] ICH．S1B：testing for carcinogenicity of pharmaceuticals [S]．Current Step 4 version．1997．

[8] Drugs @ FDA [EB/OL]．[2016 － 10 － 17]．http：//www.accessdata.fda.scripts.cder.Drugsatfda/index.cfm．

[9] 于春荣，笪红远，王庆利．慢性丙型肝炎治疗药物研发的挑战与思考 [J]．中国新药杂志，2016，25（18）：2116－2119．

化学药物审评

关于我国化学药品技术指导原则体系有关问题的探讨

姜典卓

（国家食品药品监督管理总局药品审评中心，北京 100038）

摘 要 通过梳理目前国内外化学药品技术指导原则体系文件，分析了国内与欧美的差异和存在的问题，并从新药申报及审评角度分析了种种差异带来的误解和疑惑，同时结合实际工作经验提出了关于我国药品技术指导原则体系建设的思考和建议。

药品的技术指导原则是指导新药研发研究、药品生产、质量控制、上市监管等的重要指导性文件，是药品研发者、生产者和监管者共同遵守的统一原则，是三者之间沟通的桥梁，指导原则一般是由国家权威机构发布。下面主要谈一下药品研发领域的技术指导原则，故以下所提指导原则均一般指药物研发相关的技术指导原则。

《药品注册管理办法》[1]第二十八条中规定：药物研究参照国家食品药品监督管理局发布的有关技术指导原则进行，申请人采用其他评价方法和技术的，应当提交证明其科学性的资料。中华人民共和国药典 2015 年版四部[2]凡例中规定：指导原则系为执行药典、考察药品质量、起草与复核药品标准等所制定的指导性规定。也就是说技术指导原则只是建议性原则，若能提供其他科学性证明的其他方法和技术，也可采用。但使用者应尽量采用法定技术指导原则，以便与监管者统一思路和与其他使用者具有可比性。下面就我国的药品技术指导原则体系做简介并探讨其中的一些问题。

1 国内外药品技术指导原则体系简介

1.1 国内药品技术指导原则体系

我国药品技术指导原则主要有：中华人民共和国药典通则收录的指导原则、国家食品药品监督管理总局发布的技术指导原则、药品审评中心发布的技术指导原则，还有一部分是行业协会发布的等。其中中华人民共和国药典 2015 年版四部收载 30 个技术指导原则，国家总局网站（www.cfda.gov.cn）公布的关于药品的技术指导原则有 35 条公告共 98 个指导原则，药审中心网站（www.cde.org.cn）公布的指导原则共 113 个，其中涉及化学药品的技术指导原则共 51 个，生物制品共 27 个，中药共 19 个，综合学科（材料撰写如 CTD 等）8 个，还有 13 个技术要求（中药 8 个，化药 5 个）。

1.2 美国药品技术指导原则体系

美国 FDA 网站（www.fda.gov）公布的技术指导原则共

3 430 个，其中关于药品的有 709 个，涉及技术指导原则 392 个，具体数量见表 1。

表 1 美国药品技术指导原则体系

分类		指导原则数目（包括正式颁布和草案）
Advertising（广告）		13
Animal Rule（动物使用规则）		1
Biopharmaceutics（生物药剂学）		12
Biosimilarity（生物相似性）		5
CMC（化学、制造、质量控制）		49
Clinical Antimicrobial（临床抗菌药物）		43
Clinical Medical（临床试验与评价）		93
Clinical Pharmacology（临床药理学）		10
CMC-Microbiology（微生物学）		2
Combination Products（Drug/Device/Biologic）组合产品（药品/器械/生物制品）		3
Current Good Manufacturing Practices/Compliance（GMP 规范）		39
Drug Safety（药物安全性）		16
Electronic Submissions（电子提交）		18
Generic Drug（仿制药）		34
Good Review Practices（审评规范）		1
ICH（人用药品注册技术要求国际协调会）	Efficacy（有效性）	28
	Multidisciplinary（多学科）	12
	Quality（质量可控）	46
	Safety（安全性）	17
INDs（新药申请）		1
Industry Letters（企业来信）		10
Labeling（标签）		19
Modernization Act（现代化法案）		18
OTC（非处方药）		19
Pharmacology/Toxicology（药理/毒理）		21
Procedural（程序文件）		81
Small Entity Compliance Guides（小实体合规指南）		9
User Fee（收费指南）		8

中国新药注册与审评技术双年鉴（2016—2017）

1.3 欧盟药品技术指导原则体系

EMA 网站（www. ema. europa. eu）公布的指导原则模块有：注册程序（Article 58 applications：regulatory and procedural guidance）、技术要求相关（scientific guidelines）、GMP、药物警戒（pharmacovigilance）、GCP 和临床试验（clinical trials）、孤儿药设计（orphan designation）、植物药（herbal medicinal products）、GDP（药物运输流通）、GLP（实验室要求）等，其中技术指导原则情况见表2。

表2 EMA 技术指导原则情况

模块		议题数（topic）	文件数（documents）
质量相关（quality）	原料药	14	27
	生产	9	13
	杂质	10	17
	质量研究与质量标准	23	43
	辅料	6	7
	包装与包材	1	1
	稳定性	12	15
	药物研发	6	11
	特殊剂型产品要求	18	26
	上市后变更管理	1	2
	植物药	20	37
生物制品（biologicals）	原料 CMC	22	41
	质量标准	2	2
	对比与生物类似	5	9
	血液制品	11	22
	血液主控文件	9	19
	疫苗	19	30
	稳定性	1	1
	制剂 药物研发	1	1
	产品信息	9	15
	外源性病毒安全评价	8	15
	海绵状脑病毒控制	10	11
	脊髓灰质炎	6	13
	生物新药研发	2	7
	基因重组	1	3
动物实验（non-clinical）	药理	6	6
	药代	3	3
	毒理 单剂量及多剂量给药	4	6
	基因毒性	6	7
	致癌性	8	10
	生殖及发育毒性	4	7
	局部刺激性	2	5
	其他	11	17
	一般准则	30	49
	植物药	4	13
临床有效性和安全性（clinical efficacy and safety）		20	374
临床药理和药代（clinical pharmacology and pharmacokinetics）		24	51

续表

模块	议题数（topic）	文件数（documents）
多学科综合（multidisciplinary）	9	137

表中数据统计时间截止为2016年2月底，各国技术指导原则不断更新，上述数据也在持续变化，仅作对比参考。

2 我国药品技术指导原则体系存在的问题

目前我国药品领域现在正处于改革期，《国务院关于改革药品医疗器械审评审批制度的意见》（国发〔2015〕44号）[3]以及国家总局《关于药品注册审评审批若干政策的公告》（2015年第230号）[4]的发布，为药品改革做了顶层设计，为贯彻落实相关工作，各职能部门后续陆续颁布了各种技术指导原则，起到了统一思路的作用，但是众多指导原则的出现可能与之前已颁布的会出现衔接问题，以及各职能部门对于技术指导原则把握的尺度和程序可能不尽相同，还有使用者理解和消化相关技术指导员需要时间和精力等，还有起草过程是否透明公开，沟通机制是不是够通畅都值得考虑的。下面就目前我国药品技术指导原则体系存在的问题谈一下个人体会。

2.1 关于条理性和公开性

通过上述国内外药品技术指导员体系介绍，不难看出目前我国指导原则体系条理性较欧美国家有一定差距，而且查阅和使用不如欧美方便，反观欧美国家发布的指导原则体系，各种层次和先后时效性以及修订历程脉络比较清晰，美国 FDA 有专门针对指导原则的指导性文件（good guidance practice，GGP），该文件对指导原则的形成程序及要求均有详细规定和要求，在其公开的网站上所有的技术指导原则按新药的研发过程分阶段整理分为几个部分，并且有一个所有技术指导原则的汇总名单（comprehensive list of guidance documents），名单中将美国 FDA 及 CDER（药品审评评价中心）发布的所有指导原则列了一个名单，每个文件的最新版本及生效日期均有信息；同时还有 Guidance Agenda，将准备制定的技术指导原则题目公开，集思广益，为使用者提供了前期准备和理解时间，同时还会将每一年对于一些已颁布的技术指导原则的增修订内容进行汇总，以方便使用者使用最新有效的文件；同时其对于反馈者的意见以及制定者对其的解释和说明都会在网站上公示，以便于使用者理解。

欧盟 EMA 网站也将技术指导原则分门别类，并将相关项目的生效文件和草案文件公布，使用者能够快速准确地查阅相关指导原则，并能够了解相关的发展方向，以利于指导文件的更新与过渡。

我国药审中心网站"指导原则"版块有个初步的分类，但是只是按化学、生物制品、中药、天然药物等分了7个大类，具体未再细分，且没有目录性文件，查阅不是很方便。国家食品药品监督管理总局网站关于药品指导原则也没有分类管理。目前国内的药品技术指导原则更新比较快，有些是对以前相关指导原则的更新，为方便大家能够按照最新的要求执行，有必要建立专门的版块，分门别类将相关文件列出来，以便于管理、查阅和使用，有利于使用者进行新旧文件比较，并积极作出回应和反馈，同时也有利于使用者对相关指导原则的理解和顺利执行。

2.2 关于协调与统一

我国药品产业越来越国际化，国际交流越来越频繁，国内企业进行国外注册的也越来越多，为了促进国内企业走向国际，对于药品的理解也趋于统一化，但目前还存在诸多技术问题，势必会影响到相互之间的理解。下面就统一性存在的问题以及从审评角度的思考作探讨。

2.2.1 国内内部指导原则统一问题

2.2.1.1 举例 目前国内两大指导原则体系，即中华人民共和国药典收载的与国家食品药品监督管理总局（药审中心）发布的指导原则有些冲突，如稳定性指导原则见表3。

表3 稳定性指导原则差异

项目	药典指导原则	CFDA（药审中心）指导原则[5]（2015年更新）
影响因素试验时间要求	10 d	30 d
加速试验的中间条件时间要求	6个月	12个月
冰箱温度（温度敏感的原料药或制剂）	4~8 ℃	（5±3）℃
加速试验条件（温度敏感的原料药或制剂）	（25±2）℃、相对湿度（60±10）%	（25±2）℃、相对湿度（60±5）%
长期试验条件	（25±2）℃、相对湿度（60±10）%或（30±2）℃、相对湿度（65±5）%	（25±2）℃、相对湿度（60±5）%或（30±2）℃、相对湿度（65±5）%
需冷冻贮藏的考察条件要求	无规定	需冷冻贮存的，应在（-20±5）℃进行长期试验，需-20℃以下的应在拟定温度进行长期试验

2.2.1.2 审评角度的思考 国家总局新颁布的技术指导原则，基本与ICH的要求相同，国家总局的思路也是为了国际统一，但是文件中没有设立过渡期，目前国内的很多实验是基于老的技术指导原则设立的，药典收载的稳定性技术指导原则基本上就是我国之前一直遵循的稳定性实验要求，如何在审评中把握尺度很重要，从表3可以看出，更新后的技术指导员整体上较药典收载的指导原则更严格和详尽，也有相当多的企业研发时也是遵循ICH的要求，但还是有部分企业一直沿用原来的指导原则，为了引导企业按新的指导原则去做研究，就应该协调药典收载的指导原则进行实时更新。

2.2.2 国内与国外技术指导原则的统一问题

每个国家的药品监管部门都会根据国内产业的发展以及技术产业的发展趋势，制定一套适应本国产业行情的技术指导要求和原则，所以这些要求是不断发展和更新的，也势必会产生各种差异，但随着药品国际化越来越快，相关技术要求的统一就势在必行，人用药品注册技术要求国际协调会（ICH）就是在这种形势要求下产生的，目前我国只是ICH的观察国，还有很多技术指导原则存在统一协调问题，下面举几个我国药品技术要求和指导原则体系中与欧美国家要求不同几个例子。

2.2.2.1 举例 药品质量标准分析方法验证指导原则：① 其中关于范围的规定，范围系指分析方法能达到一定精密度、准确度和线性要求时的高低限浓度或量的区间：（a）溶出度或释放度单点的为限度的±30%，而ICH[6]（欧美日三者统一）为±20%。（b）杂质测定，中国药典为规定限度的±20%，美国药典38版（USP38）[7]为规定限度的50%~120%，英国药典2015年版（BP2015）[8]为报告限度至限值的120%。② 中国药典2015年版中新增的准确度要求，样品中待测成分含量和回收率限度要求表格；关于精密度，样品中待测定成分含量和精密度RSD可接受范围表格；而这些规定欧美药典及技术指导原则以及ICH中均没有统一的规定，是否能够被接受是值得探讨的。

关于校正因子或响应因子的规定：我国药典规定为校正因子在0.9~1.1则可视为1，而USP和BP均规定响应因子在0.8~1.2即可视为1，换算成校正因子也约为0.8~1.2，这种差异导致我们参考USP和BP同品种标准时，有关物质检查中已知杂质的规定会出现偏差。

关于溶解度的检测默认温度：中国药典规定的方法默认温度为（25±2）℃，而日本药局方16版（JP16）[9]和BP均规定为15~25℃。

关于旋光度的考察温度：我国规定默认是20℃，USP规定默认是25℃，故该项指标不能直接采用，国内外相关参数不具可比性。

关于室温的规定：欧美均为15~25℃，国内为10~30℃。故对于温度有影响的实验数据就要特别注意。

软胶囊的崩解时限：国内规定为1 h，国外与硬胶囊要求相同，均为30 min。很多软胶囊并无溶出度，故崩解时限是唯一的有效性评价指标，按照一致性评价原则要求，该项应统一到国外要求。

2.2.2.2 审评角度的思考 国内外技术要求的差异，会导致一些参考信息没有参考意义，需重新进行验证。我国是仿制药大国，很多数据和文献均来自于国外，故文献的参考性需要核实，国内仿制企业原则上可以按国外要求进行但非强制，但在审评员角度考虑，同品种不同企业的数据可比性就会下降。另某些企业面临国内外同时注册的问题，由于指导原则的不同，为了适应当地法律，不得不重新建立方法或实验条件，造成无谓的时间和资源浪费，同时对于监管者也存在因为原则和标准的不同，如何评价一致性的问题。

3 关于我国药品技术指导原则体系建设的思考与探讨

针对以上问题，笔者认为有必要对我国目前的技术指导原则体系进行一些改革和尝试，下面是个人对此的一些思考：① 国家层面应对药品相关技术指导原则进行统一化整理，并建立指导原则管理体系文件，类似 FDA 的 GGP，建立一套指导原则形成和实施的规范性文件，包括前期的调研研究、专家组成立、撰写要求、征求意见、公告、实施情况的反馈及后期修订程序，做到公开透明。② 建立指导原则目录，可参照欧美按药品类别、药品的生命周期分阶段或不同领域等，同时将失效的及时替换，便于查找方便使用，并能及时更新。③ 指导原则在增修订时应撰写编写说明，主要是对增修订内容的依据和考虑，为便于使用者理解和后期的实施打下基础。④ 国内相同领域的指导原则应尽量保持一致，建立指导原则制修订部门的统一协调机制，统一制修订程序，统一发布和实施路线。⑤ 权威部门应及时出版相关技术指导原则的汇编，并在网上汇总发布，保障技术指导原则准确及时顺利实施。⑥ 应加强与国内外权威机构和产业从业者的技术交流和沟通，了解国内外发展趋势，结合我国国情尽量统一相关技术要求，促进药品产业健康发展，为我国药品生产企业走向国际铺平道路。

以上观点仅代表个人看法，另所引用文件及文献数据仅供参考，若与最新文件或文献精神相悖之处，请以最新文件或文献要求为准。

参 考 文 献

[1] 国家食品药品监督管理局. 药品注册管理办法（局令第 28 号）［S］. 2007.
[2] 国家药典委员会. 中华人民共和国药典［S］. 2015 年版四部. 北京：中国医药科技出版社，2015.
[3] 国务院. 关于改革药品医疗器械审评审批制度的意见（国发〔2015〕44 号）［S］. 2015.
[4] 国家食品药品监督管理总局. 关于药品注册审评审批若干政策的公告（2015 年第 230 号）［S］. 2015.
[5] 国家食品药品监督管理总局. 关于发布普通口服固体制剂溶出度试验技术指导原则和化学药物（原料药和制剂）稳定性研究技术指导原则的通告（2015 年第 3 号）［S］. 2015.
[6] ICH, Q2（R1）. Validation of analytical procedure［S］. 2005.
[7] 美国药典委员会. 美国药典 38（USP38）［S］. 2015.
[8] 英国药典委员. 英国药典 2015 年版［S］. 2015.
[9] 日本厚生劳动省. 日本药局方第 16 版［S］. 2011.

改良型新药非临床研究的一般考虑及需要关注的问题

戴学栋，孙 涛，黄芳华，王庆利

（国家食品药品监督管理局药品审评中心，北京 100038）

摘 要 结合审评实践和国外相关技术指南，从非临床研究方面初步探讨了改良型新药研发的一般考虑，以及不同类别的改良型药物需要关注的问题。

2016 年 3 月 4 日，国家食品药品监督管理总局（CFDA）发布化学药品注册分类改革工作方案的公告（2016 年第 51 号），对化学药品注册分类类别进行调整。新注册分类分为 5 个类别。其中，2 类为境内外均未上市的改良型新药，是指在已知活性成分的基础上，对其结构、剂型、处方工艺、给药途径、适应证等进行优化，且具有明显临床优势的药品。设立改良型新药，政策上是为了鼓励创新，通过对已上市产品的优化，满足临床用药需求，促进医药产业健康发展。同时，为避免大量低水平重复申报，改良型新药重点强调相对于被改良的药品具有明显的临床优势[1-3]。

随着改革政策的不断推进，改良型新药研发数量不断增加，申报数量也在不断增加。对于此类药物，目前尚无明确的技术指导原则和规范可循，研发和评价中均存在一定的难度。本文结合审评实践以及国内外改良型新药的研发案例，初步探讨此类药物非临床研究方面的考虑要素，为研发和审评提供参考。

1 改良型新药非临床研究的一般考虑

新药的开发是一个非临床和临床有效性、安全性研究评价逐步推进的过程。非临床研究的目的是为了确定生物活性剂量，在动物上尽可能地暴露和评价受试物的毒性，为临床试验选择起始剂量提供依据，为临床风险监控提供参考，为临床拟定给药途径的可行性和安全性提供支持，提供临床试验难以获得或无法暴露的信息，如组织分布、遗传毒性、生殖毒性以及致癌性等；最大程度地降低临床试验和上市后患者的用药风险，帮助医生和患者进行利弊权衡。随着临床试验期限的不断延长、规模的不断扩大或者入组人群的不断增加，需要提供相应的非临床数据以支持拟进行的临床试验。临床或非临床试验中若发现一些严重不良反应，可能需要追加非临床和（或）临床试验[4]。

按照新药的要求，改良型新药原则上应进行完整的非临床研究。但改良型新药毕竟不是完全创新药，在已有符合当前评价要求的被改良产品的完整研究资料的情况下，可进行适当的"桥接"研究。建议研究人员系统回顾已有的非临床/临床信息，并评价已有信息是否可以支持改良型新药的批准。考虑的主要因素包括但不仅限于：拟定适应证、用药人群、给药途径、给药期限、给药剂量，被改良产品的安全范围、毒性性质以及临床不良反应的监测能力等。根据回顾分析结果，结合立题依据确定需要进一步补充的非临床试验，试验中应注重与被改良产品的比较。提供支持临床试验或上市的非临床数据的时间，推荐参考 ICH M3（R2）和 ICH S9，并向药品审评部门咨询。

2 拆分或合成的单个新对映异构体需要关注的问题

对映异构体一般具有相同的理化性质，采用常规分析检测手段很难进行区分，但生物机体一般能够区分对映异构体。对映异构体在生物机体内往往会有不同的药代、药效和毒理学特征。由消旋体开发单一异构体，一般是为了去除无效或毒性较大的对映异构体，提高有效性和安全性。对于来源于已批准消旋体的单个新对映异构体的申请，非临床方面应以比较研究为主，以药动学研究为主线，对选定的对映异构体和消旋体的药动学（PK/ADME）特点进行

比较，根据药动学比较研究结果，围绕立题依据，确定、设计后续相关的研究内容。药动学方面，应建立适用于体内生物样品对映异构体的分析检测方法，关注选定的对映异构体是否在体内会向另一对映异构体进行转化及转化的速度和程度，必要时需对另一对映异构体进行研究，以说明对映体间的相互作用。有效性研究建议在有代表性的动物模型上比较左旋体、右旋体和消旋体的药效学特点。毒理学方面，应提供系统的毒理学数据，若已有符合当前审评标准的完整的消旋体研究资料，可进行适当的"桥接"研究，至少包括：在最适宜动物种属中进行的单次给药毒性试验和重复给药毒性试验（最长不超过 3 个月）；1 项在合适动物种属中进行的围产期发育毒性试验（从妊娠时开始给药），并以消旋体作为对照[5]。将以上结果与相应的消旋体研究数据进行比较分析，若出现了非预期结果，还应进一步研究。若采用"桥接"研究资料申报，应说明使用消旋体数据的合理性。在此，以美国 FDA 批准的此类药物为例，供申请人和研发者参考。右旋兰索拉唑（dexlansoprazole）是兰索拉唑的（R）-型异构体，2009 年经美国FDA 批准上市。药效学方面提供了与消旋体和左旋体比较的体外和体内研究资料，证明了右旋体的有效性优势。非临床药动学方面提供了右旋兰索拉唑的 PK/ADME 研究资料。毒理学方面提供了一项大鼠 4 周给药毒性试验作为"桥接"试验，试验中将右旋体（3 个剂量）与左旋体（3个剂量）、消旋体（1 个高剂量）的毒性特征进行了比较，伴随毒代动力学试验中同时评价了右旋兰索拉唑是否会向其左旋体进行转化。另外，还提供了右旋体的 2 项 13 周（大鼠和犬）重复给药毒性试验，1 项兔胚胎-胎仔发育毒性试验，以及标准组合的遗传毒性试验[6]。

3 改盐品种需要关注的问题

新注册分类 2.1 中包括"改变已知盐类活性成分的酸根、碱基或金属元素，或者形成其他非共价键衍生物（如络合物、螯合物或包合物），且具有明显临床优势的原料药及其制剂"，这与《药品注册管理办法》（2007）中化学药品注册分类 4 "改变已上市销售盐类药物的酸根、碱基（或者金属元素），但不改变其药理作用的原料药及其制剂"不同。前者强调有明显的临床优势，后者强调不改变其药理作用，两者的研发过程中的关注重点不同，因此也就明显不同。

不改变药理作用，更多的是强调一致性和等效性。药学方面应与被改良产品进行对比，应提供 pK_α，pK_β，吸湿性、稳定性研究以及有关物质的对比资料。若化合物理化性质未发生明显改变，非临床方面应重点关注药学差异可能带来的安全性问题，如新的杂质、降解产物以及新辅料等，应对新杂质或新辅料进行非临床安全性评价，并建立

中国新药注册与审评技术双年鉴（2016—2017）

安全限度。例如琥珀酸去甲文拉法辛缓释片，最早由美国 Wyeth 公司研制，2008 年 2 月由 FDA 批准上市，商品名 Pristiq，用于治疗抑郁症。随后 FDA 又批准了 Osmotia 公司的去甲文拉法辛缓释片（商品名：Khedezla，2013 年上市）以及 TEVA 公司以及 Sun Pharm Global 公司的富马酸去甲文拉法辛缓释片（分别于 2013 年和 2014 年上市）。以上改盐品种均是按照 505（b）（2）申请，药学方面均未发现新的杂质、降解产物，未采用新的辅料，因此非临床方面引用了 PRISTIQ 的资料，未提供任何新的药理毒理资料。临床方面提供了 2~3 项空腹或者进食状态下的人体生物等效性试验资料，以"桥接"Pristiq 临床资料。在很多情况下，理化性质的改变常常会导致药品的有效性和安全性改变。比如：溶解度的改变可能会影响药物的吸收和体内过程，进而影响药物的作用强度和持续时间，例如：红霉素改为乳酸盐，链霉素和新霉素改为大分子盐（聚丙烯酸盐、磺化和磷酸化多聚糖盐）后溶解度减小，药效持续作用时间延长。因此对于此类药物，一般需要提供与上市销售药物比较的药效学、药动学、安全药理学、重复给药毒性试验资料，以反映改变前后的差异，必要时还可能需要提供其他药理毒理资料。

新注册分类中的 2.1 强调有明显临床优势，非临床方面应根据立题依据（增效、减毒），提供相应的药效学或毒理学试验。除此之外，推荐进行充分的药动学以及吸收、分布、代谢和排泄（PK/ADME）的对比研究，以评价已有的全身毒性信息是否充分。若已有的毒性信息不足以支持改盐后产品暴露情况，或者全身暴露模式发生了显著性改变，应考虑提供对比的重复给药毒性试验以及其他针对安全性担忧进行的特殊毒理学试验。

4 改变给药途径和改变制剂处方需要关注的问题[8]

改变给药途径可能会导致制剂处方、PK/ADME 以及给药途径相关的毒性改变，进而导致药品的有效性和安全性改变。FDA 发布的《改变制剂处方和变更给药途径的非临床安全性评价技术指导原则》中，对于所有改变给药途径或者改变制剂处方的药物均推荐进行临床拟用给药途径的单次给药毒性试验和/或重复给药毒性试验，并进行完全的组织病理学检查。重复给药毒性试验的给药周期应符合 ICH M3（R2）和 ICH S9 的要求，对于仅改变制剂处方未改变给药途径的药物，提供的重复给药毒性试验的给药周期可稍短于 ICH M3（R2）中规定的周期。若新给药途径中药物活性成分的暴露量低于或相当于原给药途径，可仅对给药局部的组织进行组织病理学检查。若制剂处方中辅料成分信息较少或者有特殊的安全性担忧，在所进行毒性试验中应考虑设溶媒或者未处理组作为对照组。推荐对新处方/新给药途径和已批准药品进行全面的 PK/ADME 对比，通过对比

研究评价已有的全身毒性信息是否充分。若已有的全身毒性信息不足以支持新制剂处方/新给药途径的暴露情况，或者全身暴露模式发生了显著性改变，应提供附加的毒性试验，如安全药理学试验、生殖毒性试验等，长期使用的药物可能还需要考虑进行致癌性试验。若已有的全身毒性信息已足以支持新制剂处方/新给药途径的暴露情况，肠道外给药途径的药物还应考虑提供特殊安全性试验资料，具体可参考 CFDA 发布的《药物刺激性、过敏性和溶血性研究技术指导原则》（2014 年 5 月）。

在此以盐酸伊立替康为例以供参考，伊立替康是从天然植物喜树中分离得到的喜树碱的半合成衍生物，通过与 DNA 拓扑异构酶 I 结合而发挥抗肿瘤活性。盐酸伊立替康首先由日本第一制药和 Yakult Honsha 研制开发，剂型为注射剂，1996 年在美国上市（商品名 Camptosar），作为单药或与 5-氟尿嘧啶和亚叶酸联用于晚期大肠癌患者的治疗。伊立替康化合物结构中的活性基团饱和内酯环具有 pH 值依赖性，在生理条件下会水解转变为无活性羧酸盐形式，从而降低药物的疗效。另外，毒副作用较大，主要表现为中性粒细胞减少和迟发性腹泻，因而限制了临床使用。为解决上述问题，Merrimack 公司通过改变制剂处方将开发了盐酸伊立替康脂质体注射液（商品名 Onivyde），在美国按照 505（b）（2）途径申报，于 2015 年经 FDA 批准上市，用于治疗吉西他滨化疗不佳的转移性胰腺癌。其公开资料显示，药效学方面在一系列异体移植瘤动物模型中评价了其药效活性，相对其普通制剂脂质体制剂的抗肿瘤活性明显提高；药动学方面，采用放射性同位素标记技术，与普通制剂进行了全面的 PK/ADME 对比研究，包括体液浓度、组织分布、物质平衡以及排泄等对比研究；毒理学方面，在清醒动物中开展了对心血管系统影响的安全药理学研究，在大鼠和犬中各进行了 2 项重复给药毒性试验以及伴随毒代动力学试验（每周给药 1 次，连续给药 4 周；或每 3 周给药 1 次，连续给药 6 个周期；均设普通制剂作为对照），遗传毒性和生殖毒性信息提供的为普通制剂 Camptosar 的公开文献资料。

对于以下特殊的给药途径的新制剂处方，无论是否改变给药途径，还均应关注以下问题。

经皮给药（包含贴片）：① 应参考 ICH S10 指导原则要求评价药物潜在的光毒性。② 应至少提供 1 项在合适非啮齿类动物种属（推荐小型猪）中进行的重复给药毒性试验。③ 局部皮肤用药进入皮肤的药物量可能高于全身系统给药达到皮肤的药物量的几个数量级。因此对于长期皮肤给药的药物，即使已有系统给药致癌性试验资料，仍需考虑进行经皮给药的致癌性试验。若在非啮齿类动物的长期给药毒性试验中未见癌前病变并且无其他担忧（遗传毒性以及系统给药的致癌性试验均为阴性），可与药品审评部门沟

通，申请减免。

眼部给药：若活性成分从未在眼部给药途径中使用过，应进行2种种属的重复给药毒性试验；若活性成分有眼部给药经验，可进行1种种属的重复给药毒性试验。试验中应注重眼毒性的评价，包括裂隙灯生物显微镜检查（采用荧光素染色）、眼底检查、眼压测量、视网膜电图扫描以及眼组织的病理组织学检查，建议伴随毒代动力学分析，评估系统暴露量以及眼组织分布量。

耳部给药：① 应考虑测定药物穿过完整鼓膜的能力，并且应在动物模型中评估药物在中耳和内耳的暴露情况（在该屏障完整或不完整的条件下）。② 若药物在临床使用中拟达到中耳或者内耳，在鼓室内给药的单次和/或重复给药毒性试验中应进行脑干听觉反应评价和相关耳部组织显微检查（包括耳蜗毛细胞图）。

吸入给药：① 若活性成分从未用于吸入给药，应提供吸入毒性试验。对于拟长期吸入的药物，吸入毒性试验包括采用2种动物种属（至少包括1种非啮齿类动物）进行的短期（2~4周）毒性试验，继而采用1种最佳动物种属进行的长期毒性试验（最长达6个月），试验中应考虑设置假吸入对照组、溶媒对照组以及完整处方组。② 对于需要长期吸入给药的药物，若在长期吸入给药毒性试验中未见明显的增生或癌前病变，并且经口给药有充分的气道暴露，经口给药的致癌性试验也可满足审评要求。

鼻内给药：① 用于鼻内给药的非临床试验与支持吸入给药的相似，对于长期鼻内给药的药物，包括采用2种动物种属（至少包括1种非啮齿类动物）进行的短期（2~4周）毒性试验，继而采用1种最佳动物种属进行的长期毒性试验（最长达6个月），应至少包括溶媒对照组和完全处方组，一般采用可使药物最大程度直接暴露于鼻腔组织的给药方式（如鼻内滴注），若能证明有充分的局部暴露，吸入给药毒性试验也足以评价鼻内给药的安全性。② 若药物的粒径大小（≤5 μm）可导致肺沉积，推荐进行吸入毒性试验。

阴道/膀胱给药：若原有的生殖和发育毒性试验的暴露量不足以涵盖阴道/膀胱给药途径的药物暴露量，且未见明显的生殖发育毒性风险时，应在1种动物种属中采用阴道给药评估药物的生殖和发育毒性。

口腔内给药（包括颊、舌或牙周给药）：是指在口腔内释放的药物制剂。当对不同给药途径或者制剂处方的系统暴露量以及全身毒性进行比较时，应考虑意外吞服的可能性，原有的用于支持口服剂型的经口给药毒性试验或许能满足要求。若无经口给药途径的试验资料，或者原有的毒性试验获得的暴露量低于经口给药的暴露量，应进行经口给药毒性试验，并应对胃肠道组织进行肉眼和组织病理学检查。

海绵体内或尿道内给药：若尚无雄性生育力毒性试验资料，应提供在最佳动物种属中进行的雄性生育力毒性试验资料。

缓释注射剂或植入剂：① 若新制剂处方中的非活性成分已有相应给药途径的用药经验，活性成分未经行过试验评价，应在最佳动物种属中进行新制剂的毒性试验，动物给药后的监测时间应足以评价延迟释放的整个持续时间。② 应明确与该制剂处方相关的所有材料（如植入剂的固体材料）的去向。

鞘内注射或硬膜外注射：① 若活性成分尚未批准用于鞘内注射和硬膜外注射，应采用2种动物（至少1种为非啮齿类）对临床拟用制剂进行毒性试验；若仅拟用于硬模外注射，需提供鞘内注射和硬膜外注射2种给药途径的毒性试验，以获得临床穿刺意外，导致药物进入鞘内的风险；若仅拟用于鞘内注射，则不必进行硬模外给药途径的非临床试验。② 若新制剂处方中活性成分浓度高于已批准鞘内注射或硬模外注射的制剂的浓度，应采用2个种属的动物进行适当期限的毒性试验，若1个种属被确定为最敏感的动物种属，也可提供1个种属的毒性试验资料，但应当提供种属选择的合理性论证资料。③ 鼓励所有试验中均进行神经毒性评价，包括中枢神经系统的大体和组织病理学分析。④ 药动学评价除评估全身药物水平外，还应包括脑脊液分析。⑤ 非临床试验中应当考虑药物浓度、给药体积以及输注速度，尽可能的模拟临床用药方案。

5 含有已知活性成分的新复方制剂需要关注的问题

新注册分类中2.3"含有已知活性成分的新复方制剂，且具有明显临床优势"不包括"含有未知活性成分的新复方制剂"，两者已有信息不同，非临床研究关注重点也不同，后者应按照新注册分类1申报，在此仅对"含有已知活性成分的新复方制剂"的关注重点进行探讨。

对于"含有已知活性成分的新复方制剂"，需要对复方制剂中每种活性成分的选择依据进行分析和论证，应考虑作用机制、药动学、安全性因素以及目标适应证的治疗原则等方面内容。固定剂量的复方只有在基于有效的治疗原则的情况下才有可能被药品管理当局接受。复方制剂合理的立题依据一般包括以下几个方面[8]：① 组成复方制剂的活性物质在治疗中具有附加或协同作用，联合使用能够达到与单药较大剂量单独使用时近似的疗效水平，有更好的安全性，或者超过单药所能达到的疗效，安全性在可接受范围内。② 复方制剂中的一种组分能够抵消另一种组分的不良反应（严重不良反应，且经常发生）。③ 提高患者依从性。在一些特殊的治疗领域，如抗HIV或结核治疗，需要多种药物联合治疗，一次或者少数几次漏服都可能会导致疗效的大幅下降，这种情况下改善患者依从性尤为重要。

另外，复方制剂也存在明显的不足，在满足一般患者需求的同时，必然带来治疗方案和剂量的灵活性的不足，很难适应每个个体的需求。复方制剂还会导致不同成分的不良反应的加和。一般认为下列情况下不适合开发为复方制剂：① 各组分的作用持续时间存在显著差异（但预期这些组分依次发挥作用是可以接受的）。② 某种活性成分的加入是用来产生不适反应以避免滥用。③ 某种活性成分安全限度较窄。

对于"含有已知活性成分的新复方制剂"，各组分一般均已有各自的充分的临床和非临床数据，各组分的临床和非临床安全性数据应足以支持复方制剂临床用药的安全性（包括给药剂量、给药方案、持续时间和用药人群等），否则应进行附加的非临床研究。除此之外，还需要对影响安全性的以下因素进行评估，以确定是否需要进行联合给药的非临床研究：① 联合用药的临床经验。联合用药经验的多少是支持该复方制剂进入临床试验或上市的关键影响因素，对于有充足联合用药经验（Ⅲ期临床试验或上市后临床联合用药实践）的复方制剂，即使其中某个单药的剂量/暴露量高于已批准的给药剂量，若无明显的毒性担忧，一般不再需要联合给药的动物毒性试验来支持进行临床试验或上市。对于无充足联合用药经验的复方制剂，一般需要进行非临床联合用药毒性试验[4]。② 毒理学担忧的水平。毒理学担忧的水平主要取决于各活性成分的预期临床暴露量、安全范围以及临床对潜在不良反应的监测能力。③ 药物-药物潜在相互作用，包括药效学、药动学和毒理学等方面的药物-药物相互作用[9]。药效学方面，应基于复方制剂中各组分的药理作用机制，分析各组分是否具有相似的药理活性，是否对同一靶点产生相似的生理活性；药物在吸收、分布、代谢和排泄（ADME）各个环节均有可能发生相互作用。因此，药动学方面，应对复方制剂中各组分的 ADME 特征以及体外药代试验结果（如 CYP450 代谢酶表型，对代谢酶的抑制和诱导作用，对重要转运体的影响，体外血浆蛋白结合率等）综合分析，预测可能的药物-药物相互作用；毒理学方面，应对复方制剂中每一组分的已有非临床（包括一般毒理学、安全药理学、生殖毒性、致癌性等）和临床安全性资料进行分析，评估是否有相同或相似的靶器官毒性或不良反应，联合应用是否会导致毒性的叠加而导致明显的毒理学担忧。

出现以下情况，建议在开展临床试验之前进行联合给药的非临床毒性试验[9]：① 在大于或接近预期临床暴露量时，可导致严重的或不可监测的毒性。② 制剂中组分具有相似的靶器官毒性或药理学活性。③ 由其他原因（如药物相互作用）而导致的严重临床问题。随着临床试验期限的不断延长、规模的不断扩大或者入组人群的不断增加，是否需要进一步追加联合给药的非临床研究，主要取决于早期临床试验或者先前人体联合用药经验中获得的信息，若

发现一些严重不良反应或有特殊的安全性担忧，可能需要追加联合给药的非临床毒性试验。

如果复方制剂中的每一组分均按照目前的审评标准进行了完整的毒理学试验，一般不建议采用联合给药的遗传毒性、安全药理学、致癌性试验来支持临床试验或上市申请[4]。联合给药的非临床毒性试验主要采用一般毒理学试验进行评估。联合给药毒性试验的期限应与临床试验一致，最长不超过 90 d。90 d 的联合给药毒性试验可支持上市。较短期限的联合用药毒性试验能否支持上市主要取决于临床用药期限，联合给药的毒理学试验的给药期限应足以阐明所担忧的安全性问题。试验应至少包括复方制剂的多个剂量水平以及各个单药的高剂量的评估，鼓励各个单药设置多个剂量（与复方制剂中一致）以评价附加和协同作用，且单药的高剂量不应出现不可接受的毒性反应。在下述任何一种情况下，联合给药的毒性试验可仅在一种动物种属中进行：① 药物在某种种属中的毒性反应与人体中不良反应高度一致，或在不同种属之间毒性相似。② 根据其他因素如 PK/ADME 或药理活性表现，认为某种动物模型与人体风险相关性更好。若仅在一种动物种属中进行联合给药的毒性试验，应提供种属选择依据。在有些情况下，即使在满足上述 2 种条件，药品审评部门也有可能会要求提供第 2 种动物种属的毒理学试验。例如，在第 1 种动物的毒性试验中发现新的安全性问题时，可能会要求采用第 2 种动物种属进行试验，对发现的安全性问题进一步研究[9]。

若用药人群中包含了有生育可能的妇女，基于以下因素，一般不需要进行联合给药的胚胎-胎仔发育毒性试验：① 若单一成分的胚胎-胎仔发育毒性试验结果已显示具有胚胎-胎儿风险（在临床暴露的 10 倍范围内可见生殖毒性损害，或者可见药理作用直接相关的生殖毒性损害）。在这种情况下已确认药物对人类生殖存在潜在的风险，即使联合给药后发现损伤加重，供给患者和医生作为评估获益/风险的参考信息都不会改变，都需要采取相应措施以尽可能减少相应风险，因此无须进行联合给药的胚胎-胎仔发育毒性试验。② 非临床胚胎-胎仔发育毒性试验结果显示每一组分均无潜在的人体生殖毒性风险，一般也不推荐进行联合给药的生殖毒性试验。但在一些特殊情况下，基于每一单药的性质，联合给药后预期会对人体胚胎-胎儿造成伤害，有一定的安全性担忧，应考虑联合给药的胚胎-胎仔发育毒性试验，并应在上市申请前完成[10]。

在此，以勃林格殷格翰公司开发的复方制剂 Glyxambi（2015 年经 FDA 批准上市）为例，以供参考。Glyxambi 是由利格列汀（linagliptin）和恩格列净（empagliflozin）组成的用于治疗 2 型糖尿病的固定剂量复方制剂。其中，利格列汀是 DPP-4 抑制剂，恩格列净为 SGLT2 抑制剂，分别于 2011 年和 2014 年作为单药被 FDA 批准用于治疗 2 型糖尿

病。药效学方面，提供了 1 项在 ZDF 糖尿病大鼠模型中进行的联合给药的体内药效学试验，证实了 2 种不同作用机制的降糖药物联合给药后可明显提高对血糖的控制作用。药动学方面，采用人肝细胞体外代谢研究评估了每种药物对另一种药物的代谢影响，在联合给药的重复给药伴随毒代试验中评估了 2 种药物的药代相互作用。毒理学方面，由于 2 种单药的靶器官均为肾脏，基于对肾脏以及肾脏发育毒性的担忧，提供了 2 项（2 周和 13 周）联合给药的大鼠重复给药毒性试验以及 1 项大鼠胚胎-胎仔发育毒性试验，并以单药作为对照，证实二者联合给药后未见明显的药物-药物相互作用，解决了相应的毒理学担忧，为制定临床风险控制措施提供了依据。

6 含有已知活性成分的新适应证制剂需要关注的问题

新注册分类 2.4 "含有已知活性成分的新适应证制剂"中已知活性成分是指境内境外已上市药品的活性成分，新适应证是指国内外均未批准的适应证。对于增加国外已批准、国内尚未批准的新适应证的申请，应按照补充申请申报，不属于新注册分类 2.4 范畴。

已上市产品增加新的适应证，立题依据一般基于：① 已有的临床信息，包括药品标签外使用的信息以及公开发表的临床试验文献资料等。② 对药物的药理作用机制以及拟增加适应证的病理生理学机制的科学分析和论证。③ 非临床药效学研究资料等。申请临床试验时，应尽可能提供以上非临床/临床资料，以支持立题合理性，提示临床有效性。安全性方面，应对已有的非临床/临床安全性信息进行回顾分析，判断是否支持新的适应证（用法用量、用药周期、给药途径、给药人群等）。若用法用量明显增加，应评价原有全身毒性信息是否支持新的用量。若不支持，可能需要追加相应的非临床安全性资料，着重关注预期临床暴露量下是否有严重的或不可接受毒性反应。若给药周期明显延长，应提供支持相应周期的非临床安全性试验资料（可能会包括致癌性试验资料）。若给药途径发生改变，应按照上述 "改变给药途径制剂" 要求进行考虑。当用药人群发生明显改变，应考虑人群生理功能不同所带来的安全性问题。如增加儿童用药人群，应考虑提供支持相应年龄阶段儿童用药的幼龄动物发育毒性试验资料。由晚期肿瘤患者增加其他非肿瘤适应证患者时，应考虑不同患者可接收风险的差异，尤其是对遗传毒性、生殖毒性、致癌性以及其他严重毒性的接受程度，必要时可能需要提供相应的非临床研究资料。

7 小结

改良型新药重点强调 "临床优势"，立题依据应解决被改良药品的关键性临床问题，最终申请上市时应证明相较

于被改良产品具有明显的临床优势。非临床研究中可 "桥接" 已有的非临床研究资料，根据改良药物的拟定适应证、用药人群、给药途径、给药期限、给药剂量等，结合立题依据，按照 "Case-by-Case" 以及 "基于风险" 的评价原则确定需要补充提供的非临床试验资料，并按照 ICH M3（R2）和 ICH S9 等指导原则的要求逐步开展，为临床试验拟定方案的可行性和安全性提供支持。

参 考 文 献

[1] CFDA. 关于发布化学药品注册分类改革工作方案的公告（2016 年第 51 号）[EB/OL].[2017 – 07 – 24]. http://www.sfda.gov.cn/WS01/CL0087/146603.html.

[2] CFDA. 关于化学药品注册分类改革工作方案解读 [EB/OL].[2017 – 07 – 24]. http://www.sfda.gov.cn/WS01/CL1790/147302.html.

[3] CFDA.《化学药品注册分类改革工作方案》政策解读（二）[EB/OL].[2017 – 07 – 24]. http://www.sfda.gov.cn/WS01/CL1790/167408.html.

[4] ICH. M3（R2）: Nonclinical Safety Studies for the Conduct of Human Clinical Trials and Marketing Authorization for Pharmaceuticals [EB/OL].[2017 – 07 – 24]. http://www.ich.org/products/open-consultation/qasdocuments/article/m3r2.html.

[5] EMA. Note for guidance: Investigational of chiral active substances [EB/OL].[2017 – 07 – 24]. http://www.ema.europa.eu/docs/en_GB/document_library/Scientific_guideline/2009/10/WC500004287.pdf.

[6] FDA. Dexlansoprazole. Pharmacology review [EB/OL].[2017 – 07 – 24]. https://www.accessdata.fda.gov/drugsatfda_docs/nda/2009/022287s000_PharmR.pdf.

[7] FDA. Guidance for Industry and Review Staff: Nonclinical Safety Evaluation of Reformulated Drug Products and Products Intended for Administration by an Alternate Route [EB/OL].[2017 – 07 – 24]. https://www.fda.gov/downloads/Drugs/GuidanceCompliance RegulatoryInformation/Guidances/UCM079245.pdf.

[8] EMA. Guideline on clinical development of fixed combination medicinal products-Revision 2 [EB/OL].[2017 – 07 – 24]. http://www.ema.europa.eu/docs/en_GB/document_library/Scientific_guideline/2017/03/WC500224836.pdf.

[9] FDA. Guidance for industry: nonclinical safety evaluation of drug or biologic combinations [EB/OL].[2017 – 07 – 24]. https://www.fda.gov/ucm/groups/fdagov-public/@fdagov-drugs-gen/documents/document/ucm079243.pdf.

[10] ICH. M3（R2）Q&As R2 Questions & Answers: Guidance on Non-Clinical Safety Studies for the Conduct of Human Clinical Trials and Marketing Authorization for Pharmaceuticals [EB/OL].[2017 – 07 – 24]. http://www.ich.org/fileadmin/Public_Web_Site/ICH_Products/Guidelines/Multidisciplinary/M3_R2/Q_As/M3_R2_Q_A_R2_Step4.pdf.

化学仿制药新申报资料要求简介

黄晓龙

（国家食品药品监督管理总局药品审评中心，北京 100038）

摘 要 本文对国家食品药品监督管理总局新发布的"化学药品新注册分类申报资料要求（试行）"进行了简要介绍与讨论。重点介绍了仿制药新的申报资料要求的起草背景与自评估报告，以及生产、起始原料、杂质谱、质量控制与稳定性等部分的主要变化点、在化学仿制药的研发与申报资料中如何理解与把握这些新的要求。

根据 2015 年 11 月 4 日第十二届全国人民代表大会常务委员会第十七次会议审议通过的《关于授权国务院在部分地方开展药品上市许可持有人制度试点和有关问题的决定》，经国务院同意，2016 年 03 月 04 日国家食品药品监督管理总局发布了"关于发布化学药品注册分类改革工作方案的公告（2016 年第 51 号）[1]"，对化学药品注册分类类别进行调整，新注册分类共分为 5 个类别。随后，于 2016 年 5 月 4 日，总局发布了"关于发布化学药品新注册分类申报资料要求（试行）的通告（2016 年第 80 号）[2]"，公布了化学药品新注册分类申报资料要求（试行）。该要求共分为两部分：第一部分是对于注册分类 1、2、3、5.1 类药品的申报资料要求；第二部分是对于注册分类 4、5.2 类药品的申报资料要求。其中第二部分主要是针对国内已有原研药品上市的仿制药提出的申报资料要求。为了使业界能更好地了解仿制药这一新的要求，下面将重点对该申报资料要求起草的背景、主要的变化点、如何理解与把握等进行介绍与探讨。

1 起草背景

早在 2010 年 9 月 25 日，国家食品药品监督管理局就发布了"关于按 CTD 格式撰写化学药品注册申报资料有关事项的通知（国食药监注 [2010] 387 号）[3]"，其后，国内的仿制药注册申请陆续开始按照该通知所附的 CTD 格式报送药学方面的申报资料。根据该通知的要求，为做好 CTD 格式申报资料的技术审评工作，药品审评中心也陆续讨论出台了一系列配套的措施，并于 2011 年 7 月开始对采用 CTD 格式报送申报资料的仿制药单独排序进行技术审评。

与《药品注册管理办法》[4] 附件 2 要求的申报资料相比，CTD 格式申报资料强化了过程控制和终点控制相结合的、全面系统的药品质量控制理念，加强了药品生产工艺的研究和控制要求，CTD 格式资料更加符合药品研发和药品评价的逻辑思路，对于提高我国药品研发的质量起到了一定的促进作用。但是，通过 5 年来的申报与审评实践，也发现 2010 年发布的 CTD 格式申报资料仍存在一些不足，不利于在新的形势下不断完善我国的仿制药研发，提高仿制药的质量。为弥补这些不足，药审中心在起草新的申报资料要求时，重点针对原 CTD 格式申报资料要求中存在的问题进行了汇总分析，增加和细化了相关的要求。同时，为更好地引导我国仿制药的研发，在相关的技术指导原则未更新之前，在申报资料要求中也对如何进行药学研究提出了一些技术方面的指导意见。

2 自评估报告

在新的申报资料的概要部分增加了一项新的资料，即自评估报告。要求申请人在该报告中"从原研药品是否为境内外首个获准上市，且具有完整和充分的安全性、有效性数据作为上市依据、申报的仿制产品处方工艺的合理性与大生产可行性、质量的可控性与稳定性等方面对所申报品种进行综合评价，判断能否支持拟申请的临床试验或上市申请。申请人应建立科学委员会，对品种研发过程及结果、申报资料等进行全面审核，保障数据的科学性、完整性和真实性。申请人应一并提交对研究资料的自查报告。"

之所以在新的申报资料要求中增加企业撰写的自评估报告，主要是通过多年来的技术审评发现：与国际先进要求相比，我国仿制药注册申报资料的质量仍普遍较差，技术审评一次性通过的比例非常低，绝大多数需要补充完善相关的研究。造成这一现象的原因之一是申请人对药品研发不够重视，未充分认识到药品研发是保证上市药品质量的基础与源泉。申请人只有通过全面而深入的系统研发，才可能获得一个高质量的药品与一个稳健的大生产工艺。而要研发得以高质量的进行，首先需要强化申请人的主体责任意识，即申请人是药品研发的主体，也是在整个药

中国新药注册与审评技术双年鉴（2016—2017）

生命周期内保证上市药品质量的主体。其次，要落实这一主体责任意识，就要求申请人在整个研发过程中应具备自我评价、自我完善的能力，并充分发挥其作用。在研发过程中不断进行自我评价与多学科间的综合评价，对照药品研发的目的及时加以完善，避免学科间和研发前后不衔接的问题，真正做到系统科学的研发，自始至终保证研发和申报资料的质量。

一份好的自评估报告应该能解决以下三方面的问题：一是仿制的对象是否是新法规要求的原研药，是否具有充足的安全有效性的依据，即要解决仿制药的立题是否合理的问题。二是质量与疗效是否与原研药一致的问题，即是否能保证批准注册后按照拟定的处方工艺在所申报的生产线上生产的每批仿制药的质量与疗效均能与原研药一致。三是要能充分保证申报资料的科学性、数据的完整性和真实性，而这是保证技术审评结论科学可靠的基础，也是今后监管部门需要着力解决的问题。申请人只有认真解决了以上 3 个方面的问题，研发与申报资料的质量才有保证，切实保障上市仿制药的质量才有可靠的基础。

在新的注册分类及自评估报告的要求中，都反复提到了原研药品应为境内外首个获准上市，且具有完整和充分的安全性、有效性数据作为上市依据的药品。这一要求有效弥补了我国原有法规中仿制药定义与要求中的明显缺陷。因为，按照原法规的定义，只要是已在我国上市且拥有国家标准的药品，均能按照仿制药进行仿制与申报注册。而自新中国成立以来，我国已陆续颁发了上十万个药品批准文号，如按照原有的法规，这些药品均能被合法仿制。但是对照现行的技术标准，早期上市的部分药品并无完整和充分的安全性、有效性数据作为上市依据，如果以这些药品作为仿制的对象，即使仿得质量完全一致，仿制药的安全有效性也无法确认。因此，在此次注册分类的改革中，明确提出仿制药是指仿制原研药品的注册分类。并且总局网站在 2016 年 3 月 16 日发布了对新注册分类的相关解读[5]："如果已上市药品的原研药品无法追溯或者原研药品已经撤市的，建议不再申请仿制；如坚持提出仿制药申请，原则上不能以仿制药的技术要求予以批准，应按照新药的要求开展相关研究。"我们相信随着仿制药质量与疗效一致性评价工作的全面铺开，这一新的要求能够逐渐解决我国部分仿制药的安全有效性无充分依据的问题。

3　生产信息

对照原来的 CTD 格式申报资料，新的生产工艺部分的资料增加了以下内容：① 首先从整体上要求生产信息部分的资料应能充分证明仿制药生产厂在拟定的生产线上采用拟定的生产工艺能稳定地生产出合格的药品。该要求实际上概括出了工艺资料在整个申报资料中的地位与重要作用，

也是技术审评部门和申请人在评判该部分申报资料是否符合要求的重要标准，申请人在自我评价时应对照此点全面评价工艺申报资料是否符合要求。② 要求以目前生产的最大批量为例进行详细的工艺描述，工艺描述的详略程度应能使本专业的技术人员根据申报的生产工艺可以完整地重复生产过程，并制得符合标准的产品。③ 列表提供本品实际生产线的主要生产设备的相关信息，如型号、材质、操作原理、正常的批量范围、生产厂、用于的单元操作步骤等，并说明与现有最大的生产批量的匹配性。如现有最大的生产批量所用主要生产设备与实际生产线的不一致，应提供相应的放大研究的试验和文献依据，以证明在实际生产线上能按照空白的批生产记录上的工艺稳定地生产出合格的药品。④ 如拟定的大生产批量范围超出了目前生产的最大批量，应提供充分的放大研究的依据。⑤ 进一步明确了空白的批生产记录样稿应是针对实际生产线按照申报的工艺进行仿制药生产的操作规程，应与今后正常生产本品的 SOP 保持一致。⑥ 应提供详细的工艺研究资料（包括实验数据及图谱），说明在开发阶段对哪些工艺步骤以何质量指标进行了工艺条件的优选与放大研究。该资料应能充分证明申报的工艺有足够的研究与放大的数据支持，保证现有的申报工艺的规模、物料控制、操作流程及主要设备均已基本与大生产一致，已生产的批数与各批产品的质量均能反映出工艺具备一定的重现性，进而证明该申报工艺的合理性与大生产的可行性。⑦ 提供临床试验批次样品的批生产记录和自检报告的复印件。

这一系列新要求的提出，主要是因为原有的工艺申报资料大都未以实际的生产线为基础提供相关的工艺研究、优化与放大的资料，技术审评时难以判断申请企业在申请注册前所做的研究是否已能够保证其在拟定的生产线上采用拟定的生产工艺稳定地生产出合格的仿制药，而这正是药品注册申请的药学审评的重点之一。如不切实加以改进，仍会导致大量的仿制药在获得生产批文后无法按照申报的处方工艺在所申报的生产线上稳定地生产出合格的药品。针对这些不足，新的申报资料围绕实际的生产线、生产设备与批生产记录提出了以上具体的资料要求。这样要求也比较好地解决了很多对研发不够重视或研发能力不强的申请人所关心的问题：工艺研究与放大究竟应做到多大的批量才能符合注册的要求？实际上，对此问题是无法给出具体的批量作为答案的，因为不同的生产线、不同的药品市场需求，会导致不同的生产批量。所以，只能"以终为始"，即以申请人实际的生产线这一明确的终点为工艺研发的出发点，这样才真正抓住了工艺研发的核心，避免将科学问题表面化。

4　起始原料

在新的申报资料要求中，对制备原料药的起始原料提

中国新药注册与审评技术双年鉴（2016—2017）

出了以下明确要求：① 提供起始原料的选择依据，对终产品质量有明显影响的关键步骤均应纳入本品的生产工艺中。应根据从源头开始全程控制药品质量的要求，选择合适的起始原料，起始原料的选择应符合 ICH Q11[6] 及欧盟的相关技术要求。② 对于外购的起始原料，为避免对原料药的质量引入不可控因素，需要提供起始原料生产商出具的制备工艺，并根据相关技术指导原则、技术要求对杂质进行全面的分析和控制，明确可能对后续反应影响的杂质或可能引入终产品的杂质（如，无机杂质、有机杂质、有机溶剂等），在此基础上采用适当的（必要时经规范验证的）分析方法进行控制，根据各杂质对后续反应及终产品质量的影响制订合理的内控标准，并提供数批外购起始原料的质检报告与相关图谱等。③ 结合原料药的制备工艺要求、起始原料生产商提供的制备工艺和控制标准制定起始原料药的内控标准，说明内控标准（尤其是杂质限度与含量）的制定依据。④ 对外购的关键起始原料应制定供应商审计计划，并提供审计报告。

明确提出以上要求的主要原因是：部分原料药生产企业没有充分认识到外购起始原料的生产过程控制体系与质量在保证原料药的质量中所起的重要作用，所选择的起始原料不合理，在 GMP 条件下的生产步骤过少，难以保证从源头开始全程控制药品的质量。

鉴于起始原料的重要性，ICH Q11 指导原则对起始原料提出了以下原则要求：① 在生产工艺的开始阶段附近发生的物料属性或操作条件的改变对原料药质量的潜在影响较小。所以，原料药的反应步骤越多，起始原料的质量改变对原料药质量的影响也越小。② 应在申报资料中充分描述原料药的生产工艺，以便监管部门了解杂质在工艺过程中是如何形成的、工艺如何变更会对杂质的形成、去向和去除产生影响、提议的控制策略为什么适合于原料药的生产工艺。这通常将包括对多个化学转化步骤的描述。③ 原料药的生产工艺通常应该包含对原料药的杂质谱产生影响的生产步骤；即：对原料药的杂质谱产生影响的生产步骤不能放在起始原料中。④ 采用汇聚型原料药生产工艺的每个分支均会有 1 个或多个起始原料。在 ICH Q7 中描述的原料药生产质量管理规范（GMP）条款适用于每个分支，在起始原料第一次使用时就应开始实行 GMP 管理。GMP 条件下进行的生产步骤结合适当的控制策略可为原料药的质量提供保证。⑤ 起始原料应当是具备明确化学特性和结构的物质。未分离的中间体通常不作为起始原料。⑥ 起始原料是指可作为起始原料的重要的结构组成部分的化合物。此处所说的"重要结构组成"可将起始原料与试剂、溶剂及其他原材料区分开来。用来制备盐、酯或其他简单衍生物的常用化学物质应该被视为试剂，而非起始原料。在选择起始原料时应当综合考虑 6 个原则，而不是孤立地看待每一个

原则。

Q11 指导原则还要求申请人从以下几方面对起始原料选择的合理性进行论证：① 分析方法检测起始原料中杂质的能力。② 杂质及其衍生物在后续工艺步骤中的去向和能否得到有效的清除与控制。③ 拟定的每个起始原料的质量标准是否有助于原料药质量控制策略的实施。

为配合 Q11 的执行，欧盟于 2014 年 9 月 16 日发布了关于起始原料的相关考虑[7]，对 Q11 的相关要求进行了详细的解读：① 论证起始原料选择的合理性时应提交详细的生产工艺描述，起始原料合成的流程图，包括所有溶剂、试剂、催化剂和工艺助剂，并先对包括起始原料制备工艺在内的所有工艺步骤的关键性进行分析，然后再选择合适的起始原料。② 申报资料应包括足够的化学反应步骤，以了解杂质的生成、去向和控制。一般不接受短的合成路线。③ 起始原料质量标准应包括已知杂质、未知杂质和总杂质的合理限度，必要时还应包括合成使用的溶剂、试剂和催化剂的限度。④ 对原料药质量有关键影响的步骤不能包含在起始原料的合成中。⑤ 起始原料的合理性取决于其与原料药结构的相似程度及其对原料药质量产生的风险。即起始原料的化学结构不能与原料药结构相似；起始原料的质量不能对原料药的质量产生大的风险。⑥ 在 GMP 条件下进行的合成步骤越少，对原料药质量造成的风险就越高。⑦ 基于欧盟相关法规与程序的要求，即使原料药申请人申明在 GMP 条件下生产起始原料，也不接受将高级中间体作为起始原料进行申报。⑧ 生命周期内缩短合成路线是不太可能被接受的。⑨ 应对起始原料的质控分析方法进行验证。⑩ 强调持证人的法定责任。即原料药生产商应该承担起与原料药质量相关联的一切责任，避免因其他因素的干扰所导致的起始原料选择不当而引入的质量风险。

在该文件中，还要求申请人根据 Q11 的基本原则对起始原料的合理性进行全面论证，并提交以下资料：① 分析方法检测起始原料中杂质的可行性。② 杂质及其在后续工艺中的衍生物的去向和清除情况。③ 所拟的各起始原料的质量标准如何实现整体的质量控制策略。④ 起始原料的质量标准应包括已知杂质、未知杂质和总杂质的合理限度，必要时还应包括合成使用的溶剂、试剂和催化剂的限度。⑤ 起始原料应是商业可获得的且非定制合成的，即应为非制药市场专用的商业化物料。⑥ 起始原料的杂质谱分析与控制资料。

5 杂质谱

在原料药的结构确证资料部分新增了以下技术要求：① 结合起始原料可能引入的杂质、原料药的制备工艺（中间体、副产物）、结构特点与降解途径等，对可能存在的杂质（包括工艺杂质与降解产物）进行全面的分析和研究，

包括有机杂质，无机杂质，残留溶剂和金属杂质等，分析杂质的来源（合成原料引入的，生产过程中产生的副产物，贮藏、使用过程降解产生的，或者其他途径引入的，如，水、空气、设备等）和类别（有机杂质，无机杂质，残留溶剂和金属杂质等），明确杂质的类别（一般毒性杂质或者是特殊毒性杂质等），说明杂质的去向，如何控制。② 应提供对本品的降解途径与降解产物进行系统研究的详细的试验资料和充分的文献资料，明确本品可能的降解途径与降解产物。③ 结合起始原料和本品的制备工艺，详细提供对原料药可能存在的基因毒性杂质所进行的分析、研究和控制的资料，并参考 ICH M7 指导原则[8]的要求，制定合理的控制策略，必要时订入原料药的质量标准中。

在制剂的质量控制部分也新增了杂质谱的相关要求：提供详细的降解途径与降解产物研究资料与图谱。应在对原料药的降解途径与降解产物有充分了解的基础上，进行系统的降解途径与降解产物研究，明确说明本品的降解途径与降解产物。

在新的申报资料中对杂质谱提出如此明确的要求，主要是因为企业在研发中对杂质谱的分析不够重视，而杂质谱的分析又是杂质分析与控制的基础，杂质谱分析不全面，所选择的杂质分析方法就可能没有针对性，在质量研究与上市后的产品检验中很可能造成杂质的漏检。降解产物作为药品杂质的一个主要来源，是药品质量分析与控制的重要内容，但该项研究在现行的申报资料中却存在较多的问题。其中最主要的问题是对强制降解试验的目的认识不到位，导致该试验未能达到其真正的目的。在 ICHQ1A（R2）[9]指导原则中明确指出"原料药的强制降解试验有助于确定可能的降解产物，而这些降解产物又可帮助了解降解途径和分子内在的稳定性，并论证使用的分析方法是否能反映产品的稳定性。"由此可见，强制降解试验的目的是了解原料药的降解途径和分子内在的稳定性。只有了解了所申报原料药的降解的途径、条件、程度和降解的产物，并以相应的降解产物作为杂质对照品进行分析方法的规范验证，才能充分证明所采用的杂质分析方法是否能有效地检出相应的降解产物。所以，在设计强制降解试验的方案时，应通过所设计的一系列降解条件恰当的破坏性试验，充分了解该原料药会在何种条件下、以何种降解途径、多大程度上降解为何种降解产物，进而为杂质分析方法的选择与验证、制剂处方与工艺的选择、包装与储存条件的确定等提供充分的依据。至此，强制降解试验才算真正达到目的。

6 质量控制

新的申报资料在质量控制部分增加或强化了以下要求：① 对质量控制部分的资料提出了总体的要求，即应提供充分的试验资料与文献资料，证明仿制药的质量与已上市原研药的质量是一致的，仿制药的货架期标准是合理可行的，且不低于现行的技术指导原则与各国药典的要求。这一总体要求同样也是申请人自我评价质控部分的申报资料是否符合要求的判断标准。② 要求将仿制药的标准与其他药典标准（如，CP，BP，USP 等）进行比较。③ 提供质量标准中各项目的具体检测方法、筛选优化的过程及相关的数据图谱。列表与其他现行版药典收载的主要项目的方法进行比较。如所用方法与药典不同，应提供详细的不同分析方法比较研究的数据与图谱等，以充分证明所用方法的合理性与可行性。④ 在分析方法的验证资料中要求提供各验证项目的可接受标准。⑤ 有关物质分析方法的验证应采用拟控制的杂质的对照品与供试品进行验证，以充分证明该分析方法确实能有效地检出相应的杂质。⑥ 提供充分的依据（包括是否符合我国与 ICH 颁布的指导原则、各国现行版药典的要求、与原研药质量对比研究的结果等），证明质量标准制定的合理性。说明各项目设定的考虑，总结分析各检查方法选择以及限度确定的依据。⑦ 提供 3 批本品与多批已上市原研药的质量对比研究的资料及结果，以充分证明仿制品的质量与已上市原研发厂产品的质量是一致的。为全面了解原研药质量在效期内的变化趋势，建议尽量采用刚生产的及近效期的原研药各 2 批进行研究。⑧ 提供 3 批本品与多批已上市原研药的杂质谱对比研究的数据。对于仿制的原料药，若不能获得原研厂生产的原料药，可提供与原研制剂的杂质谱比较研究资料作参考。⑨ 对超出鉴定限度的杂质，均应按照国内外相关指导原则的要求作进一步的研究（包括该杂质的结构确证研究、安全性研究等），并结合与原研药杂质谱对比研究的结果及现行版国内外药典收载的同品种对该特定杂质的限度要求，在质量标准的有关物质项下作为特定杂质单独制定合理的限度。详细提供以上研究的资料与图谱等。

以上技术要求的提出主要是为了解决现行仿制药研发与申报资料中存在以下不足：① 未充分认识到本部分资料在整套申报资料中的作用，所报资料不能全面地反映出该仿制药是否符合我国对仿制药申报与审评审批的基本原则："仿制药的质量与已上市原研药的质量是一致的，仿制药的货架期标准是合理可行的，且不低于现行的技术指导原则与各国药典的要求"。② 分析方法存在较多的不足：质控项目和分析方法选择的依据不充分、未与药典收载方法进行对比后择优选用合适的方法、杂质谱分析不全面、未采用拟控制的杂质的对照品进行规范的验证，提供的申报资料不能证明所用分析方法确实能有效地检出所有潜在的杂质。③ 仿制原料药未与原研的原料药或原研的制剂进行杂质谱的对比，特定杂质的限度确定无可靠的依据。④ 未按照国内外相关指导原则的要求对超出鉴定限度的杂质进行深入研究与控制，所做的研究不能证明仿制药在纯度方面与原研药的一致性，也不能证明仿制药的质量是完全可控的。⑤ 研发过程中未及时跟进国内外药典的进展情况，提出的注册标准低于现行版的国内外药典。尤其是中国药典每五年更新一次，且我国 2007 年颁布的《药品注册管理办法》第一百三十六条明确要求"注册标准不得低于中国药典的规定。"所以，仿制药的申请企业应持续关注各国药典的进展，及时进行相应的研究，保证申报注册的药品在批准上市时的注册标准不低于现行版中国药典的相关要求。⑥ 质量对比用样品的代表性不够，尤其是原研药品的批次较少，以此为依据所制定的注册标准的限度依据不够充分。

针对目前我国仿制药在质量研究方面存在的以上不足，新的申报资料要求均提出了明确的要求，申请人只要认真按照国内外相关指导原则进行研发，并按此要求提交相应的申报资料，基本能够保证仿制药的质量不低于原研药。

7 稳定性考察

新的申报资料在稳定性资料部分增加了以下要求：① 由于仿制药的有效期和贮存条件将最终根据长期稳定性研究的结果确定，故要求提交申报资料时至少需包括 3 批中试规模及以上批次样品的 6 个月的加速试验和 12 个月的长期试验数据。② 按照 ICH 指导原则的相关要求明确了中试规模的基本要求，即其生产设备的操作原理与材质、原辅材料的质控要求、处方工艺及流程等均应与商业化生产一致，且批量至少为商业化生产规模的十分之一。这样就能避免申请企业随意降低中试规模样品的批量，稳定性考察用样品不能代表商业化生产样品的稳定性这一长期以来未能妥善解决的问题。③ 如果稳定性考察时使用到一些质量标准中未收载的质控项目或不同的分析方法，则要求企业在研究内容的"分析方法及其验证"项下说明原因，并提供详细的分析方法及其验证资料，以证明该质控项目或分析方法的可行性。④ 明确要求仿制药的稳定性与原研药及药典收载的同品种的要求比较不得更差。增加该要求主要是因为近几年来，在审评中发现部分仿制药因为原料药晶型选择不合理、制剂处方工艺等的研究不到位，导致仿制药的稳定性较原研药差，具体体现在相同的条件下，仿制药更不稳定，需要更严苛的包装或贮存条件。出现这种结果实际上也从另一个侧面反映出仿制药的研发仍存在较大的缺陷，不能保证其质量与原研药的一致性。所以，在新的稳定性申报资料中增加了此项要求。⑤ 为方便各级监管部门的现场核查，保证稳定性数据的完整性与可溯源性，明确要求申请人在稳定性研究资料中"应提供考察用样品的全检报告复印件、加速与长期留样时样品放置的具体地点及恒温柜编号、各时间点质量考察用样品的具体数量等。在稳定性考察数据表中增加了试验开始日期与留样地点。"⑥ 详细提供对长期留样稳定性考察中出现的质量标准中未控

制的超过鉴定限度的杂质所做的进一步研究（包括该杂质的结构确证研究、安全性研究等）的资料与图谱等，并提供该杂质限度确定的充分依据（如与原研厂近效期产品的杂质谱对比研究资料、该杂质的安全性研究资料及现行版国内外药典收载的同品种对该特定杂质的限度要求等）。根据这一新的要求，申请人在对仿制药进行长期留样稳定性考察中，如发现有超过鉴定限度的杂质，而该杂质在已进行的质量研究中并未出现过，则应该按照我国在 2005 年 3 月 18 日发布的"化学药物杂质研究的技术指导原则[10]"中杂质研究决策树的思路，逐步开展更为深入的研究，同时根据仿制药应与原研药的质量一致的原则要求，在注册标准中制定合理的特定杂质的限度。如果与原研药的对比研究显示该特定杂质的含量超出了近效期的原研药的该杂质的含量，则应重新完善仿制药的处方工艺等的研究，将该杂质的含量降至不高于原研药。

8 结语

虽然新的仿制药申报资料要求是在法规对于注册分类已修改的前提下，在原有的 CTD 格式申报资料的基础上，通过总结 5 年来的申报与审评的实际经验加以完善而得，但限于国内整个制药行业的发展水平与认识水平、审评资源、配套的法规与程序等的制约，新的要求仍然难以达到尽善尽美，希望能通过一段时间的试行，不断收集发现的问题，在适当的时机再进行完善。

新的仿制药申报资料要求在一定程度上提高了我国对新上市仿制药的质量要求，但是，我们还要清醒地看到：我国仿制药整体质量的提高还离不开国家各相关部门宏观政策的支持、相关法规的整体调整到位、与注册相关的受理、现场检查、检验等各级药监机构与部门的协调与配合、业界与各利益相关方的理解与大力支持。相信通过各方面有识之士的共同努力，我国一定能尽快从一个仿制药大国发展成为仿制药的强国，以充分满足我国患者对药品的可获得性与可支付性的需求。

参 考 文 献

[1] 国家食品药品监督管理总局. 关于发布化学药品注册分类改革工作方案的公告（2016 年第 51 号）[S]. 2016.

[2] 国家食品药品监督管理总局. 关于发布化学药品新注册分类申报资料要求（试行）的通告（2016 年第 80 号）[S]. 2016.

[3] 国家食品药品监督管理局. 关于按 CTD 格式撰写化学药品注册申报资料有关事项的通知（国食药监注 [2010] 387 号）[S]. 2010.

[4] 国家食品药品监督管理局. 药品注册管理办法 [S]. 2007.

[5] 国家食品药品监督管理总局. 化学药品注册分类改革工作方案解读 [S]. 2016.

[6] ICHQ11. Development and Manufacture of Drug Substances

（Chemical Entities and Biotechnological/Biological Entities）[S]. 2012.

［7］EMA. Reflection paper on the requirements for selection and justification of starting materials for the manufacture of chemical active substances（EMA/448443）［S］. 2014.

［8］ICH M7：Assessmentand Controlof DNA Reactive（Mutagenic）

Impurities in Pharmaceuticals to Limit Potential Carcinogenic Risk [S]. 2014.

［9］ICHQ1A（R2）：Stability Testing of New Drug Substances and Products［S］. 2003.

［10］国家食品药品监督管理局. 化学药物杂质研究的技术指导原则［S］. 2005.

化学药品注册中对照品的技术要求

任连杰[1]，张　宁[1]，陈　震[2]

（1 国家食品药品监督管理总局药品审评中心，北京 100038；2 郑州大学药学院，郑州 450001）

摘　要　对照品是药品质量控制体系的重要组成部分，对其使用贯穿于整个药品生命周期。在药品注册时，申请人需要提供药品开发中使用的对照品信息，对照品研究不充分或者信息不完整可能会导致药品注册延迟或失败。目前，我国尚未出台详细的有关对照品研究的技术要求，申请人在对照品研究和使用方面存在各种误区。本文比较了全球主要监管机构对化学药品对照品的技术要求，为申请人在药品研发中开展对照品的研究工作提供参考。另外，本文也提出了进一步完善我国化学药品注册中对照技术要求的建议。

中国新药注册与审评技术双年鉴（2016—2017）

对照品（reference standards，也称 reference substances）系指用于药品鉴别、检查、含量测定的标准物质[1-3]，是检测药品质量的一种特殊"量具"，对检测结果的准确性和重现性有直接影响。对大多数化学药品而言，对照品是药品质量控制体系不可分割的组成部分，在药品的整个生命周期内均需使用。鉴于对照品在药品质量控制中的重要作用，在国内外药品注册中，各监管机构均要求在申报资料中提供对照品的相关信息[4-9]。

我国现行《药品注册管理办法》附件 2 规定在化学药品申报资料 11 中"提供标准品或者对照品"，并要求"提供的标准品或对照品应另附资料，说明其来源、理化常数、纯度、含量及其测定方法和数据"[5]。我国于 2010 年发布的《化学药品 CTD 格式申报资料撰写要求》中也规定在原料药的 3.2.S.5 模块以及制剂的 3.2.P.6 模块中需要提供药品研制中使用的对照品信息，并规定"如使用药典对照品，应说明来源并提供说明书和批号；如使用自制对照品，应提供详细的含量和纯度标定过程"[6]。但是，我国药品注册法规、指导原则中对于对照品的管理规定、技术要求还不够具体，例如缺少对照品的来源、标化、使用等方面的要求。许多注册申请人对对照品的研究也不够重视，申报资料中提供的对照品信息不能满足审评需要。突出表现在，申报资料中仅简单提供了对照品的质量标准，缺少详细的研究内容和数据；对照品标化方法不合理，标化过程操作不规

范，缺乏统计学考虑，最终定值不准确，甚至对照品赋值与真实值相去甚远；另外，对不同来源对照品的研究及使用上也存在误区。本文拟从药品研发和注册角度，系统比较全球主要监管机构对化学药品对照品的管理及技术要求，为申请人在药品研发中开展对照品的研究工作提供参考，同时提出完善我国药品注册环节对照品管理及技术要求的几点建议。

1　对照品的分级与来源

世界卫生组织（WHO）以及人用药注册技术要求国际协调会（ICH）等将药品检测用对照品分为一级对照品（Primary reference standards）和二级对照品（Secondary reference standards）[3,10-11]。其中，一级对照品是需要通过一系列分析测试显示其可靠性的高纯度物质，二级对照品是通过与一级对照品的比对表明具有确定的质量和纯度的物质。目前，美国、欧盟、日本、加拿大、澳大利亚等监管机构在药品注册中均采取上述原则进行对照品分级。我国现行药品注册的相关法律法规、指导原则中未提及对照品的分级问题，仅在《药品生产质量管理规范（2010 年修订）》中要求"每批工作标准品或对照品应当用法定标准品或对照品进行标化"[12]。在即将执行的 2015 年版《中华人民共和国药典》中，首次明确了国家药品标准物质分为两级，即一级和二级国家药品标准物质[13]。在其他行业，我

国对国家标准物质实行分级管理，编号以 GBW 开头的为一级标准物质，以 GBW（E）开头的为二级标准物质。

一级对照品既可以作为日常检测用的工作对照品，也可以作为标化二级对照品的标准物质，一般来源于监管部门认可的机构，或者由申请人单独制备，也可以直接取自现有的高纯度产品或者对现有产品进行精制[10]。全球主要监管机构较为普遍认可的官方来源对照品包括欧洲药典、英国药典、美国药典、日本药典的对照品以及 WHO 提供的国际对照品[7,14-15]。二级对照品通常由申请人制备，也可以从其他商业来源获得，由于二级对照品获取方便，供应有保障，且成本较低，在日常实验室分析中被广泛用作工作对照品。

我国《药品管理法》第三十二条规定"国务院药品监督管理部门的药品检验机构负责标定国家药品标准品、对照品"。在 2007 年颁布的《药品注册管理办法》中进一步明确"中国药品生物制品鉴定所（注：已更名为中国食品药品检定研究院）负责标定国家药品标准物质"[5]。除此之外，在药品注册的法律、法规层面未明确是否可以在药品研发中使用其他来源的对照品。我国颁布的药品研究相关技术指导原则中，仅在《化学药品 CTD 格式申报资料撰写要求》中提及可以使用自制对照品[6]。由于在药品研发中，对照品的应用往往超前于国家法定对照品的供应，申请人只能使用其他来源的对照品，其他常见来源包括：① 国外药品管理当局或者国外药典发放的对照品，如欧洲药品质量管理局（EDQM）提供的欧洲药典（EP）对照品、美国药典委员会提供的美国药典（USP）对照品，以及英国政府化学实验室（LGC）提供的对照品或英国药典（BP）、日本药典（JP）对照品等。② 标准物质或基准试剂。由我国的国家标准物质中心，或者国际认可的标准物质公司出品的标准物质（基准物质），如美国标准局等。这类对照品一般多用于金属元素、无机物、残留溶剂等测定。③ 国内外试剂公司提供的商业化对照品。④ 向专业公司定制的对照品，这类对照品多是杂质对照品。⑤ 自制的对照品。上述来源的对照品，只要能够提供相关支持性资料证明对照品适用于其使用目的，在当前我国的药品注册中也是可以接受的。

2 对照品的研究要求

在原料药和制剂质量标准中如需使用对照品，应根据对照品的拟定用途、分级和来源等情况，在药品研发中开展必要的研究，并在注册申报资料中提供相关的研究资料。我国发布的《化学药物质量标准建立的规范化过程技术指导原则》、《化学药品 CTD 格式申报资料撰写要求》中对对照品的研究及资料提交要求有所涉及[6,16]，但不够具体，需要进一步细化完善，以有效指导申请人开展研究，并保证审评要求的一致性。即将实施的 2015 年版《中华人民共和国药典》中收载了"国家药品标准物质通则"、"国家药品标准物质制备指导原则"，对国家药品标准物质的制备、标定、使用、稳定性等方面有较为详细的规定；尽管这些规定是针对国家药品标准物质，但其中的技术要求可以作为药品研发中对照品研究的参考。

国际上，ICH 于 1999 年发布的 Q6A 指导原则中对药用标准物质提出了原则性的技术要求，即根据标准物质的预期使用目的，用附加的分析测定方法而不仅仅是常规检验来进一步确认标准物质的特性并评估其质量；对于用于新原料药含量测定的标准物质，应该对其中的杂质进行充分确认和/或控制，并用定量方法进行检测[2]。许多国家的药品监管部门以及国际组织等也在一些指导原则和技术文件中进一步阐述了对照品的研究要求和资料提交要求[3,7-9,14-15]。另外，各国药典机构也有关于药典标准物质的相关技术指南发布[17-20]。

就总体原则而言，国内外对药品注册中对照品的研究及资料提交要求是一致的。对照品如来源于监管当局认可的机构，无须再对其结构、纯度和含量等进行研究，在申报资料中一般仅需说明其来源、批号，以及供应机构提供的对照品使用目的、纯度、贮存条件、有效期等方面的信息。目前，在我国药品技术审评中，除来源于中国食品药品检定研究院的对照品外，对于来源于国际公认机构的对照品，例如 EP，BP，USP，JP，WHO 等对照品，也仅要求提供上述信息和来源证明性文件，一般不再要求进行其他研究工作。如果对照品是从非监管当局认可来源获得，则需要进行充分的研究，包括结构鉴定、标化、稳定性等，另外还需要提供其来源或制备信息[6-9,14-15]。综合各监管机构、药典的要求，并结合我国药品技术审评中对于对照品研究的技术考虑[21-23]，对于从其他非监管当局认可来源的对照品研究要求综述如下。

2.1 对照品的制备

一般情况下，自制主成分对照品常采用与原料药一致的生产工艺进行制备，或选取一批质量满意的原料药作为对照品的候选原料，必要时，可采用进一步的纯化技术对其进行精制。杂质对照品如需自制，常采用富含杂质的样品经适当的分离技术获得，或另行设计合成路线进行合成。制备量应注意满足使用需要，并考虑进行对照品研究的需要，例如协作标定、理化性质的考察等可能用量较大。一个化学对照品可能用于多个不同的检验项目与检验方法，为保证测定结果的准确性与一致性，建议采用同一批次原材料制备对照品。制备时还应考虑对照品的同质性、均匀性和稳定性等。需要说明的是，对照品的制备应符合质量保证体系的要求，遵从药品生产质量管理规范（GMP）和实验室质量控制规范（GLP）中适用的有关原则。

对照品如为自制，在药品注册申报资料中应注意描述对照品的制备方法。即使对照品是采用某批次原料药经进一步纯化制备，也应详细描述纯化步骤。

2.2 对照品的结构鉴定

自制对照品如拟用作一级对照品，需要进行全面、系统的结构鉴定，例如采用红外、紫外、核磁共振、质谱等方法证明其结构，包括手性中心的构型；如果是用于晶型鉴别试验的一级对照品，还需要选用红外、热分析、粉末X-射线衍射、固体核磁等技术手段对其晶型特征进行充分表征。外购的非监管当局认可来源的一级对照品，通常也需要提供全面的能够证明其结构的研究资料；如能保证数据的可靠性、可溯源性，外购对照品的结构研究资料可以来源于其供应商。

自制或外购的二级对照品需要证明其结构与一级对照品的一致性，但研究内容可以简化。例如，WHO、加拿大等颁布的指导原则中提出二级对照品的结构可以通过一级对照品与二级对照品的红外、紫外光谱比较来证实[7-8]。

如需进行对照品的结构研究，药品注册申报资料中应提供相关的研究资料。如果开展结构鉴定研究的样品与对照品为同一批原料药时，无须重复开展对照品的结构鉴定研究。

2.3 对照品的标化

对照品使用前需要进行标化研究，其纯度要求根据使用目的的不同而不同[3,7,17,19]。一般情况下，作为主成分含量测定用对照品的纯度要求较高；用于已知杂质限度检查的杂质对照品纯度要求可稍宽松。对于定量测定而言，对照品的较低纯度也并非不可接受，但在计算时需要考虑根据对照品实际含量进行校正，以消除对照品纯度带来的测定误差。对于非定量测定用的对照品，例如鉴别、系统适用性试验用对照品的纯度要求需要根据具体情况而定，一般来说要比定量测定用对照品更为宽松。

来源于监管当局认可机构的对照品，无须再进行标化研究，在申报资料中提供对照品来源机构的标化结果即可。自制或者来源于非认可机构的对照品，需要根据对照品的使用目的进行标化研究，在申报资料中应提供对照品的分析报告，其中对于定量测定用对照品，还应详细描述其含量赋值过程和结果。

2.3.1 鉴别用对照品

一般的鉴别试验，例如 IR、HPLC法鉴别，对照品中少量的杂质存在不会对鉴别试验引起显著的影响，通常对其纯度无特别要求。用于晶型鉴别的对照品，需要关注杂质对晶型特征峰的影响。该类对照品至少要求1个实验室按照对照品的质量标准进行全项的物理化学检测。

2.3.2 限度检查用对照品

各监管机构对此类对照品的纯度要求稍有不同[3,7,17,19]，例如欧洲规定不低于95.0%，美国规定不低于98%，WHO则要求用于薄层色谱法（TLC）其纯度不低于90%，用于液相色谱法（LC）或者气相色谱法（GC）其纯度不低于95%。需要注意的是，采用对照品外标法对杂质进行定量，如果所用杂质对照品纯度偏低，在未对对照品含量进行校正情况下，可能导致杂质的计算值偏高。这类对照品通常需要1个实验室进行标化定值。

2.3.3 含量测定用对照品

使用比色法、LC、GC、UV等方法进行含量测定时，对对照品纯度要求较高，一般而言，按无水、无溶剂物计，纯度应不低于99.5%[3,7,17,19]。特别重要的是，当对照品用于专属含量测定方法时，要测定杂质的含量。如果含量测定的分析方法专属性较差，例如比色法和UV法，最重要的考虑是采用该非专属性含量测定方法时，对照品中所含的杂质对含量测定结果的影响，此时需要考察杂质的相对反应活性或相对紫外吸收强度。由于含量测定的定量要求高，一般需要多个实验室进行协作标定，使用经过验证的分析方法进行标化。同时，最好采用尽可能多的方法对拟定对照品进行检测。

2.4 对照品的稳定性

一般而言，来源于监管当局认可机构的对照品，只要是能够按照提供者推荐的贮存条件保存，无须再开展稳定性研究。对于其他来源的对照品，应考虑开展稳定性研究，包括质量标准中对照品使用时需要配制成的溶液稳定性。根据稳定性研究结果及其他研究数据，确认对照品的包装、保存条件、复验期（有效期）；明确是否对包装进行必要的处理，如充氮、密封等；说明对照品使用时特别进行的操作，如是否需要干燥处理及处理条件、可否多次使用等。

需要注意，对照品稳定性研究中"显著变化"的判定标准应根据对照品的使用目的确定，这与原料药稳定性研究中"显著变化"的含义可能不一致[24]。例如，对于鉴别用的对照品，出现百分之几的降解产物可能并不影响其使用，"显著变化"的标准可以放宽；而对于含量测定用的对照品，即使是出现少量的降解往往也是不能接受的。因此，对照品稳定性研究中考察指标可以接受的变化程度应视具体情况而定。

3　一级对照品的标化方法

对照品的定值过程是追求真值的过程，通过试验获得的量值，代表了对真值的最佳估计值。定值没有固定的方法，应选择在理论和实践上经检验证明为准确可靠的方法。目前，一级对照品的绝对含量测定多采用质量平衡法（mass balance approach），该法也是世界卫生组织、多国药典及药品监管机构推荐的方法[3,7-8,13,17,19]；另外，对照品绝对含量测定也可以采用核磁共振波谱法、容量分析方法等，并与质量平衡法相互验证，保证定值的准确度。二级对照品的赋值多采用量值传递法，即采用已知量值的一级对照品对其进行测定。

3.1 质量平衡法

质量平衡法的原理如图1所示，系根据待赋值对照品的组成，采用各种适用的分析测试技术测定出其中所含杂质（例如有机杂质、无机杂质、水和各种溶剂）以及与主成分成盐的离子的量，再计算出主成分绝对含量。

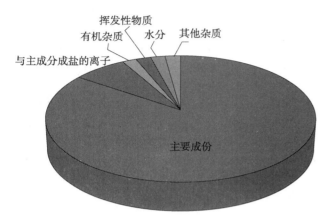

图1 质量平衡法原理

WHO 给出的对照品含量计算公式为[7]：

对照品含量% = 100% - 有机杂质% - 无机杂质% - 水分% - 残留溶剂%。

其中，有机杂质采用 HPLC 或 DSC 等分析方法定量。

美国药典等采用下面公式计算[19]：

对照品含量% = （100% - 水分% - 有机溶剂% - 无机杂质% - 其他杂质%）× 色谱纯度%。

3.1.1 色谱纯度测定 色谱法是一种基于色谱分离技术的分析方法，包括 HPLC，GC，TLC 等。HPLC 法有多种不同类型的检测器可以选择，随着 ELSD 和 CAD 等通用性检测器的广泛应用，针对无紫外吸收的有机物纯度检测具有特别的优势，是目前对照品标定中最常使用的色谱分离技术。HPLC 法一般采用面积归一化法计算色谱纯度，需要特别注意不同类型杂质的响应因子差异，必要时应进行校正。对于挥发性物质可采用 GC 法进行纯度检测。TLC 法相比 HPLC 和 GC 法，灵敏度稍差，但其仪器简单，价格低廉，操作方便，可在微克水平进行试验，是验证鉴别用对照品纯度的良好方法。上述基于分离技术的纯度测定法，均应满足分离系统的系统适用性要求。

动力学属性法是一组可以度量物质中总杂质的绝对含量方法，常见的有差示扫描量热法（DSC）和相溶度分析方法（PSA）。由于方法本身的局限性，如对照品熔融分解、分析过程形成固体溶液等，使其不能作为评估化学对照品纯度的通用方法。这一类方法的测定结果不参与对照品的量值计算和确定，但可以支持和确认采用分离技术所获得的数据。

3.1.2 水分测定 对照品中的水分常用水分测定法（卡尔

费休库伦法或卡尔费休容量法）或干燥失重法进行测定。对照品分子中可能存在结晶水，也可能存在吸附水，无论采用何种方法，均应保证对照品中的水分能够被准确测定。

3.1.3 残留溶剂测定 一般采用 GC 法对残留的有机溶剂进行准确测定。如果方法适用，也可以通过在规定条件下进行干燥失重或热重分析，获得水分和挥发性溶剂的总量数据。

3.1.4 无机杂质测定 对于无机杂质最经典的方法是炽灼残渣检查，其通过测定灰化后的残渣量来计算无机杂质的总量。目前尚有原子吸收、ICP、离子色谱法等用于无机杂质的检查。如果无机杂质数据对对照品的纯度影响极微，这些痕量数据可不用于最终的对照品定值。

3.2 容量分析法

由于真值的不可知性，对照品标化时应考虑采用不同原理的方法进行互补验证。容量分析方法等属于高准确度的绝对含量测定方法，常用于质量平衡法的比较验证，这种方法的系统误差是可估计的，相对随机误差水平是可以忽略不计的。测量时，要求有 2 个或 2 个以上分析者独立地进行操作，并尽可能使用不同的试验装置，有条件的要进行量值比对。

对于组分单一、纯度较高的对照品定值可以考虑等当量换算、精密度高、操作简便快速的容量法，以与质量平衡法相互验证。可根据对照品分子中所具有的官能团及其化学性质，选用不同的容量分析方法，但应符合如下条件：① 反应按一个方向进行完全。② 反应迅速，必要时可通过加热或加入催化剂等方法提高反应速度。③ 共存物不得干扰待测物反应，或能用适当方法消除。④ 确定等当点的方法要简单、灵敏。⑤ 标化滴定液所用基准物质易得，并符合纯度高、组成恒定且与化学式符合、性质稳定（标定时不发生副反应）等要求。

3.3 对照品的定值

当用 2 种或 2 种以上不同原理方法进行对照品标定时，原则上应对每种定值方法进行系统的方法验证，研究不同原理的测量方法的精密度，对方法的系统误差进行估计。根据 ISO 相关指南的要求，对标准物质定值时，应该充分考虑测量误差的存在，建立不确定度的概念[25]。我国的药典用对照品，由于制定药典质量标准时已经考虑了方法的精密度以及由于标准物质带来的不确定度，所以中国食品药品检定研究院提供的对照品均未把不确定度作为标准物质的相关信息予以提供。

在进行 2 个不同原理标定方法的结果合并计算时，如果 2 个标定结果差异较大，其中至少 1 个结果是不准确的，此时 2 个结果不能合并计算；如果 2 个标定结果的平均值落在标定方法不确定度的交集部分，则可以合并计算，2 个标定结果均值是真值的最优估计值。

4 完善我国药品注册环节对照品管理及技术要求的建议

尽管即将实施的 2015 年版《中华人民共和国药典》中规定了国家药品标准物质的分级及相关技术要求，但是现行药品注册法规、指导原则中对药品研发中所使用对照品的来源、研究和使用等方面尚缺少明确要求，需要进一步完善。

4.1 建立对照品的分级管理制度

2015 年版《中华人民共和国药典》参照国际通行原则将国家药品标准物质分为两级。由于一级和二级标准物质在结构鉴定、标化等方面的研究内容有很大不同，为使申请人能在药品研发中根据对照品的分级合理开展相关研究工作，建议我国药品注册监管部门结合 2015 年版《中华人民共和国药典》对国家药品标准物质的相关要求，进一步完善药品注册法规，在药品注册管理中也引入对照品的分级管理制度。

4.2 扩展监管机构认可的对照品来源

我国药品注册法规中明确了中国食品药品检定研究院为国家药品标准物质的唯一合法来源机构，但从我国药品研发的实际需求来看，对照品的使用远远超出了中检院的供应能力。国际上很多监管机构指定了其认可的对照品来源机构，EP、BP、USP、JP、WHO 等对照品得到国际普遍认可，这些来源的对照品一般无须再进行研究，只要符合其既定用途，即可在药品研发中使用。这些来源的对照品在我国药品研发中也广泛使用，如能将这些对照品的提供者列入监管认可的来源机构，有助于进一步理顺药品监管中的对照品问题。

4.3 细化药品研发中对照品的研究要求

我国当前有关对照品的技术要求较为简略，不能很好指导申请人科学开展对照品研究工作，对照品研究及资料提交方面的问题已成为药品注册中一个较为突出的问题。建议制定对照品研究的相关技术指导原则，根据对照品的拟定用途、分级和来源等情况，进一步细化完善药品研发中对照品的相关研究要求，以及注册申报资料中对照品的资料提交要求，以更好地指导申请人系统开展对照品的研究工作，并保证对照品审评要求的一致性。

参 考 文 献

［1］国家药典委员会. 中华人民共和国药典［S］. 2010 年版. 二部. 北京：中国医药科技出版社，2010：凡例，ⅩⅤ－ⅩⅥ.

［2］ICH. Harmonized tripartite guideline Q6A：Specifications：test procedures and acceptance criteria for new drug substances and new drug products：chemical substances［EB/OL］.（1999－10－16）［2015－09－05］. http：//www.ich.org/fileadmin/ Public_ Web_ Site/ICH_ Products/Guidelines/Quality/Q6A/ Step4/Q6Astep4. pdf.

［3］WHO. General guidelines for the establishment，maintenance and distribution of chemical reference substances［EB/OL］. WHO technical report series，No. 943，2007（2015－09－05）. http：//www. apps. who. int/prequal/info_ general/documents/ TRS943/WHO_ TRS_ 943-Annex3. pdf？ua＝1.

［4］ICH. Harmonized tripartite guideline M4Q（R1）：The common technical document for the registration of pharmaceuticals for human use：quality［EB/OL］.（2002－09－12）［2015－09－05］. http：//www. ich. org/fileadmin/Public_ Web_ Site/ICH_ Products/ CTD/M4_ R1_ Quality/M4Q_ R1_. pdf.

［5］国家食品药品监督管理总局. 药品注册管理办法［EB/OL］.（2007－07－10）［2015－09－05］. http：// www. cfda. gov. cn/WS01/CL0053/24529. html.

［6］国家食品药品监督管理总局. 关于按 CTD 格式撰写化学药品注册申报资料有关事项的通知［EB/OL］.（2010－09－25）［2015－09－05］. http：//www. cfda. gov. cn/WS01/CL0844/ 54391. html.

［7］WHO. Guidelines on submission of documentation for a multi-source（generic）finished pharmaceutical product for the WHO Prequalification of Medicines Programme：quality part［EB/OL］. 2012（2015－09－05）. WHO technical report series，No. 943.

［8］Health Canada. Pharmaceutical sciences-questions and answers［EB/OL］.（2007－05－23）［2015－09－05］. http：// www. hc-sc. gc. ca/dhp-mps/alt_ formats/hpfb-dgpsa/pdf/prodp-harma/ps_ qa_ sp_ qr-eng. pdf.

［9］EMA. Guideline on the chemistry of new active substances［EB/OL］.（2003－12－17）［2015－09－16］. http：//www. ema. europa. eu/ docs/en_ GB/document_ library/Scientific_ guideline/2009/ 09/WC500002815. pdf.

［10］ICH. Harmonized tripartite guideline Q7：Good manufacturing practice guide for active pharmaceutical ingredients［EB/OL］.（2000－11－10）［2015－09－05］. http：//www. ich. org/ fileadmin/Public_ Web_ Site/ICH_ Products/Guidelines/Quali-ty/Q7/Step4/Q7_ Guideline. pdf.

［11］HAUCK WW. Primary and secondary reference materials for proce-dures to test the quality of medicines and foods［J］. *Pharm Res*，2012，29（4）：922－931.

［12］国家食品药品监督管理总局. 药品生产质量管理规范（2010 年修订）［EB/OL］.（2011－01－17）［2015－09－05］. ht-tp：//www. cfda. gov. cn/WS01/CL0053/58500. html.

［13］国家药典委员会. 中华人民共和国药典［S］. 2015 年版四部. 北京：中国医药出版社，2015：国家药品标准物质通则.

［14］FDA. Analytical procedures and methods validation for drugs and biologics［EB/OL］.（2015－07－01）［2015－10－06］. ht-tp：//www. fda. gov/downloads/Drugs/GuidanceComplianceRegulatoryInformation/Guidances/ucm386366. pdf.

［15］ FDA. INDs for phase 2 and phase 3 studies：chemistry, manufac-turing, and controls information ［EB/OL］. （2003 － 05 － 01）
［2015 － 10 － 06］. http：//www. fda. gov/downloads/Drugs/Guid-anceComplianceRegulatoryInformation/Guidances/ucm070567. pdf.

［16］ 国家食品药品监督管理局. 化学药物质量标准建立的规范化过程技术指导原则 ［EB/OL］. （2005 － 03 － 18） ［2015 － 09 － 05］. ht-tp：//www. sde. gov. cn/WS01/CL1616/83429. html.

［17］ The Council of Europe. European Pharmacopoeia （8. 0 edition）
［S］. Strasbourg：The Council of Europe, 2013：reference stand-ards.

［18］ The United of States Pharmacopeia Covention. United States Pharmacopeia ［S］. 37th ed. Rockville Nation Formulary, 2014：USP reference standards.

［19］ The United of States Pharmacopeia Covention. USP reference standard development：from cradle to catalog ［EB/OL］. ［2015 － 09 － 05］. http：//www. usp. org/reference-standards/develop-ment-process/steps-cradle-catalog.

［20］ The United of States Pharmacopeia Covention. Guideline for donors of USP reference standard candidate materials ［EB/OL］. （2014 －08 － 01） . ［2015 － 09 － 05］. http：//www. usp. org/sites/de-fault/files/usp_ pdf/EN/referenceStandards/usp_ reference_ ma-terial_ information_ form. pdf.

［21］ 张哲峰. 对药品注册中对照品 （标准品） 有关技术要求的几点思考 ［EB/OL］. （2005 － 05 － 22） . ［2015 － 09 － 05］. http：//www. cde. org. cn/dzkw. do? method ＝ largePage&id ＝1418.

［22］ 蒋煜, 邢俊生. 对照品/标准品研究和使用过程中的一般原则-头孢菌素质量控制 （一） ［EB/OL］. （2007 － 11 － 12） .
［2015 － 09 － 05］. http：//www. cde. org. cn/dzkw. do? method ＝largePage&id ＝ 2269.

［23］ 蒋煜, 邢俊生. 对照品/标准品在研究和使用过程中容易出现的问题-头孢菌素质量控制 （二） ［EB/OL］. （2007 － 11 －12） . ［2015 － 09 － 05］. http：//www. cde. org. cn/dzkw. do? method ＝ largePage&id ＝ 2270.

［24］ ICH. Harmonized tripartite guideline Q1A （R）：Stability testing of new drug substances and products ［EB/OL］. （2003 － 02 －06） . ［2015 － 09 － 05］. http：//www. ich. org/fileadmin/Public_ Web_ Site/ICH_ Products/Guidelines/Quality/Q1A_R2/Step4/Q1A_ R2_ Guideline. pdf.

［25］ International Organization for Standardlization （ISO） . Guide 35-Reference materials-General and statistical principles for certifica-tion ［S］. 2006.

关于化学药品注册批量问题的探讨

王宏亮[1]，陈　震[2]

（1 国家食品药品监督管理总局药品审评中心，北京 100038；2 郑州大学药学院，郑州 450001）

摘　要　在化学药品注册中，批量以及生产规模放大是药学审评重点关注的问题。本文在对"批"定义进行剖析的基础上，比较了国内外对工艺开发批量的要求，总结了质量研究、稳定性研究、非临床研究、临床研究所用批次的批量要求，并提出了进一步完善我国与批量相关的管理和技术要求的建议。

无论原料药还是制剂，工艺开发的目标是要建立一个能够持续、稳定生产出预期质量产品的商业生产工艺[1-2]。工艺开发一般是从实验室开始，经历生产规模的放大才能实现商业生产。生产规模放大并非物料量的简单倍增，生产场地、生产设备、操作参数、物料来源等诸多方面都有可能随之变更，并对产品质量产生潜在的影响。因此，在药品注册中，注册申报的批量以及生产规模放大是审评机构重点关注的问题之一[1-4]。近年来，随着我国化学药品注册技术要求的不断完善，我国审评机构对药品注册中工艺规模的关注度也在不断提高[5-7]，申报批次的制备批量过小已成为当前发补中的常见问题，或是不批准的主要原因之一。为了提高注册效率和成功率，申请人需要准确理解和把握审评机构对于注册批量的要求，关注工艺研发的规模和工艺放大问题。我们梳理比较了国内外监管机构对化学药品注册工艺规模的要求，分析探讨了药品研发中主要研究内容所用样品的批量要求，供业界参考。

1　化学药品注册中的"批"定义

ICH 指导原则将"批（batch 或者 lot）"定义为"在一个或一系列工艺过程中产生的一定量的、在特定限度内具有均一性的物料"[8]，这里的"一定量"就是"批量（batch size）"。通常，原料药的批量用其实际的批产量来表示，"100 kg 批量"是指每批原料药的产量在 100 kg 左右；制剂的批量可以用总物料量或者单位制剂的理论得量来表示，例如小容量注射液的批量可以表示为"500 L"（灌装前的总配液量）或"10 万支"（灌装量为 5 mL，500 L 的理论灌装量为 10 万支）。

在药品研发和注册中，根据"批"的不同用途和相对

批量，又衍生出小试批、中试批、临床批、注册批、商业批等概念。以我国新颁布的《化学药品新注册分类申报资料要求（试行）》为例，其中就涉及注册批、商业生产批、临床研究批、中试放大批、生产现场检查批、工艺验证批等概念[7]。尽管各监管机构对衍生出的各种"批"概念所用名词不尽相同，但在定义上均是根据批量和用途的不同予以区分。见图 1。

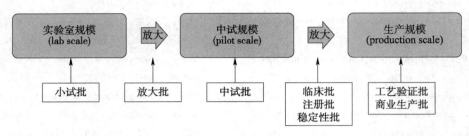

图 1　药品研发的工艺规模与批次

1.1　根据批量相对大小衍生出的"批"概念

基于生产条件和批量的相对大小，工艺规模大体上可以分为实验室规模、中试规模和生产规模 3 个等级，相对应的"批"分别为小试批、中试批和生产批[9]。小试批（lab scale batch）是在实验室条件下生产的批次，受实验室设备的限制，批量较小。中试批（pilot scale batch）是采用中试规模和设备生产的批次，ICH 指导原则将其定义为"采用能够充分代表和模拟将用于最大生产规模的工艺所生产的批次；对于固体口服制剂，中试规模通常至少为最大生产规模的 1/10 或者 10 万制剂单位（片或胶囊）中的较大者"[10]。生产批（production batch）对应于生产规模，是在注册申请中界定的生产设施中使用大生产设备生产的批次[10]。

需要注意的是，工艺规模只是针对具体产品反映批量相对大小的一个概念。对一个产品而言，各规模对应的批量不是唯一的，例如一个片剂，其生产规模可能有 25，50，100 万片等多种批量；对于不同产品而言，各规模对应的批量也不具可比性，例如同为生产规模，一些原料药的批量可能达到几百公斤，而也有一些原料药可能仅有几十克。

另外，在药品研发过程中，根据产品和工艺特点，在小试批和中试批之间、中试批和大生产批之间还可能有中间状态的放大批（scale-up batch）；在一些情况下，例如商业生产的批量较小，或者产品的生产工艺非常简单，也有可能不需要经过中试放大，直接从实验室规模过渡到生产规模。

1.2　根据用途不同衍生出的"批"概念

根据"批"的用途不同又衍生出临床批、工艺验证批、商业批等概念，监管机构通常会对不同用途的批次提出各自的批量要求。例如，临床批（clinical batch，或者

biobatch）是指用于临床研究、人体生物利用度或生物等效性等研究的批次，至少需要中试以上规模[11]。在传统工艺验证理念下，工艺验证批（process validation batch）是指在商业生产前，为验证工艺，按照确定的生产工艺在商业生产规模上所生产的批次。商业批（commercial batch）是指药品获准上市后，采用生产规模生产并用于商业销售的批次。

国际上将用于正式稳定性研究的批次称为"primary batch"或者"primary stability batch"，从这些批次中产生的稳定性数据用于支持建立原料药的再检验期或制剂的有效期[10]；在我国颁布的《化学药物（原料药和制剂）稳定性研究技术指导原则》中，则将这些用于正式稳定性研究的批次称为"注册批"[12]。另外，在我国颁布的《化学药品新注册分类申报资料要求（试行）》等中也提出了"注册批"概念[6-7]，但未给出"注册批"的明确定义，从指导原则内容来看，此处的"注册批"与上述稳定性研究技术指导原则中的"注册批"内涵不完全相同，而和 FDA 指导原则中所指的"展示批（exhibit batch）"[13-15]含义较为接近，这些批次的工艺信息、生产数据、中间体和成品检验结果等都是支持注册申请的重要信息；这些批次如果符合稳定性研究对批次的要求并用于正式的稳定性研究，方能称之为"primary batch"。

在研发过程中，同一批次可以有多种用途。例如，只要能够符合法规、指导原则对相关研究所用批次的规定和要求，"注册批"可以用于稳定性、生物等效性或临床等研究。需要指出的是，我国一些申请人经常在中试规模生产"注册批"时同步开展工艺验证，并把"注册批"也称为"工艺验证批"。尽管采用中试规模开展的工艺验证研究可以视为工艺验证生命周期的组成部分，但传统意义上的工艺验证通常是在产品上市之前采用生产规模开展，此时产

中国新药注册与审评技术双年鉴（2016—2017）

品和工艺开发已经完成，工艺也已经放大到生产规模[16]。由于中试规模的"注册批"并不符合传统工艺验证对批次的要求，称之为"工艺验证批"不够严谨，申请人仍需要按照指导原则要求采用前三批商业生产批开展工艺验证[7]。

2 国内外对化学药品注册工艺规模的要求

尽管工艺放大对产品质量可能产生影响，但这并不意味着，药品注册申报时一定要提供商业生产规模的研究资料。考虑到工艺放大的时间成本等问题，为缩短产品上市时间，监管机构往往要求在提交新药申请（NDA）或者仿制药申请（ANDA）时提供的工艺研究信息达到中试规模即可。

2.1 国际上对化学药品注册工艺规模的要求

ICH 相关指导原则[1-3]中没有要求在提交创新药注册申请时提供生产规模的研究数据，但要求工艺研究的规模应达到中试或以上。世界卫生组织（WHO）在其仿制药相关指导原则中也明确说明，如果提供的工艺信息能够代表生产规模，同时承诺在工艺规模放大时按照变更指导原则的要求及时向 WHO 报告，提供中试规模的工艺信息是可以接受的[17]。

美国 FDA 的相关技术文件[14-15,18-20]更为清晰地说明了递交仿制药注册申请时对工艺信息的要求。一般而言，在仿制药注册申请时需要提交中试或以上规模生产的展示批（exhibit batch）信息，明确拟定的商业生产批量，说明商业生产规模与展示批在批量上的差异，以及二者所用设备在设计和操作原理方面的异同，并提交工艺放大计划。为了帮助审评员判断所提交的工艺能否从展示批放大到生产规模并保持产品质量的一致性，以及在后续商业生产中工艺和产品质量的一致性，FDA 要求申请人提交详细的工艺开发报告以证明申请人对生产工艺有充分的理解。FDA 希望在注册申报资料中能够固定生产过程检验、终产品放行标准以及工艺描述，但是允许申请人在从展示批向生产规模的放大过程中对操作参数（例如时间、流速、温度等）进行调整，以满足上述已固定的各项要求。FDA 要求申请人在申报资料中说明拟采用的商业生产规模的操作参数，并与关键批次（例如用于生物等效性研究的展示批）的相应参数进行比较、分析。对于拟采用的生产规模的操作参数，申请人在申报时既可以将其固定下来，也可以说明目前仅是临时参数，将根据后续放大研究进行调整。见表1。

表1 FDA 对不同规模工艺参数的比较要求

操作参数	关键批次	拟定的商业规模	说明
参数1	数值或范围	数值或范围	将调整以符合终点要求
参数2	数值或范围	数值或范围	非规模相关变量
参数3	数值或范围	数值或范围	已在工艺开发中建立线性放大关系

总体而言，以 FDA、EMA 为代表的国外监管机构并不强制要求在注册申请时提交生产规模的研究数据，但非常关注申报批次的批量与商业生产规模的批量差异，以及工艺放大的风险评估和风险管理[9,16,18-21]。为了有效控制用较小规模（例如中试规模）研究数据支持产品注册的潜在风险，这些监管机构除强调注册申请资料中相关工艺研究信息的提交要求外，更重要的是针对上市后生产规模放大建立了较为完善的监管措施[22-25]。

2.2 我国对化学药品注册工艺规模的要求

我国于 2005 年颁布的相关技术指导原则中阐述了化学原料药和制剂的工艺放大研究要求，但没有明确注册申报时对工艺规模的要求，也没有明晰"中试规模"的定义[26-27]。由于指导原则对注册申报的工艺规模缺少明确要求，加之当时我国药品研发机构对工艺研究包括规模问题的重要性认识不足，一些申报品种的研制规模很小，对工艺的认知不够深入，导致申报工艺不能顺利过渡到商业生产，在产品获批后，需要另起炉灶重新开发适合商业生产的工艺，加之后续的变更管理没有跟上，造成申报工艺与实际生产工艺不一致的问题。

随着我国药品研发水平的提升，对工艺规模的重要性有了新的认知。2008 年颁布的《化学药品技术标准》提出了"规模化生产的可行性"问题，强调"原料药的制备工艺研究应在一定规模下开展，所取得的研究数据（包括工艺条件、工艺参数、起始原料和中间体的质量控制要求等）应能直接用于或指导原料药的工业化生产"，对于制剂也要求"临床试验（含生物等效性试验）用样品的处方工艺应与实际生产产品的处方工艺一致，现制备规模下的产品质量应能代表工业化生产的产品质量"，对于工艺规模过小的原料药和制剂申请不予批准[5]。该要求的颁布使研发人员和审评人员逐渐开始重视工艺规模问题。

2010 年我国开始对部分化学药品注册申请试行 CTD 格式申报，引入了"注册批"、"大生产的拟定批量范围"等概念[6]，技术审评中对批量问题的重视程度进一步提高，开始关注生产工艺开发过程中的规模变化及其对产品质量的影响、注册申报规模与拟定商业生产规模的差异及其潜在风险等，这与国际上对工艺规模的要求逐渐趋于一致。最近颁布的《化学药品新注册分类申报资料要求（试行）》，对于新注册分类 1、2、3 和 5.1 仍延续了上述表述和要求，允许注册批规模与拟定的大生产规模存在一定差距；对于新注册分类 4 及 5.2，则进一步提高了要求，明确提出"拟定的大生产的批量范围不能超出研发过程中的最大生产批量"，否则需要提供充分的放大研究与验证的依据。另外，该申报资料要求中也对"中试规模"进行了定义，无论原料药和制剂，要求中试规模的批量至少为商业化生产规模的 1/10[7]，这与国际上通用的定义有所不同。

中国新药注册与审评技术双年鉴（2016—2017）

3 一些研究用样品的批量要求

为了保证商业生产产品与研发过程中关键批次样品的质量、安全性、有效性保持一致，监管机构对药品研发中用于关键的药学、非临床和临床研究的样品批量往往也会提出要求。

3.1 质量研究

"质量研究"是我国药品注册中沿用多年的一个概念，其内容包括确定研究项目、建立检测方法并进行方法学验证、制订质量标准并建立各检测项目的限度要求等。我国指导原则要求"药物质量研究一般需采用试制的多批样品进行，其工艺和质量应稳定"，临床前的质量研究工作要求采用"一定规模制备的样品（至少3批）"进行，临床研究期间对"中试或工业化生产规模的多批样品"进行质量研究工作[28]。ICH 以及 FDA，EMA 等发布的技术文件中没有出现"质量研究"的概念，与我国"质量研究"相对应的研究内容包括杂质、残留溶剂、重金属研究以及分析方法验证、质量标准制定等，与之相关的指导原则中也没有特别明确对研究用样品规模的要求。

对于分析方法验证，其部分内容例如专属性、准确度可能和所用样品的生产规模相关，这是由于生产规模的变化可能导致杂质谱的变化，或者引起制剂处方等方面的关联变更，进而影响方法的专属性、准确度，而其他一些验证内容例如线性、范围、定量限等则与样品的生产规模不相关。因此，如果采用较小规模生产的样品进行分析方法开发及方法验证，当生产规模放大时，需要评估规模变化及其他关联变更对分析方法的影响，必要时对分析方法的专属性、准确度等进行确认或再验证。如果规模的变化导致产品中出现了新的需要单独控制的杂质，则需要针对这些杂质进行方法的全验证。

不同规模、不同用途样品的批分析数据是建立质量标准限度的重要依据之一。对于早期研发阶段的创新药，由于生产规模较小，更多是依据小规模生产的非临床/临床批次样品的检测数据，结合相关的开发数据、药典和指导原则要求等来制订限度；在 NDA 和 ANDA 申请中，检测项目及限度的设定则要充分考虑放大规模生产样品的检测结果和稳定性数据[29]。

3.2 稳定性研究

对于药品注册申报时正式稳定性研究所用样品的生产规模要求，我国与 ICH 基本一致，其中原料药应包括至少3批中试或以上规模生产的样品，新制剂的2批样品应在中试或以上规模，第3批规模可以小一些[10,12]。对于仿制制剂（新注册分类4及5.2），我国的最新要求是稳定性批次均应达到中试或以上规模[7]，而国际上则多沿用新制剂的要求。例如，FDA 要求仿制药中的口服制剂，稳定性研究批次中

至少2个批次达到中试或以上规模，第3个较小批次可以小于拟定大生产规模的 10%，但不能低于中试规模的 25%[30]。WHO 的要求相对更低，仿制制剂的稳定性研究仅需采用每个规格不少于2批至少中试规模样品即可；对于非复杂制剂（例如速释固体制剂、非灭菌溶液剂等），其中一批的规模可以更小（例如，对于固体口服制剂 25 000 或 50 000 片/粒）[17]。

需要指出的是，我国颁布的相关指导原则[7,12]中对于中试规模（pilot scale）的定义和要求与 ICH 指导原则存在差异。ICH 指导原则中仅针对固体口服制剂举例，明确中试规模一般是指最大生产规模的 1/10 或 100 000 个制剂单位中的较大者，而我国的指导原则中对原料药和制剂均明确"批量至少为商业化生产规模的 1/10"，同时去除了固体口服制剂 10 万个制剂单位的要求。这种变化显然是考虑到中国医药产业市场集中度不高的现状，从可操作性角度而言具有一定合理性。

3.3 非临床研究

创新药研发是一个渐进的过程，大部分的非临床研究在研发早期开展，此时药学研究包括工艺研究尚不成熟，生产规模也比较小，药品注册中对于创新药非临床研究用样品的制备规模没有明确限定。一般而言，在这个阶段，样品的生产规模能够满足相应的非临床和临床研究需求即可，根据具体品种的情况，可以在实验室规模或放大规模下生产研究用样品。

在创新药研发早期阶段，临床研究用样品的质量标准很大程度上要依据非临床研究特别是安全性评价用样品的检测结果设定，对于杂质而言，超过鉴定限的杂质限度原则上不能超出非临床安全性评价样品所含相应杂质的实测结果。在从非临床向临床过渡的过程中，如果生产规模变化过大，杂质谱发生变化的可能性会增大，在确定非临床研究样品生产规模时需要考虑这种风险。

3.4 临床研究

药品注册中，用于支持药品上市的安全性、有效性数据并不是来源于商业生产批次，而是来源于研发过程中的有限批次，例如用于创新药关键的Ⅲ期临床试验或者用于仿制药人体生物等效性试验的批次。药品需要在其生命周期内保持与关键性临床研究所用样品质量的一致性，这是保证商业生产批次产品与临床研究用样品具有相同安全性、有效性的基础，建立关键临床研究批次与商业生产批次之间的质量联接，使二者质量保持一致是药学审评的一个重点关注问题[31]。但是，从临床批次过渡到商业批次可能有诸多方面的变更，包括生产规模的变更，这些变更会对药品质量产生潜在的影响。为了降低或避免这种风险，各监管机构非常关注商业生产批次与关键的临床批次之间在生产工艺包括批量等方面的差异，申请人需要对这种差异进

行充分的讨论，分析差异对产品的生产、性能和质量的影响[1-3]。

对于创新药早期研发阶段，临床研究用样品可能在小规模下生产，监管机构会要求申请人提供相关生产信息，但通常不会关心规模的大小。当创新药进入关键的临床研究（例如Ⅲ期临床研究），监管机构开始关注生产规模，此时临床研究用样品的生产规模一般应达到中试或以上规模，以保证与将来商业生产的有效桥接[32-33]。对于仿制药的口服制剂，除非有特别理由，通常要求用于生物等效性研究的样品批量也应达到中试或以上规模，即至少为最大生产规模的1/10或者10万制剂单位中的较大者[34-35]。

4 讨论与建议

药品注册的批量问题是当前阶段困扰我国药品研发和审评的一个重要问题，这一问题的产生和我国医药产业的发展现状有很大关系。从研发角度而言，由于我国医药生产企业普遍规模较小，同品种重复申报严重，加上流行病学数据的缺失、诸多政策性因素的影响，申请人在进行研发时很难预测将来的市场占有量，也就很难确定商业生产规模及工艺的研发规模；另外，研发成本和工艺开发的规模有很大的相关性，由于研发期间制备的产品不能上市销售，为了降低研发成本，申请人不断试探审评机构对于工艺规模要求的底线，尽可能降低工艺研发的规模。从审评角度而言，审评机构需要根据提交的工艺研究、生产及质量控制信息，判断申请人是否能够从现有规模放大到商业生产规模并保持产品质量的一致性，以及是否能够在商业生产中持续稳定地生产出质量一致的产品；工艺研究越充分，工艺规模越接近商业生产规模，审评机构做出判断的难度越小，风险也越小，因此审评机构希望申请人在注册申报时提供与生产规模较为接近的工艺研发数据。

批量问题实质上是生产规模变更的"风险"问题，完善由研发到生产工艺规模变更的风险控制，有助于申请人与审评机构在批量问题上达成共识。基于前文的分析，我们建议：① 进一步明晰我国相关法规文件及指导原则中所列出的各种"批"的定义和内涵，包括对规模的要求。② 借鉴其他监管机构做法，要求申请人基于研发期间的数据分析工艺的规模放大效应，并结合类似工艺的经验分析工艺放大的风险，比较研发规模与拟定的生产规模在物料、设备、参数等方面的差异，提出批量放大计划；审评中应重点关注申报批次和拟定商业生产规模的批量差异及潜在风险，而非聚焦于批量的"绝对大小"。③ 生产规模变更是常见的上市后变更情形之一，但在我国现行法规、指导原则中对上市后生产规模变更的管理要求和技术要求较为模糊，现实中对于上市后的生产规模变更也缺乏有效监管，

可考虑在药品注册批准文件中注明现有研发数据可支持的生产规模，同时加强上市后规模变更的管理，根据规模变更对产品质量的影响程度设置不同的管理通道，例如年度报告、备案、补充申请等。

参考文献

[1] ICH. Harmonised Tripartite Guideline Q8 (R2)：Pharmaceutical development [EB/OL]．[2009 - 08 - 01] (2016 - 05 - 11)．http：//www.ich. org/fileadmin/Public_ Web_ Site/ICH_ Products/Guidelines/Quality/Q8 _ R1/Step4/Q8 _ R2 _ Guideline. pdf.

[2] ICH. Harmonised Tripartite Guideline Q11：Development and manufacture of drug substances (chemical entities and biotechnological/biological entities) [EB/OL]．[2012 - 05 - 01] (2016 - 05 - 11)．http：//www.ich. org/fileadmin/Public_ Web_ Site/ICH_ Products/Guidelines/Quality/Q11/Q11_ Step_ 4. pdf.

[3] ICH. Harmonised Tripartite Guideline M4Q (R1)：The common technical document for the registration of pharmaceuticals human use：quality [EB/OL]．[2002 - 09 - 12] (2016 - 05 - 11)．http：//www.ich. org/fileadmin/Public_ Web_ Site/ICH_ Products/CTD/M4_ R1_ Quality/M4Q_ _ R1_ . pdf.

[4] FDA. Manual of policies and procedures：Chemistry Review of Question-based Review (QbR) Submissions [EB/OL]．[2014 - 11 - 18] (2016 - 04 - 17)．http：//www.fda. gov/downloads/aboutfda/centersoffices/officeofmedicalproductsandtobacco/cder/manualofpoliciesprocedures/ucm423752. pdf.

[5] 国家食品药品监督管理总局. 化学药品技术标准 [EB/OL]．[2008 - 06 - 03] (2016 - 04 - 21)．http：//www.cfda. gov. cn/WS01/CL0844/30470. html.

[6] 国家食品药品监督管理总局. 化学药品CTD格式申报资料撰写要求 [EB/OL]．[2010 - 09 - 25] (2016 - 04 - 21)．http：//www.cfda. gov. cn/WS01/CL0844/54391. html.

[7] 国家食品药品监督管理总局. 化学药品新注册分类申报资料要求（试行）[EB/OL]．[2016 - 05 - 04] (2016 - 05 - 04)．http：//www.cfda. gov. cn/WS01/CL0087/151985. html.

[8] ICH. Harmonised Tripartite Guideline Q7：Good manufacturing practice guide for active pharmaceutical ingredients [EB/OL]．[2000 - 10 - 10] (2016 - 04 - 15)．http：//www.ich. org/fileadmin/Public_ Web_ Site/ICH_ Products/Guidelines/Quality/Q7/Step4/Q7_ Guideline. pdf.

[9] EMA. Note for guidance on process validation [EB/OL]．[2001 - 03 - 01] (2016 - 04 - 15)．http：//www.ema. europa. eu/docs/en_ GB/document_ library/Scientific_ guideline/2009/09/WC500002913. pdf.

[10] ICH. Harmonised Tripartite Guideline Q1A (R2)：Stability testing of new drug substances and products [EB/OL]．[2003 - 02 - 06] (2016 - 04 - 15)．http：//www.ich. org/fileadmin/Public_ Web_ Site/ICH_ Products/Guidelines/Quality/Q1A_

R2/Step4/Q1A_ R2_ _ Guideline. pdf.

［11］ EMA. Guideline on quality of oral modified release products ［EB/OL］.［2014 - 03 - 20］（2016 - 04 - 21）. http：//119. 90. 25. 46/www. ema. europa. eu/docs/en_ GB/document_ library/Scientific_ guideline/2014/07/WC500170465. pdf.

［12］ 国家食品药品监督管理总局. 化学药物（原料药和制剂）稳定性研究技术指导原则［EB/OL］.［2015 - 02 - 05］（2016 - 04 - 21）. http：//www. cfda. gov. cn/WS01/CL1616/114289. html.

［13］ FDA. Guidance for Industry：Powder Blends and Finished Dosage Units — Stratified In-Process Dosage Unit Sampling and Assessment（Draft guidance）［EB/OL］.［2003 - 10 - 01］（2016 - 04 - 21）. http：//www. fda. gov/ohrms/dockets/98fr/03d-0493-gdl0001. pdf.

［14］ FDA. Quality by Design for ANDAs：An Example for Modified Release Dosage Forms［EB/OL］.［2011 - 12 - 01］（2016 - 04 - 21）. http：//www. fda. gov/downloads/Drugs/DevelopmentApprovalProcess/HowDrugsareDevelopedandApproved/ApprovalApplications/AbbreviatedNewDrugApplicationANDAGenerics/UCM286595. pdf.

［15］ FDA. Quality by Design for ANDAs：An Example for Immediate-Release Dosage Forms［EB/OL］.［2012 - 04 - 01］（2016 - 04 - 21）. http：//www. fda. gov/downloads/Drugs/DevelopmentApprovalProcess/HowDrugsareDevelopedandApproved/ApprovalApplications/AbbreviatedNewDrugApplicationANDAGenerics/UCM304305. pdf.

［16］ EMA. Guideline on process validation for finished products-information and data to be provided in regulatory submissions［EB/OL］.［2014 - 02 - 27］（2016 - 04 - 21）. http：//www. ema. europa. eu/docs/en_ GB/document_ library/Scientific_ guideline/2014/02/WC500162136. pdf.

［17］ WHO. Guidelines on submission of documentation for a multisource（generic）finished pharmaceutical product for the WHO Prequalification of Medicines Programme：quality part［EB/OL］. WHO Technical Report Series No. 970, 2102.（2016 - 04 - 21）. http：//apps. who. int/prequal/info_ general/documents/TRS970/TRS_ 970-Annex4. pdf.

［18］ FDA. QbR Frequently asked questions［EB/OL］.［2007 - 06 - 04］（2016 - 04 - 29）. http：//www. fda. gov/downloads/drugs/developmentapprovalprocess/howdrugsaredevelopedandapproved/approvalapplications/abbreviatednewdrugapplicationandagenerics/ucm120980. pdf.

［19］ FDA. Example quality overall summary［EB/OL］.［2009 - 03 - 16］（2016 - 05 - 21）. http：//www. fda. gov/downloads/drugs/developmentapprovalprocess/howdrugsaredevelopedandapproved/approvalapplications/abbreviatednewdrugapplicationandagenerics/ucm120979. pdf.

［20］ FDA. Example quality overall summary［EB/OL］.［2009 - 03 - 16］（2016 - 05 - 21）. http：//www. fda. gov/downloads/drugs/developmentapprovalprocess/howdrugsaredevelopedandapproved/ap-provalapplications/abbreviatednewdrugapplicationandagenerics/ucm120977. pdf.

［21］ ICH. ICH Quality implementation working group points to consider（R2）：ICH-Endorsed Guide for ICH Q8/Q9/Q10 Implementation［EB/OL］.［2011 - 12 - 06］（2016 - 04 - 21）. http：//www. ich. org/fileadmin/Public_ Web_ Site/ICH_ Products/Guidelines/Quality/Q8_ 9_ 10_ QAs/PtC/Quality_ IWG_ PtCR2_ 6dec2011. pdf.

［22］ FDA. Changes to an Approved NDA or ANDA：Questions and Answers［EB/OL］.［2001 - 01 - 01］（2016 - 04 - 21）. http：//www. fda. gov/downloads/Drugs/GuidanceComplianceRegulatoryInformation/Guidances/UCM122871. pdf.

［23］ FDA. SUPAC-IR：Immediate Release Solid Oral Dosage Forms：Scale-up and Postapproval Changes：Chemistry, Manufacturing, and Controls, *In Vitro* Dissolution Testing, and *In Vivo* Bioequivalence Documentation［EB/OL］.［1995 - 11 - 01］（2016 - 04 - 21）. http：//www. fda. gov/downloads/Drugs/GuidanceComplianceRegulatoryInformation/Guidances/UCM070636. pdf.

［24］ FDA. SUPAC-MR：Modified Release Solid Oral Dosage Forms Scale-up and Postapproval Changes：Chemistry, Manufacturing, and Controls；*In Vitro* Dissolution Testing and *In Vivo* Bioequivalence Documentation［EB/OL］.［1997 - 09 - 01］（2016 - 04 - 21）. http：//www. fda. gov/downloads/Drugs/GuidanceComplianceRegulatoryInformation/Guidances/UCM070640. pdf.

［25］ EMA. Guideline on the details of the various categories of variations to the terms of marketing authorizations for medicinal products for human use and veterinary medicinal products［EB/OL］.［2013 - 08 - 02］（2016 - 04 - 21）. http：//ec. europa. eu/health/files/eudralex/vol-2/c_ 2013_ 2008/c_ 2013_ 2008_ pdf/c_ 2013_ 2804_ en. pdf.

［26］ 国家食品药品监督管理总局. 化学药物原料药制备和结构确证研究的技术指导原则［EB/OL］.［2005 - 03 - 18］（2016 - 04 - 25）. http：//www. cfda. gov. cn/gsz05106/02. pdf.

［27］ 国家食品药品监督管理总局. 化学药物制剂研究基本技术指导原则［EB/OL］.［2005 - 03 - 18］（2016 - 04 - 25）. http：//www. cfda. gov. cn/gsz05106/04. pdf.

［28］ 国家食品药品监督管理总局. 化学药物质量标准建立的规范化过程技术指导原则［EB/OL］.［2005 - 03 - 18］（2016 - 04 - 25）. http：//www. cfda. gov. cn/gsz05106/16. pdf.

［29］ ICH. Harmonised Tripartite Guideline Q6A：Specifications：test procedures and acceptance criteria for new drug substances and new drug products：chemical substances［EB/OL］.［1999 - 10 - 06］（2016 - 04 - 15）. http：//www. ich. org/fileadmin/Public_ Web_ Site/ICH_ Products/Guidelines/Quality/Q6A/Step4/Q6Astep4. pdf.

［30］ FDA. ANDAs：Stability Testing of Drug Substances and Products-Questions and Answers［EB/OL］.［2014 - 05 - 01］（2016 - 05 - 15）. http：//www. fda. gov/downloads/drugs/compliancderegulatoryinformation/guidances/ucm366082. pdf.

中国新药注册与审评技术双年鉴（2016—2017）

[31] 陈震. 我国化学药品注册药学研究技术要求的发展 [J]. 中国新药杂志, 2014, 23 (1): 20-24.

[32] FDA. Guideline on the preparation of investigational new drug products (human and animal) [EB/OL]. [1991-03-01] (2016-05-15). http://www.fda.gov/downloads/Drugs/GuidanceComplianceRegulatoryInformation/Guidances/UCM070315.pdf.

[33] FDA. INDs for Phase 2 and Phase 3 Studies: Chemistry, Manufacturing, and Controls Information [EB/OL]. [2003-05-01] (2016-05-15). http://www.fda.gov/downloads/Drugs/GuidanceComplianceRegulatoryInformation/

[34] FDA. Bioavailability and Bioequivalence Studies Submitted in NDAs or INDs — General Considerations (draft guidance) [EB/OL]. [2014-03-01] (2016-05-15). http://www.fda.gov/downloads/Drugs/GuidanceComplianceRegulatoryInformation/Guidances/UCM389370.pdf.

[35] EMA. Guideline on the investigation of bioequivalence [EB/OL]. [2010-01-20] (2016-05-15). http://www.ema.europa.eu/docs/en_GB/document_library/Scientific_guideline/2010/01/WC500070039.pdf.

Guidances/UCM070567.pdf.

对药用辅料与药品关联审评审批申报资料要求的解读与思考

任连杰[1], 马玉楠[1], 蒋煜[1], 张凌超[2]

(1 国家食品药品监督管理总局药品审评中心, 北京 100038;
2 国家食品药品监督管理总局药品化妆品注册管理司, 北京 100053)

摘 要 通过对国内外药用辅料注册申报资料要求的梳理分析, 对国家食品药品监督管理总局发布的药用辅料与药品关联审评审批申报资料要求 (总局通告 2016 年 155 号附件 2) 进行详细解读, 并对相关管理模式、尚需解决的问题以及未来的发展要求提出思考。

2015 年 8 月 18 日, 国务院发布了《国务院关于改革药品医疗器械审评审批制度的意见》(国发〔2015〕44 号)[1], 为我国药品医疗器械的注册监管改革拉开了帷幕。"简化药品审批程序, 完善药品再注册制度"是意见中的主要任务之一。为贯彻落实上述意见精神, 国家食品药品监督管理总局 (CFDA) 于 2016 年 8 月发布了"总局关于药包材药用辅料与药品关联审评审批有关事项的公告 (2016 年 134 号)"[2], 将直接接触药品的包装材料和容器 (以下简称药包材)、药用辅料由单独审批改为在审批药品注册申请时一并审评审批。根据公告要求, 总局注册司组织起草了药包材和药用辅料进行关联审评审批的申报资料要求, 并于同年 11 月在"总局关于发布药包材药用辅料申报资料要求 (试行) 的通告 (2016 年第 155 号)"[3]中予以公布。为了让业界更好地理解药用辅料与药品关联审评审批时需要提交的申报资料要求, 本文就申报资料要求的起草背景、相关要求的内涵等予以介绍和解读, 并对可能产生的问题及未来发展所引发的思考进行讨论。

1 起草背景

ICH 将药用辅料定义为制剂中除原料药外的其他成分[4], 其包含的种类繁多, 基本性质千差万别。药用辅料几乎涵盖了所有物质的各种不同形态, 也可能包括各种不同的化学类型, 来源上更是从天然到人工 (合成、生物技术) 均有涉及。辅料可能种植于世界上最不发达的区域, 也可能是在现代化的化工企业采用精细化的化学技术生产出来的。这些药用辅料的复杂性不可避免地为制药行业的稳定发展带来不确定性。

1.1 国内外药用辅料管理制度

药用辅料通常是生产药品和调配处方时, 使用的赋形剂和附加剂[5], 其虽然不是治疗药品的活性成分, 但其通常对制剂的稳定性、活性成分的生物利用度、患者的依从性等产生显著影响, 所以国内外各个国家对药用辅料的监管都比较严格, 基本涵盖于药品的整个生命周期的监管之中。对于上市许可的方式, 各国有所不同, 表 1 比较了中国、美国、欧盟和日本的上市许可模式[6]。

表1 上市许可模式比较

项目	中国	美国	欧盟	日本
监管模式	注册许可（批准文号管理）	DMF备案；与药品注册关联	CEP认证许可；与药品注册关联	不进行单独批准
申报方式	新辅料、进口辅料注册申请；已有标准辅料注册申请；补充申请；进口再注册	申请DMF备案；与药品同时注册申请	CEP申请；与药品同时注册申请	新辅料与药品注册同时申报
审评审批	参照药品审评模式：新辅料、进口辅料由CDE审评，国家局审批；已有国家标准辅料由省级药品审评（认证）中心审评，省局审批	新辅料作为药品的一部分，在药品注册申请时提交申报资料，与药品关联审评；一般NDA报告中须包含可证明新药用辅料安全性和功效的数据；对于进行DMF备案申请的药用辅料，一般仅在药品的IND、NDA、ANDA和出口申请中涉及时，视情况进行关联技术审评	欧盟药品质量指导委员会（EDQM）进行CEP审评认证；EMA进行新药审评时同时对所用辅料进行审评	《日本药局方》收载部分药用辅料质量标准，《医药品添加规格》主要收载药典以外品种的药用辅料标准；PMDA审评药品时同时进行审评辅料
数据库	CDE已经构建了常用药用辅料数据库（无申报、审评信息）	FDA的IID（非活性成分数据库），CDER有按照DMF备案后的申请、审评信息库	无	日本医药品添加剂协会出版《医药品添加物事典》，全面记载日本许可使用的制剂辅料名称、用途、最大剂量等

各国对于药用辅料上市许可的模式不同，导致了具体进行技术审评和行政审批的方式也有所不同。美国的DMF备案制度、欧洲的CEP适用证书以及日本的参照药典（辅料手册）管理，加之上述国家和地区均存在的全新药用辅料与新药申报时同时进行关联审评审批的管理制度[7-8]，均为我国不断探索完善药用辅料注册管理制度提供了依据。

我国自2005年以来，对药用辅料的主要管理模式一直采用注册审批制，也就是我们常说的批准文号管理制度。2005年发布的《药用辅料管理办法》（征求意见稿）[9]明确了对药用辅料进行单独审评审批，分为新药用辅料、进口辅料的国家局审评审批和已有国家标准辅料的省局审评审批的二级管理。

1.2 国内外药用辅料申报资料要求

1.2.1 美国

美国的药品主文档（DMF）申报，在DMF指南[10]中明确了对药用辅料申报资料的内容和格式要求。虽然该指导原则是FDA于1989年发布的指南，但仍然是现行版有效指南，只是后续增加了部分建议和澄清信息[11]。对于辅料的DMF申请所提供的支持性信息和数据可参照第二类DMF文件内容，即原料药DMF申请要求的文件，也就是按照CTD格式原料药要求的质量部分文件[12]来提交申报资料。

1.2.2 欧盟

1.2.2.1 CEP证书申请

2017年1月23日，欧洲药品质量管理局（European Directorate for Quality Medicines，EDQM）更新了对CEP证书的新申请和变更的申报格式要求[13-14]。在EDQM的官方网站上提供了申请CEP证书的程序性文件[15]。EDQM针对CEP申请制定了相关的政策文件和指导原则[16]，其中对相关申请时需要提交的资料内容给出了明确的规定，即化学纯度和微生物品质要求的文件内容[17]。主要申报资料包括3个模块。其中，主要阐述商业化历史的模块1中要求生产商和持证商提出相关的声明；模块2中对质量概况（QOS）进行说明；模块3中则根据CTD格式要求，从产品名称、生产、结构确认、质量控制、参比对照品/标准品、容器密封系统和稳定性等相关研究资料均需完整提供。对于具有TSE风险评估的物质，申请CEP证书提交文件的内容则在EDQM指南中有另外一套明确的要求[18]，基本资料信息要求包括基本信息（产品名称、生产商持证商名称、产品历史、声明）、原材料来源和类型（符合EP 5.2.8的信息）、生产工艺、可追溯性、审计系统等。

CEP证书申请的申报资料内容特别强调了和欧洲药典相关通则和专论要求的适用性匹配要求，尤其关注现行版EP中的分析方法、控制限度等能否适用于待申报品种的质量控制要求，如果不适用或者有欠缺，则需要申请人自行提供更为完整和适合的控制方案和分析方法来保证申报产品可以得到充分的控制，并为欧洲药典的制修订提供信息。通过CEP证书形式申请获准上市的产品，申报资料内容要求没有特别的对原料药和辅料予以区别说明。这也意味着，辅料的CEP申请与一般的原料药申请需遵循相同原则，满足相同要求。

1.2.2.2 与制剂上市同时申请

除CEP申请外，在欧盟范围内辅料还可以随制剂上市申请时，一同获得审评和批准。欧洲药品管理局（European Medicine Agency，EMA）发布了药品上市许可申报文件中辅料指南[7]，特别明确了辅料随制剂上市申请时一同审评。该指南适用于人用药物的所有辅料在药品上市许可申报中或已批准的药品中所用辅料变更的有关事项。有关辅料需要提交的资料包括在制剂 CTD 资料的 3.2.P.1，3.2.P.2，3.2.P.4.1，3.2.P.4.4，3.2.P.4.5，3.2.P.4.6，3.2.P.5 和 3.2.P.8 中。对于创新性辅料要根据制剂处方，提供该辅料的生产、特性鉴定、控制的详细信息，并交叉引用其支持安全性数据。参考新原料药的化学指南提交相关化学文件。

1.2.3 日本 新辅料注册申报，原则上需提供如下资料[8]：辅料的来源、研制情况综述、国外使用情况综述，辅料的理化性质、质量标准、检验方法、稳定性研究资料以及有关安全性研究资料。

1.2.4 中国 2005 年当时的国家药品监督管理局发布了第 61 号公告，正式要求辅料的申报注册按照《药用辅料注册申报资料要求》提交申报资料[19]。该公告对不同类型辅料注册申报的资料提出明确规范的要求。但是由于我国施行的国家局和省局审评审批二级管理模式，浙江、江苏、天津[20-21]等许多省市还出台了药用辅料注册管理的省级规定，相应地对辅料注册申报资料提出了不同要求。不同省市对药用辅料监管差异，也为制剂生产商选择辅料带来了困扰。

我国在药用辅料的研发、生产、管理等各方面均取得了巨大的成就，但是不可否认的是，现阶段药用辅料行业仍然存在着生产技术基础薄弱、质量管理意识缺乏、创新研发动力不足等情况。同时，药用辅料生产商与药品生产企业信息割裂，无法构建完整的诚信体系，加之各自单独申报审评导致对药品缺乏整体评价，存在巨大监管风险。为此，CFDA 确定了药用辅料与药品关联审评审批的新型管理制度，并结合国内外药用辅料申报资料的基本要求，在充分考虑我国辅料管理的现实基础上，起草制定了药用辅料申报资料的基本要求。

2 申报资料要求内容的解读

2.1 分类要求

此次制定的药用辅料与药品关联审评审批的基本资料要求，是基于对药用辅料实际应用的药物制剂的风险控制作为关键考虑因素。结合药用辅料的应用情况、拟用制剂的给药途径和来源，明细了药用辅料的分类。这些信息的明确也为后续申请人对药用辅料及药物制剂的开发和控制提供了更为确切的思路。

应用情况基本涵盖了目前药用辅料注册状态的各种情况。而特别列出的拟用制剂给药途径也是按照相关制剂的潜在风险程度给予特别提示，用于注射、吸入、眼用制剂的药用辅料均被认为是高风险的药用辅料。同样，不同来源的药用辅

料，也具有特别需要关注的辅料特性及使用风险，因此动物源和人源的药用辅料也被定义为高风险药用辅料。

2.2 企业基本信息

2.2.1 企业名称、地址 由于可能存在申请人名称与实际生产厂不一致的情况，故在适用的情况下提供企业名称、注册地址、生产厂名称、生产地址。特别说明生产地址要精确至生产车间和生产线。该项信息的提供也是为后续可能进行的生产现场检查提供足够的备案信息。

2.2.2 企业证明性文件 境内企业需要提交的主要为经营性证明文件，如营业执照。如有《药品生产许可证》、《食品生产许可证》等进一步证明企业生产能力的支持性证明文件，也应提供。对于申请明胶胶囊相关辅料的申请人，则按照原国家局 2012 年针对药用明胶和明胶胶囊相关明胶来源和管理规定的要求提供相关证明性文件。

2.2.3 研究资料保存地址 提供药用辅料研究资料的保存地址，以备相关注册检查。其他应精确至门牌号及需提交多个保存地址的要求，也是为了保证相关申报资料的溯源性要求。

2.3 辅料基本信息

2.3.1 名称 提供辅料的各种名称信息。特别针对多种成分混合的辅料，强调应分别对各组成成分进行定性和定量描述。这里仅说明可提交典型配方用于说明，实际应用的具体配方应根据使用情况作为附件包括在申请资料中或在药品注册时提供。这是为辅料申请人由于多种配方的混合辅料单独申报时，提交配方可能遇到的困难而科学化、人性化的处理方式。但是，不同配方的混合辅料可能对制剂产品的性能有所影响，所以仍然需要在药品注册时进行完整提供。需要提醒申请人，应对预混辅料和共处理辅料进行区别。

2.3.2 结构与组成 提供辅料的基本结构信息，包括结构式、分子式、相对分子质量等。特别对于高分子药用辅料，应明确相对分子质量范围、聚合度等。涉及到有立体结构和多晶型现象的应特别说明。预混辅料和共处理辅料应提交每一组份的结构信息。

2.3.3 理化性质及基本特性 提供辅料基本结构相关的物理和化学性质。另外，还应提供与功能性相关的指标特性。混合辅料应该提供更多的基本特性信息，如区分于单一辅料的性状、密度等信息。

2.3.4 境内外批准信息及用途 提供国内外已批准的相关信息及用途。审评方尤其关心拟申请的药用辅料在已批准制剂中曾经的添加量相关信息，包括文献和实际应用信息，如有均应如实提供。该信息也为相关辅料在关联制剂中的应用提供支持。

2.3.4.1 其他国家的相关证明文件 该项信息主要针对在国外已经获得过批准的相关证明信息，如 DMF 号、CEP 证书等。

2.3.4.2 用途信息 关联制剂的给药途径信息以及最大每日参考剂量是产品安全性和有效性的重要参考信息，也是

制剂中所用辅料品种和用量选择的重要依据。即使拟申请的药用辅料尚未在获批上市制剂中使用，也仍需提供该药用辅料的预期给药途径以及正在使用该辅料进行注册的药品信息，为全面系统评价该辅料的使用风险提供依据。

当药用辅料经销商或者生产商获得明确的使用禁忌或者潜在风险信息时，如不建议的给药途径或者使用剂量的限制等，应明确说明该类信息，并提供相关支持文献。此类信息的提供，需要辅料生产商加强品种的日常监控，特别是临床使用的不良反应风险，并关注产品涉及安全性参数的质量属性对制剂产品应用的影响。

2.3.5　国内外药典收载情况　药用辅料在国内外药典和我国国家标准收载的信息，可为仿制的药用辅料评价提供更多的支持性信息。

2.4　生产信息

2.4.1　生产工艺和过程控制　需要提供工艺流程图和工艺描述。工艺描述的详细程度应综合考虑产品的基本特性、工艺类型以及控制程度等多方面因素，至少应全面涵盖生产工艺的基本操作信息，包括反应条件、投料比例、过程控制、设备情况等内容。对于人或动物来源的辅料，该辅料的生产工艺中须有明确的病毒灭活与清除的工艺步骤，并须对其进行验证。中国药典2015年版凡例中对于来源于人和动物的药品有明确的病毒灭活工艺要求和质量管理要求，该要求同样适用于人或动物来源的药用辅料。涉及动物组织提取的药用辅料，其所用动物种属要明确，所用脏器均应来自经检疫的健康动物，涉及牛源的应取自无牛海绵状脑病地区的健康牛群。

2.4.2　物料控制、关键步骤和中间体的控制　对于物料控制，特别是关键的起始物料的必要控制信息，也应提供。生产工艺中的关键步骤和必要的中间体控制应结合产品的整体过程控制进行关注，并提供必要的研究资料。

2.4.3　工艺验证和工艺开发　药用辅料可以参照原料药相关要求进行工艺验证和工艺开发。但是，根据药用辅料的行业特点，辅料生产商往往也是大规模的石油、化工、食品加工等行业的生产企业，生产工艺常采用各自行业的传统工艺，且生产规模巨大。这些行业没有制药工业特别强调的工艺验证，相关工艺也不是简单通过实验室、中试规模到放大生产的路径进行开发的。药用辅料生产企业应根据辅料性质、研发情况和历史沿革以及在制剂中的功能，特别结合相关行业特点对生产工艺进行论证，确认工艺实际可操作性和合理性。此时，必要的文献依据和理论说明显得尤为重要，应尽可能提供详细资料供审评使用。涉及以往的工艺路线、设备和参数变更的工艺数据汇总也都是必要的支持性研究资料，也应一并提供。未能提供详细资料的，应说明理由和依据。

在申报资料说明中，特别说明已获得批准文号的药用

辅料在施行关联申报时无须提交工艺验证和工艺开发的资料。为鼓励创新，支持使用新型、优质的药用辅料应用于制剂开发，在2017年5月22日CFDA发布的"药包材药用辅料关联审评审批政策解读（一）"[22]中，进一步明确指出除全新辅料需在药物临床试验申请阶段应进行关联申报提交全部研究资料外，对于其他药用辅料，药品注册申请人可在药品临床试验申请阶段仅提交生产企业信息、产品基本信息、质量标准和检验报告书等相关资料，其他资料可在申请上市阶段再一并提交。

2.5　特性鉴定

2.5.1　结构和理化性质研究　提供药用辅料的结构确证以及理化性质研究资料。通常表现药用辅料关键属性的特殊结构信息需要明确提供，如高分子药用辅料，常常需关注相对分子质量及其分布、聚合度、红外光谱等结构确证信息。

2.5.2　杂质研究　应结合辅料的分子特性、来源、制备工艺等对可能存在的杂质进行总结，并注意评估这些杂质对药用辅料本身可能带来的安全性和功能性影响。

2.5.3　功能特性　应结合辅料在制剂中的用途及给药途径，对药用辅料的功能性进行详细描述。对药用辅料在制剂中如何发挥作用、决定功能指标的物理特性、化学特性等进行深入研究，并制定合理的功能特性指标。如：黏合剂需提供表面张力、粒度及粒度分布、溶解性、黏度（对于聚合物来说，黏度通常受聚合物结构、相对分子质量、相对分子质量分布等影响）、比表面积、堆积度等特性指标。

2.6　质量控制

参照中国药典现行版通用技术要求和格式制定药用辅料的质量标准，并进行必要的方法验证。对于已收载在各国药典（包括USP，EP，BP，JP，ChP等）中的品种，如采用药典方法，可进行适当的方法学确认。提供质量标准的制定依据，特别关注特殊的功能性考察项目的设定，以及检测方法选择和限度制定的依据。对于无菌制剂所用的药用辅料，需关注生物负载和细菌内毒素情况。

2.7　批检验报告

提供不少于3批连续生产样品的检验报告，可以是申请人自己质控实验室提供的检验报告，也可以是委托外单位进行检验的检验报告。委托检验的受托方一般应是通过计量认证（CMA）或者CNAS认证的实验室。

2.8　稳定性研究

可以提供稳定性研究的试验资料及文献资料。包括采用直接接触药用辅料的包装材料和容器共同进行的稳定性试验。说明辅料的包装及选择依据，提供包装标签样稿。需要关注的是，应提供针对所选用包材进行的相容性和支持性研究资料，尤其是特殊性质辅料，如液体辅料、油性辅料、具有强酸强碱性质辅料等。对稳定性试验研究进行总结，以表格形式提供具体结果，相关代表性图谱可以附

件形式提供。

2.9 药理毒理研究

可提供进行的相关药理毒理研究资料及文献资料，具体的研究内容和方法参照相关药物研究的指导原则。该项下规定的 11 项药理毒理研究并非全部需要，申请人应根据药用辅料的上市状态、应用情况、风险程度等确定需提交的研究资料和/或文献资料，对境内外制剂中未使用过的药用辅料和改变给药途径或提高使用量的药用辅料均应有针对性地开展相关药理毒理研究。如不需要某项研究资料时，则应在相应的研究项目下予以说明。

3 思考

CFDA 根据 134 号公告的要求起草的药用辅料申报资料要求，是针对各种类型的药用辅料申报制定的通用资料格式与内容要求，主要以境内外上市制剂中未使用过的药用辅料作为申报对象，全面地明细了申报资料撰写的规范要求。对于其他类型的药用辅料，可能由于其上市状态、应用情况及风险程度不同，需要提交的申报资料内容也有所不同，包括涵盖的项目、资料的详略、表述的方式等内容。无论如何，CFDA 起草发布的申报资料要求只是对药用辅料进行申报的基本要求，采用的格式也是国际通用的 CTD 格式。申请人提供的具体内容是为了支持拟申请的药用辅料满足关联制剂的临床和上市申请，所以申请人应该结合药用辅料本身的结构、生产、质控、稳定性和药理毒理特性等全面评估其在拟关联制剂中的作用。

3.1 药用辅料的名称

虽然要求提供药用辅料的中/英文通用名、化学名等信息。但是目前，我国对于同一通用名下不同级别的药用辅料命名仍然比较混乱。中国药典对该类现象的处理原则也不尽相同，既有同一结构药用辅料不同级别分别列出的情况，也有不同类型的药用辅料列在同一名称之下的情况。例如，聚乙二醇根据平均相对分子质量的不同分为 7 种，加上 2 种注射级聚乙二醇，中国药典中共有 9 种聚乙二醇分别单独列出专论。而羟丙甲纤维素虽然根据甲氧基和羟丙氧基含量不同分为 4 种取代型的羟丙甲纤维素（分别命名为1828，2208，2906 和 2910 型），但均归属在同一个名称"羟丙甲纤维素"之下。实际商业行为中，相同名称不同级别的药用辅料往往以商业级别或商业名进行区分。上述这些情况，将会在药用辅料与药品关联申报时给申请人带来困扰，同时也为注册管理方带来难题。此外，对于预混辅料、共处理辅料等命名，也无明确规定。

从美国和欧盟的经验，涉及相同结构类型、不同级别（包括物理级别、组成比例等）的药用辅料均归属在同一名称下进行管理。建议 CFDA 对药用辅料的命名原则进行统一，出台明确的名称管理规范，注意关注通用名不足以说明功能特性的情况。

3.2 杂质控制

到目前为止，对于辅料中的杂质尚未有完全统一的认识。有人认为杂质的说法仅适用于 API，而对于辅料来说，非辅料本身的成分不一定都是杂质，因为辅料中的某些成分同样具有功能性[23]。也有人对此持反对意见，但笔者认为对辅料中的杂质认识，尚需结合辅料的基本特点、生产工艺、功能特点、安全风险以及监管历史等多方面进行考虑。完全照搬原料药的杂质控制理念也不利于药用辅料的科学监管。首先辅料种类繁多，并且组成复杂。对待辅料的认识越多，可能对其发挥辅料功能的理解也越深刻。辅料的性能可能部分来自于辅料物质的化学组成，部分来自于其物理结构（包括晶型、粒度等）。除辅料本身的化学成分外，其他的化学组成中某些组分也可能成为发挥辅料功能的关键，如磷酸氢钙二水合物是一种常用的药物辅料，高纯度级别的磷酸氢钙二水合物并不适用于粉末直压。造成该现象的原因被认为是粉末直压过程中缺少其他离子的帮助来干扰晶格排列，此时磷酸氢钙二水合物中的外源离子可能就不能简单地归属为杂质。当然，具有安全性风险的重金属离子（如铅）不能归为此类。

尽管对辅料的杂质认识仍处在不断完善和深入的过程中，但为了积累相关信息，促进申请人加强相关研究，申报资料要求中 4.2 部分明确要求提供杂质研究信息。这里的杂质包括有关物质、残留溶剂、残留催化剂等，对于有安全性隐患的杂质特别应予关注，包括有毒的残留溶剂、金属杂质、基因毒性杂质等，特别需要评估这些杂质对药用辅料最终的安全性和功能性的影响。

3.3 风险控制

作为制药行业对辅料的要求，需要秉持基于科学和风险管理的基本理念。不可回避的一个现实是，辅料并非是一个公认的专门行业[23]，大部分的辅料生产商是精细化工公司，供应制药行业的产量仅占他们一小部分的生产（比例少于 10%）。辅料的生产常在专用设备上进行，有可能使用某种形式的连续制造工艺。其生产规模通常原大于药品。对待药用辅料的风险控制，应基于对药用辅料生产的现实情况的深入理解。ICH Q9 提供了质量风险管理的原则和工具，同样可供药用辅料行业借鉴和使用。对于辅料来说，污染、掺杂和性能不足等因素均能引入风险。关键在于如何降低这些风险至可接受的水平（风险降低策略），以及进行合理的预防措施来降低这些风险至可接受的上限。对于多数辅料生产企业来说，这类工作尚属具有挑战性的工作，特别是国内辅料生产企业对 GMP 管理体系的认识还有待进一步加深。

药用辅料的应用与关联制剂的风险程度密切相关。此次发布的药用辅料申报资料要求，是充分考虑拟用制剂的风险程度来对辅料进行要求，除了人/动物源、用于注射

中国新药注册与审评技术双年鉴（2016—2017）

剂、眼用制剂和吸入制剂的药用辅料被定义为高风险药用辅料外，对于用于开放伤口的制剂和可能引起剂量倾泻的缓控释制剂所用的辅料，也具有较高安全风险，应予以特别关注。此外，对于不同使用人群所用制剂应该具有特别的风险控制考虑。相应地，对制剂中所用辅料也应充分考虑可能引入的风险。例如，小儿药物中的药用辅料，应充分考虑不同年龄组可能存在的敏感度差异所致的应用风险[7]。对于有安全风险记录的着色剂，如，偶氮染料和其他合成着色剂，不应仅为了美观而用于小儿药物中。同样，含有被认为对细胞有害的特定化学集团的抗氧剂和防腐剂，由于可能带来的特定风险，应尽可能避免在小儿用药中使用这些物质。

3.4 功能性指标

在作为非活性物质时，药用辅料除了赋形和充当载体外，还具有增溶、助溶、调节释放、提高稳定性、降低不良反应和改善患者依从性等重要功能，是可能会影响到制剂的质量、安全性和有效性的重要成分[5]。因此，对药用辅料功能性指标的研究和阐述，是对药用辅料整体评价的关键。药用辅料的功能性，需要与拟应用的制剂进行整体研究。同一药用辅料，可能在不同制剂类型中发挥的作用完全不同。尽管辅料的功能在最终的制剂产品中的表现才是真正的评估标准，但是对于药用辅料本身的质量评价，特别是功能性评价，是制剂生产方考察药用辅料的基本要求。这就需要药用辅料申请人明确代表辅料具有特殊功能的指示性指标。各国药典提供的辅料功能性的通用性信息以及在特定辅料的各论中特别引入的功能相关特性指标，均为辅料功能性指示指标的确定提供依据。另外，随着对药用辅料认识的逐渐深入，也会不断发现新的、真正代表其功能性的指标。

3.5 诚信系统的建立与DMF备案制

医药产业是一个良心产业，其关系到人民的福祉和民族的未来。药用辅料作为药物活性成分的关键载体，与最终药品一样需要从源头进行控制。质量控制理念贯穿整个药品生命周期。药用辅料生产商应与其物料供应商、拟用制剂生产商建立密切的联系，有效共享未涉及专利和商业保密的信息，确保药用辅料的开发、生产、质控、放行等在系统的质量管理体系下运行。监管部门仅仅依靠通过检测来发现主动的掺假和欺诈行为是不可能完全实现的，更不可能完全杜绝和避免其发生，二甘醇和胶囊事件就是示例。采购商、供应商和制造商需要明确各自职责，只有在规范的商业行为基础上，建立完整的诚信体系，才能带动整个行业进入良性循环的发展轨道。

现阶段的药用辅料和药品关联审评审批制度，是我国改革药品审评审批制度的举措之一，但并非是一劳永逸的完善制度。虽然在简化审评程序、减少审批环节上迈出了

可喜的一步，但仍有诸多不完善之处。CFDA 于 2017 年 5 月 11 日发布了关于征求《关于鼓励药品医疗器械创新加快新药医疗器械上市审评审批的相关政策》（征求意见稿）意见的公告（2017 年第 52 号）[24]，其中提出调整药用原辅料及包装材料管理模式的要求，制定药用原辅料和包装材料备案管理办法，建立药用原辅料和包装材料备案信息平台，药品审评机构对在信息平台备案的药用原辅料和包装材料，与药品注册申请一并审评审批。该管理模式实际上就是国际通用的 DMF 制度。DMF 首先是企业间相互认证，相互控制质量风险，相互推进诚信，是共同治理市场与保障药品质量的制度。DMF 制度有效促进了专业化分工，同时解决了企业在合作过程中担心技术与商业秘密泄露的问题。在一个全球配制资源的市场中，DMF 有利于建立全球相互供应辅料包材、原料制剂，共同担负产品质量责任的体系。现阶段发布的关联审评中药用辅料申报资料要求尚处在试行阶段，随着注册申报、审评审批的深入相关要求会进一步完善。同时，现阶段的工作也会为日后实行 DMF 管理积累经验、奠定基础。

参 考 文 献

[1] CFDA. 国务院关于改革药品医疗器械审评审批制度的意见国发〔2015〕44 号 [EB/OL]. (2015 – 08 – 18) [2017 – 06 – 26]. http://www.sfda.gov.cn/WS01/CL0056/126821.html.

[2] CFDA. 总局关于药包材药用辅料与药品关联审评审批有关事项的公告（2016 年 134 号）[EB/OL]. (2016 – 08 – 09) [2017 – 06 – 26]. http://www.sfda.gov.cn/WS01/CL0087/162540.html.

[3] CFDA. 总局关于发布药包材药用辅料申报资料要求（试行）的通告（2016 年 155 号）[EB/OL]. (2016 – 11 – 28) [2017 – 06 – 26]. http://www.sfda.gov.cn/WS01/CL0087/166791.html.

[4] ICH. ICH Harmonised Tripartite Guideline-Q1A [EB/OL]. (2003 – 02 – 06) [2017 – 06 – 26]. http://www.ich.org/fileadmin/Public_Web_Site/ICH_Products/Guidelines/Quality/Q1A_R2/Step4/Q1A_R2_Guideline.pdf.

[5] 国家药典委员会. 中华人民共和国药典 [S]. 四部. 北京：中国医药科技出版社，2015：32.

[6] 肖盼盼，刘雁鸣. 我国药用辅料现状及国内外监管对比 [J]. 中国药事，2014，28（2）：128 – 133.

[7] EMA. Excipients in the dossier for application for marketing authorisation of a medicinal product [EB/OL]. (2007 – 06 – 19) [2017 – 06 – 26]. http://www.ema.europa.eu/docs/en_GB/document_library/Scientific_guideline/2009/09/WC500003382.pdf.

[8] 霍秀敏. 日本药用辅料管理介绍 CDE 电子刊物 [EB/OL]. (2007 – 04 – 23) [2017 – 06 – 26]. http://www.cde.org.cn/dzkw.do?method=largePage&id=226.

[9] CFDA. 关于《药用辅料管理办法》（征求意见稿）网上征求意见的函食药监注便函 [2005] 249 号 [EB/OL]. (2005 –

07－13）［2017－06－26］．http：//www. sfda. gov. cn/WS01/CL0778/10420. html.

［10］FDA. Drug Master Files：Guidelines［EB/OL］.（1989－09）［2017－06－26］．https：//www. fda. gov/Drugs/GuidanceComplianceRegulatoryInformation/Guidances/ucm122886. htm.

［11］FDA. Drug Master Files（DMFs）More Information about DMFs［EB/OL］.［2017－06－26］．https：//www. fda. gov/drugs/developmentapprovalprocess/formssubmissionrequirements/drugmasterfilesdmfs/default. htm.

［12］FDA. Drug substance in the Guidance for Industry M4Q：The CTD-Quality［EB/OL］.（2001－08）［2017－06－26］．https：//www. fda. gov/downloads/Drugs/GuidanceComplianceRegulatoryInformation/Guidances/UCM073280. pdf.

［13］EDQM. Application FormRequest for New Certificate of Suitability［EB/OL］.（2017－01－23）［2017－06－26］．https：//www. edqm. eu/en/news/update-application-forms-request-new-cep-and-request-revision-or-renewal-cep.

［14］EDQM. Application FormRequest for Renewal of Certificate of Suitability［EB/OL］.（2017－01－23）［2017－06－26］．https：//www. edqm. eu/en/news/update-application-forms-request-new-cep-and-request-revision-or-renewal-cep.

［15］EDQM. Certification of suitability to the monographs of the European Pharmacopoeia［EB/OL］.（2007－02－21）［2017－06－26］．https：//www. edqm. eu/medias/fichiers/cep_procedure_revised_version. pdf.

［16］EDQM. Certification Policy Documents & Guidelines［EB/OL］.［2017－06－26］．https：//www. edqm. eu/en/certification-policy-documents-guidelines.

［17］EDQM. Certification Policy DocumentContent of the Dossier for

Chemical Purity and Microbiological Quality［EB/OL］.（2015－08）［2017－06－26］．https：//www. edqm. eu/sites/default/files/cep_content_of_the_dossier_for_chemical_purity_microbiological_quality_september_2015. pdf.

［18］EDQM. Content of the Dossier for a Subatance for TSE Risk Assessment［EB/OL］.（2006－08）［2017－06－26］．https：//www. edqm. eu/sites/default/files/cep_content_of_the_dossier_for_a_substance_for_tse. pdf.

［19］CFDA. 关于印发药用辅料注册申报资料要求的函食药监注函［2005］61号［EB/OL］.（2005－06－21）［2017－06－26］．http：//www. sfda. gov. cn/WS01/CL0844/10409. html.

［20］天津市食品药品监督管理局天津市药用辅料注册管理办法（2009）343号［EB/OL］.（2009－09－25）［2017－06－26］．http：//www. youpuhui. com/show_news/？80. html.

［21］江苏省食品药品监督管路局. 江苏省仿制药用辅料注册管理规定（2012）1号.［EB/OL］.（2012－05－15）［2017－06－26］．http：//former07. jsfda. gov. cn/art/2012/7/5/art_19_99829. html.

［22］CFDA. 药包材药用辅料关联审评审批政策解读（一）［EB/OL］.（2017－05－22）［2017－06－26］．http：//www. sfda. gov. cn/WS01/CL1790/172835. html.

［23］MORETON C. Functionality and performance of excipients in a quality-by-design world［J］. *Am Pharm Rev*，2009，12：28－31.

［24］CFDA. 总局关于征求《关于鼓励药品医疗器械创新加快新药医疗器械上市审评审批的相关政策》（征求意见稿）意见的公告（2017年第52号）［EB/OL］.（2017－05－11）［2017－06－26］．http：//www. sfda. gov. cn/WS01/CL0087/172567. html.

制备工艺和过程控制对合成多肽药物有关物质的影响

胡玉玺[1]，蒋　煜[1]，韩天娇[2]

（1 国家食品药品监督管理总局食品药品审评中心，北京 100038；
2 国家食品药品监督管理总局食品药品审核查验中心，北京 100061）

摘　要　本文主要以相关指导原则和电子刊物为基础，结合 QbD 理念及多肽药物特点，探讨多肽制备工艺中起始物料、工艺研究优化、中间体控制等环节对产品有关物质的影响，实现对多肽药物有关物质的有效控制。

多肽药物具有生物活性高、特异性强、毒性反应弱、在体内不易产生聚集、与其他药物相互作用比较少、与体内受体亲和性高等优点，是国内外制药企业研发热点之一，

尤其随着微球、脂质体、聚乙二醇（PEG）修饰等方法的开发，解决了多肽药物稳定性差，体内易降解，半衰期短等成药性差的问题，在促进多肽新药开发的同时，也促进

了多肽药物的二次开发利用[1-2]。

国家食品药品监督管理总局于 2007 年 10 月发布了《合成多肽药物药学研究技术指导原则》[3]，黄晓龙等[4-7]和张哲峰等[8-9]对指导原则和相关共性问题进行解读和探讨。美国药典会在 2013 年成立了多肽专家小组，依据目前可用的或将来可能采取的监管规章制度，对合成多肽的质量属性进行评估，目前已经发表了多篇专论，涵盖了多肽药物合成工艺、质量研究等内容[10-12]。上述文章和专著的发表，对多肽类药物的开发起到了积极的指导和参考作用。

多肽类药物合成过程中可能生成差向肽、缺失肽和错结肽等杂质，很多杂质与目标产物结构、化学性质非常相近，仅采用经典小分子化学药物制备过程中常用的萃取、重结晶等提纯手段无法得到合格产品，需经过复杂的提纯过程才能得到合格产品。有关物质对多肽药物的安全性、有效性具有直接影响，是产品的关键质量属性，同时也是产品开发和技术审评关注的重点内容。在技术审评过程中，发现有关物质研究深度差异较大。如某 10 肽药物，研究了 69 个杂质，其中差向肽杂质 29 个，缺失肽杂质 18 个，错结肽杂质 5 个，降解杂质 17 个；某 28 肽药物，仅研究了端位差向肽杂质。如果多肽药物含有 N 个手性氨基酸，理论上差向肽杂质为 2^N 个，再结合缺失肽、错结肽和降解杂质等，需考察的潜在杂质数量巨大，逐个研究不具有可操作性。因此建立从源头控制产品质量的手段，加强过程控制，可有效降低终产品有关物质分析和控制难度，降低产品质量风险。

1 多肽类药物概况

近 30 年来，学术界对多肽类药物的关注度持续升高，涉及多肽类药物研究各个方面的论文发表数量也持续上升。Web of Science 数据库中，多肽类论文发表数量从 8 081 篇（1980—1984 年度）升至 103 426 篇（2010—2014 年度）。学术界持续升高的关注度也已转化为持续扩张的多肽类药物市场，目前全球已经批准了近 100 个多肽产品上市，2015 年全球销售总额近 220 亿美金，占医药品市场总份额的 2% 左右。多肽药物市场涌现出了一系列年销售突破 10 亿美元的重磅产品，如 glatiramer（格拉替雷）、liraglutide（利拉鲁肽）、leuprorelin（亮丙瑞林）等。

多肽类药物在治疗肿瘤、糖尿病、心血管疾病、肢端体肥大症、骨质疏松症、胃肠道疾病、中枢神经系统疾病、免疫疾病以及抗病毒、抗菌等方面具有显著的疗效，目前多肽类药物研发项目大多集中在抗癌、糖尿病、抗心力衰竭等领域，据不完全统计，活跃在临床 III 期及以后的多肽药物有以下十几种：semeglutide、ularitide、plitidepsin、abaloparatide、selepressin、difelikefalin、bremelanotide、afamaelanotide、paclitaxtide、thymosin Beta-4、tyroserleutide、sifuvitide、batifiban、zoptarelin doxorubicin、aviptadill、paclitaxel poligumex、

reltecimod、disomotide 等。随着一些潜在重磅药物的上市，多肽药物市场依旧可以保持良好的增长势头。

2 合成策略选择

多肽的制备方法有生物组织提取法、基因重组表达法和化学合成法，目前已上市的多肽药物有 90% 以上可通过化学合成法制备。多肽药物主要由氨基酸或者氨基酸衍生物组成，可以通过氨基酸逐步连接或者多个肽链片段缩合，再经过较复杂的纯化工艺得到。目前化学合成多肽主要包括液相法、固相法、液相固相结合法。

1907 年 Fischer 成功地采用液相法合成十八肽 Leu-（Gly）3-Leu-（Gly）3-Leu-（Gly）9，至今已有近百年的历史。液相多肽合成可以节约原料、定量监控反应进度，但是其中间体纯化操作复杂，后处理繁琐造成合成周期较长、产品损失较大。1963 年，Merrifield 创立了将多肽 C 端的氨基酸固定在不溶性树脂上，然后在树脂上依次耦联氨基酸合成多肽的固相合成法（solid-phase peptide synthesis，简称 SPPS），固相合成操作简便，通过快速过滤、洗涤未反应的中间体/原料，避免液相合成多肽中间体纯化的步骤，从而减少中间纯化损失，提高产品总收率。同时，固相合成法具有便于计算机控制、可实现自动化操作等优点，在药物开发、蛋白质结构研究、免疫学研究等领域表现出了显著的优越性，从此多肽合成进入了一个飞速发展的阶段。

固相合成法是将氨基酸 C 端固定在树脂上，再经过与目标氨基酸反复耦联，肽链的耦联过程涉及到一连串的"缩合"-"脱保护"等重复操作，在缩合步骤中，通常使用过量的活化氨基酸以确保 N 端氨基酸完全反应，这些氨基酸通常使用"临时性"保护基保护 N-α 氨基，如果氨基酸的侧链也有反应活性，则需要使用"半永久性"保护基保护起来。缩合完成之后，N-α 氨基进行选择性脱保护同时保留肽链的侧链"半永久性"保护基，释放出 N-α 氨基以备后续连接。合成目标序列多肽后，利用催化剂脱除"半永久性"保护基，同时将肽链与树脂裂解，再经过纯化等操作步骤制备目标多肽。

按照氨基酸保护策略，固相多肽合成法可分为 Boc（叔丁氧羰基）合成法和 Fmoc（9-芴甲氧羰基）合成法。Boc 合成法采用三氟乙酸（TFA）可脱除的 Boc 基团为 α-氨基保护基，侧链保护采用苄醇类，最终脱保护需要使用腐蚀性较强的氢氟酸（HF）或者对三氟甲基水杨酸（TFMSA）。Fmoc 法采用碱可脱除的 Fmoc 为 α-氨基保护基，侧链保护采用 TFA 可脱除的叔丁氧羰基等，由于 Fmoc 法避免了中间体反复酸处理过程，同时避免了腐蚀性较强的强酸处理过程，可有效降低副反应的发生，为目前固相法合成多肽的首选方法。

除以上液相法和固相法外，还有固相液相结合法，主要针对特定长肽序列。序列超过 50 个氨基酸的长肽合成，若采

用氨基酸逐步耦联的固相法制备，随着氨基酸数量的增多，空间位阻等因素会使反应难度加大，具有一定的局限性。可将多肽序列分成多个短肽片段，先用固相法合成短肽片段，再采用液相法将短肽片段逐一接连起来。这种方法可以通过提高短肽片段的纯度，来降低最终产物的杂质含量，尤其与终产品结构、性质相似的杂质可以得到有效控制，从而降低提纯难度，达到提高产品质量和收率的目的。

多肽药物往往因为其独特的多肽序列，可能存在数条合成路线，每条路线均有其各自的特点。开发多肽药物前期应充分调研，掌握药物特性，通过工艺摸索选择最适合特定产品的工艺路线。

例如某 9 肽药物，在早期开发过程中采用固相合成 Fmoc 保护策略，由 C 端到 N 端逐步耦联目标氨基酸的方法。在研究过程中发现 4、5 位氨基酸链接困难，会产生一定量的缺失 4 位、5 位、4 和 5 位氨基酸的缺失肽杂质，其中单氨基酸缺失杂质在后续提纯过程中很难除去。通过改变合成策略，利用固相合成 1~4 和 5~9 肽链片段后，再进一步耦联成目标产物，可有效减少缺失 1~2 个氨基酸的缺失肽杂质的生成，反应体系中所残留的主要杂质为与目标产物性质相差较大的 1~4 和 5~9 肽链片段，可有效降低提纯难度。

目前，多肽药物的制备主流方法为固相合成 Fmoc 保护法，本文主要针对该制备路线相关工艺过程控制进行论述。

3 起始物料控制

International Conference on Harmonization（ICH）Q11 中强调了对起始物料的监控，特别是起始物料选择的合理性，还着重说明了起始物料杂质谱研究的必要性，了解它们在生产过程当中的作用，以及它们与最终 API 中杂质之间的关系。

多肽合成中，各种保护氨基酸作为构成终产品的结构片段，其质量情况直接影响终产品的质量，应定义为关键起始物料，并建立严格的质控标准。对于保护氨基酸企业制定的内控标准中，除常规的性状、比旋度、纯度项目以外，还应该开展杂质谱研究。保护氨基酸杂质谱研究应包括游离氨基酸、对映异构体、二聚体或寡肽、Fmoc 氨基酸中含有 β-Ala 类杂质、其他非目标氨基酸等。

构成多肽药物的氨基酸绝大多数含有手性中心，对映异构体杂质引入肽链后，会形成结构、性质与目标产物相似的差向肽杂质，提纯难度较大。需利用手性 HPLC 或其他灵敏度高的分析方法控制起始物料中潜在的对映异构体杂质，并建立严格的质控要求。

对保护氨基酸其他杂质的分析，首先应结合相关文献或其他研究资料，根据氨基酸自身性质进行杂质分析，如 Fmoc-Leu-OH 中可能含有 Fmoc-IlE-OH 杂质，Fmoc-Ala-OH 和 Fmoc-Pro-OH 中可能含有相应的二聚体杂质。

其次，需结合制备工艺过程进行研究，如在采用 N-9-芴甲氧基羰基氧琥珀酰亚胺（Fmoc-OSu）制备 Fmoc-保护氨基酸时，会伴随 Fmoc-β-Ala 和 Fmoc-β-Ala-AA 生成，如图 1。反应混合物中的亲核试剂进攻 Fmoc-OSu 中的一个羰基后，通过 Lossen 重排即得到 β-Ala 结构，形成 β-Ala 氨基酸残基，后者可通过另一当量 Fmoc-OSu 发生 Fmoc-保护，并生成 Fmoc-β-Ala 杂质。拟发生 Fmoc-保护的游离氨基也可与生成的 β-Ala 氨基酸残基反应生成二肽，后者可发生 Fmoc-保护从而生成 Fmoc-β-Ala-AA（图 1）。

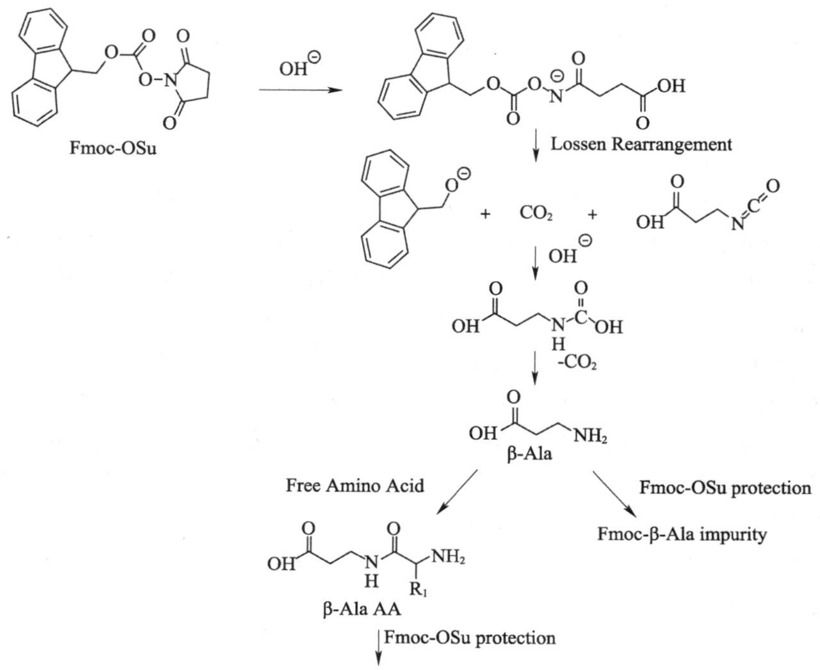

图 1 多肽类药物起始物料 Fmoc-β-Ala-OH 和 Fmoc-β-Ala-AA-OH 杂质的生成机理

在充分掌握了保护氨基酸潜在杂质谱后，需开发出能有效检出各潜在杂质的分析方法，并按照相关技术指导原则要求，对分析方法进行全面的方法学验证，充分证明拟采用方法的可行性。如某申报资料 Fmoc 保护氨基酸检测报告中，HPLC 法测定纯度为 98.9%，滴定法测定含量仅为 92.1%，产品中可能包含未被检出的杂质，有关物质分析方法可能存在缺陷。

保护氨基酸中可能包含大量可引入到终产品中的杂质，如对映异构体杂质，生成的差向肽杂质性质与目标产物接近，提纯精制过程除去困难；某些由保护氨基酸引入的杂质，反应活性远高于目标保护氨基酸，会大量引入到终产品中，造成多肽药物杂质谱复杂，分析困难。因此加强保护氨基酸的杂质谱分析，并建立严格的质控标准，对降低终产品提纯难度、提高终产品质量具有积极意义。

4 工艺研究和优化

多肽药物工艺研究和优化过程与小分子药物差异较大，

多肽类药物如果对每个氨基酸耦联反应步骤所涉及的反应溶剂、催化剂、反应时间、反应温度等条件进行逐一摸索，工作量巨大且没有可操作性。因此，需结合多肽药物组成的每个氨基酸结构和性质特点，进行有针对性的考察，如组氨酸（His）、半胱氨酸（Cys）、苯丙氨酸（Phe）等易消旋，天冬酰胺（Asn）、谷氨酰胺（Gln）等易水解，蛋氨酸（Met）、半胱氨酸（Cys）、组氨酸（His）、色氨酸（Trp）等易氧化，天冬氨酸（Asp）参与形成的肽链较易断裂，尤其是天冬氨酸-脯氨酸（Asp-Pro）和天冬氨酸-甘氨酸（Asp-Gly）肽键。分析并考察多肽药物在合成过程中保护氨基酸的活化和耦联、脱保护、肽链裂解、修饰（二硫键链接）、多级纯化、酸根转型、浓缩、冷冻干燥等各操作单元中可能产生的杂质，建立相应控制策略，减少杂质的产生。图 2 为在多肽制备过程中可能产生的杂质情况[12]。

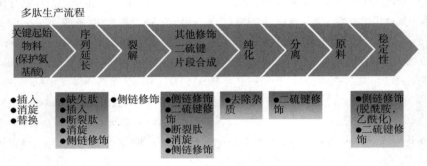

图 2 多肽工艺流程及可能产生的杂质

工艺研究和优化过程，能反映出对工艺的理解和掌控程度，在工艺考察过程中应对如下内容进行考察，最大限度的降低杂质的生成。

4.1 氨基酸耦联过程

固相法合成多肽，在氨基酸反复链接的过程中，因肽链未与树脂裂解，缺少有效的中控手段，因此在工艺开发过程中参数的摸索显得尤为重要。可对合成中间态进行研究，设定目标中间肽数个（如每 5 个肽为一个循环），在工艺研究中对中间肽进行检查，如增重、质谱、氨基酸序列和纯度等，充分研究每个氨基酸连接难易程度及在反应过程中可能发生的消旋等副反应，建立针对性的控制手段。如某 28 肽药物，在中间肽研究过程中发现 12 位和 13 位氨基酸耦联反应进行不完全，通过优化催化体系、氨基酸投料比等均不能使反应进行完全，因此合成工艺中在上述氨基酸耦联结束后采用了乙酰化封端处理，使非目标肽链不参与后续耦联反应，最终与树脂裂解之后生成的被乙酰化的多肽杂质由于与目标产物氨基酸个数相差较大，通过拟定的提纯手段可以有效除去。如不进行封端处理，未反应

完全的活性链段可能参与后续反应，进而生成系列缺失肽杂质，部分杂质性质与目标产物性质相近，影响终产品提纯效果。通过对反应中间肽的研究，尤其是较长的肽链，可揭示反应过程中不容易控制的质控点，通过对反应条件和合成策略的优化，可以降低终产品中杂质的含量，降低提纯难度。该重复链接过程还应关注以下方面。

与树脂链接：氨基酸在与树脂链接反应前，应使树脂充分溶胀，反应结束后应考察树脂反应活性位点是否完全反应，未反应的活性位点应采取封端处理，否则会在产品中引入 C 端缺失肽杂质。

耦联反应溶剂：一般多肽合成中，常用的反应溶剂为二甲基甲酰胺（DMF）、二氯甲烷（DCM）等，不同溶剂的溶解能力不同，DMF 溶解度好，是多数固相合成的常用溶剂，但 DMF 介电常数高，容易诱导引发消旋反应发生，DCM 属于低介电常数的溶剂，能降低该副反应发生，但存在溶解性差的问题。因此在氨基酸耦联溶剂中，需综合判断采用单一溶剂还是混合溶剂进行耦联反应。

缩合剂的选择：目前所开发的氨基酸耦联缩合剂种类

中国新药注册与审评技术双年鉴（2016—2017）

繁多，不同缩合剂的缩合效率、价格差异较大，部分氨基酸在耦联的过程中容易发生消旋反应，采用高效缩合剂可有效避免消旋反应的发生，应结合氨基酸反应活性和特点，说明所选用缩合剂的合理性。关于缩合剂种类和催化效果已有较多文章进行说明，在此不进一步赘述。需要说明的是耦联反应所用缩合剂多为碱性试剂，反应过程中的肽链在高浓度碱性体系中可能发生消旋等副反应，因此合理的缩合剂使用浓度不仅可有效降低成本并可提高产品质量。

反应终点判断：缺失肽为整个多肽序列中缺少一个或多个氨基酸残基的杂质，产生于合成过程中活化的氨基酸连接不完全或者 N 端氨基脱保护不完全。目前，固相合成中多用"Kaiser 比色测试"（茚三酮检测）来检测反应是否完全，但该方法不能定量检测，因此也不能完全避免缺失肽杂质的生成。当缺失的氨基酸是甘氨酸（Gly）或丙氨酸（Ala）等结构简单氨基酸时，生成的缺失肽杂质提纯清除困难。在这种情况下，利用前文所述的中间肽考察策略则非常必要，对易产生缺失肽步骤建立更严格的工艺规程。同时考虑采用 Kaiser 试验、三硝基苯磺酸（TNBS）试验或其他不同的检测方法，检测结果相互佐证，避免假阳性/假阴性结果，以保证反应终点判断的正确性。

树脂的洗涤：固相法合成多肽过程中，为确保耦联效率最大化，每步耦联过程需加入过量的 Fmoc-保护氨基酸，但如有部分残留并引入后续耦联步骤，则可能导致错结肽杂质的形成。因此，保证每步反应树脂洗涤的充分性，具有重要意义。需建立相应的分析方法，并对拟定方法的灵敏度等进行方法学验证，研究氨基酸耦联过程树脂洗涤的充分性。

目前申报资料中对氨基酸耦联过程的摸索较薄弱，如某 28 肽药物，从 1～28 位氨基酸耦联反应溶剂、催化剂、温度等条件均相同，仅按氨基酸序列改变每步反应使用的保护氨基酸。在氨基酸耦联过程中，由于氨基酸活性、空间位阻等因素的影响，氨基酸耦联难度均不同，反应条件也应该有所差异，需进行相应的针对性研究，证明工艺的合理性。

4.2 裂解条件的选择

完成全保护肽序列的合成之后，通过酸解作用将侧链"半永久性"保护基除去，同时将肽链从树脂上裂解下来。在酸解过程中，"半永久性"保护基和树脂链接臂会生成三苯基甲基、叔丁基等碳正离子，在此过程中需要使用 1 种或多种清除剂来捕获产生的碳正离子，以避免其与敏感氨基酸侧链发生反应而产生杂质（如酪氨酸、丝氨酸和苏氨酸上的羟基）。上述碳正离子清除剂通常包括巯基化合物（如 1，2-乙二硫醇，2-巯基乙醇等）、酚类化合物（如苯甲醚、对甲苯酚等）和水。此外三异丙基硅烷等硅烷衍生物也显示出良好的叔丁基、三苯基甲基等碳正离子俘获能力。需根据在反应过程中可能生成的碳正离子类型，选择合适的

清除剂配方组成。

某多肽药物裂解液配方摸索过程见表 1，可以看出利用不同裂解液配方制备的产品纯度差异较大，尤其是与主峰接近的杂质含量差异较大。通过优化裂解液配方组成不仅可以提高产品纯度，也可以降低后续提纯步骤难度。

表 1　不同裂解液配方组成对产品质量的影响

方案编号	试剂配方（体积比/%）	纯度/%	主要后杂（RRT = 1.04）/%
1	TFA	93.02	0.33
2	TFA：TIS = 97.5：2.5	88.67	4.64
3	TFA：水 = 95：5	92.20	0.32
4	TFA：水：TIS = 95：2.5：2.5	87.48	6.30
5	TFA：水：TIS：苯甲硫醚 = 90：4：3：3	88.40	4.86
6	TFA：苯酚：水：TIS = 87.5：5：5：2.5	89.93	3.66
7	TFA：水：TIS：苯甲硫醚：苯酚 = 85：5：4：4：2	88.42	3.91
8	TFA：水：TIS：苯甲硫醚：苯甲醚 = 85：5：4：4：2	87.68	4.18
9	TFA：苯酚：苯甲硫醚：水：EDT = 82.5：5：5：5：2.5	91.81	0.31
10	TFA：水：TIS：苯甲硫醚：苯甲醚：苯酚 = 85：5：4：2：2：2	87.93	4.57

4.3 肽链的修饰

部分多肽药物合成目标氨基酸序列后，需进一步结构修饰，以得到目标产物。以二硫键的构建为例，形成二硫键的方法有很多种，如空气氧化法、碘氧化法等，每种方法均有各自特点，应对所选择的氧化方法的合理性进行充分说明。二硫键链接过程中可能产生未完全氧化杂质，过度氧化成亚砜、砜等杂质，二硫键链接位点错误等杂质，应对反应参数进行详细研究，确定工艺条件的合理性。

4.4 纯化

多肽药物合成一般需采用多种不同原理的 HPLC 提纯方法进行精制，如反向、离子交换、分子排阻 HPLC 方法等，在相关指导原则和刊物[3,4,7]中已经对采用不同提纯方法的必要性进行了充分说明，在此不做进一步赘述。

在提纯过程中应考察提纯工艺去除缺失肽、错结肽、差向肽等杂质的效果，并对精制前后样品的进行质量对比。在提纯工艺描述中应明确色谱柱、填料规格，上样量，收集产品纯度范围，超出纯度范围产品是否进行二次纯化，二次纯化条件等。应根据 GMP 要求，建立规范的纯化工艺流程。

4.5 富集

多肽药物一般采用冻干手段制备最终产品，部分多肽药物对热不稳定，在开发冻干工艺时需充分考虑冻干条件

的合理性，并对冻干前后样品进行质量对比，验证拟定工艺不会对产品质量造成明显影响。由于冻干过程中可能对多肽药物产生不良影响，目前也有部分多肽原料药采用沉淀法或喷雾干燥法富集，如采用后两种富集手段，应充分考察方法的适用性和合理性。

如某多肽类药物对热不稳定，初次申报时拟定二次干燥温度为40 ℃，时间8 h，审评时对该部分内容提出异议，要求申请人提供冻干前后质量对比资料，必要时对冻干条件进行优化。经申请人研究，发现产品在超过30 ℃条件下放置，有关物质增加明显，最终将二次干燥工艺修订为25 ℃，时间6 h。

5 中间体控制

固相合成多肽药物，在肽链与树脂裂解前，缺少有效的中间体控制手段。因此当多肽与树脂裂解后，应建立严格的中间体控制措施。需结合工艺开发过程中易产生的杂质情况，关注潜在的缺失肽、错结肽、差向肽等杂质的残留情况，综合分析后续提纯、转盐、冻干等步骤的杂质谱变化情况，建立相应的质控手段。

6 小结

多肽药物杂质谱的复杂性，决定了该类药物不能仅靠终产品提纯、样品检测控制产品质量，需加强工艺过程控制。上述例子不能涵盖多肽药物合成工艺研究过程中每一个细节，工艺研究应结合多肽药物组成氨基酸的特点，进行针对性的研究，建立相应的过程控制策略，最大限度地降低潜在的缺失肽、错结肽、差向肽等杂质的生成，达到有效控制产品质量的目的。

参 考 文 献

[1] 王姗. 热敏凝胶用于多肽与蛋白药物的研究进展 [J]. 中国新药杂志，2014，23 (19)：2266 –2270.

[2] 程念. 多肽药物长效化研究进展 [J]. 中国新药杂志，2016，25 (22)：2574 – 2580.

[3] 国家食品药品监督管理总局. 合成多肽药物药学研究技术指导原则 [S]. 2007.

[4] 黄晓龙. 美国 FDA 关于合成多肽的指导原则 [J]. 中国新药杂志，2001，10 (8)：626 – 628.

[5] 康建磊，徐冰珠，李建宇. 关于合成多肽药物中非对映异构体杂质的研究 [J]. 中国现代应用药学，2010，27 (5)：387 – 389.

[6] 王鹏. 合成多肽结构确证和质量研究 [J]. 中国新药杂志，2009，18 (24)：2302 – 2305.

[7] 王鹏. 合成多肽药物的合成工艺中关键问题分析 [J]. 中国新药杂志，2010，19 (2)：102 – 105.

[8] 张哲峰. 合成肽类药物质量研究与质量标准工作的几点考虑 [EB/OL]. (2006 – 11 – 10). http：//www. cde. org. cn/dzkw. do？method = largePage&id =1520.

[9] 国家食品药品监督管理总局药品审评中心五部. 合成多肽药物有关物质研究的几点考虑 [EB/OL]. (2007 – 11 – 27). http：//www. cde. org. cn/dzkw. do？method = largePage&id =2353.

[10] EGGEN I. Control strategies for synthetic therapeutic peptide APIs Part I：analytical considerations [J]. *Biopharm Intern*，2014，27 (3)：16 – 21.

[11] EGGEN I. Control strategies for synthetic therapeutic peptide APIs Part II：Raw material considerations [J]. *Biopharm Intern*，2014，27 (4)：24 – 27.

[12] EGGEN I. Control strategies for synthetic therapeutic peptide APIs Part III：manufacturing process considerations [J]. *Biopharm Intern*，2014，27 (6)：42 – 46.

皮肤科药物研发中的若干问题解析

张星一，田 娜

（国家食品药品监督管理总局药品审评中心，北京 100038）

摘 要 皮肤外用制剂多为半固体制剂，具有多相、热力学不稳定等特点，辅料多样且筛选过程复杂，多需进行体外透皮吸收试验加以评价，与常规注射、固体制剂的评价有显著差异。本文结合实际审评经验，对局部外用皮肤科药物的科学处方开发、原辅料的来源和控制、杂质分析的特点和技术要求、透皮吸收试验的设计与评价、稳定性研究的特点等技术关键点进行汇总和分析，希望有助于当前皮肤科药物的研发和评价。

皮肤科疾病的药物治疗，包括外用药局部治疗及内服药全身治疗。外用药主要用于局部抗菌、消炎、湿疹及祛斑等治疗，是皮肤病的主要治疗手段。外用药物剂型主要包括乳膏剂、软膏剂、凝胶剂、粉剂、水剂和洗剂等。其中，乳膏剂、软膏剂及凝胶剂处方组成复杂，多为半固体制剂，涉及油相、水相及油包水/水包油等热力学不稳定体系，使用多种不同性质的辅料（油相、水相、表面活性剂、矫味剂、清凉剂、抑菌剂等）。相对于传统的注射剂和片剂等剂型，其制备和稳定性过程中的动力学和热力学影响因素众多，在设计、制造、贮存和运输等多个环节均存在较大的挑战。本文对局部外用皮肤科药物的特点及在药学研发中的主要问题进行阐述，重点对乳膏剂、软膏剂、凝胶剂等复杂制剂在药物开发中的相关问题进行汇总和分析，希望有助于工业界和研发者提高对外用制剂的复杂性的认识，在研发和申报过程中少走弯路，以推动我国外用药的制剂水平踏上新的高度。

1 基于科学的处方开发

1.1 剂型与规格

按现行药事管理法规分类，药品应分为新药和仿制药两大类。对于创新药及改良型新药，应根据药物的临床用药特点、临床用药的安全性、有效性及患者依从性，设计药物的处方、剂型及规格。对于仿制药物，原则上药物的剂型及规格应与原研药物完全一致。在考虑专利因素的基础上，处方设计也应尽量保持一致。对于改变给药途径、增加规格等变更，应对药物的临床用药合理性进行说明，必要时进行相应的体内外乃至大规模临床研究。

皮肤科药物的特点在于包括浓度规格和装量规格2种体系，一般推荐的表述方式为：浓度（装量）。但目前市售产品有些批准较早，说明书未能及时修订，仍沿用原批准的单独的浓度规格或装量规格，建议在仿制上述药品时，对其规格按现行技术要求加以描述。

1.2 处方研究[1-2]

1.2.1 原研处方解析

国内申报的皮肤科用药多为仿制品，目前申报创新的皮肤药物的情况还比较少见。原研的处方构成可以为处方设计提供有效的依据。需要强调的是，由于皮肤科药物处方一般比较复杂，多含数种甚至10余种辅料。有些辅料随着用量不同，其在处方中所起到的作用也会发生改变。因此，在处方设计时不但要考虑辅料的种类，对原研品中各辅料的实际用量，还应采取相应的技术手段加以解析，以保证处方的功能性与原研接近。

① 理化性质。原料药的关键理化指标应包括pH值、粒度、溶解度、油/水分配系数等，可能对制剂质量及制剂生产造成影响的原料药理化性质还包括色泽、嗅味、pKa、晶型、比旋度、光学异构体、熔点、水分、溶剂化/或水合状态等，以及原料药在固态和/或溶液状态下在光、热、湿、氧等条件下的稳定性情况。在软膏剂/乳膏剂、凝胶剂等局部外用皮肤科制剂的剂型设计中，药物的溶解性可能对制剂性能及分析方法产生影响，是进行处方设计时需要考虑的重要理化常数之一。原料药粒度可能影响难溶性药物的溶解性能、液体中的混悬性以及制剂的含量均匀性，有时还会对生物利用度（释放度）及临床疗效产生显著影响。对于原料药在不同溶剂中的转晶等行为，应有相应的考察。对于工艺中的搅拌、加热等因素对药物的有关物质、晶型等的影响，亦应加以关注。在外用制剂的处方研究过程中，还可以通过体外释放和/或体外透皮吸收试验，考察不同粒度原料药处方制剂的体外释放和/或体外透皮吸收行为，为原料药的粒度控制提供依据。

② 生物学性质。原料药生物学性质包括对对皮肤的通透性、在生理环境下的稳定性、原料药的吸收、分布、代谢、消除等药动学性质以及药物的毒副作用和治疗窗等。在局部外用皮肤科药物制剂中，原料药的皮肤通透性可以通过制剂的体外释放及体外透皮吸收试验进行考察，详见"透皮吸收试验的设计与评价"部分。

1.2.2 辅料

皮肤科药物多为半固体制剂，在制备油包水/水包油等复杂热力学不稳定体系中所使用的辅料包括油脂性基质、水溶性基质、乳化剂、抗氧剂、防腐剂等。

① 辅料种类的选择。所用辅料不应与主药发生不良相互作用，应不影响制剂的含量测定及有关物质的重要检查。辅料需有合法来源且符合药用标准要求。可通过前期调研了解辅料与辅料间、辅料与药物间的相互作用情况。对于缺乏研究数据的，可参照《化学药物制剂研究基本技术指导原则》中相容性部分内容进行原辅料相容性研究；也可在处方筛选过程中，根据辅料的理化性质及其在制剂中的作用，选择合适的指标，通过影响因素试验进行考察，来佐证原辅料的相容性。对于仿制药，药品申请人可以以原研制剂处方为基础，进行详尽的处方筛选。

② 辅料用量的选择。可通过检索FDA等国内外权威数据库，了解所考察的辅料在上市药品中的合理使用情况。在辅料合理用量范围内，通过处方筛选及优化过程确定辅料用量。对于某些具有生理活性的辅料、超出常规用量且无文献支持的辅料以及改变给药途径的辅料，需考察其药理活性是否达到药用标准。如果达到了构成复方制剂的标准，则应相应地按有效成分加以控制。如低于治疗用量，则可按辅料加以控制；还应提供必要的安全性试验。

1.2.3 处方设计

在前期对药物和辅料研究的基础上，根据该类制剂的剂型特点及临床应用需要，制定合理的处方筛选方案，一般推荐采用科学优化方法，如正交设计和析因设计等，以得到最优处方。除基本处方组成外（油相基质、水溶性基质、乳化剂、抗氧剂、抑菌剂等），还需要考虑药物和辅料的性质。对于难溶性药物，可考虑使用适量增加药物溶解度的辅料。对于某些稳定性差的药物，处方中可考虑使用适量的抗氧剂、金属离子络合剂等。对于治疗上需要主药进入真皮层的药物以及病变后的增厚皮肤，需结合临床需求和药物的全身给药安全性信息考虑是否加入透皮吸收剂，以及透皮吸收剂的种类和用量。对于用于烧伤等需要保持无菌的创面皮肤用药，需采用无菌工艺制备，并考虑使用过程中的无菌保证。

1.2.4 处方筛选及优化

① 原料药。通过前期对原料药的理化性质、生物学特性的了解及研究，可以初步确定溶解原料药所用溶剂、原料药溶解温度、适合开发制剂的原料药粒度等信息，为后期处方及工艺参数的确定提供依据。

② 基质及乳化剂筛选。皮肤科药物制剂所用辅料通常包括油脂性基质、水溶性基质、乳化剂、抗氧剂、防腐剂等。在处方筛选及优化过程中，如在研制剂是国内外已生产并在临床上使用的品种，所采用的处方与已有品种的原料药、辅料种类、规格及用量完全一致，则已有品种处方的可靠资料可作为在研制剂处方的参考。如在研制剂为创新药，或虽为仿制药物，但所采用辅料的种类及用量与国内外已上市品种不一致，则可以根据辅料的理化性质、辅料在制剂中的作用等设计合理的考察条件和考察指标。由于皮肤科用药多为多种辅料不同用量水平的复杂处方，可采用经典比较法、正交设计、均匀设计或其他数学优化的方法进行处方筛选和优化，以得到全局最优的处方设计。

根据该类制剂的剂型特点（为相混合物），在处方筛选过程中，可采用膏体的均匀性、黏稠度、涂展性、锥入度、黏度和分层现象等为指标进行考察。此外，在处方筛选过程中还应对膏体进行耐热和耐寒试验考察，以考察在高温及低温条件下，是否有分层现象、制剂是否变质等。对于难溶性药物，必要时可通过体外释放试验，对处方进行筛选优化。

在皮肤科药用制剂中，常用辅料还包括抗氧剂和防腐剂等，其筛选考虑如下：① 抗氧剂。在抗氧剂种类及用量筛选过程中，申请人可以根据原料药的理化性质及其稳定性、制剂制备过程中所用设备材质等，选择合适的指标进行考察。例如，原料药被氧化后颜色发生变化，则可以性状等为指标进行考察。若原料药氧化变质，则应主要以有关物质为指标进行考察。② 抑菌剂。乳膏剂/软膏剂一般均为多剂量制剂，开启包装后可多次使用，而其基质中通常有水性和油性物质，甚至蛋白质等，这些基质易受细菌和真菌的侵袭，使制剂受到污染，从而导致制剂产生潜在的安全性问题。为保证制剂及其在使用过程中的安全性，通常需加入适量抑菌剂。抑菌剂的种类应结合制剂所用原料及其他辅料种类进行确定，并通过抑菌效力试验对不同浓度抑菌剂的抑菌效力进行考察，一般应选择最低有效抑菌浓度

作为处方中抑菌剂的用量。对于仿制药物，抑菌剂的种类及用量可以参考原研制剂进行确定，但亦须通过抑菌效力试验对不同抑菌剂的抑菌效力进行考察。对于不添加抑菌剂的该类制剂，需对不加抑菌剂的制剂处方进行抑菌效力试验，并需对制剂进行使用中产品稳定性考察，其微生物限度应符合相应制剂通则的规定限度。

初步确定制剂处方后，可考虑选择 2 个以上制剂基本项目考察合格的处方的样品进行影响因素考察。根据外观、均匀性、分层现象、有关物质及含量等制剂关键项目考察结果，筛选出相对满意的处方。对于国内外已有上市产品的制剂，在处方初步确定后，可与原研产品关键项目进行质量对比，进一步确定处方的可行性。

上述影响因素的实验结果尚不能全面反映所选处方制剂的稳定性。该处方制剂还需通过加速实验及长期留样稳定性研究对处方进行评价。根据该类制剂的剂型特点，多为油相、水相及乳化剂制成的半固体制剂，在温度改变时可能会发生两相分离，因此，在该类制剂的稳定性试验中，一般需进行冻融试验。根据该类制剂临床用药特点，开启包装后可以多次使用，因此，一般需进行使用中产品稳定性研究，并重点对产品的微生物进行考察。

2 原辅料的来源和有效控制

2.1 原料药

原料药应为有药用批准文号产品，且应为药用级别。质量标准应执行现行版国内外药典标准及同品种原料药标准中的最新要求。

2.2 辅料

原则上，辅料应为药用辅料级别，且应有药用辅料批准文号。质量标准应至少执行现行版国内药典标准。对于国内没有上市，而采用食品级、化妆品级辅料加以替代的情况，可在保证辅料质量符合国内外药典标准的前提下，由申请人制定该辅料的药用内控标准，并作为制剂产品标准的附件附在制剂标准之后。对于关键的功能性辅料，建议在处方筛选过程中，通过体外释放试验，考察不同用量辅料对药物释放度的影响。对于对原研处方中关键功能性辅料采用有药用批准文号的功能相同或相近的其他辅料加以替代的情况，应提供严密的对比研究资料，以保证自研产品与原研产品在制剂形态层面和治疗效果层面均保持一致。

3 杂质分析的特点和技术要求[3]

应参考《化学药物杂质研究技术指导原则》对该类制剂进行杂质研究。应结合原料药合成工艺、原料及制剂降解途径、稳定性试验研究结果，对制剂中杂质来源进行分析及研究。对于超过鉴定限度的杂质应作进一步的研究，确定其来源，推测其可能的结构，进而判断该杂质对药物

安全性的影响；对于在稳定性研究中产生的超过鉴定限度的降解产物也应做相应的研究。对于未超过鉴定限度的杂质一般不需进行结构研究。对于可能具有特殊的生理活性或毒性的杂质，则应进行结构确证和安全性验证。在质量标准中应对皮肤科药物制剂的特定杂质、未知单杂及总杂进行控制。对于仿制药，在参考《化学药物杂质研究技术指导原则》基础上，杂质控制水平应不低于原研产品及国内同类产品的杂质控制水平。

在皮肤制剂的杂质分析中，需考虑由于乳膏剂同时存在油相和水相2种溶剂系统，对原料药在的稳定性均应予以考虑和研究，并考察在热力学不稳定体系的逐渐衰减过程中，主药在油相/水相中的分布变化趋势所带来的药物降解的规律的影响，以全面评估药物的稳定性。

4 透皮吸收试验的设计与评价

局部外用皮肤科药物，通常在皮肤表面给药。一般的小分子化学药物由于具有一定的亲油亲脂的特性，可能会有部分剂量的药物透过皮肤，达到皮肤底部的血管丛，从而微量进入体循环，产生全身作用。由于研究显示，个别药物如丙酸氯倍他索，在进入体循环后，可能会产生严重的肾不良反应，因此仅可用于体外给药。在相关制剂的开发过程中，通常需进行体外透皮吸收试验，以确定药物的透皮吸收行为，并为药物的临床用药安全提供一定的支持。

4.1 透皮吸收的影响因素及危险性[4]

表皮的来源组成、表皮的完整性及药物本身的特性均可影响药物的透皮吸收。如婴儿及早产儿角质层其屏障特性弱，易吸收经皮肤给药的药物，而达到全身效果，故必须严格控制剂量，谨慎从事。表皮损伤或患有疾病的患者对药物透皮吸收增强，例如湿疹皮肤对药物的透入往比正常皮肤大3～5倍，烧伤患者根据烧伤深度的不同，皮肤对药物透入性也各不同，但总的来说比正常皮肤大6～15倍；用胶布剥脱角质后，可使药物经皮肤吸收由1%～2%上升到85%～90%；药物的相对分子质量低（800 U原子质量单位以下），其水溶性和脂溶性很高，故表皮透入性就大，颗粒细的药物可因增加与皮肤的接触面积而促进吸收。

同时，药物透皮吸收危险性的报道显示：氨基糖苷类的新霉素与多黏菌素和杆菌肽三联制成的气溶胶喷雾剂，用于损伤性皮肤很易引起听神经毒性；新霉索霜或溶液用于烧伤的皮肤，还可加剧由烧伤本身引起的肾毒性；庆大霉素用于皮肤溃疡也可引起耳聋；大面积硼酸湿敷引起酸中毒和死亡也早有报道。

因此，通过在药物临床前研究中对药物质量进行控制，可以在一定程度上保证药物的安全性。在透皮吸收制剂处方与工艺开发中进行透皮吸收试验，一方面可以测定药物的释放度及经皮吸收情况，为处方及工艺筛选提供依据，

另一方面可以通过药物的透皮吸收行为，对药物的安全性提供一定的依据。

4.2 受试皮肤种类的选择

文献[2]显示，测定药物释放度及吸收的方法包括释放度检查法、体外试验法（包括离体皮肤法、凝胶扩散法、半透膜扩散法和微生物法）以及体内试验法。其中，体外试验法中以离体皮肤法较接近应用的实际情况。

离体皮肤法是在扩散池（常用Franz扩散池）中将人或动物皮肤固定，测定不同时间由供给池穿透皮肤到接受池溶液中的药物量，计算药物对皮肤的渗透率。因人的皮肤难得，故透皮吸收试验通常采用动物皮肤进行。罗世英等[5]指出，近十几年来常用于经皮渗透研究的动物可分为两大类，即无毛动物和有毛动物。无毛动物主要有无毛小鼠、无毛大鼠和蛇等；有毛动物有小鼠、大鼠、豚鼠、猪和兔等。有毛动物与无毛动物的皮肤在结构上的差异主要是附属器不同。药物可以通过皮肤附属器吸收，而且吸收速度较快，但吸收面积只占整个皮肤的0.1%～1%，所以不是经皮吸收的主要途径。有毛动物中，猪和猴的皮肤渗透性与人的皮肤相近，家兔、大鼠和豚鼠的皮肤渗透性比人的皮肤大。Bhatti等[6]报道猪和人的皮肤组织结构很相似，用透射电镜观察猪皮肤表皮-真皮连接的结构发现，猪表皮-真皮的交界与人相似，并认为1～14周的英格兰汉普夏郡和约克郡猪的角质层与人相似。猪皮肤对药物的渗透性较接近人体皮肤，且2～3月龄的小猪皮肤解剖生理特点最接近于人，选择小猪皮肤作为透皮吸收研究模型较理想[7]。

4.3 透皮吸收试验设计

试验方法：一般在扩散池（常用Franz扩散池）中将人或动物皮肤固定，测定不同时间由供给池穿透皮肤到接受池溶液中的药物量，计算药物对皮肤的渗透率。在透皮试验中，涉及透皮试验装置、接受液、离体动物皮肤等的选择和设计。因此，在试验设计中应根据药物的理化特性及生物学特性对接受液进行筛选。通过试验设置合理的取样时间点，明确试验所用动物来源、种属及所取皮肤部位及其制备方法。采用合适的方法测定透皮吸收药物量，计算药物累积透过率，并对该方法进行全面的方法学研究。同时，建议对皮肤的药物滞留量、皮肤及设备装置中的药物残留量进行测定，计算药物质量是否守恒。

4.4 透皮吸收试验的评价原则

一般来讲，皮肤外用制剂不要求药物穿透皮肤进入体内，仅维持药物在局部的疗效即可，以避免进入体循环后的安全性顾虑。对于常规的外用制剂（不包括专门的为避免受过敏应、提高释药速率而设计的透皮贴剂），透皮吸收的目的是考察制剂在皮肤表面的作用过程随时间的变化规律。由于采用多种水溶性、脂溶性的辅料，并结合到原料药自身的油水分配系数的不同，在形成复杂的油包水/水包

油的热力学动态不稳定体系之后，其总体的皮肤渗透效应需要一个良好设计的透皮吸收试验来加以考察。如果结果显示药物过多进入皮肤甚至透过真皮层到达底层血管，则建议考虑对该制剂的处方设计进行修改，以减少透皮性能，从而保证药物仅在皮肤表面局部发挥作用。一个良好的透皮吸收试验的设计，应结合药物的特点和处方的特点，选用合适的皮肤来源和溶剂系统，以使得到的数据能准确客观地反映药物在人体皮肤的吸收特点和规律。

5 皮肤科药物的稳定性研究特点[8-9]

皮肤科药物制剂的稳定性试验设计一般建议参考中国药典 2015 年版四部通则 9001 "原料药物与制剂稳定性试验指导原则"、2015 年 2 月颁布的 "化学药物（原料和制剂）稳定性研究技术指导原则" 及 ICH 相关指导原则进行。要注意采用半透性包装（塑料材质）和金属管包装的不同，前者需要设计低湿度条件。

此外，相比于传统的注射剂、片剂、胶囊剂以及溶液剂等，软膏剂有着更多的剂型相关特点及临床用药特点。这些特性的变化又会与药物的释放等与疗效、安全性等相关因素结合起来联动，因此对皮肤科药物的稳定性试验从设计到实施，应重点关注以下几个方面。

5.1 试验条件

① 冻融试验。根据乳膏剂剂型特点，该类制剂易发生相分离、黏度降低、析出等现象。且在多相体系中，结冰温度可能会发生变化。如发生结冰现象，冰晶会破坏乳粒的微观结构，进而破坏乳剂外观形态，可能会造成不可恢复的影响。因此，稳定性研究中，根据产品特点应进行低温或冻融试验。低温试验和冻融试验均应包括 3 次循环，低温试验的每次循环是先于 2 ~ 8 ℃ 放置 2 d，再在 40 ℃ 放置 2 d，取样检测。冻融试验的每次循环是先于 - 20 ~ - 10 ℃ 放置 2 d，再在 40 ℃ 放置 2 d，取样检测。② 加速试验。按中国药典 2015 年版药典通则规定，对于乳膏剂、软膏剂、凝胶剂等，加速试验宜直接采用温度（30 ±2）℃、相对湿度（65 ±5）% 的条件进行试验。③ 使用中产品稳定性。根据乳膏剂/软膏剂临床应用特点，需开包装后多次使用。因此，在稳定性研究中进行使用中产品稳定性试验，主要对制剂的微生物进行考察，以保证产品在使用过程中未被环境细菌及真菌污染。

5.2 考察项目

皮肤科药物既包括软膏剂等均相半固体制剂，也包括乳膏剂等多相热不稳定体系。其稳定性考察除关注药物的杂质、含量等变化情况，还要关注热不稳定体系的演变及破坏过程（如随时间而分层，大部分主药可能会迁移到与其极性相似的相体系中，造成主药在制剂中分布不均匀）、粒度的增加（制备过程中强剪切力形成的多相微粒体系随

时间增加而丧失表面能，逐渐合并聚集成大颗粒）。此外，还要关注由于多样辅料带来的微生物滋生的情况。因此，其稳定性考察的关注点应包括有关物质、含量、均匀性、分层现象和粒度等。

6 小结与展望

皮肤外用制剂，包括了从单相的软膏剂、凝胶剂，到多相的乳膏剂。热力学体系从稳定到不稳定体系，是常用药品中涉及到的物理化学变化因素较多的制剂之一。总体来说，皮肤科药物有着更多的制剂学特点，在制剂设计和科学考察以及评价等多方面，都提出了独有的挑战。相关制剂研发和设计人员，应紧密结合药物的产品特点，通过专有设计和考察，来向消费者提供合格的有效药品。由于皮肤科药物多在 OTC 渠道销售，价格低，总研发预算少，在产品设计制造过程中，在研发的深度和广度上，有着不同程度的弱化现象，带来了皮肤科注册申请的退审多，发补多，审批时间长等现状。本文对皮肤类制剂在处方设计及筛选、原辅料控制、杂质控制及稳定性研究等方面需重点关注的问题进行了说明，以期帮助工业界和研发者提高对外用制剂的复杂性的认识，引发业内人士更多地关注皮肤科药物研发规律性和内涵，从科学角度更深刻地认识皮肤科用药，从生产、流通、监管等多个角度全过程加以审视和管控，以为消费者提供更加种类丰富多样、临床适用、疗效显著的外用药品。

参 考 文 献

[1] 国家食品药品监督管理局. 化学药物制剂研究基本技术指导原则 [S]. 2005.

[2] 崔德福. 药剂学 [M]. 北京：人民卫生出版社，2007：177 - 187.

[3] 国家食品药品监督管理局. 化学药物杂质研究技术指导原则 [S]. 2005.

[4] 徐维黎，苏习刚，李克娜. 药物透皮吸收及临床应用 [J]. 中国医药指南，2009，7（4）：86 - 87.

[5] 罗世英，陈华萍. 透皮吸收常用的几种实验动物 [J]. 中国药业，2004，13（4）：74 - 75.

[6] BIMON AS, SCOTT RC. In-vitro percutaneous absorption：pig epidermal memberame as a model for human skin [J]. Pharm Pharmacol，1998，40（9）：249 - 252.

[7] SIMON GA, MAIBACH HI. Thepig as an experimental animal model of percutaneous permeation in man：qualitative and quantitative observations [J]. Skin Pharmacol Appl Physiol，2000，13（5）：229 - 234.

[8] 国家食品药品监督管理总局. 化学药物（原料药和制剂）稳定性研究技术指导原则 [S]. 2015.

[9] 国家药典委员会. 原料药物与制剂稳定性试验指导原则 [S]. 2015.

中国新药注册与审评技术双年鉴（2016—2017）

皮肤外用半固体制剂体外透皮吸收对比试验常见问题分析

田　洁

（国家食品药品监督管理总局药品审评中心，北京 100038）

摘　要　本文参考国内外相关指导原则及文献，结合皮肤外用半固体制剂仿制药及相关变更申请的审评情况，阐述作者对自制样品与原研产品进行体外透皮吸收对比试验技术要求的认识，并分析审评资料常见问题，供研究者进行相关研究参考。

皮肤外用制剂主要应用于皮肤表面，用于保护、治疗皮肤各部位疾病或治疗某些系统性疾病。按形态分类，皮肤外用制剂有半固体剂型、液体剂型及固体剂型，其中半固体剂型最为常见，主要包括软膏剂、乳膏剂及凝胶剂等。半固体剂型的处方通常较为复杂，多由水相/油相两相组成，活性成分可能溶解或分散在其中一相或二相中[1]。其物理特性取决于多种因素，包括分散相粒径、各相之间的界面张力、各相之间的活性成分分配系数，以及制剂的流变学性质，上述因素共同决定了药物的释放性能[2]。

目前在进行仿制药研究及变更研究中，均需要考察仿制药或变更后产品与原研制剂的一致性[3]。其中，基于开放扩散池系统的体外透皮吸收对比试验，已经广泛用于皮肤外用半固体制剂处方和工艺研究，用以考察皮肤外用半固体制剂的仿制品或处方工艺变更后产品与原研品在透皮吸收程度的差异。

而从目前对皮肤外用半固体制剂仿制及变更申请的技术审评结果看，体外透皮吸收对比试验研究存在一些比较突出的问题。本文结合审评情况，阐述在皮肤外用半固体制剂的仿制及变更研究中，进行自制样品与原研产品体外透皮吸收对比试验的技术要求，并分析审评资料常见问题，供申请人进行相关研究参考。

1　体外透皮吸收对比试验的技术要求

体外透皮吸收对比试验包括体外透皮吸收试验方法的建立、测定方法的建立及方法学验证、实际样品试验与检测及数据统计分析等部分。

1.1　外透皮吸收试验方法的建立

皮肤外用制剂体外透皮吸收试验一般基于开放扩散池系统，如 Franz 扩散池系统，由供应池、离体皮肤（人或小型猪）或聚合物膜、接收池组成。其方法建立时需确定试验温度、接收介质种类及体积、搅拌速度、透皮面积、离体皮肤前处理方式、上药量、取样时间及次数等。

接收介质种类的筛选与药物溶解度及药物在溶液中的稳定性有关，尽量与生理条件接近，如 PBS 缓冲液（pH 7.4），同时需满足漏槽试验要求。一般水溶性好的药物选择水溶性溶液，而水溶性较差的药物可考虑适当加入乙醇等有机溶剂或表面活性剂，但可能改变皮肤特征或溶解其中类脂成分，添加时应慎重。体表温度为 32 ℃，人体温度为 37 ℃，水浴温度应优先模拟生理条件的温度。透皮面积与接收介质体积及装置有关，取样次数一般不少于 5 次，确定试验时间时建议考虑药物的使用频率。皮肤外用半固体制剂多作用于皮肤表面及皮肤中，为了与原研产品进行皮肤渗透性比较，常采用离体皮肤（人或小型猪）试验。

1.2　测定方法的建立及方法学验证

在用离体皮肤进行体外透皮吸收试验时，通常需分别测定表皮残留量、皮内滞留量及透皮量。表皮残留量是指完成透皮试验后表皮上残留药物量，常采用药物含量测定方法。皮内滞留量是指完成透皮试验后皮肤内滞留的药物量，方法建立时需考虑其样品中包含皮肤，需考虑生物样品定量分析方法的特点。透皮量是指在透皮试验不同取样点累积透过皮肤的药物量，除药物外皮肤成分也可能进入接收介质，使得透皮液成分可能较为复杂，方法建立时需关注皮肤对检测的影响。药物作用的部位不同，在各部位分布的药物量不同，检测对象组成不同，检测方法的灵敏度要求也不同，常需分别建立检测方法，并结合检测样品特点进行全面方法学验证。

表皮残留量如采用药物含量测定方法，其方法学验证同含量测定项下；如新建方法，需重新进行方法学验证。对于作用于皮肤表面及皮肤内的皮肤外用半固体制剂，相对表皮残留量，其皮内滞留量及透皮量较小，甚至低于检出限，因此需关注方法灵敏度是否能满足检测需要。另

中国新药注册与审评技术双年鉴（2016—2017）

外，在进行皮内滞留量及透皮量方法学验证时，还需参考生物样品定量分析方法验证的要求，如采用 LC-MS/MS 测定，应考察专属性、线性范围、灵敏度、基质效应、方法回收率、提取回收率、样品溶液稳定性、日间与日内精密度等。

1.3 实际样品测定

通常需进行多次重复试验，建议至少进行 6 个样品试验，需注意装置使用方式，尽可能消除系统差异。如所用仪器可以同时试验 6 个样品，建议原研产品与自制样品分 2 次完成试验，每次各 3 个样品，所用接收池均有一次用于 2 种样品试验；如所用仪器不能同时试验 6 个样品，建议遵循在同一次运行中包括原研产品与自制样品的原则；而如所用仪器每次仅可进行 1 个样品试验，应交替测定原研产品与自制样品，而不是在获取一种制剂的所有检测数据后，再获取另一种制剂的全部检测数据。

在采用拟定方法进行表皮残留、皮内滞留量及透皮量测定时，对于检测浓度较低的皮内滞留量及透皮量，同样需参考生物样品分析测定要求，如每次测定时建立随行标准曲线及质控样品。另外，试验用自制样品至少为中试样品，其批量及所用生产设备应与拟定大生产批量的匹配。

1.4 数据统计分析

基于测得的表皮残留量、皮内滞留量及不同取样点累积透皮量，结合上药量，可分别计算出原研产品与自制样品的透过百分率（%，累积透皮量/上药量）、吸收百分率（%，皮内滞留量/上药量）及总体回收率（%，表皮残留量/上药量），根据上述三部分试验结果计算回收率，考察是否达到物料平衡；再采用适宜软件对原研产品与自制产品的皮内滞留量、透皮量进行数据统计分析，确定二者有无明显差异。

另外，理论上半固体系统中，单位面积药物的释放量与时间的平方根成正比。也可结合透皮面积，可以计算各时间段单位面积药物透过量，并与相对时间平方根绘制标准曲线，直线的斜率（回归）代表制剂的透过率，采用适宜软件对原研产品与自制产品的透过率进行数据统计分析，评估原研产品与自制产品间透过率有无明显差异。

2 常见问题分析

2.1 处方工艺研究未进行外透皮吸收试验

皮肤由表皮、真皮和皮下组织三部分组成。临床上皮肤用药部位不同时皮肤渗透要求不同，如对于在表皮上局部作用的抗菌剂，需要药物释放到皮肤表面；对于治疗皮炎、湿疹，因其过度角质化而要对角质层作用；对于治疗脂溢性皮炎，因需作用于皮肤附属器，而需要作用于活性表皮与真皮；对于各种肌肉拉伤、扭伤等的对症治疗及由

类风湿关节炎引起的疼痛的辅助治疗，需药物透皮进入皮肤下组织而发挥作用。

局部表面起作用的药物，如滞留在皮内的药物量、透过皮肤进入体内的药物量大于原研产品，不能支持评价其安全性。皮内滞留起作用的药物，其滞留在皮内的药物量应与原研产品无明显差异，才可能达到药效一致；而透过皮肤进入体内的药物量应不大于原研产品，以支持评价其安全性。局部用药全身作用的品种，其透过皮肤进入体内的药物量与原研产品应相当，才能支持评价给药一致性。

而药物的皮肤渗透过程涉及多个步骤，影响药物渗透因素也较多[4]，在进行仿制药研究及涉及其处方工艺的变更研究中，为了保证皮肤外用半固体制剂与原研产品的给药一致性，其处方工艺研究有必要进行体外透皮吸收对比试验，以考察皮肤外用半固体制剂的仿制品与原研品在透皮吸收程度的差异。

2.2 考察项目缺失

审评中发现，有些申请人虽然进行了体外透皮吸收对比试验，但仅考察了透过量，而未测定表皮残留量与皮内滞留量，未能对比皮内滞留量有无明显差异，是否达到物料平衡；也未结合药物作用部位，分析考察项目设置的合理性，不能全面对比皮肤外用半固体制剂仿制品或处方工艺变更后产品与原研品在透皮吸收程度的差异[5]。

2.3 方法学验证不全面

方法学验证有时有缺失项目的现象，如未考察关键项目定量限、检出限，特别是检出结果为未检出时，不能评估检出量，不能评价方法灵敏度是否满足要求及方法是否具有可行性。

2.4 提供的体外透皮吸收试验方法研究资料不全面

申报资料有时仅提供了体外透皮吸收试验，但未提供接收介质种类筛选过程，未分析接收介质选择的合理性，或未说明各参数确定依据，不能全面科学评价外透皮吸收试验方法的合理性与适用性。

2.5 样品测定中常见问题

审评资料中常见问题为未说明或未考虑样品试验顺序，不能评估试验是否能有效避免系统误差；有时会忽视生物样品分析的特殊性，未说明或未提供随行标准曲线及质控样品相关信息，不支持评价测定结果的准确性和可靠性；还有存在未提供所采用的离体皮肤（人或小型猪）或聚合物膜的来源及供给证明性文件的现象。

2.6 数据统计分析

体外透皮吸收试验的目的是考察自制品与原研产品透皮吸收过程的异同，因此后续数据处理及统计较为关键。申报资料中有时申请人未明确统计所用软件，或未采用软

件进行统计分析，不支持评价结果的合理性。

3 结语

体外透皮吸收研究已经广泛用于皮肤外用半固体制剂处方和工艺研究，在进行仿制及变更研究中，进行自制样品与原研产品进行体外吸收对比试验是保证仿制药或变更后产品与原研产品给药一致性的简便有效手段。实际研究过程中除参考国内外相关的指导原则及文献外，还需结合产品特点，进行科学全面的研究，以保证测定结果准确可靠。

参 考 文 献

[1] 国家食品药品监督管理局. 已上市化学药品变更研究的技术指导原则 [S] . 2008.

[2] FDA. Guideline for Industry Nonsterile Semisolid Dosage Forms；Scale-Up and Post-Approval Changes：Chemistry, Manufacturing and Controls；*In Vitro* Release Testing and *In Vivo* Bioequivalence Documentation [EB/OL] . (1997) . http：//119. 90. 25. 34/www. fda. gov/ucm/groups/fdagov-public/@ fdagov-drugs-gen/documents/ document/ucm070930. pdf.

[3] 国家食品药品监督管理局. 已有国家标准化学药品研究技术指导原则 [S] . 2007.

[4] 平其能，屠锡德，张钧寿，等，药剂学 [M] ·第 4 版. 北京：人民卫生出版社，2013：801 – 803.

[5] 李金红，贺亚静，贺吉香，等. 复方利多卡因乳膏体外经皮渗透比较研究 [J] . 中国新药杂志，2015，24 (13)：1541 –1545.

印度生物仿制药监管政策分析

刘 亮，楼铁柱

（军事医学科学院卫生勤务与医学情报研究所，北京 100850）

摘 要 印度作为仿制药大国，其生物仿制药也具备一定实力。本文系统介绍了印度生物仿制药发展现状，并分析了印度生物仿制药的审批政策、要求与流程，旨在为促进我国生物仿制药乃至生物制药产业的进一步发展提供借鉴与参考。

近年来，全球专利药进入到期密集期，为制药产业带来巨大机遇，生物仿制药成为人们关注的焦点。生物仿制药是指与生物专利药"高度相似"的生物药，其非活性成分与被仿药可能有微小的差异，但在安全性、纯度和效力上并无实质差异[1]，通常称为 biosimilars 或 similar biologics，follow-on biologics。与生物专利药相比，生物仿制药不但价格更低，对于企业来说，其更少的申请时间和试验程序，无疑拥有强大的市场潜力。

印度拥有和我国相似的国情，但是印度的生物制药行业非常发达，随着生物仿制药的持续增长，印度已成为世界生物仿制药市场的主要贡献者之一。通过分析研究印度生物仿制药监管政策，将为促进我国生物仿制药乃至生物制药产业的进一步发展提供借鉴与参考。

1 印度生物仿制药发展现状

据统计，自 2000 年第 1 个生物仿制药乙肝疫苗 Biovac-B 批准上市以来，截至 2015 年 1 月 30 日，印度已经有 60 种生物仿制药批准上市[2]。印度的生物仿制药发展很快，2005 年只有 15 种 50 个品牌，2011 年，增长到 20 种 250 个品牌。2008 年印度生物仿制药市场约为 2 亿美元，2012 年达到 5. 8 亿美元。据预测，2013 – 2018 年印度的生物仿制药市场将以 28% 的复合年增长率（CAGR）增长[3]，不断发展的生物仿制药市场，为制药公司提供了巨大的研发动力。

据印度医药出口促进会（Pharmexcil）统计，在印度全国约 3 000 家规模制药企业中，目前大约有 100 家生物制药公司投身于生物仿制药的研发、生产和市场营销，目前印度国内较强的企业有：雷迪（Dr. Reddy's Labs）、Intas Pharmaceuticals Limited、百康（Biocon Limited）、Wockhardt Limited、Shantha Biotechnics Limited、Reliance Life Sciences 及西普拉（Cipla）公司等，其产品分布见表 1[2]。

表1　印度上市的主要生物仿制药

企业名称	药品名称	活性物质	适应证
Biocon（百康）	Alzumab	itolizumab	银屑病
	Basalog	甘精胰岛素	糖尿病
	BioMab	尼妥珠单抗	头部/颈部癌症
	CanMab	曲妥单抗	乳腺癌
	Erypro	重组人红细胞生成素	贫血、癌症、慢性肾功能衰竭
	Insugen	人胰岛素	糖尿病
	Myokinase	链激酶	急性心肌梗死、深静脉血栓形成、急性肺栓塞
	Nufil	非格司亭	癌症、嗜中性白细胞减少症
Dr Reddy's Laboratories	Cresp	阿法达贝泊汀	贫血、癌症、慢性肾功能衰竭
	Grafeel	非格司亭	中性粒细胞减少、造血干细胞移植、癌症
	Peg-grafeel	聚乙二醇-非格司亭	癌症、嗜中性白细胞减少症
	Reditux	利妥昔单抗	白血病、淋巴瘤、类风湿性关节炎
Intas Biopharmaceuticals	Epofit/Erykine	重组人红细胞生成素	贫血、癌症、慢性肾功能衰竭
	Folisurge	促卵泡素 α	女性不孕、男性的精子生成
	Intalfa	干扰素 α-2b	类癌肿瘤、慢性乙型/丙型肝炎、毛细胞白血病、慢性骨髓性白血病、BCR-ABL 积极、滤泡淋巴瘤、恶性黑色素瘤、多发性骨髓瘤
	MabTas	利妥昔单抗	淋巴瘤、非霍奇金淋巴瘤
	Neukine	非格司亭	中性粒细胞减少、造血干细胞移植、癌症
	Neupeg	聚乙二醇-非格司亭	癌症、嗜中性白细胞减少症
	Peg-interferon alfa 2b	聚乙二醇重组人干扰素 α-2b	慢性乙型肝炎、慢性丙型肝炎
Wockhardt Limited	Biovac-B	乙肝疫苗	乙型肝炎
	Glaritus	甘精胰岛素	糖尿病
	Wepox	重组人红细胞生成素	贫血、癌症、慢性肾功能衰竭
	Wosulin	人胰岛素	糖尿病
Reliance Life Sciences	AbcixiRel	阿昔单抗	心绞痛、心肌缺血
	Choriorel	绒膜促性腺激素激素 r-hCG	女性不孕症
	FostiRel	促滤泡素 β	女性不孕症
	Mirel	瑞替普酶	心肌梗死
	Relibeta	干扰素 β-1a	多发性硬化症、多发性硬化、硬化症
	Reliferon	干扰素 α-2b	同 Intalfa
	Religrast	非格司亭	嗜中性白血球减少症
	Relipoietin	红细胞生成素	贫血、HIV、慢性肾功能衰竭

　　目前，印度的生物仿制药主要包括疫苗、单克隆抗体、重组蛋白、胰岛素、红细胞生成素、乙肝疫苗、粒细胞集落刺激因子、链激酶等[4]。据统计，在印度，仅红细胞生成素和粒细胞集落刺激因子就各有十几种生物仿制药，其竞争强度可见一斑。

2　印度生物仿制药的审批监管

　　印度科学技术部下属的生物技术部（Department of Biotechnology，DBT）于2012年发布了《生物仿制药指南》[5]，对生物仿制药的审批监管进行了明确的规定。

2.1　监管体系

　　印度对生物仿制药进行分层监管，涉及的政府监管机构以及它们在生物仿制药监管中的职能如下[5]：① 遗传操作审查委员会（RCGM），隶属于印度DBT，主要负责监督生物仿制药的开发和临床前评价，通过分析临床前试验数据，决定生物仿制药临床试验申请的授权[6]。② 基因工程评估委员会（GEAC），隶属于环境森林部（MoEF），从环境友好的角度，负责审查生物仿制药的临床试验结果[7]。③ 印度中央药品标准控制总局（CDSCO），是新药审批的最高监管机构，既参与药品监管标准与法规的制定，又负责生物仿制药进出口许可证的授权、临床试验的批准和上市、生产的准许，各个邦的食品药品管理局与CDSCO共同负责各个邦的生产执照的发行[8]。

2.2 监管法规

印度政府先后颁布了多个对生物仿制药的监管法规指南[9]，其中2012年9月15日生效的《生物仿制药指南》（以下简称《指南》）为总体性指导文件。分类指南包括：①《重组DNA安全指南，1990年发布。②《rDNA疫苗、诊断试剂、其他生物制品的临床前和临床数据产生指南》，1999年发布。③《印度中央药品标准控制总局行业指南》（CDSCO guidance for industry），2008年发布。④《生物安全委员会的指南和手册》[Guidelines and Handbook for Institutional Biosafety Committees（IBSCs）]（2011年发布）。

2.3 监管原则

2.3.1 生物相似性

生物仿制药的生产厂商在向印度DBT以及印度CDSCO提交申请时需要出示其所参考生物药的选择依据。生物仿制药的活性组分必须和参考生物药类似，生物仿制药的剂型、剂量、给药途径必须和参考生物药一致。参考生物药在质量、临床前以及临床方面必须能够用于可比性对照，参考生物药必须在印度有销售许可证，必须是创新产品。如果参考生物药尚未在印度上市，那就必须在一个具备好的稳定监管系统的国家具有销售许可证以及经创新者管辖范围批准后具有4年广泛销售历史[5]。

2.3.2 生产过程一致性

生物仿制药的生产过程与参考生物药必须高度一致。如果参考生物药生产过程中的宿主细胞系是明确的，那么生物仿制药也要求使用同一细胞系，如果选择其他细胞系必须具有充分的优点和合适的预期用途。为了使对药品质量的影响最小化，应避免引进可影响临床结果和免疫原性的工艺。关于细胞库，应该采用《国际人用药品注册和医药技术协调会议》（ICH）发布的Q5A（来源于人或动物来源的细胞系的生物制品的病毒安全性评估）、Q5B（生物制品的质量：用于生产rDNA衍生的蛋白质产品的细胞构建表达分析）、Q5D（用于生产生物制品的细胞底物的来源和特性表达）作为指导[5]。

2.3.3 质量相似性

生物仿制药和参考生物药的质量对比很重要。在申请人提出将生物仿制药进行临床阶段开发前，申请人应该按照2008年《印度中央药品标准控制总局工业指南》上呈全部的质量档案材料，包括两者的比较性试验结果。首先，应该使用用于描述生产过程一致性的3个连续性标准性批次。必须评估生物仿制药和参考生物药的差别在安全性和有效性的潜在影响，质量比较应该使用现代生物技术水平分析方法，包括灵敏到足够辨别产品变化可能性的分析方法[5]。

3 印度生物仿制药的具体审批要求

3.1 临床前研究

根据《指南》，临床前研究应该经过设计，比较生物仿制药和参考生物药可能出现的差异。临床前研究的设计应

该围绕临床参数变化（如治疗指数、可应用的适应证的类型和数量）。临床前研究使用的生物仿制药，其剂型、剂量、给药途径必须与参考生物药相同，如果在这些参数上有差异的话，必须给出合理解释。

临床前研究包括药效学研究、毒理学研究和动物免疫反应。药效学研究分为体内研究和体外研究，若体外试验能够可靠的反映参考生物药临床相关的药效学活性，生物学以及药效学活性体内评估可以省去。毒理性研究在获得RCGM许可后方能开始进行。生物仿制药的抗体反应必须跟产生参考生物药的动物模型相比较，测试动物的免疫反应[5]。

3.2 临床试验申请要求

临床试验申请研究要求主要包括药代、药动学、安全性和有效性研究。药代和药动学研究应该在健康志愿者或患者中进行，以证明参考生物药和生物仿制药的相似，内容应包括：半衰期、曲线、内源性水平昼夜变化、给药途径、适应证等。

生物仿制药的安全性和有效性应通过随机、平行、双盲试验验证，但如果满足所有以下条件，临床安全性和有效性研究可以免做：① 生物仿制药和参考生物药的结构、功能、理化性质在体外比较中达到高度一致。② 生物仿制药与参考生物药在所有的临床前评估比较中相似。③ 药代和药动学研究证明相似性。④ 开展全面的上市后风险管理计划，收集安全性数据和免疫原性数据。

如果生物仿制药已证明与参考生物药具有质量相似性，在某一适应证上具有疗效相似性，且相关作用机制与相应受体相同，可将特定临床适应证的安全性和有效性数据外推到其他临床适应证[5]。

3.3 生产过程

根据《指南》，在生物仿制药临床前申请阶段，审查数据应该包括对生产过程的完整描述：从细胞库获取目的基因、稳定克隆、细胞培养、获取、定型、配制、纯化、包装（不同于参考生物）等。具体包括：① 分子生物学特性，宿主细胞培养（包括病毒清除）、载体、基因序列、启动子、转录后修饰（如糖基化、氧化、脱氨基、磷酸化等）等都应该列明。② 培养过程，必须有至少3批的培养数据，包括细胞生长、产品形成、PH、温度、溶解氧、主要营养物质吸收方式以及兴奋率等详细的培养动力学数据记录。③ 纯化回收，必须提供蛋白质纯化和回收中每个操作步骤的描述，包括重组蛋白质的质量、重组过程、不同剂量的特异活性、剂量效应曲线、稳定性、溶解度和解聚数据等[5]。

4 经验与启示

值得注意的是，在印度生物仿制药的批准一般不需要

Ⅰ期和Ⅱ期临床试验，但至少要有100例患者参与的Ⅲ期临床，这样能大大降低生物仿制药的开发成本。尽管《指南》参考了EMA的指南体系，但也有自己鲜明的特点[10]：① 在三大部门下设置三大权利机关协同监管。② 上市批准过程是独立的，但《指南》的实施更依赖于其他指南和法案。③ 和EMA不同，印度对生物仿制药的批准时间没有明确的限制，而这是以尽可能地降低企业的研发成本和风险为目的的。总之，《指南》在参照欧盟现有的程序的基础上，充分考虑了国情和企业的利益，尽可能地调动制药企业的积极性，推动行业的发展。

2015年3月3日，中国国家食品药品监督管理总局发布了《生物类似药研发与评价技术指导原则（试行）》[11]，对我国生物仿制药的申报程序、注册类别和申报资料等相关注册要求进行了规定，并提出了四大原则，比对原则规定了在整个生物仿制药的研发过程中，与参考药的对比贯穿始终；一致性原则规定了研究中所采用研究方法和技术与参照药采用的应保持一致；逐步递进和相似性原则表示药学、非临床和临床的研发是一个逐步递进的过程，只有前面取得相似性的结论，后面的研究才能继续相似性评价。该指导原则在一定程度上遵循了WHO的建议和EMEA的规范，在保证产品质量的前提下一定程度上简化了生物仿制药的试验及审批程序，有利于规范行业发展。

印度是一个与我国基本国情相似的国家，同我国一起被艾美仕市场研究公司（IMS Health）列入全球16个"新兴市场"（emerging markets）[12]，但是印度制药产业在政策的指引下，从单纯仿制走向自主研发，认清形势，抓住机遇，走出了一条属于自己的仿制药发展道路。我国生物制药行业的崛起需要国家政策与制药企业的共同努力，企业应该努力提升自主研发能力，建立技术支撑体系，减少投机取巧，提高竞争力，国家应该不断完善指导政策，调整市场指引方针，在与国际接轨的同时，认清国内的形势，走出一条有创新、有生机、有韧性的发展道路来。

参考文献

[1] FDA. Overview of the Regulatory Pathway and FDA's Guidance for the Development and Approval of Biosimilar Products in the US [S]. 2015.

[2] 'Similar biologics' approved and marketed in India [EB/OL]. (2015 - 01 - 30). http://www.gabionline.net/Biosimilars/General/Similar-biologics-approved-and-marketed-in-India.

[3] Biosimilars Market Product-Global Forecast to 2018 [EB/OL]. (2013 - 11) http://www.marketsandmarkets.com.

[4] KUMAR R, SINGH J. Biosimilar drugs: Current status [J]. *Int J Appl Basic Med Res*, 2014, 4 (2): 63 - 66.

[5] Department of Biotechnology of Ministry of Science & Techology. Guidelines on similar biologics: regulatory requirements for marketing authorization in India [S]. 2012.

[6] Review Committee on Genetic Manipulation. Dbtbiosafety [EB/OL] (2014 - 12 - 23). http://dbtbiosafety.nic.in/committee/rcgm.htm.

[7] Genetic Engineering Approval Committee. Dbtbiosafety [EB/OL] (2014 - 12 - 23). http://dbtbiosafety.nic.in/committee/geac.htm.

[8] The Central Drug Standard Control Organisation. Dbtbiosafety [EB/OL] (2014 - 12 - 23). http://cdsco.nic.in/forms/contentpage1.aspx? lid = 1424.

[9] Indian guidelines for 'similar biologics' [EB/OL]. (2013 - 11 - 29). http://www.gabionline.net/Guidelines/Indian-guidelines-for-similar-biologics.

[10] KANASE SJ, GAVHANE YN. Biosimilar: an overview [J]. *IJPSR*, 2013, 4 (6): 2132 - 2144.

[11] CFDA. 生物类似药研发与评价技术指导原则（试行）[S]. 2015.

[12] GaBI Online-Generics and Biosimilars Initiative. Biosimilars in emerging markets [EB/OL]. (2014 - 09 - 19). http://www.gabionline.net/Reports/Biosimilars-in-emerging-markets.

美国仿制药审评审批制度的经验分析与研究

雷继峰[1]，杨建红[2]

（1 上海安必生制药技术有限公司，上海 200233；
2 国家食品药品监督管理局药品审评中心，北京 100038）

摘　要　20世纪80年代以来，美国为仿制药立法并系统建立了仿制药的管理制度，仿制药产业得到规范和发展，经过FDA审批的仿制药与原研药治疗等效从而在临床上大量替代价格昂贵的原研药，为美国政府、雇

中国新药注册与审评技术双年鉴（2016—2017）

主和患者节省了大量医药费用。30 年来，仿制药审评审批制度随着科学认识提高不断完善。本文从稳定的基本制度框架、连贯的审评程序和系统的技术标准 3 个层面，全面系统地介绍美国仿制药审评审批制度的经验，为我国仿制药审评审批制度改革提供参考。

发展仿制药可以提高药品可及性，控制药品费用。但是，仿制药的管理并不容易。我国是化学仿制药生产大国，但远非化学仿制药生产强国。为了使人民群众以更适宜的价格获得安全有效高质量的药品，改进仿制药的监管、推动仿制药产业的供给侧结构性改革已成为我国药监部门"十三五"的重要工作。为此，我们有必要系统研究和分析国际仿制药管理的经验，为我国仿制药审评审批制度改革提供参考。

1 引言

20 世纪 60 年代，美国确立了 FDA 药品审评审批制度，要求所有上市药品不仅要具有安全性，还要证明有效性。在这一制度下，药品的研究与开发成为一个时间周期长、投入费用高的过程，与此同时，制药企业的知识产权和创新动力都得到有力保护。20 世纪 80 年代，美国开始系统地建立仿制药管理制度。30 年过去，美国仿制药产业在规范中得以长足发展。根据 IMS 的数据统计，目前仿制药已占美国处方量市场份额的 88%，2005—2014 年间，为美国的医保系统节约了 1.68 万亿美元[1]。仿制药管理制度功不可没。

本文在全面梳理有关制度的基础上，从稳定的基本制度框架、连贯的审评程序和系统的技术标准 3 个层面，对美国仿制药审评审批制度进行系统介绍。

2 稳定的基本制度框架

2.1 法律赋予仿制药明确定位

美国 1984 年出台 Hatch-Waxman 法案（药品价格竞争与专利期补偿法案）对联邦《食品药品和化妆品法》进行了修订和补充，为新药审评审批建立了 3 个通道。第 1 通道是 505（b）（1）原创新药，一般是新化学实体（new molecular entity, new chemical entity）；第 2 通道是 505（b）（2）优化新药（或改良性新药），主要包括活性成分的新酯或新盐、新剂型、新组合、新给药途径（new route of administration）、新适应证（new indication）等；第 3 通道是 505（j），即仿制药[2]。法律明确规定新化学实体专利保护期和市场独占期以后，允许企业通过"简化新药上市申请"（ANDA）通道，申请与已上市参比制剂（reference listed drug, RLD）具有相同活性成分、相同剂量、相同剂型、相同给药途径的仿制药上市。FDA 不断采取一系列技术和制度创新，包括 2007 年开始实施的基于问题的审评（questions based review），2012 年仿制药企业付费修正法案（Ge-

neric Drug User Fee Amendments，GDUFA）的实施，都有力促进了美国仿制药的发展。

2.2 药品持有者（MAH）制度

美国联邦《食品药品和化妆品法》规定，任何自然人和法人只要符合法律规定的要求，都可以持有新药或仿制药。药品持有者（sponsor, license holder, 欧洲称为 marketing authorization holder, MAH）与药品生产者（manufacturer, 或 contract manufacture organization, CMO）可以是同一个法人实体，也可以不是同一个法人实体。药品持有者不一定投资建设药品生产工厂，但可以直接销售药品或委托药品销售者。药品拥有者、药品生产者和药品销售者可以是一个法人实体，也可以是 3 个不同的法人实体。药品持有者的药品批准文号可以自由的买卖转移（ownership transfer），只要在美国 FDA 申请备案即可；但如果要改变药品生产者（场地）则需要 FDA 事先批准（prior approval supplement, PAS）。一方面，药品持有者承担药品的医学责任（不良反应等）和质量责任（污染，交叉污染和混淆等可能产生对患者的影响及召回，投诉等处理）；另一方面，由于药品是由药品生产者生产的，药品生产者必须符合 GMP 要求，药品生产者同样要承担药品的质量责任，如投诉处理、召回等；药品销售者也必须符合药品流通中的各项要求，同样也要承担药品的质量责任。在质量协议中，药品持有者、药品生产者和药品销售者明确约定各自的责任。为了规避风险，通常一方、双方或三方会基于药品的治疗风险与保险公司商定保险总额和保险费率。保险可以覆盖一个药品，也可以覆盖相关的所有药品。

药品持有者制度的建立使得一个药品公司可以拥有多个药品，但却可以按照药品类别在不同的药品生产者的工厂生产。因此，药品持有者制度有利于实施药品生产的专业化和集约化，从而更好地保障药品质量和提高药品生产效率。该制度的建立还有利于研发实力较强的机构不用建设药品生产工厂，将资源专注于药品研发质量、研发效率和技术转移；药品持有者制度允许药品批准文号的自由转移，该制度也有利于已有的药品持有者兼并重组，提高产业集中度，最终达到减少药品拥有者和药品生产者的数量，便于集约化生产和质量控制，也便于药品监管。事实上，自欧美实施药品持有者制度以来，药品持有者、药品生产者和药品销售者的数量在过去几十年中并没有增加，而是持续减少，大多数药品的持有者同时也是药品生产者和药品的销售者。

2.3 建立橙皮书明确参比制剂

为了保证仿制药质量，美国法律要求仿制药必须与指定的参比制剂药学等效和生物等效，避免仿制过程中的质量误差传递。FDA 建立橙皮书（Orange book：Approved Drug Products with Therapeutic Equivalence Evaluations）。FDA 橙皮书上列举了已批准上市的新药和仿制药信息，指定参比制剂和参比制剂的药品持有者。参比制剂通常为原研药的最高规格，也有例外情况。例如，Felodipine 是阿斯利康公司的原研药品，仿制药进入市场后阿斯利康的原研药从市场退出了，FDA 便指定已上市的第二家仿制药——MYLAN 公司生产的仿制药为 RLD；再如，Bupropion XL 是由葛兰素史克公司在 2003 年上市的改良型新药，起初 FDA 出于安全性考虑，指定 150 mg 为 RLD，后来因疗效原因又指定 300 mg 为 RLD。

GDUFA 实施后，FDA 开发了橙皮书移动终端（Orange Book Express Mobile App），可在橙皮书中查询已获批药物、专利和市场独占权的有关信息，查询一种药品是否被认为是疗效一致（therapeutic equivalent），查询上市信息（处方药，非处方药，停产情况等），了解专利到期及新增专利情况。该 APP 已于 2015 年 11 月 9 日上线，目前已有 1.8 万次下载，Android 和 iOS 系统都可以使用。

2.4　专利挑战激励制度和鼓励首仿制度

首仿药物是指对已上市原研药物的第一个仿制药，能够提高患者对药物的可及性，具有公共卫生的优先意义。美国从制度设计上就鼓励仿制药与原研药进行竞争。

一方面，FDA 鼓励对原研药物的专利进行挑战。通常，原研药厂家会申请化合物和制剂等多个专利并在橙皮书中列明专利号和专利过期时间，仿制药厂家在申请仿制药时提出专利声明。正常情况下，在原研药品专利有效期间，仿制药获得的是预批准（tentative approval），通常不能上市。1984 年 Hatch-Waxman 法确定了一项制度，明确为首家对原研药提出专利挑战并赢得专利诉讼的药品持有者设定 180 d 的市场独占期——这就是第 4 项（PIV）专利声明，针对已有专利进行挑战的制度。在仿制药上市后的 180 d 内，FDA 不会批准第 2 家仿制药上市。通常，在美国首家（或第 1 批）上市的仿制药很多都是专利挑战成功并获得上市的。

另一方面，FDA 建立首仿药的优先审批通道，力保原研药物专利到期之时仿制药可以及时上市。根据 GDUFA 要求，从 2015 财年开始，每个首仿药申请的时限是 15 个月。FDA 努力为这些可能的首仿药提供更为快速的审评服务，专门开放了一个"建议窗"（docket）来征集针对技术问题的建议。

FDA 对挑战专利的 ANDA 申请、美国市场的紧缺药品、用于艾滋病的总统紧急计划类药品（PEPFAR）、用于公共健康紧急需要的药品等予以优先审评[3]，FDA 为此颁布了公开透明的优先审评程序，建立了一支旨在加快审评的队伍，强化计算机管理系统来帮助精简流程、提高审评效率。

2.5　GDUFA 解决仿制药审评积压

2012 年，FDA 和仿制药产业共同商讨研究，提出了建立仿制药企业付费制度的建议，国会批准了 GDUFA。根据 GDUFA 法案，产业界同意连续 5 年、每年支付大约 3 亿美元，FDA 承诺达到特定的审评审批绩效目标。具体的绩效目标参见由 FDA 与产业界谈判达成的"仿制药企业付费法项目绩效目标和流程协议书"（即"GDUFA 承诺信"）。考虑到实施 GDUFA 需要增加人手、组织重构和追赶进度所需要的时间，第一个 5 年项目只在后期设立了绩效目标。GDUFA 对 ANDAs 首次申请、ANDAs 补正申请（amendment）以及变更补充申请（prior approval supplements）设定的绩效目标是一个 FDA 对申请采取"首轮决定"（first action）的时间表。目前，FDA 已经达到或超过 GDUFA 承诺信上列出的所有绩效目标。根据 GDUFA 的规定，企业收费包括审评费（2016 年度约 7.6 万美元）、场地费（约 25.9 万美元）、立卷审查不通过费用（扣除 25% 的申报费用）等。

2.6　实施确保质量的管理规范制度

从仿制药的发展历史而言，仿制药行业和 FDA 付出大量努力才使公众相信仿制药和原研药品的治疗等效。一方面，法规要求临床研究机构全面实施 GCP 和 GLP 确保临床数据的真实可靠。仿制药的生物等效性（bioequivalence，BE）研究是仿制药能否在临床上替代价格昂贵的原研药的关键。只要符合 GCP 和 GLP，美国 FDA 接受来自全球任何临床研究机构的 BE 研究结果。开展 BE 研究的机构可以是医疗机构，也可以是任何非医疗的专业机构；非医疗的专业机构必须要有职业医生从事受试者筛选和急救等工作。FDA 对这些机构实施定期和不定期的现场检查，确保其符合 GCP 和 GLP 的要求。仿制药申办者也会自行或委托第三方专业机构对开展 BE 试验的机构进行审计和现场监察。评判临床机构的关键不是其 BE 的成功通过率，而是其是否符合 GCP 和 GLP。一家 BE 临床机构如果违背 GCP 和 GLP，其代价是过去所做的全部临床研究结果不被 FDA 接受，其结果通常就是关门破产。另一方面，FDA 加大 GMP 的现场检查力度和违规惩处力度。GDUFA 总体目标是加大对所有的生产商 GMP 的检查力度，无论是对制剂工厂还是原料药工厂的检查，特别是针对海外工厂的检查。

3　连贯的审评程序

3.1　遵循仿制药研发规律，实行一报一批审评程序

美国仿制药审评以"与原研药药学等效和生物等效"为审评目标。在仿制药的研发中，处方工艺以药学等效和 BE 为研究目标，仿制药的处方工艺通常需要根据 BE 试验结果进行调整和最终确定。因此，FDA 要求企业将仿制药的药学研究结果和生物等效性试验结果一起申报，符合要

求后批准上市。这样的申报程序更符合仿制药的研发目的。

人体 BE 研究通常是安全的，因为原研药品的安全性和有效性经过大量规范的临床试验获得验证，原研药品上市后在使用中的不良反应获得较充分的了解和认知，因此不再需要设立批准生物等效性试验的程序可以保障受试者安全。

3.2 原料药和新辅料实行 DMF 申报，实现关联审评

考虑到原料药的质量服务于制剂的生产质量需求，美国不将原料药纳入药品范畴，不单独进行审批，而是以 DMF 方式申报，实现与制剂关联审评。制剂生产商和政府监管部门依照 ICH Q7 指南对原料药的生产质量进行监管。由于同一原料药可供多个制剂生产商使用，各制剂生产商对原料药质量的要求可能不尽相同，按照原料药关联制剂审评的方式，原料药的 DMF 会接受 FDA 多次审查。从这个角度而言，原料药厂商受到更多更精准的监管，更有利于保证制剂的质量。

原料药 DMF 的申报文件包含保密部分（该部分仅供 FDA 使用）和公开部分（供制剂厂家使用）。FDA 对 DMF 申报文件进行完整性审查（completeness assessments）。FDA 基于制剂药品的申请启动对制剂所使用的原料药 DMF 的技术审评后，会提出缺陷项目要求，原料药厂家必须补充研究并提交资料。只有原料药 DMF 经过 FDA 审评符合要求并原料药工厂 GMP 检查合格后，制剂才可能获得批准。

FDA 对辅料的管理与原料药略有不同。对于已有美国药典标准的辅料，只要符合 USP 标准便可用于仿制药的申报，不需要申报 DMF。对于新的辅料和特殊制剂中的功能性辅料（如脂质体中的卵磷脂等），需要通过申报 DMF 并与制剂关联审评[4]。同时，FDA 基于新药中辅料的使用量建立了辅料的安全参考用量，详见 Inactive Ingredients Database（IID）。

3.3 实施立卷审查，保证实质性审评的可评价性

按照注册申请流程，FDA 首先对注册申请资料的完整性进行立卷审查，以确定是否接受申请。审评人员依据《ANDA 申请完整性和可接受性核对清单》[5]进行审查。对于通过立卷审查的，确定相应的审评程序（如采用优先审评程序或标准审评程序），制定审评时限目标，发出立卷审查结果通知函。对于未通过立卷审查的，告知拒绝理由。随着 2012 年 GDUFA 法案的实施，为了实现 GDUFA 的绩效目标，FDA 仿制药办公室总结了历年立卷审查拒绝接受的缺陷，于 2013 年 9 月发布了 ANDA 拒绝接受标准指南（Refuse to Receive Guidance，RTR Draft）[6]，该指南将缺陷分为重大缺陷和小缺陷。若有一个重大缺陷或 10 个以上小缺陷，FDA 可以拒绝受理并扣除 25% 的审评费。该指南 2015 年正式发布（Final），其目的是帮助申请人提高 ANDA 的申报质量。2014 年 6 月，FDA 出台了 ANDA 申请格式与内容指南[7]，指导申请人撰写申报资料。

3.4 加强审评过程的沟通，提高审评效率

对于新药申请，从临床试验方案的制定、临床试验进程中问题的探讨到新药上市申请（NDA），FDA 的审评部门与申办者保持密切沟通。对于仿制药申请，FDA 同样重视审评过程中的沟通交流。

为提高仿制药 CMC 的审评效率，FDA 于 2014 年 12 月出台了 CMC 审评过程中与质量办公室的实时沟通[8]，规定 FDA 在发出正式函件之前，包括预批准函（tentative approval）、批准函（approval）、完整审评意见函（complete response），都要与申请人进行实时交流。针对在审评过程中所发现的缺陷项、需要澄清的信息与问题等，及时与企业沟通，这样便于申请人准确理解重大缺陷的要求，提高缺陷信回复的质量，有效提高审评效率、缩短批准时间。截至 2015 年 4 月份，已经进行了 725 次针对缺陷项的沟通[9]。

另外，FDA 注重建立与业界的沟通机制，例如 FDA 与美国制药科学家协会（AAPS）、国际制药工程协会（ISPE）和美国仿制药协会（GPhA）等机构定期举办会议，讨论科学、法规和质量等问题，这些会议由 FDA 和企业人员共同主持、报告和问答，交流 FDA 的最新想法和工业界对 FDA 监管理念和举措的最新思考和实践经验，针对存在的问题，进行理性探讨，共同寻找改进的方向和办法。

3.5 实施批准前检查，确认药品的生产与控制

20 世纪 90 年代早期，FDA 开始将批准前检查（pre approval inspection）作为新药和仿制药上市前审评的一部分。其目的在于对申请中的数据真实性和准确性进行检查和分析，并检查生产企业依照 cGMP 生产药品的能力。FDA 在仿制药审评过程中基于风险，根据剂型类别、生产企业既往接受检查的时间和地点，确定是否需要实施批准前的检查。对于首次申请的生产企业或者高风险剂型的产品等通常会启动 PAI。对于已多次成功接受 PAI 的速释制剂，可能不会收到 PAI 检查通知。

PAI 检查通常由 GMP 检查员（investigator）和分析人员（chemist）共同完成。审查内容既包括 ANDA 申请中提交的批记录、分析方法验证以及分析检验结果、稳定性试验结果等药品申报信息，也包括审查生产质量等 6 大体系等。今后，PAI 检查还将逐步增加药品审评人员（reviewer）的参与。

3.6 建立基于风险的变更管理，鼓励持续改进

FDA 建立了基于风险的变更管理制度，通过法规和变更的技术指南指导企业开展必要的研究，以支持某项变更，如针对速释口服制剂、缓释口服制剂的组分和组成、生产场地、生产规模、生产工艺、生产设备、质量标准等的变更指南，以鼓励企业持续改进保证药品质量[10]。

基于风险的变更管理制度，核心是基于风险的不同、

采取不同的申报和执行变更的方式。对于Ⅰ类变更（对药品质量影响较小的变更），报告方式为在年度报告中说明具体变更及研究情况，执行方式为即刻执行；对于Ⅱ类变更（对质量有较大潜在影响的变更），报告方式及执行方式有2种：① 提交 CBE-0（change being effective）补充资料，说明变更详情，补充材料提交后就可以执行变更。② 提交 CBE-30 补充材料，说明变更详情，需待补充材料提交30 d 后，则可执行；对于Ⅲ类变更（对质量有重大潜在影响的变更），报告方式为提交 prior approval supplementary（PAS）补充材料，说明变更详情，执行方式为 PAS 申请得到批准后才可以执行。

4 系统的技术标准

按照美国法律规定，仿制药与原研药需要具有相同的活性成分、相同的剂型、相同的剂量、相同的给药途径和相同的适应证，同时还需要药学等效和生物等效，即仿制药与原研药"5个相同"和"2个等效"，从而实现对原研药的可替代性。需要说明的是，对于口服固体制剂，仿制药与参比制剂在药物释放机理、原料药晶型、辅料成分和组成、仿制药的大小、形状、颜色等方面，可以相同也可以有所不同，但要遵循 FDA 发布的相关工业指南[11-16]。对于注射制剂、滴眼剂或滴耳剂等无菌制剂，FDA 要求仿制药与参比制剂需要定性和定量相同（即所谓的 Q1 和 Q2），但不包括 pH 调节剂、防腐剂等。FDA 对于仿制药的审评，重点关注以下3个方面的一致性。

4.1 仿制药与参比制剂的药学一致性

仿制药的药学等效审评，除了前面谈及的5个相同以外，仿制药化学、生产和控制（chemistry, manufacture & control, CMC）是药学等效审评的重要内容。FDA 对仿制药 CMC 审评的内容和方式是持续改进的。2007 年，FDA 开始实施仿制药基于问题的审评（questions based review, QbR），这是质量源于设计（quality by design, QbD）理念的具体体现。这些审评问题反映了 FDA 对仿制药 CMC 审评内容的新认识。QbR 近年来不断修改和完善，历经数个版本，最近一次更新发布的时间是 2014 年 11 月，这个版本的 QbR 体现在 CTD 申报文件模块 2 的质量综述中（quality overall summary, QOS），在 QOS 中，原料药有 24 个问题，制剂有 38 个问题[17]。归纳起来，主要有以下 6 个方面。

4.1.1 确定药品质量目标概况及关键质量属性
QbD 是一个科学技术及质量风险管理相结合的系统性研发方法，它始于预先制定好的目标，强调对产品和生产工艺的理解及控制。QbD 从患者对药品的临床需求着手，先确定药品质量的目标概况（quality target product profile, QTPP），形成产品开发设计的基础。QTPP 主要考虑临床使用条件、给药途径、剂型和药物传递系统、药动学参数或生物等效性、

剂量规格、药品包装材料和形式等因素。

在确定 QTTP 后，需要研究药品的质量属性（quality attributes）。口服固体制剂（oral solid dosage, OSD）质量属性包括其有效成分鉴别、含量、含量均匀度、降解产物、残留溶剂、药物释放或溶出度、水分含量、微生物限度，以及物理属性，如颜色、形状、大小、气味、产品刻痕和脆碎度等。OSD 药品的这些质量属性可以是关键的质量属性（critical quality attributes, CQA），也可以是非关键性的。一个质量属性是否关键，取决于当该属性超出可接受范围时对患者引起的伤害程度，应该依据化合物的特性和制剂剂型的特点确定制剂产品的 CQA。QbD 中对 QTTP 和 CQA 的研究确定是围绕患者的需求和对患者产生的影响来决定，并以临床疗效和安全为目标[18-19]。

对于仿制药而言，QTTP 和 CQA 通常是通过研究参比制剂的说明书以及参比制剂的质量属性等来确定。参比制剂的研究包括但不限于以下内容：了解参比制剂的适应证、适用人群、用法用量、最大日剂量、药理作用、药动学以及辅料成分等；进行必要的逆向工程研究参比制剂可能的处方组成和工艺；进行必要的检验从而了解参比制剂的各项质量属性如含量、杂质、有机残留、水分、硬度、崩解及溶出等。

FDA 迄今发布的工业指南中并未要求仿制药的申办者对 3 个批号的参比制剂进行研究，也不要求研究参比制剂的稳定性并将参比制剂的稳定性与仿制药的稳定性进行对比。仿制药申报者通常对 1 个或 2 个批号的参比制剂开展研究。在特别情况下，可能对参比制剂的多个批次开展研究，如有必要也可以对参比制剂的稳定性进行研究，但这些均不是 FDA 的强制要求。

4.1.2 以 BE 为目标的仿制药的处方和工艺研究
FDA 要求处方和工艺开发以 QTPP 和 CQA 为目标，当然包含 BE 的要求。药物研发应基于科学原理和风险，考虑原料药和辅料的性质，这些性质包括原料药和辅料的化学性质、物理性质、机械性质和生物学性质。仿制药的处方和工艺既要满足药品 CQA 和稳定性的质量要求，更要符合 BE 的要求。仿制药申办者往往通过 BE 试验来最终确定处方和工艺，尤其是针对缓控释制剂的研究。FDA 要求提供各个研究批量下的处方和工艺比较，提供批次预 BE 试验结果、正式 BE 试验结果以及相应的处方工艺[20]。

4.1.3 溶出度和体内相关的质量指标
对于口服固体制剂和其他相关剂型，FDA 在网站发布了具体药品的溶出度数据库（参见 FDA 数据库网站）。该数据库或规定了该品种的溶出介质、容量、方法、取样点及接受标准等，或规定了参见美国药典的溶出度方法。通常在仿制药的申报资料中，只需要提供 FDA 溶出度数据库中指定方法下的溶出度比较。除非某些药品的 BE 指南中明确要求多个介质的溶出

中国新药注册与审评技术双年鉴（2016—2017）

度比较，这种情况下就要按照该药品（以缓控释制剂为多）BE 指南规定的溶出方法开展研究。FDA 要求提供仿制药与参比制剂在 FDA 溶出度数据库指定方法下的溶出比较，但并不要求仿制药与参比制剂溶出度相似（不要求 f2 > 50）。

不过，近几年 FDA 鼓励在仿制药的研发中开发具有临床相关的体外质量指标[21]。若仿制药申报者认为 FDA 规定的溶出方法或药典的溶出度方法与药品体内生理条件不相关，不适宜作为溶出方法，则可以开发并验证新的溶出度方法（参见 FDA 在 2016 年 5 月 18 日与美国仿制药协会的交流报告）[22]。FDA 鼓励仿制药申报者探索各种溶出条件下的溶出度，并力图开发出具有预测力（predictive dissolution method）或与临床相关的体外溶出度方法（biorelevance dissolution method）。事实上，仿制药企业在研发中通常会研究多种溶出条件下的溶出行为并开展其他相关项目的测试比较，以便增加 BE 试验成功的可能性。

需要特别说明的是，FDA 对有些制剂可能要求提供多个溶出介质条件下的溶出度比较，甚至还要求有其他方面的比较，例如剂量突释（dose dumping）和特别条件下的稳定性研究等；但 FDA 并不要求仿制药和参比制剂的溶出度一致（f2 > 50），每个药品的具体溶出和其他测试项目要求可参考该药品的 BE 指南。

此外，FDA 对仿制药的溶出方法和限度并不一定要求符合 USP 药典中收载的溶出度标准。只要是 FDA 批准的药品，如果仿制药与参比制剂厂家同意，便可收录到 USP。例如，硝苯地平控释片，USP39 版收载了 8 个溶出方法；坦洛新缓释胶囊，USP39 版收载了 9 个溶出方法；盐酸安非他酮缓释片（qd），USP39 版收载了 7 个溶出方法。

为什么 FDA 对仿制药的溶出并不强制要求与参比制剂的溶出一致，FDA 也不要求仿制药的溶出与现有药典的溶出一致呢？主要是因为 FDA 允许仿制药企业在仿制药的药物释放机理、原料药晶型和粒径等、辅料的成分、规格和组成等、制备工艺等、仿制药的大小、形状、颜色等方面，可以与参比制剂不同。仿制药厂家或因挑战制剂专利，或因成本、工艺或设备等方面的考虑，其原料药晶型、粒径、处方和工艺等常常与参比制剂不同，故而体外溶出条件较难与参比制剂一致。可以说，在美国仿制药市场，体外溶出不同而生物等效的仿制药屡见不鲜。

4.1.4　仿制药商业批批量和申报批批量的要求　患者使用的仿制药是在商业化批量下生产的。FDA 要保证商业化批量生产的药品与 BE 批（申报批）的药品同样安全有效。为此，FDA 要求商业化批量应该在申报批批量的 10 倍之内，同时申报批批量具有一定规模，要求仿制药申报资料中提供商业批批量和申报批（BE 批）批量的详细比较，例如处方和工艺的比较、设备和工艺参数的比较、控制策略的比较等。此外，还要提供 3 批已执行的申报批批记录和拟定的

商业批批记录，供 FDA 审阅及现场检查用。

将来 FDA 还有可能要求特殊制剂（如缓控释制剂、微球、脂质体、冻干制剂等）的申报批批量接近或等同商业化的批量，以避免这些特殊制剂在商业化放大后可能带来的质量疗效方面的变异[23]。

FDA 对申报批的批量和批次有明确的规定。从 2013 年 6 月起，FDA 要求申报批须有 3 个制剂批次，其中至少包括 2 个原料药的批次。对于口服固体制剂而言，FDA 一直要求申报批至少大于 10 万个制剂单位，或商业化批量的 1/10，两者取其较大者。同时必须在符合 GMP 的工业化车间内生产完成。3 批申报批中的一批用于 BE 试验，相关样品来自于工业化的生产设备。

4.1.5　控制策略　包括 4 个方面的要求：对原料、辅料和内包装材料质量属性的要求；对工艺步骤、单元操作及关键工艺参数的要求；对生产过程中间品的质量属性要求；对最终成品的质量属性要求。控制策略是从原料、辅料到工艺过程，再到成品质量标准等一整套控制方法和接受标准，控制策略是通过小试、中试及申报批的生产过程中不断试验、不断认知而积累建立的。

在 3 批申报批生产后，企业应对控制策略有初步的认识并形成一整套的方法和标准。FDA 要求仿制药企业在申报资料中提供申报批和商业批的控制策略，要求仿制药企业承诺在今后的工艺验证和生产实践中不断完善控制策略[24]。

4.1.6　杂质、残留溶剂和晶型　关于杂质、残留溶剂和晶型的研究，FDA 出台若干个工业指南[25-27]。关于杂质方面的研究，FDA 特别关注基因毒性杂质并开始关注无机元素杂质（elemental impurities）。由于各个 API 厂家有其独有的合成路径，其杂质谱很可能与药典中的杂质不同，有机残留也会各不相同，但都需要符合 ICH 指南的相关要求。对制剂的杂质，FDA 重点关注制剂中原料药的降解产物、API 辅料相互作用以及制剂制备过程和储运过程中光、热、湿、氧等可能产生的降解产物。通常原料中的工艺杂质等，在制剂中不再研究和控制（基因毒性杂质除外）。在制剂生产中用到的有机溶剂和辅料中残留的有机溶剂，应在制剂中通过检测或计算的方式来加以控制。FDA 也关注在制剂生产和储存过程中是否可能会发生 API 转晶等问题。关于原料药晶型，FDA 并不要求与参比制剂中原料药的晶型一致[11-16]，但要符合相关指南的要求。

4.2　仿制药与参比制剂的生物等效性

4.2.1　FDA 对 BE 的认知及要求　FDA 对 BE 的重视始于 20 世纪 60 年代中后期，科技的进步使得定量测定生物体液内药物和药物代谢物成为可能。60 年代末期，FDA 发现地高辛、四环素、氯霉素等药物有生物利用度（bioavailability，BA）的问题后，仿制药的 BE 受到高度重视。证明仿制药与参比制剂的 BE 有许多方法，FDA 首先推荐使用人体体

液中活性成分的测定—即药动学（pharmacokinetic，PK）的方法，对于不能使用 PK 方法衡量 BE 的药物，FDA 推荐体内药效（pharmacodynamics，PD）对照法、临床试验终点（clinical end point）、体外对照法（in vitro）方法如体外溶出度和其他物理化学指标等以及 FDA 认可的其他方法。

4.2.2 BE 研究的总体技术要求 2002 年 7 月和 12 月，FDA 分别颁布了"口服制剂生物利用度/生物等效性（BA/BE）研究的总体考虑"和"食物对生物利用度的影响以及餐后生物等效性研究技术"2 个指南。2013 年 12 月，FDA 又颁布了"以药动学为终点评价指标的仿制药生物等效性研究指导原则（草案）"[28]。

大部分药物是全身吸收的，可以用 PK 方法衡量 BE。FDA 建立的"以药动学为终点评价指标的仿制药生物等效性研究指导原则"建议，一般情况下单次给药（single dose）的 PK 更为敏感，特殊情况下可以多次给药后测量 PK；一般情况需要做空腹给药和餐后给药后的 PK，个别情况下可以只做空腹下的 PK；明确一般情况下受试者是健康志愿者，个别情况下受试者可以是患者；对健康受试者提出年龄、性别等要求；规定了 BE 的接受标准，仿制药与参比制剂具有生物等效的判定标准为：受试制剂与参比制剂 AUC 及 C_{max} 几何均值比值的 90% 置信区间均应在 80.00% ~ 125.00% 范围内。

FDA 对受试者人数没有最低要求，但要求要有统计学意义，因原料药和制剂的变异性不同（intra subjects variance），需要不同数量的受试者。对 BE 研究中确认的高变异的药物，可以使用比例加权计算（a reference-scaled average），放宽 BE 接受的标准等。

4.2.3 针对具体药品的个性化 BE 指南 尽管 FDA 发布了 BE 研究的总体要求，但仿制药企业对每个制剂产品如何开展 BE 试验仍有许多疑问。FDA 从 2007 年开始制定并陆续公开发布单个制剂药品的 BE 指南，截至 2016 年 5 月已经发布了 1 435 个 BE 指南[29]。

具体制剂药品的 BE 指南是针对每个制剂药品的剂型、剂量、适应证、患者群体、药动学及药效学特点等具体情况而制定的。指南会建议受试者是健康者还是患者；BE 试验是空腹（fasted），还是进食（fed），还是 2 个均要做；哪个剂量规格做 BE，其他剂量规格 BE 豁免的条件；检测人体体液（血样或尿样）的原形药还是代谢物，还是两者均检测。指南还会要求其他一些体外检测的具体项目，例如，在不同 pH 介质中仿制药不同规格与参比制剂相应规格的溶出比较（但不要求 f2 必须大于 50）以及防止剂量突释（dose dumping）的检验要求等。

这些具体品种的 BE 指南，为仿制研发提供了有效的指导，进而保证仿制药的研发质量。例如，阿霉素脂质体的 BE 试验指南，要求受试者为癌症患者，且试验方案需要

FDA 的事先批准。恩替卡韦的 BE 试验指南，要求 BE 只需做空腹试验（其说明书明确规定该药只能在空腹下服用）。阿卡波糖的 BE 指南有 2 个选项，1 个是体外证明仿制药与原研药的组分（components）相同、组成（composition）相同或相近（相差 5% 之内）并符合特定溶出要求；另一个是体内证明（采用体内药效学），该指南详细规定了如何开展药效学试验的具体要求。阿托伐他汀钙的 BE 指南要求做空腹和餐后 2 个试验，测定原型药和 2 个活性代谢产物，还提示这个药可能是高变异药物，若 BE 试验证明同 1 个人体内变异高于 30% 以上，可以适当放宽 BE 接受的标准。安非他酮 24 h 缓释片的 BE 指南规定原先用 150 mg 规格，后更改为 300 mg 规格，该 BE 指南要求开展空腹和进食两个 BE 试验，检测项目不仅含原形药，还要测 3 个代谢物并要求在另外 3 个溶出介质中与参比制剂比较溶出，在 4 个酒精浓度（0%，5%，20%，40%）的介质中与参比制剂比较剂量倾泄。琥珀酸美托洛尔的 BE 指南，要求做 3 个 BE 试验，剂量 200 mg 分别做空腹和进食下的 2 个 BE 试验，剂量 50 mg 仅作空腹下 1 个 BE 试验等。

4.2.4 仿制药其他剂量的 BE 豁免 在具体药品 BE 指南中，仿制药其他剂量的 BE 豁免条件有 3 个：① 与参比制剂相同的剂量通过 BE 试验。② 在 FDA 规定的溶出条件下，仿制药的其他剂量与通过 BE 试验的剂量的溶出曲线相似（f2 > 50）。③ 仿制药其他剂量的处方组成与通过 BE 试验的剂量的处方组成相似（formulation similarity）。

关于处方组成相似性，包括 3 个层次：① 各个剂量处方之间是等比例。② 对低剂量活性成分的制剂，制剂各剂量的重量一样或基本一样（总重量相差小于 10%），用其中填充剂的用量调节活性成分用量。③ 制剂中各剂量的处方变化符合 SUPAC（scale up and post approval change）对速释和缓释制剂 LeveL 2 的变化范围。

4.2.5 BCS1 类和 3 类仿制药的 BE 豁免 FDA 在 2000 年发布了 BCS1 类药的 BE 豁免指南；2015 年 5 月，FDA 又发布了新的 BE 豁免指南，扩展到 BCS3 类药物。BCS1 类和 BCS3 类药物的 BE 豁免仅限于口服速释制剂，不包括任何缓控释制剂。豁免的条件既要看原料药（drug substance）的溶解性（solubility）和渗透性（permeability），还要看制剂（drug product）的溶出表现（dissolution performance）和特性（characteristic），例如对制剂溶出度的要求，FDA 要求在 500 mL pH 1.0 ~ pH 6.8 的水溶液中快速溶出（BCS1 类）和极快速溶出（BCS3 类），还要考虑辅料对药物在胃肠道转运和吸收的影响、药物在胃肠道的稳定性、药物是否在口腔中开始吸收、药物治疗窗是否窄等因素。对于 BCS3 类药的豁免，辅料种类（component）需要与参比制剂一样，辅料成分（composition）需要等同或接近参比制剂等，具体的豁免条件参见 FDA 的工业指南。

中国新药注册与审评技术双年鉴（2016—2017）

原料药的溶解性通常可以在自己的实验室用验证的方法测定，但渗透性测定需要在 FDA 检查过的第三方检测机构中进行。仿制药厂家也可引用原研药说明书中绝对 BA 的信息（如果原研药说明书中有 BA 的数据并 BA > 85%）。FDA 审评时，会再次审查原研药 BA 数据来源的可靠性。若 FDA 接受原研药说明书中 BA 的数据，则仿制药厂家可以不必提供渗透性的试验数据。

FDA 至今尚未发布基于 BCS 分类的 BE 豁免产品清单，因为基于 BCS 分类只能说明活性药物的溶解性和渗透性的性能，但制剂因素各家均不相同，BE 豁免需要考虑制剂因素。

4.3 仿制药与参比制剂说明书的一致性

关于药品说明书，FDA 有严格的管理制度和标准。1951 年，美国开始对药品进行处方药和非处方药的分类管理，药品说明书的格式及内容也分别按照处方药和非处方药进行相应的要求。2006 年，美国 FDA 颁布了对于人用处方药品及生物制品处方信息的内容和格式要求，即《医师标识法规》[30]，随后发布了一系列处方药说明书相关指导原则。截至 2016 年 3 月底，FDA 已持续发布和修订 18 个相关指南。FDA 对说明书和标签的结构组成做了规定，对于说明书和标签的尺寸、字体等格式也明确要求并需要在申报时提交彩色样稿。FDA 对于批准的药品信息以及说明书、标签均在 FDA 官网上予以公布，医师、患者以及相关产品企业可以在 Drugs® FDA 输入药品名称进行查询，可以查询到历次批准的药品说明书及标签、包装的 PDF 文件。除此以外，还可以登陆国家医学图书馆网站的 DailyMed 栏目中，查询以照片形式呈现的人用药及兽用药品的说明书和标签。

药品获得批准上市后，FDA 鼓励申请人每年对药品说明书的安全性资料进行评价，并根据批准后获得的新的安全性研究信息进行更新。如经确认有应该包括在说明书中的新的安全信息，FDA 立即给生产商发送通告；如果新的安全信息修订适用于多个生产商，FDA 会同时给各个生产商发送通告。2004 年，FDA 对于 NDA 或 ANDA 批准后的变更情况出台了指导原则[10]，对药品说明书变更根据不同的变更内容，详细规定了大变更（预先批准的补充申请，prior approval supplement，PAS）、中等变更（补充申请-报备可生效的变更，supplement-changes being effected，CBE）、小变更（年度报告）的各类情形。

FDA 规定仿制药说明书上的信息内容应与原研药内容一致。仿制药与原研药应在适应证、适用人群、药品用法用量、禁忌证等方面与原研药一样，从而确保仿制药在临床上能够替代原研药。仿制药的说明书通常只有个别信息与原研药不同，例如仿制药的处方组成、生产厂家、外观等。有时还可能因为原研药有多个适应证，但某个或某几个适应证仍受到市场独占期保护，仿制药的适应证因此也

会少于原研药的适应证。

5 结语

完善的制度、流程和技术标准固然重要，更重要的是这些制度等需要人来执行和完善。美国仿制药审评审批制度取得成效，与 FDA 一贯致力于建立专业的审评审批团队是分不开的。专业人员为仿制药审评质量提供了保障。充足专业的人力资源与系统的制度相配合，才能使审评审批制度机制充分发挥作用。

志谢： 国家食品药品监督管理总局综合司邱琼博士积极促成了本文的写作，对文章起草和修改提出诸多宝贵意见，美国食品药品监管局药品审评和研究中心余煊强博士在百忙中对本文提出了书面审阅意见，上海联合赛尔生物工程公司马唯红女士，汤森路透中国公司张慧女士，上海安必生制药技术有限公司施陈君先生、余宝峰先生和沙平女士，青岛百洋制药有限公司郑爱菊女士对本文的撰写提供许多帮助，在此一并感谢！

参 考 文 献

[1] 杰尼特·伍德科克. 美国仿制药企业付费修正法案（2012）实施情况 [J]. 中国药学通讯，2016，51（10）：853 - 858.

[2] 齐麟. 美国药品分类制度研析 [N]. 中国医药经济报，2016 - 5 - 9（2）.

[3] 杰尼特·伍德科克，邱琼译. 美国仿制药企业付费修正法案（2012）实施情况 [J]. 中国药学通讯，2016，51（10）：853 - 858.

[4] US FDA. FDA Guidance for Industry. Liposome Drug Products: Chemistry, Manufacturing, and Controls; Human Pharmacokinetics and Bioavailability; and Labeling [EB/OL]. (2015 - 10 - 29). http://www.fda.gov/downloads/drugs/guidancecomplianceregulatoryinformation/guidances/ucm070570.pdf.

[5] FDA OGD. ANDA Filing Checklist [EB/OL]. (2015 - 03 - 12). http://www.fda.gov/downloads/drugs/developmentapprovalprocess/howdrugsaredevelopedandapproved/approvalapplications/abbreviated-newdrugapplicationandagenerics/ucm320405.pdf.

[6] US FDA. FDA Guidance for Industry. ANDA Submissions Refuse-to-Receive Standards [EB/OL]. (2015 - 05 - 26). http://www.fda.gov/downloads/drugs/guidancecomplianceregulatory-information/ucm370352.pdf.

[7] US FDA. FDA Guidance for Industry. ANDA Submissions-Content and Format of Abbreviated New Drug Applications [EB/OL]. (2014 - 06 - 11). http://www.fda.gov/downloads/drugs/guidancecomplianceregulatoryinformation/guidances/ucm400630.pdf.

[8] US FDA. Real-Time Communication During the CMC Review with the Office of Pharmaceutical Quality [EB/OL]. (2015 - 04 - 23). www.fda.gov/downloads/drugs/developmentapprov-

alprocess/smallbusinessassistance/ucm445622. pdf.

［9］ US FDA. Office of Generic Drugs（OGD）Annual Report for 2015 ［EB/OL］. （2016 - 04 - 19）. http：//www. fda. gov/drugs/developmentapprovalprocess/howdrugsaredevelopedandapproved/approvalapplications/abbreviatednewdrugapplicationandagenerics/ucm494187. htm.

［10］ US FDA. FDA Guidance for Industry. Changes to an Approved NDA or ANDA ［EB/OL］. （2014 - 11 - 10）http：//www. fda. gov/downloads/drugs/guidancecomplianceregulatoryinformation/guidances/ucm077097. pdf.

［11］ US FDA. Guidance for Industry：Immediate Release Solid Oral Dosage Forms Scale-Up and PostapprovalChanges ［EB/OL］. 1995. http：//www. fda. gov/downloads/drugs/guidancecomplianceregulatoryinformation/guidances/ucm070636. pdf.

［12］ US FDA. Guidance for Industry：Modified Release Solid Oral Dosage Forms Scale-Up and Postapproval Changes ［EB/OL］. 1997. http：//www. fda. gov/downloads/drugs/guidancecomplianceregulatoryinformation/guidances/ucm070640. pdf.

［13］ US FDA. Guidance for Industry SUPAC-IR/MR：Immediate Release and Modified Release Solid Oral Dosage Forms Manufacturing Equipment Addendum ［EB/OL］. （1999）. http：//101. 96. 10. 43/www. fda. gov/downloads/Drugs/GuidanceComplianceRegulatoryInformation/Guidances/UCM070636. pdf.

［14］ US FDA. Guidance for Industry：SUPAC：Manufacturing Equipment Addendum ［EB/OL］. （2014 - 12）. http：//www. fda. gov/downloads/drugs/guidancecomplianceregulatoryinformation/guidances/ucm 346049. pdf.

［15］ US FDA. FDA Guidance for Industry：Size，Shape，and Other Physical Attributes of Generic Tablets and Capsules Guidance for Industry ［EB/OL］. （2015 - 06 - 18）. http：//www. fda. gov/downloads/drugs/guidancecomplianceregulatoryinformation/guidances/ucm 377938. pdf.

［16］ US FDA. FDA Guidance for Industry：Pharmaceutical Solid Polymorphism ［EB/OL］. （2007 - 07）. http：//www. fda. gov/downloads/drugs/guidancecomplianceregulatoryinformation/guidances/ucm 072866. pdf.

［17］ US FDA. FDA MAPP 5015. 10，Chemistry Review of Question-based Review ［EB/OL］. （2015 - 10 - 26）. http：//www. fda. gov/downloads/aboutfda/centersoffices/officeofmedical-productsa-ndtobacco/cder/manualofpoliciesprocedures/ucm423752. pdf.

［18］ US FDA. FDA Quality by Design for ANDAs：An Example for Modified Release Dosage Forms ［EB/OL］. （2012 - 1 - 10）. http：//www. fda. gov/downloads/drugs/developmentapprovalprocess/ howdrugsaredevelopedandapproved/approvalapplications/abbreviat-ednewdrugapplicationandagenerics/ucm286595. pdf.

［19］ US FDA. Quality by Design for ANDAs：An Example for Immediate-Release Dosage Forms ［EB/OL］. （2012 - 05 - 16）. http：//www. fda. gov/downloads/drugs/developmentapprovalprocess/how-

drugsaredevelopedandapproved/approvalapplications/abbreviated-newdrugapplicationandagenerics/ucm304305. pdf.

［20］ US FDA. FDAMAPP 5015. 10，Page 8 Question#12，Chemistry Review of Question-based Review ［EB/OL］. （2015 - 10 - 26）. http：//www. fda. gov/downloads/aboutfda/centersoffices/officeofmedicalproductsandtobacco/cder/manualofpoliciesprocedures/ucm 423752. pdf.

［21］ US FDA. FDA MAPP 5015. 10，Page 7 Question #6，Chemistry Review of Question-based Review ［EB/OL］. （2015 - 10 - 26）. http：//www. fda. gov/downloads/aboutfda/centersoffices/officeofmedicalproductsandtobacco/cder/manualofpoliciesprocedures/ucm 423752. pdf.

［22］ Elsbeth Chikhale. Commonly seen Biopharmaceutics deficiencies in ANDAs and supplemental ANDAs ［C］. Bethesda：2016-GPhA CMC Workshop，2016.

［23］ US FDA. FDA MAPP 5015. 10，Page8 Question #13，Chemistry Review of Question-based Review ［EB/OL］. （2015 - 10 - 26）. http：//www. fda. gov/downloads/aboutfda/centersoffices/officeof medicalproductsandtobacco/cder/manualofpoliciesprocedures/ucm 423752. pdf.

［24］ US FDA. FDA MAPP 5015. 10，Questions #12，13，24 - 25，Chemistry Review of Question-based Review ［EB/OL］. （2015 - 10 - 26）. http：//www. fda. gov/downloads/aboutfda/center-soffices/officeofmedicalproductsandtobacco/cder/manualofpolicie-sprocedures/ucm423752. pdf.

［25］ US FDA. FDA Guidance for Industry ANDAs，Impurities in Drug Substances ［EB/OL］. （1999 - 11）. http：//www. fda. gov/downloads/drugs/guidancecomplianceregulatoryinformation/guid-ances/ucm072862. pdf.

［26］ US FDA. FDA Guidance for Industry ANDAs，Impurities in Drug Products ［EB/OL］. （2010 - 11）. http：//www. fda. gov/downloads/drugs/guidancecomplianceregulatoryinformation/guid-ances/ ucm072861. pdf.

［27］ US FDA. FDA Guidance for Industry，Residual Solvents in Drug Products Marketed in theUnited States ［EB/OL］. （2009 - 11）. http：//www. fda. gov/downloads/drugs/guidancecomplianceregula-toryinformation/guidances/ucm070621. pdf.

［28］ US FDA. FDA Guidance for Industry，Bioequivalence Studies with Pharmacokinetic Endpoints for Drugs Submitted Under an ANDA ［EB/OL］. （2013 - 12）. http：//www. fda. gov/downloads/drugs/guidancecomplianceregulatoryinformation/guidances/ucm377465. pdf.

［29］ US FDA. FDA Guidance for Industry，Bioequivalence Recommendations for Specific Products ［EB/OL］. （2014 - 07 - 07）. http：//www. fda. gov/downloads/drugs/guidancecomplianceregula-toryinformation/guidances/ucm072872. pdf.

［30］ US FDA. FDA Physician Labeling Rule ［EB/OL］. （2006 - 01 - 24）. http：//www. fda. gov/OHRMS/DOCKETS/98fr/06-545. pdf.

生物药物审评

生物制品质量标准研究与建立一般原则的探讨

李　敏[1]，常卫红[2]

（1 国家食品药品监督管理总局药品审评中心，北京 100038；

2 国家食品药品监督管理总局，北京 100053）

摘　要　生物制品成分多样，结构复杂，质量标准需根据产品特点拟定。生物制品质量标准的研究建立系综合药学、临床前、临床试验研究及上市后研究结果开发、确认和不断完善的过程，质量标准研究贯穿整个药品的生命周期。本文结合国际技术指南及实际审评案例，对生物制品质量标准研究及建立的一般原则进行了探讨，以期为生物制品研发和评价工作提供参考。

药品质量标准是基于产品的质量属性（quality attribute，QA），为确保获得预期的产品质量，而对产品处于适当限制、范围或分布内的物理、化学、生物或微生物性质或特性进行控制的技术要求[1]。生物制品通常由生物大分子组成，成分及结构复杂，生产工艺的差异可能导致产品质量及 QA 的不同，因此较难仿制，即便是同类产品，其质量标准的拟定往往也难以完全套用已上市产品质量标准，需基于早期研发数据，按照具体情况具体分析的原则拟定符合产品特点的质量标准。

药品的质量标准由放行检验项目、分析方法和可接受标准组成，其制定过程包括了放行检验项目的确定、分析方法的建立及验证、可接受标准的确定、标准物质的建立等方面[2]。质量标准的研究确定贯穿整个药品的研发阶段，其在产品的整个生命周期中会随着对产品理解的深入以及风险评估发生相应的变化。因此，质量标准的管理也是产品生命周期管理中的重要事项。如何通过整个研发阶段拟定合适的质量标准系药品注册及上市评价的重要考虑点。本文就生物制品质量标准的制定过程及关注重点进行综述。

1　放行检验项目的确定

放行检验项目需根据产品 QA 研究结果进行确定[2]，由于生产工艺或处方不同导致产品杂质谱可能不同，且相同的结构特点对不同品种的安全性和有效性的影响也不同，如非岩藻糖修饰对已上市大多数单抗的有效性无显著影响，但显著影响利妥昔单抗的有效性[3]，因此，将何种项目纳入放行检验需根据产品特点拟定。

1.1　QA 的分类

QA 是指物理、化学、生物学、微生物学等特性，其变化会对产品的安全性和有效性产生潜在的影响[1,4]。因此，

对产品 QA 的全面结构确证及产品特性分析是产品质量标准制定的重要基础。生物制品的 QA 研究及特性分析研究可分为以下几类[2,5]：① 产品相关物质/杂质。杂质一般分为产品相关物质/杂质、工艺相关杂质。产品相关杂质包括由于理化特异质性导致的各种分子变异体，应对目标产品的各种分子变异体进行分离、鉴别和分析，如变异体的活性与目标产品一致，可视为产品相关物质。对于生物技术产品，产品相关杂质包括聚体、降解产物、电荷异构体、疏水变体等；对于各类疫苗，产品相关杂质包括无活性的病毒颗粒、非目的范围的多糖、包装不完整的病毒样颗粒等。② 工艺相关杂质。工艺相关杂质包括细胞基质（宿主细胞蛋白、宿主细胞 DNA）、细胞培养物（诱导剂、抗生素或培养基成分）或下游工艺残留物。③ 组成及含量。含量一般指蛋白质含量（重组产品）或抗原含量（疫苗），通常选择适宜的物理化学方法和（或）免疫化学方法进行测定。④ 外源病原体。污染物是指带入的外源性物质而不是生产工艺的一部分，如各种微生物、细菌内毒素等。⑤ 其他规定的 QA。其他 QA 和产品特性分析包括蛋白结构研究、免疫学特性及生物活性研究等。具体包括：蛋白制品的一级、二级或高级结构及糖基化、磷酸化、氧化、脱酰胺、二硫键等翻译后修饰分析。生物学活性是反映生物学性质的重要方法，它是表示产品产生特定生物学效应的具体量值。生物学活性、体外或体内方法（如效价测定）可作为高级结构确证的补充。免疫化学特性是采用纯化的抗体与抗原确定的区域进行结合实验测定免疫学特性。⑥ 原材料及其他。全面的产品质量控制还包括原材料检测、工艺过程控制、工艺验证、研发过程中质量特性分析、稳定性研究和 GMP 的执行等方面。

1.2 关键质量属性（CQA）

CQA是指与产品安全和有效性直接相关的QA，需要控制在适当的限度分布范围内，才能确保产品质量符合预定要求的QA[1]。由于生物大分子的复杂性，生物制品CQA的定义也是随着研究阶段不断完善的。在评估产品QA是否为CQA时，主要考虑因素包括：临床前/临床/上市后研究数据、生产工艺能力、生产工艺连续性和稳定性、同类产品的研究数据及技术规范（如国内外药典的要求）等。

近年来，随着质量源于设计（quality-by-design，QbD）理念在工业界的实践，部分产品采用了定量的质量风险管理方法确定潜在CQA的优先顺序[6-7]。例如，一项以多糖-蛋白结合疫苗为模型的CQA确认研究中，采用"影响度"和"不确定性"将产品QA按照其对产品临床安全性和有效性的影响的严重性进行排序。对于影响度，按照QA对不良事件的影响程度进行不同级别定量赋值：非常高（25分）、中等（8分）、最小（2分）。对于不确定性赋值的影响因素主要为目前科学认识的成熟程度，具体打分情况为：法规监管或科学界公认为最小（1分）；已有临床数据验证为低（2分）；内部实验数据或内部相关产品数据证实为中等（3分）；外部相关产品文献数据证实为高（4分）；相关性未知为非常高（5分）。然后根据公式：严重性（severity）=影响度（impact）×不确定性（uncertainty），计算出来的严重性分值对QA进行排序，大于等于25分的定义为CQA，10~24分的临界区间的QA需通过进一步的分析判断是否为CQA。

1.3 CQA与放行检验项目

关于CQA的确定及是否将其纳入放行检验项目，通常的研究策略为：通过早期研发阶段确定QA与产品安全和有效性的相关性，在此基础上考虑生产工艺对QA连续性的影响、贮存过程中的降解情况并结合是否有适宜的检测方法，确定是否需将该QA纳入质量标准。以单抗常见的糖基化控制策略流程为例阐述相关策略见图1[8]。笔者认为该策略的基本理念可作为质量标准检测项目确定的通常考虑。

此外，在对部分CQA或放行质量标准项目进行监测时，由于检测方法的原因或在监管机构认可的其他情况下，可将检测点向工艺上游前移。例如，对于含有佐剂的疫苗，由于佐剂的干扰，难以在成品中对DNA、宿主细胞蛋白等项目进行检测，因此这些检测项一般在吸附工艺之前的原液阶段进行检测。

1.4 产品生命周期与放行检验项目

产品自研发开始时便需要建立一套与其相应的系统性的检测项目。在产品的整个生命周期（包括临床前、临床试验期间、上市前、上市后）中，随着工艺放大或变更以及研发经验、新知识的获得，检测项目是需要进行适当调整的。例如，随着对产品CQA有更好的了解或发现新的杂质，则需要建立新的检测项目并开发相应的方法。此外，研发过程中的产业化放大及工艺变更可能导致产品相关物质/产品相关杂质和工艺相关杂质的潜在变化，研发过程中需评估生产变更对产品质量标准的影响[1]。例如，工艺过程引入新的添加物质，则需增加相应的杂质检测方法。

1.5 药典要求与放行检验项目

在放行检验项目的设定中，还应当充分参考注册国的药典或者监管当局的具体规定，以保证产品放行检验项目的设立能够满足相关监管法规的要求。

国内外药典常规放行检定项目一般包括以下几个方面[5]：鉴别试验、纯度和杂质、效价（结合效价、体内活性、比活等）、含量、安全性试验（包括无菌、细菌内毒素、异常毒性检查等）、其他检测项目（包括外观、可见异物、不溶性微粒、pH值、渗透压摩尔浓度、装量、稳定剂和水分测定等）。对于纯度，一般推荐机理互补的原理建立的不同的纯度检测项目。对于效价，推荐尽可能反映或模拟产品作用机制或临床效应的效价检测方法。总体而言，放行检验检测项目的选择需结合QA的关键性、产品生产工艺、法规的要求以及对产品知识的积累进行确定、更新和确认。

2 可接受标准

2.1 可接受标准的分类

可接受标准是指原液、制剂或产品生产中间阶段的样品应符合的数值限度、范围或其他适宜的测量值[2]。对于常规通用项目，产品限度标准尤其是安全性相关的项目一般应不低于药典的要求[5]，例如，宿主细胞DNA残留量、细菌内毒素等。产品特异的标准需根据产品特性研究制定，如效力、产品相关杂质等。

通常，可接受标准系基于多批产品（包括证明生产工艺一致性批次数据）的统计分析拟定。但更为重要的是，标准限度的合理性需结合临床前和临床研究批次的数据、稳定性研究数据、产品相关开发数据等予以充分论证[2]。

2.2 工艺相关杂质的可接受标准

有机溶剂残留可参照ICH Q3C按可耐受的日摄入量（TDI）制定限度[9]，或者参照其他已上市药品相同杂质的限度标准制定。如常用的化学试剂Triton、聚山梨酯-80等。

中国新药注册与审评技术双年鉴（2016—2017）

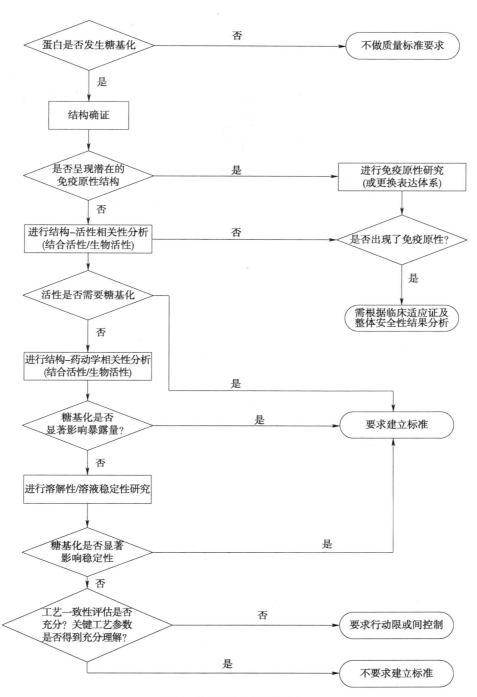

图1 单抗糖基化控制策略图

在没有同类标准可参照的情况下工艺相关杂质限度标准可结合非临床研究和毒理学数据确定。例如，可使用杂质安全性因子（impurity safety factor, ISF）进行潜在的安全性风险评估[6]。ISF 是杂质 50% 测试动物死亡的杂质量（LD50）相对于每剂产品中潜在的杂质限度的比值 [ISF = LD50 ÷ 每剂产品杂质限度（level in product dose）]。对于一些工艺杂质可以通过既往的研究资料获得 LD50 数据，而对于某些工艺杂质，如果缺少既往的研究资料，则需要通过毒理学研究获取 LD50 数据或未见不良反应的剂量水平（no observed adverse effects level, NOAEL）。因此，在进行相关

杂质标准制定时，应当首先考虑满足较大的 ISF，同时结合工艺的能力综合进行考虑。

2.3 临床试验研究结果与可接受标准

临床试验研究结果是保证质量标准限度合理性的最重要方面[2,10-12]。对产品安全性和有效性影响比较大的检测项目的可接受标准建议不宽于临床确认的限度或范围。这类检测项目质量标准上下限的论证一般主要基于 Ⅱ/Ⅲ 期临床试验用样品的批次数据，但由于用于关键性临床试验的批次通常很少，可能无法覆盖正常生产工艺变异的完全范围，进而导致工艺验证无法通过（图2）。可使用相关的临床前批次

和早期临床试验批次数据进行补充。对产品安全性和有效性影响相对较小的 CQA 的可接受标准，可基于工艺能力或者生产工艺一致性的批次数据制定宽于临床确认的标准[10,12]。

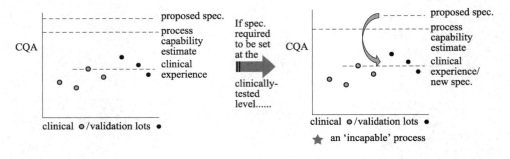

图 2　工艺能力与临床经验[11]

Ⅱ期剂量探索临床试验通常包括高中低剂量的研究，其研究结果可有效用于标准限度合理性的论证，尤其是产品有效成分（如抗原含量、病毒滴度等）及产品相关杂质（如糖基化异构体、电荷异构体等）上下限的论证。由于高剂量组受试者暴露于比正常剂量组更高的杂质水平，在获得高剂量组受试者安全性结论后，可使用高剂量组杂质的暴露量制定正常剂量下的杂质限度标准[10,12]。而低剂量给药组有效性研究数据也可为有效成分含量标准下限的合理性提供必要的支持。

放置一定时间后的批次的临床研究结果也可用来作为可接受标准制定的依据[11]，如效期末产品临床试验结果可对产品的货架期标准及有效成分含量下限的安全、有效性论证提供合理性数据。

2.4　可接受标准与稳定性研究

质量标准限度的拟定应考虑在贮藏过程中原液和制剂可能发生降解；应对生产过程中和/或贮存过程中产生的明显降解产物（产品相关杂质）予以分析并纳入质量标准。对于易受贮存过程影响、变化幅度较大且与产品安全、有效性相关的检测项目，建议同时设置放行标准和货架期标准。根据文献报道，某已上市疫苗以稳定性研究数据、多批次统计分析数据进行体外效力试验（in vitro relative potency assay，IVRP）限度标准的过程如下（见图 3）[13]：通过评价 25 个半成品批次放行检验结果确定相应的变异；通过半成品 IVRP 的变异、半成品稳定性谱图斜率的变异、配制和灌装过程的变异和分析方法的变异进行计算成品 IVRP 的变异；通过成品储存期间稳定性谱图斜率的变异、分析方法的变异和多批产品统计分析分别拟定了成品 IVRP 的放行标准和货架期标准。此外，申请人通过Ⅱ期不同剂量的有效性数据论证了货架期标准能够保证产品在整个贮存期间均可保证产品的有效性，结果显示 20%，40%，60% 成品剂量相对 100% 剂量组的免疫原性均为非劣效。通过该临床试验，有效地证明了根据稳定性研究数据制定的有效期内标准的合理性。

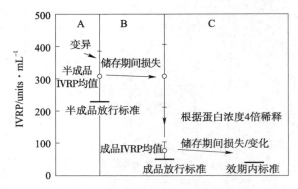

图 3　某疫苗成品放行标准和有效期内标准制定过程示意图

2.5　分析方法变异与可接受标准

正常的分析方法变异已经包含在批次分析数据中进行评估。在批次分析数据较多时，把方法验证得到的方法变异数据再次添加到多批次结果中制定质量标准可能是不合适的，例如，质量标准 = 多批次结果 ± 3SD + 方法变异。如果仅有少量的批次分析数据，在一定条件下，经监管方批准，方法变异则可考虑作为将来多批次数据一个额外的变异来源加以计算[10]。

2.6　统计分析方法与可接受标准

用于评估验证指标的统计学方法依赖于样本分布的正态性。如果通过正态分布、频数分布观察到的数据是非正态分布，须将数据转换成正态分布[11]。

2.7　可接受标准的生命周期和更新

在产品生命周期中，组成产品质量标准的要素并不是一成不变，而是会随着产品研制阶段的不同以及外部法规环境等因素的变化而发生改变，从而导致产品质量标准随着发生变化。例如，对于基于工艺能力制定的质量标准，需结合生产批次的数量进行修订。在研发早期，由于批次数据有限，可以基于工艺一致性研究批次和方法变异制定较宽的范围。辉瑞公司的一项研究认为，从统计学分析的角度，25～30 批的数据累积可较好的预测产品的工艺能力；进一步累积工艺批次至 85 批时可最终确定产品的质量标准[11]。因此，通常欧洲、美国监管机构要求产品上市累积生产至 30 批或累积生产 3 年后需以补充申请方式进行产品质量标准的更新。

3 分析方法及验证

3.1 分析方法的定义

分析方法是质量标准的组成部分，ICH Q6B 对分析方法的定义是指进行分析的方式，应详细描述进行每个分析检测所必需的步骤[2]。它包括但不限于：样品、参比对照品、试剂的配制、仪器的使用、标准曲线的绘制、计算公式的运用等。

3.2 分析方法的验证

分析方法验证是证明一个分析方法具有相当的准确性和可靠性、适合于其既定用途的过程。分析方法验证是药品研发和质量控制的关键问题。国际上颁布了一系列的相关指南或者指导原则。ICH Q2（R1）指南具有广泛的适用性，该指导原则主要适用于理化分析方法的验证[14]。由于生物技术产品和生物制品的检测方法复杂的特性，生物学测定方法存在更多的影响因素，中国食品药品监督管理总局药品审评中心（CDE）于 2005 年发布的《生物制品质量控制分析方法验证技术一般原则》则适用于免疫化学和生物学试验方法的验证[15]。

方法学验证一般包括专属性、准确性、精密度、线性、范围、检测限度、定量限度、耐用性等几个指标中的一个或几个的研究，用于不同检测目的的试验方法需进行不同参数的测定[14]。对于经常用于纯度控制的 HPLC 方法，除常规方法学验证外，应考虑结合强制降解稳定性研究对主要峰进行"峰归属"及对应的组分研究。在此基础上方可选择适宜的目的峰计算范围，并进行相关方法学验证。对于该方法的准确性、定量限度、线性、检测限度等验证，除进行主峰研究外，也需针对杂质峰予以确认。

3.3 药典方法与非药典方法

产品质量标准分析方法通常可分为药典方法和非药典方法。药典方法在被确定为标准方法前已经过了适当的验证。非药典方法（包括药典方法的替代方法）一般系源自参考文献的方法或自建方法。对于各类方法均需进行验证，但依方法来源的不同对于验证的要求有所不同。

对药典方法应进行确认以证明其在实际使用条件下的适用性[16]，确认方案应包括，但不仅限于：① 要确认的药典方法，预定的可接受标准。② 方法学的详细说明（例如试剂、设备、配件、色谱条件、色谱柱、检测器类型、检测器信号响应灵敏度、系统适用性、样品制备和其稳定性）。③ 该确认方案需包括的验证指标（如专属性、LOD、LOQ、精密度、准确度）。如果药典方法经确认不适用于指定的产品，则必须开发和验证替代的方法。微生物方法按照药典相关的微生物实验方法通则完成方法的确认。

对于非药典方法，需进行全面的验证。在开始验证之前，应结合方法研发和优化研究的工作，明确方法学和分析方法的目的。验证方案中要有每个验证指标的方法学描述，预定可接受标准并加以论述。应采用经过确认的仪器实施验证。

3.4 分析方法的生命周期

随着 ICH Q8，Q9，Q10 和 Q11[1,17-19]在产品工艺方面的应用逐渐被广泛接受，美国药典论坛在 2016 年公布了 USP 新通则 1220 草案"分析方法的生命周期"[20]，将分析方法分为设计开发（design and development）、确认（qualification）和持续确证（continued verification）3 个阶段。首先，要在理解目标产品质量概况（QTPP）和产品 CQA 以及过程控制要求的基础上，确定分析目标杂质谱（analytical target profile，ATP）和关键方法性能（CMAs），以此为基础进行方法的开发，确定关键方法参数（CMPs）并研究设计空间。在方法确定后，需进行方法确认。只有经过确认的方法才能用于物料和产品的检验，也才能可靠地用于产品的内在质量控制和过程分析等。经过确认的方法，需持续确保其在日常使用中能处于受控状态，包括方法日常使用时的持续性能监测和方法变更后的性能确认。

在产品的整个生命周期，随着时间的推进，分析方法的验证工作也是越来越全面的。针对 I 期临床研究 IND 申报，FDA 一般不要求提交方法验证的数据，除了在特定的条件下需要提交与 I 期临床研究安全性有关的产品检验方法的验证数据[21]。进入 II 期临床及 III 期临床研究，FDA 要求[22]，除非使用 FDA 认可的标准方法，如 USP 方法或者《AOAC international book of method》收录的方法，否则需提交方法验证的资料。

在产品的整个生命周期，分析方法均存在方法建立、验证、变更或转移等过程。每个分析方法一旦（包括药典方法）成功验证（或确认）和实施，在产品的生命周期中应该严格按照方法操作，以保证方法能持续适合其既定用途。当分析方法发生变更（实验参数、设备、试剂的变更）以及发生有可能影响目标分析物组成的生产过程的变更时（如生产工艺变更、制剂配方变更、生产工艺规模放大等），需对方法进行再验证。再验证的程度取决于变更的性质，要保证分析方法维持其关键性能指标（如专属性、精密度、准确性等）。

4 参比物质的建立

药品质量标准的建立过程中，参比物质的制备是极其重要的。参比物质在产品量值溯源、产品定性、杂质控制等药品质量控制中均发挥重要作用，同时也是评价上市产品与临床试验用样品质量可比性的桥梁。因此，参比物质一般采用经全面结构确证的代表性工艺批次制备，且推荐上市阶段将关键性临床样品用于参比物质的制备或标定，这样可将放行检测数据与结构确证数据及临床安全性、有效性数据充分衔接和传递。例如，在参比物质进行了全面的一级序列确证的基础上，如待检品与参比物质放行的肽图一致则可说明待检品的一级序列基本正确；同时，如待检品的效价不低于参比物质（关键性临床样品），则基本可保证上市产品的有效性。

在研制参比物质时可参考 WHO 的相关指南[23-24]。用于产品批检验的内部工作参考品应使用一级参考品标化。如能获得国际标准品或国家标准品，则应尽可能用其作为参考物质。进行生物学测定和物理化学检测用一种参比物质是比较理想的，但有时也需要用各自的参比物质。另外，产品相关物质、产品相关杂质及工艺相关杂质有时亦需分别建立参比物质[1]。在进行参比物质更换时，应充分进行不同代次参比物质相关性的分析及新的参比物质的标定，保证参比物质及参比物质赋值的可溯源性。

5 小结

质量标准制定是生物制品研发中的一项主要内容，是产品获准上市的重要前提。质量标准的建立贯穿于产品研发的整个过程，凝聚了工艺控制及验证、产品质量分析、稳定性研究、临床前/临床研究结果，通过适当的统计学方法进行分析并建立关联性。质量标准的建立具有一定的阶段性，应根据产品上市后检测数据的积累逐步提高和不断完善。

参 考 文 献

[1] ICH. Harmonized triparticle guideline Q8 (R2): pharmaceutical development [S]. 2009.

[2] ICH. Harmonized triparticle guidelineQ6B. Specifications: test procedures and acceptance criteria for biotechnological/biological products [S]. 1999.

[3] EBE. Concept paper-considerations in setting specifications [S]. 2013.

[4] APOSTOL L, SCHOFIELD T, KOELLER G, et al. A rational approach for setting and maintaining specifications for biological and biotechnology-derived products-part 1 [J]. Biopharm International, 2008, 21 (6): 42-54.

[5] 国家药典委员会. 人用重组 DNA 蛋白制品总论 [S], 中华人民共和国药典 (三部) 2015 年版. 北京: 中国医药科技出版社, 2015.

[6] CMC Biotech Working Group. A-Mab: a case study in bioprocess development. Version 2.1 [EB/OL]. 2009. http://www.casss.org/associations/9165/files/Case_Study_Press_Release.pdf.

[7] CMC Vaccine Working Group. A-Vax: applying quality by design to vaccines. Version 1.0 [EB/OL]. 2010. http://www.ispe.org/2013-biotechconference/a-vax-applying-qbd-to-vac-cines.pdf.

[8] SIEMIATKOSKI J, STACEY MA, JUN P, et al. Glycosylation of therapeutic proteins [J]. Bio Process Int, 2011, 6: 2-7.

[9] ICH. Harmonized triparticle guideline Q3C: Impurities: Guideline for residual solvents [S]. 1997.

[10] Mats Welin. Basis for setting acceptance criteria [EB/OL]. 2011. http://www.ema.europa.eu/docs/en_GB/document_library/Presentation/2011/10/WC500115822.pdf.

[11] Enda Moran, Melvyn Perry. Setting Specifications Statistical considerations [EB/OL]. 2011. http://www.ema.europa.eu/docs/en_GB/document_library/Presentation/2011/10/WC500115818.pdf.

[12] EMA. Report on the expert workshop on setting specifications for biotech products [S]. 2012.

[13] CAPEN R, SHANK-RETZLAFF M, SINGS H, et al. Establishing potency specifications for antigen vaccines [J]. Bio Process Int, 2007, 5 (5): 30-42.

[14] ICH. Harmonized triparticle guidelineQ2 (R1): Validation of analytical procedures: text and methodology [S]. 2005.

[15] 国家食品药品监督管理局药品审评中心. 生物制品质量控制分析方法验证技术一般原则 [S]. 2005.

[16] United States Pharmacopoeia. General chapter ⟨1226⟩ Verification of Compendial Procedures [S]. 2013.

[17] ICH. Harmonized triparticle guideline Q9: Quality risk management [S]. 2005.

[18] ICH. Harmonized triparticle guideline Q10: Pharmaceutical quliaty system [S]. 2008.

[19] ICH. Harmonized triparticle guideline Q11: Development and manufacture of drug substances (chemical entities and biotechnological/biological entities) [S]. 2012.

[20] MARTIN GP, BARNETT KL, BURGESS C, et al. Proposal new usp general chapter: the analytical procedure lifecycle ⟨1220⟩ [J]. Pharm Forum, 2016, 43 (1): 1-9.

[21] FDA. Guidance for Industry: content and format of investigational new drug applications (INDs) for phase 1 studies of drugs, including well-characterized, therapeutic, biotechnology-derived products [S]. 1995.

[22] FDA. Guidance for Industry: INDs for phase 2 and phase 3 studies [S]. 2003.

[23] World Health Organization. Recommendations for the preparation, characterization and establishment of international and other biological reference standards (revised 2004) [S]. In: WHO Expert Committee on Biological Standardization. Fifty-fifth report. Geneva, World Health Organization, Annexure 2, WHO technical report series, no. 932. 2006.

[24] World Health Organization. WHO manual for the establishment of national and other secondary standards for vaccines [S]. 2011.

从"质量源于设计"角度浅谈多糖-蛋白结合疫苗药学研发的考虑

李　敏，许嘉齐

（国家食品药品监督管理总局药品审评中心，北京 100038）

摘　要　多糖-蛋白结合疫苗生产工艺步骤多且涉及多步化学反应，产品结构复杂，关键质量属性极大程度依赖于早期研发确定的生产工艺。本文基于"质量源于设计（QbD）"的理念，围绕对多糖-蛋白结合疫苗关键质量属性的分析和认识，讨论如何在早期研发阶段筛选出适宜的生产工艺、在临床验证中建立适宜的质量标准。

中国新药注册与审评技术双年鉴（2016—2017）

多糖-蛋白结合疫苗是指采用化学方法将多糖共价结合在蛋白载体上所制备成的多糖-蛋白结合疫苗。多糖-蛋白结合疫苗将多糖的非 T 细胞依赖免疫转变为 T 细胞依赖的免疫，解决了多糖疫苗不能在 2 岁以下儿童、老年人以及免疫缺陷者等易感人群体内激发有效的免疫应答的问题[1]，现在上市的多糖-蛋白结合疫苗主要包括 b 型流感嗜血杆菌结合疫苗、脑膜炎球菌结合疫苗和肺炎球菌结合疫苗等。

多糖-蛋白结合疫苗生产工艺相对复杂，工艺涉及到细菌培养、多糖纯化、多糖衍生、蛋白质纯化、结合化学和制剂等多个步骤和生产阶段，影响生产控制和产品质量的因素较多；产品是一个十分复杂的混合物体系，质量属性极大程度上依赖于各生产工艺步骤采用的生产工艺参数，每一步的微小变化都可能会对最后的疫苗的质量带来影响，因此研发早期的产品和工艺的设计情况即决定了产品的"先天"质量属性。

2006 年，FDA 率先提出了"质量源于设计"（quality by design，QbD）的监管理念，其核心内容之一就是将产品质量控制提前至工艺研发及设计的上游阶段，认为药品的质量首先来源于早期产品及工艺设计，形成于药品的生产过程，要求从药物研发阶段开始，通过透彻理解药品质量属性，在工艺设计、工艺参数选择、物料控制等方面通过深入研究，对于关键工艺参数及其与关键质量属性（critical quality attribute，CQA）的关联以及潜在的高风险变量进行充分研究和筛选，确定最适的生产工艺，并保证在一定的设计空间内产品质量均能符合要求。质量标准用于进一步论证、揭示产品的质量，是质量保证体系的重要组成部分[2-3]。

本文拟从多糖-蛋白结合疫苗的结构特点入手，从评价角度分析多糖-蛋白结合疫苗应关注的关键质量属性，并基于 QbD 的理念，讨论如何在早期工艺研发过程中筛选最适的生产工艺参数、在临床验证中建立适宜的质量标准。

1　多糖-蛋白结合疫苗的结构特点

多糖-蛋白结合物溶液是一个十分复杂的混合物体系。结合疫苗通常分为 3 个部分：多糖部分、糖和蛋白的连接子部分、载体蛋白部分。其中，多糖部分是诱导产生特异性抗体的目标抗原，天然荚膜多糖普遍具有黏度大、相对分子质量大、相对分子质量不均一和多分散性等特点；载体蛋白可特异性活化 T 细胞，载体蛋白有多种类型，目前，已上市结合疫苗中使用的载体蛋白质包括白喉类毒素（DT）、白喉类毒素突变体（CRM197）、破伤风类毒素（TT）、B 群流脑外膜蛋白复合物（OMP）、不可分型流感嗜血杆菌蛋白 D（PD）。目前在研究开发的载体蛋白质还有重组铜绿假单胞菌外毒素 A（rEPA）、重组金黄色葡萄球菌肠毒素 C1（rSEC）、霍乱毒素 B 亚单位（CTB）等。结合物制备工艺反应原理包括胺还原法、异脲键连接反应、酰胺化反应等，这些化学反应多为不定向的化学反应，多糖上可以利用的基团主要包括羟基、羧基和还原末端醛基；蛋白上可以利用的基团主要包括羧基和氨基，均存在多个反应位点，因此结合反应具有较大的随机性，同时，不同的反应原理对多糖表面官能团、多糖相对分子质量大小、多糖与蛋白之间的连接子、连接方式等有不同程度的影响，进一步增加了结合产物的复杂性；由于多糖类型、载体蛋白类型和结合化学的综合作用，多糖和蛋白可以形成多种连接方式（图 1），包括单末端结合方式、桥联结合方式及以 OMV 为基础的疫苗等[4]，因此，多糖-蛋白结合疫苗不是简单的糖蛋白。

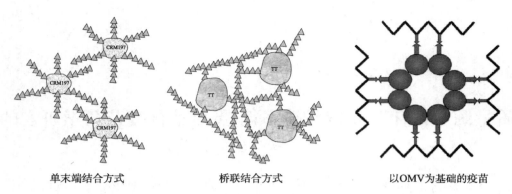

单末端结合方式　　　　　　桥联结合方式　　　　　　以OMV为基础的疫苗

图1　多糖和蛋白连接方式示意图

上述结构特点是多糖-蛋白结合疫苗的安全性、有效性评价的物质基础，而由于不同研发机构在研发策略上选择的不同，同类的多糖-蛋白结合疫苗也往往难以采用"仿制药"的思路进行研发和评价。

2　多糖-蛋白结合疫苗关键质量属性的认识

药品的关键质量属性为与产品安全有效性相关的属性。对于多糖-蛋白结合疫苗，根据质量风险来源分析，CQA 可分为以下 2 种类型：第一是多糖、载体蛋白的类型，这部分与立题依据和研发策略有关；第二是结合物本身的质量属性，包括结合物相对分子质量大小、多糖/蛋白比例、游离多糖含量等，这些质量特性均受生产工艺的影响。

2.1　多糖质量属性

荚膜多糖是细菌在营养条件合适的环境下，在代谢过程中将多糖分泌到菌体表面后形成的一种特殊结构[5]。荚膜多糖既是细菌的主要毒力因子，也是最有效的保护性抗原[6-7]。多糖与产品安全、有效性相关的质量属性大体可分为多糖纯度、有效官能团含量、多糖相对分子质量大小等 3 个方面。

多糖纯度是原料多糖的重要属性。通过对细菌发酵、多糖纯化工艺及细菌结构的考虑，影响多糖纯度的主要包括细菌本身的蛋白质和核酸、纯化过程中添加的试剂，包括苯酚、乙醇、丙酮、钙离子和乙酸根离子以及多糖的细胞壁结构中残留的组分，包括细胞壁多糖[8]、脂类成分[9]等。上述杂质不仅影响产品的安全性，也影响到产品的免疫原性及后续生产工艺。如，肺炎链球菌细胞壁多糖（C 多糖）虽然与荚膜多糖一样具有免疫原性，但不具有针对肺炎链球菌的免疫保护作用。因此，C 多糖系一种无效抗原表位，应作为影响肺炎荚膜多糖纯度的重要指标进行评价。在多糖纯化过程中残留的钙离子，对以高碘酸钠活化多糖的邻羟基为基础的结合化学影响较大[10]。

荚膜多糖主要是由不同数量的单糖重复单位组成的长链状大分子，这些重复单位是决定多糖抗原性和免疫原性的化学基础；某些多糖的特定修饰基团的含量是影响原料多糖生化质控、多糖抗原性和免疫原性的重要指标，如 A

群脑膜炎球菌荚膜多糖和伤寒沙门菌的 O-乙酰基基团、4 型肺炎球菌荚膜多糖的丙酮酸基团等。此外，分子大小分布是评价细菌发酵和多糖纯化工艺一致性的重要指标之一，也是衡量多糖疫苗免疫原性的关键指标。

2.2　载体蛋白质量属性

载体蛋白影响疫苗的结合效率、产率及免疫原性，影响上述因素的质量属性包括载体蛋白类型、表面位点、结合官能团等。蛋白质的结构属性特征系决定其是否可被应用于结合疫苗载体的基本因素。结合疫苗需要载体蛋白表面具有 T 细胞表位，这是载体将多糖抗原由非 T 细胞依赖抗原向 T 细胞依赖的多糖-蛋白抗原转变的结构基础。此外，载体蛋白分子上应具有足够数量的适用于特定结合化学的活性基团，主要包括羧基和氨基。这些活性基团不仅决定结合工艺的建立，而且对结合物的质量标准和免疫原性有直接的影响。

近期的一些临床试验研究结果显示，载体蛋白类型对多糖结合物免疫原性存在影响。最典型案例就是以 DT 为蛋白载体的 Hib 结合疫苗的撤市[11]：与以 TT，CRM197 等蛋白为载体的结合疫苗相比，以 DT 为载体的 Hib 结合疫苗在 18 个月以下的婴幼儿中免疫原性较差，因此，在上市后被淘汰；此外，一项国外的 11 价肺炎结合疫苗的临床研究显示，与百白破联合疫苗共同免疫时，以 TT 为载体的多糖血清抗体受到明显抑制，该项研究由于该结果终止研发，但这种抑制效应没有出现在以 DT 为载体的结合物中[7]。

2.3　结合物质量属性

影响结合物免疫原性的质量属性主要包括多糖/蛋白比例、游离多糖和游离蛋白质含量、结合物分子大小分布等指标。多糖/蛋白比例是衡量结合疫苗中蛋白质被糖基化修饰程度，其直接影响到结合疫苗的免疫原性及与其他疫苗的免疫干扰；游离多糖、游离蛋白质均属于结合反应的底物，结合物中游离的荚膜多糖会降低结合物的免疫反应，过量的游离蛋白质也会对免疫反应有抑制作用。结合物分子大小分布直接与产品免疫原性相关，也是衡量结合工艺和疫苗稳定性的重要指标。

结合物活化基团的残留量是可能影响安全性的一个重

中国新药注册与审评技术双年鉴（2016—2017）

要质量属性，在结合反应结束时，应该选用合适的方法对产生的多余的活性基团进行封闭。已上市的 13 价肺炎球菌结合疫苗及 10 价肺炎球菌结合疫苗基于不同的反应原理，分别采用硼氢化钠或氰基硼氢化钠对产生的多余醛基进行还原[12]或加入甘氨酸对残留的氰酸酯进行封闭[13]。

3 多糖-蛋白结合疫苗的生产工艺研发考虑

参考 ICH Q8（药物研发）[13]、Q9（质量风险管理）[14] 和 Q10（药品质量系统）[15]指导原则，在识别和评估上述结合疫苗的关键质量属性及基础上，建议采用单变量或多变量法等设计模型设计工艺参数范围确定最适的生产工艺参数。结合国内多糖结合疫苗研发的现状及申报资料中的常见问题，本文重点讨论各生产阶段在工艺参数确定及工艺验证中需要考虑的变量。

3.1 多糖生产工艺的研究

多糖生产工艺主要包括细菌发酵、粗纯去除核酸、精纯去除蛋白等工艺步骤。发酵工艺应对生产用培养基、发酵工艺关键生产工艺参数（接种密度、培养温度、搅拌速度、溶氧、pH 等）、发酵终点确定等工艺参数进行研究和优化；纯化工艺中需要优化的工艺参数包括各种添加试剂浓度（乙醇、CTAB、氯化物、苯酚等）及其与多糖的比例、抽提次数等；如采用柱层析进行纯化，需对层析柱类型选择、上样/平衡/洗脱条件等优化。应通过上述工艺参数对多糖化学结构、多糖分子大小分布以及各种残余杂质等 CQA 影响的考察进行最适工艺参数的确定和控制。

由于多糖具有黏度大、相对分子质量大和多分散性等特点，为使后续的结合反应稳定可控、结合物不会发生过度交联以及结合物的游离多糖含量在可控的范围之内，一些产品会对多糖进行降解，从而降低多糖的相对分子质量和黏度，普遍使用的降解方法包括弱酸水解[16]、过氧化氢降解[17]和微流化法降解[13]。水解多糖的相对分子质量和黏度与水解 pH、温度、水解时间、筛分用层析柱类型或超滤膜截留值等工艺参数密切相关，且仅在一定相对分子质量范围内的多糖才具有良好的免疫原性，因此需对上述工艺参数进行充分研究，以确保确定的生产工艺参数可使水解后多糖相对分子质量大小处于预期范围内。

用于结合反应的多糖需要对多糖上的基团进行活化，普遍使用的多糖活化方法包括氰基活化法[14]和高碘酸钠氧化法[18]，活化过程可能对多糖的有效基团和相对分子质量造成破坏，从而影响多糖的抗原性。该步骤需研究的重要工艺参数包括多糖浓度、氧化反应时间、双功能试剂浓度、还原剂浓度、反应温度、还原反应时间等因素；不仅需评价上述工艺参数设定范围对衍生多糖质量属性（衍生率、分子大小分布）的影响；同时需评价衍生工艺参数对结合物（多糖-蛋白比、游离多糖、游离蛋白含量）重要性能

指标的影响，确定最适的活化条件。

3.2 载体蛋白的选择

载体蛋白应选择容易获得、对人体安全无毒、适合所采用的化学结合路线，又能赋予原料多糖良好载体应答效应的蛋白质[15]。如前述，在载体蛋白质的选择上除了考虑蛋白质自身的特点外，还应该考虑蛋白质在临床使用中的干扰作用。随着结合疫苗价数和载体蛋白剂量的增加，结合物之间或者共免疫抗原之间产生干扰的可能性就越大。免疫干扰现象传统认为是载体诱导表位抑制或载体蛋白的过量应用抑制，有研究发现可能还存在其他的作用机制[19]。

3.3 结合方法确定和结合物的纯化

为了将荚膜多糖转化成 T 细胞依赖性抗原，必须用共价连接的方式将蛋白质与多糖连接在一起。选择结合方法时必须考虑下列因素[20]：① 尽量避免破坏多糖和蛋白质的抗原表位。② 尽可能不引起多糖的降解。③ 尽量避免生成有害的新抗原表位。④ 高效的结合效率。应根据多糖的化学结构特点、载体蛋白质的类型以及结合物的质控指标，来确定最适合的结合方法，现在普遍使用的结合方法包括氰基活化法和氨还原法等。无论何种原理的结合反应，结合过程需研究的重要工艺参数均考虑活化多糖浓度、载体蛋白浓度、多糖/蛋白比例、缩合剂浓度、反应时间、反应 pH 等因素；需评价上述工艺参数对结合物（多糖-蛋白比、游离多糖、游离蛋白含量等）重要性能指标的影响，确定最适的结合工艺和纯化工艺。

结合物反应完成后需要对结合物进行纯化处理，以去除结合反应残余试剂并保证游离蛋白质和游离多糖含量处于较低水平。分子排阻层析、超滤以及硫酸铵盐析法都可用于结合物纯化，但所有纯化工艺应在建立准确的游离多糖和（或）游离蛋白质检测方法并进行系统验证的基础上。结合物纯化工艺需研究的重要工艺参数包括洗脱条件、收峰范围等。

3.4 制剂处方确定

国内外上市的结合疫苗产品采用的剂型主要包括以下 3 种：液体剂型、液体佐剂剂型和冻干剂型。液体剂型比较简单，分装工艺和使用均比较方便，但是在液体环境下保存对热稳定较差的结合物的稳定性影响较大；现在结合疫苗使用的佐剂主要是氢氧化铝和磷酸铝，虽然佐剂吸附可以大大提高结合疫苗的免疫原性，保证以较低的抗原量获得较好的免疫效果，但是佐剂剂型对结合物的制备工艺提出更高的要求，增加了更多的质控项目；冻干剂型可以有效的提高结合疫苗的稳定性，延长疫苗效期，但是在冻干过程中会发生蛋白质聚集，影响结合物的分子大小。应该根据原料多糖的结构特点以及结合疫苗的特殊性，选择最适的剂型。

由于不同厂家的结合疫苗配方不同，制剂可能存在不

同的特点。国外已上市同类产品的制剂处方、动物免疫原性研究可作为国内仿制型结合疫苗申报临床时制剂处方拟定的依据，但考虑动物免疫原性与人体免疫原性的差异、各家产品使用载体/结合工艺路线/结合方式的不同，建议进行Ⅱ期临床试验的剂量探索研究。

4 结合疫苗的结构确证

质量标准应建立在全面的结构确证的基础上。对于多糖、多糖衍生物、结合物多糖功能性官能团的结构确证分析主要为多糖结构的核磁分析，需对核磁图谱展示的关键基团解谱结果及其与理论值或文献报道值的一致性予以评价；此外进行多糖残留的未结合活化基团检测。对于蛋白载体可参照基因重组类制品进行全面的结构确证研究。

5 多糖-蛋白结合疫苗的质量控制

多糖-蛋白结合疫苗的质量标准体系包括从原料多糖、多糖衍生物、蛋白载体、多糖-蛋白结合物原液到成品的一系列中间产物及成品的质量控制。国内外药典或WHO制检规程中对于上述质控要求提出基本要求或特定要求，在此不再累述。需要强调是，在"质量源于设计（QbD）"系统下，所制定的质量标准要求与临床试验的安全性和有效性有直接的关系。杂质的可接受限度根据其临床用药的安全性和/或毒性阈值确定，而不仅是依靠生产工艺能力确定。进行多批次样品的临床试验将有助于建立关键质量属相合理的质量标准限度范围及工艺稳定性评价，因此基于一致性原则多价结合疫苗应尽早进行多批次临床研究[21]。

此外，现代分子技术和方法的开发应用，为确证结合疫苗产品的特征和质量控制提供了全新的途径。如，高效阴离子交换色谱-脉冲安培检测（HPAEC-PAD）可用于多糖和游离多糖的定量测定[22]；采用高效液相多角激光散射仪（HPSEC-MALLS）方法进行准确重均分子量的检测越来越多的替代了传统的定性分子量检测方法；NMR检测也在多种结合物放行检测中得以应用。鼓励将上述方法用于多糖蛋白结合疫苗的质控过程中。

6 小结

多糖-蛋白结合疫苗可有效降低正常人群咽鼻部细菌的带菌率，在预防由肺炎链球菌脑膜炎球菌流感嗜血杆菌等引起的侵袭性疾病方面有显著的效果，并且在降低发病率和死亡率中具有重要的作用。然而在预防免疫的推广中，结合疫苗的质量相关问题成为直接影响上市后免疫效果及疾病负担降低的主要因素之一。因此，如何保障疫苗的安全性和有效性是多糖-蛋白结合疫苗药学研发的核心考虑要点。本文从多糖-蛋白结合疫苗的结构特点入手，分析多糖-

蛋白结合疫苗应关注的关键质量属性，并基于"质量源于设计"的理念，讨论如何在早期工艺研发过程中筛选最适的生产工艺参数、在临床验证中建立适宜的质量标准。这些讨论分析可作为研发企业的相关结合工艺研发和质量控制的参考。本文系结合该类疫苗的审评工作进行的个人观点的总结，不足之处也希望与读者进一步探讨。

参 考 文 献

[1] RON D, DAVID G, JAMES RM, et al. Reduction of antibody response to an 11 valent pneumococcal vaccine coadministered with a vaccine containing acellular pertussis components and PRP-TT [J]. Infect Immun, 2004, 72 (9)：5383 - 5391.

[2] 王明娟, 胡晓茹, 戴忠, 等. 新型的药品质量管理理念"质量源于设计" [J]. 中国新药杂志, 2014, 23 (8)：948 - 954.

[3] 王磊, 陈芳晓, 曾环想, 等. 粉末综合性质表征在质量源于设计（QbD）中的应用 [J]. 中国医药工业杂志, 2014, 45 (11)：1086 - 1089.

[4] KNUF M, KOWALZIK F, KIENINGER D. Comparative effects of carrier protein on vaccine-induced immune response [J]. Vaccine, 2011, 29 (31)：4881 - 4890.

[5] STEEL HC, COCKERAN R, ANDERSON R, et al. Overview of community-acquired pneumonia and the role of inflammatory mechanisms in the immunopathogenesis of severe pneumococcal disease [J]. Mediators Inflamm, 2013, 2013：490346.

[6] BRILES DE, CRAIN MJ, GRAY BM, et al. Strong association between capsular type and virulence for mice among human isolates of Streptococcus pneumoniae [J]. Infect Immun, 1992, 60 (1)：111 - 116.

[7] Carine C, inventor SmithKIline Beecham Biological S. A., assignee. Vaccine against streptococcus pneumoniae capsular polysaccharides United States. 2003.

[8] CHITRANANDA A, THOMAS CW, JAMES SS, et al. Development and validation of an NMR-based Identity assay for bacterial polysaccharides [J]. Anal Biochem, 2000, 279 (2)：228 - 240.

[9] JOSEPH SCK, VIVIAN W, DOELLING JFG, et al. Evidence for covalent attachment of phospholipid to the capsular polysaccharide of Haemophilus influenzae type b [J]. J Bacteriol, 1985, 163 (2)：769 - 773.

[10] MICHELA F, MEREDITH H, PAOLA C, et al. Conformational studies of the capsular polysaccharide produced by Neisseria meningitidis group A [J]. Carbohydr Res, 2009, 344 (7)：940 - 943.

[11] PORTER WA, MICHAEL EP, STEIN EC, et al. Effect of oligosaccharide chain length, exposed terminal group, and hapten loading on Ab response of Hib-CRM197 conjugate vaccine [J]. J Immunologists, 1989, 142 (7)：2464 - 2468.

[12] ANGELA B, GIOVANNI A, FRANCESCO B, et al. Physicochemical characterisation of glycoconjugate vaccines for prevention of meningococcal diseases [J]. Vaccine, 2008, 26 (18)：2284 - 2296.

[13] MARGARET R, JAMES KJ, ROBERT R, *et al.* Dosage escalation, safety and immunogenicity study of four dosages of a tetravalent meningococcal polysaccharide diphtheria toxoid conjugate in infants [J]. *Pedia Infect Dis J*, 2004, 23 (5): 429-435.

[14] BRÖKER M, COOPER B, DETORA LM, *et al.* Critical appraisal of a quadrivalent CRM197 conjugate vaccine against meningococcal serogroups A, C W-135 and Y (Menveo) in the context of treatment and prevention of invasive disease [J]. *Infect Drug Resisit*, 2011, 4: 137-147.

[15] LEE LH, BLAKE MS. Effect of increased CRM197 Carrier protein dose on Meningococcal C bactericidal antibody response [J]. *Clin Vaccine Immunol*, 2012, 19 (4): 551-556.

[16] HAUSDORFF WP, SIBER GR, PARADISO PR, inventors; Wyeth LLC, assignee. Multivalent pneumococcal polysaccharide-protein conjugate composition: US, 20070184072 [P]. 2012.

[17] Ryall RP, Stroudsburg, inventors; Sanofi Pasteur Inc., assignee. Multivalent meningococcal polysaccharide-protein conjugate vaccine: US, 8722062 [P]. 2013.

[18] LEE CH, KUO WC, SURESH B, *et al.* Preparation and characterization of an immunogenic meningococcal group A conjugate vaccine for use in Africa [J]. *Vaccine*, 2009, 27 (5): 726-732.

[19] DAGAN R, GOLDBLATT D, MALECKAR JR, *et al.* Reduction of antibody response to an 11-valent pneumococcal vaccine coadministered with a vaccine containing acellular pertussis components [J]. *Infect Immun*, 2004, 72 (9): 5383-5391.

[20] GINSBURG AS, ALDERSON MR. New conjugate vaccines for the prevention of pneumococcal disease in developing countries [J]. *Drugs Today (Barc)*, 2011, 47 (3): 207-214.

[21] 艾星, 杨志敏, 杨焕. 创新性疫苗临床试验的技术评价要求 [J]. 中国新药杂志, 2014, 23 (12): 1367-1370.

[22] GAO F, LOCKYER K, BURKIN K, *et al.* A physico-chemical assessment of the thermal stability of pneumococcal conjugate vaccine components [J]. *Human Vaccines Immun*, 2014, 10 (9): 2744-2753.

中国新药注册与审评技术双年鉴 (2016—2017)

基因改构减毒活疫苗环境影响分析的考虑

陈庆华，李　敏，罗建辉，高恩明

（国家食品药品监督管理总局药品审评中心，北京 100038）

摘　要　基因改构减毒活疫苗的活性成分可经受种者排毒后在自然界存活，给生态环境及人类健康带来潜在影响。本文在借鉴美国及欧盟相关环境影响评价指导原则和要求的基础上，针对我国注册申报现状提出对此类疫苗的环境影响评价考虑要点。

基因改构减毒活疫苗的活性成分可经受种者排毒后在自然界存活，这可能给生态环境及人类健康带来潜在影响。为评估、减小这类风险，许多国家的监管机构在对此类疫苗进行审评时要求进行环境影响分析。本文对美国和欧盟的相关监管要求做一简单介绍，从技术审评角度提出对在我国注册申报的基因改构减毒活疫苗环境影响分析的总体考虑。

1　美国和欧盟基因改构减毒活疫苗环境影响分析相关指导原则简介

1.1　需递交环境影响评价的情况及相关指导原则

欧盟要求任何人用药的上市申请（marketing authorization application，MAA）需遵照 DIRECTIVE 2001/83/EC 进行环境影响风险评估，无论其是否含有基因改构生物体（genetically modified organisms，GMOs）。GMOs 定义为：遗传物质发生改变且这种改变不是以重配和/或自然重组等自然方式发生的除人之外的生物体（出处：DIRECTIVE 2001/18/EC）。Regulation（EC）No 726/2004 制定了含 GMOs 的人用及兽用药审批和监管程序，特别强调了含 GMOs 产品的环境影响评价（environmental risk assessment，ERA）。含 GMOs 人用药的 ERA 的撰写参照欧洲药品管理局（European Medicines Agency，EMEA）出台的《由 GMOs 组成或含有 GMOs 的人用药环境影响评价指导原则》（EMEA/CHMP/BWP/473191/2006-Corr）[1]、《基因治疗药环境影响评价指导原则》（EMEA/CHMP/GTWP/125491/2006）[2]；不含 GMOs 的人用药参考《人用药环境影响评价指导原则》（EMEA-CHMP-SWP-4447-00）[3]。

美国要求任何需要美国食品药品监督管理局（FDA）采取行政行为的申请，如 IND 申请（investigational new drug application）、BLA 申请（biologics license application）或 BLA 补充申请等，需遵照 21 CFR 25.15 （a）随申报材料一起递

交环境评价（environmental assessment，EA）或无条件免除声明，否则 FDA 有充分理由拒绝受理或批准。FDA 于 1998 年 7 月发布了《人用药品和生物制品环境评价指导原则》[4]（取代 1995 年发布的《人用药申请和补充申请中环境评价指导原则》）；于 2015 年 3 月专门针对基因治疗、载体疫苗、重组病毒或微生物制品（gene therapies，vectored vaccines，and related recombinant viral or microbial products，GTVVs）出台了《基因治疗、载体疫苗、相关重组病毒或微生物制品需递交环境评价的情况及环境评价的内容》（以下简称"2015 年指导原则"）[5]。根据 2015 年指导原则，业界在准备 GTVVs 的 IND，BLA 或 BLA 补充申请时，在无条件免除声明和 EA 的选择上需把握以下 3 点。

第一，IND 申请一般只需递交无条件免除声明，因为这些临床试验是在严密监控下对特定研究对象开展，不会对环境造成显著影响。

第二，BLA 或 BLA 补充申请中，可视同"自然发生"的仅需递交免除声明，否则需递交 EA。该指导原则认为，依据 21 CFR 25.31（c），以下情况一般可视为"自然发生"：① GTVVs 含来自同一属的 1 个或多个种的功能蛋白编码序列。含来自同一属多个种的遗传物质的重组病毒，无论是经传统的共转染技术还是经重组 DNA 技术制备而来，只要不含来自其他属的基因序列，都可视为"自然发生"。② GTVVs 与野生型的不同仅在于点突变或缺失，因为这可在复制或增殖过程中自然发生。在野生型中人为引入这些变化是为了减毒或限制 GTVVs 在人体的复制能力。③ 灭活 GTVVs。④ 含经基因改构的人类细胞的 GTVVs。因为这些细胞的生存和复制有严格营养要求，在环境中不能生存。

第三，通常仅需递交免除声明的品种，若在临床试验或上市期间存在显著影响环境质量的特殊情况，也要求递交 EA。

1.2 环境影响评价的具体要求

欧盟在 Directive 2001/18/EC 中提出了 GMOs 制品环境影响评价的目标、一般原则、步骤（Annex Ⅱ）以及应包含的信息（Annex Ⅲ）。美国在指导原则[4-5]中提出 GTVVs 环境影响评价的内容和形式，并对如何识别和评估潜在环境效应给出了具体建议。二者对 GTVVs 或 GMOs 制品环境影响评价的核心思想基本一致。

1.2.1 环境影响评价的目标 环境影响评价的目标为：基于具体品种具体分析的原则，识别和评估 GMOs 排放或上市后产生的潜在不良效应，包括直接效应和间接效应、即刻效应和延时效应。环境影响评价目的是确定是否需要采取风险管理措施以及哪些措施最适用（欧盟 Directive 2001/18/EC Annex ⅡA）。

1.2.2 环境影响评价的一般原则 环境影响评价的一般原则为：① 把 GMOs 能导致潜在不良效应的特征和用途与产生

GMOs 的亲本非改构生物体的对应特征和用途进行比较。② 环境影响评价应基于可获得的数据，以科学、合理、易懂的方式进行。③ 环境影响评价应基于具体品种具体分析的原则进行。④ 若出现有关 GMOs 药品的新信息或 GMOs 药品对人类健康或环境影响的新信息，需要重新进行环境影响评价（欧盟 Directive 2001/18/EC Annex ⅡB）。

1.2.3 环境影响评价的步骤 欧盟在 Directive 2001/18/EC Annex Ⅱ 提出"环境影响评价的 6 个步骤"。前 4 步涉及潜在环境效应的识别和评估，与 FDA 在 2015 年指导原则[5] section Ⅴ.B 对应内容基本一致。第 5 步为：提出 GMOs 排放及上市后的风险管理策略。第 6 步为：归纳 GMOs 的总体风险，即，分析在产品排放及上市期间采取相关风险管控措施后每种不良效应对环境和人体的影响，从而总结该产品对环境的影响是否能被接受。

关于"潜在环境效应的识别和评估"，FDA 在 2015 年指导原则[5] section Ⅴ.B 中提出了以下 4 条建议：① 对潜在环境效应进行识别。应考虑亲代菌毒株和/或载体的表型属性、所释入的环境、基因改构带来的属性（如复制能力变化、对非靶标生物的效应、改构序列的稳定性）。② 对每种潜在环境影响后果的严重程度进行评价。应基于已知会发生的事实进行合理预测。可描述为可忽略、自限性、严重、导致长期及永久损害。③ 对每种潜在环境影响发生的可能性进行估计。应基于已知会发生的事实进行合理预测。可以采用实验的方法进行评价，包括患者释入环境的 GTVVs 及其代谢产物的数量、环境中的衰减情况和半衰期、被易感物种摄入的几率和预计感染剂量、GTVVs 与环境中其他类似生物体竞争能力、使毒力恢复的突变或逆转的比例。④ 对总体环境风险进行评价。应把每种环境影响效应发生的严重程度、发生可能性结合起来进行评价。环境风险应定性描述，可描述为：高、中、低、可忽略。

关于"环境风险的管控"，FDA 在 2015 年指导原则[5]"环境风险的管控措施"中提到，若确认无环境效应，应声明"无环境效应，无须缓解措施"。若有，应描述所有可避免或管控环境风险的措施。这些措施可包括灭活、控制、限制暴露或对产品排放进行监测。多数情况下是通过降低暴露的可能性来减少环境风险，如：采取卫生保健措施和废物处理措施、在适当的生物防护措施下对 GTVVs 进行处理、减少患者同易感人群或物种的接触、减少气溶胶形成。欧盟则在 Directive 2001/18/EC Annex Ⅲ 中对监测方法、排放控制、废物处理、紧急情况应对提出了明确要求。

1.2.4 环境影响评价应包含的信息 欧盟在 Directive 2001/18/EC Annex Ⅲ 中提到，除一般信息外，环境影响评价还应包含以下信息：① 品种信息，包括供体和受体及亲代（若适用）生物体的特征、载体特征、改构的生物体的特征。② 排放信息及所释入环境的信息。③ 品种和环境相互作用的信息。④ 监测方法、排放控制、废物处理、紧急情况应对计划。

对应内容可见 FDA 指导原则[4-5]"EA 的内容和形式"章节。

2 关于在我国注册申报的基因改构减毒活疫苗的环境影响分析的思考

2.1 一般思考

对在我国注册申报的基因改构减毒活疫苗进行环境影响分析时，可以借鉴美国和欧盟对 GTVVs 或 GMOs 制品环境影响评价的核心思想。但由于我国法律法规体系及药品监管的历史、特点与美国及欧盟不同，需在具体品种具体分析的基础上，遵循科学性原则，提出适合我国申报现状的评价要点。而且我国对基因改构减毒活疫苗的环境影响分析要求处在起步阶段，需分步骤、分阶段进行要求，并在审评中逐步探索和完善。

2.2 关于"自然发生"

在对基因改构减毒活疫苗进行环境影响分析时，不能对国外指导原则中的"自然发生"相关内容进行机械套用甚至断章取义。欧盟在 GMOs 定义中强调"遗传物质改变不是以重配和/或自然重组等自然方式发生"；FDA 指导原则列出了"自然发生"的几种情况，认为属于这几种情况的 GTVVs 在递交 BLA 或 BLA 补充申请时一般不需进行环境影响评价。生物制品的复杂性需要我们在具体品种具体分析的过程中吃透指导原则的整体思想、充分考虑到其中提到的"特殊情况"。以流感病毒为例，其在病毒分类上属于正粘病毒科（*Orthomyxoviridae*）甲、乙型流感病毒属（*Influenzavirus A*、*B*）。正粘病毒科基因组特点为单股负链 RNA、分节（甲、乙型流感病毒属分 8 个节段）、有包膜，基因重组率高[6]。甲型流感病毒根据其包膜糖蛋白的血凝素（HA）活性或神经氨酸酶（NA）活性分为许多亚型，HA 有 16 个亚型，NA 有 9 个亚型[7]。这些亚型都属于同一属，是一般意义上的"自然发生"情况；但感染人类的亚型通常是 H1，H2 或 H3 以及 N1 或 N2，一旦人鸟病毒（这些亚型都存在于野生水鸟群落中）重配或突变获得了在人际间有效传播的能力（例如高致病性 H5N1 型病毒株），则可能出现灾难性的后果[7]。以流感疫苗为例，遗传重配流感减毒活疫苗常采用对人体无致病性的减毒株（此处称为"亲代减毒株"）与强毒株（多为野毒株）混合感染而来，含有野毒株的表面抗原基因（HA 和 NA）以及亲代减毒株的 6 个内部基因，具有新出现的流感病毒的抗原性和对人无致病性的弱毒特性[8-9]。对这类疫苗的环境影响评价，除关注疫苗减毒株和提供抗原的野毒株之外，应充分考虑亲代减毒株的安全性及环境影响。宿主范围（host-range，hr）突变株 A/Puerto Rico/8/34（H1N1）（PR8）、A/Okuda/57

（H2N2）及温度敏感（temperature-sensitive，ts）突变株 A/Great Lakes/389/65（H2N2）都因与一些野生型重配而不能减毒或在人群传代后毒力恢复而在疫苗研制中被淘汰[8]。

3 在我国注册申报的基因改构减毒活疫苗的环境影响分析的考虑要点

3.1 申请临床试验阶段的考虑要点

① 应明确产品所含病原微生物及添加物质的种类、关键的改造方式（如是删除还是增加基因、是否发生遗传重配、是否含有抗生素抗性基因及相关考虑等）、含量、宿主范围、传播途径、致病性等。

应考虑遗传不稳定性，如突变、逆转、重组、重配等对环境造成的可能影响。比如，复制缺陷型腺病毒的生产用细胞基质若能弥补其复制缺陷，生产过程中可能会产生低水平的有复制能力的腺病毒（replication competent adenovirus，RCA）。此时应考虑携带转基因的 RCA 所带来的环境风险，在上游构建阶段采取相应规避措施，且要建立可靠的 RCA 检测方法并纳入每批产品的质控[10]。

② 应明确菌或毒株是否能与野生株明确区分，应提供二者鉴别方法以供临床及发生意外事故时鉴别。

③ 应明确产品及代谢、降解产物对理化因子的敏感性：如，应确定活菌或活毒排出后的消毒方式、消毒剂选择、消毒剂量与消毒时间，以便发生意外事故时能有效控制；细菌类制剂应进行抗生素敏感性和耐药性评估（体外试验），以指导发生不良反应情况时药物的选择。

④ 应在动物体内进行排毒研究，包括产品及代谢、降解产物的排毒时间、排毒数量、排毒后释入环境后的生存能力、是否会感染易感物种、是否会重配产生新的病原微生物或返回亲代病原株等等。

3.2 申请生产或进口上市阶段的考虑要点

① 应分析产品及代谢、降解产物由人体释入环境后的生存能力，分析其是否具有选择优势、是否会暴露及感染易感物种（尤其是对濒危物种的影响），分析环境中是否有控制其传播的自然屏障。

② 应进行人体接种后排毒时间、排毒数量、排毒后对人类和动物致病的分析和评价。

③ 遗传稳定性方面，应分析和评价菌株或毒株经人体排出后是否会重配产生新的病原微生物或返回亲代病原株。

④ 应分析和评价菌株或毒株经人体排出后是否会对非靶标生物造成影响。

⑤ 需结合排毒对环境影响发生的可能性、严重程度及持续时间进行综合分析。

⑥ 提出环境风险防控措施。

3.3 上市后的考虑要点

① 建议与疾病预防控制中心及相关部门合作，建立监

测网络系统（包括临床的和实验室的）。实验室应组织开展菌株或毒株监测工作，监测循环菌株或毒株差异以及在引进常规接种后可能发生的菌株或毒株替代现象。

②继续研究接种后排毒对人类和动物致病的可能性，研究排毒对非靶标生物及生态环境的影响。

4 结语

随着基因技术的发展，转基因生物安全问题得到世界各地的广泛关注。所谓生物安全，是指生物技术从研究、开发、生产到实际应用整个过程中所引起的影响生态环境和人体健康的安全性问题。其范围包括农业生物安全和生物制品研究及生产过程中的生物安全。近年来，我国在农业生物安全的系统化管理方面做了大量的工作，但在人用生物制品的研究还主要集中在对人体的安全性和有效性上。我国人用生物制品对生态环境影响的研究刚刚起步，相关基础工作特别是生物安全风险的起因、性质、评估和预防等方面的研究有待加强[11]。

本文着重从技术审评角度提出对在我国注册申报的基因改构减毒活疫苗环境影响分析的一般考虑。减毒活疫苗能更为有效地模拟自然感染过程，产生细胞免疫、体液免疫和局部免疫，具有接种次数少、接种反应轻微、所获免疫力较持久等优点[9]。随着现代科学的发展和人类认知水平的提高，人们对疫苗环境影响的认知和防控手段会越来越完善[12]。因此，减毒活疫苗仍然是今后新疫苗研发不可或缺的重要途径。安全有效、质量可控、环境友好已成为减毒活疫苗研发和审评中不可或缺的重要考量。本文内容包含个人观点，仅供业内同仁讨论及参考。

志谢： 在检索FDA发布的指导原则过程中，FDA驻中国办公室王刚博士提供了宝贵的支持，为本文撰写创造了先决条件，在此表示衷心感谢！

参 考 文 献

[1] European Medicines Agency. Guideline On Environmental Risk Assessments for Medicinal Products Consisting of, or Containing, Genetically Modified Organisms (GMOs) [S]. EMEA/CHMP/BWP/473191/2006-Corr. London, 11 December 2006.

[2] European Medicines Agency. Guideline on Scientific Requirements for the Environmental Risk Assessment of Gene Therapy Medicinal Products [S]. EMEA/CHMP/GTWP/125491/2006. London, 30 May 2008.

[3] European Medicines Agency. Guideline on the Environmental Risk Assessment of Medicinal Products for Human Use [S]. EMEA/CHMP/SWP/4447/00 corr 2. London, 01 June 2006.

[4] FDA. Guidance for Industry：Environmental Assessment of Human Drug and Biologics Applications [EB/OL]. (1998 – 07). http：//www.fda.gov/downloads/Drugs/GuidanceComplianceRegulatoryInformation/Guidances/ucm070561.pdf.

[5] FDA. Guidance for Industry：Determining the Need for and Content of Environmental Assessments for Gene Therapies, Vectored Vaccines, and Related Recombinant Viral or Microbial Products [EB/OL]. (2015 – 03). http：//www.fda.gov/BiologicsBloodVaccines/GuidanceComplianceRegulatoryInformation/Guidances/CellularandGeneTherapy/ucm401869.htm.

[6] 周瑶玺. 病毒的分类 [M] //闻玉梅. 现代医学微生物学. 上海：上海医科大学出版社，1999：862 – 867.

[7] 李向明. 病毒类灭活疫苗 [M] //赵铠. 疫苗研究与应用. 北京：人民卫生出版社，2013：8 – 9.

[8] PLOTKIN SA, ORENSTEIN WA, OFFIT PA. 梁晓峰，罗凤基，封多佳 译. 疫苗 [M]. 第5版. 北京：人民卫生出版社，2011：318 – 338.

[9] 赵铠. 疫苗概述 [M] //赵铠. 疫苗研究与应用. 北京：人民卫生出版社，2013：8 – 13.

[10] ANLIKER B, LONGHURST S, BUCHHOLZ CJ. Environmental risk assessment for medicinal products containing genetically modified organisms [J]. *Bundesgesundheitsblatt Gesundheitsforschung Gesundheitsschutz*, 2010, 53 (1)：52 – 57.

[11] 陈玉琴，姜典才，陈国庆，等. 生物制品研发及生产过程中的生物安全问题 [J]. 中国药事，2007，21 (2)：79 – 81.

[12] FREY J. Biological safety concepts of genetically modified live bacterial vaccines [J]. *Vaccine*, 2007, 25 (30)：5598 – 5605.

双特异性抗体药物非临床研究的考虑要点

闫莉萍，张 旻，王庆利，王海学

（国家食品药品监督管理总局药品审评中心，北京 100038）

摘 要 随着生物技术的快速发展，双特异性抗体已经成为新药研发的热点。最引人注目的作用是通过双靶

中国新药注册与审评技术双年鉴（2016—2017）

向 T 细胞和肿瘤细胞，激发免疫反应将肿瘤细胞杀死。双特异性抗体的结构多样，作用复杂，与一般抗体相比，双特异性抗体的研发具有更大的挑战。双特异性抗体的非临床研究除了参考一般生物制品的指导原则外，更需要考虑如何选择相关动物种属、关注免疫相关的毒性反应如细胞因子释放综合征，同时在非临床研究向临床试验转化中更为谨慎地拟定首次临床试验起始剂量等。本文汇总分析了双特异性抗体药物非临床研究需特别关注的问题。

随着生物技术的发展，抗体作为成熟的治疗药物，在肿瘤和免疫疾病治疗领域发挥着重要的作用。为适应临床需求，针对抗体类生物制品进行的改造工作不断发展，相继研发出抗体耦联药物和双特异性抗体。双特异性抗体有多种结构形式，大致可分为含有 Fc 区的 IgG 类双特异性抗体和不含 Fc 区的双特异性抗体 2 组[1]。2 组药物又可分别细化为多个类别。研究者根据不同的适应证或者作用特点，通过结构改造以期对此类药物的分子大小、效价、半衰期和生物分布进行调整。

双特异性抗体主要的作用特点是通过双靶向免疫抗原和肿瘤抗原，激发机体免疫反应而杀死肿瘤细胞。目前上市的 2 个双特异性抗体，分别为 2009 年欧盟批准上市的 catumaxomab（anti-EpCAM × anti-CD3）和 2014 年 FDA 批准上市的 blinatumomab（anti-CD19 × anti-CD3），均通过上述机制发挥疗效。Catumaxomab[2] 是一个 Triomab 结构形式的 IgG 样双特异性抗体，靶向作用于 T 细胞和上皮细胞黏附分子（EpCAM）过表达的肿瘤细胞，通过 T 细胞活化、抗体依赖的细胞介导的细胞毒作用（antibody-dependent cell-mediated cytotoxicity，ADCC）、补体介导的细胞毒作用（complement-dependent cytotoxicity，CDC）来抑制肿瘤细胞，被批准用于标准治疗无效或不可行的 EpCAM 阳性肿瘤所致的恶性腹水的治疗。Blinatumomab[3] 为不含 Fc 区双特异性抗体，采用 BiTE（bispecific T cell engager）结构形式。Blinatumomab 抗 CD3 部分结合 T 细胞，通过抗 CD19 部分结合恶性和正常 B 细胞，从而诱导 T 细胞介导的肿瘤细胞杀伤作用，被批准用于治疗费城染色体阴性前体 B 细胞急性淋巴性白血病。

双特异性抗体除了同时靶向免疫效应抗原和疾病抗原外，还可通过靶向 2 个疾病相关抗原来产生协同的药效作用。另外一种设计新颖的双特异性抗体是通过靶向 2 个分子，促使产生功能性复合物[1]。

目前，尽管有 2 个上市药物的研发经验，但由于双特异性抗体结构形式复杂，作用特点多样，使其非临床研究相对一般抗体而言存在新的问题和挑战。本文将着重分析探讨双特异性抗体在非临床研究中需要特别关注的问题。

1 双特异性抗体的特点

1.1 结构特征

随着基因工程的发展，出现了多种双特异性抗体结构形式，目前约有 60 种不同的双特异性抗体在开发中。

含有 Fc 区的双特异性抗体具有 IgG 样结构，称为双特异性 IgG 抗体或者双特异性 IgG 类抗体。此类双特异性抗体的相对分子质量较大（> 100 000 kD）。抗体的 Fc 结构域可介导 ADCC，CDC 等生物学功能。Fc 结构域有助于改善产品的溶解性与稳定性，并有利于研究者通过现有通用抗体平台技术实现产品的纯化。大分子质量和 FcRn 介导的吸收使此类双特异性抗体具有较长的半衰期[4]。

不含 Fc 区的双特异性抗体包含 2 个抗体的可变重链区和可变轻链区，并可在 Fab 片段的基础上进行改构。此类双特异性抗体相对分子质量小，可以在原核细胞中表达，容易穿过组织及肿瘤细胞到达靶位点。由于不含抗体 Fc 区，此类抗体通常缺乏 Fc 介导的 ADCC，CDC 效应，且通过肾脏迅速清除，故半衰期较短。例如已上市的 blinatumomab 在血液中的半衰期只有 2.11 h，1 个疗程需要通过注射泵连续给药 28 d[3]。另外，引入了非天然连接肽段或额外结构域的抗体，其相对分子质量大小和理化性质均有别于天然 IgG 抗体，更容易形成聚集体，由此可能增加免疫原性。目前，此类双特异性性抗体主要有 BiTE，DART（dual affinityre-targeting），TandAbs，Nanobody 等[5]。

1.2 结构选择的考虑因素

双特异性抗体开发中，对于分子结构形式的选择非常重要。通常最佳的结构应该能够与作用机制和临床治疗作用相匹配。一般需要构建几个结构形式的抗体，根据临床前体内外试验结果筛选一个最佳的结构形式。一个理想的结构形式应具有以下特点[1,4]：① 保留各组分的靶点亲和力和生物活性，同时结合到 2 个靶抗原。② 具有理想的成药性，如高热稳定性、高化学稳定性、高溶解性、不易聚合、低黏性、高表达量。③ 限制杂质的数量和/或有利于杂质的去除。

对于双靶点的亲和力是否差异化，有观点认为[3] T 细胞重定向机制的双特异性抗体对免疫靶点和疾病靶点的亲和力需要具有一定的差异。研究显示，blinatumomab 结合人 CD19 的亲和力相对较高（$K_D = 1.49 \times 10^{-9}$ mol·L^{-1}），结合人 T 细胞上的 CD3ε 的亲和力较低（$K_D = 2.6 \times 10^{-7}$ mol·L^{-1}）。选择相对较弱的结合 CD3ε 亲和力的目的是保证只有同时结合靶细胞时才能激活 T 细胞信号通路。在无靶细胞的情况下，blinatumomab 并不会激活 T 细胞[3]。而且 blinatumomab 对 T 细胞的受体占有较低，其激活 T 细胞所介导的肿瘤靶细胞的裂解与自然过程中细胞毒 T 细胞所介导的免疫反应十分类似。

在某些双特异性抗体中，效应功能作为作用机制的一部分导致靶细胞清除。因此，选择带有 F_c 区的 IgG 结构形式，通过 ADCC，CDC 效应清除靶细胞。但也有些含有 F_c 区的双特异性抗体根据作用特点，在获得长半衰期的同时，通过结构改造去除 ADCC，CDC 功能。附着 IgG 样双特异性抗体（bispecific by appending IgG）中，附着靶抗原结合部分有时会影响 F_c 功能，F_c 功能可能变强也可能变弱。因此，对于附着 IgG 样双特异性抗体，需要对附着位点进行研究，以期获得合适的 Fc 功能[4]。

长半衰期是许多双特异性抗体理想的药物特征，通常可通过设计 F_c 与 FcRn 受体结合而获得长半衰期。不含 F_c 区的双特异性抗体通常半衰期较短。有时短半衰期对于某些应用是合适和理想的。也可通过某些技术例如引入血浆白蛋白结合位点来延长半衰期，或者直接将双特异性抗体片段与白蛋白融合来达到延长半衰期的目的[5]。

2 非临床研究的总体考虑

非临床研究的目的在于解释临床试验前至整个临床试验过程中的药理和毒理作用。由于许多生物技术药物具有种属特异性，选择相关动物种属进行药理毒理研究十分重要。生物活性可用体外测定法予以评价，以确定产品的何种作用与临床药效相关。细胞系和/或原代细胞培养常用于检测药物对细胞表型和增殖的直接作用。综合考虑体内、外试验结果有助于将临床前发现外推至人。评价药理作用的体内试验，包括作用机制研究，常用来支持临床研究中适应证的选择。生物技术药物的安全性评价方案一般应包括 2 种相关种属的动物，但如果只有 1 种相关种属时，可仅采用 1 种动物种属进行试验。如果无相关种属时，应考虑使用表达人源受体的相关转基因动物或使用替代分子。对于治疗晚期肿瘤的生物技术药物的非临床研究的类别和时间安排可遵循 ICH S9 指导原则，用于其他适应证的生物技术药物可参考 ICH M3 指导原则。基本原则是非临床的研究期限应支持临床试验计划[6]。

3 非临床研究的特别考虑

双特异性抗体结构多样，作用机制复杂，除遵循一般抗体非临床研究的总体规则外，在相关动物种属、免疫毒性、首次临床试验起始剂量拟定以及生物分析方面面临新的挑战。

3.1 相关动物种属

在抗体的非临床研究评价中，最重要的环节是选择相关种属。所谓相关种属，是指受试物在此类动物上由于受体或抗原决定簇的表达能产生药理活性。免疫化学和功能试验等许多技术可用于确定相关种属。受体/抗原决定簇的

分布有时也是相关种属的考虑因素[6]。双特异性抗体因涉及到 2 个靶抗原，相关种属选择时考虑的因素更加复杂，无任何相关动物种属的情况更为常见。通常，抗体或者双特异性抗体的研究中如果没有相关动物种属或者只有黑猩猩是相关动物种属时，需考虑采用替代分子或/和转基因动物进行试验。在采用替代分子或/和转基因动物进行试验时应充分验证可行性。

已上市药物 blinatumomab[3] 能够以高亲和力识别人和黑猩猩的 CD19 和 CD3ε 分子，并对人和黑猩猩 B 细胞有功能上的活性。Blinatumomab 不结合其他非人灵长类动物（狒狒、食蟹猴、猕猴、非洲绿猴和狨猴）、犬和啮齿动物的 B 细胞和 T 细胞。研究者在黑猩猩中进行了有限的毒性评价，为了进一步研发的需要，使用识别小鼠 CD19 和 CD3 分子的大鼠抗小鼠单抗 muS103new 在小鼠中进行了毒性研究。Blinatumomab 的研究者对 muS103new 进行了一系列验证研究，包括靶点亲和力试验，体外肿瘤杀伤药效试验、T 细胞活化试验以及细胞因子释放试验，结果显示，二者在以上各项指标均有相似的作用特征。

另一个上市药物 catumaxomab 的文献资料显示[2]，catumaxomab 没有与人相关的动物种属。研究者采用非相关动物种属食蟹猴、啮齿动物、犬进行的单次给药毒性试验显示，即使在非常高的剂量下都没有急性毒性反应。因此，研究者没有采用非相关动物种属进行重复给药毒性试验。采用能够抗小鼠 CD3 的替代抗体进行了毒性、药动学试验。但是由于替代抗体的抗 EpCAM 部分与人 EpCAM 结合，因此研究者在临床起始剂量的拟定上没有采纳替代分子的数据。

CEA-TCB[7] 为靶向 T 细胞 CD3ε 和癌胚抗原 CEA 的双特异性抗体，现处于临床研究中。种属间基因同源性分析发现，人 CEA 同源分子在恒河猴（猕猴和食蟹猴）中存在，在犬和啮齿动物中不存在。CEA-TCB 与 hCEA 特异结合，不与食蟹猴 CEA 结合，与人和食蟹猴的 CD3ε 结合，与小鼠的 CD3ε 不结合，因此没有相关动物种属。研究者考虑采用食蟹猴同源抗体以及表达人 CEA 和人 CD3ε 的转基因小鼠（hCEA/hCD3εTg）进行非临床研究。对替代分子进行的验证试验显示，猴 CEA-TCB 在没有靶细胞时可导致 T 细胞激活，但是 CEA-TCB 在没有靶细胞时，不会引起食蟹猴和人全血 T 细胞激活。对于转基因小鼠的验证试验结果显示，转基因小鼠脾细胞介导的肿瘤杀伤药效比人外周血单核细胞介导的药效低 40 倍，且转基因小鼠的人 CEA 的表达分布与人有较大差异。基于验证结果，研究者放弃采用替代抗体和转基因小鼠进行非临床研究。

对于 T 细胞重定向双特异性抗体的体内药效动物模型，目前较为常用的是经转化人外周血单核细胞的异种移植 NOD/SCID 小鼠模型。该模型同时使用肿瘤细胞和人外周血单核细胞，以提供能够响应药物的效应细胞和靶细胞。但

中国新药注册与审评技术双年鉴（2016—2017）

是，通常药物不与小鼠 CD3 结合，缺失同源疾病靶抗原，因此此种模型不适合进行毒性反应的观察[2-3,7]。

近年来，有关人类疾病动物模型的研究取得一定进展。这些模型不仅可对产品的药理作用、药动学和剂量确定提供进一步认识，也有助于安全性评价[5]。

3.2　细胞因子释放综合征

TGN1412 在英国 I 期临床试验中出现的灾难性事件震撼了所有从事该类药物研发的科学家。试验组 6 名健康男性受试者出现了多器官的衰竭，其中 2 名出现深度昏迷。目前，已经证实细胞因子释放综合征（cytokine release syndrome，CRS）是罪魁祸首。CRS 是指可能超过 150 多种炎性介质参与的级联放大的系统性免疫应答。尽管 CRS 的启动机制尚不清楚，但是通常认为它是由某些炎性细胞的活化导致的，尤其是单核细胞、巨噬细胞、T 细胞和 B 细胞。随着 IL-6 和 IL-10 的升高，部分病例中 IL-2 和 IL-8 也会升高，在最初 1～2 h 内出现的 TNF-α 和 IFN-γ 急剧升高是 CRS 的主要特点。临床病例报道出现疲倦、头疼、荨麻疹、瘙痒、鼻炎、支气管痉挛、呼吸困难等症状[8]。

研究显示，T 细胞重定向双特异性抗体在杀死靶细胞的过程中，同时也可能诱导新活化的 T 细胞暂时性地合成和分泌促炎细胞因子。在 blinatumomab 和 catumaxomab[2-3]的非临床研究中均观察到细胞因子的释放。在黑猩猩每次输液后，blinatumomab 能够引起促炎症因子的暂时性释放。临床试验中，受试者也可见细胞因子短暂性释放。Blinatumomab 给药后出现频率最高的促炎症因子是 TNF-α，IFN-γ，IL-6 和 IL-2，它们与一系列临床效应相关。这些细胞因子能够导致血压、血管完整性和心脏、肺、肝、肾功能的变化，以及神经系统的症状。在非临床研究中未观察到严重的与细胞因子相关的毒性，但是观察到了与细胞因子效应相一致的生理变化，如两次严重的血压下降，暂时性的心律、体温、肝酶和胆红素上升。

TGN1412 事件以后，研究者和监管机构开始高度重视对 CRS 进行临床前风险识别和临床风险监控。欧洲医学委员会颁布了最新的人用医学产品的指导原则[9]，其中针对 CRS 的条例如下：① 不能过于依赖临床前体内试验。啮齿类和非人灵长类动物可能都不会表现 CRS。② 完整的安全性评价需要整合所有可用的体内和体外试验数据。③ 应基于所有可用的数据选择合适的开始给药的浓度，以避免最大药理活性的剂量水平。④ 减慢输液速度以便有充足的时间监测不良反应。⑤ 在第一次临床试验时，应尽量增加单个个体给药的间隔时间，以便有足够的时间发生 CRS。研究者开始关注临床前安全性评价的体外试验。经过大量验证，发现外周血单核细胞和全血细胞对于预测 CRS 具有一定的价值。

另外，在具有细胞因子释放风险药物的临床前研究中，

还应关注细胞因子介导的药物相互作用。研究显示，某些炎症细胞因子可能会通过调控 CYP450 酶的活性来抑制药物的代谢[10]。在 blinatumomab 的非临床研究中，开展了一项细胞因子暂时性升高对 CYP450 酶活性影响的研究。还有另外一项药物相互作用研究需要给予关注，对于具有细胞因子释放风险的药物在临床使用中通常需要与控制细胞因子释放的激素类药物合用，因此在 blinatumomab 和 catumaxomab 的非临床研究中均观察了与激素类药物的相互作用[2-3]。

3.3　首次临床试验起始剂量的拟定

TGN1412 临床严重不良事件的主要原因是估算临床起始剂量的 NOAEL 来自一项非相关动物种属毒性试验，该动物种属 CD4+ T 细胞不表达 CD28。EMA 发布的指导原则建议对于高风险药物考虑基于最低预期生物效应剂量（minimum anticipated biologic effect level，MABLE）进行起始剂量的估算。FDA 对约 30 种免疫增强机制的抗体进行了回顾分析，大部分抗体基于 MABLE 进行了起始剂量的估算[11]。

BiTE 等 T 细胞重定向双特异性抗体通常可引起细胞因子释放，在体内很低浓度下具有活性，剂量反应曲线陡峭。而且多数双特异性抗体在非临床研究中没有相关动物种属进行毒性试验。通常替代抗体的安全性研究结果仅有助于毒性风险的预测和识别，替代抗体在动物的暴露量与治疗抗体在人中的暴露量没有直接相关性。综合考虑，免疫激发机制的双特异性抗体一般应采用 MABLE 进行起始剂量的拟定。

在 CEA-TCB 的开发过程中，没有相关种属进行非临床安全性研究，替代抗体和转基因动物均不适合进行安全性研究，研究者采用 MABLE 进行了首次临床试验起始剂量的拟定。为选择合适的 MABLE，研究者进行了多项体外试验以获得 EC_{50}，包括肿瘤细胞杀伤试验、T 细胞激活试验、T 细胞分化试验以及细胞因子释放试验。经比较，这几项试验中最敏感的试验是肿瘤杀伤试验，此项试验最能反映作用机制与作用效应的关联。选择最敏感的 2 个肿瘤细胞系的结果来确定肿瘤细胞杀伤的 EC_{20}（20% 最大药效浓度）。通过 EC_{20} 预测人的 C_{max}，基于人 3 L 的血浆容量，计算获得起始剂量。研究者进一步对获得的起始剂量进行了安全验证，通过解离常数，估算受体占有，对于 CD3 受体，EC_{20} 时的受体占有为 0.11%，CEA 的受体占有为 31%。0.11% 低于受体激动剂常用的 1% 的推荐值。同时，该起始剂量比引起细胞因子释放的剂量低 1 000 倍之多。采用 EC_{50} 估算的剂量比 EC_{20} 高 2 倍，但均低于按 1% 受体占有估算获得的起始剂量。尽管目前确定的起始剂量低于从小鼠体内药效结果预测的有效剂量，但是可以确保这个起始剂量是一个相对安全的剂量[7]。

3.4　生物分析

双特异性抗体的药动学特征受结构影响较大，含有 F_c

区的 IgG 样双特异性抗体与不含 F_c 区的双特异性抗体在药代特征上具有较大的差异。前者的药代特征是典型的单抗的药动学特征，后者的药动学特征类似于小分子。

双特异性抗体，例如 DVDs（Dual-variable domains），可以看作是具有双倍抗原结合结构域的抗体，并且 2 个结合位点对各自的靶点是有活性的，所以需 2 个专用的药动学（pharmacokinetics，PK）试验来满足分析任务，2 个试验的结合结构域都与靶点结合。因此，双特异性抗体需要双倍的生物分析工作量。为了改善这一状况，有研究者采用"嵌合设计"用于 PK 试验。嵌合设计的原理是使用 2 个靶点（配体 A 和 B）进行试验设计，2 个靶点配体都参与 PK 试验。与配体 A 既用于捕获也用于读取结果的方法相比，嵌合法中配体 A 用于捕获，配体 B 用于读取结果，或相反[12]。

对于肿瘤靶向双特异性抗体，肿瘤部位的分布是关键考察因素，因此应考虑在异体移植模型中进行分布研究，以深入了解药物的药动学/药效学（pharmacokinetics/pharmacodynamics，PK/PD）。

双特异性抗体在复杂的结构中引入不同的互补决定簇（complementarity-determining regions，CDRs），增加了免疫原性风险。在非临床阶段对免疫原性进行评估可以帮助解释研究结果，并且有助于在临床试验开展之前制定免疫原性研究计划。双特异性抗体的抗药抗体研究中，除了筛选试验和确定试验外，应考虑进行表位特异性试验[13]。

4 结论

双特异性抗体在带来新的疾病治疗方法的同时，也为研发者和监管机构带来新的挑战。双特异性抗体在药物研发的初期，需要进行优化的生物学效应和作用机制研究，将抗体特性（如双臂的相对亲和力）和预期的作用特点进行匹配。在药物从临床前向临床迈进的过程中，为了选择合适的临床起始剂量、制定可行的临床方案，临床前应对药物进行充分的药理、安全性以及药动学研究，对药物在临床的作用方式、毒性风险、安全范围进行预测和识别。双特异性抗体结构多样，作用机制复杂，非临床研究具有更大的挑战性，除了参考一般生物制品的非临床研究指导原则外，更需要考虑如何选择靶点相关的非临床研究动物种属、关注免疫相关的毒性反应如 CRS，同时在非临床研究信息向临床试验转化中更为谨慎地设计首次临床试验剂量等。具有免疫毒性高风险的双特异性抗体，在没有非临床安全性研究的相关动物种属时，可考虑基于体外试验进行风险识别，基于 MABLE 进行首次临床试验起始剂量的拟定。

参 考 文 献

［1］KONTERMANN RE, BRINKMANN U. Bispecificantibodies［J］. *Drug Discov Today*, 2015, 20（7）：838 – 847.

［2］EMEA. Removab, EPAR summary for the public［EB/OL］.［2017 – 03 – 06］. http：//www. ema. europa. eu/docs/en_ GB/document_ library/EPAR_ -_ Summary_ for_ the_ public/human/000972/WC500051806. pdf.

［3］FDA. 125557Orig1s000, pharmacologyreview（s）［EB/OL］.［2017 – 03 – 06］. https：//www. accessdata. fda. gov/drugsatfda_ docs/nda/2014/125557Orig1s000PharmR. pdf.

［4］SPIESS C, ZHAI Q, CARTER PJ. Alternative molecular formats and therapeutic applications for bispecificantibodies［J］. *MolImmunol*, 2015, 67（2 PtA）：95 – 106.

［5］BAUMANN A, FISCHMANN S, BLAICH G, et al. Leverage nonclinical development of bispecifics by translational science［J］. *Drug Discov Today Technol*, 2016, 21 – 22：95 – 102.

［6］International Conference on Harmonisation. ICH S6（R1）：preclinical safety evaluation of biotechnology-derived pharmaceuticals［EB/OL］.［2017 – 03 – 06］. http：//www. ich. org/fileadmin/Public_ Web_ Site/ICH_ Products/Guidelines/Safety/S6_ R1/Step4/S6_ R1_ Guideline. pdf >.

［7］DUDAL S, HINTON H, GIUSTI AM, et al. Application of a MABEL approach for a T-cell-bispecific monoclonal antibody：CEA TCB［J］. *J Immunother*, 2016, 39（7）：279 – 290.

［8］GOODYEAR M. Learning from the TGN1412 trial［J］. *BMJ*, 2006, 332（7543）：677 – 678.

［9］European Medicines Agency. Committee For Medicinal ProductsFor Human Use. Guideline on immunogenicity assessment of biotechnology-derived therapeutic proteins［EB/OL］.［2017 – 03 – 06］. http：//www. tga. gov. au/pdf/euguide/bmwp1432706en. pdf.

［10］LEE JI, ZHANG L, MEN AY, et al. CYP-mediated therapeutic protein-drug interactions：clinical findings, proposed mechanisms and regulatory implications［J］. *Clin Pharmacokinet*, 2010, 49（5）：295 – 310.

［11］HALEH S, RAMADEVI G, MICHAEL M. An FDA oncology analysis of immune activating productsand first-in-human dose selection［J］. *Regul Toxic Pharmacol*, 2016, 81（11）：448 – 456.

［12］LEE JW, KELLEY M, KING LE, et al. Bioanalytical Approaches to quantify "total" and "free" therapeutic antibodies and their targets：technical challenges and PK/PD applications over the course of drug development［J］. *AAPS J*, 2011, 13（1）：99 – 110.

［13］GOROVITS B, WAKSHULL E, PILLUTLA R, et al. Recommendations for the characterization of immunogenicity response to multiple domain biotherapeutics［J］. *J Immunol Methods*, 2014, 408（6）：1 – 12.

抗肿瘤抗体耦联药物非临床药理毒理研究的考虑要点

闫莉萍，王海学，王庆利

（国家食品药品监督管理局药品审评中心，北京 100038）

摘 要 抗肿瘤抗体耦联药物通过靶向释放药物，可降低细胞毒药物的毒性风险，提高治疗指数。抗体耦联药物的组成复杂，与裸单抗和细胞毒药物相比，抗体耦联药物的研发具有更大的挑战。本文基于 ICH S6 和 ICH S9 等指导原则，探讨了抗肿瘤抗体耦联药物的非临床药理、安全性以及药动学研究的关注点和考虑。

抗体耦联药物（antibody-drug conjugates，ADCs）的研发已有 50 年的历史[1]。随着美国 FDA 批准 Kadcyla® 和 Adcetris® 上市，ADCs 的研发成为肿瘤治疗药物研发中的热点之一。目前有 30 多个 ADCs 正处于临床研究阶段[2]。在 ADCs 研发与评价中尽管可以借鉴单抗的经验，但鉴于 ADCs 具有区别于单抗的特殊之处，ADCs 的研发与评价存在诸多挑战。ADCs 与裸单抗的不同之处在于 ADCs 必须与肿瘤细胞结合并内化，进而将小分子药物运输并释放到细胞内。抗体、小分子药物、连接子以及连接的方法学均可能影响 ADCs 的有效性和安全性[3]。尽管目前有许多体内外的非临床研究方法，有 2 个上市药物的研发经验，但如何通过优化的非临床研究来预测临床有效性和安全性仍然具有挑战。通常 ADCs 中的负载药物可以是放射同位素、蛋白或者小分子化合物，本文着重探讨抗体耦联小分子细胞毒药物的非临床药理毒理研究策略。

1 ADCs 的特点

1.1 靶抗原

ADCs 将单克隆抗体和细胞毒药物结合到一起，充分利用了抗体的靶向选择性强和细胞毒药物活性高的优点，弥补了抗体疗效较低和细胞毒药物毒性较大等不足。ADCs 包含抗体、连接子和药物 3 个部分。其中，抗体是 ADCs 的制导系统，通过靶向特定抗原，ADCs 有效地渗透到肿瘤组织，并被肿瘤细胞吞噬进入溶酶体，释放细胞毒药物[2]。ADCs 的靶抗原通常具有肿瘤或疾病相关且高水平表达的特征。在肿瘤治疗中，靶抗原可以在肿瘤细胞、肿瘤干细胞、肿瘤新生血管或肿瘤基质层表达。肿瘤组织与正常组织靶抗原表达的差异与 ADCs 的有效性和安全性密切相关。抗体与靶抗原靶向结合后，靶抗原迅速内化，并在细胞表面高效循环，使 ADCs 在细胞内累积，从而引发持续的细胞毒性。合适的内化是保证在靶抗原表达的细胞产生细胞毒性

的关键[4]。

1.2 细胞毒药物

ADCs 负载的细胞毒药物通常比常用化疗药物的药效作用高 2~6 个数量级[4]，主要为微管抑制剂类细胞毒素，最常用的是美登素和阿里他汀衍生物。美登素是天然产物，阿里他汀是合成化合物[5-6]。Kadcyla® 和 Adcetris® 的细胞毒药物分别是美登素衍生物和阿里他汀衍生物[7-8]。目前，卡其霉素和倍癌霉素类似物也逐渐成为一类有效的 ADCs 负载细胞毒药物。这类物质可结合到 DNA 上，具有匹摩尔级的肿瘤细胞抑制作用。与微管抑制剂不同，此类细胞毒药物可同时作用于增生和非增生细胞，有助于抑制对标准化疗不敏感的肿瘤干细胞。2000 年批准的 Mylotarg® 是人源化 CD33 抗体耦联卡其霉素，但在 2010 年因为有限的临床有效性和胚胎毒性而撤市。尽管如此，这一类 DNA 损伤细胞毒药物仍在不断研究中[9-11]。

1.3 连接子与耦联技术

连接子是 ADCs 的重要组成部分，连接子交联小分子药物和抗体，随抗体内化，并将小分子药物释放到靶细胞溶质中。在小分子药物释放之前，连接子与抗体和小分子的交联应保持稳定[12]。连接子交联的稳定性对于 ADCs 的有效性和安全性非常重要。稳定性较差的连接子使得小分子药物在进入靶细胞之前释放，减少了靶细胞中小分子药物的富集，降低了杀伤活性，增加了全身毒性作用。因此，理想的连接子应该能使 ADCs 药物在血浆中能保持高度的稳定性，同时在肿瘤细胞中能高效代谢/释放小分子药物。

目前，大多数 ADCs 所采用的连接子分为 2 大类[13-15]：可切除连接子与不可切除连接子。可切除连接子依赖细胞内的微环境（如还原、酸性条件等），在抗体耦联药物进入细胞后，连接子本身发生降解，从而获得游离的小分子药物，交联化学键包括腙键和二硫键；而不可切除连接子则

需要相应的酶降解连接子或耦联物中的抗体部分来释放药物，如二肽连接子和硫醚连接子。Adcetris® 即采用缬氨酸-瓜氨酸二肽连接子，Kadcyla®（T-DM1）中 SMCC-DM1 的连接则采用硫醚连接子。与可切除连接子相比，不可切除连接子在血浆中稳定性更好，其半衰期更长，前者在血浆中的半衰期一般为 1~2 d，而后者可长达 1 周。另外，连接子与小分子药物在抗体上的耦联位置和数量密切相关。小分子药物与抗体的耦联位点可以为抗体上的赖氨酸残基或链间/内二硫键还原产生的半胱氨酸残基等，所获得的抗体耦联药物中单个抗体上耦联的小分子药物数量为 0~n 个（如 8 个）不等。小分子药物的耦联数量和耦联位置具有较大的异质性，该异质性对抗体耦联药物的药效作用有很大的影响，例如，裸抗体或未充分耦联小分子的抗体竞争结合靶点，将会影响足够的小分子药物内化进入靶细胞，从而影响有效性。再如，过高的 DAR（drug-antibody ratio）将使得抗体耦联药物的清除速度增加，从而导致药效作用的降低[16]。

2 非临床药理毒理研究考虑

2.1 药理学

药理作用的研究通常在药物发现阶段进行，需要开展的试验项目主要有：靶点结合活性、抗体介导的内化、体内外肿瘤增殖抑制作用、抗体依赖性细胞介导细胞毒性（ADCC）和补体依赖性细胞毒性（CDC）。试验中应关注 ADCs 与裸单抗、非耦联细胞毒药物之间的药理作用差异。体外靶点结合研究对药物研究初期连接子/连接方式的优化，以及体内给药试验相关动物种属选择发挥重要作用。在早期的药物优化筛选中，需要关注 ADCs 的内化，靶抗原的表达水平和 ADCs 的异质性均可能对 ADCs 的内化产生影响。通常采用免疫荧光显影技术观察 ADCs 在细胞中的内化以及与溶酶体的交联。在药理作用研究中，还需要考虑 AD-CC 效应和 CDC 效应。效应功能的缺失从某种程度上具有优势，ADCs 与效应细胞的结合可能会减少其在肿瘤部位的聚集，阻碍其细胞内化并产生正常细胞毒性[11]。在细胞水平或动物模型水平进行的药效研究是最直观反映 ADCs 药效作用的研究。

靶抗原的表达水平是体外或体内药效试验需要考虑的因素。在肿瘤治疗中，即使靶抗原与肿瘤相关，如果表达水平不高可能会影响 ADCs 与靶抗原结合并内化，继而影响细胞毒药物的靶向运输和释放。靶抗原的表达水平与临床有效性显著相关。FDA 批准的 Kadcyla® 可明显提高 Her2 高表达的乳腺癌患者的无进展生存期和总生存期，Her2 高表达患者人群的无进展生存期（PFS）是 10.6 个月，而低表达患者人群的无进展生存期为 8.2 个月。高表达人群的总生存期为 34.1 个月，低表达人群的总生存期为 26.5 个月[17]。

通常用免疫组化法来确认靶抗原在肿瘤细胞或正常细胞的表达水平，但是免疫组化存在难以预测生理状况下的免疫反应的缺点。动物模型中的生物分布或全身成像试验可以全面直观地了解靶抗原在全身的表达，ADCs 和抗原的结合以及内化，肿瘤组织与其他组织的分布比值。

考察 ADCs 在动物体内的药效时，首先要考虑种属差异。如果 ADCs 与小鼠的抗原没有结合活性或结合活性较低，需要考虑采用转基因动物进行药效试验，或者采用动物源抗体开展体内药效研究。转基因动物可以避免采用替代抗体，对于靶抗原在宿主血管或基质表达时，转基因动物不仅可以考察药效作用，还可以在一定程度上观察毒性反应。如果靶抗原只在人肿瘤细胞表达，不需要采用转基因动物，可以在接种人肿瘤细胞的裸鼠模型中考察药效作用。在进行细胞水平或动物模型水平的药效研究时，同时进行 PK/PD 研究、分析药物靶向分布、受体占有率、药物暴露量与效应关系，有助于临床给药方案的设计和安全性研究结果的分析。

2.2 安全药理学

通常，ADCs 的安全药理学评价可以在单次或重复给药毒性试验中进行。对于大分子药物，由于不与 hERG 通道结合，不需要进行 hERG 试验。对于新的细胞毒药物，如果游离细胞毒药物在血浆中暴露量较高，那么需要考虑进行 hERG 试验[18-19]。

2.3 一般毒理学

2.3.1 动物种属选择 ADCs 安全性研究的相关种属选择一般遵循裸抗体相关种属选择的基本原则，即选择药理活性与人相似的动物种属[18]。对于抗体，相关种属为在该种属存在受体和表位的表达，具有与人相似的受体配体亲和力、生物效应或者药理作用[18]。通常需要将所有的数据放在一起进行权重，选择最相关的动物种属。如果只有一个药理相关种属，可在一个动物种属进行试验。但是，考虑到 ADCs 的毒性风险主要来自于小分子药物，ADCs 在非相关动物种属（如啮齿类动物）的安全性研究也是需要的，至少为短期（如 1 个月）毒性试验研究。当没有相关动物种属时，可考虑在非相关动物种属进行更长周期的毒性试验。需要进一步进行充分的安全性评价时，可考虑以下几种替代策略：替代分子、转基因动物、或者疾病模型（荷瘤裸鼠）。这几种替代策略有助于毒性风险的识别，但对于风险的定量评估作用是有限的[18]。替代性 ADCs 分子，可能由于抗体细微的变化而改变 ADCs 整体的毒性表现。相比替代分子，转基因动物在安全性评价上更有优势，但仍然存在挑战和限制，需要大量研究验证靶抗原稳定表达，需要确认下游信号通路是否与人相似。转基因动物有限的历史数据、免疫原性和子代繁殖均会影响该方案的可行性。在荷瘤动物中进行药效试验时，安全性观察可以作为一个辅助

中国新药注册与审评技术双年鉴（2016—2017）

方案。

如果需要对新的细胞毒药物进行毒性试验，应按照小分子化合物遵循的原则选择相关动物种属进行一项短期给药毒性试验，通常包括在啮齿和非啮齿2种动物种属中进行安全性评价。如果ADCs的相关动物种属和细胞毒药物的相关动物种属相同，那么也可以在ADCs的毒性试验中设置细胞毒药物单独给药组[18]。

另外需要关注一种特殊情况，即由于较强的免疫原性可能导致药物暴露不足，使得在相关种属的试验不可行。在这种情况下，应结合免疫方面的影响综合评价安全性。

2.3.2 试验实施安排

治疗晚期癌症的ADCs的非临床药理毒理研究的类别和时间安排可遵循ICHS9指导原则[19]，即非临床研究期限应支持临床试验计划。支持初期临床试验的非临床安全性评价以及获得的临床数据可以支持继续进行Ⅱ期临床试验或者对晚期癌症患者进行一线或二线治疗。对于晚期癌症适应证，3个月毒性试验可以支持大规模临床试验和上市申请[19]。由于ADCs由多种组分组成，对于各组分单独进行安全性评价的需要和程度应进行综合考虑[20]。总体上，整体ADCs分子的安全性评价是主要的，由于非耦联的细胞毒药物与ADCs的药动学和组织分布通常存在较大差异，因此，需要比较二者的毒性特征，一般比较最大耐受剂量下的靶器官。如果细胞毒药物是新颖的化合物，或者缺乏研究数据，那么需要进行安全性评价，一般在ADCs毒性试验中设置细胞毒药物单独给药组[21]或者在ADCs中添加一定比例的细胞毒药物[22]。但是，如上文所述，如果细胞毒药物的相关动物种属与ADCs的相关动物种属不同时，应选择相关动物种属进行一项短期给药毒性试验。多数情况下，ADCs的毒性主要来自细胞毒药物，可不必在GLP条件下对裸抗体进行安全性研究。有些情况下，单抗的毒性反应和细胞毒药物带来的毒性反应之间可能会有一定的关联，需要研究各组分对最终毒性的贡献。因此，裸抗体的单独毒性试验虽然不是必须的[20]，但可能有助于整体ADCs毒性研究数据的分析。连接子是否要进行单独的毒性试验取决于其在循环中的暴露以及分子性质。除非研究显示连接子在体内单独释放，否则连接子的单独毒性试验的价值有限。如果终产品中未反应连接子的含量很小[23]，则不必进行单独毒性试验。如果连接子需要进行毒性试验，通常在啮齿动物中进行单次给药或短期给药试验，或者在ADCs的毒性试验中设置连接子给药组[20]。

2.4 组织交叉反应

ICH S6（R1）[19]指导原则建议在临床试验启动前进行人组织交叉反应试验，获得ADCs药物与正常组织的结合信息。在毒性试验动物进行的组织交叉反应试验有助于对非临床毒性试验结果进行分析，并外推到人。当亲和力、生物活性等不能确定药理作用相关的种属时，可通过组织交叉反应选择相关种属。

2.5 遗传毒性

完整的ADCs属于大分子，不能与DNA结合，应关注小分子化合物或连接子潜在的遗传毒性。对于ADCs中各组分（小分子化合物、连接子、小分子化合物-连接子）是否需要单独进行遗传毒性试验，应考虑剪切机制、物理化学特征等因素。如果小分子化合物药理毒理特征明确，其遗传毒性有研究文献，那么不需要对小分子化合物单独进行遗传毒性试验。对于新的小分子化合物，如果用于晚期癌症的治疗，可以在上市申请时进行遗传毒性试验[19]。如果小分子化合物具有遗传毒性，对其他组分进行单独的遗传毒性试验的意义有限。

2.6 生殖毒性

由于小分子化合物与抗体耦联后可能会改变小分子化合物在胚胎中的暴露，从而获得与非耦联小分子化合物不一样的生殖毒性反应。因此，通常采用ADCs进行生殖毒性试验。ADCs是否需要进行生殖毒性试验取决于受试人群、临床适应证、药物作用机制等因素[19]。在ICH S5（R2）（2005）、ICH S9（2010）和ICH S6（R1）（2012）[18-19,24]指导原则中均对生殖毒性的要求进行了指导建议。对于适应证为晚期肿瘤的药物[19]，上市申请时需进行胚胎-胎儿毒性试验，无须进行生育力和早期胚胎毒性试验，以及围产期毒性试验。申请在晚期肿瘤患者中进行临床试验时，无须提交胚胎-胎儿毒性试验。对于生物药物，通常在一种药理相关动物种属中评价生殖毒性[18]。如果抗体与大鼠或兔的靶抗原不结合，那么在大鼠和兔可能不能识别抗原介导的毒性反应。这种情况下，需要考虑采用另一个种属或另外的策略来考察生殖毒性，例如采用灵长类动物或者采用与毒性动物靶抗原相结合的替代分子进行试验。对于非晚期肿瘤患者用药人群，需要进行生育力和早期胚胎毒性试验，以及围产期毒性试验。如果灵长类动物是唯一相关的动物种属时，性成熟动物3个月以上毒性试验中生殖器官的毒性评估可以评价药物对生育力的潜在影响[18]。

2.7 致癌性

适应证为晚期癌症药物的上市申请不需要致癌性试验的支持，但对于辅助用药或用于治疗具有较长生存期癌症的上市申请时，需要考虑对致癌性进行评估[19]。对于ADCs来讲，需要考虑是一线用药还是辅助治疗、药理作用机制、以及是否潜在的生长/分化因子或者是否具有免疫调节活性，应综合所有的研究结果分析致癌性试验的可行性[18,25]。

2.8 药动学/毒代动力学

抗体是ADCs药物的主要组成部分，主要药动学特征与裸抗体类似，清除率和表观分布容积较低、半衰期较长、口服生物利用度较差、免疫原性、以及非线性分布和消除。ADCs由于在抗体结构基础上引入了效应分子，而且是不同

中国新药注册与审评技术双年鉴（2016—2017）

DAR 的混合物，使得 ADCs 药物的药动学研究较为复杂[26]。

ADCs 的药动学试验主要考察的特征有：ADCs 的稳定性、血药浓度-时间曲线、吸收、分布、代谢及排泄（ADME）过程。如果细胞毒药物是新化合物，那么需要对细胞毒药物的生物转化、血浆蛋白结合、药物代谢酶等药动学特征进行详细研究。

在 ADCs 筛选优化的过程中，需在人和动物（药理实验或毒理实验动物）的各种介质中（如血浆、组织匀浆）考察 ADCs 的稳定性，考察各个孵育时间点的游离细胞毒药物的浓度[18]。

通常，由于血样采集限制，药动学研究应当单独进行，而不是放在毒性研究中进行。在毒性研究中获得的药物暴露特征（如 C_{max} 和 AUC）仅仅有助于毒性数据的解释，不能对 ADCs 的药动学参数和特征进行详尽的评价。一般在药动学/毒代动力学研究中主要检测游离细胞毒药物、结合细胞毒药物和完整的 ADCs 和/或总抗体（结合抗体和裸抗体）。如果裸单抗与 ADCs 竞争结合靶点，那么检测裸抗体有一定的意义，否则检测裸抗体没有实际意义[27]。通常采用 ELISA 方法和亲和捕获 LC-MS/MS 方法测定检测游离细胞毒药物、结合细胞毒药物和完整的 ADCs 和/或总抗体。采用亲和捕获 LC-MS 和疏水层析（HIC, hydrophobic interaction chromatography）测定体内外样品中的 DAR 分布[28]。ELISA 方法和亲和捕获 LC-MS/MS 方法开发过程中均需要考察关键试剂（如捕获试剂和检测试剂）和检测形式（如通用型、专属性）对 DAR 的敏感度[29]。游离细胞毒药物和结合细胞毒药物可以用多种方法检测，但由于游离细胞毒药物的体循环暴露可能很低，因此对试验的灵敏度是一个挑战。通常采用放射性标记的方法来追踪整体 ADCs、游离细胞毒药物在体内的 ADME，根据 ADCs、小分子化合物、裸单抗的 ADME 的不同特征，一般对 ADCs 中的单抗部分进行放射标记，考察 ADCs 的组织分布特征，对 ADCs 中的小分子化合物进行标记进行代谢、分布、排泄、以及物质平衡试验[21-22,28]。

ADCs 进入生物体后可能会引起免疫原性，产生抗药抗体。对 ADCs 的免疫原性评价有助于对药物暴露数据、临床药效和毒性结果（TK 的变化，免疫相关的毒性）进行分析[29]。抗药抗体可能产自 ADCs 中的抗体部分、连接部分或小分子药物部分，因此在抗药抗体（anti-drug antibody, ADA）分析中可能会需要多个阳性抗体作为阳性对照。由于不同种属产生抗体的免疫机制不同，在非临床研究种属中发现产生 ADA 并不能代表人体内会出现 ADA。

2.9 非临床药理毒理研究的受试物

非临床药理毒理研究中的受试物需代表临床试验用药，在各项试验报告中需对受试物的 DAR、非耦联细胞毒化合物含量或者未连接连接子的含量等信息有清晰的描述。为了阐述 ADCs 产品的内化和药理毒理特性，非临床研究的受试物除选择 ADCs 产品外，也需考虑采用裸单抗、小分子、单抗与小分子混合物、连接体等。若 ADCs 研发中产品规模、产地、处方等发生变化，可能需采用不同批次产品开展可比性研究。

3 结语

随着 Kadcyla® 和 Adcetris® 的上市，ADCs 的研发进展迅速。目前 ADCs 的非临床药理毒理研究尚无具体的技术指导原则，研究中 ADCs 可参考 ICHS6 和 ICHS9 等指导原则，同时基于药物特点来设计科学合理的非临床药理毒理研究，最大限度地将非临床动物水平的药效作用和毒性反应外推至人，预测 ADCs 在临床应用中的有效性和安全性，从而提高临床试验的成功率，降低开发风险。新药研发者可以就初步研究结果和存在问题与审评机构沟通交流，以期获得科学规范的非临床研究支持信息。

参 考 文 献

[1] DECARVALHO S, RAND HJ, LEWIS A. Coupling of cyclic chemotherapeutic compounds to immune gamma-globulins [J]. *Nature*, 1964, 202：255 – 258.

[2] MULLARD A. Maturing antibody-drug conjugate pipeline hits 30 [J]. *Nat Rev Drug Discov*, 2013, 12 (5)：329 – 332.

[3] 赵文彬, 刘文慧, 徐迎春, 等. 抗体耦联药物研究进展 [J]. 中国现代应用药学, 2016, 33 (2)：238 – 245.

[4] FLYGARE JA, PILLOW TH, ARISTOFF P. Antibody-drug conjugates for the treatment of cancer [J]. *Chem Biol Drug Des*, 2013, 81 (1)：113 – 121.

[5] CHARI RV. Targeted cancer therapy: conferring specificity tocytotoxic drugs [J]. *Acc Chem Res*, 2008, 41 (1)：98 – 107.

[6] DORONINA SO, TOKI BE, TORGOV MY, et al. Development of potent monoclonal antibody auristatin conjugates for cancer therapy [J]. *Nat Biotechnol*, 2003, 21 (7)：778 – 784.

[7] LEWIS PHILLIPS GD, LI G, DUGGER DL, et al. Targeting HER2-positive breast cancer with trastuzumab-DM1, an antibody-cytotoxic drug conjugate [J]. *Cancer Res*, 2008, 68 (22)：9280 – 9290.

[8] KATZ J, JANIK JE, YOUNES A. Brentuximabvedotin (SGN-35) [J]. *Clin Cancer Res*, 2011, 17 (20)：6428 – 6236.

[9] RICART AD. Antibody-drug conjugates of calicheamicin derivative: gemtuzumabozogamicin and inotuzumabozogamicin [J]. *Clin Cancer Res*, 2011, 17 (20)：6417 – 6427.

[10] DIJOSEPH JF, ARMELLINO DC, BOGHAERT ER, et al. Antibody targeted chemotherapy with CMC-544: a CD22-targeted immunoconjugate of calicheamicin for the treatment of B-lymphoid malignancies [J]. *Blood*, 2004, 103 (5)：1807 – 1817.

[11] ADAMS GP, WEINER LM. Monoclonal antibody therapy of cancer

[J]. *Nat Biotechnol*, 2005, 23（9）: 1147 - 1157.

[12] SENTER PD. Potent antibody drug conjugates for cancer therapy [J]. *Curr Opin Chem Biol*, 2009, 13（3）: 235 - 244.

[13] KANEKO T, WILLNER D, MONKOVIC I, *et al*. New hydrazine derivatives of adriamycin and their immunoconjugates-acorrelation between acid stability and cytotoxicity [J]. *Bio Conjug Chem*, 1991, 2（3）: 133 - 141.

[14] DUCRY L, STUMP B. Antibody-drug conjugates: linking cytotoxic payloads to monoclonal antibodies [J]. *Bio Conjug Chem*, 2010, 21（1）: 5 - 13.

[15] TOKI BE, CERVENY CG, WAHL AF, *et al*. Protease mediated fragmentation of p-amidobenzyl ethers: a new strategy for the activation of anticancer prodrugs [J]. *J Org Chem*, 2002, 67（6）: 1866 - 1872.

[16] SANDERSON RJ, HERING MA, JAMES SF, *et al*. *In vivo* drug-linkerstability of an anti-CD30 dipeptide-linked auristatinimmuno-conjugate [J]. *Clin Cancer Res*, 2005, 11（2 Pt 1）: 843 - 852.

[17] BASELGA J, LEWIS PHILLIPS GD, VERMA S, *et al*. Relationship between Tumor Biomarkers and Efficacy in EMILIA, a Phase III Study of TrastuzumabEmtansine in HER2-Positive Metastatic Breast Cancer [J]. *Clin Cancer Res*, 2016, 22（15）: 3755 - 3763.

[18] International Conference on Harmonisation. ICH S6（R1）: preclinical safety evaluation of biotechnology-derived pharmaceuticals [EB/OL]. 2011 [2017 - 01 - 05]. http://www.ich.org/fileadmin/Public_ Web_ Site/ICH_ Products/Guidelines/Safety/S6_ R1/Step4/S6_ R1_ Guideline. pdf.

[19] International Conference on Harmonisation. ICH S9: nonclinical evaluation for anticancer pharmaceuticals [EB/OL]. 2009 [2017 - 01 - 05]. http://www.ich.org/fileadmin/Public_ Web_ Site/ICH_ Products/Guidelines/Safety/S9/Step4/S9_ Step4_ Guideline. pdf.

[20] International Conference on Harmonisation. ICH S9 Guideline: nonclinical evaluation for anticancer pharmaceuticals, questions and answers [EB/OL]. 2016 [2017 - 01 - 05]. http://www.ich.org/fileadmin/Public_ Web_ Site/ICH_ Products/

[21] FDA. 125388Orig1s000 [EB/OL]. 2011 [2017 - 01 - 05]. http//www.accessdata.fda.gov/drugsatfda_ docs/nda/2011/125399_ adcetris_ toc. cfm.

[22] FDA. 125427Orig1s000 [EB/OL]. 2013 [2017 - 01 - 05]. http//www.accessdata.fda.gov/drugsatfda _ docs/nda/2013/125427Orig1s000TOC. cfm.

[23] International Conference on Harmonisation. ICHQ3B（R2）: impurities in newdrugproducts [EB/OL]. 2006 [2017 - 01 - 05]. http://www.ich.org/fileadmin/Public_ Web_ Site/ICH_ Products/Guidelines/Quality/Q3B_ R2/Step4/Q3B_ R2_ _ Guideline. pdf.

[24] International Conference on Harmonisation. ICH S5（R2）: guidance on reproductive toxicology and male fertility: detection of toxicity toreproduction for medicinalproducts [EB/OL]. 2000 [2017 - 01 - 05]. http://www.ich.org/fileadmin/Public_ Web_ Site/ICH_ Products/Guidelines/Safety/S5/Step4/S5_ R2_ _ Guideline. pdf.

[25] International Conference on Harmonisation. ICH S1A: guideline on the need for carcinogenicity studies for pharmaceuticals [EB/OL]. 1995 [2017 - 01 - 05]. http://www.ich.org/fileadmin/Public_ Web_ Site/ICH_ Products/Guidelines/Safety/S1A/Step4/S1A_ Guideline. pdf.

[26] KAMATH AV, IYER S. Preclinical pharmacokinetic considerations for the development of antibody drug conjugates [J]. *Pharm Res*, 2015, 32（11）: 3470 - 3479.

[27] GOROVITS B, ALLEY SC, BILIC S, *et al*. Bioanalysis of antibody-drug conjugates: American association of pharmaceutical scientists antibody-antibody-drug conjugate working group position paper [J]. *Bioanalysis*, 2013, 5（9）: 997 - 1006.

[28] STEPHAN JP, KOZAK KR, WONG WL, *et al*. Challenges in developing bioanalytical assays for characterization of antibody-drug conjugates [J]. *Bioanalysis*, 2011, 3（6）: 677 - 700.

[29] PONCE RL, ABADL, AMARAVADI L, *et al*. 2009. Immunogenicity of biologically-derived therapeutics: assessment and interpretation of nonclinical safety studies [J]. *Regul Toxicol Pharmacol*, 2009, 54（2）: 164 - 182.

微生物药物生产工艺研究的基本考虑

刘宗英，马　磊

（国家食品药品监督管理总局药品审评中心，北京 100038）

摘　要　微生物药物的生产工艺过程复杂，常规生产工艺包括生产菌株的制备、发酵工艺、提取工艺、成品检验和包装。发酵工艺是整个生产工艺的中心环节，是微生物通过代谢大量合成目标产物的过程。目前尚无有效手段对菌体的代谢过程，尤其是次级代谢过程，进行准确监控，但可以通过对菌种、发酵和提取工艺的过程控制来确定其生产工艺，从而进一步提高产品的质量。本文参考 FDA，ICH 发布的相关技术要求，介绍微生物药物生产工艺研究的基本考虑。

微生物药物是通过微生物发酵获得的用于治疗疾病的活性物质。常用的微生物药物包括维生素、氨基酸、抗生素、生物碱类和多糖等。其中，作为微生物次级代谢产物的抗生素是一类最重要的微生物药物，在控制感染、治疗癌症等方面发挥重大作用。2000 年以来获得批准上市的发酵来源的抗生素包括达托霉素（daptomycin，2003）、瑞他莫林（retapamulin，2007）、特拉万星（telavancin，2009）、头孢罗膦（ceftaroline，2010）、非达霉素（fidaxomicin，2011）和达巴万星（dalbavancin，2014）等[1-2]。本文参考美国食品药品监督管理局（FDA）、人用药品注册技术要求国际协调会（ICH）发布的相关技术指南[3-7]，初步介绍微生物药物生产工艺研究的基本问题，与研究者共同交流和探讨。

微生物药物的常规工艺程序为：生产菌株的制备、发酵工艺（孢子制备、种子制备、发酵）、提取工艺（发酵液预处理、分离纯化、精制）、成品检验和包装。其中，发酵是整个生产工艺的中心环节，是微生物经一系列生化反应，通过代谢大量合成产物的过程[8-9]。而对于菌体的代谢过程，尤其是次级代谢过程，目前尚无有效手段对其进行准确监控，但是可以通过对菌种、发酵条件和工艺过程的确认来确定其生产工艺。因此微生物药物生产工艺研究的核心要求是全面阐明生产工艺和过程控制，以保证生产工艺稳定可控。

1 生产菌株

1.1 菌种来源及鉴定

微生物药物的产生菌主要包括放线菌、细菌、酵母、真菌和藻类等。应用于临床的微生物药物大部分为来源于放线菌的次级代谢产物。在不同属、同属不同种、同种不同菌株之间，产生次级代谢产物的能力和代谢产物的种类是不同的。工业生产用菌株不同于实验室研究菌株，不但要求其能产生目标产物，还应能够产生较高浓度的目标产物，而且作为目标产物的类似物尽可能的少，发酵产物尽可能的易于提取精制等。优良的微生物菌种是微生物药物工业生产的基础和关键，因此在工业生产中同时需要对生产菌株不断的纯化、复壮和优化，致使菌种选育成为发酵工艺的一个重要组成部分。为此，申报资料中需要提供菌种来源的证明资料，若使用的生产菌种为高产突变菌株，则应提供详细的菌种选育过程与方法，并对获得的具有生产价值的突变株进行全面的分类鉴定，以便从源头上把握影响产品质量的信息，确保拟定的生产工艺能够始终如一的

生产出目标产品。菌种分类鉴定应提供形态特征、培养特征、生理生化特征、细胞壁化学成分等方面的资料，以判断生产菌株的种属，明确菌株的各方面特征。这种分类鉴定主要依据细菌的形态学、代谢产物、酶活性和表面抗原等表型特征，主要用于区分不同种属的细菌。随着分子生物学的发展，作为遗传物质的核酸在细菌分类鉴定中起到越来越大的作用，可以采用（G+C）mol% 含量测定、DNA 杂交法、16S rRNA 基因序列分析等手段对同一种属的不同菌株进行鉴别[8,10]。微生物的代谢途径特异性强，具有一定的菌株特异性，因此菌种鉴别应当尽可能准确到菌株水平。

以达托霉素[11-12]为例，该化合物是一种新型环脂肽类天然产物，由 13 个氨基酸缩合组成，是玫瑰孢链霉菌发酵获得的抗革兰阳性菌的抗生素。申报资料应阐述原始菌种的真实来源及诱变育种谱系，并对获得的具有生产价值的突变株进行全面的分类鉴定（包括系列培养基培养特征，产孢良好培养基孢子显微特征、细胞化学分析、生理生化特性及 16S rRNA 基因序列分析）。

1.2 菌种库及保藏

菌种库的建立可为微生物药物的生产提供检定合格、质量一致、能持续稳定传代的菌种。菌种库一般包括原始菌种、主菌种库和工作菌种库。主菌种库系由原始菌种培养制备获得的同质和均一的孢子悬液，定量分装于一定数量的安瓿或适宜的细胞冻存管备用，用于工作菌种库的制备。工作菌种库系由主菌种库的孢子悬液经培养制备获得的同质和均一的孢子悬液，定量分装于一定数量的安瓿或适宜的细胞冻存管备用。申报资料应提供如下资料：① 菌种库的建立日期、建立方法、所用试剂和培养基。② 菌种库建立的过程控制参数。③ 菌种库的质控标准。④ 菌种库的储存条件和有效期。⑤ 保证菌种库无外源性污染的措施、检测方法和接受标准。⑥ 菌种库的传代数。

2 发酵工艺

微生物药物生产通常经历菌体培养及发酵两个过程，生产中通常采用斜面培养、母瓶种子培养、一级种子罐培养、二级种子罐培养、发酵罐培养。发酵工艺是生产工艺的关键阶段，包括孢子制备、种子制备和发酵 3 个方面[13]。

2.1 孢子制备

在微生物药物发酵工艺的各环节中，孢子制备是发酵工艺的开端，将保藏的休眠状态的孢子接种到经灭菌的斜面固体培养基上，在一定温度下培养一定时间后，用灭菌

的生理盐水洗下，制成孢子悬浮液备用。制备好的斜面菌种要求无污染，外观生长均匀，孢子或菌体丰满，无杂菌、杂色等。孢子质量与培养基（包括接种时的湿度）、培养温度、培养时间等有关，因此必须全面考虑各种因素，认真加以控制。

2.2 种子制备

种子制备是发酵工艺的重要环节，是将固体培养基上培养的孢子或菌体转入液体培养基中培养，通过逐级扩大培养以获得足够数量的菌丝体以便接种到发酵罐。种子培养需要在一定的空气流量、罐温、罐压等条件下进行，并定时取样进行无菌试验、菌丝形态观察和生化分析来确保种子质量。① 摇瓶种子提供的通常是丰富的营养菌体细胞，要求无污染、菌体浓度高、生产力高。摇瓶种子质量主要以外观颜色、效价、菌丝浓度或黏度、糖氮代谢、pH 变化为指标。② 种子罐种子的制备以生长营养菌体为目的，制备工艺因菌种不同而异，一般可分为一级种子、二级种子和三级种子的制备。种子罐的级数取决于菌种的特性、菌体生长速度、种子接种量最低百分比以及发酵罐生产规模。种子质量主要受孢子质量、培养基、培养条件、种龄和接种量等因素的影响。种子罐的控制内容包括细胞或菌体的状态（如菌丝形态、菌丝浓度、培养液的外观）、生化指标（发酵液中的残糖、氮、磷含量、pH 变化）、产物生成量和酶活力等。

2.3 发酵

发酵的主要目的是促使微生物产生大量的目标产物。微生物药物通常是微生物的次级代谢产物。适宜于次级代谢产物合成的发酵条件对菌体细胞生长具有一定的限制，但次级代谢产物的合成水平又决定于菌体细胞生长状态。到目前为止，根据发酵的连续性，将发酵方式分为间歇发酵、连续发酵和半连续发酵（流加培养）。有时也可根据微生物的生理特性、目标产物的特性以及生产工艺的特点，将 3 种发酵方式混合使用。发酵的重要工艺参数包括物理参数（如温度、罐压、搅拌速度、空气流量、培养液黏度等）、化学参数（如基质 pH、基质浓度、氧化还原电位、目标物浓度、溶解氧、二氧化碳排出量等）和生物参数（如菌丝形态、菌体浓度等）。发酵过程中还要进行定时取样分析，观察代谢情况、目标物含量以及有无杂菌污染，并根据检测情况，通过调节 pH、消沫以及补充碳源、氮源和前体等措施促进目标物的生成。不同的微生物发酵终点的控制指标也不相同，一般根据产物的生成量、残糖和氨基氮含量、菌丝形态、pH 值变化等综合考虑。

从发酵工艺的整个流程来看，孢子制备、种子制备和发酵的每个阶段都应确立必要的控制条件，以保证中间体或原料药的质量。① 在微生物药物生产发酵中如何调整培养基组成是影响药物产量的决定性因素。由于菌种的生理生化特性不同，生产中所用的培养基不同，即使同一菌种，在孢子制备、种子制备和发酵等不同阶段，其营养要求也不尽相同，必须根据不同的需要来确定培养基的成分和配比。② 绝大多数微生物发酵是在有氧的条件下进行纯种发酵，生产过程绝对要求无其他微生物、病毒、噬菌体的污染，因此所需要的培养基、设备、附件以及通入发酵罐的空气均需进行彻底灭菌。③ 接种、培养和发酵过程中应对关键运行参数（如温度、pH、搅拌速度、通气量、溶氧、糖的代谢、氨基氮残量、压力等）等进行控制；应对细胞生长和生产能力进行控制，必要时对细胞生长和目标产物的生产能力进行监控。申报资料应提供如下资料：① 详细的发酵工艺描述并提供主要的仪器设备信息。② 所有使用的物料包括菌种、培养基物料和其他加入组分的质量标准，如果可能的话，应说明物料的纯度并提供纯度检查方法。③ 从接种到培养繁殖的生长及发酵条件。④ 每一步工艺中使用的培养基配方和主要原材料，建议配方中的天然氮源和天然碳源有固定的供应商，严格控制其来源及生产方法，并对储存条件和储存时间进行确认。⑤ 培养基的灭菌条件。⑥ 关键工艺步骤和关键中间体的控制参数。⑦ 每一步工艺之间的转移程序、收率的接受标准等。⑧ 如果发酵产品在提取之前需要放置，需对储存条件和储存时限进行确认。

3 提取工艺

发酵液的组成非常复杂，通常情况下发酵液中的目标物浓度低、杂质含量高，并且存在大量的菌体细胞、培养基营养成分的代谢产物、各种蛋白质胶状物、色素、金属离子等[14]，因此提取工艺的有效控制对保证产品质量非常重要。提取工艺主要包括发酵液的预处理、目标物的分离纯化和精制 3 个方面。

3.1 发酵液预处理

发酵液预处理的目的是使发酵液中的蛋白质和某些杂质发生沉淀，以增加过滤的速度；过滤的目的是使菌（丝）体与发酵液分离，以便从发酵液或菌（丝）体中提取目标物。发酵液过滤后滤液的质量对后续的提取收率及产品质量都有重要的影响，通常采用板框压滤、真空过滤以及离心分离等措施。影响过滤速度和过滤质量的主要因素包括发酵液的黏度、发酵液的温度、过滤介质的特性和过滤压力等。为提高过滤效果和滤液质量，通常加入助滤剂（如硅藻土或二氧化硅）。选择助滤剂时除考虑其助滤效果外，还要关注对目标产物质量可能产生的影响、所用材料的毒性和环保特性等。预处理后的滤液是生产过程中重要的中间体，需要根据后面的提取工艺制订中间体的质量控制标准。

一般可采用等电点沉淀、变性沉淀、加入沉淀剂、絮凝剂、凝聚剂和吸附等方法对菌（丝）体及杂蛋白进行处理，采用离子交换法、沉淀法等去除影响提取效果和成品质量的无机杂质。预处理试剂的选择不仅要考虑加入后的处理效果，还要考虑预处理试剂的毒性以及是否易于从终产品中去除。

3.2 目标物的分离纯化

常用的从发酵液或菌（丝）体中分离纯化得到目标物的方法包括溶媒萃取法、离子交换法、吸附法和沉淀法。需结合目标物的结构特征、产品组分情况、拟采用的精制工艺、终产品质量要求等因素综合考虑具体采用何种分离纯化方法。

3.3 目标物的精制

常用的目标物的精制方法包括浓缩法、结晶与重结晶法、色谱纯化法、分子筛纯化法和盐析法等。鉴于微生物药物多具有化学结构不稳定以及粗品中含有残存蛋白、同系物、异构体、色素等杂质的特点，色谱纯化、分子筛纯化等方法是比较理想的精制方法。注射用无菌原料药的质量要求除应具备一般原料药的质量属性外，还要具备可靠的无菌保障，热原（细菌内毒素）、可见异物和溶液颜色不能超过相关规定。由于这类药物稳定性的限制，往往不能采用高温、高压的灭菌方式，在精制过程中通常采用过滤除菌、无菌操作等措施保证产品质量。需要根据目标物的具体特点，采用合适的精制工艺。

鉴于微生物药物多具有化学结构不稳定的特点，提取工艺规程应比较完善，应注意减少降解和污染，应关注工艺过程除去发酵液中杂质的能力以及可能对主药质量产生的影响，以确保中间体和原料药具有恒定的质量。申报资料应包括：① 详细的工艺操作。② 分离纯化发酵液的方法（例如沉淀、离心、过滤）和主要生产设备信息。③ 过程控制参数（如温度、pH，时间）。④ 用于鉴别、定量控制产品相关杂质的分析方法。⑤ 提取收率及其判断标准。⑥ 防止和控制纯化过程中微生物污染的措施。⑦ 柱、膜和吸附剂再生或再使用的条件。⑧ 如果纯化后的发酵产品在下一步加工之前需要放置，需对储存条件和储存时限进行确认。另外，建议申报资料中提供提取工艺过程中主要原料和其他化学试剂的来源、规格等。

4 结语

稳定重现、良好控制的生产工艺是保证产品质量的根本要素。微生物药物的生产工艺过程复杂，一般情况下可以通过对菌种、发酵和提取工艺的过程控制来确定生产工艺，从而进一步提高产品的质量。对于特定的品种，需要根据品种的发酵工艺过程特点和不同申报阶段（临床、生产）进行相应的研究。

参 考 文 献

[1] FEDORENKO V, GENILLOUD O, HORBAL L, et al. Antibacterial discovery and development：from gene to product and back [J]. *Biomed Res Int*, 2015, 2015：591349.

[2] KIRST HA. Developing new antibacterials through natural product research [J]. *Expert Opin Drug Discov*, 2013, 8（5）：479 – 493.

[3] FDA. Guidance for industry：chemistry, manufacturing, and controls（cmc）information-fermentation-derived intermediates, drug substances, and related drug products for veterinary medicinal use [EB/OL]. （2012 – 03）. http：//www.fda.gov/downloads/animalveterinary/guidancecomplianceenforcement/guidanceforindustry/ucm246727.pdf.

[4] FDA. Guidance for industry：drug substance chemistry, manufacturing, and controls information [EB/OL]. （2010 – 08）. http：//www.fda.gov/downloads/animalveterinary/guidancecomplianceenforcement/guidanceforindustry/ucm052498.pdf.

[5] FDA. Guidance for industry：drug master files for bulk antibiotic drug substances [EB/OL]. （1999 – 11）. http：//www.fda.gov/downloads/drugs/guidancecomplianceregulatoryinformation/guidances/ucm070557.pdf.

[6] FDA. Guideline for submitting supporting documentation in drug applications for the manufacture of drug substances [EB/OL]. （1987 – 02）. http：//www.fda.gov/drugs/guidancecomplianceregulatoryinformation/guidances/ucm149499.htm.

[7] ICH. Q7A Good manufacturing practice guidance for active pharmaceutical ingredients [EB/OL]. （2001 – 08）. http：//www.ich.org/products/guidelines/quality/quality-single/article/good-manufacturing-practice-guide-for-active-pharmaceutical-ingredients.html.

[8] 张明平. 发酵来源的化学药物的工艺研究 [EB/OL]. （2006 – 05 – 12）. http：//www.cde.org.cn/dzkw.do? method = large-Page&id = 1486.

[9] 张致平. 微生物药物学 [M]. 北京：化学工业出版社, 2003：592 – 605.

[10] 张哲峰. 微生物来源药物制备工艺研究中质量控制要素探讨（一）-菌种的源头控制 [EB/OL]. （2007 – 11 – 27）. http：//www.cde.org.cn/dzkw.do? method = largePage&id = 2356.

[11] BALTZ RH, MIAO V, WRIGLEY SK. Natural products to drugs：daptomycin and related lipopeptide antibiotics [J]. *Nat Prod Rep*, 2005, 22（6）：717 – 741.

[12] NG IS, YE C, ZHANG Z, et al. Daptomycin antibiotic production processes in fed-batch fermentation by Streptomyces roseosporus NRRL11379 with precursor effect and medium optimization [J]. *Bioprocess Biosysteng*, 2014, 37（3）：415 – 423.

[13] 张哲峰. 微生物来源药物制备工艺研究中质量控制要素探讨（二）-发酵工艺的过程控制 [EB/OL]. （2007 – 11 – 29）. http：//www.cde.org.cn/dzkw.do? method = largePage&id = 2363

[14] 张哲峰. 微生物来源药物制备工艺研究中质量控制要素讨论

中国新药注册与审评技术双年鉴（2016—2017）

（三）-提取工艺的过程［EB/OL］．（2007 - 11 - 30）．ht-
tp：//www.cde.org.cn/dzkw.do？ method = largePage&id
=2386.

欧盟生物类似药注册监管政策实施效果及启示

陈永法，伍　琳

（中国药科大学国家药物政策与医药产业经济研究中心，南京 211198）

摘　要　本文以欧盟生物类似药注册监管政策为研究对象，结合实证数据综合评价其实施绩效。评价研究结果显示，欧盟生物类似药注册监管政策较好地保证了上市生物类似药的安全、有效性，并提高了生物药的可及性。在深入理解欧盟监管理念及审慎考虑我国国情的基础上，建议从设立专用的注册审评程序、明确技术审评标准以及加强知识产权保护 3 个方面，完善我国生物类似药的注册监管。

生物医药领域的研究突破为大量危重疾病的治疗提供了新的选择。然而，原研生物药固有的技术壁垒和研发风险导致其成本和售价过高，患者大多无力负担。相比之下，在质量、安全性和有效性上与原研药高度相似的生物类似药[1]，研发难度和风险相对较小，售价一般比原研药低25%，更易被患者接受和广泛使用。出于降低药价以提高药品可及性的压力，加之全球日趋严重的老龄化倾向加大了政府控制医药费用过快增长以及慢性病治疗的需求，生物类似药俨然成为了各国竞相追逐的新兴价值洼地。然而尽管市场潜力惊人，目前生物类似药的研发仍是一项风险高、耗时长的系统工程，生物制药企业 R&D 投入回报率普遍低于预期水平，投资规模亦低于社会理想水平[2]。因此，仅凭市场机制难以有效激励生物类似药的研发上市，政府有必要运用市场准入审批与知识产权保护等政策工具，影响生物类似药研发的内部诱因与改善企业研发的外部环境[3]。

我国正处于生物制品注册监管体系的革新、转轨期。2015 年《生物类似药研发与评价技术指导原则（试行）》（以下简称《指导原则》）的出台虽为我国生物类似药的评价与管理提供了基本原则，但完善的技术审评标准以及系统的注册监管体制尚未建立。若仍按原《药品注册管理办法》第十二条规定的"生物制品仿制药按新药流程申报注册"，我国生物类似药的研发与审批进程将被不合理的滞后，这将极大阻碍生物类似药市场的健康发展，同时不利于我国生物药可及性的提升。

目前，全球已有 22 个国家或国际组织颁布了生物类似药相关法律法规及技术指南[4]，详细规定了生物类似药的审评原则、审评程序及技术要求等内容，规范了本国生物类似药的评价与管理，其中以欧盟的政策实施历程最长、效果最为突出，具有较好的研究与参考价值。在建立接轨国际且符合我国国情的生物类似药注册审评体系迫在眉睫的当下，对欧盟生物类似药注册监管政策及其实施效果的准确把握，将成为我国制定与完善相关政策时的良好借鉴。

1　欧盟生物类似药的注册监管现状

自 1982 年全球首个生物技术药物基因重组人胰岛素上市，生物药已为 3 亿多重症、罕见病及慢性病患者带来了新的治疗希望。与此同时，专利生物药动辄数十万美元的治疗费用也大幅增加了医药费用支出，这给各国医疗保障系统带来了巨大的支付压力[5]。如促红细胞生成素，德国医保部门每年须为其付出约 40 亿欧元的开支[6]。随着慢性病患病率的提升，欧盟每年用于治疗慢性疾病的费用支出也激增至 7 000 亿欧元，占到欧盟医药卫生费用总支出的 70% 左右[7]。然而，这种财政压力随着第一批生物药专利保护期陆续届满，似乎面临着一种新的解决契机。据统计，2001 - 2006 年欧盟有六大类销售额逾 220 亿、市场占比 39.2% 的生物药专利到期[8]，这为生物类似药的发展预留了井喷式的空间，众多仿制企业不断向欧盟药品监管当局施压，要求其出台针对生物类似药的倾斜政策。

生物药治疗费用持续上涨、慢性病负担日趋加重、生物药专利纷纷到期，加之当时全球范围内经济危机的影响，使得即便是高医保福利的欧盟成员国也无法放任医药费用的直线攀升，欧盟生物类似药注册监管政策就是在这样的时代背景下逐渐颁布并实施的。

中国新药注册与审评技术双年鉴（2016—2017）

1.1 监管政策概述

作为全球生物类似药立法管理的先驱，欧盟早早认识到生物药在众多方面都有别于化学药，几乎不可能被"仿制"出完全相同的分子结构。然而2004年之前，欧盟的药品注册监管法规几乎都是基于化学药的特点设计的，依托于"本质相似性"与"生物等效性"的化学仿制药审评模式并不适用于生物类似药。因此，有必要考虑建立专门的法律框架，对生物类似药的研发与注册进行单独监管。

2001/83/EC指令是有关人用药品的共同体法典，该指令的颁布使得欧盟人用药法规达到了前所未有的统一，其中Article10（4）以及Part II Annex I首次明确了"生物药"的概念。2004年，欧洲药品管理局（European Medicines Agency，EMA）又颁布了2004/27/EC指令，明确了"生物类似药"的法律内涵与参照药的选择标准，奠定了生物类似药在欧盟上市的法律基础[9]。在该指令的基础上，EMA下属人用药品委员会（Committee for Human Medicinal Products，CHMP）于2004年10月着手生物类似药技术指南的起草，并于2005年颁布了全球首部《生物类似药指南》。该指南阐明了生物类似药技术审评的总体要求，即必须通过可比性研究证明其与某个具备完整注册资料且已在欧盟上市销售的参照药在质量、安全性和有效性等方面高度相似。指南颁布后，EMA还对其实施效果进行持续监测，并于2006，2011，2012年多次修订与完善，加之其后粒细胞集落刺激因子、胰岛素、促红细胞生成素等9个细分领域指导原则的出台，最终使得欧盟形成了国际上最为系统、完备的生物类似药注册监管政策体系。

1.2 监管审评机构

欧盟的药品立法、管理制度历经半个多世纪的发展，组织结构越发合理，机构内部不断完善（图1）。目前，欧盟主要由EMA负责药品的上市审评，其下属的各个委员会负责相应的药品审批。其中，CHMP与生物类似药的注册审评密切相关，在生物类似药注册监管的启动、审评、批复、征询等各个阶段都起着决定性的作用。

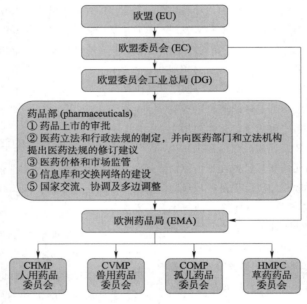

图1 欧盟药品监管相关事务机构及组成结构

1.3 注册审批程序

在药物研发到上市的系列环节中，以临床试验和上市审批所耗时间最长，如何提升药品审批上市效率一直是EMA关注的重点。目前，欧盟药品上市主要有3种途径[9]，分别为集中审评批准程序（Centralized Authorization Procedure，CAP）、成员国程序（National Authorization Procedure，NAP）和互认可程序（Mutual Recognized Procedure，MRP）。CAP将申请递交EMA，审批通过后即可在欧盟所有成员国内获得认可；NAP将申请递交国内药品审批机构，通过后在该成员国内上市；MRP将申请递交参考成员国（Reference Member State，RMS）审批，材料移交相关成员国（Concerned Member State，CMS）批准后即可在RMS与CMS上市。

随着一体化进程的不断推进，欧盟对各成员国参差不齐的生物类似药立法进行了调整。通过修订2001/83/EC指令，欧盟明确生物类似药须通过CAP上市[10]。这意味着一种生物类似药仅须一次申请、一次审评、一次批准即可在欧盟所有成员国销售和使用，是生物类似药进入欧盟市场最有效、最便捷的途径。具体注册审评流程如图2所示。

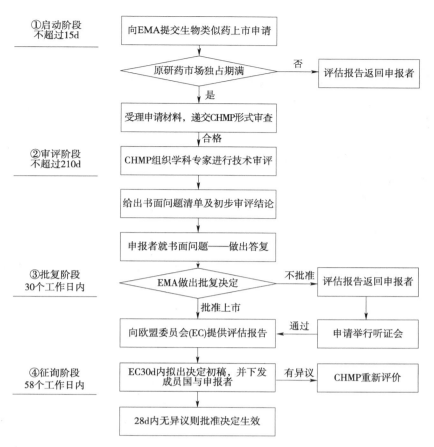

①启动阶段
不超过15d

②审评阶段
不超过210d

③批复阶段
30个工作日内

④征询阶段
58个工作日内

图2 欧盟生物类似药注册审评程序

中国新药注册与审评技术双年鉴（2016—2017）

2 欧盟生物类似药注册监管政策评价

政策评价是指依据一定的评价标准，采用特定的方法，对相关政策进行价值和事实的研究，其对象是国家或地方政府制定并且已经执行的政策，目的在于衡量和检验政策价值，从而确定相关政策的延续、调整或终结[11]。

完善的药品注册监管政策首先在于保证拟上市药品的安全、有效性，同时亦需起到鼓励研发、提高药品可及性的激励作用，使其成为人民健康保障与医药产业增长的动力和源泉[12]。基于上述对政策评价的理解并结合生物类似药的研发特点，本文主要从对生物类似药安全、有效性的保障效果及提高其可及性的激励作用两方面，综合评价欧盟生物类似药注册监管政策的实施效果。

2.1 药品安全、有效性保障效果分析

目前已有的药物经济学评价与 Meta 分析研究成果显示，已在欧盟上市的 21 种生物类似药大都表现出与参照药无差异的安全、有效性，但不良反应发生概率与类型难以预期，不同类别的生物类似药间差别较大[13]。以重组人生长激素生物类似药 Omnitrope 与重组人促红素生物类似药 Binocrit 为例，Omnitrope 与 Binocrit 在安全、有效性方面均与其参照药相似。在不良反应的发生上，Omnitrope 也与其参照药相似且较轻微，治疗期内不良反应总发生率为 6.6%，无

药物相关性严重不良反应[14]；相比之下，Binocrit 的严重不良反应发生率偏高，2008 年曾有多例高龄患者因严重贫血被送医院抢救，2009 年有 34 例老龄患者因促红细胞生成素中和抗体诱发心脑血管疾病而致死亡[15]。针对此类情况，德国联邦药品和医疗器械机构（BfArM）就宣布限制其在治疗慢性肾衰竭贫血时的使用，以免增加红细胞再生障碍性贫血的发生风险及中和性促红细胞生成素抗体的生成风险。

2.2 提高药品可及性的激励作用分析

在医保基金可承受的范围内，减轻患者用药负担、提高药品可及性，一直是国家医药卫生政策设计的初衷与内涵[16]。药品可及性作为评价医药卫生系统满足人们用药需求程度的重要指标，主要包涵可获得与可负担两方面含义。

2.2.1 可获得性 药品可获得是指患者能及时获得所需治疗药物，可通过药品上市数目与上市时间来衡量。如图3所示，欧盟历年生物类似药上市数量处于绝对的领先地位，除因商业原因主动撤出市场的 Filgrastim rationpham 和 Valtropin，欧盟现有生物类似药 19 种，居世界首位；相比之下，日本目前仅 7 种生物类似药上市，数目仅为欧盟的 1/3，美国更是 2015 年 3 月才批准了第一个生物类似药 Zarxio[17]。

上市时间指药品在一国批准上市的时间分布，生物类似药在各国上市的时间差异，是患者能否及时得到有效治

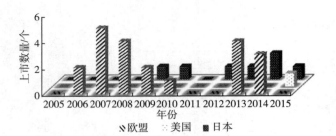

图 3 2005 – 2015 年欧盟、美国、日本生物类似药
上市数量（数据来源：EMA，FDA，MHLW
药品注册数据库）

疗的特征标志[18]。目前，全球已上市生物类似药主要分布于六大治疗领域，本文通过计算同类别首个产品在各国上市的时间差来反映生物类似药的可获得性。如表 1 所示，除促卵泡素生物类似药仅在欧盟上市，其他国家暂无同类产品外，生物类似药在日本的上市相较欧盟平均推迟 2～3 年；美国仅 1 种非格司亭生物类似药于 2015 年 3 月获批，其相比欧盟同类产品上市滞后时间更是长达 8 年。由此可见，欧盟生物类似药的可获得性显著优于同为发达国家的美国和日本。

表 1 六类生物类似药首个产品欧盟、
日本上市年份

主要成分	欧盟首个产品上市	日本首个产品上市	时间差/年
人生长激素	2006	2009	3
重组促红细胞生成素	2007	2010	3
重组粒细胞集落刺激因子	2007	2012	5

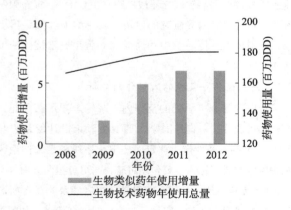

续表

主要成分	欧盟首个产品上市	日本首个产品上市	时间差/年
肿瘤坏死因子 α 拮抗剂	2013	2014	1
胰岛素类	2014	2015	1
促卵泡素	2013	—	—

2.2.2 可负担性 药品可负担性是指药品价格为患者接受的程度。生物类似药研发壁垒高、周期长，竞争者少，上市后相比参照药的降价幅度不会超过 30%，远低于化学仿制药 80% 的降价率[19]。然而，因生物药多用于治疗危重疾病，年均治疗费用可高达数十万美元，30% 的价格下调也能为患者及国家医保系统带来可观的费用节约。如 FDA 日前批准的 Zarxio，专家预测其上市后相比参照药 Neupogen 将降价 20%，以共付比例 30% 计，患者年药品使用费可削减 3 万美元，未来 10 年将至少给美国医疗保险基金节省 57 亿美元[20]。

以限定日剂量（defined daily dose，DDD），即用于主要治疗目的成人药物平均使用剂量作为测量单位，统计了近 5 年欧盟生物类似药的销售及使用情况。以 DDD 作测量单位可较好反映药物使用频度，解决了不同品种的药物因包装剂量、每日剂量不同而无法比较的问题[21]。如图 4，2008 – 2012 年欧盟生物类似药的使用量、销售额及生物药的总使用量均呈稳步递增趋势，与此同时生物药的销售总额却持续回落。这意味着，生物类似药以较低的价格替代了价格较高的原研药，并被患者广泛接受和使用，随着生物类似药用量的增长，更多的患者获得了从前无法负担的生物药，药品可负担性得到了提升。

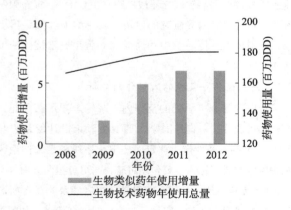

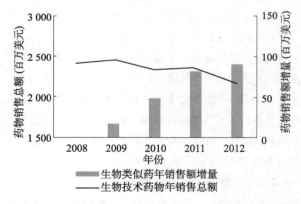

图 4 欧盟生物类似药 2008 – 2012 年使用与销售情况
（数据来源：艾美仕市场调研数据库）

以上评价结果表明，欧盟生物类似药注册监管政策较好地保证了上市药品的安全、有效性，上市后不良反应的监测与应对也较为灵活，很大程度降低了药物潜在风险可能导致的患者健康损失；同时，该政策还促进了生物类似药的研发上市、降低了患者用药负担，有效控制了专利生物药带来的医药费用激增问题。

3 完善我国生物类似药注册监管的政策建议

我国在生物类似药研究领域起步较晚。根据《生物医药"十二五"规划》，生物类似药为我国未来 5 年重点发展的生物技术药物[22]。因此无论从技术环境、社会需求还是政策倾斜的角度看，生物类似药的发展潜力都十分诱人。为维持繁荣、可持续的市场态势，使患者能够用到安全、高质的生物类似药，借鉴欧盟的监管经验，出台我国生物类似药注册监管政策显得十分必要。然而，监管体系改革会带来未知风险，在我国已产生、发展、实践逾10年的生物制品注册监管体系，已植根我国生物医药产业环境和政策土壤，真正称得上"牵一发而动全身"。

基于此，在审慎考虑我国生物医药产业的发展阶段、发展水平，以及尽可能维持现行药品注册监管系统稳定性的前提下，笔者提出如下政策建议供参考。

3.1 设立区别于原研药的注册程序，综合提升审评效率

目前，我国治疗用生物制品注册分1～15类，其中注册分类7，10，15在国际上实际属于生物类似药的范畴，国外一般将其与原研药区别开来、单独进行审评。然而，目前这3类产品在我国只能按新药申报注册。新药注册流程冗长，从提交临床申请到Ⅰ～Ⅲ期临床研究结束，再加上1～2年的批准等待期，生物药无论原研或仿制，都必须历经7～8年才可以进入市场。同时，由于缺少参照药的质量特性、制备工艺、控制标准和可接受参数等详细的质量研究信息，及其在非临床试验和临床试验中安全、有效性和免疫原性评价的结果，制药企业在研发生物类似药时甚至需要投入更多的资金、精力和时间进行参照药的研究和选择以及后续生物类似药的质量、药理毒理试验和临床相似性研究。在这系列过程中，一个生物类似药的研发成本可能不亚于、甚至高于研制一个全新的生物制品。

为节约生物类似药的研发成本和审评时间，建议将我国生物类似药的注册审评与原研生物药区别对待，适时修改相关法律法规，明确生物类似药的法律地位，重构现行生物制品注册监管体系，并在相关部门下设立专门的审评中心，负责生物类似药认证标准和认证程序的执行；同时，要注重生物类似药上市后的评价与管理，根据其临床实际出现的不良事件灵活调整监管策略。

3.2 明确可比性研究指标，适度优化生物类似药审评尺度

生物类似药研发有自身的规律，其质量、安全性和有效性更依赖于充分的可比性研究，而不能简单用原研药的试验资料代替。因此，一套专门用于指导生物类似药研发和注册审评的技术指南显得十分必要。目前，我国缺乏专用的生物类似药研发技术要求和质量控制的管理规定，已颁布的《指导原则》中有关可比性研究的要求又过于笼统、不够明确，这使得参照药的选取，药学、临床前及临床可比性研究的开展困难重重，同时也无法科学合理的指导企业研发及相关部门审评工作的进行。然而，考虑到生物类似药的特殊性，其技术要求又不宜过严。依照国际惯例，应适当体现"简化审评"的原则，即充分、完整的质量属

性研究，应当成为简化后续非临床、临床研究数据要求的基础，以使生物类似药能在保证安全的前提下尽早进入临床，缩短生物类似药的研发周期、加快其面世进程。

因此，建议早日出台生物类似药技术指南，明确我国生物类似药的可比性评价指标；同时要考虑优化生物类似药的审评尺度，相比创新型生物药注册申报资料提交的系统性和完整性，生物类似药注册审评中要减少已在质量研究阶段被充分论证的数据资料要求，适度体现简化审评的科学理念。

3.3 平衡多方利益诉求，加强生物药知识产权运用与保护

生物药作为一种具有"二重性"的商品，原研企业耗费巨额成本使其面世，是有着极高利益诉求的。对生物类似药监管失当或市场准入规则设置失范，很可能会严重侵害原研企业的知识产权和商业利益，进而打击企业创新研发的积极性。目前，与生物药研发关联最强、企业最为关注的当属专利保护制度。然而，与化学药分子量小、结构确定等特点不同，生物药分子量大、结构复杂、不易定性，专利授予时极易引发侵权纠纷，加之现阶段在侵权判定原则、抗辩事由认定等方面存在"模糊地带"，影响了专利纠纷判决的权威性和稳定性。因此，利用分子专利保护生物药创新有一定难度。此种情况下，可考虑优先实施数据保护制度，这也是确保原研企业在一定时限内获得足额回报的最为有效的途径。

纵观以创新为主要发展动力的国家，基本都为生物药提供了数据保护期。如美国原研生物药的数据保护期为12年，欧盟生物药的数据保护期最长为11（8+2+1）年，日本为8年。目前，我国《药品注册管理办法》仅为新化学实体提供了6年的数据保护期，尚未明确生物药的数据保护政策。为平衡鼓励创新与医药费用节省的利益博弈，结合我国医药产业发展实际，明确生物药分子专利的保护边界、尽早推行生物药数据保护制度，将是一项行之有效的应对措施。

参 考 文 献

[1] 孟祥海，高山行，舒成利. 生物技术药物发展现状及我国的对策研究 [J]. 中国软科学，2014（4）：14-24.

[2] 雍兰利. 基于创新路径的我国制药企业自主创新实现机制研究 [D]. 天津：天津大学，2007.

[3] 王健聪. 生物医药产业发展规律与政策研究 [D]. 武汉：华中师范大学，2011：4-7.

[4] 高辉. 生物类似物法规的"中国式"思维 [EB/OL]. （2014-10-07）. http：//www.dxy.cn/bbs/topic.

[5] 欧洲药品管理局生物类似物指南概述 [J]. 中国新药杂志，2013，22（9）：983-985.

[6] 吴仁坚. 生物制药的专利保护和权利平衡 [J]. 柳州师专学报，2008，23（2）：67-70.

中国新药注册与审评技术双年鉴（2016—2017）

[7] 任彦. 欧洲死亡人数的77%源于慢性病暴露其医保制度弊端 [N]. 人民日报, 2015 - 01 - 06 (21).

[8] 王孝雯, 陈磊. 药品的可及性与知识产权保护间的平衡 [J]. 中国医药工业杂志, 2014, 45 (9): 902 - 905.

[9] 郭玮, 王兰, 高凯. 国际生物类似药研发审批和监管的进展 [J]. 中国新药杂志, 2014, 23 (20): 2351 - 2355.

[10] MULLER RH, KECK CM. Challenges and solutions for the delivery of biotech drugs – a review of drug nanocrystal technology and lipid nanoparticles [J]. *J Biotechnol*, 2004, 1 (113): 151 - 170.

[11] 樊路宏, 平其能. 美国创新药物注册监管制度评价及对我国的启示 [J]. 中国临床药理学杂志, 2011, 27 (9): 722 - 726.

[12] 宋华琳. 中美两国药品加速审评程序之比较分析 [J]. 中国医药技术经济与管理, 2007, 1 (5): 6 - 11.

[13] AAPRO M, MONFARDINI S, JIRILLO A, *et al*. Management of primary and advanced breast cancer in older unfit patients (medical treatment) [J]. *Cancer Treat Rev*, 2009, 35 (6): 503 - 508.

[14] THAKRAR K, BODALIA P, GROOSO A. Assessing the efficacy and safety of Omnitrope [J]. *Br J Clin Pharm*, 2010, 13 (2): 298 - 301.

[15] European Medicine Agency, European Public Assessment Report (EPAR) for Binocrit [EB/OL]. (2008 - 10 - 23). http://www.ema.europa.eu/docs/en_GB/document_library/EPAR_-_Assessment_Report_-_Variation/human/000725/WC500053679.

[16] 张宇燕. 经济发展与制度选择 [M]. 北京: 经济科学出版社, 1992: 26 - 28.

[17] KROLL D. FDA Approves First US Biosimilar; Hold Your Breath On Cost Savings [EB/OL]. (2015 - 03 - 06). http://www.forbes.com/sites/davidkroll/2015/03/06/fda-approves-first-us-biosimilar-zarxio-by-sandoz/3/.

[18] 丁锦希, 季娜. 中美罕用药特殊注册审评制度的比较研究 [J]. 中国医药工业杂志, 2011, 42 (11): 873 - 879.

[19] 胡睿. 透视生物药受理审批的秘密 [N]. 医药经济报, 2015 - 02 - 04 (07).

[20] FDA. OK leaves market waiting for Zarxio [EB/OL]. (2015 - 03 - 09). http://www.epvantage.com/Universal/View.aspx?type = Story&id = 561862&isEPVantage = yes.

[21] EC. European Commission. What you Need to Know about Biosimilar Medicinal Products-A Consensus Information Document [EB/OL]. (2014 - 12 - 18) [2015 - 02 - 18]. http://ec.europa.eu/DocsRoom/documents/8242.

[22] 张旭. 中国生物技术药物发展亟待提速 [N]. 中国医药报, 2013 - 02 - 18 (02).

FDA 证明生物类似药与参照药可互换的考虑要点

胡晓敏[1], 宗英[2,3], 高晨燕[1], 王海学[1], 夏玉叶[3], 朱江波[2], 袁伯俊[2], 陆国才[2,3], 王庆利[1]

(1 国家食品药品监督管理总局药品审评中心, 北京 100038; 2 第二军医大学卫生毒理学教研室, 上海 200433; 3 苏州华测生物技术有限公司, 苏州 215300)

摘要 生物类似药是指在质量、安全性和有效性方面与已获准注册的参照药具有相似性的治疗用生物制品。要做到生物类似药与参照药具有可互换性, FDA 要求必须在已进行生物类似药研究的基础上, 进一步证明患者使用候选产品后能得到与参照药相同的临床结果, 即在多次替换或交替用药后的安全性和疗效降低的风险不大于仅用参照药时。FDA 于2017年1月发布了生物类似药可互换性指南草案——"证明与参照药品可互换性的考虑", 要求对生物类似药的可互换性提供相关数据, 重点是临床试验的设计和数据解析。草案对临床试验的研究终点、临床试验方案的设计、研究人群、试验条件、给药途径、适应证外推等多方面提出了建议。

生物类似药是指在质量、安全性和有效性方面与已获准注册的参照药具有相似性的治疗用生物制品。生物类似药的氨基酸序列原则上应与参照药相同。对研发过程中采用不同于参照药所用的宿主细胞、表达体系等, 需进行充分验证[1]。对于生物类似药, 各监管机构在命名方面有所不同, 如世界卫生组织 (WHO) 命名为 similar biotherapeutie products, 美国为 biosimilar 或 biosimilarity, 欧盟为 similar biological medicinal products (biosimilars), 加拿大为 subsequent entry biologic。我国则命名为生物类似药[2]。

FDA 基于对生物类似药在安全性和有效性等方面与参

照药可能存在差异的考虑，在生物类似药的可互换性上较为谨慎。截止 2016 年底，FDA 批准的生物类似药均不能与参照药互换使用，获批生产的生物类似药的国际通用名在原研产品后加 4 个字母的后缀，以示区别，例如：Zarix（filgrastim-sndz）、Inflectra（infliximab-dyyb）、Erelzi（etanercept-szzs）和 Amjevita（adalimumab-atto）等[3-6]。2017 年 1 月 17 日，美国 FDA 颁布生物类似药可互换性指南草案——"证明与参照药品可互换性的考量"（Considerations in Demonstrating Interchangeability With a Reference Product）。草案分为 9 大部分，从监管层面和技术角度全方位提出了对生物类似药可互换性的技术要求[7]。要做到生物类似药与参照药具有可互换性，FDA 要求必须在证明生物类似药与参照药相似的基础上，进一步证明在任何适用的患者身上，使用候选可互换产品后能得到与参照药相同的临床结果，即在患者多次替换或交替用药后的安全性和疗效降低的风险不大于没有替换使用（即仅用参照药）时。因此，生物类似药的可互换性对生物类似药与参照药二者在结构、功能和安全性高度相似性上提出了更高的要求[7]。

1 生物类似药与参照药可互换的意义

从法律角度，在美国并没有任何规定限制医生对仿制药和参照药进行互换性使用。对互换性的挑战主要来自药剂师是否可以在没有得到处方医生许可的情况下进行互换。处方医生会保留生物类似药禁止互换的权利，但这会带来一些关于医疗费用报销方面的新问题，在参照药物已经有生物类似药的情况下，保险公司会让患者自己支付这些禁止替换药物的费用，或者患者为该处方支付更高的分摊付款额。生物类似药可互换后，处方医生、药剂师都能有权进行药物互换使用，即可进行"药房层面的替换"。同时，保险公司也可给用药患者进行正常报销。因此，生物类似药的可互换性是基于药物安全有效性及支付体系综合考量的产物[8-10]。

2 生物类似药与参照药可互换的影响因素

申请者提交可互换性证明时，倾向于考虑证据的整体性。可互换性产品申请须有证明候选可互换产品预期在患者中产生与参照药相同临床结果的数据和信息。除需证明生物类似药所需的数据和信息外，支持可互换性证明所需的数据和信息可能取决于多种因素并受下列因素影响：关键质量属性的确认和分析结果；参照药和候选可互换产品之间分析结果差异的确认情况及差异潜在临床影响的分析结果；参照药每一获批使用条件下作用机制的分析结果；产品在不同患者人群中的药动学、生物分布信息及免疫原性风险；在每种使用条件和患者人群中所产生预期毒性的差异等。

2.1 产品相关因素

2.1.1 产品复杂性及功能确证程度[7-9,11-12] FDA 要求申请者在生物类似药可互换性研究中采取逐步递进策略。在研发过程中，每一步都要明确候选可互换产品与参照药之间的残留不确定性（residual uncertainty）的程度，并找到下一步阐明这些不确定性的方法。

可用连续的比对分析方法证明可互换生物类似药与参照药高度相似，如用指纹样确证研究（fingerprint-like characterization）可以减少可互换性研究中的残留不确定性，使临床研究中的靶标选择更明确。

尽管分析方法较之前有大的突破，但目前分析技术仍可能无法检出或表征参照药与候选可互换产品之间的所有相关结构差异与功能差异。有一些结构特征对可互换性有决定性影响，如患者暴露于一个品种后再暴露于另一个品种后的应答特征。因此，提供的数据中应包括高度灵敏的分析方法和/或序列分析方法（sequential analytical methods），以鉴别出不同属性组合的分子结构，如电荷变异体和糖型等，并对不同属性进行全面评估，以证明 2 个产品之间的可互换性。先进的分析方法对减少 2 个品种残留不确定性是否有帮助，取决于这些分析结果与临床的相关程度。产品结构和功能复杂性程度也会影响残留不确定性，从而影响可互换性研究结果。例如，只有单一作用靶标如受体的品种与多作用靶标品种相比，其残留不确定性就小。

2.1.2 产品免疫原性[13] 免疫原性指药物刺激机体形成特异性抗体（anti-drug antibody，ADA）或致敏淋巴细胞的能力。在临床前和临床试验中，评价免疫原性是生物类似药申请临床试验和注册的重要内容。临床上 ADA 产生后带来的影响有：结合性 ADA 可以增加或减少药物的清除率，降低药物的药理作用；ADA 与药物及内源性同系蛋白（交叉反应）结合后，可能会导致该蛋白缺陷综合征；对药物的免疫应答可能会导致过敏反应，甚至特异质反应。

免疫原性研究主要包括抗体滴度及其动态变化、抗体的出现时间及数量、抗体和剂量的关系、抗体的中和活性、同期的药效/药代/毒性反应的变化、补体是否激活、是否有免疫复合物在沉积、终止给药的条件、临床意义分析等。抗体检测需要建立相应的方法，并对方法学进行考察。

候选可互换产品与参照药的免疫原性也会影响可互换性研究结果。如果临床免疫应答后对治疗效果产生影响甚至出现免疫毒性，就应对二者进行深入的免疫原性和免疫毒性的比较研究。

2.1.3 支持可互换性的全面证据评估[7] 对于结构复杂程度相对较低的品种，如果与参照药的指纹印迹样分析结果相似度高，临床严重免疫原性相关的毒副反应发生率低，则后续合理设计的替换临床试验结果就足以支持可互换性。

对于结构复杂程度高的品种，如果生物活性证明与参照药高度相似，但无指纹样确证研究结果相似证据，且临床产生严重免疫原性相关的毒副反应，后续除了需要合理设计的替换临床试验结果外，还需上市后数据来进一步支持其可互换性。

因此，生物类似药的可互换性研究应基于具体产品具体分析的原则。

2.2 生物类似药上市后数据评估[7-10,14-17]

新的分析工具和改良的流行病学方法将持续改善生物类似药上市后药物警戒和药品使用后真实的安全有效等方面的数据收集。但生物类似药上市后所收集到的数据，不是来自经过合理设计、前瞻性且受控的替换临床研究的数据，不足以支持可互换性。上市后数据通常无法提供在候选可互换产品与参照药之间转换或交替使用后对临床药代学（PK）和药动学（PD）的影响，但这些数据在可互换性研究中是重要的研究终点。

上市后数据有助于确定需要哪些额外数据来支持可互换性证明，如一些上市后数据可以提供生物类似药真实的使用情况，也可以得到一些患者替换使用后的某些安全性数据。这些数据可能影响残留不确定性，也可能影响整体证据，从而影响可互换性研究结果。

为了解决与可互换性证明有关的残留不确定性，可能需要对已获许可生物类似药进行上市后研究。如存在基于免疫原性相关不良反应的残留不确定性，申请人可能需要首先获得作为生物类似药的许可，并在证明可互换性之前收集上市后数据。所需的上市后数据的类型和数量将取决于与可互换性证明有关的残留不确定性。

FDA鼓励申请者与其讨论使用上市后数据计划，来解决残留不确定性和增加整体证据，以支持证明药物的可互换性。

3 生物类似药与参照药可互换的数据和信息要求[7,15-17]

在生物类似药与参照药物可互换性研究指导原则草案中，FDA要求在351（k）全面证据的框架下，对生物类似药的可互换性提供相关数据，重点是临床试验的设计和数据解析。草案对临床研究终点的设定、临床试验方案的设计、研究人群、试验条件和给药途径等多方面提出了技术要求。

3.1 证明生物类似药可互换性的替换临床试验设计及分析方法

替换临床试验的目的是证明患者在多次替换或交替用药后的安全性和疗效减少的风险不大于仅用参照药时。替换试验应评价2次或多次交替暴露于候选可互换产品和参照药后的差异情况，故可能包括一项或多项替换研究。对于单次用药的生物技术药物，FDA认为不必进行替换临床试验，

但FDA希望申请者进行相关说明，并鼓励相互讨论研究计划。

FDA就替换临床试验制订了灵活的研究方法。FDA与申请者讨论时也会基于具体产品具体分析原则制订品种相关的试验计划。

3.1.1 试验终点

主要终点指标通常为药物替换或交替使用后对PK和PD的影响，因为这些指标对替换或交替使用可能导致的免疫原性变化和/或暴露变化最为敏感。在治疗剂量下，临床有效性结果只在暴露量和免疫原性发生较大变化时才会受到影响，而在观察时间有限和替换/交替人群数量不足的情况下，临床有效性结果的变化可能不明显。

与临床有效性终点相比，生物学相关的PD指标（如可行），可能是更敏感地用于评估药物替换或交替使用后是否具有降低疗效潜在风险的短期观察指标。相关PD指标检测也有益于反映药物活性作用的多样性，减少可互换性研究中的残留不确定性。PD终点指标的选择应基于科学论证其合理性，当PD终点指标对药物浓度的变化敏感时，也有益于阐明可互换性研究中存在的残留不确定性。

药物替换或交替使用后，除了考察PK/PD变化外，还应对免疫原性和安全性进行评价。

3.1.2 临床试验方案

根据临床试验的目的，临床试验方案可以进一步分为专用转换研究设计（dedicated switching study）和综合研究设计（integrated study design）。

3.1.2.1 专用转换研究设计

尽量设计随机双臂的临床试验方案。其中一组为原研和候选可互换产品来回替换（替换组），另一组仅使用参照药物（非替换组）。① 样本大小。可替换临床试验样本大小主要基于PK方面的考虑（根据个体 AUC_{tau} 或 C_{max} 的变异性）而确定，并尽可能进行合理的调整。设计时应预估可能存在的高脱落率，并就此情形对治疗结果的影响进行评估。② 替换次数和持续时间。生物技术药物产生免疫应答及对安全性和有效性的影响与用药剂量和暴露时间密切相关。替换次数和持续时间应考虑的因素包括临床治疗条件、每种产品的治疗剂量以及每种产品预计导致最严重程度免疫应答从而对安全性和有效性产生影响的暴露期（如存在）。参照药的初始给药周期应充分，以使药物暴露达到足够的基础水平之上（如达到PK的稳态）后才能进入替换期。替换次数应考虑对2个产品进行至少2个独立的暴露周期观察（即至少应进行3次替换）。最后一次替换周期应从参照药替换为候选可互换产品，后者的暴露周期应足够长到可以洗脱参照药（即至少≥3个半衰期），以便能单独评估候选可互换产品的PK。③ PK，PD及免疫原性采样量。为了获得完整的PK数据，应在最后一次替换周期中，采集足够的PK样本（包括在参照药洗脱≥3个半衰期后给予候选可互换产品的PK样本采集）。每次替换都应采集包括达稳态浓度在内的PK样本。

中国新药注册与审评技术双年鉴（2016—2017）

对 PD 及免疫原性的取样点设计也应恰当合理。④ 主研究 PK 分析。包括计算 C_{max}，T_{max}，C_{trough} 及 AUC_{tau} 对 log 转化的 AUC_{tau} 及 C_{max} 进行变异度的统计学分析。候选可互换产品及参照药物的 AUC_{tau} 及 C_{max} 几何均数比值的 90% 置信区间应在 80%～125%，C_{trough} 及 T_{max} 应作为次要终点指标进行分析。对与 PK 相应的 PD 终点指标也应该进行恰当的评估。

安全性、免疫原性及有效性可作为次要终点指标进行描述性分析。

3.1.2.2 综合研究设计 如果申请者仅想用一个试验来同时证明药物的相似性和可互换性，应该采用综合的两部分临床试验方案。第一部分临床试验时分 2 组，患者分别接受参照药和候选可互换产品，达到可评价相似性的首要终点后，参照药物的 1 组再次随机分为 2 组，一组继续接受参照药物，另一组转化到使用候选可互换产品，进行第二部分的可交替性研究。同时，FDA 推荐第一阶段的候选可互换产品组在第二阶段继续进行试验。

综合研究设计需具有足够效力来评价支持相似性评价的终点指标的差异无临床意义这一结论，评价过程主要在候选产品臂和参照药臂之间进行比较。同时，综合性研究还需具有足够效力来评价末次转换后的 PK 和 PD（如可行），以支持可互换性结论，评价过程主要在转换臂和非转换参照药臂之间进行比较。

从 FDA 批准的 3 个抗体类药物中，Erelzi（etanercept-szzs）和 Amjevita（adalimumab-atto）在临床试验中均体现了可互换性设计，补充相关数据后，预计可批准为具有可互换性的药品。

3.1.3 临床试验人群 替换试验研究人群应足够敏感，以检测出替换组和非替换组之间的 PK 和/或 PD、常见的不良反应及免疫原性的差异。如果参照药注册临床试验没有涉及的人群也被纳入替换试验时，FDA 建议应提供充分的科学依据，证明这部分人群也敏感到足以检测出替换后的差异（如能检测出在 PK 和/或 PD、常见的不良反应和免疫原性等方面的差异）。

FDA 推荐申请者在替换试验中使用患者（参照药适应证中相同的患者）进行试验。如果使用健康人群试验时需权衡利弊，特别要评估对使用的药物产生抗体后对健康人群所带来的风险。FDA 建议对于特定的临床试验方案（尤其是涉及健康人群时）应在实施前与 FDA 进行讨论。

3.1.4 临床试验的条件 申请者应尽量采用有助于支持适应证外推的条件来进行临床试验。所选适应证应是 FDA 已经批准的适应证。

3.1.5 临床试验的给药途径 如果参照药物有多个给药途径，申请者应采用最恰当的能评估免疫应答的给药途径进行可互换性试验，以评估给药后可能引起的对免疫原性、安全性和有效性的影响。

3.2 适应证外推

如果候选可互换产品的研究数据表明在已经研究的适应证上与参照药达到可互换性要求，申请者期望参照药已批准的其他适应证也得到批准，此时须提供足够的科学证据。例如：① 参照药已批准适应证的作用机制，包括对目标受体的作用、结合力、剂量/浓度效应、对目标受体作用的分子信号通路；产品的结构与靶标/受体相互作用关系；目标受体的结合和表达等。② 不同适应证患者人群的 PK 及生物分布特征（相关的 PD 检测也能提供作用机制的重要信息）。③ 不同适应证患者人群的免疫原性风险。④ 每个适应证和用药人群的毒性差异（包括药理作用延伸放大效应和脱靶效应）。⑤ 其他影响安全性和有效性的因素。在全面证据的基础上，科学阐述上面的影响因素，才能证明二者是否具有可互换性。高级结构及功能的表征可为适应证外推提供额外的有益支持。

4 互换性研究中参照药选择的特别要求[7]

互换性研究旨在评估发生转换时一种产品是否影响免疫系统对另一种产品的应答，并评估上述影响是否导致免疫原性差异和/或 PK 特征差异。FDA 强烈建议申请者在一项或多项转换研究中采用在美国获批的参照药，这是因为候选可互换产品和非美国获批参照药在特定结构特征层面（如脱酰胺基化等）可能存在细微差异，而在转换研究过程中，多次暴露于某种产品可能会使机体的免疫系统对其产生敏化，并识别出这些结构特征的细微差异，从而产生免疫应答。因此，确立与非美国获批的参照药的可互换性通常并不适宜。

5 可互换产品上市后安全性要求的考虑[7]

实施可靠的上市后安全性监测，是确保生物类似药和可互换产品安全性和有效性的重要保证。对可互换产品实施上市后安全性监测，应首先考虑参照药及其所属类别产品的使用情况、候选可互换产品在其开发和临床使用过程中的情况、特定使用条件和患者人群以及可互换性研究计划中患者暴露等相关的特定安全性或有效性问题。可互换产品的上市后安全性监测还应设立完善的药物警戒机制，研究评价之前由于暴露群体样本量不足而难以评估的罕见不良事件，必要时还应进行可互换产品上市后研究或特定安全性风险评价研究。

6 其他

在药品的容器密封系统和/或给药装置方面，FDA 建议申请者应以与参照药一致的方式申报。如参照药仅以注射剂瓶装制剂或预装式注射器形式上市，则申请者不应针对另外的形式（如以自动注射器形式）寻求候选可互换产品

中国新药注册与审评技术双年鉴（2016—2017）

获得批准。

FDA 建议对所有候选可互换产品进行阈值分析（threshold analyses），以便鉴定候选可互换产品与参照药之间的任何容器密封系统和/或给药装置方面的设计差异。对细微设计差异 FDA 采用灵活性处理策略，但如果存在其他差异，则申请者可利用阈值分析结果确认是否需提供其他数据或信息，上述数据和信息均来自人因素相关的比较研究（comparative use human factors studies）。FDA 预计对大多数可互换产品可能不需要进行上述附加研究。

尽管指南草案没有对可互换产品非专利名命名或标签进行讨论，也没有直接讨论可互换性认定和参照品的适应证、孤儿药保护之间的相互影响，但在同时发布的专栏介绍中，FDA 对可互换性的一般性评议、获准后生产变更、候选可互换产品生命周期监管以及参照品获批新的适应证后对之前已获许可的可互换性生物制品的影响等征求意见，一些学者也就相关问题提出了建设性意见[18-21]。

7 可互换技术要求对我国生物类似药研发的启示

FDA 发布生物类似药与参照药可互换的指南草案，反映了其对生物类似药在安全性和有效性等方面存在不确定性的谨慎态度。2016 年，FDA 共批准了 3 个生物类似药：Celltrion 公司的 Inflectra（参照药为杨森公司的 Remicade）、山德士公司的 Erelzi（参照药为安进公司的 Enbrel）和安进公司的 Amjevita（参照药为艾伯维公司的 Humira），展现了 FDA 对生物类似药的支持态度。FDA 此前在生物类似药的开发上进行了很多创新性探索，从理化相似性评价策略、制剂专利规避策略、临床适应证选择/拓展策略和知识产权纠纷解决等方面，都为生物类似药研发提供了有益的参考。这次在生物类似药可互换性方面的探索会进一步推动生物类似药惠及患者[5,7]。

我国已发布了生物类似药研发与评价技术指导原则（试行），对我国生物类似药的发展发挥重要的推动作用。但由于我国此方面的起步相对较晚，经验积累不多，目前对生物类似药可互换性尚无统一的认识。可以预见，随着大量生物类似药被批准进入临床试验，将会迎来参照药物和多个生物类似药市场竞争的局面，通过不断积累经验，借鉴 FDA，EMA 对生物类似药可互换性方面的认识，出台我国生物类似药可互换性的考虑，提高我国生物制品的可获得性和可及性。

参 考 文 献

［1］CFDA. 生物类似药研发与评价技术指导原则（试行）［EB/OL］．［2017 - 03 - 01］．http：//www.cfda.gov.cn/WS01/CL0087/115103.html.

［2］高晨燕，谢松梅，白玉，等. 对生物类似药研发中临床研究的思考［J］．中国药学杂志，2015，50（6）：494 - 496.

［3］FDA. CBER List of Licensed Biological Products［EB/OL］．［2017 - 03 - 01］．http：//www.fda.gov/downloads/drugs/developmentapprovalprocess/howdrugsaredevelopedandapproved/approvalapplications/therapeuticbiologicapplications/biosimilars/ucm412398.pdf.

［4］FDA. CDER List of Licensed Biological Products［EB/OL］．［2017 - 03 - 01］．http：//www.fda.gov/downloads/drugs/developmentapprovalprocess/howdrugsaredevelopedandapproved/approvalapplications/therapeuticbiologicapplications/biosimilars/ucm439049.pdf.

［5］HO RJY. Midyear commentary on trends in drug delivery and clinical translational medicine：growth in biosimilar（complex injectable drug formulation）products within evolving collaborative regulatory interagency（FDA，FTC，and DOJ）practices and enforcement［J］．J Pharm Sci，2017，106（2）：471 - 476.

［6］SCHELLEKENS H，SMOLEN JS，DICATO M，et al. Safety and efficacy of biosimilars in oncology［J］．Lancet Oncol，2016，17（11）：e502 - e509.

［7］FDA. Considerations in Demonstrating Interchangeability With a Reference Product［EB/OL］．［2017 - 03 - 01］．http：//www.fda.gov/downloads/Drugs/GuidanceCompliance Regulatory-Information/Guidances/UCM537135.pdf.

［8］NIAZI SK. Biosimilars and interchangeable biologics-Tactical elements［M］．Boca Raton：CPC Press，2016：67 - 81.

［9］NIAZI SK. Biosimilars and interchangeable biologics-Strategic elements［M］．Boca Raton：CPC Press，2016：1 - 80.

［10］RENWICK MJ，SMOLINA K，GLADSTONE EJ，et al. Postmarket policy considerations for biosimilar oncology drugs［J］．Lancet Oncol，2016，17（1）：e31 - e38.

［11］BARKER KB，MENON SM，D'AGOSTINO RB，et al. Biosimilar Clinical Development-Scientific Considerations and New Methodologies［M］．Boca Raton：CPC Press，2017：65 - 95.

［12］DAKSHINAMURTHY P，MUKUNDA P，KODAGANTI BP，et al. Charge variant analysis of proposed biosimilar to Trastuzumab［J］．Biologicals，2017，46（1）：46 - 56.

［13］王海学，陆国才，张子腾，等. 生物类似药的免疫原性研究与评价技术思考［J］．中国药学杂志，2015，50（6）：483 - 489.

［14］CHENG L，MORROW KJ. Biosimilars of Monoclonal Antibodies-A Practical Guide to Manufacturing，Preclinical，and Clinical Development［M］．New Jersey：John Wiley & Sons，2017：381 - 395.

［15］FDA. Clinical Pharmacology Data to Support a Demonstration of Biosimilarity to a Reference Product［EB/OL］．［2017 - 03 - 01］．http：//www.fda.gov/downloads/drugs/guidancecomplianceregulatoryinformation/guidances/ucm397017.pdf.

［16］BRAUN J，KUDRIN A. Switching to biosimilar infliximab（CT-P13）：Evidence of clinical safety，effectiveness and impact on public health［J］．Biologicals，2016，44（4）：257 - 266.

［17］BLAIR HA，DEEKS ED. Infliximab Biosimilar（CT-P13；Inflix-

imab-dyyb）：A Review in Autoimmune Inflammatory Diseases［J］
. *Bio Drugs*，2016，30（5）：469 – 480.

［18］CHRISTL L. From our perspective：Interchangeable biological products ［EB/OL］．［2017 – 03 – 01］． http：// www. fda. gov/drugs/newsevents/ucm536528. htm.

［19］DALLER J. Biosimilars：A consideration of the regulations in the United States and European union ［J］．*Regul Toxicol Pharma-*

col，2016，76（2）：199 – 208.

［20］KONARA CS，BARNARD RT，HINE D，et al. The tortoise and the hare：evolving regulatory landscapes for biosimilars ［J］. *Trends Biotechnol*，2016，34（1）：70 – 83.

［21］KHRAISHI M，STEAD D，LUKAS M，et al. Biosimilars：A multidisciplinary perspective ［J］．*Clin Ther*，2016，38（5）：1238 – 1249.

浅谈美国 FDA 有关疫苗的加速审批及动物法则

陈庆华[1]，罗建辉[1]，王佑春[2]

（1 国家食品药品监督管理总局药品审评中心，北京 100038；
2 中国食品药品检定研究院，北京 102629）

摘 要 对严重威胁生命健康的临床急需药品的研发和审评，美国 FDA 分别于 1992 年和 2002 年在上市许可法规中增加了加速审批和动物法则。与常规审评途径不同，加速审批的有效性证据（充分并良好对照的人体临床试验），允许采用可预测人体临床获益的替代终点或临床中间过程终点；动物法则的有效性证据（充分并良好对照的动物实验），要求该结果应能证明人体临床获益。对具有重大公共卫生意义但开展确证性人体有效性研究存在客观障碍的疫苗，建议借鉴美国 FDA 经验，基于合理的风险效益权衡，探索科学可行的法规通道和上市技术要求，为其在特定情况下的人体使用和进一步研发找到出路。

疫苗对于保护易感人群的健康以及预防和控制一些重大传染病，发挥了其他手段和方法不可替代的重要作用。对具有重大公共卫生意义的疫苗，各国的审评审批均持鼓励态度。美国 FDA 对这类疫苗按照严重病症药物相关规定，从审评效率和技术要求上都给予了支持。

为加快审评审批，美国 FDA 建立了快速路径认定（fast track designation）、突破性治疗认定（breakthrough therapy designation）、加速审批途径（accelerated approval pathway）和优先审评认定（priority review designation）。这 4 项措施可分别在新药研发的 I 期临床、II 期临床、III 期临床以及上市申请等不同阶段申请。前 2 项措施旨在促进与 FDA 审评团队进行深入的沟通交流，通过加强指导，让研发企业少走弯路；加速审批可采用替代终点或临床中间过程终点，缩短 III 期人体临床试验的研发过程；优先审评是将上市申请的标准审评时间由 10 个月缩短为 6 个月[1-3]。

另外，美国 FDA 在上市许可法规中明确了加速审批（accelerated approval）、动物法则（animal rule）的地位和作用。对药品上市的有效性支持须提供实质性证据（substantial evidence），该证据应来自充分并良好对照（adequate and well-controlled）的临床试验[1,4]。传统审批（traditional ap-

proval）途径有效性的实质性证据来自 III 期人体临床试验，采用的是临床终点或"已知（known）"能预测临床获益的替代终点；该替代终点一般为经科学方法确定的免疫学终点，如乙型肝炎病毒疫苗的主要有效性终点为抗-HBs 滴度 $\geq 10\ \text{mIU} \cdot \text{mL}^{-1}$。加速审批途径有效性的实质性证据来自充分并良好对照的人体临床试验，采用的是"相当可能"（reasonably likely）预测人体临床获益的替代终点或临床中间过程终点。动物法则有效性的实质性证据来自充分并良好对照的动物实验，该动物实验结果应能证明产品"相当可能"带来人体临床获益。因为加速审批和动物法则所用证据对临床获益的预测力度稍逊[1]，对应产品需通过上市后确证研究来核实其最终临床获益。

现结合具体疫苗案例对美国 FDA 加速许可和动物法则做一简介，以期对我国具有重大公共卫生意义的疫苗的审评审批有所裨益。

1 加速审批途径简介及案例分析

加速审批途径于 1992 年建立。21 CFR 在人用药审批的 H 部分（314. 500-314. 560）、生物制品审批的 E 部分（601. 40-601. 46）对"用于严重或威胁生命疾病的"药品

中国新药注册与审评技术双年鉴（2016—2017）

及生物制品的加速许可进行了规定[5-6]。2014 年 5 月出台的行业指南《用于严重病症的药品和生物制品加快审评计划》对包括加速审批途径在内的 4 项优先审评政策进行了解读[1-2,7]。

加速审批主要用于病程长、衡量临床获益需要很长时间的药物，如肿瘤、人免疫缺陷病毒（HIV）感染性疾病用药。对临床终点事件发生罕见的急性病，证明临床获益需非常大样本量，此时加速审批也可能有用[1]。疫苗加速审批常属于后者，多采用替代终点。

加速审批的适用标准（qualifying criteria）为：① 产品用于严重或威胁生命的病症。② 且通常比现有疗法具有明显优势（临床获益未经上市后研究核实的药物不算现有疗法）。③ 且充分并良好对照的临床试验证实产品有效，该临床试验的有效性终点为相当可能预测临床获益的替代终点或临床中间过程终点[1,5-6]。

加速审批仅适用于"严重病症且通常比现有疗法具有明显优势"的药物，不适用于可经传统途径批准上市的药物。如此限定的主要原因是产品经加速审批途径获得批准时，其临床获益的证据存在不确定性以及临床风险有可能未被发现。具体来讲，基于替代终点或临床中间过程终点上市的药物最终可能未显示实际临床价值，这是加速审批的主要风险；加速审批的临床试验比传统许可的试验人数少、规模小或期间短，所提供的罕见或迟发不良事件的信息少[1]。

替代终点或临床中间过程终点是否相当可能预测临床获益，需依靠以下 2 点判断：一是疾病、终点和预期作用之间的关系是否具有生物学合理性（biological plausibility）；二是支持这种关系的实证证据（empirical evidence）是否存在。实证证据可以是流行病学证据、病理生理证据、治疗证据、药效学证据或其他证据以及其他科学方法或工具，但仅有药理活性证据是不充分的[1]。

加速审批有 3 个附加要求[1]：① 宣传材料：一般需在发布前递交 FDA。② 申请人需进行充分并良好对照的上市后确证临床试验以核实（verify）临床获益[6]。该确证性临床试验通常采用直接考量临床获益的临床终点[1]；FDA 和申请人需在批准前就试验设计和实施达成一致。③ FDA 有权对经加速审批上市的药品或适应证予以撤销。例如：用于核实临床获益的试验未能证实该获益；其他证据证明产品在使用条件下未显示出安全或有效；申请人未能尽职开展所要求的任何试验；申请人发布与产品有关的虚假或误导性的促销资料。

以 B 群脑膜炎球菌疫苗 Trumenba 和 BEXSERO 为例[8-9]。美国 FDA 采用加速审批的理由如下：① 该疫苗用于预防 B 群脑膜炎奈瑟菌（N. meningitidis）所致的侵袭性脑膜炎球菌病，该病是即便给予最佳治疗也能导致永久残

疾或死亡的严重病症。而且，根据美国 2 所校园在 2013 和 2014 年报告了 13 例 B 群脑膜炎球菌病例（包括 1 例死亡病例）来看，该病在同一校园里连续 2 年爆发，说明其可在同一社区持续传播。② 当时无 B 群脑膜炎奈瑟菌疫苗上市或可及。抗生素可用于侵袭性脑膜炎球菌病的预防，但对用药时机的要求极高。③ 相关疫苗研发期间，B 群脑膜炎球菌感染所致疾病在美国发病率低、散发且爆发不可预测，采用临床终点的人体有效性研究不可行。2011 年 4 月 7 日，美国 FDA 疫苗和相关生物制品咨询委员会（vaccines and related biological products advisory committee，VRBPAC）一致认为，机体对该病的保护机制主要为抗体依赖的补体介导的杀菌作用，疫苗有效性可通过所诱导的血清杀菌抗体水平来衡量，检测方法为人补体血清杀菌试验。

这 2 个疫苗的上市申请（biologics license application，BLA）分别于 2014 年 6 月 16 日、7 月 24 日递交，于 2014 年 10 月 29 日、2015 年 1 月 23 日获批。

2 动物法则简介及案例分析

美国 FDA 在 1999 年 10 月 5 日的联邦公报（64 FR 53960）中提出，对用于减轻或预防化学、生物、辐射或核物质（chemical，biological，radiological，or nuclear substance，CBRN）所致毒性的新药和生物制品，要以法规增补的形式对其上市许可所需的有效性"实质性证据"予以明确[10]。2002 年 7 月，21 CFR 在人用药许可的 I 部分（314.600-314.650）、生物制品许可的 H 部分（601.90-601.95）纳入"人体效力试验不符合伦理或不可行情况下的"许可[11-12]，这些规定常称为"动物法则"[13]。2003 年 2 月，美国 FDA 做出根据"动物法则"的首个批准，即溴吡斯的明（pyridostigmine bromide）的上市许可，用于预防神经毒气索曼（Soman）的致死作用（该申请于 1994 年递交）[14]。最新解读见 2015 年 10 月出台的行业指南《基于动物法则的产品开发》[13]。

动物法则的适用标准为：① 产品用于减轻或预防严重或威胁生命的病症，该病症是因致死或永久残疾的毒性 CBRN 暴露引起。② 且决定性人体效力试验（definitive human efficacy studies）不符合伦理要求或不可行。③ 且充分并良好对照的动物实验确定产品相当可能带来人体临床获益[12-13]。

动物法则仅适用于以下情况：一是故意让健康志愿者接受致死或致永久残疾的毒性 CBRN 不符合伦理要求，因而无法开展决定性人体效力试验；二是研究产品效力的暴露后（意外或恶意）现场试验（field trials）不可行[12-13]。造成人体现场试验不可行的情况如流行率和/或发病率低、每年发病率无法预测、发病地点无法预测、仅有的发病地点缺乏关键基础设施或对受试者或研究者安全有额外威胁。"人体

临床试验不可行"不是一成不变的，如美国于2014—2015年通过国际合作在西非开展了Ebola疫苗临床试验[13]。动物法则不适用可经传统审批或加速审批途径批准上市的药物。

作为产品有效性实质性证据的动物研究数据须同时满足以下4项要求[12-13]：① CBRN的毒性机制明确，产品防病或实质性减缓病症的机制明确。② 有效性经能预测人体应答的1种（species）以上动物证实，或经已研究得很透彻（sufficiently well-characterized）、能充分预测人体应答的1种动物模型证实。③ 动物研究终点与人体预期获益有关，一般是生存率的提高或主要发病率的下降。④ 产品的动物和人体的药动学、药效学或其他相关数据和信息能为人体有效剂量的选择提供依据。美国FDA认为，若上述4项要求都能满足，可认为药物的动物效力是人体效力的可靠指标[13]。动物法则并未对安全性给予特别规定，申请人需提供人体安全性数据[10,15]。

动物法则批准有3个附加要求[12-13]：① 申请人须进行上市后研究以核实和描述产品的临床效果并进一步评价其安全性。该上市后研究只有在紧急情况出现时才能开展；该研究可行时申请人须尽职完成。② 若需要，美国FDA会在批准时提出确保安全使用的限定条件（如严格配发给某种设施或经过专门培训的卫生保健人员、追踪规定和记录规定）。③ 标签上应说明"基于伦理或可行性原因，支持本品批准的效力研究数据仅来自动物"及美国FDA要求的其他相关信息。

"动物法则"用于疫苗的唯一案例，是同意已上市炭疽疫苗BioThrax®的适应证在"高危人群暴露前预防"基础上新增"在怀疑或确定炭疽杆菌（Bacillus anthracis）暴露后与推荐抗生素联用进行暴露后预防"[16]。BioThrax®是美国获批的唯一炭疽疫苗，于20世纪70年代获批。美国FDA考虑根据动物法则来进行"暴露后预防"适应证的有效性评价，理由如下：① 炭疽芽孢杆菌是最恐怖的生物武器之一；炭疽，尤其是吸入感染性炭疽，若不及时处理经常致命。② 因为疾病的快速进展和致死性质，在暴露后环境中证明疫苗效力的现场试验不可行，人体攻击试验不符合伦理要求。③ 关于动物数据是否可作为判断炭疽疫苗有效性的实质性证据，美国FDA生物制品评价和研究中心（CBER）和美国国立卫生研究院/国立变态反应与感染性疾病研究所（NIH/NIAID）和国防部等政府机构联合发起讨论，围绕上文所提的实质性证据的4项要求进行分析。前2次会议分别于2002年和2007年召开，认为以保护性抗原为基础的炭疽疫苗能满足前3项要求，即炭疽杆菌致病机制明确、非人灵长类动物（NHPs）和家兔适于作为有效性评价的动物模型来提供关键的动物数据、炭疽杆菌攻击后的动物生存率可作为动物保护研究的终点。第4项要求的核心在于动物保护数据与人体免疫应答的桥接，目的是确定人体有效

剂量。2010年11月，VRBPAC开会讨论该采用什么样的免疫应答和研究设计来确定动物保护性抗体水平，该抗体水平应能外推到人体暴露后预防适应证。会议讨论了3个研究设计：通常意义的预防（general use prophylaxis，GUP）即先接种、后致死量炭疽杆菌气溶胶攻击；暴露后预防（post-exposure prophylaxis，PEP）即先攻击、后接种；被动免疫（passive immunizaiton）。会议认为GUP设计最适于估计动物保护性毒素中和抗体（toxin neutralizing antibody，TNA）水平并外推到人体；PEP设计和被动免疫可作为进一步概念验证，因其复杂性干扰了保护性抗体水平的估计。2014年10月，申请人递交了该补充申请。

递交的有效性证据包括：① 2个动物GUP研究，作为确定保护性抗体水平的关键研究，分别采用家兔、一种非人灵长类动物进行。Logistic回归分析显示70%的存活率与暴露前TNA NF_{50}（50% neutralization factor）= 0.56（兔）及TNA NF_{50} = 0.29（非人灵长类）相关。申请人保守地采用了0.56作为外推到人体的保护性TNA界值。② 兔PEP研究和动物被动免疫保护研究，作为抗体保护作用的概念验证。③ 3项人体临床试验（只接种不攻毒）。前2项为免疫原性研究，采用开放、多中心、Ⅲ期设计。其中，第一项人体试验主要评价3剂接种（0，2和4周）后TNA抗体的时间规律与峰值，是为了给第二项试验（关键免疫原性试验）的设计提供依据；结果发现，96%以上的受试者在d 35～d 56实现TNA抗体至少4倍增长，TNA NF_{50}于d 42达到峰值，即1.672。第二项人体试验的主要免疫原性终点是评价在d 63 TNA NF_{50} ≥ 0.56的受试者占比；结果发现，71.2%的受试者在d 63达到TNA NF_{50} ≥ 0.56。第三项人体试验评价疫苗对环丙沙星药动学干扰及环丙沙星对疫苗免疫应答的干扰，采用Ⅱ期随机开放性多中心设计。

递交的安全性证据包括：3项人体临床试验及BioThrax在军队上市后广泛使用的安全性数据。2015年11月，该补充申请获批。

3 讨论

研究美国FDA加速审评审批和动物法则的可取之处，促进我国对具有重大公共卫生意义的疫苗的审评审批，是本文的初衷所在。

3.1 我国在法规制度层面的现有做法和相关建议

我国目前在疫苗审评审批中采用的促进政策和鼓励手段主要为监管效率的提升，主要依靠监管流程优化和审评资源倾斜来实现。对突发公共卫生事件应急处理所需药品采取特别审批程序（局令第21号）[17]，对创制的新药、治疗疑难危重疾病的新药采取特殊审批程序（局令第28号）[18-19]，对具有临床价值的新药和临床急需仿制药实行优先审评审批（食药监药化管〔2016〕19号）[20]。这些规

定更多的是审评时限的缩短。

我国已在考虑实施有条件批准上市。对于治疗严重危及生命的疾病且尚无有效治疗手段、对解决临床需求具有重大意义的新药，"食药监药化管〔2016〕19 号"文提出"若根据早期临床试验数据，可合理预测或判断其临床获益且较现有治疗手段具有明显优势，允许在完成Ⅲ期确证性临床试验前有条件批准上市"。但相关法规和指导原则需进一步完善，尤其是有条件批准上市的适用范围及适用标准、适用品种名单的审查确定程序、批准后的配套约束及撤销机制等。建议借鉴美国 FDA 加速审评审批及动物法则的监管理念，基于合理的风险效益权衡，以科学为依据，为具有重大公共卫生意义但开展人体有效性确证研究存在客观障碍的品种建立符合我国监管实际的法规通道。

3.2 我国在技术要求方面的现有做法和相关建议

我国技术审评已基本实现根据研发规律进行分阶段要求。以药学要求为例，创新疫苗可以在立题合理、工艺路线和关键参数合理、保证用药安全的前提下获准开展临床研究。至于工艺改进和质量标准完善，以及完整的工艺验证及后续稳定性研究等工作可在临床期间进行，报产时再行提供。

但对一些用于烈性传染病和生物反恐等领域的疫苗来讲，研发面临的困境是：在国家严密健全的监控体系正常运行的情况下，因相关疾病的自然发病概率极低，或者临床试验不符合伦理要求或不可行等原因，无法获得上市许可常规技术要求所需的人体有效性确证数据。建议借鉴美国 FDA 加速审评审批及动物法则的科学思想，对具有重大公共卫生意义、安全性风险基本可控、有效性经过初步验证、潜在获益大于潜在风险且开展人体有效性确证研究存在客观障碍的疫苗，在上市许可的有效性证据要求上进行探索，进一步推动相关制度建设和配套监管措施完善，为这类疫苗在特定情况下的人体使用和进一步研发找到出路。

3.3 申请人需注意的相关事项

首先，要注重药学研发的筹划。安全、有效和质量可控是产品获准上市的前提。药学研发目的是确保持续生产出安全有效的商业化产品。美国 FDA 的加快审评计划和动物法则提升了监管效率，扩展了有效性证据的新来源，但必要的人体安全性数据及药学数据的欠缺会制约产品上市。因此，需尽早筹划工艺放大和生产场地转移并注意积累质量可比性研究数据，尽早开展疫苗标准品及参考品的研究工作，尽早建立定量检测方法（纯度、杂质残留、抗原、抗体和生物效力等）并开展方法学验证[21]，注意长期稳定性研究数据的积累。

同时，要注重科学证据的积累和早期沟通。加速审批和动物法则不是对失败项目的挽救，而是对特定情形（如危重疾病和新发重大传染病等）、应急需求、试验人群可参与性以及数据的可获得性和支持价值等进行预先计划并充

分论证。美国 FDA 对加速审批和动物法则的有效性证据有明确的科学要求，并要求申请人在研发早期与审评机构就法规路径的适用性及所需研究数据、试验设计和关键检测方法等达成一致[1]。动物法则从 CBER 组织讨论到申请人完成相关研究历经漫长的十几年[16]。我国在相关规定尚未完善及探索经验尚不充足的情况下，要充分预估相关沟通成本和失败风险，并扎实做好科学证据的积累工作。

4 结语

美国 FDA 加速审批及动物法则的建立，为相关疾病的防控带来深远影响。加速审批使许多抗艾滋病药物得以及早上市，进而改变了艾滋病的治疗模式[22]。动物法则使人类在毒性 CBRN 的防护领域有了新选择。加速审批和动物法则的主要风险在于相关产品在人体使用后未显示出临床获益。但与相关疾病的烈性程度和迫切的公共卫生需求相比，相关探索值得尝试。

本文旨在从疫苗技术审评角度关注美国 FDA 在上市审评审批领域加快满足临床需求的做法。为满足疾病紧急/严重事态下的临床应急需求，美国 FDA 还在 21 CFR 的临床试验申请章节对"为治疗目的拓展使用临床试验药物"做了规定[23-25]，在生物恐怖防疫等相关法案中对医疗产品紧急使用授权（emergency use authorizations，EUAs）进行了规定[26-28]。

其中，拓展使用（expanded access）有时也叫体恤使用（compassionate use），于 2009 年建立，是在由于某种原因不能通过已上市药品或入组临床试验获得满意治疗时，允许以诊断、监测和治疗为目的的使用未经上市许可的药物。扩展使用的获取，可由申办者（一般为药品研发企业）或有资质的医师向美国 FDA 申请。在上文 B 群脑膜炎球菌爆发案例中，经疾病预防控制中心申请，BEXSERO 在 2 个美国校园获得接种。

EUAs 于 2004 年建立，是指在公众和美国军队因毒性 CBRN 引发严重威胁生命的疾病和安全紧急情况时，美国 FDA 可以授权特定医疗产品（药物、生物制品和医疗设备）紧急使用。紧急使用的情形既可以是未获批的医疗产品，也可以是已获批产品的未经批准的使用范围。美国在 FDA 发布 EUAs 前，须由卫生部长宣布进入紧急状态并确认可以实施 EUAs。近年的突发公共卫生事件中的 EUAs 产品以诊断试剂居多。拓展使用和 EUAs 不作为本文重点，仅作抛砖引玉之用（本文内容包括了个人观点，仅供业内同仁讨论及参考）。

参 考 文 献

[1] CDER, CBER. Guidance for Industry: Expedited Programs for Serious Conditions-Drugs and Biologics [EB/OL]. (2014-05). https://www.fda.gov/downloads/Drugs/Guidances/UCM358301.pdf.

[2] 董江萍，李茂忠，姚立新，等. 美国 FDA 用于严重病症的药品和生物制品加快审评计划 [J]. 中国新药杂志，2014，23

中国新药注册与审评技术双年鉴（2016—2017）

（2）：171 – 202.

［3］生物制品注册管理相关问题课题研究（20）［EB/OL］.（2017 – 05 – 11）［2017 – 10 – 13］. http：//www. yeehongedu. cn/index. php? m = newscon&oneid = 369&id = 445&aid = 1287.

［4］21 CFR 201. 57，Specific requirements on content and format of labeling for human prescription drug and biological products described in 201. 56（b）（1）［EB/OL］.［2016 – 04 – 01］. https：//www. accessdata. fda. gov/scripts/cdrh/cfdocs/cfcfr/cfrsearch. cfm? fr = 201. 57.

［5］21 CFR 314. 500-314. 560，Subpart H—Accelerated Approval of Biological Products for Serious or Life-Threatening Illnesses［EB/OL］.［2017 – 04 – 01］. https：//www. accessdata. fda. gov/scripts/cdrh/cfdocs/cfcfr/CFRSearch. cfm? CFRPart = 314&show FR = 1&subpartNode = 21：5. 0. 1. 1. 4. 8.

［6］21 CFR 601. 40-601. 46，Subpart E—Accelerated Approval of Biological Products for Serious or Life-Threatening Illnesses［EB/OL］.［2017 – 04 – 01］. https：//www. accessdata. fda. gov/scripts/cdrh/cfdocs/cfcfr/CFRSearch. cfm? CFRPart = 601&show FR = 1&subpartNode = 21：7. 0. 1. 1. 2. 5.

［7］袁林，邵明立. 美国突破性治疗及其对我国新药审评的启示［J］. 中国新药杂志，2017，26（1）：1 – 6.

［8］Summary Basis for Regulatory Action［EB/OL］.［2014 – 11 – 21］. https：//www. fda. gov/downloads/biologicsbloodvaccines/vaccines/approvedproducts/ucm424125. pdf.

［9］Summary Basis of Regulatory Action（SBRA）-Bexsero［EB/OL］.［2015 – 02 – 23］. https：//www. fda. gov/downloads/biologicsbloodvaccines/vaccines/approvedproducts/ucm434748. pdf.

［10］New Drug and Biological Drug Products；Evidence Needed to Demonstrate Effectiveness of New Drugs When Human Efficacy Studies Are Not Ethical or Feasible［EB/OL］.［2002 – 05 – 31］. https：//www. federalregister. gov/documents/2002/05/31/02-13583/new-drug-and-biological-drug-products-evidence-needed-to-demonstrate-effectiveness-of-new-drugs-when.

［11］21 CFR 314. 600-314. 650，Subpart I—Approval of New Drugs When Human Efficacy Studies Are Not Ethical or Feasible［EB/OL］.［2017 – 04 – 01］. https：//www. accessdata. fda. gov/scripts/cdrh/cfdocs/cfcfr/CFRSearch. cfm? CFRPart = 314&show FR = 1&subpartNode = 21：5. 0. 1. 1. 4. 9.

［12］21 CFR 601. 90-601. 95，Subpart H——Approval of Biological Products When Human Efficacy Studies Are Not Ethical or Feasible［EB/OL］.［2016 – 04 – 01］. https：//www. accessdata. fda. gov/scripts/cdrh/cfdocs/cfcfr/cfrsearch. cfm? cfrpart = 601&showfr = 1&subpartnode = 21：7. 0. 1. 1. 2. 8.

［13］CDER，CBER. Guidance for Industry：Product Development Under the Animal Rule Guidance for Industry［EB/OL］.（2015 – 10）. https：//www. fda. gov/downloads/drugs//guidances/ucm 399217. pdf.

［14］FDA Approves Pyridostigmine Bromide As Pretreatment Against Nerve Gas［EB/OL］.［2003 – 02 – 05］. https：//www. fda. gov/drugs/emergencypreparedness/bioterrorismanddrugpreparedness/ucm130342. htm.

［15］Animal Rule Information［EB/OL］.［2017 – 10 – 13］. https：//www. fda. gov/emergencypreparedness/counterterrorism/medicalcountermeasures/mcmregulatoryscience/ucm391604. htm.

［16］Summary Basis for Regulatory Action Template［EB/OL］.［2015 – 12 – 01］. https：//www. fda. gov/downloads/biologicsbloodvaccines/vaccines/approvedproducts/ucm474886. pdf.

［17］CFDA.《国家食品药品监督管理局药品特别审批程序》（局令第 21 号）［EB/OL］.［2005 – 11 – 18］. http：//www. sfda. gov. cn/WS01/CL0053/24520. html.

［18］CFDA.《药品注册管理办法》（局令第 28 号）［EB/OL］.［2007 – 07 – 10］. http：//www. sfda. gov. cn/WS01/CL0053/24529. html.

［19］CFDA. 关于印发新药注册特殊审批管理规定的通知. 国食药监注［2009］17 号［EB/OL］.［2009 – 01 – 07］. http：//www. sfda. gov. cn/WS01/CL0058/35157. html.

［20］CFDA. 总局关于解决药品注册申请积压实行优先审评审批的意见. 食药监药化管［2016］19 号［EB/OL］.［2016 – 02 – 26］. http：//www. sfda. gov. cn/WS01/CL0844/145260. html.

［21］CFDA. 关于印发预防用疫苗临床前研究技术指导原则的通知. 国食药监注［2010］140 号［EB/OL］.［2010 – 04 – 12］. http：//www. sfda. gov. cn/WS01/CL0844/48175. html.

［22］Development & Approval Process（Drugs）.［EB/OL］.（2017 – 10 – 06）［2017 – 10 – 13］. https：//www. fda. gov/drugs/developmentapprovalprocess/default. htm.

［23］21 CFR 312. 300-312. 320，Subpart I—Expanded Access to Investigational Drugs for Treatment Use［EB/OL］.［2017 – 04 – 01］. https：//www. accessdata. fda. gov/scripts/cdrh/cfdocs/cfcfr/cfrsearch. cfm? fr = 312. 300.

［24］Expanded Access（Compassionate Use）［EB/OL］.（2017 – 10 – 03）［2017 – 10 – 13］. https：//www. fda. gov/NewsEvents/PublicHealthFocus/ExpandedAccessCompassionateUse/default. htm.

［25］CDER，CBER. Guidance for Industry：Expanded Access to Investigational Drugs for Treatment Use-Questions and Answers［EB/OL］.（2016 – 06）. https：//www. fda. gov/downloads/drugs/guidancecomplianceregulatoryinformation/guidances/ucm 351261. pdf.

［26］FDA Guidance for Industry and Other Stakeholders：Emergency Use Authorization of Medical Products and Related Authorities［EB/OL］.（2017 – 01）. https：//www. fda. gov/RegulatoryInformation/Guidances/ucm125127. htm.

［27］Pandemic and All-Hazards Preparedness Reauthorization Act of 2013（PAHPRA）［EB/OL］.［2017 – 01 – 17］. https：//www. fda. gov/emergencypreparedness/counterterrorism/medicalcountermeasures/mcmlegalregulatoryandpolicyframework/ucm359581. htm.

［28］董江萍. 美国 FDA 医疗产品紧急使用授权管理简介及启示［J］. 药物评价研究，2009，32（1）：1 – 12.

中药审评

中药新药研发策略分析

王　停[1]，周　刚[2]，赵保胜[1]，张　林[1]

（1 北京中医药大学北京中医药研究院，北京 100029；2 国家食品药品监督管理总局
药品审评中心，北京 100038）

摘　要　本文通过对中药新药近年来审批情况和审评理念进行系统分析，着重对中药复方新药研发所需关注的问题，从药学、药理毒理以及临床 3 个方面进行了详尽阐述，从而形成中药新药的研发策略，以供新药研发工作者参考。

新药研发与人类生命健康息息相关，是促进人类卫生事业发展和进步的驱动力。与化学药品研发周期长、投入高、风险大、相对盲目等特点相比，中药新药以中医药体系中蕴含的丰富临床经验为基础，在历经千百年来临床用药的总结和筛选后，与现代科学研究技术相结合，成为研发新药的宝库，在预防、治疗、康复、保健综合模式的新医疗体系各环节中，表现出更强的应用潜力和价值优势，受到全世界范围内的广泛关注。伴随着国家对中药新药的认可和重视，以及对中医药行业发展的规划和推动，我国中药新药研究已经走上了科学化、标准化、规范化、法制化的新轨道，中药新药研发也步入了一个兴盛的绝佳时期。然而在中药新药研发过程中，存在着诸多问题，对新药研发工作的顺利开展和成功完成产生了巨大的影响。因此，本文通过对我国中药新药研究开发的现状、存在的问题进行思考与总结，进而对中药新药研发策略进行分析，希望引起研发者对新药研发中关键问题的重视，并为后续新药研发过程中的实际工作提供借鉴和帮助。

1　近年来中药新药批准情况

通过对 2011—2015 年，CFDA 发布的药品注册审批年度报告中数据进行分析，发现中药新药接收临床试验申请和上市许可申请的数量均呈现波动、相对平稳的趋势，见图 1，而其中批准的中药新药临床试验申请和上市许可申请的数量则均呈现整体下降的趋势，见图 2[1]。

作者认为，近年来中药新药获得批准上市的数量非常少。究其原因：一方面，国家对新药的技术要求越来越高，提升了审评审批标准，使得获得批准通过的门槛越来越高；另一方面，申报单位和研究人员对国家中药新药研发的审评理念、政策导向和相关技术要求了解不够，申报资料未

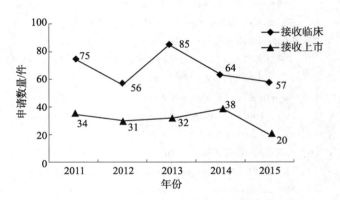

图 1　2011—2015 年 CFDA 接收的中药新药临床试验、上市许可申请的情况

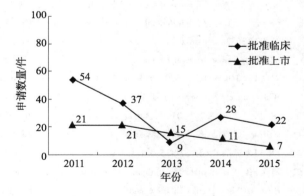

图 2　2011—2015 年 CFDA 批准的中药新药临床试验、上市许可申请的情况

能达到国家要求的审评标准，存在盲目、低水平重复申报情况，这才是批准数量低的主要原因。所以，开展中药新药研发就必须了解国家对中药新药研发的审评理念和相关技术，从而降低新药研发风险，提高成功率。

2 中药新药审评理念

药品审评是新药能够上市的关键环节。我国的新药审评机制从设立之初至今，虽然只有几十年时间，与发达国家相比仍处于发展阶段，但为了顺应全球医药产业发展的趋势、符合世界医药行业水平的要求、加强国际医药企业竞争的实力，CFDA 的审评机制正在进行调整与改革，特别是在我国加入世界贸易组织（WTO）之后，借鉴与吸纳了美国食品药品监督管理局（FDA）、欧洲药品管理局（EMA）、日本药品与医疗器械管理局（PMDA）等发达国家药品审评体系中的精华，CFDA 的审评理念也在发生转变。CFDA 有关新药审评理念的转变集中体现在"坚持、涵盖以新药安全、有效、质量可控"的前提下，强化"以临床为导向"的新药审评理念，这也是中药和化药共同遵循的审评理念。但与化药不同，中药除了以临床为导向外，还有其人用历史，而人用历史相当于药物研发的临床 0 期，也就是说，中药新药研发是"临床-实验室-临床"的研究过程，在研发前即有了一定病例数的临床验证，其中包含着丰富的有效性和安全性信息。

所以，近年来 CFDA 不断强化"以临床为导向、重视人用历史"的中药新药审评理念，但中药新药研发过程中各个环节如何体现以临床为导向？如何体现重视人用历史？如何建立具有中医药特色的中药新药研发模式？要解决这些问题，就必须在"以临床为导向、重视人用历史"审评理念的指导下，对中药新药研发各环节进行深入思考和研究，摸索出一整套具有中医药特色的新药研发技术体系，以指导后续研发，从而减少研发风险，确保研发出更多安全有效的中药新药。

3 中药复方新药研发所需关注的问题

考虑到主治为病证结合的中药复方制剂（即中药 6.1.3 类新药）是 CFDA 中药新药研发主要鼓励的方向，同时也是目前中药新药申报量占绝大多数的中药新药类别，故作者就此类中药新药研发过程中一些需要关注的问题进行阐述。

中药 6.1.3 类新药处方多来源于临床经验方或院内制剂，包含着重要的人体有效性和安全性信息，对中药新药研发具有很高的参考价值，但研发者出于对中药新药成药性的考虑，往往会改变处方（包括药味和剂量）、提取工艺等，从而削弱了原有的有效性和安全性信息，甚至导致无效或出现安全性问题，造成将"有效安全的处方"变成为"无效或不安全的制剂"。因此，对于中药 6.1.3 类新药，为保证药品的有效性和安全性，首先建议在研究中尽量不将处方和工艺改变太大。

3.1 药学研究方面需关注的问题

3.1.1 药材基原和产地 中药新药研发处方中的中药大多为植物药物，其本身的药理作用会受到基原、产地、采收季节等自然因素的影响。药材基原决定药材的来源，来源于不同科属的药材，其有效物质或有毒物质含量必然不同，造成药理、毒理作用存在一定差异，临床疗效也必然有所差异[2]。有些基原药材是有效和安全的，而有些则可能有效性较差，甚至会出现临床应用中的安全性问题。如关木通为马兜铃科植物东北马兜铃（*Aristolochia manshuriensis* Kom.）的去栓皮干燥木质藤茎，曾作为常用中药在临床使用。1963 年版《中华人民共和国药典》收载的木通包括毛茛科川木通、木通科木通以及马兜铃科关木通 3 种。由于药源充足，在药材市场中关木通占据了巨大份额，加上 1977 年版《中华人民共和国药典》未收载木通科木通，故一段时期内关木通成为主流的药用基原。然而近年来研究结果表明，关木通所含的马兜铃酸 A 可导致急性肾小管上皮细胞坏死，并在临床使用过程中出现了严重的不良反应，故 CFDA 自 2003 年起取消了关木通的用药标准，并在 2000 年版《中华人民共和国药典》重新收载木通科木通，2005 年版《中华人民共和国药典》又将收载的龙胆泻肝丸组方中的关木通更换为木通科木通，并且有专家建议今后的新药研究不再使用关木通，而一律使用木通科木通[3-4]。

药材产地同样与药物质量和疗效也有着直接关系。自然环境的区域性可通过土壤、水质、气候等条件影响药用植物的生长过程和生态特性[5]，使得不同产地药材所含有效成分、药理作用、毒性情况产生区别。如有研究对不同产地千里光急性毒性实验的研究，结果发现，来自 5 个不同产地药材的毒性强弱为：河南千里光 > 江苏千里光 > 浙江千里光 > 广西千里光、湖北千里光[6]。因此中药新药研发中我们要重视药材的基原和产地研究，在批准临床试验前，需通过研究固定基原和产地，以保证中药新药物质基础的有效性和安全性。

3.1.2 工艺研究 中药新药研发的工艺研究需以临床为导向，以临床应用的有效性和安全性为目标。在工艺研究中最大的问题是唯成分论，其不足之处在于：未考虑到中药复方的有效性和安全性是所有有效成分综合效应的体现；未考虑到处方中的药材单煎煮或合煎可能影响临床疗效，不同成分之间可能存在助溶、水解、沉淀、络合等复杂的相互作用；未考虑到中药复方处方的传统工艺是提取纯化工艺设计的重要依据。故对于中药复方新药研发工艺研究，应当在认真分析和研究处方中每味药物性质及药物主要成分相互作用的基础上，针对治疗的适应证，结合传统临床用药工艺等进行设计，才能充分把控其有效性和安全性。

此外，需关注现代工艺对中药安全性的影响。工艺决定了中药新药发挥作用的物质基础。科学合理的工艺既可以保证新药的有效性，也可减少安全性方面的风险。而不合理的工艺很可能会产生或增加安全性方面的风险[7]。近几年中成药的临床安全问题突出，如痔血胶囊是由白鲜皮、苦参两味中药组成的中药复方制剂，功能清热解毒，凉血止血，主要用于 I ，Ⅱ期内痔及混合痔。其上市后国家不良反应中心陆续收到痔血胶囊药品不良反应报告，特别是2008年报告数量迅速增加，不良反应表现以肝损害为主[8]。有学者通过比较不同提取工艺对痔血胶囊肝毒性的影响，以探究其肝损害的原因。结果显示：痔血胶囊全方醇提组存在明确的肝脏毒性，组织病理学主要表现为肝小叶周边带肝细胞小泡型脂肪变性；并且其肝毒性与提取溶剂中乙醇含量正相关，而全方水提组则未见明显的肝脏毒性。实验结果表明，痔血胶囊采用的全方醇提工艺与临床传统汤剂工艺的不同是造成其上市后出现药物性肝损害的重要原因[9]。这提示我们今后新药研发应关注现代工艺对中药安全性的影响，过分强调成分富集存在严重的安全隐患。要认识到中药成分的复杂性以及多样性，不仅是其发挥疗效的基础，也是保证中药制剂安全性的基础，片面强调成分的富集，极有可能导致效减毒增的严重后果。因此，进行中药新药工艺筛选，应当采用"毒效结合"的理念，不仅选择与临床疗效密切相关的药效学指标，还应选择必要的毒理学指标，即单纯考虑有效性，忽视了安全性，在富集有效成分的同时可能也富集了毒性成分，导致出现安全性问题[10]。

作者认为，对于来源于临床经验方的中药复方新药，工艺研究应围绕临床应用的有效性、安全性开展相关工作，是在已有研究基础上的提高。在没有充分把握的情况下，复方新药的工艺路线可以按照临床用药时的工艺来进行研究。若采用与临床用药时的制备工艺不同的工艺路线，应有充分的研究数据阐明该工艺路线的科学性、合理性，如与临床用药时的工艺进行对比研究的结果证明该工艺路线的有效性、安全性优于临床用药（以汤剂为主）的有效性、安全性，以符合中药新药"更安全、更有效"的要求[7]。

3.1.3 质量标准研究 中药新药的质量控制，是在借鉴化学药物质量控制方法、参考天然药物质量控制模式的基础上建立和发展起来的，其研究内容的主要部分是利用光谱、色谱为主的理化鉴别和含量测定。对于化药而言，通常其物质成分种类单一、结构明确、构效关系清楚、作用靶点较简单，因此其鉴定、检查、含量测定可直接作为疗效评价的指标，但是对于中医理论指导下的中药，特别是复方制剂而言，单一检测任何一种活性成分都难以确切反映其整体疗效，这是中药新药和化药质量标准的根本区别。中药新药研发的质量标准研究需以临床应用为导向，将新药"安全、有效、均一、稳定"作为质量标准研究的目标，抛弃"完成作业式"的质量标准研究理念，探索一种符合中医药特点、以临床为导向的中药新药质量标准研究模式。在现有新药研发的技术水平和研究方法条件下，虽然难以实现掌握中药复方中全部成分信息，但是基于质量源于设计的理念进行质量标准设计，重视体现中医药理论特色，选择恰当的测定指标，是完全可以达到控制产品质量和体现临床疗效的目的。由此可以看出，合理选择含量测定的指标是中药复方新药质量标准研究中的关键问题。含量测定指标的选择应着重关注三方面的关系：① 指标与临床适应证的关系，如某药以大黄为君药，拟用于通便，若仅测定游离蒽醌含量，不能反映产品的临床效果，这是因为游离蒽醌活性为消炎作用，而大黄中的结合蒽醌才具有泻下的活性。② 指标与产品安全性的关系，如雷公藤和昆明山海棠中的雷公藤甲素、马钱子中的士的宁等均为药材中毒性成分，质量标准需对其重点监控。③ 指标与研发工艺的关系，如某复方药物工艺同时涉及水提、醇提、提取挥发油方面内容，如果质量标准中仅选择水提部分成分控制水提路线，未控制醇提工艺路线和提取挥发油工艺路线，这样不仅不能对工艺路线的整体进行全面控制，甚至成为研发隐患[11]。

3.2 药理毒理研究方面需关注的问题

3.2.1 药效学 药效学试验包括主要药效学试验和次要药效学试验，其中主要药效学试验原来一般多采用2种模型或2种动物的思路，但对于主治以病证结合为主的中药复方制剂，需探索建立一种反映中医特色的病证结合的中药新药药效学研发模式。考虑到中药6.1.3类新药处方多来源于临床经验方或院内制剂，其包含着重要的人体有效性和安全性信息，若与人用历史处方、工艺相比较改变不大的情况下，可降低药效学要求；若与人用历史处方、工艺一致的情况下，可不进行药效学研究。另外，考虑到中药在临床上多以改善症状为主，有时次要药效学甚至比主要药效学模型更加重要。如对于类风湿关节炎中药新药研发，主要药效学动物模型可采用佐剂性关节炎模型或Ⅱ型胶原关节炎模型，还应结合受试物的功能主治及药物特点有针对性地设计次要药效学试验，如非特异性抗炎试验、镇痛试验、活血化瘀试验等，对主要用于改善类风湿关节炎症状的中药复方新药，这些次要药效学试验就显得更为重要[12]。

3.2.2 毒理学 近年来，随着中药不良反应报道的逐渐增多，特别是一些传统上认为是不含已知毒性药材中药复方制剂却引起严重不良反应（SAE）和急性死亡病例的报道[13]，使得中药复方的安全性问题备受关注。以往包括现行法规仅要求中药注射剂、有效成分和有效部位等中药新药毒理学试验在药物安全性评价中心进行，但新修订的《药品注册管理办法（征求意见稿）》中已要求包括中药新药复方制剂的毒理学研究必须在药物安全性评价中心进行。作者建议，为保护公众健康，要重视非临床安全性评价，抛弃"中药无毒"论，尽快实施中药新药复方制剂在具有GLP认证资质单位进行毒理试验，以加强中药新药研发过程的规范性。

长期毒性试验是非临床安全性评价的主要内容，我们需以临床为导向，建立一种具有中医药特色的毒理学研发模

中国新药注册与审评技术双年鉴（2016—2017）

式。目前存在的主要问题包括长期毒性试验周期设计和观察指标选择。因长期毒性试验研究具有周期长、耗资高、工作量大的特点，若因试验设计不合理而造成需重做，或进行了试验但却不能给临床提供更多的有用信息，这样既造成很大的人力物力的浪费，亦影响了申报进度。长期毒性试验周期应根据适应证特点及中医临床定位来确定。如用于治疗高脂血症中药新药，根据其疾病病理过程，临床可能会长期使用，一般需按最长给药周期设计长期毒性试验。

长期毒性试验作为药效学试验的放大和延伸，应结合药物组方以及适应证特点设计观察指标，特别需观察中药的潜在毒性。如定位于治疗绝经后骨质疏松的中药新药，组方中含植物雌激素类药物，这就要求除了观察一般性长期毒性试验指标外，还应增加观察性激素 6 项水平（血清雌二醇、孕酮、睾酮、泌乳素、促卵泡生成素、黄体生成素含量）以及血清钙、磷等生化指标，若药效学发现其对雌二醇有明显的升高作用，长期毒性试验还应密切关注受试物对子宫内膜的影响；又如治疗高脂血症的中药新药，长期毒性试验中除观察总胆固醇和三酰甘油以外，还应观察低密度脂蛋白、极低密度脂蛋白、高密度脂蛋白等指标[14]。

3.3 临床研究方面需关注的问题

2002 年版《中药新药临床研究指导原则》实施已 10 余年，随着现代医学的发展和中药新药临床研究水平的进步，已难以起到相应的指导作用，急需全面修订和完善[15]。为进一步指导、规范中药新药的临床研究，CFDA 于 2015 年 11 月 3 日颁布了《中药新药临床研究一般原则》及《中药新药治疗原发性骨质疏松症临床研究技术指导原则》、《中药新药治疗中风临床研究技术指导原则》、《中药新药治疗恶性肿瘤临床研究技术指导原则》3 个中药适应证临床指导原则。其中《中药新药临床研究一般原则》作为各适应证临床研究的总则，大幅度提高了中药临床试验的整体技术要求，主要表现在：强调体现中药新药临床优势与特点，要充分体现中药新药的临床价值；强调临床研究计划的制定，推进早期探索性试验，加强早期风险评估；详细阐述设计关键内容，以加载试验设计、剂量探索等作为中药新药临床试验常用的设计方法；有效性评价强调临床终点指标及临床价值的体现；完善和提高中药新药安全性评价要求；加强临床试验质量控制。此次修订最大的亮点是强调中药的临床价值，而中药的临床价值只有经过合理的临床定位，合理设计用法用量、疗程，合理选择对照药和疗效指标，才能很好地体现出来。以下就中药新药临床试验的关键技术问题，包括临床定位、试验设计方法、对照药选择、加载设计、疗程设计、剂量-效应关系研究、疗效指标选择、有效性评价、安全性指标设计、安全性评价、质量控制等进行阐述，以供现阶段进行中药新药临床试验时考虑和参考。

3.3.1 临床定位　临床定位是指新药在拟定目标适应证中

预期的治疗作用，该作用应具有公认的临床价值，即临床定位是临床试验设计的核心。如申报治疗骨质疏松症中药新药的临床定位，EMEA 和 FDA 均认为降低骨折发生率是其终点指标，升高骨量或延缓骨质继续丢失、改善骨代谢是阶段性指标，而临床上骨质疏松症多伴有腰酸背痛等症状，给患者带来较大的痛苦。症状的改善对于该适应证来说，是合理的治疗目的之一。考虑到中药治疗骨质疏松症新药临床定位既要突出中药新药的临床价值与特点，又要与国际接轨，故建议可选择以下 3 种临床定位：降低骨折发生率、减少骨丢失、减轻或缓解临床症状[16]。

3.3.2 试验设计方法　目前中药临床研究常用的试验设计方法包括安慰剂对照的优效性设计、阳性对照药的优效性设计、三臂对照试验以及阳性药对照的非劣效设计，但若采用阳性药对照的非劣效设计，则存在阳性药有效性的依据以及非劣效界值确定的依据问题。鉴于历史原因，有时我们很难提供对照药有效性的依据，所以选择这种试验设计方法需慎重考虑。

3.3.3 对照药选择　关于对照药物设立的基本原则，《中药注册管理补充规定》第十九条明确规定"临床试验需根据试验目的、科学合理性、可行性等原则选择对照药物，安慰剂的选择应符合伦理学要求，阳性对照药物的选择应有充分的临床证据"。若采用安慰剂对照，我们不仅可以了解药物的"绝对疗效"以及清晰地评价安全性，同时还可以检测试验本身的灵敏度；若采用阳性药对照，不仅有助于获得伦理学的批准，还可以获得中药新药与已上市公认有效药物的"相对"有效性和安全性；若采用安慰剂加阳性药双对照（即三臂试验设计），我们则既可以获得药物的绝对疗效，又可以进行与阳性药的疗效等方面的对比研究。如某中药新药胶囊制剂定位于治疗高尿酸血症，选择别嘌呤醇作为阳性对照药，主要疗效指标为各时间点血尿酸复常率，临床试验结果显示：给药 12 周对照组为 16%，试验组 8%。说明试验组不如阳性对照药疗效好，该试验也说明了安慰剂对照的重要性和必要性。

3.3.4 加载设计　加载设计是指在实验研究中所有受试者在接受标准疗法的基础上，对照组为标准疗法加用安慰剂，对照组为标准疗法加用试验药物的试验设计方法[17-19]。加载设计实际上是联合治疗设计的一种方法，在实际研究中得到的疗效是多种施加因素的结果，由于多种药物同时使用，容易受到混杂偏倚的影响，标准治疗本身公认度不高，或者疗效过高，出现"天花板"效应而导致无法鉴别药物的疗效，并且一旦出现罕见或不常见的不良反应时，往往无法确定是由哪种药物或 2 种药物共同造成的，受试者需要承担 2 种药物未知的混合作用的风险，解释有时显得较为复杂，因此会给中药新药的疗效确认和安全性评价带来困难，在应用于中药新药试验时应当慎重选择。

3.3.5 疗程设计 疗程需根据疾病发展规律、药物临床定位、临床试验目的以及既往临床用药经验来设定。若临床试验时疗程设计明显短于临床实际疗程，可能导致毒性暴露不全，这样上市后随着疗程增加就可能产生不良反应，如痔血胶囊Ⅱ、Ⅲ期临床试验疗程设计为 7 d，但本品上市后，国家不良反应中心陆续收到涉及痔血胶囊的药品不良反应报告，不良反应表现以肝损害为主，后经研究发现该药造成肝损害主要原因之一是由于患者连续用药超过 7 d 所致。另外，若临床试验疗程设计过短，也可造成临床疗效无法体现。如用于治疗慢性盆腔炎的某中药新药胶囊剂，其Ⅲ期临床试验疗程设计为 4 周，主要疗效指标为疾病综合疗效愈显率，结果发现试验组疗效为 35.27%，对照组妇科千金片也仅为 33.31%。我们知道慢性盆腔炎常迁延难愈、反复发作，若疗程增加为 2~3 个月经周期（经期不用药），也许试验组疗效会明显优于对照组。

3.3.6 剂量-效应关系研究 中药复方制剂与中药有效成分和有效部位制剂一样，一般也需要进行剂量-效应关系研究。中药有效成分、有效部位的制剂通常设置多个剂量组，通过试验获得剂量-效应曲线，以证明剂量-效应关系，而中药复方制剂除安慰剂组以外至少也应设计 2~3 个剂量组用于量效关系的探索，从而对新药给药剂量的确定提供客观、准确的依据。

3.3.7 疗效指标选择 疗效指标包括主要疗效指标和次要疗效指标。其中选择主要疗效指标时需要注意：主要疗效指标不能随意确定，应该与药物拟定的目标适应证、临床定位和临床试验目的相一致；主要疗效指标不宜太多，通常只有一个既往临床用药经验；主要疗效指标应具有较好的效度和信度并被广泛采用、容易理解；主要疗效指标应该符合当前国内外相应适应证领域的共识。疗效指标可以是直接测量结果，更多的是在直接测量结果基础上转化而来的、特定的评价指标，如某一适应证的评价量表，以治疗前后的减分值为主要疗效指标，而以 50% 的减分率为次要疗效指标。

3.3.8 有效性评价 为了可直观地比较临床疗效，有时把连续的计量疗效观测指标转化为分类指标，常见的是根据某一标准（截断点）转化成二分类，如"有效"、"无效" 2 类。但一般不主张将定量指标简单地转化为多分类等级指标，因为这种转化缺乏足够科学性的基础，更不能事后将指标随意划分截断点（如计算痊愈率、愈显率、有效率、总有效率等）进行组间比较，以免导致 I 类错误率无法控制。如治疗中风的中药新药一般以改良 Rankin 量表（mRS）、巴氏指数（BI）为主要疗效评价指标，可根据其反映的活动、功能改善水平确定一个界值，以此界值为分界，按试验结束时的记分对患者进行二分法归类，按二分类资料进行统计比较分析，即 BI 评价终点可设计为，发病后 3~6 个月，评分为 100~95 分为临床完全恢复或基本完全恢复，临床结局良好，而评分 < 95 分为临床结局不良，

比较治疗组和对照组临床结局良好的比例，方可对药物疗效进行良好评价。

3.3.9 临床安全性 近年来，随着中药不良反应报道的逐渐增多，特别是一些传统上认为是无毒药材却引起严重不良反应（SAE）和急性死亡病例的报道，使得中药的安全性问题备受关注，如国家药品不良反应中心通报的出现肝损害的壮骨关节丸、痔血胶囊、克银丸、仙灵骨葆口服制剂，以及出现致死病例的"仙牛健骨颗粒事件"[20] 等。基于上述情况，CFDA 在《中药新药临床研究一般原则》中对临床安全性研究提出了新的要求，主要包括：① 修订了心、肝、肾功能安全性检测指标相关要求。② 关注无生命威胁条件下长期治疗药物的安全性问题，要求临床试验中应尽可能增加暴露时间。③ 加强安全性研究的质量控制。④ 强化研究过程中的风险评估。

对于临床研究安全性指标的设计，必须观察的指标包括所有发生的不良反应（包括症状、体征等）、一般体格检查（身高、体重、体温、血压、心率、脉搏等）、重要体征检查（如神经系统等其他特殊的临床检查）、实验室检查（血常规检、心脏功能、肝功能、肾功能）。这里需要特殊强调的是对肝脏和肾脏功能指标的检测，其中肝功能包括 ALT，AST，TBIL，AKP，r-GT，如壮骨关节丸引起的肝损伤主要为胆汁瘀积型，在这种情况下，中药新药若肝功能仅观察 ALT 和 AST，则难以发现胆汁瘀积型肝损伤；而肾功能包括尿常规及尿沉渣镜检、尿蛋白（微量白蛋白尿，即刻尿白蛋白与尿肌酐的比值）、肾小球功能（Scr 和/或 eGFR）、肾小管功能（尿 NAG 酶），实际上是增加了肾脏的早期敏感指标，如某药临床前长期毒性试验提示对肌酐和尿素氮均有一定影响时，在目前临床试验条件下即可反映出早期肾损害。另外，对于临床研究安全性观察时点设计，规定对于长疗程用药（疗程大于或等于 6 个月）常规安全性检测间隔时间 ≤3 个月，以便及时发现药物不良反应的情况。如治疗骨质疏松症的仙牛健骨颗粒事件，拟定疗程 6 个月，治疗前后仅观察 1 次安全性指标，未设计中期检查，导致出现了严重的肝损害、甚至死亡病例[20]。

若实验室检测指标出现异常，应进行复查及随访。考虑到及时、完整、规范地记录合并治疗，有助于不良事件与药物因果关系的判断，故有合并治疗的应规范记录。

中药新药的安全性大小不能只看不良反应发生率，还要看不良反应发生所造成的严重程度，只有如此才能对新药临床安全性进行客观评价。如年销售几十亿的已上市某胶囊在近几年的不良反应报道中发现数例肝功能 ALT 达 1 000 IU·L^{-1} 以上，申报单位认为不良反应发生率低，安全性较好，其实是错误的。

3.3.10 质量控制 中药新药临床研究质量控制是药品评价安全性和有效性的基础。鉴于此，2015 年 7 月 CFDA 发布

了《关于开展药物临床试验数据自查核查工作的公告》，对 1 622 个已申报生产或进口的待审药品注册申请开展药物临床试验数据核查，CFDA 用"最严谨的标准、最严格的监管、最严厉的处罚、最严肃的问责"4 个最严作为此次自查核查的要求。核查发现，中药新药临床试验数据存在的主要问题有原始记录缺失、违背方案合并用药、隐瞒弃用试验数据、修改调换试验数据、不良事件记录不完整等。关于实验室指标的质量控制，建议在中心实验室进行各项实验室指标的检测；如有合并用药，应及时、完整、规范地记录，以评估其对有效性和安全性的影响；关于主观症状评价或量表应用的质量控制，建议在临床试验开展前对评价者进行一致性的培训和考核。

4 小结

2016 年 CFDA 新发布了《药物研发与技术审评沟通交流管理办法（试行）》，鼓励申请人针对药物研发过程中，就现行药物研发与评价指南不能涵盖的关键技术等问题，与国家食品药品监督管理总局药品审评中心直接进行沟通交流，这项举措进一步表明了 CFDA 开放、透明的工作作风以及对于鼓励药物创新的态度。新药开发者也应当深入了解新药审评理念及相关的技术要求，制定良好的新药研发策略，减少研发风险，确保研发工作的顺利进行，从而研发出传承祖国医学精髓、造福全人类的良药，最终实现中医药现代化的宏伟目标。

参 考 文 献

[1] 国家食品药品监督管理总局 . 总局发布 2015 年度药品审评报告 [EB/OL] . （2016 - 03 - 04）. http：//www.cfda.gov.cn/WS01/CL0050/146101.html.

[2] 周刚，王停，何燕萍 . 中药新药研发中药材研究需关注的问题 [J] . 中国新药杂志，2014，39（16）：3192 - 3195.

[3] 周娟娟，潘金火 . 关木通研究进展 [J] . 医药导报，2009，28（5）：620 - 622.

[4] 张伯礼，马红梅 . 关木通肾脏毒性研究及对策 [J] . 中国药物警戒，2004，1（2）：24 - 27.

[5] 张艳平 . 探析中药药理的相关影响因素 [J] . 中国实用医药，2014，9（24）：272 - 273.

[6] 王秀坤，赵雍，梁爱华，等 . 不同产地千里光急性毒性实验研究 [J] . 药物不良反应杂志，2008，10（2）：81 - 85.

[7] 周刚，王停 . 关注中药新药研发中潜在的安全性问题 [J] . 中国新药杂志，2014，23（14）：1611 - 1614.

[8] 国家食品药品监督管理局 . 关注痔血胶囊引起的肝损害 [EB/OL] . （2008 - 10 - 04）. http：//www.sfda.gov.cn/WS01/CL0078/33571.html.

[9] 李品，王停，彭莉，等 . 痔血胶囊水提物和醇提物对大鼠肝毒性的影响 [J] . 中国实验方剂学杂志，2017，23（8）：98 - 103.

[10] 王停，周刚 . 风湿、骨科、外科含毒性药材中药新药研制中需关注的问题 [J] . 中国中药杂志，2012，37（17）：2653 - 2655.

[11] 周刚，何燕萍 . 中药复方新药研发中质量标准研究需关注的问题 [J] . 中国新药杂志，2014，39（17）：3389 - 3391.

[12] 王停，韩玲，荆鲁 . 类风湿性关节炎中药新药临床前的药效学评价 [J] . 中国新药杂志，2006，31（16）：1386 - 1387.

[13] 彭莉，张林，李品，等 . 潜在毒性中药探讨 [J] . 中国实验方剂学杂志，2017，23（2）：227 - 234.

[14] 王停，韩玲，朱家谷，等 . 中药新药申报资料中长期毒性试验需关注的问题 [J] . 中国新药杂志，2012，21（13）：1457 - 1458.

[15] 王停，荆鲁，周刚 . 关于中药新药治疗骨关节炎临床试验关键技术问题的思考 [J] . 中国新药杂志，2013，22（14）：1625 - 1626.

[16] 王停 . 关于中药新药治疗原发性骨质疏松症临床试验关键技术问题的思考 [J] . 中国新药杂志，2012，21（18）：2126 - 2127.

[17] 杜卓，李钟，韩彬，等 . 《中药新药研究与开发》课程教学方法初探 [J] . 今日药学，2014，24（6）：462 - 463.

[18] 江鑫，孙蓉，媚方军，等 . 糖尿病 1 号中药验方的临床作用机制研究 [J] . 中国现代应用药学，2016，33（11）：1452 - 1456.

[19] 梁伟雄 . 中药临床研究应用加载设计常见问题及注意事项 [J] . 中国临床药理学与治疗学，2014，19（1）：96 - 100.

[20] 王停，董润生 . 一起中药临床试验严重不良事件带给我们的思考 [J] . 中国新药杂志，2008，17（14）：1185 - 1187.

试谈中药新药质量标准制定的整体思路

张永文

（国家食品药品监督管理总局药品审评中心，北京 100038）

摘　要　中药质量标准是中药质量控制的核心文件。本文从中药新药研究与评价的角度，对既有的中药质量标准拟定模式和质量控制的思路进行了探讨。全面分析了中药质量控制研究所面临的挑战，基于中药质量标准控制体系的创新思路和观点，从战略角度提出应从整体思路上调整中药新药质量标准的拟定模式和方法，已期对中药质量控制和评价乃至中药行业的发展和监管起到有益的促进作用。

中国新药注册与审评技术双年鉴（2016—2017）

2017 年 7 月 1 日，我国第一部《中医药法》正式实施，中医药的发展必将迎来新的阶段。近几十年来，随着中药现代化的思路和现代中成药工业的进步，现代中药质量标准在中药质量控制中起到了越来越重要的作用。然而，就中药质量标准控制体系本身而言，现在的中药质量标准水平远远不能满足系统控制的要求，即业内仍然存在"中药质量标准无法控制中药质量"的质疑。关于中药本身的质量标准的要求问题，不少研究者做了很多有益的探索，提出了不少加强中药质量控制的新方法和思路[1-2]，基本上都是基于组分控制的思路，即在含量测定方面下足了功夫。中药新药质量标准的研究和拟定的内容与实际质量控制要求不符的矛盾仍然十分突出。

中药质量控制研究是中药现代研究的重要组成部分，中药新药的质量控制必须体现其过程控制重要性的特点，质量标准仅体现了这个过程控制的一部分内容。在这一点上，中药与天然药物也存在一定的差别[3]。本文从中药新药研究与评价的角度，对既有的中药质量标准拟定模式和内容进行了分析，并对中药质量标准中的各项内容对质量控制的作用和意义作了一定的探讨。在制定中药新药质量标准时，应从中药质量标准控制体系的整体上考虑多种因素对质量的影响，调整现行的中药新药质量标准思路的拟定方式，使之更能体现中药的特点和符合中药的实际生产情况，发挥中药质量标准在中药生产过程中对质量控制的关键作用，为促进行业发展提供有益的参考和帮助。

1 现行中药质量标准的拟定模式与内容

1.1 中药质量标准的内容

中药质量标准的内容是在不断的发展过程中进行提高和完善的。现行的中药成方制剂质量标准的内容包括以下方面的项目：名称（中文名称及汉语拼音）、处方（以 1 000 个制剂单位（g 或 mL）衡量各药味的量）、制法、性状、鉴别（显微鉴别、理化鉴别、薄层色谱鉴别和其他方法鉴别）、检查（与制剂通则相关的各项检查）、特殊检查（浸出物、指纹图谱、特定物质检查等）、含量测定、功能主治、用法用量、规格、注意事项、贮藏等正文内容，另外有的质量标准包含附件内容（如关于药材、原料药的制法或炮制等）。

与化学药物质量标准的内容设置规范相比，中药成方制剂（中成药）的质量标准的特点是有明确的制法（工艺过程的描述）、功能主治、用法用量等项目。一般鉴别项目的内容较多，但经常不能覆盖全部的组方药味的鉴别；检查项目内容比较简单，多数均为按照中国药典制剂通则的检查内容进行检查。含量测定项内容一般为整个处方中药味之一所含有的指标性成分的含量测定，其限度基本上处于千分级或万分级甚至更低的水平。对制剂规格的制定规范一般用制剂的重量、装量规定[4]。

1.2 中药质量标准的内容与质量控制的相关性

中国药典从 1977 年版开始将中药与化学药物分列为一部和二部，中药成方制剂的质量标准模式基本上固定下来。在其后各版中国药典中，中药成方制剂的质量标准在不断提高，中国药典 2015 年版收载的中药成方制剂不但在标准数量上持续增加，在质量标准的鉴别和含量测定等项目上也普遍进行了提高。中药质量标准中各种项目按照功能可分为 3 类：一类是与生产和使用过程控制密切相关的项目：处方、制法、贮藏等；第二类为与终点控制相关的项目：性状、鉴别、检查、特殊检查、含量测定、规格等；第三类为与医学方面内容相关的项目：功能主治、用法用量、注意事项等。一般的药品检验均为按照第二类项目进行的药品检验，是质量标准中必须规定的项目。第三类项目基本上与质量控制无关，在质量标准中规定医学方面的内容以及临床应用方面的内容也是现行中药质量标准规范的特点之一，这一特点与化学药物质量标准的制定规范有明显区别。

既有中成药质量标准拟定的模式中，第一类项目中包括的处方和制法均被严格限制了其制定方式，质量标准中的处方和制法均是固定的描述方式，几乎没有任何变量，生产规范也必须与质量标准的处方和制法严格一致。这种方式不包含临床上针对不同病情使处方药味用量加减的可能性，也不包含因药材或饮片质量差异而允许处方和制法在一定变量范围内进行调整的可能性。因此，对第一类项目内容的规定方式，基本不能针对药材的变化和工艺本身的系统因素造成提取率或得膏量的变化进行的过程调整，这种模式控制在生产工艺上控制质量波动的难度较大。现行的质量标准拟定模式，中药的质量标准制定、质量控制研究的重点均放在第二类项目上不能真正体现中药质量控制的特点。新的中药质量标准控制体系要求中药质量标准拟定模式是将中药组分看成一个整体来控制其质量，而不是基于中药"有效成分"控制的思路。

1.3 各检测项目的关联性分析

中药成方制剂中检测项目（性状、鉴别、检查、特殊检查、含量测定、规格）检测的结果是制剂质量的直接反映。反之，大多数中成药按其质量标准检验的各项检测结果即使在质量标准规定的范围内，也难以直接反映药品质量的优劣。各检测项目的内容设置（如检测指标）及其适用范围，与药材、工艺、有效性、安全性也有密切的关联性。在制定质量标准过程中合理地选择这些指标并使之在质量控制过程中发挥对"药用物质"的控制作用，则是一个不小的挑战。随着新技术、新方法的出现，为中药复方质量控制的研究发展带来了新的思路，中药复方制剂质量控制在今后相当长一段时间内，将仍以目前的方式为主，逐步向药效物质基础控制的模式转变[5]。

在进行中药新药研究时，一般都认识到处方和工艺对质量标准和质量控制的重要性。现行的质量标准拟定思路基本上是"稳定"的概念，即建议用质量稳定的药材投料，以及采取固定药材产地、采收期等措施；对多个工艺路线的复方中药制剂分别建立质控指标；对含明确毒性成分的中药，在质量标准中建立毒性成分的质控方法等[6]。有的中药处方含有有毒药材，一般是经过炮制的饮片。许多有毒中药炮制的目的在于减毒增效，但是中药炮制一直缺少严格的质量标准；同一种药材受各种因素的影响质量差异亦较大，因此严格控制药源的炮制程度以及炮制这一环节就显得尤为重要，制法中应关注药材炮制带来的安全性影响[7]。

现行质量标准拟定模式中，各检测项目尚不能体现与药材和炮制过程的关联性。而在新药质量评价中，即使要考虑药材的质量、前处理和炮制过程对药品质量的影响而需要进行控制，也无法通过质量标准的来体现这种影响药品质量的工艺过程。另外，在中药的稳定性研究中，理论上是依据其质量标准进行检验，以判断在稳定性试验过程中的药品的变化[8]；但是中药质量标准中的各检测项目与中药的稳定性的关联性较低，很难依据其质量标准的检验结果来判断药品稳定性的真实情况。

2 中药质量标准处方、制法内容规定模式的探讨

2.1 处方

已有的中药成方制剂的处方制定模式分以下几种方式：① 全部为固体饮片，大多数中药复方均为这种形式。② 固体饮片 + 液体药味（如油类）。③ 固体饮片 + 提取物或单一成分。④ 单方或复方全部为提取物（如"茵栀黄"各种制剂[9]）。无论中药的成方制剂的处方属于哪一种形式，无一例外的其处方量均为固定量，前 3 种的处方拟定模式未考虑药材或提取物的质量变化对制剂的药用物质带来的巨大影响；第 4 种方式可以避免上述问题，实例也比较少见。其标准中规定的各提取物的制法中，均不规定明确或固定的处方量，即不规定由多少原药材制成多少量的提取物。

在处方拟定模式上，日本汉方药和我国香港地区对处方的规定模式与我国有一定的区别。日本汉方药的质量标

准拟定模式中，允许对部分或全部药味的处方量有一定的变化范围，用"配伍"一词来表示这种变化范围[10-11]。另外，我国香港特区对中成药的处方也不严格固定处方量，各药味在处方中的用量分别以百分占比表示。这 2 种处方设定的模式实际上均允许各药味或部分药味相对有一个幅度不大的调配变化范围。在处方上允许部分药味或全部药味的处方量上有一定的小幅调整范围，大大缩小了因为药材或原料药质量变化导致的制剂过程中的系统性质量偏差，可能会更容易生产出质量一致和稳定的产品，也更有利于生产操作。对于多味药材组成的复方制剂标准的处方拟定，若使其部分药味的处方量有一定的变化范围，即在质量标准拟定规范上允许研究者和生产者有一定的"勾兑"药材的浮动调节空间，但这种处方量上的调整一定是有限度的，使得因药材质量差异导致的整个处方提取率的影响减至最小。

另外，采用提取物组方的方式，从概念上接近于"组分中药"的理念，不失为一种合理的处方拟定模式。组分中药应为各种提取物（单味或多味药味的提取物）的组方，而不是各"有效成分"或"有效部位"的组方。虽然在新药研究过程中，这种组方方式尚难以突破目前对处方的评价模式，申报成功的例子还比较鲜见。但是由于其合理性所在且中药复方制剂的处方以提取物（浸膏）固定量或比例投料具有稳定性好的特点，与现行的质量标准拟定思路也是一致的，应成为中药组方的重要方式之一。

2.2 制法

质量标准是药品生产监管的重要文件之一，中药成方制剂质量标准中的制法描述拟定的方式有利于药品生产的直观性监管；中成药质量标准有别于化学药质量标准的一个重要特征就是，在质量标准中规定了详尽的制法。在现行的中药新药质量标准的制法描述规范中，一般倾向于将各工艺过程、工艺参数和辅料用量及种类以详尽的方式列出。现今对中成药质量标准中的制法拟定模式还有越来越详细、越来越严格的倾向。中药质量控制的特点是对原药材、制备过程的控制非常重要，但是中药生产过程的实际情况需要在药材和工艺上有一定的变化空间。若对各种条件实施理论上的固化，可能不利于药品的实际生产甚至出现按照质量标准规定的制法无法生产的现象。在生产上对处方（量）和工艺过程的固化，可能更容易造成产品批间的质量不一致性。

从中成药质量标准制定的整体思路上考虑，这种规定模式在制剂质量标准的制法描述规范上，中国药典中采用的模式值得借鉴和参考。原卫生部版药品标准《中药成方制剂》和各版中国药典的中药成方制剂标准中的制法项，对提取过程如加水量等参数一般不明确规定，有的提取时间（甚至提取次数）也不过于明确规定；有的浸膏甚至可

以采用不同溶媒的提取的方式，如刺五加浸膏[12]；对脱脂、提取挥发油、酶解、乙醇沉淀、大孔吸附树脂处理等工艺过程，也是采用相对模糊的参数规定模式，即允许企业在制法上根据实际情况对提取和纯化过程进行一定变量范围内的调整。

从中药生产的过程和中药本身的性质来看，决定中药复方制剂质量的重要因素是"浸膏"量。由于中药的"有效成分"或"有效组分"难以确定，难以通过处方和工艺来进行控制，通过工艺调整来保证"浸膏"量或提取率的稳定，或为保证中药成方制剂产品质量稳定的有效方式之一。另外，根据现行的《药品注册管理办法》[13]框架下的《中药工艺变更研究指导原则》[14]、《中药改剂型研究指导原则》[15]等相关规定，对中药工艺和剂型方面的改变相关的技术要求仍然十分严格，相应要求的改变需要一个较长的认识过程。在进行中药新药质量标准研究时，应关注中药本身的特点，对中药的处方（包括药材及炮制）、制法、辅料和剂型对制剂的影响进行综合评价，进一步探讨更适合中药特点的制法规定模式。

3 检测项目的增加或方法改进有助于提高质控水平

3.1 浸膏量的测定（浸出物检查）

中药（提取）工艺后的制剂中，一般很少多数情况是提取、纯化、浓缩提取物制成"提取物"后再继续制成制剂，因此，在制法中统一要求以"浸膏量"来控制中间过程难度很大。对于固体制剂的质量标准检查项目，检查项目中的特征图谱、指纹图谱、浸出物、总固体等检查项目均可能与有效性和稳定性相关[16]。由于受药材、工艺的影响，复方制剂的指纹图谱建立和测定方面均有不少困难，目前在中药新药质量标准中全面要求建立特征图谱或指纹图谱控制的可能性较小。在制剂中建立"浸膏量"、"含膏量"或"总固体"的检查内容对质量控制的则有相对重要的作用和意义，测定结果甚至可以直接与药品有效性和稳定性相关联。

在成方制剂的标准中，建议针对处方和工艺特点建立浸出物检查项目，或含膏量（或总固体）的检查项目。浸膏量的测定方法（含膏量或浸出物的检查）可在制定质量标准的研究过程中，根据制剂处方、工艺的特点，参照中国药典中的方法研究建立其适用的浸膏或含膏量的控制内容。

3.2 特征图谱或指纹图谱

对于中药复方来说，指纹图谱的控制对质量控制的作用受到的影响因素较多。有学者提出一种"谱效整合指纹谱"的中药质量评价模式，采用多种活性评价方法或指标整合数据后所体现的中药的疗效[17]。其理念也是基于指纹图谱能够反映药物质量的关联性，是在实现对中药质量的

准确控制的基础上的概念。在现有分析技术条件下，中药复方制剂的内在质量还无法用指纹图谱表达，其"有效成分"的不确定性可能会难以发挥指纹图谱对药品质量稳定性的控制作用。

目前，指纹图谱或特征图谱的检查方法，多用于药材质量的对比或注射剂批次间的质量控制。对于特征图谱或指纹图谱的研究应从质量控制研究的整体思路上考虑，由处方、工艺决定的稳定的物质基础，是研究建立指纹图谱控制的前提。在复方中成药质量标准中引入可靠的指纹图谱检查方法尚处于概念设计阶段，不一定是切合实际的检查方法。因此，对于在中药复方质量标准中，研究建立特征图谱或指纹图谱检查测定方法，其方法适用性是非常重要的。

3.3 含量测定

中药含量测定方法和内容是中药质量可控性的重要标准。现行大多数中药成方制剂中的含测指标是选择易得、易测的指标进行含量测定控制，指标的选择及其限度的象征性意义大于质控实际意义。因此，新药的质量标准研究中，加强对含量测定指标的代表性和方法的专属性研究，对质控水平的提高意义重大。

中药复方的质量标准含量测定项目中，含量测定的方式具有多样性的特点，多组分（多指标）测定的代表性应高于单一成分的含量测定。在新药质量标准研究中，建议以化学成分（群）为中心的中药质量控制研究的思路，亦即采取指纹图谱技术与多指标成分定量分析相结合来探索建立多指标成分含量测定的方法，以达到多指标全面控制中药质量的目的[18]。

近年来对适合中药特点的质量评价模式——一测多评法（QAMS）的探索，是质量标准研究中有实际意义的方法之一[19-20]。QAMS分析方法通过测定一个对照品易得的成分实现中药多成分定量，利用一个对照品同步测定多组分的分析方法，并在中药材、中药饮片及中药复方制剂的质量控制中成功应用。还有学者研究建立"内标"多控法中药复方质量评价模式，即选取一种对照品制剂中各成分的参照"内标"，测定各成分相对于内标成分的校正因子，利用校正因子和对照品来测定制剂中多种成分的含量以可用于中药复方多成分质量控制[21]。这种"内标"多控法也应属于QAMS方法范畴，适合中药的多指标质量控制和评价模式，有望成为中药质量控制的未来发展趋势[22-23]。

含量测定方法具有多样性的特点，还有学者提出应明确量化中药组分间及组分内部各成分的配比结构关系、设定中药组分间及成分间比例最优可控范围窗的新思想[24]，强调在中药物质基础研究的过程中就应该深入到中药多组分及多成分微观量比结构的研究[25]。可以预想，在将来的中药质量标准的含量测定项目上，将越来越倾向于"多组

中国新药注册与审评技术双年鉴（2016—2017）

分"或"总组分"量的控制，体现中药质量标准的整体性和系统性，从而发挥含量测定在中药质量控制中的重要作用。

4 结语

中药的质量控制有其完整和独特的质量标准控制体系，现行的质量标准拟定模式有一定的墨守成规的因素，与中药质量控制的实际和中药本身的特点有一定的偏离。目前中药质量控制研究仍然面临众多的挑战，建立完善的中药新药质量标准控制体系具有十分重要的意义。

本文中的不少观点均是结合了药品技术审评实际和我国中药标准研究及应用现状而作出的分析。在一定范围内综合中药质量标准本身的特点和监管法规要求方面的各种因素，探讨中药质量标准控制体系中存在的实际问题及解决思路和方法，以供业内同行讨论或参考，更期待为促进中药研发和行业发展提供有益的帮助和支持。

参 考 文 献

[1] 刘荣霞，叶敏，果德安．中药质量控制研究的思路与方法 [J]．中国天然药物，2006，4（5）：332-337．

[2] 陶燕蓉，陈曦．中药质量评价技术的国内外研究现状及分析 [J]．中药与临床，2011，2（2）：59-61．

[3] 张永文．关于中药、天然药物概念与范畴的思考 [J]．世界科学技术-中医药现代化，2011，13（5）：925-928．

[4] 吴承云，郑清明，周亚莉，等．试论中药制剂规格标示的合理性及规范性 [J]．中国药事，2012，26（1）：47-49．

[5] 杨胜，张定堃，苏柘僮，等．中药复方制剂质量控制的研究 [J]．中国医药生物技术，2010，15（5）：387-391．

[6] 周跃华．浅谈中药新药质量标准研究的特点及常见问题 [J]．中国中医药信息杂志，2008，15（9）：1-3．

[7] 黄益群，龚千锋，余香．浅谈几种常见中药的毒性与炮制的关系 [J]．江西中医学院学报，2010，22（3）：44-46．

[8] 国家食品药品监督管理局．中药、天然药物稳定性研究技术指导原则 [S]．2008．

[9] 国家药典委员会．中华人民共和国药典 [S]．2015年版．一部．北京：中国医药科技出版社，2015：1146．

[10] 杨瑾，加茂智嗣，能濑爱加．汉方药在日本的发展现状 [J]．中草药，2016，47（15）：2771-2774．

[11] 日本厚生劳动省医药食品局．一般用汉方制剂承认基准 [S]．2012．

[12] 国家药典委员会．中华人民共和国药典 [S]．2015年版．一部．北京：中国医药科技出版社，2015：407．

[13] 国家食品药品监督管理局．药品注册管理办法 [S]．2007．

[14] 国家食品药品监督管理局．已上市中药变更研究技术指导原则（一）[S]．2011．

[15] 国家食品药品监督管理局．中药、天然药物改变剂型研究技术指导原则 [S]．2014．

[16] 辛敏通，李铮，郭洪祝，等．对中药质量标准研究现状和发展的思考 [J]．中国新药杂志，2012，21（7）：710-713．

[17] 戚进，余伯阳．中药质量评价新模式——"谱效整合指纹谱"研究进展 [J]．中国天然药物，2010，8（3）：171-176．

[18] 郝旭亮，张永文．中药质量标准中建立多指标含量测定的必要性浅析 [J]．中国执业药师，2009，（9）：31-33．

[19] 高慧敏，宋宗华，王智民，等．适合中药特点的质量评价模式——QAMS研究概述 [J]．中国中药杂志，2012，37（4）：405-416．

[20] 王胜男，华愉教，邹立思，等．QTRAP-UPLC-MS/MS同时测定玄参不同产地及商品药材中10种核苷类成分的含量 [J]．中国新药杂志，2016，25（2）：232-237．

[21] 王跃生，饶毅，魏惠珍，等．HPLC-"内标"多控法测定四逆散中芍药苷、柚皮苷、橙皮苷、甘草酸和新橙皮苷 [J]．中草药，2008，39（9）：1316-1319．

[22] 邹桂欣，尤献民，张颖，等．一测多评法在冠脉康胶囊多种成分检测中的应用研究 [J]．中国中药杂志，2008，33（15）：1828-1831．

[23] 陆兔林，石上梅，蔡宝昌，等．基于一测多评的中药多成分定量研究进展 [J]．中草药，2012，43（12）：2525-2529．

[24] 刘丹，贾晓斌，郁丹红．基于组分构成理论的中药质量控制新思路 [J]．中国中药杂志，2012，37（6）：865-870．

[25] 张永文．中药多糖成分的质控及评价要点 [J]．中国新药杂志，2015，24（3）：260-263．

中国新药注册与审评技术双年鉴（2016—2017）

关于中成药说明书成分项表述的思考

韩 炜，周跃华

（国家食品药品监督管理总局药品审评中心，北京 100038）

摘 要 目前，中成药说明书中缺少处方药味的剂量信息，给医生及患者用药带来不便。本文建议在中成药说明书【处方】项明确中成药处方药味的用量，以利于指导医患合理用药，保护患者知情权。结合中成药国家标准的不同情况，对6种可能的处方的表述形式进行了探讨。

1 概述

药品说明书是国家药品管理部门批准的法律性文件，是指导医务工作者和患者临床用药的依据。说明书的规范程度与临床用药的安全有效密切相关。2006年3月，国家食品药品监督管理总局（下称国家局）颁布药品说明书和标签管理规定（24号令）[1]，该规定对提高药品说明书撰写的规范性、科学性起到了积极的作用。该规定第十一条规定：药品说明书应当列出全部活性成分或者组方中的全部中药药味。注射剂和非处方药还应当列出所用的全部辅料名称。同年10月，国家局颁布了"关于印发非处方药说明书规范细则的通知"[2]，该通知的附件2"中成药非处方药说明书规范细则"中规定，说明书【成分】项，除《中药品种保护条例》第十三条规定的情形外，必须列出全部处方组成和辅料，处方所含成分及药味排序应与药品标准一致。处方中所列药味其本身为多种药材制成的饮片，且该饮片为国家药品标准收载的，只需写出该饮片名称。

药用说明书中药物成分及其剂量是临床用药的重要信息。但是，目前中药复方制剂说明书中未明确处方药味的剂量，给临床用药带来不便。本品就中成药说明书【成分】项的表述与同行探讨，供参考。

2 现状及存在问题

目前，中药复方制剂说明书中未能在【规格】或【成分】等项目中明确每日用药相当的饮片量的信息。

2.1 说明书的【成分】项的项目名称与实际标示的内容不符

"成分"顾名思义，应标示药品所含化学成分的种类等信息。对于化学药及中药有效成分、有效部位而言，可以在【成分】项中明确所含成分（或大类成分）的种类。但是，中药复方制剂中所含成分的种类较多，且结构大多不明确，无法在【成分】项标明所含成分的种类。目前，中药复方制剂的【成分】项仅标明处方中的饮片等名称，而不是所含化学成分，与【成分】的项目名称不符。

2.2 说明书【成分】项未标明处方中饮片的剂量，给医患用药带来不便

对于医患而言，制剂中所含药物量的信息是指导用药的重要内容。化学药或中药有效成分、有效部位制剂的说明书【规格】项一般可以明确所含成分（或大类成分）的标示量。如黄杨宁片[3]说明书的【规格】为：每片含环维黄杨星D 1 mg。但是，中药复方制剂说明书的【规格】项大多不标明处方饮片的剂量。如复方丹参片[4]说明书的【成分】为：丹参、三七、冰片。【规格】每片重0.5 g。医患

从药品说明书中无法了解每日所用中成药的处方饮片剂量。

2.3 说明书【成分】项不标明处方中毒性药材的剂量，不利于指导安全用药

尤其是处方含《医疗用毒性药品管理办法》[5]收载的28种毒性药材或法定药材标准中毒性分级为大毒、有毒药材时，不明确毒性药材的准确剂量，给安全用药带来隐患。

2.4 说明书【成分】项不明确处方饮片剂量，不利于保护患者的知情权

《消费者权益保护法》第八条第一款规定，消费者享有知悉其购买、使用的商品或者接受的服务的真实情况的权利。患者作为药品的消费者，应该享有了解其购买、使用的药品所含成分及含量的权利。如中成药处方中含贵重药材，但不在说明书中体现其剂量信息，患者就无法估算药物可能的成本，难以察觉此类药物中价格虚高的现象。此外，在面对相同名称不同剂型、规格、品牌的药品时，不了解药物处方剂量信息，将难以确认其相互间的剂量关系，难以判断价格的相对高低。

3 关于【成分】项表述的建议

3.1 建议修订【成分】项名称

建议将中药复方制剂说明书的【成分】项的名称改为【处方】，使内容与项目名称保持一致。中药有效成分及有效部位制剂仍可保留【成分】项。

3.2 建议【处方】项下标明中药复方制剂处方药味的剂量

由于中药复方制剂的处方、制法、制成总量、用法用量、规格等情况比较复杂，可根据品种的具体情况，从以下方式中选择合适的处方剂量表述方式。

3.2.1 【处方】项按每日给药量列出处方饮片用量

即根据用法用量、制成总量、规格等计算出每日给药量相当的处方饮片剂量。适用于制成总量明确，且每日给药剂量固定的中药复方制剂。如三七伤药片[6]的【处方】可标示为：三七0.47 g、制草乌0.47 g、雪上一枝蒿0.21 g、冰片9.45 mg、骨碎补4.43 g、红花1.42 g、接骨木7.09 g、赤芍0.79 g（按每日给药剂量计）。此外，中药蜜丸等特殊剂型，在制剂成型时所用辅料量有一个范围，此时，可按辅料平均用量对处方剂量进行估算。如，六味地黄丸（小蜜丸）[7]的【制法】为："以上六味，粉碎成细粉，过筛，混匀。每100 g粉末加炼蜜80～110 g制成小蜜丸，即得"。可以按每100 g粉末平均加95 g炼蜜计。六味地黄丸的用法用量为9 g，一日2次。故其【处方】可标示为：熟地黄2.95 g、

中国新药注册与审评技术双年鉴（2016—2017）

酒萸肉 1.48 g、牡丹皮 1.11 g、山药 1.48 g、茯苓 1.11 g、泽泻 1.11 g（按每日给药剂量计）。这样的处方剂量表达方式接近于临床用汤剂处方的剂量形式，便于医生根据临床处方用药经验调整中成药的给药剂量。

3.2.2 【处方】项按每次给药量列出处方饮片用量 即根据用法用量、制成总量、规格等计算出每次给药量相当的处方饮片剂量。适用于制成总量明确，但每日给药次数有一个范围的中药复方制剂。如牛黄解毒片[8]，一日 2~3 次。【处方】可表述为：人工牛黄 10 mg、雄黄 0.10 g、石膏 0.40 g 大黄 0.40 g、黄芩 0.30 g、桔梗 0.2 g、冰片 50 mg、甘草 0.10 g（按每次给药剂量计）。可以根据具体给药次数计算出每日给药剂量。

3.2.3 【处方】项按单位制剂（或单位重量、体积）列出处方饮片用量 如每片、每粒、每袋（或单位重量、体积）所相当的处方药物剂量。即根据处方、制成总量、规格等计算出单位制剂（或单位重量、体积）所相当的处方饮片剂量。适用于制成总量明确，但每次给药的单位制剂量有一个范围，或给药剂量需根据病情、患处面积等需灵活调整给药剂量的中药复方制剂。如元胡止痛胶囊[9]的一次用量为 4~6 粒。其【处方】可表述为：醋延胡索 0.445 g 白芷 0.223 g（按每粒胶囊含药量计）。再如，马应龙八宝眼膏[10]的【用法与用量】为：点入眼睑内，一日 2~3 次。其【处方】可标示为：煅炉甘石 32.7 mg、琥珀 0.15 mg、人工麝香 0.38 mg、人工牛黄 0.38 mg、珍珠 0.38 mg、冰片 14.8 mg、硼砂 1.2 mg、硇砂 0.05 mg（按 1 g 软膏计）。可以根据每日给药的单位制剂量计算出每日给药剂量。

3.2.4 【处方】项列出处方饮片用量的比例 适用于制成总量不明确的中药复方制剂。如已有国家标准中收载的按浸膏量确定制成总量的颗粒剂、以提取物量与辅料的比例确定制成总量的橡胶膏剂等。消炎止痛膏[11]【制法】以上八味，混匀；另取橡胶……制成基质，再加入上述颠茄流浸膏与樟脑等八味，搅匀，制成涂料，进行涂膏，切段，盖衬，切成小块，即得。其制成总量不明确，故【处方】可标示为：颠茄流浸膏 20 份、冰片 10 份、麝香草酚 6.8 份、水杨酸甲酯 6 份、樟脑 8 份、薄荷脑 28 份、盐酸苯海拉明 1.6 份、桉油 4 份。此外，在【规格】项下可同时标明单位制剂相当的饮片剂量范围，如每片相当于饮片 3~6 g。

3.2.5 【处方】项仅明确所含毒性饮片的种类 适用于国家保密品种等特殊情况。【处方】可标示为：本品为国家保密品种。处方含草乌等。

4 讨论与小结

4.1 中成药说明书【成分】项标明处方剂量有利于指导医生用药

中医临床大多以汤剂等形式入药，在此基础上积累了大量的实践经验。如果中成药的说明书中不明确处方药味的剂量，就难以将中成药的用量与临床用药经验衔接，不利于医生正确用药。当患者的年龄、体重、病情轻重缓急及病程等情况不同时，医生需要在了解中成药处方剂量的前提下，根据以往临床经验结合患者病情等具体情况在说明书规定的用量以外确定合适的用药剂量。否则，医生无法根据说明书体现"或遵医嘱"。

4.2 中成药说明书【成分】项标明处方剂量有利于安全用药

当处方含毒性药材时，了解毒性药材的处方剂量，便于医患其剂量推测、评估使用中成药的安全性，有利于安全用药。如牛黄解毒片含雄黄，其日服剂量中所含雄黄的最高量为 0.3 g，大于 2015 年版中国药典"雄黄"药材项下规定的最高日用量（0.1 g）。如在说明书【处方】项下标明雄黄的剂量，有利于医生关注其可能的不良反应。有的中成药处方中虽然含有毒性药材，但是，其日用剂量很低，说明书中标明剂量，也可使医生放心用药。

4.3 中成药说明书【成分】项标明处方剂量可体现出对患者知情权的尊重

对于患者来说，了解处方所含药味的用量可以在更换不同生产企业的相同品种或更换不同规格的同品种时对比剂量及价格。当处方中含贵重药材时，可以更清楚地知道贵重药物的剂量情况，推算药品的价格。如某中成药处方中含有微量的冬虫夏草，由于【成分】项下仅标出饮片名称，不标明剂量，虽然药品价格明显偏离成本，但患者难以察觉。如说明书标明了冬虫夏草的处方剂量，患者就能大致推测出药品价格是否虚高。

4.4 国家保密品种的特殊性

按国家有关规定应对保密品种的处方药味组成及剂量进行保密。2013 年 11 月 4 日国家食品药品监督管理总局办公厅"关于修订含毒性中药饮片中成药品种说明书的通知"（食药监办药化管〔2013〕107 号）要求：凡处方中含有《医疗用毒性药品管理办法》中收载的 28 种毒性药材制成的中药饮片（含有毒性的炮制品）的中成药品种，相关药品生产企业应在其说明书【成分】项下标明该毒性中药饮片的名称，并在相应位置增加警示语："本品含 XXX"。处方中含有其他已被证明具有毒性、易导致严重不良反应的中药饮片的中成药品种，相关药品生产企业也应按照上述要求修订说明书。涉及国家秘密技术的中成药品种应按照上述要求修订说明书。

综上，药品说明书是指导医务工作者及患者用药的依据。由于中成药所含成分的种类多且复杂，在中成药说明书【规格】项下也难以像化学药那样标明所含成分的剂量，给医患用药带来不便。所以，中成药的说明书应进行相应的修订。建议将中药复方制剂说明书【成分】项改为【处

中国新药注册与审评技术双年鉴（2016—2017）

方】项，标明中成药处方所含药味的名称及用量，以更好地指导医患合理用药，提高用药的安全性，保护患者知情权。建议在"药品说明书和标签管理规定（局令第 24 号）"修订时，增加相关要求。

参 考 文 献

[1] 国家食品药品监督管理总局. 药品说明书和标签管理规定（局令第 24 号）［EB/OL］．［2006 – 03 – 15］．http：//www. cfda. gov. cn/WS01/CL0053/24522. html.

[2] 国家食品药品监督管理总局. 关于印发非处方药说明书规范细则的通知（国食药监注［2006］540 号）［EB/OL］. 2006［2006 – 10 – 20］. http：//www. cfda. gov. cn/WS01/CL0844/10612. html.

[3] 国家药典委员会. 中华人民共和国药典［S］. 2015 年版. 一部. 北京：中国医药科技出版社，2015：1472.

[4] 国家药典委员会. 中华人民共和国药典［S］. 2015 年版. 一部. 北京：中国医药科技出版社，2015：1214 – 1215.

[5] 中华人民共和国国务院.《医疗用毒性药品管理办法》（国务院令第 23 号）［EB/OL］．［1988 – 12 – 27］. http：//www. cfda. gov. cn/WS01/CL0784/10770. html.

[6] 国家药典委员会. 中华人民共和国药典［S］. 2015 年版. 一部. 北京：中国医药科技出版社，2015：482 – 483.

[7] 国家药典委员会. 中华人民共和国药典［S］. 2015 年版. 一部. 北京：中国医药科技出版社，2015：704 – 705.

[8] 国家药典委员会. 中华人民共和国药典［S］. 2015 年版. 一部. 北京：中国医药科技出版社，2015：661 – 662.

[9] 国家药典委员会. 中华人民共和国药典［S］. 2015 年版. 一部. 北京：中国医药科技出版社，2015：603 – 604.

[10] 国家药典委员会. 中华人民共和国药典［S］. 2015 年版. 一部. 北京：中国医药科技出版社，2015：577 – 578.

[11] 国家药典委员会. 中华人民共和国药典［S］. 2015 年版. 一部. 北京：中国医药科技出版社，2015：1415 – 1416.

中药新药注册生产现场检查案例分析及建议

贾　娜[1]，曹　轶[2]，李　乐[1]

（1 辽宁省药品认证中心，沈阳 110036；
2 国家食品药品监督管理总局食品药品审核查验中心，北京 100061）

摘　要　对中药新药批准前注册生产现场检查过程中发现的问题进行汇总，供业内借鉴和参考，提高申报及审批效率。对 6 个中药新药注册生产现场检查过程中发现的问题进行归类分析。药品生产企业应在注册生产现场检查前做好相关工作，同时加强 GMP 管理，以期生产出更高质量的药品。

1　药品注册生产现场检查概述

药品注册生产现场检查是指药品监督管理部门对所受理药品注册申请批准上市前的样品批量生产过程等进行实地检查，确认其是否与核定的或申报的生产工艺相符合的过程[1-2]。

新药批准前的检查，即注册生产现场检查要求申报品种全动态生产，与 GMP 认证检查有较多相似之处，现场检查过程中发现的问题多数也为 GMP 方面的问题，但药品注册生产现场检查有其自身的特点，更注重生产过程的真实性和一致性，即申报品种处方和生产工艺与国家食品药品监督管理总局药品审评中心（以下简称"药审中心"）下发告知书（以下简称"告知书"）的一致性，注重是否具备新增品种相应的人员、厂房设施、设备（包括检验仪器和设备），注重申报批量与实际生产设备的匹配性，注重是否给原有品种带来交叉污染的风险等。

2　中药制剂生产特点

中药制剂有其自身的特点：处方药味相对较多、各药材基原复杂、有效成分复杂、有前处理和提取工序、工艺过程相对复杂（分离、纯化）、制剂过程的不确定性、质量标准相对较低、生产周期相对较长。针对中药制剂的特点，注册生产现场检查时针对生产周期较长的品种会动态生产 2 个批次，即生产现场检查开始时前一批已生产过半，第二批从头开始生产，保证检查过程中 2 批动态生产能够连贯。抽样时，抽取生产出来的前一批产品。既节约时间，又能查看到全部的生产工序。检查过的中药新药制剂品种情况比较见表 1。

表1　中药新药注册生产现场检查品种基本情况比较

序号	剂型	新药类型	处方中药味数量	主要生产工序	批量
1	颗粒剂	中药6类	7味	中药提取、浓缩、挥发油包结、浸膏和包结物干燥、粉碎、制粒、干燥、总混、内包	6万袋
2	胶囊剂（软胶囊）	中药6类	6味	提取挥发油、醇提、离心、陶瓷膜过滤、超滤、浓缩、收膏、定形、干燥、洗丸晾丸、内包	10万粒
3	胶囊剂（硬胶囊）	中药6类	6味	前处理、水提、醇沉、浓缩、收膏、醇提、浓缩、收膏、干燥、粉碎、制粒、干燥、整粒、总混、胶囊填充、内包	20万粒
4	胶囊剂（肠溶胶囊）	中药6类	5味	水提取、浓缩、干燥、混合、胶囊填充、包装	20万粒
5	片剂	中药6类	5味	前处理、水提、过滤、浓缩、醇沉、过滤、浓缩、收膏、浸膏干燥、干膏粉碎、混合、制粒、干燥、整粒、总混、压片、包衣、内包装	30万片
6	颗粒剂	中药6类	12味	称量、水蒸气蒸馏、挥发油包合、水提、浓缩、醇沉、醇提、浓缩、收膏、喷雾干燥、总混、干法制粒、包装	2万袋

从表1可以看出，中药新药通过审评的大多为6类，处方中药味相对不多，中药口服固体制剂的生产过程较化学药品增加提取、分离、纯化工艺，如提取挥发油、对挥发油进行包合，部分制剂纯化精制采用水提醇沉、超滤等工艺，为去除杂质，进一步提高制剂中有效成分的含量。

3　中药制剂注册生产现场检查过程中发现的主要问题及分析

由于进行生产现场检查的品种均为多年前申报生产的品种，经过临床试验、审评及补充资料等过程，申报时认为相对比较先进或是普遍存在的生产工艺目前看来也存在一定的缺陷，如制粒时分为制粒、干燥、整粒3个步骤，部分工艺时限较长，如喷雾干燥4 h，干法制粒5 h。不仅浪费了过多的人力物力，还消耗了较多时间。现在普遍使用的一步制粒机，可大大提高生产效率。但企业迫于注册申报阶段，无法修改申报工艺。部分经过审评后的工艺仍存在一定的不可操作性，如工艺参数[3]只规定下限，而未规定上限，颗粒干燥工序"干燥24 h以上"。部分企业为节约成本，申报的批量明显小于商业生产批量或是一个范围，动态生产时就需要权衡实际生产的条件，考虑批量是否在设备确认的范围内，不能一味地因为经济原因采取最小批量导致与生产设备不匹配而影响最终产品质量的问题。

现场检查时，由于企业相对重视，多数均会对申报品种事先多批次生产，故对于生产工艺相对比较熟悉，各生产工序也均能熟练操作，并针对新品种制定了相关文件，从研发到生产的转移也相对较好，基本按照企业目前的质量管理体系进行管理。但由于存在地域性差异，不同企业的意识理念和管理水平也存在差异，生产现场检查时仍然会出现各类问题。发现问题情况如下：样品批量生产过程方面的问题最多，其次为厂房与设施、设备方面和原辅料包装材料方面，最后为质量控制实验室方面和机构和人员方面。

3.1　关键人员不符合GMP要求，岗位培训欠佳

3.1.1　企业负责人和质量负责人发生变更，现场检查时未在当地省局进行备案。

3.1.2　质量受权人分管质量部、生产技术部、设备部。

3.1.3　对于新增品种的培训考核工作不到位[4]　① 生产和质量管理人员对药品注册法律法规培训不到位。② 工艺验证前针对申报品种的培训无记录。③ 未对操作技能效果进行考核。④ 检验人员对申报品种处方中甘草的农残检验项目不熟练。

3.1.4　固体制剂车间洁净区人员洁净意识不强　① 工作人员身着洁净服由洁净区来到一般区迎接，又回到洁净区进行后续操作。② 直接接触干膏粉时，手套与洁净服之间手臂裸露。③ 操作人员头发掩盖不严。

3.2　厂房与设施不合理，日常维护管理不到位，有对产品产生污染的风险

3.2.1　厂房设施存在不合理现象　① 物流通道缓冲间缺少互锁装置，无压差计，且存在漏风现象。② 称量间有前室，称量间相对于前室应为负压，但门向外开启。且称量间内设回风口，称量时吸尘罩打开，较大风量由该风口进入洁净区。③ 喷雾干燥间高效送风口距离侧下回风较近，洁净风的流向未经过喷雾干燥机。且该房间内的称量间无送风、排风装置。④ 洁净区内多处有水池，如更洁净服后手消毒间、总混间、包合间等。⑤ 化验室平面图中，阳性试验室与微生物限度室人流通道共用一更衣室。⑥ 成品稳定性考察时贮存条件为阴凉，但企业实际无阴凉库，而将产品存放于车间内。

3.2.2　空气净化系统方面存在问题　① 空调初效过滤器标注更换日期与设施设备维护保养记录中该过滤器更换日期不一致。② 记录臭氧发生器运行的同时，未记录当天的空

调运行情况。③ 空调系统不能满足除湿要求，在洁净区内安装立式空调机。④ 空调系统再确认资料中显示未对洁净区内胶囊填充机辅机房进行监测。

3.3 生产设备确认和验证过程不规范

3.3.1 设备性能确认资料中，提取罐的验证条件与实际温度控制范围不一致。

3.3.2 沸腾干燥制粒机进风口位于一般区，通过中效过滤器过滤进入沸腾干燥制粒机中。

3.3.3 挥发油提取器清洁规程只规定油水分离器的清洗，未规定蒸馏管路的清洗。

3.3.4 强力破碎机清洁标准操作规程未规定生产结束到清洁的间隔时限。

3.3.5 二维运动混合机清洁验证采用棉签擦拭法取样，取样位置不明确，检测指标为外观和微生物限度，未检测有效物质残留量。

3.4 物料管理欠缺，对于中药材或中药饮片的来源把关不严

3.4.1 与中药饮片供应商签订的质量保证协议中未对中药产地进行要求。

3.4.2 中药饮片库中炒酸枣仁有一袋标识产地为：吉林集安，与购销合同要求不一致，但入库验收、在库养护和抽验过程均未发现。

3.4.3 白芍发放出库经前处理，即破碎后重新入库，与原饮片，即破碎前使用同一个物料编码和放行单。

3.4.4 存放间存放 3 批肠溶明胶空心胶囊，物料台账未分批记录每批数量，只记录总量。

3.4.5 《乙醇标准管理规程》对回收乙醇进行了规定，但未规定使用回收乙醇的标准。

3.4.6 处方中 4 味药材产地较告知书发生变更，3 种辅料来源较告知书发生变更，未进行相关的研究验证工作。

3.5 文件规定不详细，批量生产过程操作不规范，甚至出现不一致现象

3.5.1 相关规程不完善，对于关键参数未进行规定 ① 处方中药材进行破碎处理，无相关操作规程对其进行规定，亦无收率规定。② 某颗粒剂生产工艺规程中只规定乳糖、糊精比例为 1：1，实际为根据辅料并结合理论批量计算而得，工艺规程中未明确辅料乳糖、糊精具体使用量的计算方法。醇沉工序搅拌为定速搅拌，但未明确转速的具体数值。③ 工艺规程未对软胶囊制胶所用加热搅拌保温罐的转数进行规定，未对内容物油水比例和混合时的搅拌转数进行规定。定型生产工序有 6 个转笼，未对每次使用的转笼数量进行规定，亦未考虑使用不同转笼数量对定型产生的影响。④ 某胶囊剂工艺规程未对胶囊填充机转数进行规定。⑤ 某颗粒剂工艺规程未对于中药材炮制、提取、浓缩、提取物干燥、挥发油包结物的物料平衡限度进行规定。

3.5.2 批生产记录设置不合理，未能完全体现实际的生产操作过程 ① 提取工序加水量通过水表进行控制，但实际记录时为升数，而非水表前后数值之差再经换算。② 使用 3 个提取罐同时进行提取，每罐投入广藿香 7 袋，批生产记录中未对每袋数量分别进行记录。③ 醇沉时有温度要求，但批生产记录未设计醇沉 24 h 过程中监测温度的记录表格。④ 提取液浓缩后根据体积计算重量，批记录中仅设计重量空格，未设计记录体积的表格。

3.5.3 实际生产操作未能很好地执行 GMP ① 中药材前处理干燥工序，工艺规程规定干燥温度为 70～80 ℃，实际为 60 ℃；干膏粉粉碎工序，工艺规程规定筛网目数为 80 目，实际为 100 目。② 醇提车间洁净区收膏室排水阀开启，使药液管路与排水管路互通。③ 工艺规程规定收率为 90%，工艺验证第 3 批产品收率为 89%，未进行相关的偏差调查。④ 工艺规程规定的工艺参数未依据设备性能确认结果，如胶囊填充机设备确认时转数为 1 800 转·min⁻¹，而工艺验证时该工艺参数为 1 600 转·min⁻¹。⑤ 未在设备性能确认后进行工艺验证，导致工艺参数未在设备确认的参数范围内，如该品种工艺规程中规定进风温度（180±10）℃（170～190 ℃），出风温度为（80±10）℃（70～90 ℃）。而喷雾干燥机组设备性能确认中进风温度为 180～230 ℃，出风温度为 80～120 ℃。⑥ 某颗粒剂工艺验证方案中未明确各中间体的取样计划及检测结果数据对比评价。

3.5.4 实际生产工艺与告知书中工艺存在差异 ① 告知书的制法中，白及粉碎成细粉，而企业实际生产为"粉碎，过 60 目筛"（中粉）。② 处方中 2 味药材的提取回流温度要求 75～80 ℃，而实际已超过 80 ℃。浓缩温度要求为 60～70 ℃，实际为 80～85 ℃。③ 告知书中要求颗粒干燥时温度为 65 ℃，该岗位标准操作规程规定温度控制却为 60～70 ℃，且无相关验证数据支持。④ 生产过程中因制粒形态不完整，便加入纯化水调节软材湿度，制粒效果仍不佳，后未按规程要求便将颗粒放入沸腾干燥制粒机中干燥。

3.6 检验方法转移不完全，对原辅料、中间产品、成品的质量控制和计算机化系统还需进一步加强

3.6.1 未在申报单位化验室进行新品种含量测定方法（高效液相色谱法）的系统适用性试验。

3.6.2 处方中乳糖为进口辅料，进口药品注册标准为 JX20040023，《中华人民共和国药典》（2010 年版二部）亦有收载，但部分检验项目低于进口药品注册标准。企业内控标准却按《中华人民共和国药典》制定。

3.6.3 未对生产过程中各步中间体进行稳定性考察，如挥发油、浸膏、干膏粉、颗粒等；未对配制的对照品溶液的有效期进行确认。

3.6.4 中间产品提取液贮存期限的考察资料中，仅以微生物限度为指标，缺少有效成分含量测定指标，且未对取样位置进行规定。

3.6.5 部分文件、记录内容不完整 ①申报品种的检验原始记录中，缺少对照品干燥方式的记录。②甘草检验原始记录中缺少重金属及有害元素标准溶液来源的信息。③成品检验方法验证方案中含量测定准确度验证未明确对照品溶液的浓度。④成品内控质量标准中，装量差异项较法定标准缺少"并不得有一粒超出限度一倍"的表述。⑤成品检验记录中微微生物限度检查未设计记录细菌、霉菌实际培养温度的表格。

3.6.6 计算机化系统未完全开展 ①未制定相关文件对所有使用和管理计算机化系统人员的职责和权限进行规定。②高效液相含量测定图谱无手动积分相关的管理规程，积分不规范。③用于进行含量测定和储存高效液相图谱的计算机时间可修改。④计算机内的数据可随意删除或覆盖。

4 结论及建议

在通过GMP认证的车间内进行注册生产现场检查仍然出现上述问题，究其原因可能为企业接受注册生产现场检查次数较少，对于国家药品注册生产现场检查的要求不了解，实际生产时GMP管理意识不强。

4.1 应对新增品种进行有针对性的培训

企业的日常生产只有在GMP的条件下进行，关键人员履行其岗位职责，才能为药品的顺利生产提供保障。其次，还应加强口服固体制剂洁净区人员的洁净意识，在生产的各工序均进行严格控制，减少人为操作给生产带来污染的风险。培训方面，应对生产线上新增品种制定切实可行、能够真正达到目的培训计划，并进行有针对性的培训，进行理论知识和实际操作能力的培训和考核，使各岗位人员能够完全熟悉新增品种的生产工艺、熟练操作新增的检验项目。

4.2 应具备满足新增品种生产的厂房设施条件

企业应根据新增品种的要求（如生产设施、贮存设施，包括新增品种原辅料贮存设施要求等）来适当调整原有的厂房设施，且如有大规模调整的还应在生产前完成相关的验证工作。现场检查时部分品种在比较陈旧的车间内生产，虽然通过了新版GMP认证，但厂房设施仍存在不合理现象，不仅对于申报品种，对于原有品种的生产可能产生污染风险的还应避免，及时予以改造。

4.3 应具备生产新增品种生产批量相匹配的生产设备，做好相关的确认、验证工作

首先，企业在具备相应生产设备的同时，还应关注设备的生产能力与申报批量的匹配性，确认设备的生产范围是否涵盖新增品种的生产批量，如按照申报的批量，总混时物料的重量是否在总混机的性能确认参数范围内。故建议在设备完成相关的确认工作后再进行品种的工艺验证。其次，还应关注共用设备的清洁验证情况，根据新品种处

方中所含有药材及其有效成分的性质等因素，考察新增品种对原生产线品种产生的污染和原生产线品种对新增品种产生的污染情况，以合理的方式对清洁效果和清洁后残留等进行考察并进行科学分析，对共线生产带来的风险进行充分评估，确保品种之间不会产生交叉污染。最后，还要做好设备的维护保养工作，确保动态生产现场检查时能够正常运行。同一生产区域内相同剂型其他生产线上的类似设备也要做好日常的清洁和维护，不对共同的洁净区产生污染。

4.4 物料应严格按照药品GMP管理

对于中药制剂，处方中中药材、中药饮片的质量直接影响制剂的质量，而不同产地的中药材、中药饮片质量差异较大，有效成分的含量变化也较大，因此要求处方中中药材、中药饮片要相对固定基原、明确产地[5]，才能保证生产出来中药制剂的质量均一稳定。

因此注册过程中应尽量保证处方中中药材、中药饮片产地、来源不发生变更，如因客观因素确需对中药材、中药饮片产地、来源发生变更的，企业应充分评估变更对产品质量产生的影响，对于评估后确实对产品质量产生较大影响的，可参考《已上市中药研究技术指导原则》等要求进行相关的研究验证工作并进行上报。

另外，将新增品种纳入企业管理体系后还需加强对各环节物料按照药品GMP的要求进行管理，建立相关的管理制度并遵照执行，使其更具有追溯性。对新增中药材、中药饮片的供应商按相应规定进行严格审计，在保证来源合法性的同时更好地保证中药材、中药饮片的质量。

4.5 生产过程应完全按照告知书中的工艺生产

因批准前注册生产现场检查依据的告知书中的工艺是申报单位经过试制、工艺优化、扩大批量生产、工艺验证后相对固定的生产工艺，包括工艺过程和工艺参数，且上报到国家药品审评中心并经审评核准，因此被认为是相对比较成熟、合理的生产工艺，不允许动态生产过程中再对生产工艺进行变更或调整。一旦检查时实际生产的工艺参数与告知书中所载明的工艺参数不符，即与核定的/申报的生产工艺不相符的，按《药品注册现场核查管理规定》附件1的要求即可判定为不通过。

企业除按告知书中的工艺生产外，还应根据国家药品审评中心下发的与告知书一致的检查通知书中的工艺（根据企业上报的生产工艺经发补后确定最终的生产工艺）制定详细的、可操作的工艺规程、岗位操作规程和相对应的记录，使整个生产有据可依，并能体现全部的操作过程和工艺参数。

4.6 具备新增品种（包括原辅料）质量标准中涉及的检验仪器设备、检验条件和相关人员，做好新增品种检测相关试验

首先，新品种的增加，所涉及的原辅料的检验也随之

增加，其中包括企业之前未使用过的原辅料。故应对新增加使用的中药材、中药饮片、辅料[6]按照法规的要求进行全项检验，不具备检验能力的，部分可委托检验，并在当地省局进行备案，确保原辅料的质量符合相应质量标准的要求。其次，还应具备成品的全项检验能力，具备检验所需的人员、标准品、在校验期内的仪器设备，尤其是中药制剂，还需特殊配备中药材鉴别、养护等专业人员。再次，需对生产过程中各步中间产品按制定合理的内控标准进行稳定性考察，确定不影响其质量的条件下的最长保存时限，便于以后不能连续生产时物料的贮存时间有所依据。最后，应做好新品种检验方法的转移工作，如含量测定（高效液相色谱法或气相色谱法）检查项等，原在研发实验室进行的检验还应全部转移到申报单位的化验室，考察该化验室现有的条件对于新品种检验的适用性，是否能够满足相应的要求。

另外，实验室的 GMP 管理也需进一步加强，目前国家食品药品监督管理总局发布了计算机化系统等 2 个附录[7]，要求于 2015 年 12 月 1 日起开始实施，但目前多数企业的该项工作还未完全开展，有的甚至不了解计算机化系统的最新要求，实验室用于含量测定的计算机未按上述附录的要求进行管理，计算机本身存在着一定的风险和不安全因素，因此对于数据的积累和保存仍然存在一定的问题。企业应加强学习新的政策法规要求，积极按要求对计算机增加新的功能，制定相关的制度并进行严格管理，保证数据的真实、完整、便于追溯[8]。

综上，企业应充分了解申报品种的生产工艺，按核定的/申报的工艺制定相关的文件并按其进行生产，在符合注册生产现场检查要求的同时再在生产过程中加强 GMP 管理，加强生产各个环节的过程控制，从而更好地保证所生产药品的质量，提高申报和审批效率。

参 考 文 献

[1] 国家食品药品监督管理总局. 国食药监注 [2008] 255 号. 关于印发药品注册现场核查管理规定的通知 [S]. 2008.

[2] 樊晓东. 介绍国家食品药品监督管理局的药品注册生产现场检查的计算机管理 [J]. 中国临床药理学杂志, 2010, 26 (7): 557 – 560.

[3] 周刚, 马秀璟, 韩炜. 中药新药生产现场检查用生产工艺撰写中需关注的问题 [J]. 中国新药杂志, 2014, 23 (17): 1980 – 1983, 2007.

[4] 徐卫国, 段国华. 新版 GMP 认证申报资料所存问题与现场检查常见缺陷分析 [J]. 机电信息, 2014, 11: 3 – 10.

[5] 马秀璟, 张永文, 阳长明. 中药新药申请生产药学审评中的常见问题及建议 [J]. 中国中药杂志, 2014, 39 (17): 3395 – 3398.

[6] 国家食品药品监督管理总局. 国食药监办 [2012] 212 号. 国家食品药品监督管理局关于印发加强药用辅料监督管理有关规定的通知 [S]. 2012.

[7] 国家食品药品监督管理总局. 2015 年第 54 号. 国家食品药品监督管理总局关于发布《药品生产质量管理规范（2010 年修订）》计算机化系统和确认与验证两个附录的公告 [S]. 2015.

[8] 田光彩. 药品注册现场核查常见问题的分析及建议 [J]. 中国医药指南, 2014, 12 (35): 398.

中国新药注册与审评技术双年鉴（2016—2017）

近年申请注册的中药新药生殖毒性研究情况及有关问题分析

张晓东

（国家食品药品监督管理总局药品审评中心，北京 100038）

摘 要 本文梳理了药品注册相关法规和指导原则对中药新药生殖毒性研究的要求以及我国 2008 年以来申请注册的中药新药的生殖毒性研究情况，结合当前中药新药研发和审评审批的实际，对有关问题进行了分析。

生殖毒性研究（reproductive toxicity study）是药物非临床安全性评价的重要内容之一，是药物进入临床试验和上市销售前的重要研究环节，在限定临床研究受试者范围、降低临床研究受试者和药品上市后使用人群的用药风险方面发挥着重要作用。多年来，我国中药新药研发方兴未艾，随着用药安全要求的不断提高，有关中药新药生殖毒性研究的话题也日益被关注。本文回顾并梳理了我国药品注册相关法规和指导原则对中药新药生殖毒性研究的要求以及我国 2008 年以来申请注册的中药新药开展生殖毒性研究的情况，结合当前中药新药研发和审评审批实际，对有关问题进行了分析。

1 药品注册法规和指导原则对中药新药生殖毒性研究的要求

生殖毒性研究的目的是通过动物试验反映受试物对哺乳动物生殖功能和发育过程的影响，预测其可能产生的对生殖细胞、受孕、妊娠、分娩、哺乳等亲代生殖机能的不良影响，以及对子代胚胎-胎儿发育、出生后发育的不良影响[1]。鉴于生殖毒性研究在药物研发中的重要性，我国历来的药品注册相关法规和指导原则对中药新药生殖毒性研究都有过具体的要求。

早在 1985 年和 1987 年，卫生部制定的《新药审批办法》和《有关中药部分的修订和补充规定》就对中药新药在生殖毒性研究方面做了如下要求：① 1 类新药必须进行特殊毒性研究（注：该"特殊毒性研究"包括生殖毒性研究；当时的 1 类中药新药包括中药材的人工制成品、新发现的中药材及其制剂、中药材中提取的有效成分及其制剂）。② 保胎药与影响胎儿子代发育的药物，除按一般毒理学要求进行试验外，还应增做生殖毒性试验。③ 其他类新药如在试验中发现有影响生殖或致癌的可疑性时，应补做特殊毒性研究。

1994 年卫生部发布的《中药新药研究指南》中明确：中药新药中的计划生育用药、保胎药、催乳药、与妊娠有关药、影响胎仔及子代发育药，或在常规毒性试验中发现对生殖系统有毒性，以及在致突变试验中显示阳性等的药物，均需进行有关的生殖毒性试验。

2002 年版《药品注册管理办法（试行）》、2005 年版《药品注册管理办法》以及现行的 2007 年版《药品注册管理办法》都对中药新药生殖毒性研究做了如下规定：用于育龄人群并可能对生殖系统产生影响的新药（如避孕药、性激素、治疗性功能障碍药、促精子生成药、保胎药以及遗传毒性试验阳性或有细胞毒作用等的新药），应根据具体情况提供相应的生殖毒性研究资料。

2006 年 12 月国家食品药品监督管理局发布的《药物生殖毒性研究技术指导原则》中明确：① 中药新的有效成分及其制剂、新的中药材及其制剂，可参考化学药物要求分阶段提供生殖毒性研究资料支持不同阶段的临床研究。② 对于其他需进行生殖毒性研究的中药、天然药物，如用于育龄人群并可能对生殖系统产生影响的新药（如，避孕药、性激素、治疗性功能障碍、促精子生成药、保胎药以及致突变试验阳性或有细胞毒作用等的药物），应根据具体情况提供相应的生殖毒性研究资料，这时需根据具体情况来确定生殖毒性试验内容及进行的时间。③ 在一些情况下，可能会适当延迟提交相关生殖毒性研究资料的时间，例如用于晚期恶性肿瘤或艾滋病的治疗药物等。

综上可知，我国历来的药品注册法规和指导原则对中药新药生殖毒性研究的总体要求还是比较明确的。如新的有效成分及其制剂、新药材及其制剂均应进行生殖毒性研究，中药复方新药仅涉及到对生殖系统有影响的才要求进行生殖毒性研究。但也存在不足，如对于中药复方新药，并未明确要求当适应证人群为育龄人群时，尤其是明确针对生育、妊娠、哺乳相关的疾病时，应在临床试验前开展相应的生殖毒性研究，导致一直以来中药复方新药在前期开展过生殖毒性研究的品种少之甚少（见下文详述），给后续临床研发带来了风险隐患，还导致了大量要求补充开展生殖毒性研究，减缓了新药的研发进程。

2 近年申请注册的中药新药生殖毒性研究情况

对 2008 年 1 月 1 日至 2016 年 12 月 31 日国家食品药品监督管理总局（CFDA）药品审评中心（CDE）受理审评的 792 个中药新药注册申请提供生殖毒性研究资料的情况进行梳理和分析。

2.1 背景数据[2]

792 个中药新药注册申请中，申请临床试验的共 548 个，完成临床试验申请上市的共 244 个。上述中药新药注册申请的注册分类情况和适应证领域分布情况分别详见表 1 和表 2。

表 1　2008—2016 年中药新药注册申请的注册分类情况

注册分类	1 类	2 类	3 类	4 类	5 类	6 类	7 类	合计
数量/个	28	3	0	3	64	681	13	792
比例/%	3.31	0.50	0	0.33	8.61	85.76	1.49	100

表 2　2008—2016 年中药新药注册申请的适应证领域分布情况

适应证	儿科	风湿	妇科	骨科	呼吸	精神神经	泌尿生殖	内分泌	皮肤	外科	五官	消化	心血管	肿瘤	其他	合计
数量/个	14	34	102	33	111	105	36	44	21	39	53	84	74	28	14	792
比例/%	1.8	4.3	12.9	4.2	14.0	13.3	4.6	5.6	2.7	4.9	6.7	10.6	9.3	3.5	1.8	100.0

2.2 结果

① 共有 42 个品种提供了生殖毒性研究资料，其中注册分类第 1、2 类 24 个，第 6 类 12 个，第 5 类 5 个，第 4 类 1 个；提供了生殖毒性研究资料的品种仅占全部中药新药注册申请 5.3%。② 138 个妇科和泌尿生殖适应证领域的中药新药中有 11 个品种开展了生殖毒性研究，占比 8%，略高于其他适应证领域。③ 42 个提供了生殖毒性研究资料的品种开展的研究主要以大鼠 Ⅰ 段和 Ⅱ 段生殖毒性试验为主，其中开展过兔 Ⅱ 段生殖毒性试验或开展过 Ⅲ 段生殖毒性试验的共 12 个，占比 28.6%。回顾分析了这些品种的生殖毒性试验的具体开展情况，包括方法学、合规性、研究质量管理、研究单位资质、结果分析合理性等。总体上评价，以上生殖毒性试验的规范性和研究质量尚有待提高。④ 鉴于法规和技术要求的明确规定，申请注册的第 1 类和第 2 类中药新药（即中药有效成分、新药材及其制剂）开展过生殖毒性研究的品种比例高达 77.4%，未开展生殖毒性试验的主要是肿瘤适应证品种；而开展了生殖毒性研究的第 6 类中药新药（即中药复方新药）仅占 1.8%。

3 有关问题分析

3.1 生殖毒性研究的重要性

从生殖安全角度把控用药安全的重要性不言而喻，加上由于伦理原因和生殖的特殊性，药物生殖毒性无法在人体临床试验过程中进行观察，进一步凸显了生殖毒性研究的必要性和重要性。对于某些特殊适应证和用药人群的中药新药，前期生殖毒性研究的重要性尤为突出。在 CDE 组织召开的多次专题会上，与会专家都一致要求加强中药新药研发中的生殖毒性研究。这不仅只是出于保护临床受试者的需求，更是出于新药项目后续研发风险把控和研发进程能否顺利的考虑。在缺乏临床前生殖毒性研究数据时，有些适应证（如卵巢功能早衰、多囊卵巢综合征、子宫内膜异位症等）的中药新药前期临床试验中虽然可以严格限定受试人群，将有生育需求的患者严格排除并采取严格的避孕措施，但这些适应证患者以育龄妇女为主，其主要的临床问题就是不孕。如果排除生育需求的受试者入组并在临床试验中采取严格的避孕措施，不仅会导致受试者入组时间被无限延长，研发时间成本骤升，而且这样的药物开发本身也失去了其临床价值。

3.2 法规与指导原则要求理解和执行到位的重要性

综合前文的分析可见，由于有些具体的要求欠明确，中药新药研发在执行法规和指导原则关于生殖毒性研究的要求中，存在着过于刻板、理解认识上有偏差的问题。譬如，对于有效成分、新药材及其制剂基本严格执行了有关要求，但在中药复方新药研发方面，显然研发机构、监管部门在早年对相关要求的理解和执行是欠到位的，尤其在

有关适应证及临床受试人群与生殖的相关性的理解和把握上，最后导致中药复方新药的研发中开展过生殖毒性研究的品种占比极低。现在看来，在妇科、泌尿生殖等与生殖密切相关的适应证领域，诸多中药品种的生殖毒性研究亟待进一步加强和重视，急需刚性设定这类品种开展生殖毒性研究的时间和具体内容要求。

3.3 中药新药和中医传统经验用药的差异性

中药新药研发和评价不能脱离对中药既往人用历史的合理考量。客观上讲，中药既往人用历史对中药新药临床试验及上市后使用都有一定的安全性提示价值，但同时也要考虑现代制备工艺生产的中成药群体化用药和既往中医生临床辨证施治以传统煎煮汤药个体化用药的差异。也就是要考虑个体化的人用历史向中成药新药规模化临床试验和群体化用药的桥接转化。具体考虑的因素包括：传统汤药煎煮和现代提取工艺的差异性可能导致的物质基础的变化，既往临床传统方法使用和现代中成药在用药人群、疗程、剂量、用法上的差异等。另外，生殖毒性在传统中医用药临床观察上存在着滞后性和难以溯源性，如果没有经过系统规范的回顾性研究，很难揭示既往个体化临床使用中药和后续出现亲代生育机能、子代胚胎-胎仔发育、出生后发育等方面不良影响的相关性，所以中药既往人用历史往往很难积累其生殖毒性方面的经验数据。因此，应客观慎重地考量既往人用历史对于中药新药研发过程中豁免生殖毒性研究的支持力度。

3.4 中药新药生殖毒性研究要求的逻辑性

药物研发过程中对生殖毒性研究要求的考虑是一项重要的研发决策，应遵循必要的决策逻辑[3]。目前国际上药物研发主流遵循的决策逻辑是 ICH M3（R2）《支持药物进行临床试验和上市的非临床安全性研究指导原则》中基于入选临床试验受试人群特点按男性、无生育可能的妇女、有可能生育的妇女（WOCBP）、怀孕妇女 4 类受试人群分别设置研究要求的逻辑思路。但在我国中药新药的研发中，宜适当考虑中药自身特点和特殊性，兼顾人用历史、中医理论支持以及当前中药行业发展的实际和特殊性等特点。根据药物研发风险管理原则，结合对近年来申请注册中药新药生殖毒性研究实际情况的梳理，笔者建议基于风险管控等级进一步细化和明确中药新药的生殖毒性研究要求，不宜以基于物质基础的注册分类作为第一要素进行考虑。考虑的逻辑要素包括：受试（使用）人群、适应证与生育、哺乳的相关性[3]；是否含毒性药材，尤其是明确有妊娠禁忌、配伍禁忌以及明确报道遗传毒性或生殖毒性阳性的药材；其他非临床安全性试验结果是否有生殖相关毒性信息提示[3]；既往人用历史情况。基于上述逻辑要素，建议考虑以下情形。

第一，用于育龄人群且与生育密切相关的中药新药，

中国新药注册与审评技术双年鉴（2016—2017）

具体包括计划生育用药（避孕、促孕、促精子生成）、保胎药、催乳药及用于妊娠有关疾病、产后疾病的药物；组方内含有明确的毒性药材，或含有明确的生殖、遗传毒性信息报道的，或遗传毒性试验阳性或有细胞毒作用的药材的中药新药，或者前期重复给药毒性试验中提示了生殖系统毒性的中药新药，应在临床试验前完成相应的生殖毒性试验。

第二，用于可能生育人群的中药新药，具体适应证不予限定，其具体临床受试（使用）人群定位可再细分为有生育需求的患者和没有生育需求的患者2种情况。建议具体结合临床方案中受试人群的定位考虑生殖毒性试验内容及开展的时间问题。如果定位在有生育需求的患者，则要求同前述第一点要求；如果严格排除有生育需求的患者入组，可考虑在大规模临床试验开展前完成相应的生殖毒性研究资料。但需要强调的是，这类品种如果没有完整的生殖毒性研究数据支持，可能严重阻碍临床试验患者入组并带来巨大的开发风险。

3.5 已上市中成药加强生殖毒性研究和监管的必要性

据不完全统计，纳入我国国家药品标准的中药成方制剂中，明确用于促孕、保胎、催乳及其他产后疾病的品种超过200个[4]。这些品种绝大多数属于收载于部颁标准或由原来的地方药品标准早年转为国家标准的。结合处方分析，其中的有些品种确实存在生殖毒性方面的担忧。如有用于功能性不孕症的复方，处方中含有国务院规定的28种大毒药材蟾酥、雄黄和红丹；又如有用于产后发热、心神不安的复方，处方中含有毒性药材朱砂[4]。而这些品种目前都有生产企业持有有效批准文号。由此可见，由于历史原因，相当数量与生育、哺乳等密切相关的已上市中药制剂在上市前可能未经过严格的生殖毒性研究，也未在上市后进行过规范的生殖毒性的考察和追踪[4]。这给上市后中成药的安全性监管带来了巨大的挑战和压力。在这些品种的再评价和二次开发中加强生殖毒性研究，强化此类品种的上市后安全性监管应是迫在眉睫之举。

参 考 文 献

[1] 国家食品药品监督管理局. 药物生殖毒性研究技术指导原则 [EB/OL]. [2006 - 12 - 19]. http://www.cfda.gov.cn/WS01/CL1616/83445.html.

[2] 张晓东，周跃华，刘璐，等. 近年我国中药新药注册申请情况分析 [J]. 中国新药杂志，2014，23（24）：2845 - 2848.

[3] 孙祖越，周莉，闫晗，等. 药物非临床生殖发育毒性试验中逐案原则的建议 [J]. 中国新药杂志，2012，21（8）：836 - 843.

[4] 裴小静. 关于中药妇科用药生殖毒性、遗传毒性研究概况与讨论 [J]. 中药药理与临床，2009，25（4）：78 - 79.

临床研究审评技术

　　药物的临床研究是新药研发的关键环节。我国新药研发和临床研究起步较晚，各医院临床研究的水平参差不齐，需要通过培训交流不断提高。临床试验的设计始终是药物研发的难点，好的临床试验设计能够准确把握临床试验终点，正确反映药物的疗效，节省时间和降低研究成本，这也是考验一个临床研究负责人水平的重要环节。好的设计还需要好的管理，临床研究的管理要求很高，药物的管理、患者的管理、医生的管理、数据的管理等等，这些都是影响临床试验成败的因素。

　　他山之石可以攻玉，一些国外的临床试验法规、技术和监管经验，值得我们认真研究和借鉴！下面不少篇幅介绍了受试者保护、风险评估和安全性评价，有些还特别分析了不同性别和儿童的问题，这些研究结果对从业者有很好的提醒和指导作用；而方法学如统计学和适应性设计等论文也非常值得大家学习和运用。

　　我国药物临床试验有自己的特色，如中药临床试验、药物临床试验机构、公众的认知等，书中也有不少文章反映了这方面的研究结果，值得关注、思考和交流。对于自己的东西，应该实事求是进行评价和总结，去伪存真、求同存异，其目标是一样的，即不遗余力地推动药物临床研究的发展。

　　目前我国药物临床研究的广度和深度远远不够，药物临床试验开展相对较多，但其从设计到质量等还有很长的路要走。我们期待有更多更新的研究成果呈现。

洪明晃

临床试验设计

药物临床试验中的安全评价

曹　烨[1]，万帮喜[2]

（1 中山大学肿瘤防治中心临床研究部/药物临床试验机构，广州 510060；
2 太美医疗科技有限公司药物警戒部，上海 200233）

摘　要　药物安全性评价是一个贯穿新药临床前研究、临床试验、上市后再评价全程的工作。虽然在临床试验中药物安全信息的收集、记录和评价主要由研究者团队完成，但申办者所撰写的研究方案和制定的实施细则是确保高质量信息收集和评价等工作的关键性因素。应考虑从临床试验的设计、研究文档中安全性信息的完善、受试者合理选择与公正而充分地知情同意、试验风险评估与试验实施的安全监管、受试者损害的赔偿、完整的安全信息汇总等方面做好安全性评价工作，更好地保护受试者权益。

开展药物临床试验的目的主要有两方面，一是为了验证新药疗效，获得明确的有效性数据；二是进行新药安全性评价，收集药物的不良反应，为新药注册上市，编写说明书获得可靠证据。因此，安全性评价和有效性评价均是全面、客观评价一个试验药物不可或缺的部分，而确保患者的用药安全、毒性可耐受往往放在首位。

1　药物安全性评价贯穿于药品研发的整个生命周期

药物安全性评价是一个贯穿新药临床前研究、临床试验、上市后再评价全程的工作。在不同研发阶段，评价的重点和难点会有所不同。

1.1　临床试验中进行药物安全性评价的必要性

从《赫尔辛基宣言》到《药物临床试验质量管理规范》，受试者权益保护均是临床试验中首要关注的问题。当普通患者签署了知情同意书，愿意参与临床试验的那一刻起，其角色已转变成为一名临床试验的受试者，而临床医生此时也承担了一个研究者所应承担的责任和义务，即保护受试者权益的前提下探索科学问题。

临床前的安全数据大多数从动物实验获得，虽然可进行严谨的设计、进行系统的评价，如急毒、长毒、依赖性、"三致"试验、过敏性和溶血性等实验，但其结果往往对人体试验的参考价值有限，仅对首次人体试验（first in human, FIH）的最低剂量计算，以及药物可能侵害脏器提供一定参考。

在临床试验中，试验药物、对照药物或安慰剂等都有可能造成受试者出现不良事件甚至毒性反应。如果研究者不及时发现、救治，很可能严重危害受试者的生命健康，特别是在一些早期的临床试验阶段，由于对新药的未知性以及方案设计的探索性，一个新的化合物运用到人体很可能出现非预期的毒性。因此，申办者、研究者、药监管理部门、伦理委员会等都应对受试者可能出现的安全风险加以防控，做好必要的紧急预案或风险控制计划；当受试者出现试验相关损害时，除医疗事故所致者外，申办者均应遵照 GCP 和合同条款约定，给予受试者充分而及时的赔偿和补偿[1]。

我们可以回顾一下近些年发生的几次新药临床试验药害事件，由于申办者和/或研究者在试验设计和实施过程中未能及时进行安全性评价，履行相关职责，因此导致重大药害事件发生。

1993 年 6 月，美国国立卫生研究所对非阿尿苷（FIAU）进行 Ⅱ 期临床试验，在使用大剂量 FIAU 的前提下，15 例受试患者中，从部分受试者出现肝衰竭到其中的 7 例需要肝移植，再到最终的 5 例死亡，试验才被迫中止。令人难过的是，5 例受试者的死亡，竟未曾主动向美国 FDA 报告，且实施该试验的医生们还在为患者是意外死亡寻找各种可能的理由。

1999 年 9 月，美国宾夕法尼亚大学在开展基因治疗临床试验时，1 例 18 岁男性受试者因多器官衰竭而死亡。在该受试者之前有 17 例患者参与了试验，均出现了严重肝脏不良反应，在此基础上对第 18 例受试者加大剂量进行试验，从而造成受试者死亡的事故。

2006 年 3 月 13 日，英国伦敦 Northwick Park 医院进行 TGN1412 首次人体试验，当时 8 名健康志愿者在一家合同研究组织（CRO）的安排下于伦敦 Northwick Park 医院进行 Ⅰ 期临床试验。6 名接受药物注射的志愿者在药物注射后 90 min 内都出现严重的全身炎症反应，在输注药物 12～16 h 内病情加重，出现多器官功能衰竭和弥散性血管内凝血进而全部被转入重症监护病房（ICU）接受治疗。EMA 调查后发现，该试验中的起始剂量远远超过应该给的剂量。其中 1 例受试者在 ICU 住院治疗 3 个多月后，因药物不良反应导致脚趾和手指缺血坏死而接受全部足趾切除术和 3 个手指部分切除术。最后专家们排除了各个环节可能存在的差错，认为剧烈的毒性反应由药物本身所致。另外，让 6 人同时服药，违反新药耐受试验的常规。来自英国伦敦帝国学院、伦敦国王学院和 Babraham 研究所的学者在 2007 年 1 月 25 日法国一个移植会议上提出，人体的记忆 T 细胞（实验动物体内不存在）可能是造成 TGN1412 Ⅰ期临床试验志愿者多器官功能衰竭的关键因素。这个案例充分说明，临床前动物实验具有一定局限性，并不能很好的代表人体试验可能存在的风险。鉴于此事件，EMA 于 2007 年发布《首次人体试验的指导原则》。

2016 年 1 月 15 日，法国卫生部宣布葡萄牙制药企业 Bial 的一种焦虑症治疗药物在法国进行 Ⅰ 期临床试验时发生严重事故，导致 6 名志愿者入院治疗，1 人脑死亡、3 人可能遭受不可逆脑损伤。该事故是法国迄今发生的最为严重的药物试验事故。事发后，法国当局责怪 Bial 公司没有及时停止试验；然而 Bial 公司表示，该药物的临床试验与国际通用的指南一致，以及该药物的临床前试验也完全符合相关标准。该事件促使 EMA 对 2007 版首次人体试验的指导原则进行更新，此次更新版的主要目的是增加受试者的安全性。

2016 年 7 月 7 日，美国 FDA 叫停了 JUNO 公司的 CAR-T 疗法 JCAR015 Ⅱ期临床试验，尽管该试验针对急性 B 淋巴细胞白血病的完全缓解率高达 82%，但出现 3 例患者因神经毒性作用死亡。公司认为与采用氟达拉滨行预处理有关，随后与 FDA 沟通，FDA 对修改后的方案开启绿灯，1 周后重启研究。但 11 月发生了第二次死亡事件让 FDA 再次暂停了该项研究。

上述事件中，未能及时对药物安全性进行评价，最终导致了伤害事件发生，损害了患者的权益。

1.2 药物上市后安全性评价需持续进行

一个新药是否具有良好的疗效以及可以耐受的安全性，必须通过严格的 Ⅰ~Ⅲ 期人体临床试验加以验证。在积累到一定数量的受试者用药数据后，才有可能对药物的疗效和安全性进行评价，从而为临床治疗提供更优的、具有更佳性价比的药品。

当一个药物成功上市，成为临床可用治疗选择后，并不意味其安全性评价的终止。由于上市后使用药物的患者更多，不符合临床试验入选标准的患者也可能会使用该药物，因而可能有更大的可能性观察到之前临床试验中未发现的不良反应[2]。

近年来，为更好地监管药品上市后的安全性，药监理部门往往会要求药物研发企业进一步开展药品的上市后

研究（如Ⅳ期临床试验，药品重点监测等），继续收集安全性数据，以支持该药品再次注册的要求。这一类研究的主要观察指标通常会针对潜在或特定的风险以及缺失的安全性信息进行不良反应或严重不良事件发生率、相关因素等数据的收集，并且通常应监管部门要求，在一定期限内完成方能再次获得注册证书。

2 安全性信息的收集、记录是进行安全性评价的基础

临床试验中，药物安全信息的收集、记录和评价主要由研究者团队完成，但申办者所撰写的研究方案和制定的实施细则是确保高质量信息收集和评价等工作的关键性因素[3]。

药物临床试验过程中，安全性评价环节一直是研究各方极其重视的部分。在研究方案具体实施过程中，各申办方可能采用各自不同的操作方法和评价标准。对于药物临床试验中安全性评价的原则和方法，有一些是根据法规可以推演和诠释的，一些是业内可以取得共识和认同的，还有一些是各家药企或机构可根据具体情况加以定义并付诸实践的。因此，我们希望在此尽可能将前 2 种类型的知识进行厘清；另外，广东省药学会药物临床试验专业委员会也曾在 2016 年出台一份《药物临床试验安全评价 广东共识》[4]，希望帮助业内人士更好地领会法规与药物安全性评价的实质，更加规范的实施临床试验，做好药物的安全性评价。

2.1 做好药物临床试验安全评价，应分清几个概念[5-8]

2.1.1 不良事件（adverse event，AE） 指患者或受试者接受一种药物后出现的不良医学事件，但并不一定与治疗有因果关系。出于对安全信息评价的保守原则，凡签署知情同意书后发生的不良医学事件都应该被收集。因此，临床试验期间，通常要求在签署知情同意书之后，但凡出现不良医学事件，无论轻重、与试验药物有无相关，统统应该被记录下来，以待后续评判。当判断为与试验药物有合理相关性的，将考虑在新药注册时作为药品不良反应写入说明书。

2.1.2 严重不良事件（serious adverse event，SAE） 当不良事件符合以下标准中的任意 1 项或者多项时，可判断为严重不良事件，例如：导致死亡；危及生命；导致住院或住院时间延长；导致永久或显著的残疾或功能障碍；后代先天异常或致畸；或其他重要的医学事件。一旦不良事件发展成为一个严重不良事件，即符合了需向药监管理部门、伦理委员会和申办者进行快速上报的要求，应予以高度重视。

根据我国 GCP 法规第二十六条规定，在临床试验过程中如发生严重不良事件，研究者应立即对受试者采取适当的治疗措施，同时报告药品监督管理部门、卫生行政部门、申办者和伦理委员会，并在报告上签名及注明日期。第四

十条要求申办者应与研究者迅速研究所发生的严重不良事件，采取必要的措施以保证受试者的安全和权益，并及时向药品监督管理部门和卫生行政部门报告，同时向涉及同一药物的临床试验的其他研究者通报。在实践中，会要求申办者和研究者按照GCP规范的要求，在规定的时间内进行上报，以保证监管部门和伦理委员会可及时获得信息，对临床试验进行必要的风险管控。

2.1.3 可疑的、非预期的严重不良反应（serious unexpected suspected adverse reaction, SUSAR）[8-11]

顾名思义，凡是研究者判断可能与试验药物有关，而且未在前期试验中发生过、被研究方案/研究者手册所提及或与受试者的自然病程转归不相符的不良反应均可被定义为SUSAR。在某些国家的法规中，仅将SUSAR纳入快速报告的范畴，申办者被要求定期将试验药物的SUSAR报告给参加中心进行审阅，以评估临床试验的风险。

2.2 做好药物临床试验安全评价，应做好不良事件的收集、记录

2.2.1 不良事件的收集

首先研究者应充分认识到收集不良事件的重要性，并根据方案要求，在试验启动前确定收集不良事件的方法和工具表格，如患者日志等；其次，对授权负责受试者访视评价的研究者进行必要培训，以明确收集的方式并对预期可能出现的不良事件进行重点关注和询问。

避免诱导受试者虚构不良事件或忽略不良事件信息的提问。当询问不良事件时，问题应该是中立的，不要提示因为药物是试验性的，它们将有预期的副反应；另外，也不要通过列出不良事件列表给受试者，供其从中选择，以免干扰受试者的主观感受。

2.2.2 不良事件的记录

在不良事件的收集与评价过程中，需要明确不良事件的名称、对事件进行描述、确定事件的起止时间，判断事件的严重程度以及进行相关性评价等。所有信息均应记录在研究规定的源文件中，作为原始资料以便溯源。

按国际通用的定义，有效的不良事件至少要包括4个要素：可识别的患者、可识别的报告者、可疑药物以及不良事件。当然进行不良事件的详细记录时需要包含尽可能多的要素，比如事件名称、开始时间、结束时间、严重程度分级、与试验药物的相关性以及有无伴随用药。不良事件的名称应该是医学术语[6,12-13]，应优先使用医学诊断。在确定不良事件名称时，应确保每个不良事件名称由单一的事件组成，一个诊断、体征/症状就是一个不良事件。不同研究方案对不良事件发生时间的界定可能不同。在研究开始前，与申办方沟通，确保了解申办方的判断标准。从安全性评价的保守原则出发，以"出现症状的时间"作为开始时间更不易遗漏安全信息或低估安全隐患[6,8,10,12]。另外，应依据不良事件的严重程度、诊疗常规和试验方案要求来

确定随访频次。如果本次访视未结束的不良事件，应在下次访视时再次询问及记录；最后，应以不良事件痊愈、状态稳定、得到合理解释、受试者失访或死亡作为不良事件的结束时间[10,14-15]。不良事件的严重程度分级和相关性判定对于新药安全评价非常重要，应由被授权的、有医学判断资质的研究者进行，具体判定标准应参照试验方案的规定，以保证同一个研究中不同中心或不同的研究者采用统一的标准来评判，使得最终的结果具有可比性。

2.3 关注重要安全性信息，及时完整详实汇总、递交安全性信息

试验实施期间，申办方的药物警戒部门或人员应采取措施，及时关注到研究者上报的重要安全信息，比如SAE或SUSAR等，结合安全数据库对试验实施给予必要的关注和提醒，如有必要，应修改试验方案、暂停试验或终止试验，以保证试验所带来的风险处于可控的范围之内，受试者安全放在首位。

伦理委员会在实施阶段的安全监管也履行着重要职责。任何的方案违背、方案偏离以及所有的SAE，SUSAR都需按照GCP要求上报伦理委员会审批或备案，伦理委员会可根据事件的性质和风险级别作出决议，控制风险。

按法规要求，当申办者提交新药注册申请时，需完整递交临床试验的安全信息。只有完整而详实的汇总安全信息，做到原始记录、CRF、统计分析报告、试验总结报告相一致，才能保证安全信息真实地收集、上报。无论是研究者还是申办者，瞒报、漏报安全信息均是违背GCP要求的，直接影响到新药的审评。如果存在安全隐患的新药上市，对公众健康的影响也是巨大的。

3 以安全性评价为纲，保护受试者安全和权益

安全性评价工作不仅是对于药物安全性信息的关注与及时沟通，更应从安全角度出发，在临床试验的各个环节，充分考虑安全性因素，保护患者的安全和权益。

3.1 严谨而规范地设计临床试验

早期试验阶段，初始剂量选择、剂量爬坡和确定最大耐受剂量的方法应充分考虑风险和获益平衡原则。首次应用于人体的药物剂量，即起始剂量，是通过前期动物实验数据而推算，因此，为确定I期临床试验的安全起始剂量，需要充分了解临床前动物的药理学、毒理学及药动学数据。采用以动物毒理学试验的未见明显毒性反应剂量（NOAEL）为基础的方法，"最低预期生物效应剂量水平"法（MABEL）或建模的方法（如PK/PD或PBPK），最终采用的起始剂量应该是各种推算方法中得出的较低剂量，以最大程度地保证受试者的安全[16]。但从新药研发历史可知，临床前的动物实验结果并不能完全预示人体试验的可能风险。EMA最新发布的首次人体试验指导原则中提出了"哨点"

给药理念，即对于创新药物，新的剂量提升只能谨慎地在个别受试者开展，确定安全耐受后，才能扩展病例数试用。

其次，虽然有Ⅰ期试验对最大耐受剂量的探索，但Ⅱ期临床试验仍然会把药物安全评价作为研究目的之一，除了考察药物剂量和药效的量效关系，也继续在特定适应证收集安全数据，观察目标受试者给予固定剂量、用法、频率药物后的不良事件发生情况，进一步确证前期试验推荐剂量，或加以修正和完善；另外，Ⅱ期试验中也常设计联合用药，这时除了考虑单药安全性问题，更要探索联合用药的剂量选择和安全性。因此谨慎的设计药物联合剂量和用药先后顺序是必不可少的，另外，联合用药应该尽量遵循药物作用机理不重叠，疗效有协同，但不良反应不会叠加的原则。

在Ⅲ期试验中，已基本确定用药剂量、方式和频率等，加之纳入试验的受试者病例数增多，这个阶段出现的用药后不良事件信息对药物上市更有参考价值和指导意义。所以，方案设计中需要考虑当受试者出现用药后反应，不能耐受标准药物剂量时，应按照什么原则调整用药剂量，使得受试者始终处于治疗风险可控的状态之中；另外也为修订方案、暂停或终止试验提供客观、完整的数据依据[17-18]。

3.2 合理选择受试者，使获益尽可能大于风险

每个临床试验入选的受试者应该是将来该试验结果可被外推的患者人群。为了便于厘清试验期间发生的不良事件与试验药物的相关性，通常需要排除一些可能影响判断的合并疾病、排除一些可能存在用药风险的受试人群，比如：肝肾功能达不到特定指标的患者，所以纳入标准和排除标准一般比较严苛。伦理委员会在审核方案时也会重点审查该内容。因此，研究者在执行方案，筛选受试者过程中，应该严格遵照入选、排除标准，逐一核对，避免误纳患者。误纳受试者，一方面可造成试验评价不准确，违背方案；更重要的是可能让受试者承担超出预期的安全风险。因此，严把入排标准很重要[19]。

3.3 研究者手册和研究方案对安全信息的撰写应详细而客观

研究者手册是向研究者提供所有有关于受试药物信息和研究结果的手册，应包含药物种类，适应证，理化性质描述，临床前研究（药理学研究、毒理学研究、药动学研究），国内外已有临床试验结果，有效性安全性数据，参考文献等信息。在试验实施期间，当研究者观察到受试者用药后任何毒害事件时，通过查找研究者手册中信息得到一些线索，对受试者给予恰当的救治和护理，尽量减低对受试者的损害与风险[20]。

研究方案的研究背景部分也应对既往临床试验的结果进行回溯和总结，特别对于既往试验中出现过的不良事件、严重不良事件等尽可能描述事件名称、出现比例、严重程度以及对症处理方式，以便研究者对可能存在的安全风险有所了解，并制定相应的诊治措施。在 EMA 最新更新的首次人体试验指导原则中，特别强调在 FIH 和早期临床试验方案中，应描述风险管理的策略，包括监测和管理可能的不良事件或不良反应的具体计划，以及在必要时修改或停止试验的程序和职责。

3.4 知情同意告知应公正而充分，使受试者可权衡获益与风险

知情同意书是受试者了解临床试验的重要文件，是受试者表达参加临床试验意愿的唯一或重要途径，也是临床试验中具有法律效力的医疗证明文书之一，因此，对于参加试验可能存在的风险一定要客观、全面的表述，不可夸大试验疗效而回避安全风险。任何前期试验中出现的用药后不良事件/反应都应被写入知情同意书中，而且发生比例也应该被列明。

其次，研究者在与患者谈知情的过程中，除了试验可能的疗效，更重要的是说明可能存在的安全风险，以及出现试验相关的损害时，可以得到哪些赔偿或补偿，以便患者可以充分衡量获益与风险，以使得患者据此作出是否愿意参与临床试验，承担风险，得到获益的决定。

3.5 试验启动前对试验风险的评估宜全面

鉴于临床试验的复杂性，申办者和研究机构/医生应在实施前对试验的风险进行评估，包括：受试人群的特征、试验药物潜在的安全风险、实施过程的高风险环节等。研究团队应得到充分培训，熟悉药物机制原理、试验方案，对预期不良反应有所了解，对可能采取的对症支持疗法和可利用资源等有充分认识。最好对于一些高风险的环节制定相应的"应急预案"，以便在最短的时间内，把风险或危害降至最低[17]。

3.6 受试者损害赔偿应该及时而充分，有效保障受试者权益

尽管前期的试验经过严谨设计和验证，但临床试验不可避免地会存在风险。在知情同意时，研究者也一定会告知受试者可能承担的风险以及遭受损害后可能得到的保护措施，比如损害赔偿和补偿等。当受试者发生重度及以上的不良事件时，首先应给予及时的诊治和救助，并且按照知情同意书内容和试验合同的赔偿条款，及时地兑现损害赔偿和补偿给付，不能让受试者在遭受躯体伤害的同时还承担经济方面的压力。这个环节中，研究各方均要履行各自责任[21]。研究者责无旁贷给予救治或对异地就诊受试者救治给予指导；受试者应有自我保护意识，积极提出必要的索赔诉求，经研究者确认合理、相关的诉求及时通知到申办者；申办者应积极配合研究者，合理合规地履行申办者义务，有效保障受试者权益。

综上所述，药物安全性评价至关重要。药监管理部门

中国新药注册与审评技术双年鉴（2016—2017）

绝不能允许一个尽管疗效优异但安全性堪忧的药品流入市场，贻害病患。因此，在对待新药的安全性评价上，药监管理部门的态度多是保守的；作为药企申办者，如果没有做好药物安全数据的收集和整理，缺乏药物警戒意识，不能为药物提供全面而持续的安全数据供药监管理部门查核，并做好自身研发风险权衡，一旦上市药品发生重大、群体安全事件，所造成的损失几乎无法挽回，还可能导致公司声誉受损；从研究者的角度，也应充分认识到，受试者从开始试用新药、结束治疗到后续随访，全过程均为安全评价的阶段，而且研究者是收集安全信息的第一责任人，确保受试者用药后安全信息完整、客观、准确而及时的被收集、记录是首要任务，并且同样应该坚持保守原则，以避免不良安全信息的遗漏或低估；另外，应注重对受试者的宣教，做好知情同意的同时，让其充分了解参与临床试验的风险与获益，出现用药后反应时填写患者日记卡供研究者参考，出现严重不良事件时及时告知研究者，研究者也需帮助受试者建立自我保护意识，了解在受到侵害时可争取的权益。

参 考 文 献

[1] 国家食品药品监督管理总局，《药物临床试验质量管理规范》（局令第3号）[EB/OL]．（2003-08-06）[2016-07-20]．http：//www. sda. gov. cn/WS01/CL0053/24473. html.

[2] 邹琛，梁冰．上市后药品风险管理策略的回顾与展望[J]．药物流行病学杂志，2012，21（5）：224-228.

[3] 曾宪涛，朱婷婷，孟详喻，等．临床研究设计方案要点之药品上市后再评价研究不良事件的管理[J]．中国循证心血管医学杂志，2017，9（5）：520-522.

[4] 曹烨，万帮喜．广东省药学会药物临床试验专业委员会安全评价·广东共识(2016)[J]．今日药学，2016，26（9）：609-615.

[5] ICH E6（R1），ICH harmonized tripartite guideline. Guideline for Good Clinical Practice [EB/OL]．（1996-06-10）[2016-07-20]．http：//www. gbv. de/dms/bs/toc/350771871. pdf.

[6] Merck & Co. , Inc. Adverse Event Report Form and Guidelines For Non-serious and Serious Adverse Events Related to Raltegravir in IMPAACT P1097 [EB/OL]．（2016-07-20）．http：//impaactnetwork. org/DocFiles/P1097/P1097AEReportingMerck-Instructions05May11. pdf.

[7] GOLDFARB NM. Adverse event terminology [J/OL] //*J Clin Res Best Pract*，2012，8（7）．http：//firstclinical. com/journal/usage. html.

[8] ICH E2A, section II；and Edwards, I. R. , *et al*, Harmonization in

[9] ERIC CEH S. Adverse event reporting：during the study [J/OL] //*J Clin Res Best Pract*，2009，5（8）．http：//firstclinical. com/journal/usage. html.

[10] CIOMS V/VI, Guidelines for preparing core clinical-safety information on drugs [M]．Second Edition. 1999：Chapter 36.

[11] ICTDR Investigator manual monitoring and reporting adverse events [EB/OL]．（2003-02-06）[2016-07-19]．http：//www. icssc. org/Documents/Resources/ICTDR_ AE_ Manual_ February_ 6_ 2003_ final. pdf.

[12] CDISC. The Clinical Data Interchange Standards Consortium [EB/OL]．（2004-06-25）[2016-07-21]．http：//imaging. cancer. gov/programs and resources/reportsandpublications/CDISC.

[13] FDA Guidance. Good Pharmacovigilance Practices and Pharmacoepidemiologic Assessment [EB/OL]．（2005-03）[2016-07-21]．http：//www. fda. gov/downloads/RegulatoryInformation/Guidances/UCM126834. pdf.

[14] Guidance on Reviewing and Reporting Unanticipated Problems Involving Risks to Subjects or Others and Adverse Events [M]．U. S. department of Health & Human Services, 2010.

[15] FDA. Guidance for Industry Post marketing Adverse Event Reporting for Nonprescription Human Drug Products Marketed Without an Approved Application [EB/OL]．（2012-06-30）[2016-07-21]．http：//www. fda. gov/downloads/Drugs /Guidance Compliance Regulatory Information/Guidances/UCM171672. pdf.

[16] FDA. Guidance for Industry and Investigators Safety Reporting Requirements for INDs and BA/BE Studies [EB/OL]．（2012-12）[2016-07-21]．http：//www. fda. gov/downloads/drugs/guidancecomplianceregulatoryinformation/guidances/ucm227351. pdf.

[17] COBERT BL. Cobert's manual of drug safety and pharmacovigilance [M]．2nd revised edition. Jones and Bartlett Publishers, Inc. , 2011.

[18] 国家食品药品监督管理总局．《药品不良反应报告和监测管理办法》（卫生部令第81号）[EB/OL]．（2011-05-04）[2016-07-20]．http：//www. sda. gov. cn/WS01/CL0053/62621. html.

[19] 王晓霞，李育民，陈民民，等．明确研究者职责是做好临床试验重要的一环[J]．中国药物与临床，2011，11（1）：116-117.

[20] 王涛，王丹，董铎，等．美国药物警戒体系浅析及对我国的启示[J]．医药导报，2017，36（4）：361-365.

[21] 孙同波，尹梅，张雪，等．法律视域下药物临床试验受试者的权益保护[J]．中国医院管理，2016，36（4）：73-74.

Pharmacovigilance [J]．*Drug Saf*，1994，10（2）：93-102.

中国新药注册与审评技术双年鉴（2016—2017）

我国药品监管中的生物统计学技术审评

王　骏，曾　新，潘建红，黄　钦

（国家食品药品监督管理总局药品审评中心，北京 100038）

摘　要　生物统计学在药品技术审评工作中是一门关键学科，它为新药是否达到监管标准提供证据，为药品监管决策提供基于科学的、定量的思维方式。本文以描述监管统计科学在先进监管机构的发展为切入点，剖析生物统计学在药品审评与监管中发挥的作用，阐释生物统计学审评的内涵，并介绍我国药品监管统计学审评的建立与发展。

中国新药注册与审评技术双年鉴（2016—2017）

现代科学的发展已经将统计学视为科学研究中不可缺少的一门工具学科，而生物统计学则是统计学原理和方法在生物医药领域应用的统计学分支，尤以在临床试验研究中的应用影响最为广泛[1]。在新药技术审评工作中，生物统计学是一门关键学科，它为新药是否达到监管标准提供证据，为药品监管决策提供基于科学的、定量的思维方式。在新药审评中应用生物统计学，标志着药政审评从"药政事务"发展到了"监管审评科学"，是一个药监机构是否真正"以科学为基础的行政机构"的检验标准之一[2]。

本文以描述监管统计科学在先进监管机构的发展为切入点，剖析生物统计学在药品审评与监管中发挥的作用，阐释生物统计学审评的内涵，并介绍我国药品监管统计学审评的建立与发展。

1　生物统计学在先进监管机构的应用发展

从全球角度看，美国 FDA 是世界上第一个建立统计审评团队的药监机构。谈到统计学在制药行业的发展，就必然追溯到 1962 年 Kefauver-Harris 修正案，因为受到欧洲"反应停"事件的影响，该法案要求新药批准必须基于"坚实性证据（substantial evidence）"，即由"充分且良好对照的临床研究"组成的证据[3]。这使得统计学评价成为新药审评过程中关键的组成部分，统计学原则（假设检验和参数估计、随机、盲法）首次进入了新药获益与风险的评价体系[4]。

1962 年修正案颁布后，FDA 即对 1938—1962 年批准的药物的有效性重新进行评价，这项"药物疗效研究（DES）"活动很大程度上促进了统计学在 FDA 的快速发展，对于日后 FDA 定义新药审评标准起到了关键性的作用[5]。

1979 年，生物统计部门（Division）组建形成了统计评价、统计应用和计算 3 个分支（Branch）。统计评价分支负责 NDA 的审评，统计应用分支负责临床前、PK 和生物等效性研究的审评，计算分支负责生物统计部门内所有统计计算的需求。其中，统计评价分支占生物统计部门总人数的一半，由两组组成，每组负责与 3 个不同的临床审评部门对接[4]。

1988 年，FDA 发布《申请中临床和统计部分的格式与内容指导原则》更加明确了统计学在评价药品有效性中的重要性，同时促使制药企业招募了更多的统计专业人员。《处方药申请者付费法案》（PDUFA，1992 年）促进了更加高效、及时的 NDA 审评，由此 FDA 统计学审评人员扩招了一倍，并且促进了计算机技术在审评中的应用[6]。

上世纪末，国际药物监管环境发生变化，制药企业也开始全球药物研发活动，并且希望在多个监管机构递交申请。这促使美国 FDA 制定了良好的审评实践（GRP），同时美国、日本和欧洲的制药工业界与监管机构达成"国际协调"，ICH E9，即"临床试验的统计学原则"于 1998 年应运而生，为临床试验设计和分析中的重要原则提供了共识[7]。

2004 年 FDA 启动"关键路径计划"，统计学在安全性、医疗效果（疗效/获益）以及工业化生产 3 个维度上都做出了重要的贡献。FDA 建立了世界上最大的临床试验数据仓库，成为最宝贵的战略资源，并于同年开始推荐使用 CDISC 数据标准，这使得审评效率得以显著提高，缩短了审评时间，另外存储在数据仓库中的统一标准的数据能够被深入综合分析利用，形成有效的决策信息[8-9]。

每 5 年重新授权的 PDUFA 让 FDA 的统计学审评队伍不断扩大，至 2009 年 FDA 的药品评价和研究中心（CDER）已建立由 7 个处室组成的生物统计学部门，隶属于转化科学部。该 7 个处室中的 I ~ V 5 个室分别负责不同的适应证，对应着新药审评部的不同临床部门，如 I 室负责心肾、精神、神经领域的统计学审评，II 室负责麻醉/镇痛、代谢/内分泌、肺/过敏/风湿领域等；而 VI 室则支持仿制药以及非临床研究（包括药理/毒理、化学/生产等）的评价；VII 室支持评价上市前和上市后药物研发中出现的安全性问题。至 2014 年底，FDA 的统计学审评员约为 200 ~ 300 名，其中仅 CDER 就有 170 名，而且还在继续增加人员，审评员基本具有统计学相关专业的博士学位。

2012 年 FDA 修订了统计学审评模板，在 2005 年版本的基础上增加了对数据和分析的质量及完整性的评价，并重点加强了对安全性的评价,与有效性一样,也从分析人群、终点指标、数据质量、统计方法、结果和结论等方面建立了评价要点。

FDA 的生物统计学部门从 1999 年开始在内部建立了统计学政策委员会,目标是为了确保高质量的统计学审评基于合理的统计学方法,并且促进下属的不同部门和适应证领域之间审评尺度的一致性[10]。生物统计学部门已经主导起草了多个指导原则,包括非劣效试验(2010 年发布初稿)、适应性设计试验(2010 年发布初稿)、多重终点(正在准备初稿)、致癌性研究(2001 年发布初稿),目前正在起草用于评价药物安全性的 Meta 分析的指导原则,并且参与了富集设计以及很多疾病领域的指导原则的起草工作。

综上,美国 FDA 的生物统计学审评发展 40 年来,在药品监管中扮演了重要的角色,其以缜密数据分析进行科学决策的特点为 FDA 促进和保护公众健康提供了有力的保障。

国际先进监管机构的经验表明生物统计学在新药监管中作为一门独立的专业学科发展,极大地促进了监管科学的发展,不仅阻止不安全和无效的药物上市,还能缩短和加速产品的研发上市过程。

2 生物统计学审评的内涵

药品监管中的生物统计学技术审评工作是面对申请人递交的临床试验电子数据,利用计算机分析软件等工具,充分挖掘和"拷打"数据,寻找数据中的信号并甄别噪音,尝试解释所观察到的关系,并指出数据可能的不足、关系的不确定性等。其核心内容是要识别和评估临床试验中可能存在的假阳性、偏倚和混杂,排除临床试验的有效安全性的结果是由机会造成的,确保真实反映试验药物所产生的效应。

生物统计学技术审评围绕数据质量和统计分析两方面展开,并对上市说明书的证据部分进行审核校订。数据质量的审评,不仅通过临床现场核查报告、数据管理计划和报告等关键资料评价数据管理的规范性,还针对递交数据的完整性进行评价,例如根据原始数据集能否重复生成分析数据集,随机数字表能否重现,数据是否存在逻辑错误、违背方案等缺陷。统计分析的审评,根据申请人递交的数据库、试验方案及统计计划对研究设计及终点、统计方法、病例处置及人口基线特征、结果结论四部分内容进行评价。

统计学技术审评的关键要素包括:① 评价申请人所递交数据的质量以及统计分析的正确性。② 评价分析结果的稳健性。③ 根据安全和有效的确证证据标准来评价结果结论的适当性。④ 评价药物上市的风险与获益。审评不仅要依据申请人的试验方案和统计分析计划,重新计算复核申请人的统计分析结果,评价统计方法的合理性及结果的正确性,审评员还要做诸多敏感性分析,以评价试验结论的

可靠性及稳健性。以临床试验缺失数据为例,缺失数据在临床试验中不可避免,对药物疗效的评价经常带来挑战。自 2010 年美国国家科学研究院发布缺失数据的预防和处理的报告以来,重复测量混合模型(MMRM)方法越来越多地被申请人作为主要分析方法所采用,但其应用要基于随机缺失(MAR)的假设,且假设脱落的受试者若没有退出试验,其与同一处理组具有相同协变量的受试者的表现应类似[11]。但如果患者因为不耐受而无法继续试验,则这个假设未必成立。在这种情况下,审评员会做充分的敏感性分析,比如采用基于非随机缺失(MNAR)假设下的模式混合模型,或临界点分析(Tipping Point Analysis)、跳转至对照(Jump to Reference)等方法,评价在不同假设条件、不同模型、不同统计分析方法下,原结论是否发生改变。

3 我国生物统计学审评的发展

在我国,长期以来医药企业的药品研发忽视临床研发,使得生物统计学及其专业人员的应有重要作用没有引起足够重视,临床试验中统计学从业人员的培养也严重不足,据估计,医学统计学相关专业人才每年本硕博毕业生不足1 000 人(不包括综合院校的数理统计专业毕业生)[12]。这种不足与监管要求是密切相关的,如果 20 世纪 70 年代美国 FDA 没有要求以统计学原则进行临床试验设计和分析,也就没有现今活跃在工业界和学术界的数以万计的从事新药临床研发的统计学专业庞大队伍,而这个人才队伍恰是美国成为世界第一医药研发大国并处于领先地位的保证之一[2]。2010 年底,国家食品药品监督管理总局药品审评中心(CDE)机构调整时,确定对统计学审评进行专业化发展,成立了生物统计学审评部。成立之初,面临长期专业缺位,审评基础积累薄弱;国内试验数据质量参差不齐,研发团队基础薄弱,临床数据管理整体水平不高;人才培养不足招聘困难等等诸方面挑战,从零做起、明确主次逐步推进:对内进行基础软硬件配置、人员培训、通过试点审评和参加助审积极探索审评程序等建章立制工作;对外起草制定临床数据管理的相关技术指南、推进发展临床试验数据的标准化以提高数据质量、通过审评探索数据质量的评价要点规范数据及资料申报要求以便于审评、加强与大学学会等合作交流以培训人才和物色审评人才。经过 5 年多的发展,学科基础建设基本构建,通过软硬件配置、人员配备、指导原则制订、审评要点和审评报告撰写规范的确立,已经搭建起统计学审评框架和流程;基本形成审评标准和制度,起草制定了《药物临床试验的生物统计学指导原则》(CFDA 于 2016 年 6 月发布)[13]、《药物临床试验数据管理和统计分析的计划和报告指导原则》(CFDA 于 2016 年 7 月发布)[14]、《临床试验数据管理工作技术指南》(CFDA 于 2016 年 7 月发

布)[15]、《临床试验的电子数据采集技术指导原则》（CFDA于2016年7月发布)[16]，以及一系列内部审评规范文件，如统计学审评模板、《统计学专业审评意见规范（试行版)》及《临床试验数据质量审评要点（初稿)》等。

统计学审评建立以来，通过试点和助审实践，锻炼提升了审评人员的审评、沟通与表达能力，审评经验得以积累；注重与临床审评部门的通力合作，在与申请人的临床试验方案沟通交流中为试验设计提供统计学专业意见与建议。目前CDE生物统计学部员工已达7人，并已于2013年启动开展关键重要品种的统计学专业审评工作。2016年计划再招聘18名统计审评人员。

认识到建立临床试验数据标准对于提升审评效率与质量的重要意义[17]，生物统计学部于2014年开始依托CDISC中国协调委员会（C3C）开展试验数据5个专题标准的具体研究测试工作，分别在北京、上海等地免费和业界开展8次专题研讨和培训活动，现已取得阶段性进展[18]。

作为监管者，统计学审评部门注重与外界的学术交流，如2012年在天津成功举办数据管理和统计主题的研讨班，2013年举办首届DIA/CDE定量科学论坛等，建立了与多个学会（泛华统计、IBS、BBA、SBF）、国际组织（CDISC、DIA）和国际监管同行的交流机制，为人才培养和研究合作铺平了道路。

当前正值国务院和国家药监总局开展和推进药品审评审批体制改革[19]，提出鼓励研究和创制新药，建立以临床疗效为导向的审评制度等具体政策和方向，为生物统计学在新药研发生命周期中的发展提供了前所未有的大好机遇。我们相信，在新的监管环境下，生物统计学将越来越发挥其重要作用，我们应借鉴国外先进监管机构的经验，着眼于国内实际，借助内外部的各方力量，共同推进生物统计审评学科的发展以更好地服务于监管决策。

参 考 文 献

[1] RUBERG SJ. Making what's advanced today routine tomorrow [J]. *J Biopharm Stat*, 2016, 26 (1): 55 – 70.

[2] 李宁. 临床生物统计学，科学监管的检验标准 [J]. 中国处方药, 2008 (12): 60 – 63.

[3] KATZ R. FDA: evidentiary standards for drug development and approval [J]. *NeuroRx*, 2004, 1 (3): 307 – 316.

[4] ANELLO C, JUNOD S. Contributions of Robert T. O'Neill to the Evolution of Regulatory Statistical Science [J]. *Stat Biopharmaceutical Res*, 2013, 5 (3): 262 – 279.

[5] SEGRETI AC, LEUNG HM, KOCH GG, *et al*. Biopharmaceutical statistics in a pharmaceutical regulated environment: past, present, and future [J]. *J Biopharmaceutical Stat*, 2001, 11 (4): 347 – 372.

[6] DUBEY SD. The FDA and the IND/NDA statistical review process [J]. *Clin Res Reg Aff*, 1992, 9 (3): 137 – 157.

[7] ANELLO C. Emerging and recurrent issues in drug development [J]. *Stat Med*, 1999, 18 (17 - 18): 2301 – 2309.

[8] O'NEILL RT. FDA's critical path initiative: a perspective on contributions of biostatistics [J]. *Biometrical J*, 2006, 48 (4): 559 – 564.

[9] O'NEILL RT. Medical Product Development, Innovation, and Life-Cycle Regulation: The Challenges for Biostatistics [J]. *Stat Biosciences*, 2009, 1 (1): 1 – 9.

[10] LAVANGE LM. The role of statistics in regulatory decision making [J]. *Ther Innov Reg Sci*, 2014, 48 (1): 10 – 19.

[11] LITTLE RJ, D'AGOSTINO R, COHEN ML, *et al*. The prevention and treatment of missing data in clinical trials [J]. *N Engl J Med*, 2012, 367 (14): 1355 – 1360.

[12] 陈峰. 统计学术界在我国药品审评中的作用 [C] //DIA/CDE 药物研发定量科学论坛. 北京, 2013 DIA/CDE 药物研发定量科学论坛 DIA/CDE 药物研发定量科学论坛. 北京.

[13] 国家食品药品监督管理总局. 关于发布药物临床试验的生物统计学指导原则的通告（2016 年第 93 号）[EB/OL]. (2016 – 06 – 01). http: //www.cfda.gov.cn/WS01/CL0087/154780.html.

[14] 国家食品药品监督管理总局. 关于发布药物临床试验数据管理与统计分析的计划和报告指导原则的通告（2016 年第 113 号）[EB/OL]. (2016 – 07 – 27). http: //www.cfda.gov.cn/WS01/CL0087/160962.html.

[15] 国家食品药品监督管理总局. 关于发布临床试验数据管理工作技术指南的通告（2016 年第 112 号）[EB/OL]. (2016 – 07 – 27). http: //www.cfda.gov.cn/WS01/CL0087/160961.html.

[16] 国家食品药品监督管理总局. 关于发布临床试验的电子数据采集技术指导原则的通告（2016 年第 114 号）[EB/OL]. (2016 – 07 – 27). http: //www.cfda.gov.cn/WS01/CL0087/160963.html.

[17] 王骏，韩景静，黄钦. 从药品技术审评谈临床试验的数据标准化 [J]. 中国新药杂志, 2014, 23 (19): 2228 – 2230.

[18] 国家食品药品监督管理总局药品审评中心. 规范药物临床试验数据管理工作的实施方案 [EB/OL]. (2013 – 07 – 09). http: //www.cde.org.cn/news.do? method = viewInfoCommon & id = 313176.

[19] 国务院. 国务院关于改革药品医疗器械审评审批制度的意见 [EB/OL]. (2015 – 08 – 09). http: //www.cfda.gov.cn/WS01/CL0056/126821.html.

新药临床开发过程中性别差异影响的考虑和研究策略

魏敏吉[1]，赵德恒[2]，王水强[2]，赵彩芸[1]

（1 北京大学第一医院临床药理研究所，北京 100191；
2 国家食品药品监督管理总局药品审评中心，北京 100038）

摘 要 性别差异是导致药物有效性、安全性出现个体差异的重要因素之一。随着临床医学进入精准医疗时代，更加强调个体化用药。为实现这一目标，在药物开发的起始阶段，就需要对包括性别差异在内的影响因素进行研究、分析和评价。必要时，制定差异化的给药方案。本文总结了造成药物响应出现性别差异的内在和外在因素、女性参加临床试验的情况以及在新药临床试验中如何进行性别差异的分析和判断，旨在为药物的上市、研究与评价、完善说明书、药物的个体化治疗提供支持。

除生殖系统的差异外，男性和女性还存在诸多差异。从影响药物体内行为、安全性和有效性方面来看，主要包括以下因素[1-3]：① 身高、体重、体脂肪含量方面的差异。② 生理周期变化。如女性还存在妊娠期、经期、更年期所致的体内激素水平的变化。③ 疾病的差异，如女性比较容易罹患心血管和中枢神经系统方面的疾病，对疼痛更加敏感。④ 社会活动方面的差异。如男性吸烟和饮酒的比例较高，而女性使用避孕药物、化妆品和滋补品的比例较高。这些差异均可能影响药物疗效。随着个体化用药和精准医学的兴起，一种给药方案不再适用所有的目标群体，而应根据一些关键影响因素将目标群体细分成不同的亚组，各亚组给予不同的治疗方案，从而在安全可靠的情况下，达到个体疗效最大化的目的。性别因素作为一项重要的影响因素，是新药开发过程中需要给予充分关注的方面。

在大量的临床用药实践中体会到，由于女性群体的平均体重较男性群体低大约 10 ~ 20 kg，即使没有性别差异，按照相同剂量给药时，女性的药物浓度也会更高，出现不良事件的概率也较高。有资料显示，在美国撤市的 10 个药物中，女性出现心脏方面严重不良事件（尖端扭转型室性心动过速）的比例明显高于男性[4]。在心血管药物、镇痛药、免疫抑制药、抗抑郁药等领域也存在明显的性别所致的疗效和不良反应方面的差异[2]。有意思的是，在医疗器械的临床研究中，也出现了性别方面的差异[5]，如心衰患者的心室辅助装置、用于心律失常的心脏起搏器、髋关节置换等，均出现了不良反应方面的性别差异，表现为女性患者的不良反应发生率更高。本文旨在初步了解目前已知的导致药物作用出现性别差异的因素、机理以及如何进行性别差异的分析等，为药物的上市、研究与评价、完善说明书、药物的个体化治疗提供支持。

1 对药物作用过程的认识

药物在体内经过药动学（pharmacokinetics，PK）和药效学（pharmacodynamics，PD）过程后，出现治疗效应。PK 过程涉及药物经过吸收或注射进入体内，经血液循环实现在体内的分布。当药物成分随着血流到达代谢器官和排泄器官时，这些器官对药物产生了代谢和排泄。PD 过程涉及分布到作用部位处的药物与靶位（受体、酶）结合，产生药物-靶位的相互作用，带来信号传导等"受体后时间"变化，导致机体病理、生理方面发生改变。而药物在靶位之外的作用，常常与其不良反应有关。在判断药物是否出现性别差异时，需要从这个药物作用的全过程进行考虑，并尽可能了解其可能的机理，最大限度地分析性别差异所带来的影响。

2 性别差异

国际上，性别差异（gender difference）是一个广泛的术语，包括生物学方面的内在因素和社会、经济、环境方面的外在因素所致的差异，而不仅仅是在生物学方面所体现的性的差异（sex difference）。

2.1 内在因素

2.1.1 生理因素 从生理方面来看，与药物作用相关的性别差异体现在下列方面：① 身高、体重和脂肪含量的差异。我国的统计数据显示[6]，成年男性和女性的平均身高约分别为 166 和 155 cm，相差约 10 cm，达 6%；成年男性和女性的平均体重分别约为 65 和 55 kg，相差 10 kg，达 16%。身高和体重的差异可以导致器官大小比例的差异。另外，在脂肪含量方面，女性具有更高的单位脂肪含量值。② 生存期差异。2010 年我国的全国普查数据显示[7]，90 岁以上的老年人中，女性人数是男性的 2 倍。在所有人群中，男性和女性的死亡率分别是每千人 6.3 人和每千人 4.8 人。2014

中国新药注册与审评技术双年鉴（2016—2017）

年世界卫生组织在《2014 年世界卫生统计》中发布的有关我国人均寿命的数据显示，男性和女性的平均寿命分别为 74 岁和 77 岁。生存期的差异提示在疾病发生的机理方面可能存在性别差异。③ 肾脏清除率差异。肾清除率主要依赖于肾小球滤过，其大小与体重成一定的比例关系。因此，某种程度上，在肾小球滤过率之间的性别差异可以归结于体重差异所致。④ 激素水平。女性在月经周期、孕期以及更年期后会伴随体内激素水平的变化。激素变化引起生理改变，从而影响药物的作用。如在月经周期中，雌二醇和孕激素水平的升高可导致水钠驻留增加，影响药物在体内的分布。⑤ 其他方面的差异。如大脑功能、心脏器官中的离子通道、能量和骨代谢、免疫响应等方面存在性别差异。

2.1.2 PK 目前已经知道，男女之间存在的生理差异会导致药物 PK 的变化[2,8-9]。① 吸收。女性的胃酸分泌通常较低，可能会增加弱碱性药物的吸收。女性的胃排空时间和药物在肠道内的驻留时间均较长，可导致药物的吸收增加。② 分布。女性脂肪含量更高、体型较小以及器官血流的差异，会影响药物在体内的分布。另外，内源性雌激素的周期性变化，会导致 α1-酸性蛋白的改变，从而导致蛋白结合率的变化，该项指标也会影响药物在体内的分布。③ 代谢。肝药酶分为 I 相代谢酶和 II 相代谢酶，是许多药物的主要代谢酶。据文献报道[10]，一些药物代谢酶存在性别差异。药物的主要代谢酶（如 CYP3A4）存在性别差异，表现为女性的代谢清除率更高。需要注意的是，这些酶的活性存在很大的个体差异。④ 排泄。肾脏在体内是主要的排泄器官。男性和女性之间存在肾脏清除率方面的差异，但如果进行体重方面的校准，肾脏方面的性别差异就很小。

2.1.3 PD 目前已经知道在一些治疗领域存在着 PD 方面的性别差异，包括心血管、镇痛、抑郁症、免疫和免疫抑制等[2,11-13]。① 心血管药物。女性的静默心率较男性长 3～4 节。女性的心脏周期长度与月经周期有关，并且在经期时最长。女性的 QTc 间期较长且窦节恢复时间较短。最近的研究证实[1]，女性更易发生药物诱发的长 QT 间期症状，药物诱发的尖端扭转型室性心动过速中，2/3 为女性。另外，血管紧张素转移酶抑制剂[13]、钙离子通道拮抗剂、β-肾上腺受体拮抗剂、内皮素-1 拮抗剂、他汀类药物、抗血小板类药物等药物作用均存在不同程度的性别差异[13]。② 镇痛药物。研究显示[14]，女性具有更低的疼痛阈值。在一般的手术镇痛中，即使不存在 PK 方面的差异且手术类型、体重、年龄均作了校正，但女性报道的疼痛强度更高，需要 30% 以上的吗啡才能达到同样的镇痛效果。③ 抗抑郁药物。流行病学研究显示[11]，在抑郁的流行和表现方面存在相当大的性别差异，表现为女性患有抑郁症的比例是男性的 2 倍，且表现出较多的不典型和焦虑症状。这与社会活动中女性群体表现出更多的"多愁善感"现象相一致。在抗抑郁药物的临床试验中，某些抗抑郁药物在女性群体中更有效。④ 免疫抑制剂。在心脏移植方面，女性发生排异反应的比例更高[15]。⑤ 其他。有文献报道[16]，安慰剂效应也存在性别差异。

2.1.4 不良反应 与男性相比，女性出现药物不良反应（adverse drug reaction，ADR）的比例高 1.5～1.7 倍[17]。产生这一现象的原因不是十分清楚，可能与 PK、免疫、激素水平的性别差异有关，也可能与女性的合并用药有关。女性出现严重不良事件（serious adverse event，SAE）的比例也较高。常见与女性相关的 ADR 有医源性 QT 延长、噻唑烷二酮诱导的骨折、医源性系统性红斑狼疮等[12]。

2.2 外在因素

在社会活动中，性别差异还表现在饮酒、吸烟、保健品和化妆品使用等方面。据国内文献统计，在过量饮酒方面，男性是 8.4%，女性为 0.8%，差异非常明显[18]；而在吸烟方面，男性为 66.0%，女性为 3.08%[19]。吸烟和饮酒可能对 CYP450 酶有诱导作用，如果药物经过该 CYP450 酶代谢，则可导致其暴露量降低。另外，女性还存在使用口服避孕药物以及较多使用保健品的情况，存在额外的药物相互作用风险。

3 女性参加药物临床试验的情况

反应停事件对孕妇参加药物试验提出了警示。因担心试验药物对女性的生育和胎儿发育带来影响，在 20 世纪美国 FDA 立法中，限制育龄期女性参加药物临床试验，尤其是早期临床试验。由于上述原因，临床试验多入选较大比例的老年女性，缺少育龄期女性的信息。临床试验人群存在代表性不足的问题，影响了对药物在女性群体中作用的合理判断以及针对这些人群的药物开发。

针对女性在药物的早期临床研究中参加比例不高的问题，美国审计署（GAO）对 90 年代 FDA 批准的新药进行了调研，对女性患者参加药物临床试验的情况进行分析，并形成了 GAO 报告，上报给国会[20]。该报告指出，FDA 已经批准药物的临床试验中，60% 的项目存在女性代表性不足的问题。另外，缺少对性别因素的分析资料，未考察药物对女性激素的影响。针对这种情况，FDA 在 20 世纪 90 年代颁布了针对性别研究和评价的指南[21]。指南强调的内容包括：在临床试验中，入选的患者应包括两性人群；对有效性和安全性数据进行性别分析；进行性别之间 PK 差异的评价；需要时，在女性中进行附加的研究；在育龄期妇女进行临床研究的注意事项等。除美国外，2000 年前后，加拿大、日本、澳大利亚以及欧盟均制定了相应指南，要求在临床试验中包括女性群体[22]。

目前，我国还没有单独的性别差异研究方面的法规要求。在我国颁布的生物统计技术指导原则和临床研究报告

中国新药注册与审评技术双年鉴（2016—2017）

的结构和内容技术指导原则中，只是提到需要按照年龄、性别、疾病等列出各亚组的数据，没有专门针对性别进行统计分析的要求。在提交的统计分析报告中，往往没有针对性别差异方面的分析数据。

4 药物开发过程中对性别影响的考虑和研究策略

4.1 不同药物开发阶段的考虑

新药研究是循序渐进的，可以根据研究的进展，分阶段评估性别因素的影响。在体外研究中，使用的细胞株，其受体和酶的表达，有时会受到外来性激素的影响，需要关注。在非临床的动物实验阶段，往往使用来自同一遗传背景的动物进行试验。动物除了性别差异外，其他情况均非常类似，应对非临床实验研究数据进行分析，了解在研化合物在 PD、毒理和 PK 方面是否可能存在性别差异。在进入临床阶段，无论是早期阶段、剂量探索阶段还是确证阶段，均可以将获得的结果进行性别差异的分析，确认性别对耐受性、PK、剂量、有效性和安全性方面的影响。在所进行的研究中，需要随时对这些差异进行汇总分析，确定是否需要针对性别制定区别化的给药方案或在说明书中加入特殊说明。

4.2 性别差异的评估方法

在统计分析过程中，性别差异的分析是一个总的统计分析报告中的一部分。一般需要在统计分析计划中做出规定。在进行性别差异分析时，需要注意样本量的大小。如果某一性别的样本量太小，可能会得出误导的结果。由于影响因素比较多，一般的统计分析只能区分出性别之间存在比较大的差异情况。另外，统计结果也无法说明造成性别差异的具体原因。如有效性方面的性别差异，可能是由于暴露量方面的差异所致，也可能是作用靶位方面的性别差异所致。

如前所述，造成两性对试验药物作用的响应差异可以由 PK，PD 和患者的病生理状态方面的差异所致。近年来，人们通过群体药动学（population pharmacokinetics，PPK）和 PPK/PD 模型来分析说明协变量的影响，其中也包括性别。有关 PPK 和 PPK/PD 的原理可参见文献[23]。在 II 期和 III 期临床研究中，可以利用稀疏采样点获得的稀疏数据，基于非线性混合效应原理，通过 PPK，PPK/PD 模型估算这些数据的群体典型值和变异，也可以进行个体结果预测。对包括性别在内的不同亚组给药剂量的合理性进行分析，达到个体化用药的目的。这种方法可以定量分析性别等因素的影响大小，也有助于找出性别差异的产生原因，确定是 PK 引起的，还是 PD 所致。

4.3 出现性别差异时的考虑

如果统计学结果显示，存在显著的性别差异，并不意味着也存在具有临床意义的性别差异。需要针对药物的作用特点和治疗窗的宽窄，做出合理的判断。只有具有临床意义的性别差异，才需要给予重点关注，包括给药方案的调整、说明书的完善。

性别差异的影响很复杂，而且往往和体重有关。如前所述，在出现有统计学意义的性别差异时，需要排除体重差异所致。如果经过体重校准后，性别差异已经变得很小，则所谓的性别差异是不存在的。在进行性别差异的分析时，还要注意入选的受试者的代表性是否足够。

已经完成的临床研究很少是专门针对性别影响进行的前瞻性研究，而且性别差异的结果也不是主要的研究终点。目前已知的许多具有性别差异的临床研究例子中，多数是基于事后分析和 meta 分析后获得的结果，其可靠性有限。

在 FDA 进行的内部项目中，调查了 1995—2000 年上市的 300 个新药。其中，72 个新药通过具有性别差异的 CYP3A4 代谢；163 个药物进行了 PK 方面的性别分析；11 个药物在男女之间存在 40% 以上的 PK 差异，在说明书中对 PK 的性别差异进行了阐述，但并未提出需根据性别调整给药剂量的建议[9]。一个体现性别差异给药方案的例子是治疗失眠的药物唑吡坦（zolpidem）。2013 年，FDA 基于仿真研究结果，将女性的一次给药剂量由 10 mg 降为 5 mg，以减少药物的不良反应；男性调整为 5 或 10 mg[24]。唑吡坦最早上市时的给药剂量均为 10 mg。

4.4 鼓励女性群体参加临床试验

因担心药物对生育能力的可能影响，各国对临床试验中入选过多女性受试者持谨慎态度，尤其是在早期临床试验中，存在女性参与不足的问题。而对怀孕的妇女，在伦理上被划为弱势群体，被严格限制进入临床试验。女性参与不足，会影响对性别差异影响的判断，无法了解女性的内源性和外源性激素的变化与药物疗效和安全性之间是否相互影响，也无法将药物合理地应用到这些群体。另外，如果研究中入选的人群和药物未来的目标适应证人群不一样，也会影响对药物的安全性和有效性的合理评价。我国目前制定的新的人体生物等效性研究指导原则，已经将受试者人群由单一性别人群调整为 18 岁以上的男性和女性受试者。入选受试者的情况要求与所研究药物上市时的使用人群情况类似。这样的研究结果更符合临床实际，有益于指导临床用药。

5 小结

药物的疗效、安全性存在一定的性别差异。性别差异是导致药物效应出现个体差异的原因之一。在已批准上市的药物中，由于研究数据有限，且没有进行统计分析，药品说明书中大多缺少性别差异信息的描述，没有是否需要根据性别调整临床用药方案的内容。

目前，临床医学已经进入精准治疗的时代，对于患有同一疾病的不同个体，选择更有针对性的治疗药物、剂量，旨在达到更为满意的治疗目标。为指导不同性别患者的临床用药，确定精准的治疗方案，在药物研发阶段，就需要对药物是否存在性别差异进行研究、分析和评价。

在评价性别差异时，需要从 PK，PD 和疾病状态等几个方面进行考虑，也要考虑不同性别的体重或器官功能方面的差异以及药物的安全窗，从而合理判断性别差异对药物疗效、安全性的影响，以便针对不同性别选择合理的药物剂量，保证药物疗效，减少药物不良反应。

参 考 文 献

[1] MARKUS MULLER. Clinical pharmacology: current topics and case studies [M] //GOUYA G. Special situations, market fragmentation II: sex differences. New York: Springer-Verlag, 2010: 387 – 402.

[2] ATKINSON AJ, HUANG SM, LERTORA JJ, et al. Principles of clinical pharmacology [M] // Parekh A. Pharmacological differences between men and women. 3rd edition, London: Elsevier, 2012: 383 – 394.

[3] 黄晓晖，陈飞虎，李俊. 新药研发的剂量优化 [M]. 北京：科学出版社，2010: 75 – 127.

[4] US General Accounting Report. Drug safety: most drugs withdrawn in recent years had greater health risk for women. GAO-010286R Drug withdrawn from market [EB/OL]. [2001 – 1 – 19]. www.gao.gov/new.items/d01286r.pdf.

[5] FDA. Evaluation of sex-specific data in medical device clinical studies [S]. 2014.

[6] LI G, YU G, LIU H, et al. Ethnic-specific in vitro-in vivo extrapolation and physiologically based pharmacokinetics approaches to predict cytochrome P450-mediated pharmacokinetics in the Chinese population: opportunities and challenges [J]. Clin Pharmacokinet, 2014, 53: 197 – 202.

[7] 中华人民共和国国家统计局. 中国 2010 年人口普查资料 [EB/OL]. [2015 – 1 – 19]. www.stats.gov.cn/tjsj/pcsi/rkpc/6rp/imdexch.htm.

[8] 邓鸣，刘会臣. 性别对药代动力学的影响 [J]. 中国临床药理学杂志，2004, 20 (1): 68 – 71.

[9] ANDERSON GD. Sex and racial differences in pharmacological response: where is the evidence? Pharmacogenetics, pharmacokinetics, and pharmacodynamics [J]. J Women Health, 2005, 14 (1): 19 – 29.

[10] 谷元，司端运，刘昌孝. CYP3A4 酶介导的人类药物代谢性别差异 [J]. 中国药理学通报，2009, 25 (9): 1121 – 1124.

[11] KEERS R, AITCHISON K. Gender differences in antidepressant drug response [J]. Intern Review Psych, 2010, 22 (5): 485 – 500.

[12] FRANCONI F, CAMPSESI I. Pharmacogenomics, pharmacokinetics and pharmacodynamics: interaction with biological differences between men and women [J]. Bri J Pharm, 2014, 171: 580 – 594.

[13] SHEKELLE PG, RICH MW, MORTON SC, et al. Efficacy of Angiotensin-converting enzyme inhibitors and beta-blockers in the management of left ventricular systolic dysfunction according to race, gender, and diabetic status: a meta-analysis of major clinical trials [J]. J Am Col Cardiol, 2003, 41 (9): 1529 – 1538.

[14] CEPEDA MS, CARR BB. Women experience more pain and require more morphine than men to achieve a similar degree of analgesia [J]. Anesth Analg, 2003, 97 (5): 1464 – 1468.

[15] ESMORE D, KEOGH A, SPRATT P, et al. Heart transplantation in females [J]. J Heart Lung Transplant, 1991, 0 (3): 335 – 341.

[16] BENSON H. The nocebo effect: history and physiology [J]. Prev Med, 1997, 26 (5 Pt 1): 612 – 615.

[17] KANDO JC, YONKERS KA, COLE JO. Gender as a risk factor for adverse events to medication [J]. Drugs, 1995, 50 (1): 1 – 6.

[18] 马冠生，杜松明，郝丽楠，等. 中国成年居民过量饮酒现状分析 [J]. 营养学报，2009, 31 (3): 213 – 217.

[19] 杨焕功，马杰民，刘娜，等. 中国人群 2002 年吸烟和被动吸烟现状调查 [J]. 中华流行病学杂志，2005, 6 (2): 77 – 83.

[20] United States General Accounting Office. GAO report: Women's health-FDA needs to ensure more study of gender differences in prescribing drug test [EB/OL]. [2008 – 2 – 29]. http://archive.gao.gov/d35t11/147861.pdf.

[21] FDA. Guideline for the study and evaluation of gender difference in the clinical evaluation of drugs [S]. 1993.

[22] REGITZ-ZAGROSEK V. Sex and gender differences in pharmacology [M] //RAZ L, MILLER VM. Considerations of sex and gender differences in preclinical and clinical trials. New York: Springer, 2012: 127 – 147.

[23] 王丽. 儿科临床药理学 [M] //魏敏吉，卢炜. 药代动力学. 北京：人民卫生出版社，2015: 31 – 49.

[24] FDA. FDA Drug Safety Communication: FDA approves new label changes and dosing for zolpidem products and a recommendation to avoid driving the day after using Ambion CR [EB/OL]. [2013 – 05 – 14]. http://www.fda.gov/drugs/drugsafety/ucm352085.htm.

基于儿童用药供需平衡的儿科药物临床试验状况评价

刘靖杰，杨 悦

（沈阳药科大学工商管理学院，沈阳 110016）

摘 要 评价我国儿科药物临床试验现状，以此为依据判断儿童药品市场供需关系变动，为药物研发及临床试验审批提供依据。

方 法 本研究基于市场供需关系的视角，通过文献分析，归纳儿童疾病谱中常见的疾病类型；利用描述性统计的方法，对近几年国内登记的临床试验项目、国家食品药品监督管理总局（CFDA）认定的临床试验机构及国际注册的临床试验情况进行统计分析，研究儿童临床试验现状。

结 果 国内开展的临床试验药物的适应证基本符合儿童疾病谱，对呼吸系统疾病的关注度高，临床试验数量及试验机构的数量最多；治疗传染病和寄生虫病、神经系统疾病、内分泌/营养和代谢疾病的治疗药物短缺的问题将得到缓解；应提高对儿童肿瘤的重视。

结 论 随着更多儿童可用药物上市，儿童用药问题将得到缓解，今后儿童药的研发仍需考虑市场需求。

我国现有 2.2 亿儿童，占全国总人口的 16.6%[1]，这一特殊群体时刻面临着药品供给不足、不合理用药的挑战。由于企业缺乏研发积极性，儿童用药的适宜品种、剂型、规格不足，市场供给量不能满足用药需求，临床超说明书用药现象普遍，为安全用药埋下了极大隐患。鼓励儿童药物研发，让更多适宜的品种上市，是解决儿童用药难题的重要手段，近年来引起重点关注。临床试验是药物研发的必经阶段，其开展状况在一定程度上反映药品市场的发展水平及变化趋势。

1 鼓励开展儿科药物临床试验的政策支持

2013 年 2 月 22 日，国家食品药品监督管理总局（CFDA）发布《国家食品药品监督管理总局关于深化药品审评审批改革进一步鼓励药物创新的意见》（简称《意见》）。《意见》指出，要鼓励研制儿童用药。鼓励研发儿童专用剂型和规格，对立题依据充分且具有临床试验数据支持的注册申请，给予加快审评。2014 年 5 月 21 日，六部委联合发布了我国第一部关于儿童用药的综合指导原则《关于保障儿童用药的若干意见》，鼓励开展儿童用药临床试验，提出加强儿童用药临床试验管理，推动临床试验平台建设和研究团队能力建设，提高受试者参与度；提出建立新药申请时提供相关儿童临床试验数据及用药信息的制度。2014 年 7 月 11 日，CFDA 发布《食品药品监管总局关于发布儿科人群药动学研究技术指导原则的通知》，综合概述了儿科人群药动学特点，并在研究设计、方法学、伦理学方面给出指导意见，旨在优化儿科药物临床试验设计，降低试验风险。

在鼓励研发、加速审批政策的支持下，国内开展儿童临床试验的数量逐年上升，这意味着更多适用于儿童的药品即将上市。本研究统计了近年来涉及儿童的注册临床试验状况，以及 CFDA 认定的儿科临床试验机构概况，对比儿童疾病谱，基于供求关系的视角，对国内儿童临床试验的现状做出评价，判断儿童发病率较高的疾病治疗药物存在的问题能否得到缓解。

2 儿童用药需求分析

近年来，儿童疾病谱发生了一些变化，但是整体趋势变动不大[2-8]。汇总文献研究结果，将儿童所患疾病编号转化为 ICD-10 标准码分类统计。各地区研究共同证实儿童疾病中最常见的是呼吸系统疾病，约占 30% ~ 50%，发病率较高的单病种有肺炎、支气管肺炎、上呼吸道感染、新生儿肺炎等。其他几类常见疾病分类是：起源于围生期的某些情况、消化系统疾病、传染病和寄生虫病、肿瘤、泌尿生殖系统疾病、神经系统疾病等。不同的研究统计的发病率存在差异，排序略有不同，但是以上疾病在儿童群体的总体发病率高于其他疾病。常见单病种包括先天性心脏病、先天畸形、恶性肿瘤、病毒性肠炎、手足口病和水痘等。

参照《2014 版中国卫生和计划生育统计年鉴》，上述疾病在儿童中有较高的致死率。导致儿童死亡的主要疾病分别是起源于围生期的疾病（主要是新生儿）、先天疾病/畸形和染色体异常（主要是新生儿）、损伤和中毒、呼吸系统

中国新药注册与审评技术双年鉴（2016—2017）

疾病、传染病和寄生虫病、肿瘤、神经系统疾病、循环系统疾病、消化系统疾病等，其他疾病每10万人的致死数在5人以下。

我国已上市药品总体上缺乏儿童可用品种。我国已批准的18万条药品注册申请中，儿童专用药品申请仅占1.7%左右[9]，近年来占比虽有升高，但是仍维持在较低水平。此外，现阶段常用的儿科药物，近一半存在剂型不适用于儿童服用的问题，可见已上市药品不足以满足儿童用药需求[10]。

参照市场需求，开展药品研发，能有效改善儿童药品供需关系。一般而言，发病率高、患病人群广的疾病治疗药物的需求量大，若长期供给不足，供求失衡的现象将导致临床不合理用药。相反，若持续投入需求不足的药品，将造成科研资源的浪费和药品市场过度竞争。本研究通过国内现阶段开展的临床试验，对今后上市的药品进行预测，进而估计市场供需关系的变化。

3 我国儿童临床试验基本状况

2013年9月6日，CFDA发布药物临床试验信息平台的公告，规定自发布之日起，新获得药物临床试验的批件必须在平台上完成登记。本研究借助平台已公布的资源，以"儿童"、"儿科"、"小儿"、"婴儿"、"幼儿"、"青少年"、"未成年"为检索关键词，将涉及儿童临床试验的研究进行归纳统计，进而分析儿科药物临床试验发展状况。

3.1 概况 截至2015年11月，平台共登记试验4 754项，其中涉及儿童临床试验81项，占1.70%。涉及儿童的临床试验包括药物适应证、针对0~18岁年龄段患者的试验和受试者人群包括儿童的试验。由于开展难度大、投资风险高、资金投入高，这一类试验所占比例较低。

注册的儿童临床试验中，已完成30项，仍在进行50项，主动暂停1项。已完成的临床试验中，有14项Ⅲ期临床试验，即将上市的药品将缓解儿童用药市场供给不足的问题。

3.2 临床试验受试者 从受试者参与临床试验的情况来看，涉及儿童用药的临床试验当中，儿童参与率较高，并

且大多数参与Ⅱ期和Ⅲ期临床试验。平台登记的临床试验中，适应证只针对儿童疾病的药物临床试验占65.0%，只招募儿童受试者的试验共有50项，招募儿童和成年人共同参与的试验13项，儿童的参与率达到78.75%。为了保护儿童受试者的安全，在试验早期招募的大多为健康男性受试者，主要验证药物的生物等效性和生物利用度，在这一阶段招募儿童的临床试验数量少（见表1）。

表1 各临床试验阶段受试者组成统计表

试验分期	受试者			合计
	儿童	成年人	儿童+成年人	
Ⅳ期临床	2	0	5	7
Ⅲ期临床	27	3	5	35
Ⅱ期临床	15	0	0	15
Ⅰ期临床	3	2	1	6
其他	3	12	2	17
合计	50	17	13	80

临床试验中儿童受试者招募难度虽大，但是入组状况比成年人组好。儿童参与的22项已完成的临床试验中，仅1项招募人数不足，4项招募人数超过计划人数。只招募成年受试者的8项已完成的试验中，2项招募人数不足。成年人参与的儿科药物临床试验将成为今后监管的另一重点项目。

"为受试者购买意外伤害保险"是申办方的风险减低措施，对受试者的选择不会产生显著性影响。面对风险高的临床试验，申办方试图通过为受试者购买意外保险的方式消除研究者的顾虑，降低试验损失的风险。但是是否为受试者购买保险对招募情况并没有影响，不作为吸引患者参与临床试验的条件。

儿科临床试验存在地区差异，大多数分布在经济医疗发达地区。其中，北京、上海的数量最多，偏远地区数量少（见图1）。偏远地区医疗水平相对落后，不具备开展某些药品临床试验的条件，限制当地临床试验的发展。加快医疗机构建设，带动地区医疗发展，将实现资源更合理配置。

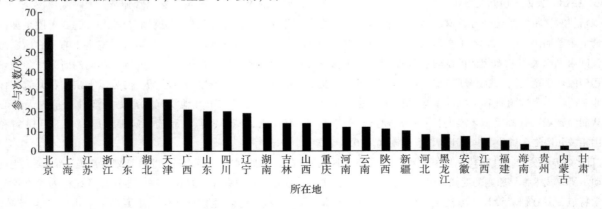

图1 各省市医疗机构参与儿童临床试验次数

中国新药注册与审评技术双年鉴（2016—2017）

3.3 试验药物统计 生物制品在儿童中开展临床试验数量最多，疫苗的研发是主要原因。近年来登记的全部临床试验共涉及61种药品。其中，生物制品27种，化学药物21种，中药和天然药物13种。与平台登记的总体情况对比发现，中药和天然药物在成年人和儿童临床试验中的占比相似。由于各类疫苗的不断研发，儿童群体的生物制品试验比例远高于成人，同时化学药物占比明显低于总体水平（见图2）。

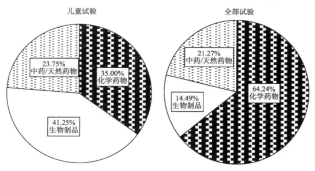

图2 儿童试验、全部试验中各类别药物
所占比例对比图

临床试验药物的适应证基本符合儿童疾病谱，某些疾病治疗药物的研发不足（见表2）。呼吸系统疾病是儿童群体中发病率最高的疾病，对药品需求量大，临床试验开展数量最多。传染病和寄生虫病、神经系统疾病和消化系统疾病也是儿童常见病种，但是肿瘤和泌尿系统疾病发病率较高，儿童参与的临床试验数量却很少，用药问题将难以解决。

表2 儿童临床试验药物适应证统计

序号	适应证	数量/个	百分比/%
1	呼吸系统疾病	20	27.40
2	某些传染病和寄生虫病	15	20.55
3	神经系统疾病	9	12.33
4	内分泌、营养和代谢疾病	7	9.59
5	皮肤和皮下组织疾病	7	9.59
6	血液及造血器官疾病和某些涉及免疫机制的疾患	6	8.22
7	消化系统疾病	3	4.11
8	肌肉骨骼系统和肌肉组织疾病	2	2.74
9	其他	4	5.48

4 试验机构资格认定对临床试验可能造成的影响

临床试验机构是开展药物临床试验的场地，有资质的试验机构也是临床试验顺利进行的重要保障。CFDA 2004年2月19日发布了药物临床试验机构资格认定办法，开始对开展临床试验的医疗机构进行资格认定，并对原研究基地进行复核审查。2005年3月1日起，未提出资格认定申请和检查不合格的国家药品临床研究基地，将不再具有承担临床试验的资格[11]。有资质的临床试验机构将有效降低试验开展的难度、节省试验开支、减小过程中的风险。若认定的试验机构数量不足，将影响试验进度，延迟药品上市；认定机构数量过多，需求不足，将造成审查机构精力浪费

和资源不合理配置。

4.1 儿科专业机构的数量及趋势 近10年间，共认定489家医疗机构的3 793个临床试验专业，儿科专业的占比逐年上涨后稳定在4%以上（见表3）。自2005年至今，共有62家医疗机构的166个儿科专业获得临床试验资格认定。其中，儿童医院12家，每年认定的儿科专业量差异较大，总体上升趋势加快（见图3）。2011年认定最多，达到43个。

表3 2005—2014年认定的临床试验机构数量

年份	认定专业数量/个	儿科专业数量/个	儿科专业占比/%
2005	531	5	0.94
2006	1 028	17	1.65
2007	1 281	30	2.34
2008	1 604	35	2.18
2009	1 878	43	2.29
2010	2 066	48	2.32
2011	2 437	91	3.73
2012	2 656	115	4.33
2013	3 192	135	4.23
2014	3 793	166	4.38

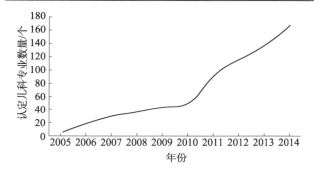

图3 2005—2014年认定的儿科专业临床
试验机构发展趋势

统计发现，有24家医疗机构的小儿呼吸专业获得认定，占全部认定儿科医疗机构中儿科专业数量的11.45%（见表4）。呼吸系统疾病是儿童最常见的疾病，并且致死率较高。足够数量的小儿呼吸专业临床试验机构得到认定，有利于相关药物临床试验的开展，支持药品研发上市。

表4 儿科专业认定数量排名前10位

序号	专业名称	认定数量
1	小儿呼吸	24
2	中医儿科	19
3	小儿血液病	17
4	小儿肾病	15
5	小儿神经病学	14
6	小儿内分泌	12
7	小儿消化	12
8	小儿心脏病	8
9	小儿普通外科	6
10	小儿神经内科	5

另外，有19家医疗机构获得中医儿科专业的认定，这些医疗机构要满足19项中药/天然药物临床试验的需求。此

外，儿童传染病是一类常见疾病，如 2008 年春爆发的手足口病，患病人数达到 115 618 例，死亡儿童超过 50 例。但是，认定的医疗机构中并不包括小儿传染病科、口腔科等科室。仅认定了 4 家医疗机构的小儿感染专业，而登记的临床试验中，有 15 项适应证为传染病和寄生虫病，建议适当增加此类试验机构，以满足不断上涨的需求。近几年，儿童肿瘤的发病率上升了 20% 左右，成为导致儿童死亡的主要疾病之一。各国对儿童研究日益重视，科研投入不断加大[12]。然而，现在专属的儿童肿瘤专业试验机构仅认定 2 家，将承担大量试验项目。

4.2 儿科临床试验机构分布地点 儿科临床试验机构分布与试验所在地分布状况相似（见图4），大多数集中在北京、上海等经济医疗发达地区，偏远地区数量较少。然而，广西、安徽等地区开展了大量儿童疫苗临床试验，却没有通过认定的试验机构。开展疫苗临床试验的机构可以不经过 CFDA 认定。不具有临床试验资格的疾病防控机构，获得一次性疫苗试验资格认定之后，可以进行特定疫苗的临床试验接种工作。若同一机构多次开展临床试验，建议获得长久资质，纳入监管系统，避免多次认定带来的经济、人员负担。

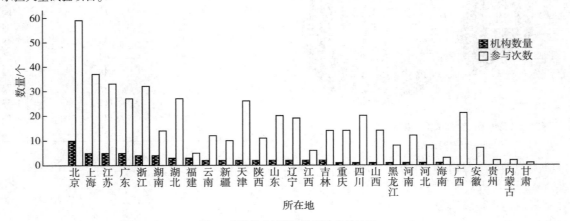

图 4 儿科临床试验机构所在地统计图

5 国际注册的儿童临床试验

国际上对儿童用药的关注早于国内，相关监管法规及激励政策健全，注册儿童药品临床试验呈上升趋势（见图5），适应证也与国内研究存在差异。查询 ClinicalTrial. gov 网站登记的数据，儿童作为受试者参与的临床试验项目超过 4 万个，占注册临床试验总量的 20% 以上，这一比例远高于国内水平（1.70%）。儿童药品市场的供给量也将更快满足需求。正在进行临床试验的药品中，数量最多的是治疗哮喘的药品，其次是 HIV 病毒感染、糖尿病、白血病、肿瘤、肥胖、自闭症、囊胞性纤维症、疟疾等，与国内试验的研究药品种类差异较大。

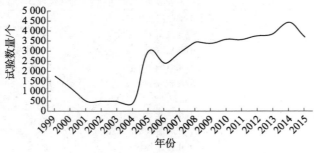

数据截止至 2015 年 11 月，故 2015 年并非全年数量

图 5 1999—2015 年每年登记的儿科临床
试验数量变化趋势

6 现阶段临床试验对供需平衡的影响

在合理的价格范围内，人们对药品的需求弹性系数极小，是一种刚性需求。在需求不随商品价格变化而变动的情况下，增加商品的供给量是达到均衡价格的有效手段。因此，对于供给量不能满足市场需求的药品，应该采取增加供给量的方法而不是降低需求。另外，对于当前药品供给量能够满足市场需求的疾病，不建议投入过多资源进行研发，应鼓励有限的资源投入到真正有需求的领域。临床试验是药品上市前的重要阶段，通过儿科药物临床试验的现状能够有效评估未来儿童药品市场的发展趋势。

呼吸系统疾病患者的用药需求将逐渐得到满足。呼吸系统疾病在儿童中的发病率最高，患病人数最多，用药需求最大。从儿童临床试验的角度分析，该领域的研发积极性较高，开展的临床试验的数量最多，认定的机构数量能够保证该领域临床试验的顺利开展。应该继续支持此类药品的临床试验以及药品及时上市，保证供给量。供给曲线的调整，将使药品逐渐达到供需平衡的状态。

治疗传染病和寄生虫病、神经系统疾病、内分泌/营养和代谢疾病的药物供给问题将得到有效缓解。这几类药品近年来开展的临床试验数量多，更多药品的研发上市，增加供给量，在需求稳定的情况下，市场将更加接近供需平衡。但是，对于治疗传染病和寄生虫病的药物，由于相关

中国新药注册与审评技术双年鉴（2016—2017）

的儿科临床试验机构认定数量少，临床试验的开展也许会在一定程度上受到影响。

治疗皮肤及皮下组织疾病的药物研发积极性较高，开展试验多，今后研究需参照市场需求，避免资源浪费。此类疾病在儿童中发病率不高，相关的试验机构批准数量少，若是继续投入更多的研发资源，面对需求得到满足的市场状况，可能造成浪费。

对于近年来发病率不断提高的恶性肿瘤，需加大政策扶植力度。国内儿童参与恶性肿瘤试验的比例低，认定的临床试验机构数量少。随着临床用药需求的不断增加，若不鼓励研发，儿童用药的问题不但不能解决，还可能越来越严重。

儿童临床试验水平在一定程度上能够反映儿科用药将来的发展趋势。建议今后在临床试验申请的审批过程中，参照临床供需平衡关系，优先审评供给量严重不足的药品临床试验，促进儿科药品市场的有序发展。

参 考 文 献

[1] 中华人民共和国国家卫生和计划生育委员会. 国家卫生计生委有关部门负责人就做好保障儿童用药工作答记者问 [EB/OL]. [2015 – 11 – 06]. http://www.nhfpc.gov.cn/zhuzhan/zcjd/201405/3e60badfe9704c69a43a6aa69f84a5a5.shtml.

[2] 王晶, 董菊, 阎景红. 2010—2013 年某三甲医院住院儿童疾病谱分析 [J]. 新疆医科大学学报, 2015, 38 (5): 631 – 634.

[3] 朱红雨, 陈香礼. 2000 ~ 2005 年 28707 例住院儿童疾病谱分析 [J]. 中国儿童保健杂志, 2007, 15 (5): 549 – 551.

[4] 马丽霞, 王广新, 李楠, 等. 1998 ~ 2009 年山东省住院儿童疾病谱变化规律的研究 [J]. 中华临床医师杂志 (电子版), 2011, 5 (15): 4445 – 4448.

[5] 薛格艳, 王莉. 2009—2013 年某三甲医院住院儿童疾病谱分析 [J]. 中国药物与临床, 2015, 15 (10): 1421 – 1423.

[6] 王鸿波, 王俊霞, 王炜杰. 2004 至 2009 年 20706 例住院儿童疾病谱分析 [J]. 河北医药, 2010, 32 (15): 2107.

[7] 李霞, 杜忠东, 周仲蜀, 等. 2003—2009 年北京市部分医院住院儿童疾病谱及病死原因演变 [J]. 中国实用儿科杂志, 2013, 28 (7): 537 – 539.

[8] 樊琳. 9600 例儿科急诊患儿疾病谱和临床特征分析 [J]. 中国初级卫生保健, 2014, 28 (6): 63 – 64.

[9] 李静. 儿药市场破局需社会各界同心协力 [N]. 经济参考报, 2015 – 12 – 18 (007).

[10] 陈倩, 杜光. 儿科药物剂型现状及管理策略 [J]. 儿科药学杂志, 2013, 19 (8): 49 – 52.

[11] 国家食品药品监督管理总局. 关于印发《药物临床试验机构资格认定办法 (试行)》的通知. [EB/OL]. [2015 – 11 – 11]. http://www.cfda.gov.cn/WS01/CL0058/9346.html.

[12] 安嘉璐, 田玲, 周艳玲, 等. 基于文献计量学的国际儿童肿瘤研究态势分析 [J]. 中国医药导报, 2015, 12 (10): 139 – 143.

浅谈新法规实施对疫苗临床试验的影响及挑战

黎明强，吕榜军，覃彦香

（广西省柳州市疾病预防控制中心，柳州 545007）

摘 要 随着国内疫苗临床试验的发展需要，国家食品药品监督管理局于 2013 年 10 和 12 月分别颁布了《疫苗临床试验质量管理指导原则（试行）》和《一次性疫苗临床试验机构资格认定管理规定》，对国内疫苗临床试验产生了重大影响。2014 – 2015 年在广西柳州市开展默沙东公司轮状病毒疫苗在中国健康婴幼儿中有效性、安全性、免疫原性的研究项目，本文结合该项目的实施，探讨新法规的实施对疫苗临床试验的影响及挑战。

疫苗的应用在传染病的防控工作中发挥了重要作用，随着社会的发展，生物技术的提升，促进了疫苗研发，人们对健康需要也促进了疫苗市场的扩张。近年来，国内外越来越多的新疫苗在我国进入临床试验，但由于历史原因，造成疫苗临床试验监管模式与发展的不相适应。一直以来我国疫苗临床试验的监管、审评审批、GCP 要求等方面均

按药物临床试验的要求开展。试验机构资质的认定在《药物临床试验机构资格认定办法（试行）》[1]以附则的形式要求疾病预防控制机构 (Center for Disease Control and Prevention, CDC) 开展疫苗临床研究需要取得国家食品药品监督管理总局 (CFDA) 一次性资格认定。这些管理要求曾经对我国疫苗临床试验发挥了应有的作用，但随着疫苗临床试

验的增多，疫苗安全性要求更高，受试者权益意识也逐步提高，原有管理模式难以满足疫苗临床试验行业的发展需要，出台新的管理规范是行业发展的必然[2-3]。2013 年底 CFDA 依次出台了《疫苗临床试验质量管理指导原则（试行）》（下称指导原则）[4]、《一次性疫苗临床试验机构资格认定管理规定》（下称管理规定）[5]，2014 年初由默沙东研发（中国）有限公司申报、广西疾控中心负责研究的轮状病毒疫苗中国健康婴幼儿中有效性、安全性、免疫原性研究项目（下称轮苗项目）在柳州市辖区 5 个县开展，柳州市疾控中心作为协助管理单位负责各现场的组织、协调、管理、质量监督等现场工作。项目工作初始正好上述新法规开始实施，对各现场实施工作产生了影响，现根据项目现场工作情况谈谈上述新法规对疫苗临床试验的主要影响及挑战。

1 新法规基本概况

为了适应疫苗临床试验行业发展的需要，依据我国疫苗临床试验的现状，CFDA 根据《药物临床试验质量管理规范》（Good Clinical Practice，GCP）于 2013 年 10 月出台了《疫苗临床试验质量管理指导原则（试行）》，对规范疫苗临床试验机构的组织、实施条件、伦理审查、试验用疫苗管理、生物样品管理等均做了明确要求，特别是附件的疫苗临床试验需要制定的标准操作规程（Standard Operation Procedure，SOP）和试验现场功能分区要求，均作出了标准化要求，利于现场建设以及监管机构的监督和管理。2013 年 12 月 CFDA 颁布了《一次性疫苗临床试验机构资格认定管理规定》，首次明确了疫苗临床试验机构（资质）认定的申报资料要求，申报流程及时限等，在第三条款中具体列出了申报资料所需要提供的 11 项证明性材料，利于申报机构资料的准备和整理。

2 轮苗项目概况

轮苗项目为在柳州市 5 个县入组 4 040 名年龄为 6 ~ 12 周龄健康婴幼儿，通过运用随机、双盲、安慰剂对照的方法评价默沙东公司五价轮状病毒疫苗的有效性、安全性、免疫原性的研究。该项目现场准备工作于 2013 年下半年开始，包括人员培训、现场场地建设、物资购置、CFDA 现场考核等工作，由于新法规的实施，项目比原计划推迟了 2 个月，致使后期未能在轮状病毒流行季到来前完成受试者入组工作。项目工作于 2014 年 5 月 30 日获得 CFDA 颁发的一性次疫苗临床试验资格批件并开始入组，在历经 130 d 后于 10 月 7 日完成入组 4 040 名受试者的目标，于 2015 年 3 月 31 轮状病毒感染性腹泻流行季结束前完成病例监测的最终目标。从结果看，项目进行顺利，但过程遇到了前所未有的挑战，因为新法规的实施，现场建设要求与以往有着很大的改变，如现场应急设备的要求、试验现场必须在具有

资质的县级 CDC 或医疗机构、知情同意父母双签等，增加了疫苗项目的现场工作难度，甚至在项目中期的时候因为不可预见的工作量增加过大，研究方不得不向申办方申请追加经费。柳州市疾控中心作为协助管理单位，对在项目工作中遇到的困难作出了很多积极、及时的应对措施，如组织协调、入组策略、各现场入组目标的调整、质量控制等。并充分理解和体会到新法规对现场实施带来的影响。

3 新法规对实施现场的影响

3.1 疫苗临床试验主体机构

在以往疫苗临床试验的主体机构中，主要是以省级 CDC 作为负责机构，市县 CDC 或综合医院为现场实施机构，但并没有明确的规定。在 2004 年 2 月 CFDA 颁布的《药物临床试验机构资格认定办法（试行）》规定，机构资格认定的对象为申请承担药物临床试验的医疗机构，附则中则规定疾病预防控制机构需要参加预防性药物临床试验的，均须向国家食品药品监督管理局提出一次性资格认定的申请。此次颁布的《指导原则》第三条规定疫苗临床试验负责机构通常应选择省级以上疾病预防控制机构为临床试验负责机构；而《管理规定》第三条规定申请一次性资格认定的疾病预防控制机构完成相关的试验前准备工作后，向 CFDA 提交申报资料。两个新的法规的实施确立了疫苗临床试验申请主体机构为省级疾病预防控制机构。疾病控制机构具备的疫苗冷链、疫苗接种资质、现场流行病学调查能力、大样本量研究对象的动员组织能力等条件是医院所不具备的。

但是这两个法规对主体机构的确认是以行政级别进行确认，没有从机构的人员要求、设备设施、项目能力、项目经验等进行考量，一些长期参与和开展疫苗临床试验的地市级 CDC，特别是发达地区的一些市级 CDC 在开展疫苗临床试验工作的软硬件条件上并不落后于一些省级 CDC，主管部门是否可以根据技术条件进行考核和许可，让硬件和软件均符合要求的 CDC 能够成为试验主体机构值得商榷。

3.2 临床专业人员

《指导原则》第七条第一款要求实施现场应具有经过 GCP 和疫苗临床试验技术培训，能够承担疫苗临床试验所必需的流行病学和实验室检验的临床研究专业人员。CDC 专业人员主要以预防医学、检验、护理等专业人员为主，临床专业人员相对较少，所以在轮苗项目中的一些岗位如患者的脱水评估、不良反应处置等专业人员不足，或者没有。所以在轮苗项目工作中一些现场只能通过聘请医院临床医生开展需要临床医生资质的相关工作，但在实际工作也存在一些问题如聘请人员的 GCP 培训、方案培训、日常工作安排等，CDC 要把聘请的临床医生纳入项目的统一管理存在一定问题等。

3.3 急救设备与急救人员

《指导原则》第八条第六款规定现场需要建立急救绿色

通道，试验现场有救护车及相关救护人员、急救物品。现场急救及急救专业人员是 CDC 最为薄弱的环节，在附 2 疫苗临床试验现场功能分区要求第六条明确要设有独立急救室，有急救车等，急救医生应具备资质；如果涉及儿童受试者应配备儿科急救医生。在轮苗项目现场，抢救设备和急救药品均按求进行了配备，如呼吸机、心电图等，同时配备了急救车，急救车同样配备了心电图、简易呼吸机及常用急救药。各现场均与当地医疗水平较好、距离较近的医院签订了急救绝色通道协议，并对医院相关人员进行培训。从轮苗项目过程看，5 个现场在历时 130 d 的入组过程中，均未出现现场严重不良反应，所以均未有使用应急设备和抢救车的记录。5 个现场中只有个别 CDC 有儿科专科医生外，其他现场的儿科专科医生及急救医生均从当地医院进行聘用。从实施过程来看，应急设备物资投入是一笔巨大的开支，但 CDC 人员的急救知识和技能和对设备的使用熟练程度有限，同时由于使用机会非常低，应急培训不能具有长期的效果，通过与医院合作应该是较为可行的途径。在轮苗项目过程中，省市县三级均能与各级医院建立合作关系，如从项目初期开展的研究人员临床知识的培训师资，项目过程中受试者的脱水状态评估，绿色通道的建立等，均能通过与医院的合作解决。

3.4 试验现场

《指导原则》第八条第一款规定，疫苗临床试验的试验现场需具有卫生计生行政部门批准的预防接种资质的市、县级 CDC 或医疗机构。此条款是与以往相比较改变较大、对项目影响较大的条款之一。在我国疫苗接种门诊的设置上，县乡两级的 CDC、防保所以及卫生院是计划免疫接种的主要场所，特别是在中西部山区地带幅员辽阔，即使是急救设备较差或者急救人员技能不高，但计划免疫接种点只能由乡镇卫生院承担，甚至是村卫生室完成，这是由我国基本国情决定的。《指导原则》规定疫苗试验现场集中在县级以上机构的出发点是疫苗接种的安全问题、不良反应的急救等，初衷是好的，但通过轮苗项目的开展，对这一条款的实施存在较多问题。

轮苗项目实施的入组对象集中到县 CDC 入组和接种疫苗的难度大大超出申办方和研究方的预计。在入组对象到达县级 CDC 的过程中，涉及人员转运的安全性、成本、误工等问题。在项目工作中，每个县的入组对象均覆盖了本县的大部分乡镇，除了县城的对象外，每个入组对象平均路程为 1 h，有的山区乡镇甚至 2 ~ 3 h，加上现场入组、体检、接种、观察等过程以及返程时间，每个婴幼儿基本上花费了 0.5 ~ 1 d 的时间，由于婴幼儿年龄小、时间长、天气炎热等，现场护理、安抚、就餐、人员接送等后勤服务在项目初期往往跟不上，加上根据知情同意需要父母双签的要求，一个小孩需要两个家长的陪护，接送车辆局限，在本

次项目中，市级 CDC 常常根据各现场情况派出车辆进行运送。从项目实际情况看，本条款的规定导致了现场难度加大，成本大幅提高，同时导致监护人配合度降低，脱失率增大。

在今后的《指导原则》修订中，是否考虑适当修订这一条款，在乡镇卫生院急救水平符合要求的前提下考虑可以把疫苗接种点下放到乡镇一级医院。或者考虑在条款中增加乡镇卫生院开展接种工作所必需具备条件，以便增加现场的项目工作可操作性。

3.5 受试者的权益保障

《指导原则》第十六条规定，研究人员应在受试者参加临床试验前，充分告知有关临床试验的情况，临床试验的获益、风险、赔偿以及个人权利等信息，与受试者共同签署经伦理委员会批准的知情同意书，对未成年受试者原则上要求法定监护人均同时知情同意。这一条款也是与以往相比较改变较大、对项目最响较大的条款之一。由于父母均需要到现场，所以增加了受试者的父母的时间要求，本项目对象很多家长均是务农或外出打工，这一要求导致较大一部分符合条件的对象未能入组，即使同意入组后也增加了项目人工成本、运输成本等。虽然条款还规定了如法定监护人不在场可书面委托，但考虑到乡镇基层人员的文化素质以及夫妻间可能的沟通分歧均致使这一条款实际应用较少。此条款虽然增加了入组的难度和成本，但对未成年监护人的知情同意能够得以充分表达并减少入组后受试者父母双方的分歧，对提高后续访视工作的充分理解和配合进而减少访视阶段的脱失率具有积极意义。

3.6 项目与日常工作兼容问题

《指导原则》第八条第二款规定试验现场应具有相对固定、足够数量的临床试验研究人员，研究人员均经过 GCP 和疫苗临床试验技术培训。轮苗项目入组量大、时间短、且入组对象主要是 6 ~ 12 周龄的婴幼儿，工作量较大，投入的人员、物资、车辆都很大，在入组的 130 d 时间里，每个现场的人员基本上都在满负荷地工作，节假日加班已经成为了常态，在 CDC 日常工作较忙的时候甚至因为项目工作与 CDC 常规工作发生冲突。这也是一些地方卫生行政部门和 CDC 机构不愿参与疫苗临床试验的原因，认为临床试验工作占用 CDC 太多的资源，影响到日常工作的开展，甚至认为开展疫苗临床试验工作不是 CDC 的职责，是不务正业的作为，其实这只是一个误区。在原卫生部《关于疾病预防控制体制改革的指导意见》（卫办发〔2001〕112 号）中明确规定 CDC 承担进行应用性科学研究、开发和推广先进技术的职责，此次新法规明确了疾控中心作为研究机构的主体地位，为 CDC 开展疫苗临床试验工作提供了政策支持。

3.7 多部门配合问题

疫苗临床试验与药物临床试验具有较大的特殊性。药物临床试验主要在医疗机构开展，受试对象为患者，研究者与受试者是医患关系，受试者的依从

性较高。而疫苗临床试验受试人群为健康人群，对安全性更加关注，所需样本量大，注册前随机对照试验的样本量往往需几千人甚至上万人以上，才可能提供可靠的安全性数据。因此，疫苗临床试验在招募志愿者阶段往往需要动员较多的社会资源，需要多部门间配合与参与，除了 CDC 外还需要卫生行政部门的支持、医疗机构的协助、媒体宣传与招募参与、基层社区人员的配合等，如果没有多部门的参与，CDC 难以独立完成如此大规模的招募工作。由于疫苗临床试验监管机构为药监部门，在《指导原则》中或其他相关规范中并没有卫生行政部门等相关部门所应当具有角色的条款。当在实际工作中需要相关部门支持和参与时并无法规上的依据。

4　建议和展望

　　通过轮苗项目的开展，新法规的实施对规范疫苗临床试验研究组织、实施、伦理审查、受试者的权益保障等各现场得到进一步的规范，质量管理、监管体系建设等进一步加强。但通过轮苗项目的实施，《指导原则（试行）》在实际工作中所存在的上述问题，我们认为在今后《指导原则（试行）》或其他法规的修订与完善上应充分予以考虑，笔记就此提出以下几点建议以供商讨。

　　首先，主体机构的确立应去行政化，而更应以技术条件、软硬件条件为主要考核依据。考虑到研究工作所需要的实施条件的建设投入巨大，包括疫苗临床研究机构管理体系建设、场地建设、人员培养、现场物资的投入等，CFDA 应适当有目的地培养与疫苗临床研究市场需要相适应数量并且具备条件的研究机构作为我国疫苗临床研究的主力军，并逐步形成一定数量、具有一定的竞争性和研究素质的专业机构和队伍。研究机构应通过聘用和培养与开展项目工作相适应的研究人员等，避免疫苗临床项目与日常业务工作的冲突，从而获得行政领导的支持。

　　其次，现场实施中的疫苗接种工作应与我国免疫规范工作相一致，允许急救设备、专业技术人员等条件符合的情况下，把接种点能够设置在乡镇卫生院，或者在每个实施县选择性地建设部分乡镇卫生院的现场实施条件，适当增加每个实施县的疫苗接种点，可以缓解现场组织、受试对象出行困难等缺点。CDC 现场硬件条件、急救设施可通过配置或者与医院共建解决。由于对急救设备的使用、临床的专业性、熟练程度等的要求较高，由 CDC 自行建设急救设施和培养人才与 CDC 自身功能需要不相适应，所以通过与医院合作来满足研究现场急救人员及设备的需求是比较可行的方式，但需要协调设备和人员日常安排以满足项目工作的需要。医院急救人员长期在临床一线工作，对急救技能和设备的使用较为熟练而且具有持续提高的机会，这是 CDC 所不具备的。

　　再次，在大样本量的受试者招募工作中，为了更好地组织和协调项目工作，从法规上有必要对行政部门的支持予以确认，以便 CDC 能更好地对社会资源进行整合。

　　总之，通过轮苗项目工作的开展，发现新法规在疫苗临床研究应用中存在困难及挑战，为监管机构及研究机构在今后开展相关研究时提供借鉴，为上述存在的问题提供讨论以期促进行业更健康的发展。

参 考 文 献

[1] 国家食品药品监督管理局 .《药物临床试验机构资格认定办法（试行）》，国食药监安 ［2004］44 号 ［EB/OL］. （2004 – 02 – 19）. http：//www. cfda. gov. cn/WS01/CL0058/9346. html.

[2] 高荣，李见明 . 关于加强我国疫苗临床试验监管的思考（上）［J］. 中国新药杂志，2012，21（16）：1861 – 1863.

[3] 高荣 . 关于加强我国疫苗临床试验监管的思考（下）［J］. 中国新药杂志，2013，22（1）：23 – 25，29.

[4] 国家食品药品监督管理局 .《疫苗临床试验质量管理指导原则（试行）》，食药监药化管 ［2013］228 号 ［EB/OL］. ［2016 – 02 – 17］. http：//www. cfda. gov. cn/WS01/CL0844/93865. html.

[5] 国家食品药品监督管理局 .《一次性疫苗临床试验机构资格认定管理规定》，食药监药化管 ［2013］248 号 ［EB/OL］. ［2016 – 02 – 17］. http：//www. sfda. gov. cn/WS01/CL0844/95014. html.

人乳头瘤病毒疫苗国外注册的关键性临床试验简介

艾　星，王朝云，杨志敏，杨　焕

（国家食品药品监督管理总局药品审评中心，北京 100038）

　　摘　要　本文汇总和介绍国外上市人乳头瘤病毒疫苗的临床效力试验设计、结果和批准情况，以便于国内相关研发机构、生产企业和公共健康工作者了解人乳头瘤病毒（HPV）疫苗监管机构对临床研发的要求和原则。目前，基于所申请的适应证，国外二价、四价和九价 HPV 疫苗的保护效力试验是以中、重度组织病理学病变作为替代终点进行评价；对于无法进行保护效力试验的低年龄人群可以使用免疫原性替代终点桥接其他年龄段的效力试验结果。新疫苗在一定的条件下，可仅对原有疫苗的新增 HPV 型别进行临床保护效力的评估。

乳头瘤病毒（papillonmaviruses，PVs）为一组无包膜双链 DNA 病毒，病毒基因组大小约 8 kb。人乳头瘤病毒（human papillonmaviruses，HPVs）其衣壳呈正二十面体，含主要衣壳蛋白 L1 和次要衣壳蛋白 L2。目前有 190 多个基因型 HPVs 已经被识别和鉴定。根据其诱发癌变的潜力，HPVs 被划分为高危基因型组和低危基因型组。国际癌症研究机构（International Agency for Research on Cancer，IARC）目前已确定 12 种与人类癌症相关的高危 HPV 基因型（HPV16，18，31，33，35，39，45，51，52，56，58 和 59）[1]。

宫颈癌是全球范围女性中排名第 4 的高发恶性肿瘤，在欠发达区域女性中排位第 2。全球范围内 90% 的宫颈癌死亡病例发生在欠发达地区。2012 年全球宫颈癌发病达到 52 万多例，造成 26 万余例宫颈癌相关的死亡，占到全球女性肿瘤死亡病例的 7.5%[2]。宫颈癌是我国 15～44 岁女性中第二大常见癌症[3]。HPV16 和 18 是最主要的高危致癌型，导致了全世界范围内大约 70% 的宫颈癌[4]。国内开展的一项多中心研究（对石蜡标本块随机采样）中发现，HPV16 和 HPV18 是最常见的 HPV 型，84.5% 的鳞状细胞癌是因其所致（HPV16 和 HPV18 分别为 76.7% 和 7.8%）。宫颈上皮内瘤样病变 CIN3 与 CIN2 中最常见 HPV 基因型为 HPV16，58，33，31，52 和 18[5]。另一项国内 HPV 疫苗临床试验中，基线数据显示高度鳞状上皮内病变（HSIL）中最常见的高危 HPV 型为 HPV16（63.0%）和 HPV18（17.4%）[6]。

2008 年诺贝尔医学奖获得者德国科学家 Harald zur Hausen 由于发现了 HPV 与宫颈癌的相关性，并对其机制进行深入研究，进一步证明了 HPV 感染是引起宫颈癌发生的主要病因。这一重大发现为预防性宫颈癌疫苗的研发奠定了基础。Zhou 等[7]制备了病毒样颗粒（virus-like particles，VLP），使得预防性 HPV 疫苗的研发得以实现。迄今为止，全球已有 3 种 HPV 疫苗在国外多国获准上市，并已在国内申报进口注册并开展临床试验。

1 人乳头瘤病毒疫苗研发概述

国外疫苗企业研发的预防宫颈癌和生殖器疣的四价（HPV6，11，16 和 18）HPV 疫苗和预防宫颈癌的两价（HPV16 和 18）HPV 疫苗相继于 2006 年和 2007 年获批上市，已在多个国家注册使用。2014 年随着九价（HPV6，11，16，18，31，33，45，52 和 58）HPV 疫苗在美国上市，国内相关研究机构和研发企业愈加关注 HPV 疫苗的临床研发，目前国内已有多家申请人陆续提交了临床注册申请获得临床试验批

件，并启动临床研究。由于 HPV 疫苗是首个申请适应证为预防癌症的疫苗，回顾近 10 年国外临床研发结果和注册上市历程，其关键性临床试验的设计和研究结果备受关注，更值得国内 HPV 疫苗研发机构和企业研讨和借鉴。

2 国外已上市疫苗关键性注册临床试验

2.1 四价 HPV 疫苗　全球首个四价 HPV 疫苗（GARDASIL®）系由默沙东公司（Merck/MSD）研发并于 2006 年 6 月 1 日首先在墨西哥获批注册，随后 2006 年 6 月 8 日在美国上市[8]。该疫苗抗原由酵母系统表达，包括 HPV6，11，16 和 18 型的病毒样颗粒（VLPs），每剂 0.5 mL 含各型 L1 蛋白分别为 20，40，40 和 20 μg，采用非晶形铝的羟基磷酸硫酸盐为佐剂。免疫程序为按 0，2，6 月接种 3 剂，接种于上臂三角肌。

GARDASIL®注册临床效力试验是以组织病理学确认的宫颈上皮内瘤样病变（cervical intraepithelial neoplasia，CIN）2 级以上及原位腺癌（adenocarcinoma in situ，AIS）作为预防宫颈癌的主要临床终点指标，以外阴上皮内瘤样病变（vulvar intraepithelial neoplasia，VIN）2 级以上和阴道上皮内瘤样病变（vaginal intraepithelial neoplasia，VaIN）2 级以上作为预防 HPV 相关的外阴、阴道部位癌症的临床终点，同时观察外阴部病变来评价预防生殖器疣（genital warts，GW）的保护效力。其临床设计中采用了中、重度组织病理学病变作为预防宫颈癌的替代终点进行有效性评价。

此疫苗共进行了 4 项Ⅲ期注册关键性的临床保护效力试验，采用随机双盲对照设计，符合入选标准的受试者按 1：1 随机接种试验疫苗或铝佐剂对照，按 0，2，6 月程序接种 3 剂。符合方案数据集从全程免疫后 1 个月开始随访观察保护效力[8]。

其中 2 项以 16～26 岁女性为受试者的Ⅲ期临床疗效试验（FUTURE1 和 FUTURE2）。FUTURE1 共入组 5 442 例受试者，其预防 HPV16，18 相关 CIN2 + 的效力为 100%（95% CI：89.2，100.0），预防 HPV16，18 相关 VIN2 + 的效力为 100%（95% CI：14.4，100.0），预防 HPV16，18 相关 VaIN2 + 的效力为 100%（95% CI：−10.1，100.0），预防 HPV6，11，16，18 相关 CIN1 + 的效力为 100%（95% CI：95.1，100.0）。预防 HPV6，11，16，18 相关尖锐湿疣的效力为 100%（95% CI：93.5，100.0）。另一项 FUTURE2 试验共入组 12 157 例受试者，其预防 HPV16 或 HPV18 相关 CIN2 + 的效力为 96.9%（95% CI：88.2，99.6），预防 HPV16 或 HPV18 相关 VIN2 +

的效力为100%（95% CI：-50.3，100.0），预防 HPV16 或 HPV18 相关 VaIN2 + 的效力为100%（95% CI：-50.3，100.0）。预防 HPV6，11，16，18 相关 CIN1 + 效力为93.8%（95% CI：88.0，97.2）。预防 HPV6，11，16，18 相关尖锐湿疣的效力为98.5%（95% CI：94.5，99.8）。60 个月延长的保护效力研究对此4个型 HPV 相关的宫颈和生殖系统疾病的保护效力是100%（95% CI：12.3%，100%）。

还有一项以 16～26 岁男性受试者的Ⅲ期临床试验，共入组4 055 例男性受试者。预防尖锐湿疣的效力为89.3%（95% CI：65.3，97.9），预防 HPV6，11，16，18 相关阴茎上皮内瘤样病变（penile intraepithelialneoplasia，PIN）1级及以上的效力为100%（95% CI：-52.1，100.0），预防 HPV6，11，16，18 相关湿疣和外生殖器病变的效力分别为89.3%（95% CI：65.3，97.9）和90.6%（95% CI：70.1，98.2）。

另外一项Ⅲ期临床试验共入组 27～45 岁女性受试者3 253 例，以疫苗所含 HPV 型别相关的持续感染、尖锐湿疣、外阴和阴道病变、CIN1 +、原位癌和宫颈癌作为联合终点指标。经随访本品预防疫苗 HPV 型别相关持续感染、CIN1 + 和尖锐湿疣的效力分别为80.5%（95% CI：68.3，88.6），85.8%（95% CI：52.4，97.3）和87.6%（95% CI：7.3，99.7）。预防 HPV16，18 相关 CIN2 + 和 AIS 的效力未达到统计学显著性差异。

此外，对于无法进行保护效力试验的低年龄人群（9～15 岁女孩和男孩）使用了免疫原性（血清抗体水平）替代终点与 16～26 岁年龄段免疫原性进行比较桥接效力试验结果。同时还进行了长期保护效力、免疫持久、联合疫苗接种的临床研究。

美国 2006 年6月 FDA 批准 GARDASIL® 上市，适用于9～26 岁女性预防宫颈癌、尖锐湿疣、AIS、CIN2/3、VIN2/3、VaIN2/3 和 CIN1[9]。随后根据企业提供的临床试验结果更新扩大适应证范围，2008 年9月批准增加预防外阴癌症和阴道癌症[10]；2009 年10月批准增加 9～26 岁男性适用人群[11]；2010 年12月本品被批准用于 9～26 岁人群预防本品相关 HPV 型别相关1级及以上的肛门上皮内瘤变（anal intraepithelial neoplasia，AIN）及 HPV16 和 HPV18 型引起的肛门癌[12]。

GARDASIL® 于 2006 年9月在欧盟上市，批准用于9～26 岁女性预防疫苗所含 HPV 型别所致宫颈、外阴和阴道等部位病变以及宫颈癌，特定型别 HPV 引起的尖锐湿疣。2008 年7月批准增加阴道上皮内瘤样病变（VaIN2/3）及扩大生殖器癌前病变范围。2010 年8月适用人群由 9～26 岁扩大为9岁及以上。2014 年6月增加肛门癌及癌前病变[13]。

2.2　二价 HPV 疫苗　国外二价 HPV 疫苗（CERVARIX®）系葛兰素史克（GSK）公司研发。2007 年5月16日首次在

澳大利亚获批上市，并于 2009 年10月16日在美国注册批准[14]。该疫苗采用新型杆状病毒表达系统制备，包括 HPV16 和 HPV18 的 VLPs。每剂 0.5 mL 含 HPV16，HPV18 型的 L1 蛋白均为 20 μg，使用氢氧化铝和 AS04 专利佐剂系统。按 0，1，6 月免疫程序接种3剂，接种于上臂三角肌。

CERVARIX® 注册的2项关键性Ⅲ期临床效力试验同样以组织病理学证实的 CIN（2级以上）及宫颈原位癌（adenocarcinoma in situ，AIS）作为预防宫颈癌的主要终点指标。同时也将 HPV16，18 相关的持续感染（12 个月）作为终点指标。两项效力试验合计招募了 19 778 例 15～25 岁的女性受试者，均采用随机、双盲、对照设计。

一项研究中招募的受试者符合接种前宫颈标本中高危险型 HPV 阴性，HPV16，18 型血清学抗体阴性且细胞学检测结果正常；该试验共纳入1 113 例 15～25 岁合格受试者，至平均随访时间为 5.9 年时的预防 HPV16，18 相关 CIN2 + 的效力为100%（98.67% CI：28.4，100），预防 HPV16，18 相关 12 个月持续感染的效力为100%（98.67% CI：74.4，100）。

另一项研究中招募受试者不考虑接种前是否感染 HPV，接种前采集宫颈标本和血清学标本用于 HPV DNA、细胞学和抗体检测。分析时按是否感染分不同数据集进行效力评价。共 18 665 例受试者按 0，1，6 月免疫程序接种了试验疫苗或甲肝疫苗。经过平均约 33 个月的随访发现，在符合方案数据集人群中该疫苗预防 HPV16 或 HPV18 相关的 CIN1 +、CIN2 + 和 CIN3 + 的效力分别为91.7%（95% CI：82.4，96.7），92.9%（95% CI：79.9，98.3）和80.0%（96.1% CI：0.3，98.1）。至临床试验方案规定的研究结束时（48 个月）预防 HPV16，18 相关 CIN2 +、CIN1 + 和 CIN3 + 的效力分别为94.9%（95% CI：87.7，98.4），92.8%（95% CI：87.1，96.4）和91.7%（95% CI：66.6，99.1）。预防 12 个月持续感染的效力为91.4%（96.1% CI：86.1，95.0），至临床试验方案规定的研究结束时（48 个月）预防 12 个月持续感染的效力为92.9%（95% CI：89.4，95.4）[14]。

据此2项试验结果，2007 年 CERVARIX® 最初在澳大利亚上市，批准用于 10～45 岁女性感染预防宫颈癌、持续感染以及细胞学异常（atypical squamous cells of undermined significance，ASC-US）；其中通过免疫原性桥接增加 10～14 岁和 26～45 岁女性为目标人群。2009 年10月在美国获批上市，批准用于 15～25 岁女性接种以预防 HPV16，18 相关宫颈癌、宫颈上皮内瘤样病变2级或以上（CIN2 +）、原位癌（AIS）和宫颈上皮内瘤样病变1级（CIN1）[15]。2011 年7月美国 FDA 批准通过免疫原性桥接试验结果将适用人群扩展至9岁，同时还要求 GSK 公司在美国进行不少于 50 000 例的疫苗接种后自身免疫疾病发生情况的随访研究[16]。

欧盟 EMA 于 2007 年 9 月 20 日批准 CERVARIX® 上市，并于 2011 年 5 月批准本品扩展至 9 岁及以上预防疫苗相关 HPV 型别引起宫颈、外阴和阴道部位病变以及某些致癌型 HPV 引起的宫颈癌[17]。9 ~ 14 岁之间接种 2 剂，第 2 剂须在第 1 剂接种后 5 ~ 13 个月内接种。15 岁及以上应按 0，1，6 个月免疫程序接种 3 剂。

2.3 九价 HPV 疫苗 九价 HPV 疫苗（GARDASIL® 9）系由 6 型、11 型、16 型、18 型、31 型、33 型、45 型、52 型、58 型 HPV 主要衣壳（L1）蛋白组成的病毒样颗粒经高度纯化、混合制得。由 Merck/MSD 公司在已上市四价 HPV 疫苗（GARDASIL®）基础上新增 5 个 HPV 型别抗原并调整抗原含量和配比研制。有效成分：每 0.5 mL 含各型别 L1 蛋白约为 HPV 6 型 30 μg，HPV 11 型 40 μg，HPV 16 型 60 μg，HPV 18 型 40 μg，HPV 31，33，45，52，58 型各 20 μg。按 0，2，6 月免疫程序肌肉注射 3 剂[18]。

九价 GARDASIL® 9 通过 5 个效力/免疫原性临床试验进行了评价。关键性 III 期临床效力试验采用随机、双盲、对照设计，以四价 GARDASIL® 为对照评价新增 HPV 型别 31，33，45，52 和 58 的临床保护效力。主要临床终点指标包括 CIN2 +、宫颈浸润癌、VIN2 +、VaIN2 +、外阴癌和阴道癌，以及预防男性 HPV6，11，16，18 相关肛门病变，其他终点包括宫颈、外阴和阴道任何级别病变、持续感染和细胞学异常等；通过免疫原性桥接 HPV6，11，16，18 的临床效力试验结果[18]。

主要临床效力试验（V503-001）中分别接种 GARDASIL® 9 和 GARDASIL® 的受试者为 7 106 例和 7 109 例，为期 42 个月的随访显示，预防新增 HPV 型别（HPV31，33，45，52，58）相关的 CIN2 +、宫颈癌、VIN2 +、VaIN2 +、外阴癌和阴道癌等联合终点的效力为 96.7%（95% CI：80.9，99.8），预防新增 HPV 型别相关的 CIN1 + 的效力为 98.6%（95% CI：92.4，99.9），预防新增 HPV 型别相关的 CIN2 + 的效力为 96.3%（95% CI：79.5，99.8），预防新增 HPV 型别相关的外阴和阴道疾病的效力为 93.8%（95% CI：61.5，99.7），本品预防新增 HPV 型别相关的 6 个月和 12 个月持续感染的效力分别为 96.2%（95% CI：94.4，97.5）、96.1%（95% CI：93.7，97.9）[18]。

2014 年 12 月 10 日，美国 FDA 批准 GARDASIL® 9 用于 9 ~ 26 岁女性用于 HPV16，18，31，33，45，52 和 58 相关的宫颈癌、外阴癌、阴道癌和肛门癌；HPV6，11 相关的尖锐湿疣，以及相关型别引起的癌前病变和不典型增生；还批准 GARDASIL® 9 用于 9 ~ 15 岁男性预防肛门癌及相关 HPV 型别引起的尖锐湿疣[19]。2015 年 6 月 10 日 EMA 批准 GARDASIL® 9 上市用于 9 岁及以上人群，预防子宫颈、外阴、阴道和肛门部位癌症及癌前病变，还包括预防特定型别相关的尖锐湿疣[20]。

2.4 HPV 疫苗的安全性和使用的局限性 以上 3 种 HPV 疫苗注册临床试验数据显示，非常常见的全身不良反应有疲乏、头痛、肌痛；常见的全身不良反应有发热（≥38 ℃）、胃肠道症状（包括恶心、呕吐、腹泻和腹痛）、关节痛、瘙痒、皮疹和荨麻疹。非常常见的局部不良反应有注射部位疼痛、发红和肿胀，偶见硬结。以上大部分不良反应程度为轻至中度，且短期内可自行缓解。

说明书中警示接种 HPV 疫苗可能导致晕厥或血管迷走神经反应，有时还伴有强直-阵挛性发作。为防摔倒，建议受种者接种后观察 15 min。

2013 年因发生复合型局部疼痛综合征事件，日本厚生劳动省最终将 HPV 疫苗接种策略由 EPI 调整为自愿接种。2015 年 7 月 EMA 考虑 HPV 疫苗接种与复合型局部疼痛综合征（CRPS）和体位性心动过速（POTS）的可疑潜在风险，启动了对 HPV 疫苗的安全性再评价工作；2016 年 4 月 EMA 通过审查来自上市前临床试验和上市后监测报告的药物警戒数据，认为尚没有证据表明 HPV 疫苗与 CRPS 或 POTS 间存在因果关系，并认为接种 HPV 疫苗的获益仍旧大于风险。

由于目前研发上市的 HPV 疫苗未涵盖所有的高危型别，接种以上所述 3 种 HPV 疫苗不能保护所有高/低危型别所致相关肿瘤或疾病；因此美国 FDA 批准上市 HPV 疫苗说明书中明确以下 9 个局限性：① 接种本疫苗不能取消/终止女性长期持续的宫颈癌筛查（二级预防措施）。② 接种本疫苗不能取消/终止推荐的肛门癌筛查。③ 本疫苗不能保护已感染 HPV 的个体。④ 本疫苗不能保护对应型别以外其他型别的相关疾病。⑤ 本疫苗不能治疗说明书所描述部位相关型别导致的疾病。⑥ 本疫苗尚未证实能够保护对应型别以外 HPV 导致的外阴、阴道和肛门癌。⑦ 本疫苗不能保护非 HPV 导致的相关疾病。⑧ 本疫苗不能保护所有受种者。⑨ 本疫苗对于 26 岁以上人群的 CIN2 + 保护效果尚未得到证实。

3 小结

由于 2 级及以上中、重度组织病理学病变（包括 CIN2 +、VIN2 +、VaIN2 +）和 AIS 是发生鳞癌和腺癌的必经过程，发现并处置病变可预防癌症发生，因此采用 CIN2/3 和 AIS 癌前病变作为预防宫颈癌的替代终点。

世界卫生组织最新的 2014 年版 HPV 疫苗立场文件中推荐 9 ~ 13 岁的女孩作为该疫苗首要的接种人群，较大的女性青少年和年轻妇女作为次要考虑的人群。同时还明确临床效力试验可以证明有效预防 CIN3，但目前尚缺乏该疫苗预防宫颈癌效力的数据[21]。Crosbie 等[4]认为 CIN3 在临床上与宫颈癌最为相关，是用于筛查和疫苗临床试验最好的宫颈癌替代终点指标。

综上所述，3 个已上市的 HPV 疫苗国外注册临床试验时均采用 2 级及以上中、重度组织病理学病变（包括 CIN2 +、VIN2 +、VaIN2 + 和 AIS 等）作为可接受的替代终点，评估预防相关癌症的临床保护效力，这也是目前全球主流国家监管机构对 HPV 疫苗普遍认可的临床终点评价指标。值得关注的是，国外最近上市的九价 HPV 疫苗仍然采用同样的组织病理学替代终点开展临床保护效力试验用于支持上市申请。

对于因为伦理学考虑等原因无法进行临床保护效力试验的青少年人群可以通过免疫原性桥接其他年龄段的效力试验结果；当在已上市 HPV 疫苗基础上新增其他 HPV 型别抗原以扩大疫苗保护范围时，可仅对疫苗新增 HPV 型别的临床保护效力进行评估。

HPV 疫苗是首个批准预防癌症的疫苗，通过回顾 3 个已上市疫苗近 10 年国外关键性临床试验的设计思路和分析研究数据结果，为国内同类 HPV 疫苗的临床研发提供参考。

参 考 文 献

[1] IARC Working Group on the Evaluation of Carcinogenic Risks to Humans. Biological agents. Volume 100 B. A review of human carcinogens [J]. *Iarc Monographs on the Evaluation of Carcinogenic Risks to Humans*, 2012, 100 (PtB)：255 – 295.

[2] FERLAY J, SOERJOMATARAM I, DIKSHIT R, *et al*. Cancer incidence and mortality worldwide：Sources, methods and major patterns in GLOBOCAN 2012 [J]. *Int J Cancer*, 2015, 136 (5)：E359 – E386.

[3] FERLAY J, SHIN H, BRAY F, *et al*. Estimates of worldwide burden of cancer in 2008：GLOBOCAN 2008 [J]. *Int J Cancer*, 2010, 127 (12)：2893 – 2917.

[4] CROSBIE EJ, EINSTEIN MH, FRANCESCHI S, *et al*. Human papillomavirus and cervical cancer [J]. *Lancet*, 2013, 382 (9895)：889 – 899.

[5] CHEN W, ZHANG X, MOLIJN A, *et al*. Human papillomavirus type-distribution in cervical cancer in China：the importance of HPV 16 and 18 [J]. *Cancer Causes & Control*, 2009, 20 (9)：1705 – 1713.

[6] ZHAO F, ZHU F, CHEN W, *et al*. Baseline prevalence and type distribution of human papillomavirus in healthy Chinese women aged 18 ~ 25 years enrolled in a clinical trial [J]. *Int J Cancer*, 2014, 135 (11)：2604 – 2611.

[7] ZHOU J, SUN XY, STENZEL DJ, *et al*. Expression of vaccinia recombinant HPV 16 L1 and L2 ORF proteins in epithelial cells is sufficient for assembly of HPV virion-like particles [J]. *Virology*, 1991, 185 (1)：251 – 257.

[8] FDA. Gardasil-Human Papillomavirus Quadrivalent (types 6, 11, 16 and 18) Vaccine, Recombinant Package Insert [EB/OL].

[2016 – 06 – 01]. http：//www. fda. gov/downloads/Biologics-BloodVaccines/Vaccines/ApprovedProducts/UCM111263. pdf.

[9] Approval Letter-Human Papillomavirus Quadrivalent (Types 6, 11, 16, 18) Vaccine, Recombinant [EB/OL]. (2006 – 06 – 08). http：//www. fda. gov/BiologicsBloodVaccines/Vaccines/ApprovedProducts/ucm111283. htm.

[10] Approval Letter-Gardasil [EB/OL]. (2008 – 09 – 12). http：//www. fda. gov/BiologicsBloodVaccines/Vaccines/ApprovedProducts/ucm111270. htm.

[11] Approval Letter-Gardasil [EB/OL]. (2009 – 10 – 16). http：//www. fda. gov/BiologicsBloodVaccines/Vaccines/ApprovedProducts/ucm186991. htm.

[12] Approval Letter-Gardasil [EB/OL]. (2010 – 12 – 22). http：//www. fda. gov/BiologicsBloodVaccines/Vaccines/ApprovedProducts/ucm238074. htm.

[13] EMA. Gardasil product information [EB/OL]. (2009 – 09 – 25). [2016 – 06 – 01]. http：//www. ema. europa. eu/docs/en_ GB/document_ library/EPAR_ -_ Product_ Information/human/000703/WC500021142. pdf.

[14] FDA. Cervarix-Human Papillomavirus Bivalent (types 16 and 18) Vaccine, Recombinant PackageInsert [EB/OL]. [2016 – 06 – 01]. http：//www. fda. gov/downloads/BiologicsBloodVaccines/Vaccines/ApprovedProducts/UCM186981. pdf.

[15] Approval Letter-Cervarix [EB/OL]. (2009 – 10 – 16). http：//www. fda. gov/BiologicsBloodVaccines/Vaccines/ApprovedProducts/ucm186959. htm.

[16] Approval Letter-Cervarix [EB/OL]. (2011 – 07 – 19). http：//www. fda. gov/BiologicsBloodVaccines/Vaccines/ApprovedProducts/ucm264440. htm.

[17] EMA. Cervarix product information [EB/OL]. (2009 – 12 – 02). [2016 – 06 – 01]. http：//www. ema. europa. eu/docs/en_ GB/document_ library/EPAR_ -_ Product_ Information/human/000721/WC500024632. pdf.

[18] FDA. Gardasil9-Human Papillomavirus 9-valent Vaccine, Recombinant Package Insert [EB/OL]. [2016 – 06 – 01]. http：//www. fda. gov/downloads/BiologicsBloodVaccines/Vaccines/ApprovedProducts/UCM 426457. pdf.

[19] Approval Letter-GARDASIL 9 [EB/OL]. (2014 – 12 – 10). http：//www. fda. gov/BiologicsBloodVaccines/Vaccines/ApprovedProducts/ucm426520. htm.

[20] EMA. Gardasil9 product information [EB/OL]. (2015 – 07 – 03). [2016 – 06 – 01]. http：//www. ema. europa. eu/docs/en_ GB/document_ library/EPAR_ -_ Product_ Information/human/003852/WC500189111. pdf.

[21] Human papillomavirus vaccines. WHO position paper [J]. *Weekly Epidemiol Record*, 2014, 89 (43)：465 – 492.

毒性中药复方临床安全性再评价的思考

严　妍，吴　娟，焦月华，姜　波，房　城，刘树民

（黑龙江中医药大学药物安全性评价中心，哈尔滨 150040）

摘　要　由于含毒性中药复方制剂的临床不良反应时有报道，所以中药复方的毒性评价备受关注。本文对毒性中药复方临床安全性方面的再评价工作进行了探讨，其中包括如何从中医药的角度认识毒性中药，建立符合毒性中药复方的安全再评价标准，将基因组学、蛋白组学及代谢组学等新技术引入中药安全性再评价中等。针对中药复方在安全性评价中存在的问题进行了讨论，并提出了相应的建议，以期为构建出符合中药特点的安全性再评价方法学体系提供参考。

近年来，一系列国内外中药安全性问题不断曝光，关于中药临床不良反应的报道也时有报道，使中药注射剂、含毒性中药制剂、儿科产品在内的许多中药产品都受到了社会的质疑，也使人们对中药的安全性产生了误区，尤其对含毒性中药的产品特别敏感，几乎面临着"报道一个毒性，就淘汰一个中药"的局面。面对这些质疑，我们需要通过必要的安全再评价积累试验研究数据，帮助人们走出"谈毒色变"的误区。

1　从中医药理论的角度认识毒性中药及其制剂

几千年来，古人在毒性中药的认识和使用中积累了大量的实践经验，经历了长期的临床检验，在毒性中药治愈顽疴痼疾的不断摸索中做出了巨大的贡献[1]。中药之"毒"有广义、狭义之分，广义毒的内涵泛指中药的作用或偏性，是中药性能理论之一。古代往往"毒药"并称，药即是毒，毒即是药，西汉以前将"毒药"作为一切药物的总称。明代张景岳云："药以治病，因毒为能，所谓毒者，以气味之偏也"；金元时期《儒门事亲》中云："凡药有毒也，非指大毒小毒谓之毒，甘草苦参不可不谓之毒，久服必有偏性"[2-3]。这说明中医理论以阴阳五行理论为基础，药物的使用在于纠正机体的阴阳之偏，调节人体阴阳五行的平衡，即"以偏纠偏"的用药思想。中医理论下的寒证热治、热证寒治等即为此理，一旦偏离用药思想，偏性中药便谓之毒性中药[4-5]。板蓝根性寒、味苦，具有清热解毒、凉血利咽之效，适用于体内热邪侵袭导致的风热感冒，平常体质偏热的人，在感冒高发季节可以服用以预防。但板蓝根苦寒之性极易伤胃，平常体质虚寒、脾胃不和的人如果服用，则会引起胃痛、畏寒、消化不良等症。狭义毒的内涵则指药物对人体的直接伤害，即指使用安全性较低的药物，可引起五脏六腑的损害。凡有毒之中药，多数性质激烈、作用竣猛，易毒害人体，其常用治疗量较小或极小，安全性

低。如：砒石、千金子、巴豆、乌头、马钱子等。若用之不当或超过治疗量，即可对人体造成伤害，轻者伤身，重者毙命。正如隋代《诸病源候论·卷二十六》云："凡药物之有毒及大毒者，皆能变乱，于人为害，亦能杀人"[6]。本文讨论的是狭义内涵下的毒性中药。对于毒性中药，不能简单孤立地谈有毒没毒，而要以中医药理论为基础和依据，从"毒效"的辩证统一入手研究，而非孤立的"就毒性论毒性"，此为所谓的"确有疗效有毒中药"。当实验过程中发现某个中药成分有毒时，就会推断含有这个成分的中药材是有毒的，进一步认为含有这个中药材的复方制剂也是有毒的，最后终止该中药制剂的生产及使用，这就是目前流行的一种推理模式：成分（或组分）有毒 = 中药材有毒 = 复方制剂有毒，这种惯性而非理性的思维造成中药安全评价的误区。实际上我们要推翻这种毫无依据的理论模式，就要从中医药的特点入手，分别对毒性成分（或组分）、单味毒性中药及毒性中药复方进行毒性研究，以此来对含毒性中药复方进行综合的评价[7]。

2　正确评价毒性中药复方的毒性

以毒攻毒、以偏纠偏，中医对中药的毒性早有认识。在《神农本草经》中就有记载"神农尝百草，一日中七十二毒"，在《黄帝内经》中也有"大毒治病，十去其五；小毒治病，十去其六；无毒治病，十去其八"的说法。早在1996年陈竺和张鹏等[8]就用三氧化二砷治疗急性早幼粒细胞白血病，近年来在试验中发现三氧化二砷治疗急性早幼粒细胞白血病的机制主要是诱导 APL 细胞分化成熟，同时伴有诱导细胞凋亡作用，大剂量时可产生克隆抑制作用，这3种作用的依次出现可能与其治疗的累积量有关，张亭栋教授的研究中亦报道了三氧化二砷治疗白血病5年的生存率为72%。毒性中药往往具有独特疗效，其毒性成分就是其药效成分，如现在已得到世界公认的治疗白血病的砷制剂、

中国新药注册与审评技术双年鉴（2016—2017）

治疗重症肌无力的马钱子、治疗类风湿关节炎的雷公藤等。

在中医药数千年的临床实践中，毒性中药合理应用的经验有着丰富的积累，炮制减毒和配伍减毒的方法成为中医药控制毒性的 2 个重要组成部分。毒性中药经过科学的炮制处理后，实现了减毒增效的目的。如川乌、草乌经过炮制后，其有毒又有效的成分获得了有效转化；巴豆通过淀粉稀释的炮制方法控制其摄入剂量，达到了用药安全有效的目的[9-10]。在中医药理论下，毒性中药还可通过相畏相杀的配伍形式，使药物的偏性得到协调，从而达到降低毒性甚至增加疗效的目的，即为"减毒增效"。如黄药子对肝脏有较大的毒性，当归与其配伍后，黄药子对肝脏的损伤程度明显降低，对肾脏的损害也有一定的缓解，表明当归对黄药子引起的超氧化物歧化酶（SOD）、谷胱甘肽 S-转移酶（GST）活性的抑制有对抗作用，能显著提高肝微粒体中药物代谢酶和生物氧化酶的活性，此为当归与黄药子配伍减毒的作用机制[11]。雷公藤类制剂广泛应用于类风湿关节炎等相关性疾病的治疗，疗效显著，但其毒副作用明显。黄芪中的有效成分黄芪总皂苷具有抗炎、调节免疫等药理作用，二者配伍应用可起到攻补兼施的效果。实验研究表明雷公藤多苷配伍黄芪总皂苷可显著降低血清中炎症因子 IL-1β 水平，减轻类风湿关节炎大鼠的关节炎症状，并具有减毒增效的作用[12]。中药复方重视君臣佐使理论，在中医药理论的基础上探讨方剂配伍规律，因此我们要从"制毒纠偏"的角度出发，利用炮制减毒和配伍减毒相结合的方法，对毒性中药复方的毒性进行综合评价。如某临床复方制剂中含有金钱白花蛇 27.0 g、蕲蛇 18.7 g、土鳖虫 7.5 g、全蝎 18.7 g、蜈蚣 11.5 g 等毒性中药，这些毒性中药单独应用往往毒性较大。有实验研究表明，蕲蛇小鼠灌胃给药 LD_{50} 为 0.55 $g \cdot kg^{-1}$，LD_{50} 95% 的可信限为 0.49 ~ 0.62 $g \cdot kg^{-1}$[13]。全蝎含有蝎毒素，主要作用为呼吸麻痹，其最小致死量对兔为 0.07 $mg \cdot kg^{-1}$，小鼠为 0.5 $mg \cdot kg^{-1}$，蛙为 0.7 $mg \cdot kg^{-1}$[14]。蜈蚣经口给药急性毒性试验中发现，小鼠体温下降，先表现出兴奋，后转为抑制，虽未导致小鼠死亡，然而急性毒性明显[15]。但对该复方制剂进行单次（最大给药剂量为 10 $g \cdot kg^{-1}$，为临床拟用剂量的 156.25 倍）和多次给药（0.4，1.0，2.5 $g \cdot kg^{-1} \cdot d^{-1}$，为临床拟用剂量的 6.3，15.6，39.1 倍）安全性再评价研究时，并未发现明显的毒性反应，亦未因毒性导致动物死亡。说明该复方制剂虽然含有毒性中药，但配伍减毒、有效炮制、合理运用毒性中药剂量等方法的应用，降低了毒性中药的毒性，使其在临床中得到了更好应用。

3 建立符合中药复方安全再评价标准的必要性

中药安全性评价工作一直是在非临床-临床-上市三者之间不断反馈的动态过程，并不是以药物从动物试验（非临床阶段）进入人体试验（临床阶段）为终点，而是始终以非临床安全性评价为基础，回答中药在临床及上市阶段可能出现的与安全性有关的新问题。因此中药安全性评价应随时关注这种动态的反馈过程，将非临床安全性研究始终贯穿于临床安全性评价、上市后监测及安全性再评价的过程之中[16]。临床前的动物毒理学研究存在一定的局限性，药物潜在的安全性问题无法得到充分的暴露，使动物实验未能发现的不良反应仍然在临床评价和上市阶段存在隐患。含有毒性中药的复方制剂进行非临床安全性评价后，在为临床研究和后续上市提供安全信息方面有其特殊的慎重性和局限性，以致在药品投放市场后可能出现某些新的安全隐患。针对这些有可能出现的新的不良反应，我们需要进行更加深入的非临床安全性研究，尤其是毒性机理方面的探究，进一步深入了解中药复方的毒性作用规律和机制，这对避免中药新药投放市场后可能带来的安全隐患具有重要意义。但是潜在的不良反应一旦出现，就必须将这些相关信息重新反馈到动物毒理学试验的工作中，进行非临床安全性的再评价，更深入地了解受试复方制剂的安全性问题，防止不可控情况的发生[17]。

中药安全性评价分为非临床及临床安全性评价。通常非临床安全性评价是在中药上市之前进行，以健康动物为对象通过相应的急性毒性试验、长期毒性试验、一般毒理试验等来获取安全性数据。但正常生理状态下动物与病理状态下人体对毒性的耐受程度、症状表现及代谢过程均存在一定的差异，因此其安全性结论在临床上的指导性将会减弱[18]，中药上市后临床安全性再评价的工作也变得极为重要。何伟[19]、罗超应等[20]针对中药复方的复杂性均提出了围绕证候开展中药上市后临床安全性再评价的研究思路：首先，中药复方临床再评价要重视证候再评价，在用药的目标人群基础上，还要涵盖特殊用药人群，比如老人、孩子、孕妇及肝肾功能不全等，通过扩充评价人群来全面完善中药复方的临床再评价工作；其次，通过中药复方的药物组成、性味归经、毒性等特点，综合判定可能出现的、预期的不良反应，进而密切观察其临床用药周期、用药剂量、相关指标检测等信息，以此作为中药复方临床安全再评价的重点观察内容；最后，加强临床监测与研究，将中药复方安全性评价不断深入到临床研究中。中药复方的药物组成较多，成分相对复杂，往往会因为在不同体质、不同证候、不同生理病理条件下的患者使用而产生不同的变化，这也给中药复方的安全性评价工作增加了较大的难度。因此我们需要在中药复方非临床安全性评价研究的基础上，在后续上市后的使用过程中加强对其临床监测与追踪，争取做到在临床实践中不断发现与解决问题[21]。以何首乌为例，其在古方中一直作为补益药应用，中医药古籍中极少对其毒性有记载。但近年来有关何首乌及其制剂引起肝损伤的临床案例却逐年增多，其安全性问题引起了各界的高度关注[22]。目前何首乌的毒性反应物质基础及发生机制尚不清楚，这主要是研究方向从"药"出发，很少从"人"出发，对何首乌用药人群的机体状态、基础疾病和遗传差异等并未重视，缺少从临床中药学和个体化用药入手的研究。因此整合临床指标、用药人群服药史、生物标志物等多方面的证据形成相关的证据链，将能极大地提高中药毒性诊断的准确性和可靠性[23]。

目前，传统的药物安全性评价和临床评价工作对于化学药物和中药的毒性评估方法，始终是血常规、血液生化指标检测结合病理组织学检查。这些传统的检测指标和方法在化学药物的安全评价中有很好的敏感性，但中药制剂有其特殊性，尤其是临床应用的复方制剂，具有成分多样、有效炮制、中药配伍等特点，以致中药的安全性评价工作相较于化学药物更加复杂和有难度，常规的血液学检测和病理组织学检查往往无法对其进行全面的评价。如某临床复方制剂具有祛风除湿、通络止痛的功效，由于复方中含有多数有毒动物药，走窜之性较大，凡气血凝聚之处皆能开之，长期用药易耗气动血，造成气血损伤。给药结束后对其进行常规血液学检测，结果显示血液流变学与凝血机制的指标均无异常变化，说明此种气血损伤的表现往往无法由常规的检测方法检测到，因此如何将适用于中药复方制剂的新技术新方法与传统的药物评价方法相结合，建立更加科学、可行、有效的符合中药复方的安全再评价标准是亟待解决的问题。

4 建立中药复方安全再评价的新技术

中药毒性评价一直是一个十分复杂的科学问题，有时难以用单一器官或组织的毒性反应来衡量，因为中药制剂往往服用周期较长，其毒性的发生发展缓慢而隐匿，因此以有效的技术手段对中药毒性进行二次再评价，比传统的安全评价方法能更早地发现毒性的发展趋势。如某一复方制剂大鼠给药6个月结束后，血液生化指标中与肝脏和肾脏相关的各项指标均出现异常（与对照组比较），但后续的组织病理学检查，肝脏和肾脏镜检结果一切正常，并未与生化指标提示的异常信息相一致。这一结果可能提示受试物对机体的影响程度仅限于血生化，尚未影响到脏器组织，但无法让我们对受试物的毒性做出肯定的判断。所以有些弱毒性的现象往往被忽视或没有被发现。代谢组学技术以模式识别的方法，对药物在机体内的代谢轮廓及代谢产物发生的变化进行分析，并随着时间的推移对代谢标志物的代谢水平变化趋势进行实时监测，找出药物毒性发生或发展的代谢物的变化差异性，代谢标志物水平的变化就是对药物毒性进展的一个预测[24-26]。本团队在基于代谢组学的草乌毒性机理研究中，确定了草乌长期（6个月）给药的主

要毒性靶器官为心脏和肝脏，在草乌毒性发生发展的各个时间点，发现草乌主要影响了葡萄糖醛酸化、核苷糖转化、脂肪酸代谢和脯氨酸代谢等，使相关代谢标志物的表达水平随着毒性的发生而产生一定的变化趋势，进而确定了草乌毒性出现的最初时间（给药后4个月）。因此毒性早期的发现与预测研究尤为重要，建立毒性早期发现的检测技术，更有益于临床的安全用药和防患于未然。

随着基因组学等现代生物学理论和技术方法的快速发展，除了代谢组学技术，高通量筛选、基因组学、蛋白质组学、体外替代模型、系统生物学及转化医学等新技术，也为药物安全性评价提供了强有力的技术手段，并越来越多地被应用到药物毒理学与安全性评价领域，尤其是在药物研发早期。这些方法和手段灵敏度高，预测能力强，以这种高超的新技术新方法对药物毒性筛选和安全性评价，将成为21世纪药物毒性监测与安全性评价的热点[27]。高通量筛选（HTS）多应用于药物研发早期，通过组织或细胞可在短时间内获得候选药物与毒理学有关的信息[28]。毒理组学技术可以分别从基因水平（DNA）、蛋白质水平（RNA/mRNA）等反映药物对机体产生的毒理学作用，进而寻找作用靶点，探讨机制研究，为疾病的早期诊断和毒性预测提供数据信息[29-32]。模型动物斑马鱼和秀丽隐杆线虫目前被广泛应用于药物早期筛选评价中，成为一种新型的药物安全评价的替代模型。斑马鱼对酶的诱导和氧化应激的反应机制与哺乳动物相似，通过检测斑马鱼肝脏和肠道中的代谢酶，可以对药物的肝毒性进行较好的评估。线虫作为整体模式动物，对毒性药物的反应敏感性较强，研究中通过检测线虫致死率、产卵数、寿命、运动能力、体长变化以及阴户数量变化等指标，来分析和评价药物的毒性和作用机制[33]。转化医学主要针对心脏毒性进行了生物标志物的临床转化研究，新发现的与心脏毒性相关联的生物标志物在敏感性、特异性及预测性方面均超越了传统标志物，这对将临床前心脏毒性标志物转化为心脏毒性筛查的临床应用指标，监测临床试验早期安全性和毒性的工作有指导性意义[34]。

5 展望与小结

自"九五"以来，国家逐渐重视毒性中药安全性问题，立项进行毒性中药安全性研究，2009年国家科技部国家重点基础研究发展计划（973计划）就对毒性中药开展了立项研究（确有疗效的毒性中药科学应用关键问题的基础研究），致力于探讨含有毒性中药复方制剂安全性评价的方法和策略[35]。我们认为：① 建立毒性中药质量标准的研究。特别针对毒性中药建立符合其特性的质量标准，要既有和普通中药一致的标准，也有其特殊标准的制定方法。② 从临床辨证施治的角度，开展毒性和症候相关性的研究。

因为中药的毒性往往是从中药功效的表征过程中才逐渐被发现的，而且临床辨证施治关系着中药的临床疗效和用药安全，因此中药毒性应当放在功效（适应证）和中医的"证候"中综合评价。众所周知，附子有大毒，中毒剂量较低，但同时附子也是临床常用的一味中药。在临床用药时不同的医生针对不同的临床证候和配伍，附子用量可以从0.3~600 g，其间相差了近2 000倍，却都收到了良好的效果[36]。因此在对毒性中药复方制剂进行安全评价时，我们可以在中医证候的病理状态下进行相关试验，通过与正常生理状态下的数据进行比较后，来综合评价其安全性[7]。③ 应用现代毒理学的关键技术，掌握毒性中药的化学组成、毒性表现、毒性规律及影响因素等信息。其中包括应用药效学研究积累毒性中药量-毒（安全剂量、最大耐受量、中毒剂量）、毒-效等信息；应用代谢组学寻找毒性相关代谢标志物，确定毒性靶器官及作用机制；应用PK和PD联合技术研究获得毒代动力学特征等基础数据；以上均为含有毒性中药复方制剂的临床安全、合理应用提供了科学依据[37]。

中药的毒性是客观存在的，中药毒性的评价工作要科学和客观。虽然大多数毒性中药经过合理的炮制和配伍后使用变得安全可靠，但药品上市后仍有可能出现一系列不良反应[38]。这提示我们，在有可能开展毒性中药复方的安全性再评价工作时，应在中医药理论指导下，重视分析中药复方中的药物组成特点，并结合临床阶段的安全性评价，最终构建出符合中药特点的安全性再评价方法学体系[19]。同时采取先进的技术方法和手段进行中药临床前的毒性筛选及毒性预测，以期做到既科学又合理地应用毒性中药[39]。

参 考 文 献

[1] 郑婧，张贵君. 有毒中药研究的意义浅析[A]. 中国中药商品学术大会暨中药鉴定学科教学改革与教材建设研讨会[C]. 2015.

[2] 姬春好，张小峰，闫继红. 浅析中药毒性及毒性中药的合理使用[J]. 河南中医，2008，28（1）：69-70.

[3] 李萍. 生甘草过量致不良反应2例报告[J]. 基层医学论坛，2015，19（22）：3088-3089.

[4] 张广平，李建荣，朱晓光，等. 中药"毒"性研究述评[J]. 中国中医药信息杂志，2013，20（10）：104-106.

[5] 刘树民，罗明媚，李玉洁. 中药毒性理论及研究进展[J]. 世界科学技术：中医药现代化，2003，5（3）：45-48.

[6] 李明. 中药毒副作用浅析[J]. 社区医学杂志，2009，7（24）：54-56.

[7] 继承创新中药药性理论，提高有毒中药的临床疗效和安全性——访973中药项目首席科学家、中国中医科学院首席研究员叶祖光教授[J]. 世界中医药，2014，9（2）：221-222.

[8] 张鹏，胡龙虎，周晋，等. 三氧化二砷治疗急性早幼粒细胞白血病的机制研究[J]. 白血病，1996，5（3）：131-134.

[9] 曹明成，黄泰康. 我国有毒中药的研究进展综述[J]. 中国药业，2016，25（2）：9-13.

[10] LI WL, WANG YP, FAN YQ. Experimental study on aconitum [J]. Journal of Harbin University of Commerce (Natural Sciences Edition)，2006，22（4）：13-17.

[11] 刘树民，李玉洁，罗明媚. 当归对黄药子的减毒作用[J]. 中西医结合肝病杂志，2004，14（4）：216-218.

[12] 秦思，李琼，于茜，等. 雷公藤多苷配伍黄芪总皂苷对大鼠关节炎的减毒增效作用[J]. 数理医药学杂志，2016，29（4）：540-542.

[13] 谢珊. 蕲蛇粗毒的经口急性毒性实验[J]. 江西中医学院学报，2012，24（5）：80-81.

[14] 吴敏，张欣. 祛风止动方及全蝎急性毒性反应的实验研究[J]. 上海中医药杂志，2008，42（12）：77-79.

[15] 徐晓琳. 中药蜈蚣抗肿瘤作用及其毒性研究[D]. 北京：北京中医药大学，2009：67-72.

[16] 叶祖光. 中药毒理学的研究思路[J]. 世界科学技术：中医药现代化，2003，5（6）：1-5.

[17] 宋军，赵军宁，吴承云，等. 中药非临床安全性评价对上市后安全性再评价作用之思考[J]. 中国药物警戒，2010，7（12）：730-732.

[18] 谢文光，凌保东，周京国. 用健康与疾病状态下的中药代谢组变化评价上市后中成药[J]. 中草药，2010，41（10）：1748-1751.

[19] 何伟. 应围绕证候开展中药上市后临床安全性再评价[J]. 中草药，2014，45（2）：300-302.

[20] 罗超应，罗磐真，李锦宇，等. 基于复杂性科学探讨中药安全性评价[J]. 中华中医药杂志，2016，31（8）：2929-2932.

[21] 郭晓昕，颜敏，张素敏，等. 对药品上市后安全性再评价若干问题的探讨[J]. 中国药学杂志，2001，36（3）：205-209.

[22] 徐男，时海燕，李晓宇，等. 何首乌制剂不良反应研究进展与成因分析[J]. 中国实验方剂学杂志，2017，23（4）：208-214.

[23] 王伽伯，李春雨，朱云，等. 基于整合证据链的中草药肝毒性客观辨识与合理用药：以何首乌为例[J]. 科学通报，2016，61（9）：971-980.

[24] 于敏，张双庆，李佐刚. 早期肾损伤生物标志物的研究进展及其在药物肾毒性早期预测中的应用[J]. 中国药学杂志，2013，48（4）：247-252.

[25] 王喜军. 基于药物代谢组学的中药及方剂中组分间协同增效作用[J]. 中国天然药物，2009，7（2）：90-94.

[26] 刘树民，崔立然. 代谢组学技术在中药毒性研究中的应用前景[J]. 毒理学杂志，2008，22（2）：155-158.

[27] 彭双清，郝卫东. 药物安全性评价关键技术[M]. 北京：军事医学科学出版社，2013：12.

[28] 于红燕，祁妍敏，李学会，等. 基于原代海马神经元的神经

毒性物质高内涵筛选方法的研究［J］．毒理学杂志，2016，30（5）：363 – 369．

［29］徐婷婷，金若敏，姚广涛．基于基因组学技术探讨商陆肾毒性机制［J］．中国药理学与毒理学杂志，2013，27（3）：472．

［30］王莹，王全军，廖明阳．蛋白质组学技术在药物肝毒性研究中的应用［J］．中国新药杂志，2008，17（4）：348 – 352．

［31］MENESES-LORENTE G, GUEST PC, LAWRENCE J, et al. A proteomic investigation of drug-induced steatosis in rat liver［J］．Chem Res Toxicol, 2004, 17（5）：605 – 612．

［32］MENESES-LORENTE G, WATT A, SALI MK, et al. Identification of early proteomic markers for hepatic steatosis［J］．Chem Res Toxicol, 2006, 19（8）：986 – 998．

［33］冀娇娇，董洁，王贝贝，等．秀丽隐杆线虫在中药研究领域中的应用［J］．中国现代中药，2016，18（4）：526 – 530．

［34］潘东升，张颖丽，霍艳，等．心脏毒性生物标志物研究进展及其局限性［J］．中国新药杂志，2016，25（21）：2436 – 2440．

［35］叶祖光，张广平．中药安全性评价的发展、现状及其对策［J］．中国实验方剂学杂志，2014，20（16）：1 – 6．

［36］孙其新．附子用量煎服法—李可学术思想探讨之七［J］．中医药通报，2007，6（6）：11 – 16．

［37］赵军宁，叶祖光．中药毒性理论与安全性评价［M］．北京：人民卫生出版社，2012：1．

［38］邓志军，吴菲，李丽明，等．某三级甲等中医医院近10年毒性中药使用分析［J］．今日药学，2015，25（11）：784 – 786．

［39］周刚，王停．关注中药新药研发中潜在的安全性问题［J］．中国新药杂志，2014，23（14）：1611 – 1614．

药物临床试验中疗效评价指标及常见评价方法

刘炳林

（国家食品药品监督管理总局药品审评中心，北京 100038）

摘 要 本文参考国内外新药临床试验的相关指导性文件和指南，根据新药审评经验，说明了新药临床试验中疗效评价指标和疗效评价方法的重要性。在对新药临床试验中疗效评价指标和疗效评价方法的认真梳理的基础上，对新药临床试验中的疗效评价指标和常见的疗效评价方法进行了系统的归纳和总结，针对长期以来研究者仅重视临床疗效观测指标而忽视临床疗效评价指标和评价方法的现状，提醒研究者在新药临床试验设计时不但要重视疗效观测指标的制定，更应该重视疗效评价指标和评价方法的制定工作。

有效性是药品上市和存在的基础，药品上市前必须首先确定其有效性；因此，药物的临床试验首先需要证明其有效性，而药物临床试验中最重要的工作之一就是疗效评价。

一项药物有效性评价的临床试验，除了随机、对照、盲法等临床试验的基本设计要求外，其疗效评价的关键因素就是疗效指标的选择。疗效指标是反映试验药物作用于受试者所表现出的有效性的主要观测与评价工具，主要包括疗效观测指标和以疗效观测指标为基础确定药物疗效的评价指标。疗效观测指标是指在临床试验中用于药物有效性评价的观察和测量的指标（统计学多称为变量），疗效观测指标可以是疾病临床终点（如死亡、残疾、功能丧失）、影响疾病进程的重要临床事件（如心肌梗死、骨折、脑卒中的发生），也可以是反映患者社会参与能力（残障）、生存能力（残疾）、临床症状和/或体征、心理状态等内容的相关量表或其他形式的定量、半定量或定性的指标，也可

以是通过某些医疗仪器和设备测量手段获得的数据或检查结果，主要包括影像学、病理、生化等指标如病理检查结果、细菌培养、血脂、血压等[1]。

药物的临床疗效一般通过疗效观测指标来记录，而疗效评价可以是某一疗效观测指标的直接测量结果，更多的是在直接测量结果基础上转化而来的、特定的评价指标来评价[2]。同一疗效观测指标，可以转化出多种疗效评价指标，不同的疗效评价指标在药物有效性确证中的作用不同和地位不同，有的可以作为主要疗效指标，有的则作为次要疗效指标。如某一适应证的评价量表，以治疗前后的减分值为主要疗效指标，而以50%的减分率的患者比例为次要疗效指标。而另一适应证的评价量表，以积分变化到某一积分值以下患者的比例为主要疗效指标，而治疗前后的减分值比较为次要疗效指标。因此，在一项临床试验设计中，无论是主要疗效指标还是次要疗效指标的确定，除了

需要确定疗效观测指标外，更重要的是根据临床试验目的，以疗效观测指标为基础确定疗效评价指标。一个完整的疗效指标的确定既包括疗效观测指标，也包括以疗效观测指标为基础疗效评价指标。由此可见，在临床试验设计中，在明确药物的观测指标后，还需要根据药物临床试验目的和相关指标的重要性确定药物疗效评价指标[3]。

梳理现有的药物临床试验指导原则和临床试验疗效指标的设计的现状，药物疗效评价指标类型一般有以下几种。

1 直接使用治疗结束时的观测指标显示的结果组间比较作为有效性评价的方法

如在临床试验设计方案中已经明确了患者达到的痊愈或显效等的疗效标准，由医生或患者直接对药物治疗后的有效性做出的评价。如，单纯性尿路感染抗菌药物临床研究中，主要疗效指标可以直接比较组间达到持续治愈患者的比例；如在精神疾病临床试验中经常使用临床总体评价量表 CGI 量表[4] 以及用于老年性痴呆总体评价的 ADCS-CGIC，CIBIC-plus 等[5]；其特点是使用一组有等级分类资料来表述其治疗后疗效情况，如分为非常显著改善、显著改善、轻微改善、无变化、轻微加重、显著加重、非常明显加重 7 级来评价用药后不同患者的疗效，不需要结合基线值情况，可以直接比较其组间疗效差异。

需要说明的是还有一种情况，由于各种原因未能取得基线值，如用于脑卒中的超早期溶栓和急性早期神经保护治疗，主要疗效观测指标为发病后 3 个月时修订的 Rankin 量表（mRS）、Bathel-Index（BI）情况，但由于治疗前病情等原因，一般无治疗前基线的 mRS，BI 值，主要通过随机分组、纳入试验时的 NIHSS 积分要求等手段保证组间的一致性，疗效评价时不需要再考虑基线值的情况[6]。

2 使用治疗期间某临床终点结局或重要临床事件发生率的组间比较作为有效性评价的方法

如疾病死亡率、心肌梗死、骨折、脑卒中发生率等。因为这类指标多具有重要的临床意义，因此，该类临床结局指标中的多数为临床试验的主要疗效指标。但如果该类指标发生率较低，临床试验需要的时间足够长，样本量需要足够大，研究难度较大，甚至以此为临床试验的主要疗效指标是不切实际时，可以使用其他疗效评价指标作为终点疗效指标评估临床受益。例如，对于心力衰竭按纽约心脏协会心功能分类系统Ⅲ～Ⅳ级的患者，因为死亡率很高，使用生存试验是可行的；但如果心力衰竭病情较轻，由于其死亡率较低，这样的试验将是困难的或不可能取得结果的，这时临床试验可以使用全因死亡率加住院率等多项指标组成的复合指标为主要疗效指标[7]。如肾功能不全的全因死亡率、终末期肾病（需要透析或肾移植）加肌酐翻倍发生率为主要疗效指标。

需要注意的是虽然该类重要的临床事件一般都具有明确的医学诊断标准，但作为主要疗效指标判断时，仍然可能存在判断上的不同认识，因此，较为规范的大型试验多设有独立终点评审委员会以加强医学事件判断的准确性，如疾病死亡率统计中死亡与疾病的相关性判断等[7]。

3 使用出现某一医学事件或达到预先规定的相应标准（疾病好转或加重）的时间分布情况作为有效性评价的方法

如抗癌药物临床试验中常常使用的如总生存期（OS）、无疾病生存期（DFS）、至肿瘤进展时间（TTP）、无进展生存期（PFS）等[8]，另外，对于某些自限性疾病，可以以疾病达到痊愈的时间（症状体征等消失）的比较；如治疗流行性感冒的主要疗效指标可以使用组间达到痊愈时间进行比较；该类疗效评价一般属于生存分析。但由于该类试验评价中涉及各种原因脱落患者和观察期结束时未达到设计的标准者截尾数据问题[9]，并且观察时间、相关临床事件或预先拟定的相应标准均需要有详细的规定和要求，如 FDA 的抗肿瘤药物上市申请的临床试验终点指导原则中，在附录 2 对 PFS 分析中需考虑的问题，如进展日期的定义、撤出日期的定义等均具有详细的说明和规定[8]。对于流行性感冒痊愈（症状体征等消失）的标准（症状减轻到的程度和时间的计算等）也应有详细标准规定。因此，在临床试验设计时，需要在临床试验方案和统计分析计划书中预先明确相关规定，必要时，也应该设有独立终点判定委员会以判断其终点指标的准确性。该类疗效指标一般以组间中位生存时间为主要疗效比较方法。

4 使用治疗结束时各组相对于基线的变化组间比较作为有效性评价的方法

这种变化可以是相对基线的绝对值，即治疗后和基线之间的差值（均数±标准差）比较；也可以是相对变化，如相对于基线变化的百分比（变化率）的比较；很多的生理生化指标、评价量表积分使用该评价方法；该类比较应该注意其组间差异不但需要有统计学显著意义，还需要有临床意义。如与基线比较血压的变化均值、糖化血红蛋白的变化率、低密度脂蛋白胆固醇降低值和降低百分率等，如蒙哥马利-艾斯伯格抑郁量表（MADRS）、老年性痴呆使用的 ADAS-Cog 量表[5]、更年期综合征使用的改良的 Kupperman Index[10]、良性前列腺增生症用 IPSS 评价量表等多使用与基线比较的变化值或变化率为组间疗效比较的主要方法。但需要注意的是，有时该类量表仅凭量表积分减分值或减分率无法确定其是否具有临床意义，有时，尚需要结合其他评价指标以确定其减少（分）值（率）是否有足够的临床意义。

5　对于发作性疾病，有效性评价一般可以使用规定时间段内发作次数、发作频率变化值（治疗结束前与基线值）组间比较作为有效性评价的方法

如每月癫痫发作次数、每月偏头痛发作次数、每周心绞痛发作次数，但该类疗效评价由于是治疗前规定的时间内（基线取值）发作次数、发作频率与治疗结束前规定时间内发作次数、发作频率变化值组间比较，因此，治疗前基线取值显得十分重要，应该有足够长时间的药物洗脱期和导入期以观察到不同组在相同条件和干预因素下（一般应该与临床试验期间除了试验和对照药物外的条件和干预一致）疾病发作次数、发作频率基线值。同时，一般临床试验疗程应该是临床试验设计的疾病发作观察周期的数倍，如偏头痛一般以每个月的发作次数进行观测和疗效比较，而其临床试验疗程一般应该不少于 3 个月；冠心病稳定性心绞痛一般以每周心绞痛发作次数进行观测和疗效比较，则针对稳定性心绞痛的临床试验观察疗效应该不少于 4 周[11]；当然，如果其他指标为主要疗效指标，则可能需要根据其主要疗效指标的要求设计相应的临床试验疗程。另外，该类疗效治疗的比较也应该注意其组间差异不但需要有统计学差异的显著意义，还需要有临床意义。

6　使用达到某一共识性的有效者标准的患者比例评价药物的有效性

在药物临床试验中，经常遇到直接使用疗效观测指标值或其变化（如变化值或变化率等）难于反映药物有效性的临床意义和上市价值情况，这时，为了较为准确判断药物有效性的临床价值，往往需要根据相关适应证及其临床试验目的、相关研究结果和/或专家共识，对其观测指标的有效性设定一个有效值和/或有效界值，根据确定的这一界值，把计量资料转化成二分类，如"有效"、"无效"两类。使用治疗结束时或治疗结束后随访到某一时间点达到这一有效界值或某一变化条件的患者比例组间比较作为有效性评价的方法。也可以将一个连续计量疗效观测指标以最低改善百分率等于或超过某一阈值（如"痊愈"或"临床控制"）患者的比例组间比较作为疗效评价指标[2,12]。如治疗结束时，类风湿关节炎症状体征 ACR 积分改善要求达到 20%及以上为有效，要求比较组间 ACR 积分改善达到 20%及以上的患者比例[13]；银屑病主要疗效指标是以治疗后各组银屑病面积及严重指数（PASI）得分较基线至少改善 75%的比例[14]；比较脑卒中有效性疗效评价，一般要求以发病 3~6 个月时 mRS 评分达到 0~1 分的患者和/或 BI 积分达到 95~100 患者为有效，要求比较组间达到有效者的比例[15]。

需要特别注意的是，这种界值不是随意设定的，而是需要有相关适应证领域的共识和相关研究结果的支持。并且，在一个临床试验中，这种疗效评价指标应在临床试验设计方案中事先做出明确规定，而不能在临床试验开始后或临床试验结束后再确定。

一般不主张将定量指标简单的转化为多分类等级指标。这种转化缺乏科学性的基础，更不能事后随意划分截断点（计算痊愈率、愈显效率、有效性率、总有效率等）进行组间比较，以免导致 I 类错误率无法控制[1,7]。

7　使用病情与时间的曲线下面积的比较评价药物有效性

有时反映病情的轻重的疗效观测指标容易出现随着时间波动，而临床试验又需要关注不同的观察时点的疗效指标（病情轻重）的整体变化情况，这时，可以使用相关指标组成的曲线下面积组间比较作为有效性评价的方法。如止痛药物对慢性长期疼痛的控制，可以使用观察时间为横坐标，以疼痛程度为纵坐标，每位患者每个观测时点疼痛程度连线，以曲线下面积（AUC）大小来比较药物组间有效性的差异。再如治疗流感的药物疗效评价，可以使用不同时间点内主要症状积分的比较，使用重复测量的曲线下面积比单独使用积分的均值或中位数表述更为恰当；针对系统性红斑狼疮（SLE）以降低疾病活动性为主要目标的临床试验中，一般要求以疾病活动指数（DAI）变化为主要观测指标，但考虑到 SLE 的慢性特征及其病情时轻时重的特点，其中的评价方法之一可以是对试验过程中的固定间期多次重复测量的 DAI 积分构成的 AUC 来进行组间药物有效性差异比较的方法，可能比在单一时间点检测的疾病活动性更加全面。对于疾病病情波动较大而疗程较长的慢性疾病，如果在临床试验期间多个时间点（或周期）采集了观测指标数据，则该项临床试验能够展示治疗效果的时间进程和间发的疾病活动性，因此，能够更好地反映疗效的实际情况。然而，在解释 AUC 差异时应持谨慎态度[16]。如果这种差异的临床意义不好确定，则该类疗效指标比较可不作为主要疗效指标。

在疾病病情波动较大而疗程较长的慢性疾病的疗效观测和评价中，如果在临床试验期间多个时间点（或周期）采集了观测指标数据，还可以通过诸如比较开始和结束时机体的功能状态，比较整个试验期内所有观察结果计算得的斜率，比较超过或低于指定界值的患者的比例等方法来进行疗效评价[2]。

在新药临床试验方案的设计和制定中，无论是临床专家还是统计专家，重视疗效观测指标选择而忽视疗效评价指标和评价方法的制定的情况较为普遍，本文强调了在新药临床试验设计中，不仅需要关注疗效观测指标的制定，更应该注意以疗效观测指标为基础的疗效评价指标和评价方法

的制定，同时，对新药临床试验中常见的疗效评价指标和评价方法进行了总结。希望对新药临床试验设计者有所帮助。

参 考 文 献

[1] 国家食品药品监督管理总局. 中药新药临床研究一般原则 [S]. 2015.

[2] ICH Guideline: Statistical Principles for Clinical Trials [EB/OL]. (1998). http: //www. ich. org/fileadmin/Public_ Web_ Site/ICH_ Products/Guidelines/Efficacy/E9/Step4/E9_ Guideline. pdf.

[3] 刘炳林. 药物临床试验中有效性指标的分类 [J]. 中国新药杂志, 2016, 25 (10): 1103 – 1107.

[4] EMA. Clinical investigation of Medicinal Products indicated for Generalized Anxiety Disorder [S]. 2005.

[5] 精神药物新药临床评价研究技术平台专家组. 精神药物临床试验技术指导原则 [M]. 上海: 上海科技教育出版社, 2012: 27 – 28.

[6] 刘炳林. 中药新药治疗卒中临床试验中关键技术要点考虑 [J]. 中国新药杂志, 2015, 24 (10): 1105 – 1107.

[7] FDA. Good review practice: Clinical Review of Investigational New Drug Applications [S]. 2013.

[8] FDA. Guidance for Industry Clinical Trial Endpoints for the Approval of Cancer Drugs and Biologics [S]. 2007.

[9] 周贤忠, 刘仁沛. 临床试验的设计与分析 [M]. 北京: 北京大学医学出版社, 2010: 326 – 354.

[10] 国家食品药品监督管理总局. 中药、天然药物治疗女性更年期综合征临床试验技术指导原则 [S]. 2011.

[11] 国家食品药品监督管理总局. 中药、天然药物治疗冠心病心绞痛临床试验技术指导原则 [S]. 2011.

[12] 国家食品药品监督管理总局. 药物临床试验的生物统计学指导原则 [S]. 2016.

[13] FDA. Guidance for Industry Rheumatoid Arthritis: Developing Drug Products for Treatment [S]. 2013.

[14] 陈锋, 于浩. 临床试验精选案例统计学解读 [M]. 北京: 人民卫生出版社, 2015: 25 – 27.

[15] 国家食品药品监督管理总局. 中药新药治疗中风临床研究技术指导原则 [S]. 2015.

[16] FDA. Guidance for Industry Systemic Lupus Erythematosus: Developing Drugs for Treatment [S]. 2010.

中国新药注册与审评技术双年鉴（2016—2017）

适应性设计在新药临床试验中的应用

肖意可[1], 胡飞芳[2], 刘中强[3], 陆　芳[4], 赵　阳[4], 高　蕊[4]

（1 中国人民大学统计学院, 北京 100872；2 乔治华盛顿大学统计学院, 华盛顿 20052；
3 河南理工大学数学与信息科学学院, 焦作 454000；4 中国中医科学院西苑医院, 北京 100091）

摘　要　适应性设计因为具有设计灵活、节约成本、缩短研发时间、加快医药产品上市的优势, 近年来越来越受到临床试验工作者和统计学家的关注。在临床试验探索期引入适应性设计很有意义, 特别是复杂的新药临床试验。某降脂药临床试验采用双重适应性有偏硬币设计（doubly adaptive biased coin design, DBCD）适应性设计方案, 在保证检验功效的前提下, 将降脂药临床试验的Ⅱb期和Ⅱc期无缝链接起来。DBCD缩短了研发周期, 减少了样本量, 并且将更多的患者分配到较好的治疗组。

在过去的 20～30 年中, 适应性设计一直是临床试验研究的热点。Hu 等[1]在 2006 年出版的专著中系统讲述了自适应随机化设计方法, 讨论了适应性设计的优势: 设计灵活、节约成本、缩短研发时间、加快医药产品上市, 为适应性设计在临床试验中的应用提供了理论基础。

传统的临床试验设计大多为平行对照试验, 即将各治疗方案以相同概率分配给受试者, 且试验方案一旦确认后, 一般不再作调整。这种设计重点鲜明, 操作简单方便, 统计效率较高。然而, 从伦理道德的角度而言, 这种设计形式存在很多缺陷, 特别是遇到癌症、艾滋病等恶性疾病的

情况下更是如此。O'Connor 等[2]报告了一个评价药物 AZT（zidovudine treatment）的临床试验。该试验的主要目的是检测 AZT 能否有效降低 HIV 病毒的母婴传播风险。受试者为 477 例携带 HIV 病毒的孕妇。采用平行对照设计比较 AZT 和安慰剂, 将 477 例受试者以 1: 1 的随机化分配方式分配到 2 个治疗组, AZT 组（$n = 239$, 该组有 20 名婴儿 HIV 呈阳性）和安慰剂组（$n = 238$, 该组有 60 名婴儿 HIV 呈阳性）。鉴于该研究结果的严重性, 有人提出此临床试验始终坚持 1: 1 的随机化分配方式是不道德的, 这个说法虽有争议, 但有其合理的一面。随着受试者临床反馈信息的逐

渐增多，AZT 的临床益处会越来越明显，此时应倾斜对孕妇的分配，使更多 HIV 病毒携带者被分配到 AZT 治疗组。这种根据反馈信息调整孕妇分配到 AZT 治疗组的概率的尝试正是自适应设计。

自适应设计的研究成果非常丰富，其中基于随机化胜者优先规则（randomized play-the-winner, RPW）的瓮模型、成组序贯设计（group sequential design）和双重适应性有偏硬币设计（doubly adaptive biased coin design, DBCD）等发展迅速。于莉莉等[3] 对 RPW 原则中各参数对分配比例的影响进行了研究。Jennison 等[4] 介绍了成组序贯设计在临床试验中的应用。Hu 等[5] 阐述了双重自适应有偏硬币设计对有延迟的响应变量的处理。

目前，国外一些临床试验已经引入了适应性设计[6-8]。国内学者们对适应性设计的研究进展以及在新药研发中的应用都做了详细介绍[9-11]，但在实际临床试验中采用适应性设计少见。其实，在临床试验探索期引入适应性设计很有意义，特别是复杂的中医药临床研究。中医在 Ⅱ 期临床既要探索剂量和用药方法，又要探索疗程和疗效评价点。除此之外，研究的目标也有可能在变。在如此复杂的情况下，研究者更需要试验设计具备可变动性，可以充分利用试验中前一个阶段所得资料的数据信息，在特定的试验条件下对后续试验进行调整。自适应设计的特点使其不但保留了分配的随机性，减少了治疗失败比例，某种程度上还可以最大化检验的功效。而且，还能尽早缩短新药物或治疗方案的研究周期。

本文着重介绍双重适应性有偏硬币设计，并为 DBCD 方法在临床试验中的应用和实施提供参考依据。

1 双重适应性有偏硬币设计介绍

双重适应性有偏硬币设计首先是由 Eisele[12] 提出的，之所以被称作双重自适应，是因为设计既考虑了当前各个治疗组的人数比例，又对期望达到的分配比例做出估计，同时构造分配函数使两者在分配过程中趋于一致。其目的是使得分配比例达到最优比例的。基于此，Hu 等[13] 对 $k = 1, \cdots, K$ 组治疗提出一种新的分配函数，该函数能加速 r 向 s 的逼近。

$$g_k(r_k, s_k) = \begin{cases} \dfrac{s_k(s_k/r_k)^\alpha}{\sum\limits_k s_k(s_k/r_k)^\alpha}, & \text{如果 } 0 < r_k < 1, \\ 1 - r_k, & \text{如果 } r_k = 0 \text{ 或 } r_k = 1. \end{cases}$$

其中，$\alpha \geq 0$ 调节过程的随机化程度，且 $\sum\limits_{k=1}^{K} g_k(r_k, s_k) = 1$。

在临床试验中，寻找最优自适应设计一直是研究者努力的目标。考虑到本研究引用的实例为连续型反应变量，且治疗结果取值越小越好，所以采用 Zhang 等[14] 提出的最优分配比例。该比例是比较 2 个治疗组（$k = 2$）时，当优

化目标为在一定的检验功效下治疗结果总体均值最小时得到的。本研究将该分配比例推广到 k 个治疗组：

$$\hat{\rho}_{n,k} = \frac{\sigma_{nk} \sqrt{\left(\prod\limits_{i=1}^{K} \mu_{ni}\right) / \mu_{ni}}}{\sum\limits_{k=1}^{K} \left(\sigma_{nk} \sqrt{\left(\prod\limits_{i=1}^{K} \mu_{ni}\right) / \mu_{ni}}\right)}$$

DBCD 分配原则：设前 n 例患者分配的组次以及响应变量的结果已知，对第（$n+1$）位患者以 $P_{n,k} = g_k\left(\dfrac{n_{n,k}}{n}, \hat{\rho}_{n,k}\right)$ 的概率分配其至第 k（$k = 1, \cdots, K$）组。其中，$n_{n,k}$ 表示前 n 位患者已被分配至第 k 组的人数。

2 降脂药临床试验实例

降脂药临床试验为优效性试验，通过与安慰剂对比，观察和评价药物调节原发性血脂异常的有效性及安全性。该实例的主要探索阶段是 Ⅱ 期临床试验。采用随机、双盲、安慰剂平行对照、多中心临床试验设计方法。Ⅱb 期 2 个试验组（T_1, T_2）各 60 例，对照组（T_3）60 例，共 180 例。Ⅱc 期试验组（T_1）72 例，对照组（T_3）72 例，共 144 例。Ⅱ 期临床试验总样本量为 324 例。服药方案见表 1。

表 1　服药方案

组别	药物	用法与用量
试验组 T_1	降脂药	每次 1 粒，*bid*，早晚饭后服用
试验组 T_2	降脂药	每次 2 粒，*bid*，早晚饭后服用
对照组 T_3	安慰剂	每次 2 粒，*bid*，早晚饭后服用

试验疗效指标主要为总胆固醇（total cholesterol, TC, $\text{mmol} \cdot \text{L}^{-1}$）量的变化。结果显示，Ⅱb 期 TC（$\text{mmol} \cdot \text{L}^{-1}$）变化率及实测值在用药后 4 周时，3 组间比较差异无统计学意义；用药后 8 周时，3 组间比较差异无统计学意义；Ⅱc 期在用药后 4 周和 8 周时，2 组 TC（$\text{mmol} \cdot \text{L}^{-1}$）变化率及实测值比较差异无统计学意义；用药后 12 周时，2 组间比较差异有统计学意义（$P < 0.05$）。

3 降脂药采用 DBCD 模拟

考虑降脂药临床试验有 Ⅱb 期和 Ⅱc 期。Ⅱb 期试验包括 2 个试验组（T_1, T_2）和 1 个对照组（T_3）；Ⅱc 期试验包括 1 个试验组（T_1）和 1 个对照组（T_3）。模拟试验中受试者的纳入、排除、终止标准以及给药方案都与原实例一致。需要指出的是，为了便于研究，适应性设计选用治疗 12 周后 TC 量（$\text{mmol} \cdot \text{L}^{-1}$）作为实施反应变量适应性随机化依据的主要指标。

3.1 模拟试验设计有关条件设置

为了简化模拟试验过程，研究者假定所有受试者均来自同一个中心。假定 3 组患者的胆固醇指标均服从正态分布 $X_1 \sim N(\mu_1, \sigma_1^2)$，$X_2 \sim N(\mu_2, \sigma_2^2)$，$X_3 \sim N(\mu_3, \sigma_3^2)$。直至第 M 例

患者接受治疗，分配到 3 组的患者数分别为 N_{n1}，N_{n2}，N_{n3}，其中 $M = N_{n1} + N_{n2} + N_{n3}$。

由于每周纳入试验的患者数不确定，研究者假定每周纳入试验的患者数服从泊松分布 $Y \sim P(\lambda)$。根据实例估计各中心每周纳入的患者数为 9 例，即 $\lambda = 9$。

自适应随机性设计需要满足前一位患者主要评价指标的相关数据资料可以在随机分配下一位患者之前获取。然而，降脂中药疗程为 12 周，即患者的最终治疗结果需要在 12 周之后才能获得。

模拟试验所产生数据集中，根据双重自适应有偏硬币原则的分配结果，获得分组变量的取值。以正态分布的随机函数模拟产生结局变量的取值，以实例数据中 IIc 期各组治疗 12 周后的实际胆固醇值为正态分布随机函数的参数。通过模拟的结局变量的组间差异，验证检验效能。

3.2 模拟试验设计的操作说明

为了缩短研发周期，研究者将 IIb 期临床试验中试验组的选择过程与 IIc 期纳入的试验组与对照组的比较过程融为一体。利用两阶段适应性设计来实施此试验过程。第一阶段选择最好的剂量组；第二阶段用选出的剂量组与对照组进行试验。两阶段适应性设计允许将 2 个步骤整合到 1 个验证性试验中，不仅能保留 IIb 和 IIc 期临床试验的多样化特性，还可缩短研究周期，节约成本。在实际案例中，IIb 期用时约 20 周，IIc 期用时约 22 周，共计 42 周。

为了保证试验各组都有足够样本体现该治疗组的疗效，试验初始，仍按 1：1：1 随机分配 n_0 人到试验组和对照组，此时已用时 $(3n_0/\lambda)$ 周。在制定好的访视时间观察并记录 $3n_0$ 例患者的胆固醇指标数据以及有无不良反应。

由于响应变量延迟 12 周，将前 12 周进入试验的患者完

全随机分配至 T_1，T_2 和 T_3 组中，观察并记录其胆固醇指标数据以及有无不良反应。

对第 k（$k > 12$）周到来的所有患者，基于前（$k-1$）周和 $3n_0$ 位患者的分配信息以及前 $[(3n_0/\lambda) + (k-12)]$ 周响应变量的信息，采用 DBCD 分配原则分配其到 T_1，T_2 和 T_3 组中，观察并记录其胆固醇指标数据以及有无不良反应，直到第 W_1 周。

当有足够证据说明 T_1 有疗效时，取消 T_2 组，将 IIb 期和 IIc 期无缝链接起来。即将每一位患者按照上述原则分配到 T_1 和 T_3 中，观察并记录其胆固醇指标数据以及有无不良反应，直到第 W_2 周，试验结束。

每一次模拟试验结束后，研究者感兴趣的是试验组 T_1 和对照组 T_3 的治疗效果是否有显著差异，即假设检验 H_0：$\mu_1 = \mu_3$ vs H_1：$\mu_1 \neq \mu_3$，可以用 student's t 检验。

3.3 模拟结果

假定 3 组患者的胆固醇指标均服从正态分布 $X_1 \sim N$（6.04，1.09），$X_2 \sim N$（5.05，1.07），$X_3 \sim N$（6.96，1.3），每例患者的响应变量延迟 12 周。试验每周纳入患者数分布为 $Y \sim P$（9）的泊松分布。试验初始，每组纳入患者数 $n_0 = 5$ 或 10，直至 $W_1 = 19$ 周或 15 周，入组量达到 N 时，自然取消 T_2 组，将 IIb 期和 IIc 期无缝链接。试验总样本量 M，模拟试验总时长 $W_2 = 42$ 周或 32 周（包括最后 1 周入组患者数响应变量延迟的 12 周），模拟次数为 5 000 次。考察在备择假设 H_1：$\mu_1 = 6.04$，$\mu_3 = 6.96$ 下的检验功效。在考虑响应变量延迟的情况下，研究者探索在不同的 n_0，W_1，W_2 条件下，分配到 3 个治疗组平均患者数 L_1，L_2，L_3 以及检验功效。T_1，T_2，T_3 组的平均患者数以及检验功效见表 2。

表 2 3 个治疗组（T_1，T_2，T_3）的平均患者数以及检验功效。

W_2/周	W_1/周	n_0	功效	L_1	L_2	L_3	$L_1/(L_1+L_3)$	N	M
42	19	10	0.999 8	110	70	95	0.536 5	202	275
42	19	5	0.999 6	110	65	94	0.539 2	187	269
32	15	10	0.992	66	57	61	0.517 7	166	185
32	15	5	0.985 8	66	52	61	0.519 6	151	179

L_1，L_2，L_3 分别表示 T_1，T_2，T_3 组模拟 5 000 次的平均人数；$L_1/(L_1+L_3)$ 表示模拟 5 000 次时试验组 $T_1/(T_1+T_3)$ 的平均比例；N 表示 IIb 期的总样本量；M 表示整个试验的总样本量

从表 2 可以看出，模拟试验的检验功效都在 98% 以上。当模拟试验时间保持与实际案例一致（42 周）时，检验功效大于模拟试验时间 32 周的检验功效。这是由于随着时间的延长，试验总样本量增加所致。在其他条件不变时，试验初始各治疗组的样本量 n_0 取值 5 和 10 对样本的分配没有大的影响。这说明每个治疗组 5 个样本量能很好地体现各治疗组的疗效。

从 4 种模拟情景可知，$T_1/(T_1+T_3)$ 的比例都大于 50%。这说明采用 DBCD 自适应设计，更多的患者分配到更好的试验组，这更符合伦理道德。然而，提高的比例不大。

原因是：一方面，该案例的响应变量延迟时间太长导致真正适应性调整患者比例的时间较短；另一方面，模拟试验采用的是 Zhang 等[14] 的最优分配比例。该分配比例是在一定的检验功效下治疗结果总均值最小时所得，它同时依赖于反应变量的均值和方差。如果主要考虑试验的伦理道德，即将更多的患者分配至较好的治疗组，可以选择其他的目标分配比例[15]。

DBCD 适应性设计模拟 4 个情景的总样本量的平均值分别为 275，269，185 和 179 例，都小于实例中随机对照试验

292

的 324 例。这说明采用 DBCD 自适应设计方法，可以减少所需样本量。值得一提的是，DBCD 自适应设计方法是在保持检验功效的前提下减少样本量，这在一定程度上保证了探索性试验的数据能被后期的确证性试验所采纳。另外，DB-CD 自适应设计可以将更多的患者分配到较好的治疗组。尽管总样本量减少，但是患者被分配到较好试验组的比例增大。因此，所关注新药组的绝对样本量不会减少很多，这在一定程度上保证了后期大样本量试验新药组的安全性。

从上述模拟试验中，我们清楚地看到双重自适应有偏硬币设计将降脂药临床试验的Ⅱb 期和Ⅱc 期无缝链接起来，模拟得到的试验时间可以缩短至 32 周甚至更短的时间，缩短了研发周期，在减少样本量的同时可以保证 90% 以上的检验功效。除此之外，试验满足了伦理要求，将更多的患者分配到较好的治疗组接受治疗。

4 结论

当更新的信息就在眼前，我们是否要拿来用？答案是肯定的。基于逐渐更新的信息，对进行中的临床试验的过程和统计过程做出调整和修改，就是适应性设计。适应性设计之所以引起人们的关注，是因为它不仅可以节约试验时间和资源，而且可以使相对较少的患者暴露于潜在的风险治疗之下，高效地实现试验目标。近些年来，在各种各样灵活有效统计工具的支撑下，适应性设计已被应用于临床试验的各个阶段。对于更加复杂的临床试验，需要试验设计更具备可变动性，这些不断的尝试也应该可以很好地应用于临床试验中。

参 考 文 献

[1] HU F, ROSENBERGER WF. The Theory of Response-Adaptive Randomization in ClinicalTrials [M]. New Jersey: John Wiley & Sons Ltd, 2006: 79 - 85.

[2] O'CONNOR PG, SELWYN PA, SCHOTTENFELD RS. Medical care for injection-drug userswith human immunodeficiency virus infection [J]. *N Engl J Med*, 1994, 331 (7): 450 - 459.

[3] 于莉莉, 夏结来. 临床试验中适应性设计若干问题的探索性研究 [D]. 西安: 第四军医大学, 2007: 657 - 660.

[4] JENNISON C, TURNBULL BW. Group sequential methods with applications to clinical trials [J]. *Chapman & Hall/CRC*, 2000, 22 (2): 195 - 198.

[5] HU F, ZHANG LX, CHEUNG SH, et al. Doubly adaptive biased coin designswith delayed responses [J]. *Can J Stat*, 2008, 36 (4): 541 - 559.

[6] TAMURA RN, FARIES DE, ANDERSEN JS, et al. A case study of an adaptive clinical trial in the treatment of out-patients with depressive disorder [J]. *J Am Stat Assoc*, 1994, 89 (427): 768 - 776.

[7] GILES FJ, KANTARJIAN HM, CORTES JE, et al. Adaptive randomized study of idarubicin and cytarabine versus troxacitabine and cytarabine versus troxacitabine and idarubicin in untreated patients 50 years or older with adverse karyotype acute myeloid leukemia [J]. *J Clin Oncol*, 2003, 21 (9): 1722 - 1727.

[8] BISWAS S, LIU DD, LEE JJ, et al. Bayesian clinical trials at the University of Texas M. D. Anderson Cancer Center [J]. *Clin Trials*, 2009, 6 (3): 205 - 216.

[9] 颜虹, 夏结来, 于莉莉. 临床试验中适应性设计研究进展 [J]. 中华预防医学杂志, 2008, 42 (1): 16 - 25.

[10] 王维亭, 郝春华, 汤立达. 临床适应性设计及在新药研发中的应用 [J]. 现代药物与临床, 2010, 25 (5): 334 - 339.

[11] 吴莹, 侯艳, 李康. 适应性无缝设计在临床试验中的应用及研究进展 [J]. 中国卫生统计, 2013, 30 (1): 140 - 142.

[12] EISELE JR. The doubly adaptive biased coin design for sequential clinical trials [J]. *J Stat Plan Inference*, 1994, 38 (2): 249 - 261.

[13] HU F, ZHANG LX. Asymptotic properties of doubly adaptive biased coin designs formulti-treatment clinical trials [J]. *Ann Stat*, 2004, 30 (1): 268 - 301.

[14] ZHANG LJ, ROSENBERGER WF. Response-adaptive randomization for clinical trials with continuous outcomes [J]. *Biometrics*, 2006, 62 (2): 562 - 569.

[15] ROSENBERGER WF, HU F. Maximizing power and minimizing treatment failures in clinical trails [J]. *Clin Trials*, 2004, 1 (2): 141 - 147.

《中药新药治疗恶性肿瘤临床研究技术指导原则》修订过程及解析

李 杰，林洪生

（中国中医科学院广安门医院肿瘤科，北京 100053）

摘 要 基于近年来对于中医药治疗肿瘤作用特点的认识转变，2002 年颁布的《中药新药临床研究指导原则》已不能完全适应现代中药新药的研究。2012 年 4 月国家食品药品监督管理总局药品审评中心正式启动了《中药新药治疗恶性肿瘤临床研究技术指导原则》修订工作，现历经 3 年，通过专家问卷调查、专家论证会、上网公示等形式广泛征询了中、西医肿瘤专家意见，达到了现阶段专家共识，完成了《中药新药治疗恶性肿瘤临床研究技术指导原则》修订工作，并于 2015 年 11 月由国家食品药品监督管理总局对外公布。为了更深入了解该原则的指导意义，现将起草背景、关键技术及要点进行了解析。

近年来，随着循证医学指导下的临床实践数据的逐渐增多，专家学者们对中医药治疗肿瘤作用特点的认识也更加深入，与现代医学治疗手段比较，稳定瘤体、改善症状、提高生活质量、延长生存期可能是中医药的主要作用特点。

鉴于近年来对于中医药治疗肿瘤作用特点的认识转变，2002 年颁布的《中药新药临床研究指导原则》第九章肿瘤部分已不能完全适应现代中药新药的研究，2012 年 4 月在国家食品药品监督管理总局药品审评中心正式启动了《中药新药治疗恶性肿瘤临床研究技术指导原则》修订工作，现历经 3 年，通过专家问卷调查、专家论证会、上网公示等形式广泛征询了中、西医肿瘤专家意见，达到了现阶段专家共识，完成了《中药新药治疗恶性肿瘤临床研究技术指导原则》（2012 版）修订工作，并于 2015 年 11 月由国家食品药品监督管理总局对外公布。为了更深入了解该原则的指导意义，现将起草背景、关键技术及要点介绍如下，以供同道学习和领会。

1 《中药新药治疗恶性肿瘤临床研究技术指导原则》的修订背景

1.1 近 50 年中医肿瘤临床研究为进一步认识中医药治疗肿瘤特点提供了新的临床数据支撑

追溯和回顾 50 年的中医肿瘤科研之路，从临床研究角度分析，一般认为其发展主要经历如下几个阶段：从 20 世纪 50、60 年代的老专家临床经验总结，70 年代配合放化疗减毒增效，80 年代延长晚期患者生存期，90 年代抗复发转移，到现阶段 21 世纪中医药综合治疗方案、诊疗指南的制订和研究。中医肿瘤的临床研究，一方面逐步明确了中医药在肿瘤治疗中的作用并促进了临床应用；另一方面，缩小了中医肿瘤临床科研与现代医学肿瘤临床科研之间的差距，尤其近 10 年来，中医药治疗的作用日益受到了国内外专家和学者的关注，其得益于越来越多的科学数据对中医药治疗肿瘤特点进行了展示，尤其在改善和控制临床症状，配合放、化疗减毒作用，提高生活质量，延长生存期等方面，取得了较好的效果，中西医相结合的治疗方法优势则更为显著[1]。最具有说服力的研究数据来自于近年来中医药防治非小细胞肺癌的循证医学研究结果：以非小细胞癌为例，在循证医学指导原则引领下，通过国家"十五至十一五"科技攻关课题千余例肺癌随机对照和队列研究显示：晚期非小细胞肺癌期中西医结合治疗队列的中位生存

期达到 16.6 个月，而单纯西医治疗组为 13.13 个月，生活质量也较单纯西医治疗组有所提高，差异明显，为中医药防治肺癌提供了高质量的循证医学证据[2-5]。

1.2 中、西医治疗肿瘤理念的不同，评价体系应有所不同

近年来的临床数据体现出中、西医治疗肿瘤的特点有明显不同：首先从治疗理念上不同，中医药主要针对人整体调节，而现代医学是针对病，局部治疗。其次在治疗作用上，中医的优势在于缓解临床症状，提高患者生活质量，延长生存期，不良反应少，而不足之处在于短期内瘤体控制效果不明显；现代医学的优势在于近期控制瘤体疗效明显，延长生存期，不足的地方在于不良反应大，影响患者生活质量。再次，在治疗特点方面，中医药的优势在于是在中医辨证指导下进行动态复杂干预，调节机体内环境，不足之处在于其不确定性，靶点不明确；相反现代医学则重在从肿瘤增殖各个环节进行阻断，靶点明确，但却不能达到与机体复杂网络相应的动态干预[6]。

鉴于中医药的复杂作用特点，其评价体系也应该与西医有所不同，尤其在生活质量、临床症状、生存期的关注将会为客观体现中医药治疗肿瘤评价体系的建立奠定坚实的基础。

1.3 现代疗效评价体系的逐渐完善为中药新药研究提供了新的评价平台

目前实体瘤的疗效评价标准普遍沿用 1979 年 WHO 颁布的实体瘤近期疗效评价标准，以及 1999 年在此基础上修订和补充形成的实体瘤的疗效评价标准（response evaluation criteria in solid tumors，RECIST）评价标准。多年来，WHO 标准和 RECIST 标准对肿瘤疗效评价的规范化、科学化做出了巨大贡献，但也逐渐显示出局限性。RECIST 评价标准对于肿瘤形态不规则、瘤体在治疗后发生不均匀退缩等复杂情况的评价仍存在争议。同时，二者均以瘤体体积大小的改变作为主要评价内容，对于以稳定病灶、改善症状、提高生存质量、延长生存期及减轻放化疗毒副反应等为优势的中医治疗来说并不完全适用，不能真实、客观地体现中医治疗的价值和优势。

临床受益反应（clinical benefit response，CBR）是近期疗效评价的重要补充。CBR 包括对疼痛、体力状况（KPS 评分）及体重改变的综合评估。CBR 属于近期疗效指标，对于一些肿瘤体积大小难于评估，而疼痛等症状缓解、体力状况改善等疗效的价值明显高于瘤体缩小的病例，CBR

中国新药注册与审评技术双年鉴（2016—2017）

成为更有临床意义的评价标准，弥补了临床疗效评价工作的部分不足。

现代医学远期疗效评价标准的建立为中医药治疗作用提供了良好的替代指标。对于肿瘤远期疗效的评价，如总生存期（overall survival，OS）、中位生存期（median survival time，MST）、无进展生存期（progression-free survival，PFS）、肿瘤进展时间（time to progression，TTP）等越来越成为重要的疗效研究终点，弥补了单纯应用实体瘤疗效评价标准的局限性。

此外，生活质量（quality of life，QOL）作为肿瘤疗效评价的一个新的标准，各种量表的研究应成为热门领域，如标准化的生活质量量表 EORTC-QLQ，FACT-QLQ 等，可以将这些国外制定的公认量表用于中医肿瘤疗效评价，但同时需要注意解决中西医学治疗关注侧重点的差异，测定对象文化背景、生活观念不同所致的差异对生活质量量表的影响。

鉴于现代医学的研究进展，除了肿瘤大小的变化外，国际公认的生活质量量表、症状量表的使用，生存期替代指标的应用，为建立体现中医药治疗特点的疗效评价体系提供了重要依据。

1.4 《中药新药治疗恶性肿瘤临床研究技术指导原则》（2002版）修订意义

2002版指导原则将中药新药分为3类：抗肿瘤药、肿瘤辅助用药、针对肿瘤患者出现症状的用药。此外，该原则还对原发性肝癌、肺癌、对放化疗减毒和/或增效作用进行了示范性说明[7]。2002年版肿瘤指导原则部分在颁布之后对肿瘤适应证的中药新药临床试验设计、实施中起到了积极的提高和推进作用，但该原则中抗肿瘤药物研究需要进一步完善和建立适合和体现中医特点的评价标准，放化疗辅助用药、症状改善用药因缺乏特异性的评价指标难以客观反映中医药的作用特点。

随着近年来肿瘤领域的研究进展，肿瘤疾病的药物治疗也从以往的单纯追求肿瘤缩小向延长患者的生存期、提高生活质量转变，这些转变使抗肿瘤药物临床疗效评价终点指标也出现了较大改变[8]。因此，传统的抗肿瘤药物开发模式已经变得不适宜，中药临床治疗的策略和原则也相应进行了调整，中医临床科研也更重视对临床终点指标评价的研究，以更符合中药临床治疗的优势与特点。同时，随着对中药新药研究规律认识的不断深入，以及中药新药临床研究与评价的整体进步，原有的肿瘤指导原则已难以起到相应的指导作用，急需全面修订和完善：如临床定位需依据肿瘤进展进行相应的调整；不同定位的主要疗效指标需进行修订；临床安全性评价的要求需完善；对肿瘤临床试验质量控制关键点需要明确等。

结合近年来中医药治疗肿瘤的临床和评价体系研究进展，《中药新药治疗恶性肿瘤临床研究技术指导原则》

（2002版）已不能适应新时期中药新药的研发要求，有待进行更加科学的定位，建立全面、客观的评价指标，为筛选出更加有效的中药治疗肿瘤用药提供依据。

2 本次修订指导思想

① 肿瘤指导原则是针对注册申请上市的肿瘤中药新药而制定的临床研究指导原则，需符合国家药品注册管理办法及相关技术要求，在遵循中药新药临床研究一般原则基础上，应充分体现肿瘤中药新药的临床优势与特点。② 肿瘤指导原则在2002版总论基础上修订，注意新旧衔接，增强指导性。③ 肿瘤指导原则应充分体现近年来肿瘤领域临床与科研的进步，科学合理地明确临床定位，应采用科学、公认、客观的评价方法进行肿瘤中药新药的临床研究。④ 肿瘤指导原则的关键内容（如临床获益、主要疗效指标及评价标准等）需获得中、西医领域专家的共识。⑤ 应与国家食品药品监督管理总局颁布的《抗肿瘤药物临床试验技术指导原则》（主要针对化学药品）相区别，重点突出肿瘤中药新药的特点。

3 本次修订过程及关键环节

自2012年4月起，课题组通过中、西医专家问卷调查、专家论证会、网上征求意见等形式开展了指导原则的修订工作。

3.1 以问卷调查形式征求中医、化学药物审评肿瘤专家意见

2012年5～6月通过问卷调查形式征求中、化药肿瘤专家意见，专家问卷从中药治疗肿瘤在各阶段的作用、中药新药肿瘤治疗用药、辅助用药和症状改善用药的指标特点，临床获益反应标准及评价等方面进行了调查。19位全国知名中医肿瘤专家和6位化药审批专家参加了问卷调查。2012年7月收集汇总意见，结果显示：中西医专家均认为：中医药治疗肿瘤发挥着重要的作用，其中最为肯定的是在维持治疗期和姑息治疗期；临床定位：中药新药治疗恶性肿瘤可以分为治疗用药、辅助用药、改善症状用药；肿瘤治疗用药：单独应用肿瘤缩小、持续稳定或生存期延长及配合常规西医治疗提高疗效；辅助用药：在不影响放疗、化疗等现代医学治疗方法疗效前提下，减轻常规治疗方法所致的不良反应，重视生活质量的提高、国际公认的生活质量量表的科学应用；症状用药：采用国际公认的相关量表科学评价是关键；临床受益：提高肿瘤稳定率、改善疼痛等症状，提高体力状况是考察的关键。

3.2 临床评价中关键问题进行专家论证形成共识

症状改善是中医药治疗肿瘤重要作用之一，但作为一个软指标，临床评价缺乏客观的标准，疗效难以得到公认。为了提供一个客观的评价标准及体系，2013年4月21日中国中西医结合学会肿瘤专业委员会、中国抗癌协会肿瘤传统医学

专业委员会邀请国内知名专家对中药新药治疗恶性肿瘤临床研究指导原则（2012 版）中症状评价进行了专题讨论，并达成以下专家共识：中药新药治疗恶性肿瘤临床研究中相关症状、症状群疗效评价应尽量采用国际公认的量表进行，建议采用患者自评（10 分法）和医生他评（轻、中、重度 3 分法）相结合，以患者自评为首选评价手段，可采用消失率、复常率或减分率，以二分类资料进行统计比较分析。

3.3 反复专家论证，形成《中药新药治疗恶性肿瘤临床研究技术指导原则》（2012 版）

2012 年 9 月形成了 2012 年版的指导原则初稿，后又经过了 7 次专家论证会讨论和修改，其中 2013 年 8 月 22～23 日在北京召开了《中药新药临床研究关键问题及要求》研讨班，邀请了全国 40 余名中药新药临床试验机构的专家参加，课题组组长林洪生教授进行了《中药新药治疗恶性肿瘤临床试验设计与评价》的专题演讲，针对肿瘤指导原则的修订工作再次听取了中药新药临床试验一线研究者和研发单位的意见和建议。根据此次研讨班收集到的意见和建议，于 2013 年 8 月 26 日再次进行了修订，完成了第 6 稿。2013 年 10 月、2014 年 11 月分别召开了 2 次中美中医肿瘤国际研讨会，针对中药新药治疗恶性肿瘤的临床研究技术指导原则关键问题进行了专题探讨，征求了国外专家的意见。中心将课题组完成的第六稿再次征求了课题组专家的意见，并在药品审评中心中药民族药临床部讨论最终修订完成了肿瘤指导原则上网征求意见稿。2014 年 10 月 28 日《中药新药治疗恶性肿瘤临床研究技术指导原则》在国家食品药品监督管理总局药品审评中心网站征求意见。

在汇总网上意见基础上，2015 年 1 月 23 日课题组在北京召开了中医、西药专家参加的指导原则定稿会，再次征询专家意见，依据专家意见形成了《中药新药治疗恶性肿瘤临床研究技术指导原则》（2012 版）。

4 2012 版肿瘤指导原则与 2002 版的提高与区别——定位分析

根据肿瘤领域近年来进展，对原 2002 版的 3 个临床定位重新进行了修订。

第一类，肿瘤治疗用药：以生存期延长和/或生活质量的改善作为主要疗效指标，同时瘤灶缩小或持续稳定等为前提条件。其中关于生活质量需要严格定义，有效性需经医生评估/患者评估，如仅以生活质量改善作为主要疗效观察指标，临床试验至少需要安慰剂对照。此类定位的药物研究一般涵盖如下内容：① 单独使用中药治疗（可参考已颁布的《抗肿瘤药物临床试验技术指导原则》）。② 中药联合化疗、放疗、靶向药物等常规治疗增加其临床疗效（可参考已颁布的《抗肿瘤药物临床试验技术指导原则》）。③ 化疗、放疗、靶向药物等常规治疗后的中药维持治疗。

第二类，肿瘤治疗辅助用药：在不影响原有常规治疗方法（如手术、放疗、化疗等）疗效的前提下，以预防和/或减轻肿瘤治疗所致的不良反应的药物。包括：① 以单一不良反应为治疗目的，例如：放疗后的口干、化疗后的呕吐等。② 以复合症状群为治疗目的，应选择与放化疗等常规治疗相关的主要不良反应。③ 作为预防用药，应预先明确放化疗等常规治疗相关的不良反应发生率或程度，或选择可预期发生的不良反应。

第三类，改善肿瘤症状用药：以改善肿瘤相关的主要症状为疗效指标，包括癌性疼痛、癌性发热、癌因性疲乏等。

第一类临床定位为肿瘤治疗用药，主要是以鼓励中药创新为目的，无论中药单独用药或是与现有临床治疗手段联合使用，只要以国际公认的临床终点指标为目的进行中药新药的研发，则均纳入肿瘤治疗用药范畴，积极推动肿瘤一线治疗药物的中药新药研发。

第二类、第三类临床定位为肿瘤辅助用药和改善肿瘤症状用药，为从临床实际治疗现状出发，鼓励研发体现中药临床治疗优势与特点的中药新药，但鉴于 2002 版指导原则内容过于宽泛，在本指导原则进行了相应的限定。

5 有效性评价的关键要求

5.1 第一类肿瘤治疗用药

根据最新肿瘤研究进展，明确了需采用国际公认生存期延长作为主要疗效指标（临床终点指标）。同时，为体现中药临床治疗特点，增加了以生活质量的改善也可以作为主要疗效指标，但鉴于目前尚无国际公认的中医生活质量量表，故在本指导原则明确临床试验前需预先充分评估，尤其是在确证性研究阶段，需结合适应证和中药新药具体作用特点，选择恰当的公认的国际生活质量量表。此外，如仅以生活质量改善作为主要疗效观察指标，需要瘤体稳定或缩小、生存期获益或与对照组无差异，临床试验设计至少需要安慰剂对照。

5.2 第二类肿瘤治疗辅助用药

主要包括两方面的内容，一方面针对治疗药物不良反应，明确了应参照国内外公认的量表及评价标准，观察和评价不良反应的发生率与发生程度，同时应预先明确改善或预防不良反应的准确定位。另一方面为此次指导原则新增的内容，也可以改善复合症状群，但主要疗效指标和评价方法需被公认。

5.3 第三类改善肿瘤症状用药

明确为应改善因肿瘤自身疾病所伴随的临床症状，现阶段仅包括癌性疼痛、癌性发热、癌因性疲乏。

第二类肿瘤治疗辅助用药和第三类改善肿瘤症状用药的 2 个临床定位，均可以采用中医证候/症状为主要疗效指标，中医证候诊断和评价标准需被公认，建议采用消失率/

中国新药注册与审评技术双年鉴（2016—2017）

复常率评价。本指导原则根据近年来肿瘤研究与治疗进展对第二类肿瘤辅助用药和第三类改善肿瘤症状用药进一步进行了明确和细化。

6 其他相关要求

① 原2002版关于有效性评价中的免疫功能指标：根据近年来肿瘤研究领域的进展，本指导原则中明确现阶段不建议以调节免疫功能为研究目的。② 鉴于恶性肿瘤的疾病特点，本指导原则明确对于中药复方制剂的研究建议采用辨病治疗为主，临床前需要提供针对某一类型肿瘤有效的研究证据。③ 安全性评价方面更加强调了应重点关注I/II期临床试验和非临床试验观察到的毒性、蓄积毒性以及少见毒性反应。如为合并治疗，应注意药物之间的相互作用。不良反应采用国际公认通用的抗癌药物毒性分级标准。④ 根据肿瘤适应证的特点重点明确临床试验质量控制要求：如以生活质量量表为主要疗效指标，需注意对研究者的培训，以保证生活质量量表评价的一致性；对肿瘤相关检查，如CT，MRI等影像学检查结果的评估，需预先建立或遵循严格、客观的质量控制体系；对无进展生存期（PFS）需按公认的质量控制要求。⑤ 鉴于本指导原则已修订了临床定位，有效性、安全性评价关键问题也均已明确，故本指导原则不再保留2002版指导原则关于"中药新药治疗原发性肝癌、原发性支气管癌的临床研究指导原则；中药新药对放化疗减毒和/或增效作用的临床研究指导原则"的内容，且不建议再采用2002年指导原则肺癌、肝癌及放化疗的常见证候及量化标准。

7 展望

本指导原则所提出的要求，只是药品监管部门和专家学者目前较为一致的看法和认识，具有阶段性的特点。除了药品监管法规和技术要求中所规定的内容之外，其他不要求必须强制执行。如果申请人能够有充分的科学证据说明临床研究具备科学性、合理性，获得审评专家认可，也

同样获得认可。此外，随着现代医学和医疗实践的发展，疾病诊断、治疗的手段会不断改进，临床试验的要求也会随之更新，因此，本指导原则也会伴同医学科学的进步，在更加科学、合理和方法公认的基础上，及时更新修订。

志谢："中药新药治疗恶性肿瘤临床研究技术指导原则"修订过程中，十分感谢课题组的湖南省中医药研究院附属医院潘敏求教授，广州中医药大学第一附属医院林丽珠教授，上海中医药大学附属曙光医院周荣耀教授，解放军八一医院全军肿瘤中心秦叔逵教授，中国医学科学院肿瘤医院徐兵河教授，中国人民解放军307医院徐建明教授等专家的积极参与和指导，同时感谢国家食品药品监督管理总局中药民族药临床部的大力支持！

参 考 文 献

[1] 林洪生, 张英. 中医药与肿瘤—历史的积淀与五十年的创新发展 [J]. 中国新药杂志, 2011, 20 (17)：1639 – 1642.

[2] 张英, 侯炜, 林洪生. 中医药治疗恶性肿瘤临床研究成果与思考 [J]. 中医杂志, 2014, 55 (6)：523 – 525.

[3] 邹剑铭. 中医药与癌化学预防研究现状与展望 [J]. 中国新药杂志, 2014, 23 (18)：2150 – 2154.

[4] 谷泓铮. 平消胶囊协同治疗恶性肿瘤的研究进展 [J]. 世界临床药物, 2015, 36 (11)：789 – 792.

[5] LIN HS, LIU J, ZHANG Y. Developments in the cancer prevention and treatment using Traditional Chinese Medicine [J]. *Front Med*, 2011, 5 (2)：127 – 133.

[6] LI J, LI L, LIN R, LIN HS. Establishing Chinese Medicine characteristic tumor response evaluation system is the key to promote internationalization of Chinese medicine oncology [J]. *Chin J Integr Med*, 2012, 18 (10)：730 – 736.

[7] 郑筱萸. 中药新药临床研究指导原则 [M]. 北京：中国医药科技出版社, 2002：207 – 224.

[8] 孙燕. 肿瘤内科治疗的新标杆——中西医融合, 走向个体化 [J]. 中国新药杂志, 2010, 19 (17)：1484 – 1488.

对于《中药、天然药物治疗女性更年期综合征临床研究技术指导原则》的考虑和分析

裴小静，杨 娜

（国家食品药品监督管理总局药品审评中心，北京 100038）

摘 要 《中药、天然药物治疗女性更年期综合征临床研究技术指导原则》对于促进和提升相关中药新药临

床试验方案整体设计水平起到了积极的作用。但是，在使用该指导原则过程中，还应注意结合所研究药物自身特点，进一步区分和界定围绝经期和绝经后期人群。应针对不同的人群分别设计或分层设计临床试验方案，以利于更客观和准确地评价药物的疗效和安全性。

2011年7月8日，国家食品药品监督管理局正式发布了《中药、天然药物治疗女性更年期综合征临床研究技术指导原则》[1]。该指导原则由国家食品药品监督管理局药品审评中心（CDE）组织撰写，起草过程中得到了韩冰、姜惠中、尤昭玲、王小云、谈勇等专家组成员的鼎力支持与帮助，最终顺利定稿发布。自《中药、天然药物治疗女性更年期综合征临床研究技术指导原则》发布以来，对于治疗女性更年期综合征相关中药、天然药物新药研发的规范性起到了良好的作用，同时整体上提高了相关临床试验方案设计水平。作为该指导原则起草的执笔者，同时也作为妇科适应证中药新药临床专业技术审评的参与者，笔者一直密切关注该指导原则在相关中药新药临床研究中的实际应用情况及来自各方的反馈。在这个过程中，也发现了一个该指导原则使用中存在的问题。为了更好地指导使用该指导原则，更好地服务于相关中药新药的研发，并促使我国相关中药新药临床研究水平不断提高，现对该指导原则撰写的重点、特点以及存在的一些问题分别进行分析和阐述。

1 本版指导原则的特点与重点

根据目前我国对更年期综合征中药新药临床研究的现状，围绕临床研究中技术关键点以及目前研究中容易发生的问题，提供可供借鉴的内容、思路以及参考。强调启发和引导研究者自主研究及思考，并为研究者提供了合理的、巨大的发挥余地和空间。在研究者可充分发挥创造性的领域和问题上，避免简单地固化答案，使研究者的思维和主观能动性受到抑制和局限。融合国内外对于更年期综合征的最新研究进展，涵盖更年期综合征的诊断、治疗和疗效评价等内容，体现科学性、先进性；紧密围绕围绝经期综合征疾病的特点，具有较强的针对性。

在内容上，本指导原则针对中药、天然药物，一方面力求体现临床研究科学性、规范性的要求，同时，更要兼顾中医药自身的特点和规律。在理念上，本指导原则强调启发和引导研究者从临床实际和科学角度，进行自主研究及思考。在研究者可充分发挥创造性的领域和问题上，避免简单地固化答案，使研究者的思维和主观能动性受到抑制和局限。鼓励研究者根据所研究药品的特性，以创新的精神，进行合理的、体现药物个性化的设计。在技术要求层面上，对临床研究方法的关键点，提出了科学的、明确的要求，如分组方法、对照组选择等，明确应采用双盲、安慰剂对照，以避免该适应证研究因缺乏客观检测指标而可能因人为因素导致试验结果的偏倚。

有效性研究方面，原指导原则的疗效判定方法不科学，缺乏公认性。此次撰写指导原则，强调根据临床研究目的，采用合理的疗效评价方法。同时，对于国内外公认的Kupperman评分方法也进行了推荐。另外，允许结合中药特点，进行有效性研究的探索，但应提供合理性的充分依据。安全性研究方面，体现目前新药临床研究对于安全性的一般考虑以及结合本适应证对安全性的特殊要求。对于乳腺检查、子宫内膜检查等做出要求。疾病诊断标准体现最新的要求。病例选择（包括纳入标准、排除标准）方面，对于一些关键点如使用过激素替代疗法的洗脱期的规定，对于人工绝经者等的规定。

综上，本版指导原则在理念上以及技术要求内容上都较1997年版《中药新药治疗女性更年期综合征临床研究技术指导原则》有了较大的提升和完善，体现了当前对于更年期综合征相关疾病认识以及临床研究一般方法学研究的最新进展和要求。

2 探讨和分析

《中药、天然药物治疗女性更年期综合征临床研究技术指导原则》"概述"中指出："世界卫生组织于1994年在日内瓦召开的绝经研究进展工作会议上建议弃用'更年期'这一术语，并推荐使用绝经前期、绝经、绝经后期、绝经过渡期和围绝经期等与绝经有关的名词。但是，由于'更年期'一词形象、生动，已沿用多年，因此，国际委员会仍赞同保留'更年期'以及'更年期综合征'这2个名词。目前，'更年期综合征'一词在实践中仍广泛使用。国内教科书中多称为'围绝经期综合征'，个别也有称为'绝经综合征'者。由于'围绝经期综合征'范围不能涵盖绝经1年后仍有相关症状的患者群体，故本指导原则仍采用'更年期综合征'这一疾病名称。"同时，纳入标准中建议"年龄≥40岁但≤60岁的妇女，月经紊乱或月经停闭3个月以上，且 $FSH > 10 \text{ U} \cdot \text{L}^{-1}$ ……"。

以上内容，均是出于对于指导原则的涵盖面的考虑，指导原则中采用了"更年期综合征"的名称及范围，从而将"围绝经期综合征"、"绝经综合征"一并囊括进来。同时，纳入人群中既包括了围绝经期患者，也包括了绝经后期患者。编写组希望申请人及研究者能根据所研究药物自身的特点，合理选择或限定目标人群。

但是，从目前已完成临床研究的申报资料来看，绝大多数的临床试验方案中，未能进一步合理考虑、甄别合适的目标人群，未区分围绝经期、绝经后期人群的不同。

中国新药注册与审评技术双年鉴（2016—2017）

在围绝经期和绝经后期，都可能因卵巢内分泌功能的改变导致内环境变化，影响到各器官系统功能性变化，进而表现出相应症状，如潮热、出汗、头痛等血管舒缩功能不稳定症状；心悸、眩晕、失眠、皮肤感觉异常等自主神经功能不稳定症状；抑郁、焦虑、多疑、自信心降低、注意力不集中、易激动、恐怖感甚至癔症发作样症状等精神、心理症状。但是，围绝经期、绝经后期又存在着差异：① 月经。围绝经期月经紊乱，可能还有不规律的月经来潮；绝经后期无月经来潮。② 雌二醇（E_2）、卵泡刺激素（follicle-stimulating hormone，FSH）和黄体生成素（luteinizing hormone，LH）等激素。围绝经期、绝经后期激素水平以及波动情况可能存在差异。同时，激素检测时点设计也应存在不同的考虑，围绝经期应考虑到月经周期不同时点的影响因素，应合理设定、明确检测时点。③ 年龄。围绝经期、绝经后期二者相比，围绝经期年龄偏轻，绝经后期年龄偏大。④ 中医证候。根据中医理论，围绝经期、绝经后期二者常见证候也存在差异。

鉴于围绝经期、绝经后期在诸多方面存在一定差异，药物疗效结果也可能不完全一致，因此，在中药新药临床研究及临床试验设计中，建议根据所研究药物的药味组成特点、适宜证候以及前期临床应用经验，合理区分、界定目标人群。不同的人群应分别设计或分层设计试验方案。必要时可考虑在 Ⅱ 期进行相关探索性研究，为 Ⅲ 期确证性试验的目标人群提供充分依据，进一步提高试验的成功率，同时，也有利于更加精准地把握药物的疗效特点及安全性。

如果临床试验设计方案中对于围绝经期、绝经后期混杂不分，将会导致对于 E_2，FSH 和 LH 等相关激素水平变化的意义无法做出客观评价，也会影响到对于月经的改变与药物的关系以及其他相关疗效及安全性的科学评价。

3　小结

《中药、天然药物治疗女性更年期综合征临床研究技术指导原则》有力地促进和提升了相关中药新药临床试验方案整体设计水平，但是，在使用该指导原则过程中，还应注意结合所研究药物的自身特点，进一步区分、界定围绝经期、绝经后期人群，针对不同的人群应分别设计或分层设计临床试验方案，以利于更客观、准确地评价药物的疗效和安全性。

参 考 文 献

［1］国家食品药品监督管理局. 中药、天然药物治疗女性更年期综合征临床研究技术指导原则［EB/OL］.［2011 - 07 - 08］. http：//www.cfda.gov.cn.

中国新药注册与审评技术双年鉴（2016—2017）

关注中药新药临床研究中的心脏安全性

朱贤慧[1]，刘炳林[2]，唐健元[2]，薛斐然[2]

（1 南京中医药大学附属医院，南京 210029；
2 国家食品药品监督管理总局药品审评中心，北京 100038）

摘　要　新药心脏安全性评价是新药临床研究中的重点之一，目前，中药新药临床研究中对心脏安全性的关注尚比较欠缺，存在设计欠规范、实施欠严谨、随访欠充分等问题，这与研究者的重视程度、中药新药的影响因素繁多、作用机制复杂等因素有关。在临床研究中，科学、合理、规范地评价中药新药的心脏安全性需要中西合璧、博古通今，注重临床研究两"期"（早期与长期），设计规范、合理、完善、具备可操作性的临床试验方案，客观、科学、均一地分析心脏安全性数据。

心脏安全性评价是新药临床研究中的重点之一，全世界已经有 14 个潜在致尖端扭转型室性心动过速（torsades de pointes or torsade de pointes，TdP）的药物上市后撤市[1]。新近发布的《国家食品药品监督管理总局关于发布中药新药临床研究一般原则等 4 个技术指导原则的通告（2015 年第 83 号）》强调应重视中药新药的安全性研究，修订了心、肝、肾重要脏器安全性评价的具体要求，对心脏安全性的评价提出了更为详尽的要求。笔者回顾了新药临床研究中心脏安全性评价的进展，分析了中药新药临床研究中心脏安全性的研究现状，对如何进行中药新药临床研究中心脏安全性评价进行了探讨。

1　新药临床研究中的心脏安全性评价

新药心脏安全性评价业已成为药品全生命周期研究的

焦点之一，是美国食品药品监督管理局（U. S. Food and Drug Administration，FDA）、欧洲药品管理局（European Medicines Agency，EMA）、加拿大卫生部（Health Canada）等机构对新药安全性评估的重点。心脏安全性问题是新药上市后撤市的主要原因之一[2]。研究者在关注心血管药物的心脏安全性同时，对于非心血管药物如抗肿瘤药、抗菌药物、镇痛药、精神类药物存在潜在心脏毒性的关注日益增强[3-5]。心脏安全性问题涉及心室功能障碍、心律失常（传导系统损伤、QT/QTc 延长）、心肌缺血、血压异常等，其中又以 QT/QTc 延长所导致的 TdP——致命性心律失常作为目前评价心脏安全性的重要指标。

体表心电图 QT 间期是测量从 QRS 波群起点到 T 波终点的时间间期，代表了心室除极与复极过程。2005 年，人用药品注册技术要求国际协调会议组织（International Council on Harmonization，ICH）正式颁布了《非抗心律失常药物潜在导致 QT/QTc 间期延长和心律失常的临床评价指南》（E14）[6] 以及《人用药物延迟心室复极化（QT 间期延长）潜在作用的非临床评价指南》（S7B）[7]，用以指导新药研究。ICH E14 提出对新药应进行全面的 QT 研究（thorough QT study，TQT 研究），并指出："出现 QT/QTc 间期延长，无论有或没有心律失常的记载，都可作为药品不被批准的理由，或中止临床研究的依据"[6]。E14 实施以后，2008 年 ICH 颁布了 E14 问答版，作为实施 E14 指南的补充，此后，分别于 2012 年（R1）、2014 年（R2）、2015 年（R3）对该指南问答版进行了修订与完善。E14 指南的实施规避了诸多新药的心脏风险，但是由于 E14 存在特异性不足的缺点，最近有学者提出采用 TQT 与全面的致心律失常的离体研究（comprehensive in vitro proarrhythmia assay，CiPA）相结合的方法评价新药的心脏安全性[1,8]。2015 年 12 月，由临床及非临床专家组成的 E14/S7B 讨论组（discussion group，DG）成立，进一步讨论有关 QT 延长的临床评估，该工作组将于 2017 年 12 月最终讨论决定是否向 ICH 指导委员会（ICH Steering Committee，SC）提起修改 E14/S7B。

2 中药新药临床研究中心脏安全性的研究现状

目前，研究者对中药新药临床研究中肝脏安全性的关注逐渐增强，但是，对心脏安全性的关注比较欠缺，即使适应证为心血管疾病的部分中药新药，在临床研究中对心脏安全性相关指标的观察存在设计欠全面欠规范、实施欠严谨、随访欠充分等问题，究其原因有以下几点：① 重视程度不够。检索"中国知网"、"万方医学网"数据库，有关中药制剂对化学药物临床应用中心脏毒性的减毒作用的研究文献相对较多，而中药制剂本身的心脏安全性的临床前及临床研究文献寥寥无几，中药制剂上市后临床应用中出现的心脏相关不良反应以个案报道为主，鲜见综合述评

以及心脏不良反应相关机制的深入研究。② 影响因素繁多。虽然同为新药，中药新药与化药新药的临床研究思路与方法不尽相同，影响中药新药的心脏安全性的因素更为繁杂，如组方、主治、药材产地、药材炮制、辅料、剂型、给药途径、药物联用等。同时，个体差异是导致药物性心脏损伤的重要影响因素，如张庆辉[9] 曾报道，患者服用治疗剂量的附子理中丸（bid，每次 1 丸，附子理中丸含附子每丸 1 g，共服 14 丸）遂出现心脏不良反应。③ 作用机制复杂。多靶点治疗是中药治病的优势，但是也为深入全面阐释其心血管作用机制带来了挑战。陈龙[10] 研究发现，部分中药制剂，如双黄连、清开灵及茵栀黄注射剂，低剂量可延长 P-R 间期，高剂量则出现房室传导阻滞合并室内传导阻滞，其作用机制在于对 hNav1. 5 电流、hERG 电流及 L 型钙电流多个电流不同程度的抑制。

2015 年新修订的《中药新药临床研究一般原则》[11] 重视对中药新药心脏安全性的评价，列"心脏安全性评价要求"专项讨论中药导致药物性心脏损伤的可能原因、诊断标准、损伤程度的评价标准、心脏安全性评价指标、注意事项、受试者安全的保护措施。进一步明确将心脏功能相关检测指标纳为必须观察的安全性指标，对十二导联心电图需常规观察的项目进行了细化，包括 ST-T 改变、病理性 Q 波、各种心律失常、QT/QTc 间期；对于处方含已知具有潜在心脏毒性药材的、药理毒理研究提示对心脏可能有潜在毒性的、早期临床试验观察到药物可能对心脏有潜在毒性的 3 种情况，应该增加心脏肌钙蛋白 I 或 T（cTnI 或 cT-nT）、脑钠肽（BNP）或氨基末端脑钠肽前体（NT-proB-NP）、超声心动图等相关检查。

3 关于中药新药临床研究中心脏安全性的几点思考

如何在临床研究中科学、合理、规范地评价中药新药的心脏安全性是值得研究者深入思考的问题。笔者以为，应该在遵循现行法律法规、指导原则的前提下，遵循中药新药研究规律，结合中药新药自身特点，通过高质量的临床试验评价中药新药的心脏安全性。

3.1 中西合璧、博古通今

中药新药心脏安全性的临床研究可以采用"中西合璧、博古通今"的方法，充分汲取古今中外已有的临床研究经验。ICH E14 以及其后 4 版的问答版，对 TQT 试验设计、临床试验心电图数据分析、不良事件评价、药品标签、风险控制等均作出了详细说明。虽然，ICH 仍在对这一指南做进一步的评价与修订，但是，自该指南颁布以来，多个新药进行了 TQT，为评价新药心脏风险的临床试验设计积累了宝贵经验。因此，该指南目前仍是进行新药心脏安全性评价的重要依据。当然，中药新药的临床研究有其区别于化药

中国新药注册与审评技术双年鉴（2016—2017）

的特殊性，《中药、天然药物注册分类及申报资料要求》明确了各类中药新药各期临床试验及申报资料的法规要求，《中药新药临床研究一般原则》（2015 版）已经对心脏安全性评价要求进行了详尽阐述，《中华人民共和国药典》（2015 年版）则通过明确饮片、药用辅料、药包材等标准进行安全性保障。同时，中医典籍浩瀚，记载了中医先贤丰富的临证经验，在进行中药新药心脏安全性研究时须勤求古籍，融合中医药学、现代医学、流行病学、医学统计学等学科的新进展，根据每个中药新药所属注册分类、组方特点、功能主治，进行"个体化"心脏安全性评价。

3.2 注重临床研究两"期"

中药新药的临床研究应该重视早期探索性研究以及此后各期临床试验的长期研究。在中药新药心脏安全性的评价中，"早期"和"长期"尤为重要。研究者须充分重视早期探索性研究，尤其对于中药注册分类第 6.1.3 类"未在国内上市销售的主治为病证结合的中药复方制剂"，须充分评估其组方思路是否符合目前中医的认识、是否有配伍禁忌、是否含心脏毒性药材、毒性药材日服生药量，结合毒理学心脏安全性研究结果，进行临床试验方案的设计。研究表明，Ⅰ期临床试验中对新药的浓度-效应模型全面的心电图的评估可以达到 TQT 对心脏安全性研究类似的结果[12]。同时，不能忽视对于上市后药品的心脏安全性监测。由于我国的新药上市前的临床研究多数没有进行用药 6 个月到 1 年及以上的长期临床使用的安全性研究，因此，上市后的安全性研究显得更为重要，而药品心脏安全性更广泛、长期的评价依赖于对安全性数据的客观分析。如 FDA 通过上市后药品安全性监管体系对治疗注意力障碍/多动症疾病（attention-deficit/hyperactivity disorder，ADHD）的药物是否会增加青年人、中年人心血管事件的风险进行了深入研究，结果证实该类药物与严重心血管事件之间并无相关性[13]。因此，注重早期和长期临床研究中关注中药新药心脏安全性，不仅可以保护受试者以及患者安全，同时，也可以在持续的风险/受益评估过程中，及时调整研究计划，降低研发风险。

3.3 临床试验设计

在进行中药新药的临床试验设计时，应根据中药新药的临床定位和疾病范围，结合最新的指南及指导原则，加强对心脏安全性风险的控制，力求临床试验方案设计规范、合理、完善、具备可操作性。临床试验设计时，建议重点关注以下问题：① 设计科学、合理的样本量。在中药新药的临床试验设计中，研究者不仅应该遵循相应法规对不同注册种类、不同临床分期样本量的要求，而且应该结合新药的特点、临床前研究相关数据以及拟定的临床试验目的、设计类型，设定足够的、合理的、符合统计学要求的样本量，以充分观察新药的心脏安全性。② 选择合适的对照。

合理对照的选择是科学评价新药临床试验的基石。在评价新药心脏安全性时，采用安慰剂对照可以检测试验的灵敏度，鉴别相关指标异常的评价价值；采用阳性药物对照则可以获得药物相对安全性的评价，比如 E14 TQT 建议纳入具有 QTc 延长接近或超过 5 ms 的药物作为阳性药物，莫西沙星是 TQT 最常选用的阳性对照药[14]。③ 合理的暴露剂量及暴露时间。Ⅱ期临床试验不能忽视针对心脏安全性进行充分的给药疗程和剂量探索，对疗程及剂量的合理性进行评估。如传统中药材蟾酥对多种病证有效，但是小剂量时具有强心作用，大剂量时却有明显的心血管不良反应，同时，短期应用与长期应用所出现的心脏不良反应不尽相同[15]。国外研究证实，部分非抗心律失常药物对 QT 的影响与暴露剂量及暴露时间密切相关[16]。《中药新药临床研究一般原则》（2015 版）根据 ICH 的要求，对非威胁生命疾病需要长期使用的药物，明确提出上市前应该进行 300～600 例至少 6 个月，100 例至少 1 年的临床安全性研究[11]。④ 重视含心脏毒性药材相关新药的临床试验设计。对于含有心脏毒性药材新药的心脏安全性研究应该持有科学、辩证的态度，既不能放任自流，也不能谈"毒"色变，部分中药的心脏治疗作用与毒性作用是辩证关系，有其相对性，如附子、蟾酥。因此，应该根据中药新药的组方、配伍、疗程等特点及临床前研究及早期临床研究结果，加强对心脏安全性指标的监测及随访，充分考虑检测时间点的合理设置。对于临床可能为长期用药的，尤需关注可能产生的蓄积作用，制定详细的、有针对性的风险控制措施和方案。此外，在临床试验设计中尚须注意纳入标准、排除标准、特殊人群、盲法、合并疾病及合并用药等对心脏安全性评价的影响。

3.4 客观分析心脏安全性数据

中药新药心脏安全性评价是开展新药风险/受益评估的重要考量依据，必须基于真实、及时、完整的临床试验安全性数据库进行科学、客观、严谨的评价。① 重视心脏不良反应/不良事件。药物所导致的心血管相关临床表现多种多样，如胸痛、胸闷、心悸、呼吸困难、乏力、头晕、头痛、晕厥等症状，血压、心率改变等体征，心电图、心超异常等实验室指标。尤其不能忽视表现不典型的不良反应或不良事件与药物的相关性，如受试者心电图较基线水平的改变情况（心率、心律、ST-T、QT/QTc），更不能忽视退出试验病例的心血管相关因素。在评价心脏安全性时，不能仅仅局限于某一项或某几项指标，应进行全面评估。比如尽管 QTc 延长是评价非抗心律失常药物致心律失常的重要标志之一，但是，梅奥诊所一项对 2004—2014 年应用索他洛尔或多菲利特住院患者回顾性研究提示，61% 出现 Tdp 的患者并没有显著 QTc 延长[17]。同时，Vicente 等[18]研究发现，T 波形态（如幅度、对称性、切迹）的研究可能对潜在的心律失常也有指导意义。因此，全面的评估心电图及不良事件/不良反应对发现新药潜在致心律失常意义更大。② 确保心脏安全性数据评价的科学性、均质性。对心脏安全性分析须遵循临床试验安全性数据分析的一般原则，通过加强研究者培训，建立科学、均一的心脏安全性评价标准。比如以 QT/QTc 为心脏安全性观察指标时，需要注意其不仅受个体的年龄、性别、心率、活动状态、体位、饮食等生理因素影响，同时，还受到个体的心功能、心肌缺血、电解质等病理因素影响。研究显示，上述部分因素可能导致药物相关的 QT/QTc 延长的差异[19]。此外，QTc 的计算方法也是影响心脏安全性评价的重要因素。目前有超过 25 种计算公式可用于校正 QT，采用不同的计算公式计算 QTc 所产生的数值可以相差 87 ms[20]。当然，由于影响因素众多，对于中药制剂Ⅳ期临床试验的心脏不良事件/不良反应的分析则更为复杂，尚需排除使用不当因素，如配伍不当、注射剂溶媒选择不当、超剂量使用、超疗程使用、注射剂滴注速度过快等。

综上所述，在中药新药各期临床研究中应该提高中药心脏安全性意识，加强心脏安全性评价，通过借鉴国内外已有研究经验，结合中药新药特点，以科学、严谨的临床试验设计为基石，以合理的心脏安全性检测技术和方法为手段，以对受试者心血管相关症状、体征、实验室检查指标全面、客观、合理、均一的评估为支撑，以安全性数据库为依托，确保中药新药的心脏安全性。

参考文献

[1] VICENTE J, STOCKBRIDGE N, STRAUSS DG. Evolving regulatory paradigm for proarrhythmic risk assessment for new drugs [J]. *J Electrocardiol*, 2016, 49 (6): 837 – 842.

[2] LEXCHIN J. Drug withdrawals from the Canadian market for safety reasons, 1963 – 2004 [J]. *CMAJ*, 2005, 172 (6): 765 – 767.

[3] TISDALE JE. Drug-induced QT interval prolongation and torsades de pointes: role of the pharmacist in risk assessment, prevention and management [J]. *Can Pharm J (Ott)*, 2016, 149 (3): 139 – 152.

[4] CURIGLIANO G, CARDINALE D, DENT S, et al. Cardiotoxicity of anticancer treatments: epidemiology, detection, and management [J]. *CA Cancer J Clin*, 2016, 66 (4): 309 – 325.

[5] CHEN A, ASHBURN MA. Cardiac effects of opioid therapy [J]. *Pain Med*, 2015, 16 (Suppl 1): S27 – S31.

[6] International Conference on Harmonisation of Technical Requirements for Registration of Pharmaceuticals for Human Use. E14 Clinical Evaluation of QT/QTc Interval Prolongation and Proarrhythmic Potential for Non-Antiarrhythmic Drugs [EB/OL]. (2016 – 10 – 06). http://www.fda.gov/downloads/Drugs/GuidanceComplianceRegulatoryInformation/Guidances/UCM073153.pdf.

[7] ICH Topic S7B The nonclinical Evaluation of the Potential for Delayed Ventricular Repolarization (QT Interval Prolongation) by Human Pharmaceuticals [EB/OL]. (2016 – 10 – 06). http://www.ich.org/fileadmin/Public_Web_Site/ICH_Products/Guidelines/Safety/S7B/Step4/S7B_Guideline.pdf.

[8] COLATSKY T, FERMINI B, GINTANT G, et al. The comprehensive *in vitro* proarrhythmia assay (CiPA) initiative-update on progress [J]. *J Pharmacol Toxicol Methods*, 2016, 81: 15 – 20.

[9] 张庆辉. 附子理中丸中毒致心律失常 1 例 [J]. 临床荟萃, 2010, 25 (23): 2082.

[10] 陈龙. 中药注射剂心脏安全性隐患及临床抢救对策 [C]. 中国毒理学会第七次全国毒理学大会暨第八届湖北科技论坛论文集, 2015.

[11] 国家食品药品监督管理总局. 中药新药临床研究一般原则 [EB/OL]. 2015. http://www.sda.gov.cn/WS01/CL1616/134582.html.

[12] FERBER G, LORCH U, TÄUBEL J, et al. The power of phase I studies to detect clinical relevant QTc Prolongation: a resampling simulation study [J]. *Biomed Res Int*, 2015, 2015: 293564. doi: 10.1155/2015/293564.

[13] HABEL LA, COOPER WO, SOX CM, et al. ADHD Medications and risk of serious cardiovascular disease in young and middle-aged adults [J]. *JAMA*, 2011, 306 (24): 2673 – 2683.

[14] HOCH M, DARPO B, REMENOVA T, et al. A thorough QT study in the context of an uptitration regimen with selexipag, a selective oral prostacyclin receptor agonist [J]. *Drug Des Dev Ther*, 2014, 17 (9): 175 – 185.

[15] 李旻, 李华, 汪溪洁, 等. 蟾酥心脏毒性研究进展 [J]. 中国药理学与毒理学杂志, 2016, 30 (5): 605 – 610.

[16] BOFFITO M, JACKSON A, POZNIAK A, et al. Effect of a modified saquinavir/ritonavir dosing regimen with lower dose lead-in phase on QTc interval, pharmacokinetics, antiviral activity and safety in treatment-naïve HIV-1-infected patients [J]. *Drugs RD*, 2015, 15 (1): 141 – 153.

[17] SUGRUE A, KREMEN V, QIANG B, et al. Electrocardiographic predictors of torsadogenic risk during dofetilide or sotalol initiation: utility of a novel T wave analysis program [J]. *Cardiovasc Drugs Ther*, 2015, 29 (5): 433 – 441.

[18] VICENTE J, JOHANNESEN L, MASON JW, et al. Comprehensive T wave morphology assessment in a randomized clinical study of dofetilide, quinidine, ranolazine, and verapamil [J]. *J Am Heart Assoc*, 2015, 4 (4): 1 – 13.

[19] RABKIN SW. Impact of age and sex on QT prolongation in patients receiving psychotropics [J]. *Can J Psychiatry*, 2015, 60 (5): 206 – 214.

[20] RABKIN SW, CHENG XB. Nomenclature, categorization and usage of formulae to adjust QT interval for heart rate [J]. *World J Cardiol*, 2015, 7 (6): 315 – 325.

中国新药注册与审评技术双年鉴（2016—2017）

对《中药新药治疗中风临床研究技术指导原则》中疗效评估的解读

石　进，王科花

（北京空军总医院神经内科，北京 100142）

摘　要　本文从《中药新药治疗中风临床研究技术指导原则》看脑卒中临床试验的疗效评估，阐述了治疗缺血性脑卒中临床试验中应注意的疗程和疗效观察时点、疗效评价指标的选择、疗效比较与效应分析等方面的问题，以供正在或即将开始临床试验的研究者借鉴，进行合理的试验设计。

中国新药注册与审评技术双年鉴（2016—2017）

目前，急性缺血性脑卒中的有效治疗方法仍然很有限，国内外对于治疗脑卒中药物的研发活跃。虽然已有许多成功的动物实验研究，但并没有成功转化为有效治疗人类脑卒中的方法。究其原因，动物实验和临床疗效评估的指标不一致可能是其重要的原因。国家食品药品监督管理总局通告（2015年第83号）公布的《中药新药治疗中风临床研究技术指导原则》（以下简称新指导原则）[1]中，临床疗效评价指标与以往有很大的变化。它紧跟了国际先进动态，基本上与国际先进水平接轨。新的指导原则对疗效指标的设定涉及到3个方面：疗程及疗效观察时点、疗效观察指标与评价量表、疗效比较与效应分析。本文就这3个问题作一解读。

1　疗程及疗效观察时点

1.1　疗程

新指导原则认为疗程的设定应该与疾病特点相一致，应该与评价药物的有效性和安全性的试验目的一致，一般应该与拟上市后的用法用量相一致。但是，新指导原则并未说明具体的时程。目前国内外对缺血性脑卒中治疗取得确证性临床效果者寥寥无几。根据缺血性脑卒中的病理生理特点和以往的药物临床研究，一般来说疗程在2周以内，长的也不应超过4周[2-7]，包括抗凝剂、蛇毒制剂、神经保护剂等治疗缺血性脑卒中的临床药物研究等。

1.2　疗效观察时点

新指导原则指出，神经功能的恢复和稳定需要较长时间，因此，为了观察药物的肯定疗效，了解药物对神经功能损害恢复的影响，确证性试验一般观察随访的时间较长，主要疗效指标观测的终点时间一般应该为发病后的3~6个月。

一般认为，缺血性脑卒中发生3个月后，患者的病情趋于稳定，治疗药物已充分发挥作用。如果时间短，患者可能还处于病情高峰或者进展期、肢体软瘫、并发症多发时，因此应尽最大可能给予患者有效治疗。已发表的经典药物溶栓临床研究和新近公布的5个血管内治疗的疗效观察时点都在发病后3个月，即使是即时给药或者是只有一次血管内治疗[8-15]。但是，对于一些严重的患者，将其观察时点设为发病后6个月时也是合理的，因为严重患者恢复的时间可能更长，对于治疗恢复期患者的临床研究终点时间可能也应在6个月时。目前很少见到关于脑卒中恢复期的大型临床研究。对于缺血性脑卒中的预防性研究，观察时间点须更长，但这已不在此指导原则范围内。对于II期临床试验作探索性研究，疗效观察时间点可以短一些，如设在药物治疗结束时。当然，这只是初步结果，次要疗效指标观测的终点访视时间可以根据药物特点和具体指标确定，一般不作具体要求[16-18]。

2　疗效评价指标

新指导原则认为，尚无单一的指标可以全面评价脑卒中的疾病变化。因此，目前临床上使用多个观测量表对脑卒中的不同方面进行评价，主要包括反映疾病最终结局的病死率和复发率、反映活动水平程度的改良Rankin量表（modified Rankin scale，mRS）、反映日常生活活动能力的巴氏指数（Bathel-Index，BI）、反映功能水平的神经功能缺损量表［如美国国立卫生研究院脑卒中量表（NIHSS）等］。

早在2001年美国召开的STAIR II会议中就指出，主要研究终点的选择是II期和III期临床研究设计需要考虑的重要因素，这个终点的选择依赖于正在研究的疾病及药物的预期作用和效果。研究终点应该易衡量、重复性好、有依据、有临床意义且排除偏倚[17-18]。药物评价的主要终点应该根据药物临床试验目的与定位确定。作为疗效指标，病理结果、实验室生化指标、影像指标（包括梗死面积与血管再通等）的优点是客观、量化。但是，这是医务人员对疾病的判断；实际上，从患者角度评价患者的恢复情况（如生活质量、死亡率等）更可取[16]。既往的缺血性脑卒中的溶栓试验[8-10]、抗凝剂治疗试验[2-3]、降纤治疗临床试验[4-5]、神经保护药物治疗试验[6-7]以及新近的血管内治疗等临床试验[11-15]无不遵循此方法，而且mRS是目前这3

个量表中较常使用的评价方法。

在我国，中药新药临床试验的研发一直比较活跃。关于中医证候疗效的评价，在制定疗效评价指标的过程中，包括中医药在内的众多专家经过多次讨论达成了一致的结论，认为一般中医证候的疗效和指标通常作为次要指标。如果将中医证候作为主要疗效指标，应该进一步提供充分的科学依据。临床研究的主要疗效指标一般只设定一个，这样有利于疗效评定的准确与可靠性。次要疗效指标可多个，但也有个别研究将主要疗效指标设为 3 个指标（mRS，BI，NIHSS）中任何一个达到一定界值后即可[8]。同样，开展探索性临床研究时，疗效指标可以用一些简单、易量化的终点替代指标[17]。

3 疗效比较与效应分析

新的指导原则提出，在药物治疗结局评价中，一般多以 mRS 和 BI 等为主要疗效评价指标。以上指标信息量有限，容易遗漏较多信息。因此，神经功能缺损量表（如 NIHSS 等）也可同时作为重要的疗效评价补充指标。

量表是目前临床上必不可少的一种测量工具，但每个量表都是在特定的背景下产生的，有其相对的适用范围，即使可信度和效度很好的量表也无法涵盖所有指标。根据目前国内外较为普遍的认识，对以上疗效评价指标，可根据其反映的活动、功能改善水平确定一个界值。以此为分界，按照试验终点观测点的记分对患者进行二分类，并按照二分类资料进行统计比较分析。2006 年在弗吉尼亚州阿灵顿举行的有 150 多位专家参加的 STAIR-V 会议上，其中一个主要议题是疗效指标，认为 mRS 仍是目前最常用的评估脑卒中疗效的终点指标，mRS 作为疗效指标应该采用二分法（如分为≤2 分、>2 分的比率）[19]。

新的指导原则更是具体地提出，中药新药治疗中风的临床试验采用以下标准进行有效性分析和评价：① mRS。研究终点（发病 3~6 个月）mRS 为 0~1 分，临床结局良好的完全恢复或基本完全恢复；mRS>1 分，临床结局不良；mRS≤2 分，相对独立；mRS>2 分以上，明显残疾或预后不良。比较治疗组和对照组相对独立的比例。② BI。研究评价终点（发病后 3~6 个月）的 BI 评分为 100~95 分，临床结局良好的完全恢复或基本完全恢复；<95 分，临床结局不良；≥75 分，相对独立；<75 分，为明显残疾或预后不良。比较治疗组和对照组相对独立的比例。③ 使用 NIHSS 量表，以治疗后减分值多少确定其有效性。减分≥5~7 分，有效；治疗后 NIHSS 总积分≤1 分，临床恢复良好；否则为临床恢复不良。比较治疗组和对照组有效、无效和死亡的比例或临床恢复良好和临床恢复不良的比例。

如果使用量表平均分来比较疗效，会导致假阳性的出现。事实上，有效应是反映个体的有效，而不是一群人的

平均数。所有关于缺血性脑卒中的著名的临床研究使用的量表可能不同，但均用二分法来评价疗效。

除证明残疾程度的改善外，要对死亡率和复发率进行单独分析。对于一种新药，无论残疾程度的改善如何，必须确定其不会增加死亡率和复发率。

目前，尚无经确认的替代终点。影像学检查（包括 MRI 等）尚不能作为脑卒中评价的最好工具，因为在人类中，病变的大小并不总是与功能障碍有很好的相关性。但在动脉溶栓治疗或机械性血管再通时，血管造影、CT 及 MRI 血管成像的对比研究可作为替代终点指标[13,15]，可根据血管再通率判断药物效果，但有其局限性[17-18]。对于一种新药，除评价活动能力、功能状况、参与等水平的改善外，还需要单独分析对病死率和复发率。而且，这个新药应不会增加病死率和复发率。需要注意的是，无论是 mRS 评分，还是 BI 评分界定或 NIHSS 量表及其分项评价减分值的确定，均应在制定临床试验方案时已经确定好，而不是临床试验开展后再确定。

新的指导原则的公布，对我国治疗缺血性脑卒中的中药新药的研发水准提高具有推动作用，对中药新药的临床研究提出了新的要求，为我国中药治疗缺血性脑卒中走向国际提出了新的标准。

参 考 文 献

[1] 国家食品药品监督管理总局. 中药新药治疗中风临床研究技术指导原则 [S]. 2015.

[2] The publication committee for the trial of ORG 10172 in acute treatment（TOAST）investigators. Low molecular weight haparinoid, ORG 10172 (Danaparoid), and outcome after acute ischemic stroke [J]. JAMA, 1998, 279 (16): 1265 - 1272.

[3] BATH PM, LINDENSTROM E, BOYSEN G, et al. Tinzaparin in acute ischemic stroke（TAIST）: a randomised aspirin-controlled trial [J]. Lancet, 2001, 358 (9283): 702 - 710.

[4] 全国降纤酶临床再评价研究协作组. 降纤酶治疗急性脑梗死临床再评价（Ⅱ）[J]. 中华神经科杂志, 2005, 38 (1): 11 - 16.

[5] LEVY DE, DEL ZOPPO GJ, DEMAERSCHALK BM, et al. Ancrod in acute ischemic stroke: results of 500 subjects beginning treatment within 6 hours of stroke onset in the ancrod stroke program [J]. Stroke, 2009, 40 (12): 3796 - 3803.

[6] 朱以诚, 崔丽英, 高山, 等. 丁苯酞注射液治疗急性脑梗死的多中心、随机、双盲双模拟、对照Ⅲ期临床试验 [J]. 中华神经科杂志, 2014, 47 (2): 1 - 6.

[7] 顾学兰, 丁新生, 狄晴, 等. 依达拉奉注射液治疗急性脑梗死的临床疗效评价 [J]. 中国新药与临床杂志, 2005, 24 (2): 113 - 116.

[8] The National Institute of Neurological Disorders and Stroke rt-PA Stroke Study Group. Tissue plasminogen activator for acute ischemic stroke [J]. N Engl J Med, 1995, 333 (24): 1581 - 1587.

[9] HACKE, W, KASTE M, BLUHMKI E, et al. Thrombolysis with alteplase 3 to 4. 5 hours after acute ischemic stroke [J]. *N Engl J Med*, 2008, 359 (13): 1317 – 1329.

[10] HACKE W, KASSTE M, FIESCHI C, et al. Randomised double-blind placebo-controlled trial of thrombolytic therapy with intravenous alteplase in acute ischemic stroke (ECASS II) [J]. *Lancet*, 1998, 352 (9136): 1245 – 1251.

[11] KIDWELL CS, JAHAN R, GORNBEIN J, et al. A trial of imaging selection and endovascular treatment for ischemic stroke [J]. *N Engl J Med*, 2013, 368 (10): 914 – 923.

[12] JOVIN TG, CHAMORRO A, COBO E, et al. Thrombectomy within 8 hours after symptom onset in ischemic stroke [J]. *N Engl J Med*, 2015, 372 (24): 2296 – 2306.

[13] GOYAL M, DEMCHUK AM, MENON BK, et al. Randomized assessment of rapid endovascular treatment of ischemic stroke [J]. *N Engl J Med*, 2015, 372 (11): 1019 – 1030.

[14] SAVER JL, GOYAL M, BONAFE A, et al. Stent-retriever thrombectomy after intravenous t-PA vs. t-PA alone in stroke [J]. *N Engl J Med*, 2015, 372 (24): 2285 – 2295.

[15] CAMPBELL BC, MITCHELL PJ, KLEINIG TJ, et al. Endovascular therapy for ischemic stroke with perfusionimaging selection [J]. *N Engl J Med*, 2015, 372 (11): 1009 – 1018.

[16] 石进, 胡文娟. 我国脑梗死药物临床试验评价标准的探讨 [J]. 中国新药杂志, 2010, 19 (11): 917 – 920.

[17] Stroke Therapy Academic Industry Roundtable II (STAIR-II). Recommendations for clinical trial evaluation of acute stroke therapies [J]. *Stroke*, 2001, 32 (7): 1598 – 1606.

[18] 王科花, 石进. 美国 STAIR 会议对国内急性缺血性脑卒中临床试验研究的启示 [J]. 中国新药杂志, 2015, 24 (5): 493 – 495.

[19] FISHER M, HANLEY DF, HOWARD G, et al. Recommendations from the STAIR V meeting on acute stroke trials, technology and outcomes [J]. *Stroke*, 2007, 38 (2): 245 – 248.

中国新药注册与审评技术双年鉴 (2016—2017)

中成药治疗功能性消化不良临床试验方案及研究病历设计和实施

李　博[1,2]，赵迎盼[1,2]，高　蕊[1,2]，陆　芳[1,2]，李振华[3]，李保双[3]，王凤云[3]，唐旭东[1,2]

(中国中医科学院 1 西苑医院国家药物临床试验机构，2 临床药理研究所，
3 西苑医院脾胃病科，北京 100091)

摘　要 梳理中成药治疗功能性消化不良的临床试验方案及研究病历，提高和优化中成药治疗功能性消化不良的临床试验方案和研究病历设计的水平。**方法**：检索 Pubmed 等重要医学数据库，查找功能性消化不良临床试验方案及研究病历的相关研究，结合正在进行的三九胃泰治疗功能性消化不良的随机对照多中心临床试验方案和研究病历，分析功能性消化不良试验设计中方案及病历的条目取舍和选用目的，确定当前最佳的功能性消化不良的试验设计方案及研究病历模式。**结果**：本研究是第一次探讨中成药治疗功能性消化不良方案及研究病历的设计。研究病历的设计需要紧扣研究目的；研究目的明确是病历设计的首要条件。三九胃泰治疗功能性消化不良的临床试验方案条目紧扣研究目的，指标内容较多，涵盖消化不良的症状。**结论**：临床疗效评价方法的建立是中医药研究的关键科学问题，本研究从理论和实践两个方面探讨消化不良临床试验方案和研究病历设计，期望得到更好的临床疗效评价方法，建议进行功能性消化不良的核心指标群讨论，利于今后的中成药治疗功能性消化不良的研究。

近年来，治疗功能性消化不良的中成药陆续上市，对于临床疗效的评价也有了更多的发展和认识，我院也接受了多项功能性消化不良的中成药的再评价任务。临床疗效评价方法的建立是中药研究的关键问题，本研究以三九胃泰为例从理论和实践两个方面探讨功能性消化不良临床试验方案和研究病历设计，期望得到更好的临床疗效评价方法。

三九胃泰颗粒是华润三九医药股份有限公司（原三九医药股份有限公司）开发的中成药，由第一军医大学南方医院多位专家教授总结临床实践经验研发而成，于 1987 年批准生产上市（批准文号：国药准字 Z44020705）。本品由三叉苦、九里香、黄芩、两面针、木香、茯苓、白芍、地黄八味药物组成，具有清热燥湿、行气活血、柔肝止痛、消炎止痛、理气健脾等功效，用于上腹隐痛、饱胀、反酸、恶心、呕吐、纳减、心口嘈杂感以及慢性胃炎、功能性消化不良等上消化道疾病见有上述证候者。多项研究表明[1-7]，该药在治疗上述诸症中表现出良好的效果。自投入

使用以来，三九胃泰颗粒的不良反应报道相对较少。三九胃泰颗粒前期临床试验研究较少，设计不够严谨，样本量较少，临床定位尚不明确，故拟在规范设计的基础上，验证三九胃泰颗粒治疗功能性消化不良的有效性和安全性，进行上市后再评价。

1 三九胃泰颗粒临床试验背景

1.1 研究目的

主要研究目的：评价三九胃泰颗粒治疗功能性消化不良的临床有效性及安全性。次要研究目的：探索分析三九胃泰颗粒对不同中医辨证分型及不同年龄人群等亚组的临床作用特点及适应证。

1.2 研究设计

本研究为多中心、分层区组随机、双盲、安慰剂平行对照、优效性临床研究。① 多中心：在 11 家医院同时进行。② 随机：采用分层、区组随机方法，运用 DAS 2.1.1 统计软件，按参加单位的病例分配数及随机比例生成随机数字分组表。所选择的区组（block）长度和随机初值种子参数等作为保密数据一起密封在盲底中，随机表及应急信封均封藏在不透光的信封中，该表交主要研究单位妥善保管。试验严格按照随机化设计序列纳入患者。采用 DAS for IWRS（北京博之音科技有限公司提供）分配随机号药物编号。③ 对照：试验药物为三九胃泰颗粒，以安慰剂为对照。④ 重复（例数估算）：综合相关文献报道，取三九胃泰的功能性消化不良症状有效率为 75%，安慰剂疗效 55%，按照试验组：对照组 1：1 的比例，估算样本量，得到试验组 88 例，对照组 88 例。试验过程严格控制研究质量，将失访率控制在 20% 之内，确定研究总例数为 220 例，试验组 110 例，对照组 110 例。

1.3 纳入和排除标准

纳入标准：符合功能性消化不良罗马Ⅲ诊断标准；符合中医证候（脾胃湿热证、肝胃不和证、寒热错杂证、脾虚气滞证、脾胃虚寒证）诊断标准者；年龄在 18～70 岁之间；受试者知情，自愿签署知情同意书；具有一定的阅读能力。

排除标准：活动性胃、十二指肠溃疡，胃镜下见黏膜糜烂及活动性渗血，病理提示活动性炎症、重度异型增生者；Hp 感染阳性者（细菌培养、组织学检查、尿素呼气试验、快速尿素酶试验及粪便抗原检测任 1 项诊断方法阳性）；胃食管反流病患者（典型的烧心和反流症状）；有消化系统器质性病变（如慢性胰腺炎、胆囊炎、胆石症等），或有影响消化道动力的全身疾病（例如：糖尿病、慢性肾功能不全、结缔组织病、精神和神经系统病变等）；有胃/腹部手术史者（阑尾切除术除外）；在本次发病后近 2 周内使用过与本病相关的中西医治疗药物且病情不允许或个人不愿意进入为期 2 周的药物洗脱期的患者；具有严重的原发性心血管病变、肝脏病变、肾脏病变、血液学病变、肺脏疾病或影响

其生存的严重疾病，如肿瘤或艾滋病；精神病患者和智力、语言障碍者；妊娠（育龄期妇女妊娠试验阳性者）或哺乳期妇女；对本制剂药物组成成分过敏者；正在或 4 周内参加其他药物临床试验的患者；怀疑或确有酒精、药物滥用病史，或者根据研究者的判断、具有降低入组可能性或使入组复杂化的其他情况，如工作环境经常变动等易造成失访的情况。

1.4 试验药物及给药方案

三九胃泰颗粒试验组 110 例，安慰剂对照组 110 例。试验组服用三九胃泰颗粒（华润三九医药股份有限公司；批准文号：国药准字 Z44020705；规格：每包 2.5 g）2.5 g，bid，早晚餐前 10～15 min 服用；安慰剂对照组服用三九胃泰颗粒模拟药 2.5 g，bid，早晚餐前 10～15 min 服用。疗程 4 周，治疗后不设随访。

1.5 疗效评价指标及评价标准

主要疗效指标：消化不良主要症状（上腹痛、上腹烧灼感、早饱感、餐后饱胀不适、上腹胀气、食量减少、嗳气、恶心、呕吐）积分，改善百分率 =（治疗前总积分 - 治疗后总积分）/治疗前总积分×100%。症状改善百分率 ≥50% 为有效，症状改善百分率 <50% 为无效。次要疗效指标：功能性消化不良生存质量量表评价（汉化版功能性消化不良生存质量量表，FDDQL）和胃肠病患者报告结局（patient-reported outcome，PRO）量表评价；安全性指标包括血常规、尿常规、大便常规、肝肾功能、心电图、体温、呼吸、心率、血压变化及不良事件、不良反应发生率。

1.6 统计分析

采用 SAS 9.2 软件分析。非劣性分析用组间疗效差值的双侧 95% 可信区间表示。所有统计均采用双侧检验，$P \leqslant 0.05$ 将被认为差异有统计意义。① 病例入组分析。列出总体和各中心入选及完成病例数，确定 3 个分析数据集（FAS，PPS，SS）。列出未纳入 PP 集的病例及其原因。② 人口学资料及基线分析。描述性统计人口学资料及其他基线特征量；连续变量计算其例数、均值、标准差、中位数、最小值和最大值；计数和等级资料计算频数及构成比；推断性统计结果（P 值）作为描述性结果列出。③ 疗效分析。主要疗效指标分析：主要症状积分有效率采用 χ^2 检验比较组间差异。次要疗效指标分析：主要症状积分变化值、实测值，采用 t 检验比较组间差别；主要症状单项指标消失率采用 χ^2 检验比较组间差异；生存质量量表总分及各维度评分变化值、实测值，采用 t 检验比较组间差别；PRO 量表总分及各维度评分变化值、实测值，采用 t 检验比较组间差别。④ 安全性分析。计算不良事件发生率；计算不良反应发生率；各种不良事件病例的详细列表；各种不良反应病例的详细列表；实验室指标、心电图试验后"正常转异常"或"异常加剧"的例数和转异率；列出实验室指标、心电图异常病例和临床解释。

中国新药注册与审评技术双年鉴（2016—2017）

1.7 基本结果

本试验共入组 205 例，试验组 103 例，安慰剂对照组 102 例，其中 SS 集 205 例（试验组 103 例，安慰剂组 102 例），FAS 集 202 例（试验组 102 例，安慰剂组 100 例），PPS 集 193 例（试验组 97 例，安慰剂组 96 例）。

2 研究目的

本研究旨在通过分析三九胃泰颗粒研究方案的设计，提高和优化中成药治疗功能性消化不良的临床试验方案和研究病历设计的水平，在科学和伦理的原则下，梳理中成药治疗功能性消化不良的临床试验方案和研究病历以及在实践中遇到的问题，并提出解决方案。

3 研究方法和内容

检索 Pubmed 和 CBMdisc 等中英文重要医学数据库，查找功能性消化不良临床试验方案及研究病历发表的相关研究[1-10]，结合正在进行的三九胃泰治疗功能性消化不良的随机对照多中心临床试验方案和研究病历，分析功能性消化不良试验设计中的条目，制定当前最佳的功能性消化不良的试验设计方案及研究病历模式。

3.1 幽门螺旋杆菌的检查条目

2012 年的《第四次全国幽门螺杆菌感染处理共识报告》[11] 显示，幽门螺杆菌感染也是消化不良的重要原因，在研究病历设计的条目上，需要考虑关于幽门螺杆菌感染检查的设计与数据提取。由于不同的检测方法的敏感性和特异性不一样。所以，不同的检测方法进行不同检测手段也进行不同的数据提取。见表 1。

表 1 三九胃泰颗粒治疗功能性消化不良多中心、分层区组随机、双盲、安慰剂平行对照临床研究的幽门螺杆菌检测条目

检测方法	□$_1$ 快速尿素酶试验 □$_2$ 尿素呼气试验 □$_3$ 组织学检查 □$_4$ 细菌培养 □$_5$ 粪便抗原检测
检测结果	□$_1$ 阴性 □$_2$ 阳性 □$_3$ 未查

3.2 临床诊断的条目

依据当前最新的国际国内中西医诊断标准，进行临床诊断条目的设定。根据中华医学会消化病学分会胃肠动力学组制定的《中国消化不良的诊疗指南（2007，大连）》[12] 以及《消化不良的辨证诊断共识意见》[13]，并根据诊断标准和实际的临床试验目的，确立了纳入和排除标准。诊断标准在方案及研究病历发挥非常重要的作用，可以确定研究人群，同时明确研究病症。见表 2。

表 2 三九胃泰颗粒治疗功能性消化不良多中心、分层区组随机、双盲、安慰剂平行对照临床研究病历的临床诊断条目

西医诊断	□$_1$ 上腹痛综合征 □$_2$ 餐后不适综合征 □$_3$ 其他
中医诊断	□$_1$ 胃脘痛 □$_2$ 痞满 □$_3$ 其他→请详述：
辨证分型	□$_1$ 脾胃湿热证 □$_2$ 肝胃不和证 □$_3$ 寒热错杂证 □$_4$ 脾虚气滞证 □$_5$ 脾胃虚寒证 □$_6$ 其他→请详述：

3.3 临床症状观察的条目

本研究最主要的疗效评价手段是症状的积分，那么临床症状观察条目是最重要的，条目的设计要评估疾病的现状。目前对于疗效评价，核心指标群是最重要的。确定核心指标群，是制作研究病历的核心。需要根据研究目的和临床病症的特点来制定。对于症状观察指标目前还没有专科疾病的规范，评价的指标五花八门，主题一致，主体也相近，但是没有一个这样的研究来规范。所以，当前临床症状的条目观察，应该是依据之前的经验以及临床实际的情况来制定。表 3 ~ 5 是本研究制定的临床症状观察实际操作大表格。采取打钩的形式，方便简单，利于医生和患者的评价。在症状的制定过程中，消化不良的主要症状以及消化内科的症状均要考虑。而且从疼痛的性质、程度、发生频率进行考量利于用药后的评价。

表 3 三九胃泰颗粒治疗功能性消化不良多中心、分层区组随机、双盲、安慰剂平行对照临床研究病历的临床症状观察条目：主要症状

上腹痛	性质	□$_1$ 胀痛 □$_2$ 隐痛 □$_3$ 灼痛 □$_4$ 刺痛 □$_5$ 其他
	时间	□$_1$ 餐前 □$_2$ 餐后 □$_3$ 餐前餐后均有 □$_4$ 其他
	程度	□$_0$ 无 □$_2$ 轻微 □$_4$ 中等 □$_6$ 严重
	频率	□$_0$ 无 □$_2$ 偶尔 □$_4$ 有时 □$_6$ 大部分时间
		□$_0$ 从未有过 □$_1$ 1 周 <1 天 □$_2$ 1 周 1 天 □$_3$ 1 周 2 ~ 3 天 □$_4$ 1 周 4 ~ 5 天 □$_5$ 几乎每天
上腹烧灼感	时间	□$_1$ 餐前 □$_2$ 餐后 □$_3$ 餐前餐后均有 □$_4$ 其他
	程度	□$_0$ 无 □$_2$ 轻微 □$_4$ 中等 □$_6$ 严重
	频率	□$_0$ 无 □$_2$ 偶尔 □$_4$ 有时 □$_6$ 大部分时间 □$_8$ 整日不断
		□$_0$ 从未有过 □$_1$ 1 周 <1 天 □$_2$ 1 周 1 天 □$_3$ 1 周 2 ~ 3 天 □$_4$ 1 周 4 ~ 5 天 □$_5$ 几乎每天

上腹痛	性质	$\square_1$胀痛 $\square_2$隐痛 $\square_3$灼痛 $\square_4$刺痛 $\square_5$其他
早饱感	程度	$\square_0$无 $\square_2$轻微 $\square_4$中等 $\square_6$严重
	频率	$\square_0$无 $\square_2$1天1次 $\square_4$1天2次 $\square_6$1天3次
		$\square_0$从未有过 $\square_1$1周<1天 $\square_2$1周1天 $\square_3$1周2~3天 $\square_4$1周4~5天 $\square_5$几乎每天
餐后饱胀不适	程度	$\square_0$无 $\square_2$轻微 $\square_4$中等 $\square_6$严重
	频率	$\square_0$无 $\square_2$1天1次 $\square_4$1天2次 $\square_6$1天3次
		$\square_0$从未有过 $\square_1$1周<1天 $\square_2$1周1天 $\square_3$1周2~3天 $\square_4$1周4~5天 $\square_5$几乎每天
上腹胀气		$\square_0$无 $\square_2$偶尔 $\square_4$有时 $\square_6$大部分时间 $\square_8$整日不断
食量减少		$\square_0$无 $\square_1$减少1/3以下 $\square_2$减少1/3~1/2 $\square_3$减少1/2以上
嗳气		$\square_0$无 $\square_2$偶尔 $\square_4$有时 $\square_6$大部分时间 $\square_8$整日不断
恶心		$\square_0$无 $\square_2$偶尔 $\square_4$有时 $\square_6$大部分时间 $\square_8$整日不断
呕吐		$\square_0$无 $\square_2$仅发生在餐后,且1日<3次 $\square_4$三餐后均吐 $\square_6$稍一进食或饮水即吐

症状程度判断参考：轻微：症状不明显，不提醒时感觉不到；中等：症状较明显，但不影响生活及工作；严重：症状较重，需用药控制。

主要症状性质、时间仅作为辨证参考，不作为疗效评价指标；主症积分 = 程度积分 + 频率积分；频率包括每日发作频率及每周发作频率两项，临床医师在访视时对两者均应记录。

以上两项仅作为辨证参考，不作为疗效评价指标。

这项条目是最重要的评价指标。其中，症状来源于临床观察和临床试验的经验。表3的9个主要症状全面覆盖了消化不良的所有症状，并进行了分度估计，可以将症状积分数字化．这些评价的结果会把主观症状变成客观数字进行表达，利于疗效评价主观指标的客观性。这些条目的设计是为了评价疗效，是方案设计第一个主要的目的。8个方面的诱发因素和其他兼证的症状，就是为了第2个目标，进行中医证候的进一步评估以及中医证候的研究。

表4 三九胃泰颗粒治疗功能性消化不良多中心、分层区组随机、双盲、安慰剂平行对照临床研究病历的临床症状观察条目：

主要症状诱发及加重因素

($\square_0$ 无明显诱因　　$\square_1$ 有→→请填写表4)

进餐	$\square_0$无	$\square_1$有	空 腹	$\square_0$无	$\square_1$有
劳累	$\square_0$无	$\square_1$有	受 凉	$\square_0$无	$\square_1$有
药物因素	$\square_0$无	$\square_1$有	气候变化	$\square_0$无	$\square_1$有
情绪因素	$\square_0$无	$\square_1$有	工作紧张、压力大	$\square_0$无	$\square_1$有
其他					

仅作为辨证参考，不作为疗效评价指标。

表5 三九胃泰颗粒治疗功能性消化不良多中心、分层区组随机、双盲、安慰剂平行对照临床研究病历的临床症状观察条目：

辨证参考症状

食欲减退	$\square_0$无	$\square_1$轻微减退	$\square_2$明显减退	$\square_3$完全无食欲

咽部异物感	$\square_0$无	$\square_1$有	胃部喜温喜按	$\square_0$无	$\square_1$有
胁肋胀痛	$\square_0$无	$\square_1$有	腹胀	$\square_0$无	$\square_1$有
腹痛	$\square_0$无	$\square_1$有	口干	$\square_0$无	$\square_1$有
口淡无味	$\square_0$无	$\square_1$有	心烦易怒	$\square_0$无	$\square_1$有
口苦	$\square_0$无	$\square_1$有	气短懒言	$\square_0$无	$\square_1$有
口黏	$\square_0$无	$\square_1$有	疲乏	$\square_0$无	$\square_1$有
口臭	$\square_0$无	$\square_1$有	胸闷	$\square_0$无	$\square_1$有
饥不欲食	$\square_0$无	$\square_1$有	手足心热	$\square_0$无	$\square_1$有
畏生冷	$\square_0$无	$\square_1$有	四肢不温	$\square_0$无	$\square_1$有
四肢倦怠	$\square_0$无	$\square_1$有	睡眠差	$\square_0$无	$\square_1$有
尿黄	$\square_0$无	$\square_1$有	消瘦	$\square_0$无	$\square_1$有
排便次数	次/日（注：如数日解大便一次，则填写1/n）				
大便质地	$\square_1$成型软便	$\square_2$干燥	$\square_3$稀溏	$\square_4$时干时稀	
舌质	$\square_1$红	$\square_2$淡红	$\square_3$淡	$\square_4$其他	
舌苔	$\square_1$黄腻	$\square_2$白腻	$\square_3$薄白	$\square_4$其他	
脉象	$\square_1$滑	$\square_2$弦	$\square_3$其他		

从表3~5来看，首要目标就是评价中药三九胃泰治疗消化不良症状缓解的情况，不论中医证候如何，不辨证治疗功能性消化不良，随后的症状设计是为了进一步研究三九胃泰治疗功能性消化不良，而这些条目是为了进一步研究优势证候而设计的内容。所以，紧扣研究目的并设置一定的条目，为今后的研究开辟道路，也是我们设计的思路。

4 结果与讨论

4.1 研究目的明确是方案和研究病历核心要素

各大数据库目前的检索结果表明，国内外尚无消化不

中国新药注册与审评技术双年鉴（2016—2017）

良临床试验方案设计的相关研究，本研究是第一次探讨中成药治疗功能性消化不良方案及研究病历的设计。从方案设计和三九胃泰的实施来看，研究目的明确与合理是病历设计的首要条件。所有的条目设计都是为了在本研究中明确三九胃泰治疗功能性消化不良的有效性而设置的。

4.2 症状观察要覆盖该疾病所有可能症状

本研究的假说是三九胃泰可以缓解功能性消化不良的症状，观察三九胃泰治疗功能性消化不良的有效性和安全性。所以，在条目的设置中，症状的观察和设置尤为重要。怎样的症状能够反应消化不良的病情变化，是方案设计及研究病历条目的重点。

根据前面的表格展示，本研究病例的各个症状的条目已经涵盖了所有消化不良的症状，可以有利的评估消化不良的好转与否，但从实用性来说，稍显复杂。因为在实际操作中，有的问题多次出现，条目较多，部分患者觉得时间过长，也影响了可操作性，需要临床研究者更多的耐心。

4.3 增加资金和时间投入是方案和研究病历执行的最重要保障

临床研究者往往工作也非常忙碌，在临床试验中的报酬并不多，所以积极性的提高也有待于今后的资金投入。所以平衡评价的要点和复杂性，需要综合考虑。本研究的条目分为主要和次要的格式，有利于医生和患者把控。把重点关注的内容放到前面，也可以让医生有所取舍。

同时，必要的资金保障，让医生的工作有价值，也有精力投入到严谨的临床科研来。其实，很多时候，方案设计很到位，但是执行大打折扣，也会给临床数据的真实性蒙上阴影。而这两点是保证实施的关键，从实际的临床试验管理和参加来看，保证实施和方案设计同样非常重要。

4.4 培训是完善方案和具体实施的方法

更好的观察疗效需要有更多的条目和时间投入，在问诊过程中，尽量做到资料详尽。一方面需要增加投入，另一方面也要增加培训。培训也需要多次反复进行，才能更准确地填好表格，才有利于反映真实结果。

4.5 增加叙事医学的人文情怀让科学研究跟接近真实世界

本研究进行了PRO量表的调查，也充分尊重了患者的价值取向，符合循证医学思维原则，也是今后临床疗效评价的趋势。指标的选择比较固化，因为症状有限，医生对于症状的把握总是从医生的角度出发。

随着叙事医学的发展，医学科学也更多地注重人文情怀，因为我们面对的是生命，对于科学研究的目的来说，就是更好地为真实世界的人服务，所以，增加患者的价值取向，是我们努力的方向。

另外，关于消化不良的核心指标群可以进行进一步的研究，制定功能性消化不良的核心指标群，可以供临床试验选择和参考使用。在建立核心指标群的同时，应该考虑患者的感受，将患者填写的PRO以及相关的表格作为核心指标群的内容。

在今后的研究中，希望能进行疗效评价核心指标群的探讨，也希望能与国家药物临床试验机构和专业科室合作，建立核心指标群委员会。根据研究目的而制定核心指标群，加入循证医学及叙事医学的理念，尊重患者的价值取向。同时，希望能建立医生和患者共同评价的临床试验方案及研究病历的规范，更好地评价新药。

参 考 文 献

[1] 廖作霞. 三九胃泰治疗慢性胃炎随机平行对照研究 [J]. 实用中医内科杂志, 2015, 29 (2): 71-72.

[2] 褚建东. 三九胃泰颗粒治疗慢性浅表性胃炎90例疗效观察 [J]. 中国社区医师, 2014 (28): 100-101.

[3] 张利. 三九胃泰颗粒、奥美拉唑治疗慢性浅表性胃炎临床疗效 [J]. 首都医药, 2014 (16): 55.

[4] 于薇薇. 三九胃泰颗粒与奥美拉唑联合应用治疗功能性消化不良的疗效与安全性 [J]. 中国地方病防治杂志, 2014 (S1): 222.

[5] 朱珍妮. 三九胃泰颗粒治疗非萎缩性胃炎的临床疗效观察 [D]. 湖北中医药大学: 湖北中医药大学, 2014.

[6] 张震. 三九胃泰颗粒治疗功能性消化不良的临床观察 [D]. 武汉: 湖北中医药大学, 2014.

[7] 董智常, 陈贤章, 谢罩容. 三九胃泰颗粒与奥美拉唑联用治疗功能性消化不良的分析 [J]. 吉林医学, 2014, 35 (11): 2300-2301.

[8] 刘雁云, 马臻. 三九胃泰联合法莫替丁对胃溃疡患者血清胃泌素和转化生长因子β1的影响及其临床意义 [J]. 中医临床研究, 2012, 4 (23): 9-11.

[9] 张左田, 朱会群. 三九胃泰颗粒治疗气滞血瘀型浅表性胃炎37例临床观察 [J]. 现代消化及介入诊疗, 2012, 17 (2): 116-117.

[10] 陈福凯, 卢立娜, 孙照民. 三九胃泰颗粒治疗慢性胃炎的疗效观察 [J]. 临床合理用药杂志, 2012, 5 (3): 69-70.

[11] 中华医学会消化病学分会幽门螺杆菌学组/全国幽门螺杆菌研究协作组. 第四次全国幽门螺杆菌感染处理共识报告 [J]. 胃肠病学, 2012, 17 (10): 618-625.

[12] 中华医学会消化病学分会胃肠动力学组. 中国消化不良的诊疗指南 [J]. 胃肠病学, 2008, 13 (2): 114-117.

[13] 消化不良的辨证诊断共识意见 [J]. 中国中西医结合杂志, 2010, 30 (5): 533-537.

中药新药临床试验报告撰写常见问题分析

薛斐然

（国家食品药品监督管理总局药品审评中心，北京 100038）

摘　要　临床试验报告是药品注册所需的重要技术资料。本文从技术审评的角度，总结和分析审评中发现的中药新药临床试验报告在试验方法、试验结果、讨论和总结三个部分撰写的常见问题，归纳起来主要为报告不完整、分析不充分两大类。因此，在撰写中药新药临床试验报告时，建议参与中药新药注册各方随时关注相关法规、指导原则、技术要求、专家共识等的变化和更新情况，借鉴国际通行的相关指导原则和技术要求中的先进经验，注意资料撰写的完整性和试验结果分析的充分性，提供必要的医学分析、整理与总结，注意报告内容前后顺序、逻辑，不断提高临床试验报告的质量。

中国新药注册与审评技术双年鉴（2016—2017）

临床试验报告是反映药物临床试验研究设计、实施过程，并对试验结果做出分析、评价的总结性文件，是正确评价药物是否具有临床实用价值（有效性和安全性）的重要依据，是药品注册所需的重要技术资料。临床试验报告不仅要对试验结果进行分析，还需对临床试验设计、试验管理、试验过程进行完整表达，以阐明试验结论的科学基础，这样才能对药物的临床效应做出合理评价[1]，因此需要参与药品注册的各方给予充分重视。审评过程中常发现，由于缺乏足够的重视，临床试验报告常难以完整展现临床试验结果，影响技术审评的顺利进行。现就审评中发现的中药新药临床试验报告撰写的常见问题进行分析与讨论，以期提高临床试验报告的质量。

1　常见问题

1.1　试验方法

临床试验报告的试验方法部分不同于临床试验计划与方案，因为方案中有些技术细节只有在临床试验实施过程中才能明确。相当数量的临床试验报告在撰写中忽视了这部分的重要性，仅对临床试验方案进行简单拷贝，忽略了对于临床试验方案中没有详细描述以及实施过程中与方案不一致部分的明确说明、分析及解释，难以完整展现试验设计的全貌。在撰写这部分内容时，应着重注意避免以下几方面内容的缺失：① 缺少对于随机化和盲法实施的描述，包括随机号码产生方法、随机化的实施过程以及保证盲法所采取的措施等，比如试验用药的发放过程、药物标签的设计等[2]。② 缺少对试验用药的详细描述，如所有药物的批号、阳性对照药的来源及与市售状态的对比、安慰剂的处方及保证试验药与安慰剂难以区分所采取的措施等；另

外对于需要特殊贮藏的药物还需要说明所采取的相应措施等。③ 缺少测量方法一致性的描述，如对于实验室检查未说明检测标准化或使其结果具有可比性所采用的技术措施；对于疗效观测指标量表未提供各中心培训实施情况及中心间异质性检验结果等。

另外，虽然按照现行《药物临床试验质量管理规范》的相关要求，"临床试验中，若确有需要，可以按规定程序对试验方案作修正"[3]，但需要特别强调的是，临床试验方案或统计分析计划在研究开始后发生的任何变化都应提供变更时间、理由、决策程序等。

1.2　试验结果

1.2.1　受试人群分析　这一部分常见的问题主要有 3 个方面：数据集定义不清、脱落和剔除的病例整理不规范、组间可比性分析不充分，如脱落剔除病例未按分组分析，基线资料、合并用药数据不完整等等。

针对上述问题，在临床试验报告撰写时应注意：① 清晰定义数据集，对脱落、剔除病例进行分别整理，按照统一规范的术语描述脱落、剔除的原因，并说明其进入数据集情况。② 对于有可能影响有效性、安全性评价的人口学资料、疾病相关的重要基线如基础疾病类型、病程、病情、病理类型等因素应充分分析其组间均衡性；如涉及有效性、安全性评价的关键基线数据出现不均衡，应深入讨论原因。③ 应着重分析和说明与疾病相关的合并用药、治疗等情况，如无洗脱期，还应分析入组前用药、治疗等对本次试验结果的影响；应说明使用了对疾病有影响的合并用药、治疗等病例在有效性评价时的处理。

1.2.2　疗效评价　疗效评价是临床试验报告中极为重要

的部分，也是参与药品注册各方非常关注的焦点之一。这一部分的撰写最常见的问题是仅有统计分析的结论，缺乏医学结论的分析。疗效评价不应是统计分析报告的简单批注，统计结果的解释应着重考虑其临床意义，需要从临床角度对有效性结果进行认真分析、总结、归纳。另外，在撰写时还需要注意数据的完整性和准确性，方案中设计的所有疗效观测指标和时点均应在该部分予以报告。

1.2.3 安全性分析 安全性分析是临床试验报告中出现问题频率最高的部分。常见的问题主要有以下 4 个方面。

1.2.3.1 缺少对暴露程度的描述 例如给药方案中提出"重者加服一次"，但总结时未对加服一次受试者的安全性进行分析说明。暴露的程度决定了可在多大程度上评价安全性，明确药物暴露的剂量、用药时间、样本量等情况是进行安全性评价的前提。而对于存在不同暴露程度的临床试验来说，应针对不同的药物暴露程度进行分别分析。

1.2.3.2 不良事件描述不规范 例如在同一个临床试验中对于不良事件腹泻出现"用药后腹泻"、"用药后水样便"、"用药后大便不成形"等多种描述。不规范的不良事件描述会扭曲安全性信号，在整理不良事件时应澄清术语并对相关事件进行归类来保证明确真实的发生率。因此，建议在一个中药新药的整个临床试验中采用统一、标准的不良反应编码惯例或字典（如 MedDRA 等），以使发现安全性信号的机会最大化[4]。另外，应制定统一的不良事件与药物相关性判定标准，保证中心间相同不良事件与药物相关性判定的相对一致性。

1.2.3.3 安全性观测指标结果缺少必要的整理 临床试验报告中安全性数据常为多个未经整理的表格。对于结果的整理至少应根据中心和组别分组，还应根据是否与药物有关来区分，明确受试药物及对照药物的组别[4]。

1.2.3.4 安全性观测指标分析不完整 如肝脏安全性包含多个指标，仅通过疗前正常/疗后异常及疗前异常/疗后异常加重列表难以对药物的肝脏安全性进行整体评估。安全性观测指标的分析至少应包括单一指标的总体临床分析和同一受试者多个指标异常的整体分析。

1.3 小结

这一部分的内容既不应该是结果的简单重复，也不应该引入新的结果。讨论和结论应从临床医学的角度，对试验结果的讨论、分析、总结，评价其意义，并讨论所有潜在的问题和新的或非预期的发现，以及试验过程中存在的问题对试验结果的影响，并在已有数据基础上讨论结果的临床有效性和安全性，整体评估试验药物的风险/受益。对于完成多个临床试验的，还应分析不同试验的内在关系、逻辑及延续性，以期形成完整的证据链，为后续研究及申请上市提供充分的依据。

2 讨论

除良好的试验设计外，完整、清晰的表达和阐述，逻辑严密的分析和总结，都是构成一份完善的临床研究报告不可或缺的重要因素[5]。本文仅从中药新药临床试验报告撰写的角度分析审评中发现的常见问题，不涉及临床试验设计、实施以及统计分析等其他方面问题。作为新药生产上市申请的重要申报资料，临床试验报告应得到参与中药新药注册各方的充分重视。临床试验报告撰写的种种问题，归纳起来主要为报告不完整、分析不充分两大类。因此，在撰写中药新药临床试验报告时，建议随时关注相关法规、指导原则、技术要求、专家共识等的变化和更新情况，借鉴国际通行的相关指导原则和技术要求中的先进经验，注意资料撰写的完整性和试验结果分析的充分性，提供必要的医学分析、整理与总结，注意报告内容前后顺序、逻辑，不断提高临床试验报告的质量。

参 考 文 献

[1] 国家食品药品监督管理总局药品审评中心. 中药、天然药物临床试验报告的撰写原则［S］. 2007.

[2] Food and Drug Administration. International Conference on Harmonization：Structure and Content of Clinical Study Reports（ICH E-3）［S］. 1996.

[3] 国家食品药品监督管理总局. 药物临床试验质量管理规范［S］. 2003.

[4] 国家食品药品监督管理总局. 中药新药临床研究一般原则［S］. 2015.

[5] 裴小静. 中药新药临床试验报告中的常见问题分析［J］. 中国新药杂志，2009，18（15）：1391-1393.

中国新药注册与审评技术双年鉴（2016—2017）

临床试验管理

我国药物临床试验监督和管理的方法探讨

高建超，黄云虹，杨　焕，高晨燕

（国家食品药品监督管理总局药品审评中心，北京 100038）

摘　要　随着我国药物临床试验的不断增加，对于药物临床试验的规范性和数据质量的要求越来越高。加强药物临床试验的监督和管理对于促进创新药的研发，保障人民用药安全有效有重要意义。我们通过对沟通交流、资料提交、质量管理和风险控制等方面进行探讨，为完善我国药物临床试验的监督管理体系提供建议。

近年来，随着医药工业整体水平的进步和政策环境的改善，国内制药企业对于创新药的研发热情持续升温。在创新药研发过程中，临床研究占研发费用的 2/3 以上，临床试验的成功与否直接决定创新药能否成功上市。临床试验的规范开展和科学管理对于保护受试者安全、降低临床试验失败风险、提高临床试验数据质量、加快新药上市审评速度有重要意义。因此，为加快新药的研发进度，提高审评效率，药品研发机构有必要加强对临床试验过程的监督审查、提高临床研究数据质量、并就临床研究的进展情况和出现的问题与药品监管部门保持密切沟通。本文将从临床试验的沟通交流、资料提交、质量管理和风险控制等方面进行探讨，为加强创新药临床研究的风险控制和提高与监管部门的沟通效率提供参考。

1　临床试验阶段沟通交流

沟通交流是指药品注册申请人在Ⅰ期临床申请前、Ⅲ期临床开始前、Ⅲ期临床结束后等临床研究的关键节点，或遇到重大安全性问题、重大技术问题时与药品审评部门就临床研究中的重大决策、重要科学问题、关键技术问题等进行讨论[1]。药品研发机构与药品审评部门的密切沟通交流有助于监管部门及时了解临床研究的进展和出现的问题。另一方面，由于近年来新药研发成本，特别是临床试验费用不断攀高，申请人在临床试验开始前，通过沟通交流可以获得药品审评部门对于试验方案的意见和建议，从而及时调整临床试验方案，降低临床试验的风险。同时，临床试验结束后，通过及时与药品审评部门沟通试验结果，可以大大加快药品注册申请的审评速度。

美国 FDA 在建立与申请人的沟通交流会议制度之前，大约有 29% 的申请资料或临床试验因不符合 FDA 要求而被退回。自从 FDA 建立了与申请人的会议制度，NDA 的退审率在几年内下降到 3% ~ 4%[2]。此外，与 FDA 的沟通交流也增加了药品被批准上市的概率，2002 ~ 2004 年，申请人在结束Ⅱ期临床后与 FDA 召开沟通会议的品种被批准上市的比例（52%）明显高于未与 FDA 进行沟通交流的品种（29%）[3]。

根据国家食药监总局发布的《药物研发与技术审评沟通交流管理办法》[4]，从 2016 年 6 月 2 日起，药品注册申请人可以在新药研发的里程碑节点，如临床试验和研发过程中出现重大安全性问题或技术问题、Ⅰ期临床试验开始前、Ⅱ期临床试验结束、Ⅲ期临床试验启动前以及提交新药上市申请前等申请与药品审评部门沟通。通过提高审评部门与新药研发部门的交流和沟通，有利于加快我国创新药的研发进程。

2　临床试验阶段的资料递交

为了加强药品监管部门对申请人开展的临床试验的监督和管理，保护临床试验期间受试者的安全，欧美国家的药品监管部门都要求申请人提交临床研究阶段年度报告、严重不良反应报告等研究资料，从而实现对临床研究进展的实时追踪并在必要时采取介入措施保护受试者的权益。

2.1　年度报告

年度报告的主要目的是针对报告周期内收集到的与研究药物（无论是否已经上市）相关的安全性信息进行全面深入的年度回顾和评估，从而①检验申请人在报告期间获得的信息是否与先前对该产品的安全性认识相一致。②分析可能对临床试验受试者保护造成影响的安全性问题。③总结当前对已知的和潜在性风险的认识和处理；以及④更新临床研究/研发项目的进展情况和研究结果。与个例报告或不定期报告相比，年度报告的内容更加系统和完善，是对一定时间内（一般为 1 年）试验药物的研究情况的系统总结，是申请人规划下一步研究的重要依据。同时，年度报告也是药品审评部门了解试验药品研发进展情况的最重要载体之一。

年度报告的主要内容包括：①基本信息：包括研究名称、研究编号、研究目的、目标研究人群、计划招募受试者数量、实际招募受试者的人口统计学特征、已经完成试验或退出试验的受试者数量等，并简要描述已取得的研究结果。②研究结果总结：包括不良事件总结；死亡病例分析；退出试验的受试者列表；试验药物药动学和药效动力学特征、临床前研究（包括药理毒理、动物实验等）总结；报告期内药学研究进展和变更等。③ 研究计划更新：基于已获得的研究结果，申请人可以对下一年的研究思路和研究策略进行调整。④ 试验方案调整：包括申请人在过去一年内对临床试验方案进行的调整。⑤ 研究者手册更新：研究者手册是研究者开展临床试验的指导性文件，也是研究者了解试验药物最新研究情况的媒介，对于保证临床试验质量具有重要意义。因此，申请人应该随着研究数据的积累不断更新研究者手册，从而更精准的指导研究者开展临床试验。⑥ 国外和其他研究信息：由于创新药的研究信息比较有限，所以国外或其他同类或类似研究对于指导申请人合理制定和修订研究计划有很高的价值。

目前，符合 ICH E2F 规范的研发阶段安全性更新报告（DSUR）是年度报告的一种标准格式，现已被美国、欧盟、日本等国家和地区的药品审评部门广泛接受。ICH E2F 的现行版本为 2010 年公布的第四版，包括简介、一般原则、内容指导、指南附录 4 个部分，对 DSUR 的报告目的、报告对象、报告范围、报告时限、报告内容、格式要求等进行了详细规定（表 1）[5]。

表 1 ICH E2F 中研发阶段安全性更新报告（DSUR）的内容目录

编号	内容
1	简介
2	国际批准上市情况
3	基于安全性风险对试验方案的修订
4	安全性参考信息变更
5	报告期内临床试验的完成情况
6	估计累计暴露量
7	严重不良事件列表和总结
8	临床试验期间的重要发现
9	非干预性研究中观察到的安全性
10	其他临床试验/研究中的安全性信息
11	上市产品的安全性信息
12	非临床研究数据
13	文献报道情况
14	其他 DSUR
15	缺乏疗效的信息
16	研究中心特有信息
17	数据截止日后最新补充信息
18	整体安全性评估
19	重要风险总结
20	结论

2.2 严重不良事件报告

不良事件（adverse event）是指患者或临床试验受试者接受一种药品后出现的不良医学事件，但并不一定与治疗有因果关系。临床试验中出现的不良事件根据与试验药物的因果关系可以分为可疑不良反应（suspected adverse reac-

tion）和不良反应（adverse reaction）等；根据不良事件的严重程度可以分为一般不良事件、严重不良事件（severe adverse event）、危及生命的不良事件（life-threatening adverse event）和死亡（death）；根据不良事件的可预期性可以分为可预期的不良事件（expected adverse event）和非预期的不良事件（unexpected adverse event）等。

严重不良事件报告是卫生监督管理部门和药品监督管理部门及时了解临床试验中出现的安全性风险的重要途径。申办者可以通过严重不良事件报告及时向监管部门通报临床试验中出现的重大安全性风险，临床试验监督管理部门收到严重不良事件报告后，可以根据风险情况及时采取介入措施，避免风险扩大，保护受试者安全。

国外主要药品监督管理部门均强制要求药品注册申请人在临床试验期间填写并报告"可疑且非预期的严重不良反应报告（SUSAR）"，SUSAR 须符合 3 个条件：① 可疑不良反应。② 严重的。③ 非预期的。当临床试验中出现严重且非预期的疑似不良反应时，申请人应当规范填写 SUSAR 报告表并在规定时限内提交给药品监督管理部门。根据食药总局印发的《疫苗临床试验严重不良事件报告管理规定》，在我国开展的疫苗临床试验过程中出现可疑且非预期的严重不良反应时，申请人需向药品审评部门及时提交 SUSAR 报告。

2.3 研究者手册（investigator brochure，IB）

IB 是与试验用药品有关的临床资料和非临床资料的汇编。手册的目的是向研究者和参与试验的其他人员提供信息，帮助他们了解试验用药品和临床试验方案的许多关键信息并遵循这些关键信息，如剂量，剂量频度/间隔，给药方法和安全性监察程序等。手册内容应当具有简明、客观、全面及非宣传性的特点，使医生或研究者能够利用研究者手册中提供的信息对研究药品和临床试验方案做出科学合理的风险-获益评价。

根据新药的发展阶段和新获得的研究结果，申请人可以按预定的规范程序对研究者手册进行更新并及时提供给临床试验研究者和药品监督管理部门，从而保证研究者能够严格按照申请人拟定的试验方案开展临床试验，并有利于监管部门监督临床试验的开展情况和实施规范。

3 临床试验期间的风险控制

3.1 临床试验的质量控制和质量保证

在临床试验过程中，良好的风险控制是建立在完善的质量控制和质量保证工作基础上的。药品注册申请人应当建立临床试验质量控制与保证体系，确保试验遵循试验方案和管理法规，保证临床试验中受试者的权益，以及试验记录和报告数据准确、完整可信。临床试验质量控制主要通过制定临床试验标准操作规程（SOP），确保临床试验自始至终遵循SOP 的操作规程。质量保证主要通过独立于临床试验部门的质量保证部门实施，稽查员应按照 SOP 进行系统检查，起到了解、反馈指导、评价和确认的作用。申请人应对临床试验进行全过程监查、稽查和风险控制，以确保试验按照 GCP 试验方案，标准操作规程和现行管理法律法规正确执行。申请人可以委托合同研究组织执行临床试验中的部分工作和任务，但申请人对临床试验的质量负有最终责任。

3.2 临床试验核查

药品临床试验核查是指药品监督管理部门对一项临床试验的有关文件、设施、记录和其他方面进行审阅的过程，核查可以在试验单位、申请人所在地和合同研究组织中进行。临床试验核查分为有因核查和常规核查。临床试验核查的内容包括规范性文件、临床试验操作记录和实际流程、方案依从性、不良反应记录和报告、数据真实性和可靠性等。临床试验检查是确保试验遵循 GCP 等相关规范，确保临床试验资料、数据完整可信，降低受试者风险，保护其合法权益的重要措施，也是药品监督管理部门对临床试验实施监督管理的重要手段。

3.3 临床试验暂停

临床试验暂停是指药品审评部门向申办者发出通知，要求推迟临床试验计划或者暂停正在进行中的临床试验。如果药品审评部门发现已提交申请的或正在进行的临床试验中存在严重安全性风险、研究偏离方案等情况时，可能会要求申请人暂停临床试验，具体来说，临床、药学和药理毒理等方面的问题都可能导致临床试验暂停。以临床问题为例，可能触发临床试验暂停的原因包括① 受试者招募缺陷，例如入组和/或排除标准不完善、受试者的数量不明确等。② 起始剂量缺陷，例如起始剂量的支持证据不足、试验药品的生产和/或制剂描述不清晰。③ 剂量方案缺陷，例如试验药品存在风险或表述不详，爬坡剂量递增速度太快、剂量调整方案不合理、重复治疗方案不合理或无依据。④ 安全性监测体系缺陷，例如不良事件监测程序不完善、缺少不良事件判断标准、研究中止标准缺如或不合理、没有对退出受试者进行随访、无长期随访记录或记录不完善、不良事件报告制度存在缺陷等。

临床试验暂停的概念由美国 FDA 在 1998 年首次提出，其目的是当临床试验出现较严重的风险时，避免对受试者的健康和安全产生重大威胁。FDA 发现临床试验中存在风险后，首先会与申请人进行积极沟通，督促申请人及时消除风险。只有当申请人未能及时采取应对措施，继续开展临床试验可能使受试者的健康面临重大安全性风险时，FDA 会向申请人发出临床试验暂停通知函。根据风险大小的不同，暂停与新药临床试验申请（IND）有关的单个临床试验项目、部分项目、甚至全部临床试验。当某临床试验进入暂停程序后，将停止招募新的受试者，已入组的受试者将停止使用试验药物。当申请人对暂停原因作出令 FDA 满意

的充分回应（complete response）后，FDA 会解除临床试验暂停状态，临床试验可以继续进行。

有研究对 2008—2014 年 FDA 针对 29 个药物的临床试验暂停案例进行了分析，平均的临床试验暂停时间为 8 个月，其中大多数暂停是由于临床安全性风险，最常见的暂停原因是出现非预期的死亡事件（7 项暂停）。临床试验暂停的时间越长，临床试验被终止的可能性越大[7]。

3.4 提前终止临床试验

如果临床试验中出现重大安全性风险，继续进行试验可能会对受试者的健康产生严重威胁，而且无法通过临床试验暂停或其他方法消除该安全性风险；或者申请人在临床试验过程中出现重大的违规违法行为；或者已有确切的证据证明试验药物在受试人群中无效，继续开展临床试验已经不符合伦理要求，药品监督管理部门或申请人可以决定提前终止临床试验。及时终止临床试验可以保护受试者的权益，避免临床试验出现更严重后果。例如，2015 年，FDA 提前终止了多利培南（doripenem）在需要通气辅助的肺炎患者中开展的一项临床研究，原因是多利培南组与对照药物组相比死亡率明显增加，而且疗效也不如对照药物[8]。

申请人在开展临床试验前应开展充分研究，制定科学的试验方案和风险控制方案，并在试验过程中与药品监督管理部门保持密切沟通，及时报告不良事件，必要时及时终止临床试验，以免给受试者的安全产生更严重的影响，此外，也能避免浪费更多的研发资源。

4 讨论

近年来，我国药物临床试验的数量不断增加，但受临床试验条件有限、临床研究从业人员水平有待提高、临床试验监管能力不足等因素的制约，我国临床试验的质量和欧美发达国家有较大差距。2015 年 7 月 22 日，国家食品药品监督管理总局印发了《关于开展药物临床试验数据自查核查工作的公告》，展开药品临床数据自查核查行动。截止到 2017 年 6 月底，总局共发布 7 期公告，决定对 2 033 个已申报生产或进口的待审药品注册申请开展药物临床试验数据核查。其中，申请人主动撤回的注册申请 1 316 个，占 64.7%[9]。

在创新药的研发过程中，药物临床试验不仅是投入成本和时间最多的环节，而且是风险最高的环节，对于决定试验药物能否上市起决定性作用，因此，对药物临床试验的规范性和数据质量有极高的要求。随着国内制药企业对创新药的研发热情持续升温，对临床试验质量和规范的要求越来越高，对临床试验的发起人、研究者和监管部门都提出了更高的要求，我国的临床试验监管体系亟待加强。

参考欧美临床试验监管历史的成功经验，高效的临床试验监管体系包括 3 个方面：① 完善的法律法规建设。美国联邦法规第 21 卷（CFR 21）第 50、54、56 以及 312 等章

节对药物临床试验的审批程序、流程规范、资料递交、监督检查等进行了明确的规定。欧盟2014年也通过了人用药品临床试验监管条例536/2014，对临床试验的审批程序、临床试验状态、受试者保护、安全性报告等进行了详细规定。2016年7月，CFDA组织起草了《药品注册管理办法（修订稿）》[10]，细化了临床试验期间的监督检查、沟通交流、资料递交和风险管理等内容，增强了对临床试验的监督管理能力。② 有效的沟通交流。在临床试验的过程中，药品注册申请人和药品审评部门的及时沟通有利于监管部门及时掌握临床试验的进展和出现的风险。沟通的形式包括面对面的沟通、研究资料的提交和安全性问题报告等。通过有效的互动和交流可以及时处理临床试验中出现的问题和风险，保护受试者的权益。此外，药品审评部门通过沟通交流和对申请人提交的资料进行评价，可以更直接的了解临床试验的进展和结果，节省后期对申请人上市申请资料的审评时间，从而大大加快审评的速度。③ 严格的质量管理和监督检查。临床试验实际上是一种试验数据的生产过程，同样适用"质量源于设计"的理念。药品注册申请人是临床试验的发起人，是保证临床试验质量的第一责任人，应建立严格的质量控制和保证体系确保临床试验严格按照GCP的规范和试验方案进行。临床试验伦理委员会或机构审查委员会可以对临床试验的方案、流程和进度进行追踪，出现研究者违反伦理原则、GCP规范或试验方案的情况时可以采取介入干预措施。此外，监管部门可以通过开展临床试验现场检查、建立临床试验暂停和终止制度、设置临床试验机构和研究者黑名单等方法对临床试验进行监管。

5 结论

近年来随着国内医药工业对创新药的研发力度不断增加，对药物临床试验的规范性要求越来越高。我们通过总结国内外临床试验监管的先进经验，对影响药物临床试验规范性和数据质量的各个方面进行了分析，探讨了如何进一步加强我国临床试验的监督和管理水平，从而促进创新药的研究开发，保障人民用药的安全有效。

参 考 文 献

[1] 建红, 史继峰, 温宝书, 等. 创新药研发与审评过程中的沟通交流 [J]. 中国新药杂志, 2010, 19 (19)：1744 – 1746.

[2] 高新建. FDA建立与申请人沟通的会议制度的经验对我国新药审批的启示 [D]. 北京大学, 2009.

[3] FDA. Independent Evaluation of FDA's First Cycle Review Performance-Final Report [EB/OL]. (2008 – 07 – 16) [2017 – 07 – 12]. https：//www.fda.gov/downloads/ForIndustry/UserFees/PrescriptionDrugUserFee/ucm127982.pdf.

[4] 国家食品药品监督管理总局. 总局关于发布药物研发与技术审评沟通交流管理办法（试行）的通告 [EB/OL]. (2016 – 06 – 06) [2017 – 07 – 12]. http：//www.cfda.gov.cn/WS01/CL0087/155022.html.

[5] ICH. DEVELOPMENT SAFETY UPDATE REPORT E2F [EB/OL]. (2010 – 08 – 17) [2017 – 07 – 12]. http：//www.ich.org/products/guidelines/efficacy/efficacy-single/article/development-safety-update-report.html.

[6] 国家食品药品监督管理总局. 食品药品监管总局关于印发疫苗临床试验严重不良事件报告管理规定（试行）的通知 [EB/OL]. (2014 – 01 – 17) [2017 – 07 – 12]. http：//www.cfda.gov.cn/WS01/CL0844/96405.html.

[7] BOUDES PF. An analysis of US Food and Drug Administration clinical hold orders for drugs and biologics：a prospective study between 2008 and 2014 [J]. *Pharm Med*, 2015, 29 (4)：203 – 209.

[8] FDA. FDA Statement on recently terminated clinical trial with Doribax (doripenem) [EB/OL]. (2012 – 01 – 05) [2017 – 07 – 12]. https：//www.fda.gov/Drugs/DrugSafety/ucm285883.htm.

[9] 国家食品药品监督管理总局药品审核查验中心. 药物临床试验数据核查阶段性报告（2015年7月—2017年6月）[EB/OL]. (2016 – 10 – 22) [2017 – 07 – 24]. http：//www.cfdi.org.cn/resource/news/9136.html.

[10] 国家食品药品监督管理总局. 总局办公厅公开征求《药品注册管理办法（修订稿）》意见 [EB/OL]. (2016 – 07 – 25) [2017 – 07 – 12]. http：//www.cfda.gov.cn/WS01/CL0778/160300.html.

中国新药注册与审评技术双年鉴（2016—2017）

药物临床试验机构风险管理模式探讨

黄一玲，许 莉，康 健，边文彦，华 潞，李一石

（中国医学科学院 北京协和医学院 阜外医院，卫生部心血管药物临床研究重点实验室，北京 100037）

摘 要 目的：本文尝试在质量管理体系基础上，嵌入风险管理理念，探讨药物临床试验机构的风险管理模

式。根据临床试验相关法规与风险管理通用原则，通过风险识别、风险评估和风险处置，将32项风险因素纳入至临床试验项目风险管理表中，初步建立药物临床试验机构风险管理模式，以此改进药物临床试验项目的管理质量，有效降低风险的发生率。

药物临床试验机构是中国独有的医疗机构内部临床试验管理部门，2004年国家食品药品监督管理总局（CFDA）《药物临床试验机构资格认定办法（试行）》[1]的实施对完善我国临床试验的管理和提高临床试验的质量起到推动作用。风险管理是指如何在项目或者企业一个肯定有风险的环境里把风险减至最低的管理过程，其包括了对风险的量度、评估和应变策略。近年来风险管理策略已广泛应用于医学领域[2-6]，2007年国际标准化组织（ISO）发布《Medical devices-Application of risk management to medical device，ISO14971：2007》[7]，2008年CFDA与相关部门合作将该标准转化为国家行业标准YY/T0316-2008/ISO14971：2007《医疗器械风险管理对医疗器械的应用》[8]，用于指导和规范医学装备风险管理，确保医学装备的用械安全。美国FDA应用风险管理体系理论对临床试验质量进行监督管理，2013年颁布《Guidance for Industry Oversight of Clinical Investigations—A Risk-Based Approach to Monitoring》[9]，用于提高临床试验数据质量以及加强对受试者权益的保护力度，这是国际上对临床试验监查质量控制管理的一个重要标志，其对于临床试验风险控制有良好的效果。

目前我国要求增强药物临床试验机构对临床试验过程中的风险把控能力，本文尝试将风险管理通用标准[10]与药物临床试验相关法规相结合，在质量管理体系基础上，嵌入风险管理理念，将临床试验项目风险管理因素融入到机构管理的质量管理体系中，制定基于风险管理的临床试验项目质量管理体系的构建，掌控临床试验项目管理的关键点，规避管理风险，以降低风险事件发生率或影响程度，提高药物临床试验机构的管理水平。

1 风险管理原则

1.1 风险管理方针

药物临床试验机构对临床试验项目进行监督管理，确保执行临床试验法规的符合性、实施试验方案/标准操作规程（SOP）的依从性和采集临床试验数据的可溯源性。

1.2 机构办公室职责

负责临床试验项目的日常管理和督查工作，制定风险管理策略，审核临床试验项目是否符合药品临床试验管理规范（GCP）等相关法规的要求，督查临床试验数据的真实性。针对临床试验过程中可能发生的突发事件制定应急预案。密切关注有关部门发布的临床试验的相关信息，提示研究者做好防范工作，规避风险。

1.3 风险管理流程

根据临床试验的相关法规和工作流程，收集和识别风险要素，对其进行风险评估，确定风险等级，制定风险防范策略，将防范措施纳入到机构的质量管理体系中，对实施风险措施进行跟踪，若发现问题及时改进，并收录至《风险管理表》中，如此循环执行，使风险管理工作质量和效率呈阶梯式提高，临床试验项目风险管理流程参见图1。

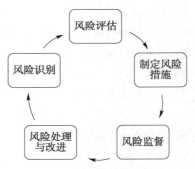

图1　临床试验项目风险管理流程

2 风险管理方法

2.1 风险识别方法

根据国家标准"风险管理 风险评估技术——附录B：B4和B5"[11]，应用情景分析法和检查表法，参照"北京市药物临床试验机构日常监督检查标准（试行）"[12]和"药物临床试验机构资格认定复核检查标准"[13]，结合历年来对阜外医院机构复核检查情况，系统梳理风险事件，确定风险因素。

2.2 风险评价标准

采用半定量方法，风险影响程度和可能性根据"风险管理风险评估技术——附录B：B11风险矩阵"[11]中的"风险发生可能性的评价标准"和"风险对目标影响程度的评价标准"制定阜外医院药物临床试验项目风险管理评价标准（参见表1）。风险影响程度参照"北京市药物临床试验机构日常监督检查标准（试行）"[12]，依次将标示为★★、★和无★的检查项目分别定为高、中、低3个等级。风险发生可能性采用召开机构办公室相关人员讨论会的形式，根据历年机构工作总结及工作记录，对"北京市药物临床试验机构日常监督检查标准（试行）"[12]和"药物临床试验机构资格认定复核检查标准"[13]所罗列各项指标，按照高、中、低3个等级确定风险发生的可能性。

中国新药注册与审评技术双年鉴（2016—2017）

表 1　风险发生等级的评价标准

评价标准描述	低	中	高
风险影响程度评价标准	对机构工作造成轻微的影响，可自行处理	对机构工作造成中度影响，影响机构项目管理质量，需要上报处理	对机构工作造成严重或致命的影响，使机构工作无法进行
风险发生可能性评价标准	今后 5~10 年内可能发生 1 次	今后 2~5 年内可能发生 1 次	今后 1 年内可能或至少发生 1 次

2.3　风险等级确定

根据风险影响程度和风险发生的可能性绘制风险矩阵图[11,14]，对多项风险因素进行直观比较，从而确定各类风险因素的优先管理顺序和策略，将风险矩阵图分为 4 个区域。L（low）区域属于可以承担风险，对于潜在风险无须增加额外控制措施；M（medium）区域对潜在风险应给予关注，如有必要需要追加风险措施；H（high）区域需制定规避或转移该区域内各项风险措施，且优先安排实施各项防范措施；C（critical）区域需准备应急措施，该类风险属于反应型，即发生后再采取措施，而前 3 个区域的潜在风险为预防型，临床试验项目管理风险分布矩阵图参见图 2。

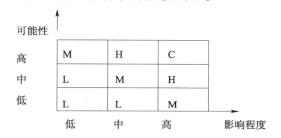

图 2　临床试验项目管理风险分布矩阵图

3　风险因素分析

3.1　风险因素确认

以机构办公室对项目的日常管理为例，应用检查表法[11]确定机构临床试验项目管理风险因素共 32 项。从临床试验项目管理过程中的各个环节遴选我们关注的风险要素，包括资质管理（7 项）、制度建设（2 项）、资料管理（3

项）、试验用药品管理（7 项）、人员培训（3 项）、质量管理（6 项）、监督检查（3 项）、财务管理（1 项）等。

3.2　风险影响程度

参照"北京市药物临床试验机构日常监督检查标准（试行）"确定风险要素影响程度。在 32 项风险要素中，其中高、中、低风险因素依次为 3 项、15 项和 14 项。

3.3　风险发生可能性

参照本机构制定的"风险发生可能性的评价标准"，结合历年机构年终总结和工作记录，组织机构办公室管理人员对风险因素进行讨论，确定风险因素发生的可能性，通过讨论和沟通，在 32 项风险因素中，确认高、中、低风险因素依次为 6 项、10 项和 16 项。

3.4　风险级别

根据风险的影响程度和可能性，应用风险矩阵图[11]确定风险级别。在 32 项风险要素中，确认 H 区域、M 区域和 L 区域风险因素依次为 4 项、11 项和 17 项。

4　风险应对措施

4.1　风险应对措施概述

机构办公室在已遴选 32 项风险因素中，对可能出现的潜在风险事件及其产生的后果进行了描述，并确定风险等级。根据风险等级不同，制定个体化的控制措施或预防措施，以便能及时抓住风险处理的最佳时机，做到早预防早控制，降低风险的发生率或减弱风险的影响程度。典型风险应对措施举例参见表 2。

表 2　临床试验项目风险管理表

序号	风险分类	预期风险描述	影响程度	可能性	风险级别	采取控制措施/预防措施
1	资质管理	机构 CFDA 药物临床试验机构资格认定批件不在有效期内，或没有资格认定的专业仍然承接临床试验，严重违反 GCP 法规要求	高	中	H	机构办公室审核项目时，首先确认是否有该专业的资格认定证书。若没有，不得承接临床试验
2	制度建设	随意对 SOP 进行修订、新增，没有得到机构负责人审核就实施，易造成新旧文件混用、SOP 可操作性差等	低	低	L	机构办文件修订严格执行《机构工作文件管理 SOP》
3	资料管理	项目资料归档内容不完整，不符合 GCP 附录 2《临床试验保存文件》要求	中	低	L	机构办文件管理严格执行《机构工作文件管理制度》
4	试验用药品管理	冷藏/避光药品未按要求保存，温湿度记录没有或不完整，将会导致药品变质	中	中	M	加强对药品管理员培训和督查。严格按照药品管理 SOP 执行

中国新药注册与审评技术双年鉴（2016—2017）

序号	风险分类	预期风险描述	影响程度	可能性	风险级别	采取控制措施/预防措施
5	人员培训	机构办没有制定对人员的培训计划,未外派人员参加 GCP 相关法规和技术等外部培训,可能造成人员的技术水平不能满足临床试验的要求	低	低	L	机构办每年制定计划,培训工作按照《人员培训SOP》执行
6	质量管理	项目没有专职质控员和质控自查记录,不能及时发现临床试验过程中的问题	低	高	M	加强对项目质控员的培训和督查,严格按照质量控制SOP 执行
7	财务管理	没有签订临床试验合同,或者签订合同前就启动临床试验,易造成经费不到位,使临床试验无法顺利进行	中	低	L	严格按照阜外医院药物临床试验机构管理流程的要求执行,机构加强对开展临床试验项目的督查
8	监督检查	没有对《药物临床试验机构资格认定批件》附件"机构需要改进和完善问题"及现场检查综合评定意见中相应问题的改进情况做出反馈,影响本机构的资格认定工作	中	低	L	按照附件要求及时进行整改并反馈至药监部门

4.2 L 区风险事件应对

居于 L 区域风险要素共有 17 项,包括资质管理（3项）、制度建设（2项）、资料管理（3项）、试验用药品管理（2项）、人员（2项）、质量管理（1项）、监督检查（3项）、财务管理（1项）等 8 类风险因素。属机构日常工作中可能出现问题,对日常管理工作造成轻微影响,只需要求机构工作人员熟悉相关的管理制度和 SOP,并严格按照SOP 要求执行即可。

4.3 M 区风险事件应对

居于 M 区域风险因素共 11 项,其中试验用药品管理为 5 项、人员培训为 1 项、质量控制 4 项,资质管理 1 项。针对 M 区域风险因素,采取风险可接受策略,对实施过程中出现的问题,应认真分析和评估,必要时需要对机构工作流程或 SOP 进行修订,弥补机构管理漏洞,优化管理流程,进而降低风险的发生率。

4.4 H 区风险事件应对

居于 H 区域项目共 4 项,其中 3 项为资质管理,涉及到机构或专业资格认定和临床试验的批件,一旦出现问题将直接导致机构资质暂停或吊销。因此对批件或专业资格有争议的临床试验项目,应加强与研究者、申办者的沟通和协调,确保临床试验立项符合 GCP 等相关法规的要求,从而达到风险规避的目的。H 区域另外一项属于质量管理类,也是一项出现问题频率较高的风险因素,提示质量管理是临床试验项目管理的重点之一。

4.5 C 区风险事件应对

目前本机构没有 C 区域风险因素,有些未知或没有列入风险因素,并不意味着该风险不存在,因此机构办公室也制定一些意外事件的处理程序,例如"临床试验严重违规处理 SOP"、"防范和处理临床试验中受试者损害预案"、"临床试验中突发公共卫生事件的工作预案"、"临床试验中突发医疗事件的应急预案"等。这些应急处理措施用于应对阜外医院药物临床试验机构可能出现的突发事件。

4.6 资质管理类因素与应对措施

资质管理类风险因素涉及到机构资质、人员资质、专业资质、临床试验批件、机构组织管理框架等,在 7 项资质管理类风险中,C 级有 3 项,分别占资质管理类和全部风险因素的 42.9% 和 9.4%,也提示资质管理工作是本机构重要工作之一,其与国家法律、法规息息相关,处理稍有不慎,可能导致严重的后果,例如取消或暂停临床试验机构的资质、终止临床试验等,故这是机构关注的重要风险因素。

4.7 试验用药品管理类因素与应对措施

在 7 项试验用药品管理类因素中,M 级有 5 项,分别占试验用药品管理类和全部风险因素的 71.4% 和 15.6%,说明药品管理是风险事件高发区,也是机构管理工作的重点之一。机构办公室与医院药剂科密切合作,在硬件设施明显不足的情况下,积极提升管理力度,机构办公室多次与药剂科沟通和协商,优化流程,进一步细化 SOP,加强对项目药品管理员的培训,使得试验用药品管理工作明显改善。

4.8 质量管理类因素与应对措施

在 6 项质量管理类因素中,M 级有 4 项,分别占质量管理类和全部风险因素的 66.7% 和 12.5%,提示风险管理工作在机构临床试验项目管理中的重要地位。阜外医院机构已在质量管理体系嵌入风险管理要素,关注项目的缺陷管理和改进,控制影响质量管理的风险因素。在日常工作中,要求机构办公室人员加强风险意识,熟悉各类风险因素、风险等级、风险处置措施,规避 H 级风险,重视 M 级风险,使机构管理工作的风险降到最低。

5 讨论

风险管理是系统的应用管理政策、程序和实践来完成风险的分析、评价、控制和监测的任务，并在此基础上优化组合各种风险管理技术，对风险事件实施有效的控制和处置。本文借鉴"Guidance for Industry Oversight of Clinical Investigations—A Risk-Based Approach to Monitoring"[9]和《Medical devices-Application of risk management to medical device（ISO14971：2007）》[7]，结合国家颁布的药物临床试验相关法律、法规要求，制定临床试验机构风险管理的策略。实施风险管理后，使得本机构办公室人员能够按照 C，H，M，L 等级的不同要求，采取相应级别的应对措施，重点关注 C 区和 H 区的风险因素，从而达到尽量规避风险事件，把风险控制在可接受范围内的目标。

临床试验项目管理是一项政策性、法规性极强的工作，稍有不慎就会触碰法律的底线，因此要求工作人员应熟悉临床试验的相关法规，深刻理解法律、法规相关条款，在遵守国家法律前提下，尽量为申办者、研究者提供优质服务。本文通过对临床试验项目管理过程中风险事件的识别、分析和评价，参照临床试验相关法律、法规的要求，对现有 SOP 进行修订，融入风险因素，制定风险管理流程，通过完善质量管理体系，帮助机构人员识别、预测风险发生可能性，提高风险防范的应对能力。风险管理机制的关键是预防，因此需要强化机构人员随时收集风险信息的意识，及时采取有效控制措施，减少风险积累效应。

风险评估是一个动态过程，应定期对风险策略进行评估和修订，评估和修订依据包括：机构每年工作总结、日常工作记录等。当国家/地方法律、法规修订后或管理工作出现问题时，应及时对风险管理进行评估和修订。平时机构应加强与相关部门和人员的沟通与协调，及时跟踪风险实施后的效果，做到早预警、早防控，及时采取适当的应对措施。

综上，风险管理有助于药物临床试验项目的管理，可以使管理过程中各类风险降低至可接受水平，风险评估表使用有助于药物临床试验机构在管理工作中规避风险，降低风险发生率，从而实现机构的管理目标，提高临床试验项目的管理质量。本机构初步建立以"质量管理体系为基础，风险管理为核心"，具有"阜外医院特色"管理机制，将临床试验项目管理的各类风险因素纳入到管理体系中，有效地防范和处置各类风险，提高机构的管理水平。风险管理表的制定和使用是一个简便、直观、易行的风险管理方式，阜外医院机构实施风险管理尚处于初试阶段，实施效果有待于长期观察后才能确认其实际管理效果。

参 考 文 献

[1] 国家食品药品监督管理总局. 药物临床试验机构资格认定办法（试行）[EB/OL].[2015-08-10]. http://www.sda.gov.cn/WS01/CL0058/9346.html.

[2] MENDIS S, JOHNSTON SC, FAN W et al. Cardiovascular risk management and its impact on hypertension control in primary care in low-resource settings: a cluster-randomized trial [J]. Bull World Health Organ, 2010, 88（6）：412-419.

[3] GUPTA A. Taking the 'Risk' out of risk-based monitoring [J]. Perspect Clin Res, 2013, 4（4）：193-195.

[4] SMITH CT, WILLIAMSON P, JONES A, et al. Risk-proportionate clinical trial monitoring: an example approach from a non-commercial trials unit [J]. Trials, 2014, 15：127.

[5] JAKKALA L. Reflection paper on clinical oversight in the light of regulatory perspective and quality risk management [J]. Biosci Biotech Res Comm, 2013, 6（2）：158-162.

[6] 林佳，刘智，景立，等. 基于风险监查的理念、挑战和最佳实践[J]. 中国新药杂志，2015, 24（2）：134-138.

[7] International Organization for Standardization. ISO 14971：2007 Medical devices — Application of risk management to medical devices [EB/OL].[2015-08-10]. https://www.iso.org/obp/ui/#iso:std:iso:14971:ed-2:v2:en.

[8] 国家食品药品监督管理总局. YY/T0316-2008/ISO14971：2007 医疗器械 风险管理对医疗器械的应用 [S]. 2015.

[9] Food and Drug Administration. Guidance for Industry Oversight of Clinical Investigations——A Risk-Based Approach to Monitoring [EB/OL].[2015-08-10]. http://www.fda.gov/downloads/drugs/guidancecomplianceregulatoryinformation/guidances/ucm269919.pdf.

[10] International Organization for Standardization. ISO 31000：2009 Risk management-Principles and guidelines [EB/OL].[2015-08-10]. https://www.iso.org/obp/ui/#iso:std:iec:31010:ed-1:v1:en.

[11] 国家质量监督检验检疫总局、中国国家标准化管理委员会. GB/T 27921—2011 风险管理 风险评估技术 [S]. 2015.

[12] 北京市食品药品监督管理局. 北京市药物临床试验机构日常监督检查标准（试行）[EB/OL].[2015-08-10]. http://www.bjda.gov.cn/publish/main/33/20140319100029077946743/北京市药物临床试验机构日常监督检查标准（试行）.pdf.

[13] 国家食品药品监督管理总局. 药物临床试验机构资格认定复核检查标准 [EB/OL].[2015-08-10]. http://www.sda.gov.cn/WS01/CL0087/42913.html.

[14] COX LA. What's Wrong with Risk Matrices? [J]. Risk Analysis, 2008, 28（2）：497-512.

中药新药 I 期临床试验病房管理及护理

黄淑云，吴　萍，赵兰英，董　宇

（中国中医科学院广安门医院药物临床试验机构，北京 100053）

摘　要　目的： 中药新药因其特殊性，在进行 I 期临床试验时，要制定符合 GCP 的管理制度，还要根据中药新药的特点建立特色的护理模式。研究护士作为 I 期临床试验的研究者，其主要职责包括病房及受试者的管理、药品管理和仪器的定期维护、试验期间对受试者的护理和观察、遇到紧急情况时的应急处理等，同时还注重对受试者的心理护理，确保 I 期临床试验的顺利实施和试验结果的真实、可靠。

中国新药注册与审评技术双年鉴（2016—2017）

I期临床试验是初步的临床药理学及人体安全性评价试验，主要是观察人体对于新药的耐受程度和药动学影响，为制定给药方案提供依据。I期临床试验的对象一般为健康志愿者，但依据试验目的的不同也可以在适应证患者、老人、儿童等特殊人群中进行。由于新药初次应用于人体，无相关临床使用经验，对受试者存在一定的潜在、未知风险[1]，且I期临床试验的受试者多为一般健康成年人，依从性较差，因此需要加强对I期临床试验过程中病房及受试者的管理和护理[2]。

一直以来，中药被认为是不良反应小、安全性高的药物，然而，近年来出现很多中药不良反应的报道，如小柴胡汤事件、马兜铃酸事件、麻黄素减肥事件以及有关中药注射剂的不良反应的报道，引起了人们对中药安全性的广泛关注[3-4]。中药新药是利用现代制药工艺对传统中药进行提取、分离、制备的药品，其有效成分、部位得到了很好的纯化，提高了临床疗效[5]，但与此同时也增加了临床治疗时出现未知不良反应的可能[6]。因此，在进行中药新药 I 期临床试验时，不仅要符合 I 期临床试验的管理要求，还应当根据中药新药的特点建立特色的病房管理制度和受试者的管理及护理制度。

1　病房管理制度的要求

1.1　临床研究者的管理

由于 I 期临床试验的特殊性，参加临床试验的研究人员应当包括具有执业医师资格的医学人员、护理人员以及实验技术人员，负责 I 期临床试验中的不同工作环节，相互配合，共同完成。这些研究人员必须具备一定的中医药学基本知识，还应当接受过国家食品药品监督管理总局（CFDA）认可的 GCP 培训，熟悉并掌握 GCP 相关知识和法规并获得 GCP 证书，在临床试验过程中严格按照 GCP 法规执行。I 期临床试验病房应当建立一套完整的规章制度和切实可行的标准操作规程（SOP），参加临床试验的研究人员必须熟悉这些规章制度，并严格按照 SOP 进行临床试验的操作[7]。在临床试验开始前，研究人员应当接受临床试验方案的培训，需要了解临床试验的研究目的、纳入和排除标准、试验观察指标、采血时点、服药后可能的反应等，临床试验过程需严格按照方案进行，并在临床试验开始前做好试验的一切准备工作，对可能发生的不良事件撰写应急预案，进行预知风险处理的演练等。

1.2　试验药物的管理

按我国现行的《药物临床试验质量管理规范》要求，申办者应当提供合格的临床试验药物，即需要提供试验药物检验合格报告书[8]。药物的运输、保存应当符合药物存放所要求的条件。我院是最早建立科研药房的临床试验机构，所有临床试验药物均由中心药房统一管理，由具有执业药师资格的药剂师对药物进行管理，保证临床试验用药在接收、保存、发放、回收等各个环节均符合 GCP 的要求。I期临床试验用药由研究护士根据试验方案要求，于服药当日凭研究医师处方到中心药房统一领取，药品管理员与研究护士在仔细核对药物名称、规格、批号、有效期、剂量、数量等，双方签字确认，并记录在药物发放系统中。研究护士领回药物后，需按照方案规定的剂量和服药人数，将药物进行分装。由于中药新药的特点，一般大剂量的耐受性试验，服药数量较多，研究护士应当仔细核对药物数量，确保每位受试者服用正确剂量的药物。对于中药注射剂，研究护士应当在给药前观察药物的性状，按照方案要求的溶剂和体积，对药物进行配制，并仔细观察配制好的药液是否完全溶解。临床试验结束后，由研究护士清点剩余药物数量，填写剩余药物记录单，并将剩余药物交回药品管理员，双方清点后签字确认。

1.3　对受试者的管理

与其他临床试验不同的是，I期临床试验的受试者多为健康人群，需要通过社会招募的形式进行招募。临床试验前需要对受试者进行知情同意，使其充分了解该临床试验的受益和风险，在保证受试者充分理解该临床试验后签署知情同意书。I期临床试验的受试者需要经过严格的筛选，完全符合试验要求方可进行临床试验。临床试验期间，受试者需要住在临床试验病房，接受统一的治疗、饮食和作息。一般要求受试者在试验前一天下午到达试验病房，研究护士除了对其再次进行试验前的检查外，还需要对其进行入院宣教，详细介绍病房的环境（包括住宿、餐饮、娱乐等场所）、病房管理制度以及临床试验方案对受试者的要求，受试者在试验期间必须严格遵循临床试验方案和病房管理要求[9-10]。

为了避免饮食引起的差异，临床试验期间，受试者需要统一进餐，饮食宜清淡、适量、少油腻。我院开设有营养餐厅，会根据临床试验要求提供膳食能量合理的营养餐。对于药动学和生物等效性试验，受试者还应当根据临床试验方案的要求在用药前予以禁食，并控制饮水量。试验期间，受试者应当避免剧烈运动或长时间卧床不起，I期临床病房都配备有一定的娱乐设施，如电视、扑克、象棋、报刊杂志等。我院发挥中医特色，会教受试者简单的太极拳、八段锦等，适当的运动和娱乐可以更加真实地反映药物在体内的代谢情况。

1.4 仪器设备的管理

I期临床试验病房应当具备一定的仪器设备，如心电监护、呼吸机、除颤仪、心电图机、输液泵等，用于临床试验所需。这些仪器应当定期维护、校正，并有相应的记录，由专人保管，保证能够正常工作。每台仪器均应当有详细的SOP，对仪器的使用者应根据SOP进行培训，保证每个使用的人都能够正确操作仪器。对仪器的使用情况要进行登记，登记的内容应当包括（但不局限于）仪器使用的时间、使用者姓名、用途、使用后仪器的状态、归还仪器的时间、如有损害是否修理等。临床试验开始之前，研究护士应当再次核实、确认仪器是否能够正常工作，并将所需用到的仪器放置于方便拿取之处，确保临床试验能够顺利进行。

1.5 对文档的管理

I期临床试验的文档包括管理文件（管理制度、SOP、人员职责、应急预案等）、研究人员文档（研究人员简历、GCP培训证书、人员考核记录等）、临床试验相关文档。临床试验文档又包括病例资料（知情同意书、研究病历、病例报告表、检验检测单、筛选入选表、用药登记表等）、病房记录文件（医护人员交班记录、采血记录、生物样品留样记录、生物样品交接记录、病房温湿度记录、外来人员来访记录等）、质控记录（内部质控记录、仪器使用维护记录等）[11]。管理文件和研究人员文档应当放置于方便研究人员拿取的地方，便于随时查阅。临床试验相关文档在临床试验期间存放在研究者处，研究者应当保管好临床试验文档，并保证不泄露受试者个人隐私。临床试验结束后按GCP要求整理归档，由专人负责保管，其存放处应当有防火、防水、防盗等措施。归档后的临床试验文档不可随意借出，如需借阅，应当符合档案资料借阅的要求，并有借阅记录。

2 中药新药 I 期临床试验中护理要求

2.1 临床研究护士的要求

参加I期临床试验的研究护士，除了具备专业护理技能，还应当具备中医护理专业知识，并接受过系统的GCP培训。研究护士应当熟知病房的各项管理制度，临床试验开始前对病房、床、桌、地面等进行消毒处理；熟悉病房仪器设备的操作，并定期进行仪器的维护、检查，确保仪器在临床试验期间能够正常运转。临床试验开始之前，研究护士应当备好抢救车，核对临床常用急救药品，确保药品在有效期内，并且根据即将进行临床试验的中药的特点，尤其对于含有有毒成分的中药和中药注射剂等，预期可能发生的不良反应，配备相应的急救药品。研究护士应当接受临床试验方案的培训，熟悉临床试验过程所需护理的各个环节，在临床试验开始之前安排好各自的分工和值班表。

2.2 受试者服药的护理

由于I期临床试验的受试者多为健康人体，一些受试者趋于经济利益参加临床试验，但顾忌药物本身的反应常常想尽办法不想服药，如有些受试者将试验药物藏在舌下，找机会吐掉；还有些受试者借口上厕所，抠舌头将药吐出来等。这些情况给试验结果带来极大的干扰。研究护士应当严格监控受试者的服药情况，除了在试验前对受试者以充分的告知外，在临床试验中还应当采取一些必要的措施，如将药物放置于一个透明小杯中，而不是交到受试者手中，服药时受试者不能将手指伸到放药的容器中。服药喝水的杯子要用透明玻璃杯，因为中药一般都有一定的颜色，使用透明玻璃杯可以很容易观察到受试者是否将药物吐回水杯。受试者服药后要查看双手及张口检查，尤其是舌下检查。在服药后的一段时间内，受试者不可上厕所。在服药后的一段时间内，受试者不能脱离护士的视线等，确保受试者按临床试验方案要求进行服药。

2.3 临床试验标本的采集及存放

I期临床试验除进行一般的体格检查和问诊外，还会根据方案要求采集生物样品进行检验检测。研究护士首先应当熟悉方案中要求的各个采集生物样品的时间及要求，根据要求准备好相应的采集容器，如采血管、尿管等。如耐受性临床试验，研究护士只需按照一般临床要求采集血、尿、便等样本。如为临床药动学试验，研究护士在临床试验前应当制定详细的采血时间表及"准备采血管、样品编号、标签"等，服药前完成静脉留置针用于取血样。采集血样时采集时间必须精确，要防止采集的血标本凝血或溶血。采血部位选择粗直、弹性好、不宜滑动的静脉血管，避开关节和静脉瓣，采血时患者保持安静，尽量采取统一的采血姿势等[12]。血样采集完毕后需要根据药品的特性存放在不同条件下，应尽量在20 min内对血样进行离心，将样品移至冻存管中冻存。

2.4 受试者的心理护理

I期临床试验多为健康受试者，有些受试者从内心认为自己是试验小白鼠，心里有些恐惧的念头，因此在服用受试药物后心理发生巨大的变动，影响对试验结果的判断。加之，近年来一些媒体对中药毒性问题的夸大宣传，对受

中国新药注册与审评技术双年鉴（2016—2017）

试者的心理也产生一定的影响。在临床试验中发现，由于受试者心理作用，可导致服药后出现恶心、呕吐、腹痛、腹泻等症状，一般给予心理安慰或简单的对症治疗就会好转。为此，在临床试验前研究护士应当与受试者之间建立相互信赖的关系，与受试者多接触，充分重视受试者的心理护理，关注其心理变化，及时进行心理疏导[13]。

2.5 临床试验过程中对受试者的监控

在进行临床试验期间，受试者应一直待在Ⅰ期临床试验病房，试验病房应当设有门禁系统，无关人员和受试者在留观期间不能随便出入，来访者必须有登记。每个床位都应设置有心电监护和呼叫系统，便于受试者呼叫研究护士。临床试验前，申办者和研究者应当对临床试验可能预期的风险进行充分的评估，研究护士需全面了解可能发生的风险，针对项目制定具体的监护及发生风险后的应急措施。试验期间，研究护士应当密切监视受试者服药后的反应，除了进行常规的监测和检查外，还应定时询问患者服药后的情况。试验结束后，还应安排定期随访，尤其是对治疗后实验室检查异常值的患者，必须一直随访至结果正常，认真详细的做好记录[14]。研究护士要能及时发现并报告给研究医师发生的不良事件，并能配合研究医师及时处理。若发生严重不良事件（serious adverse event, SAE）还应当按照应急预案及时对受试者进行抢救，并转移到急诊或ICU等具有更高抢救条件的科室。

2.6 中药注射剂临床试验的护理

由于中药注射剂成分复杂，在成药性过程中很难去除其中的鞣质和蛋白，加上制备工艺的限制、药物溶解度问题以及放置后常常会出现不溶性微粒等，因此极易引起过敏等不良反应[15]。由此，在进行中药注射剂的Ⅰ期临床试验前应当制定更加细致的风险评估和解决方案。研究护士给药前要认真核对受试者信息及试验药物的信息，给药时根据中药注射剂的特性，选择是否采取避光措施，避免因光照引起中药成分的变性。输液时，我院均采用输液泵给药，保证试验药物在规定时间内输入体内，使每位受试者的药物剂量、浓度、液体总量和输液速度完全符合试验方案要求。输液过程中，患者一侧胳膊输液，另一侧采血，因此受试者必须静卧于病床，活动受限，难免出现不同程度的心理紧张。研究护士应当给予其更多的关心和体谅，多与受试者沟通，态度诚恳，服务热情。输液期间，还可以让受试者看电视、报刊等，缓解受试者的紧张情绪。研究护士还应当密切观察受试者的情况，对于输液引起的不良反应要及时处理[16]。输液结束后让受试者适当活动，给其营造一个轻松的环境。研究护士应当详细记录静脉注射药物期间的各项事宜，并对试验的每个步骤进行质量控制。

3 结语

研究护士作为Ⅰ期临床试验的主要研究人员之一，在Ⅰ期临床试验中发挥重要作用。其主要职责包括病房管理、受试者管理、仪器和药品管理、试验期间对受试者服药的监督以及服药后的护理及观察，紧急情况的处理等[17]。正如Davis等[18]所喻，研究护士是受试者权益的保护伞。对于中药新药Ⅰ期临床试验，研究护士还应当根据中药新药的特性，制定更加专业和细节化的护理规范，确保Ⅰ期临床试验顺利进行，并获得更加可靠的试验结果。

参 考 文 献

[1] ROBERTS TG, GOULART BH, SQUITIERI L, et al. Trends in the risks andbenefits to patients with cancer participating in phase 1 clinical trials [J]. JAMA, 2004, 292 (17): 2130 - 2140.

[2] 李楠, 黄海涛, 王蓝天, 等. Ⅰ期临床试验病房规范化管理的探讨 [J]. 现代生物医学进展, 2012, 12 (31): 6159 - 6161.

[3] 左晓军. 从减肥药中"马兜铃酸事件"看天然药物的不良反应 [J]. 世界科学技术-中医药现代化, 2005, 7 (增刊): 71 - 74.

[4] 叶祖光, 张广平, 刘新义. 刍议中药注射剂不良反应的原因及防治 [J]. 世界科学技术-中医药现代化, 2010, 12 (6): 985 - 989.

[5] 张铁军. 基于以临床为核心的中药新药研发思路与创新策略 [J]. 中国医药工业杂志, 2016, 47 (9): 1136 - 1142.

[6] 蒋萌, 熊宁宁, 刘沈林, 等. 中药新药临床试验中的不良反应 [J]. 中药新药与临床药理, 2005, 16 (5): 388 - 390.

[7] 陈红芳, 陈志高. 浅谈我院药物临床试验准备阶段的工作体会 [J]. 中国实用医药, 2012, 7 (36): 254 - 255.

[8] 国家食品药品监督管理总局（CFDA）. 药物临床试验质量管理规范 [EB/OL]. (2003 - 08 - 06). http://www.sda.gov.cn/WS01/CL0053/24473.html.

[9] 卢根娣, 张璐璐. 药物临床试验中受试者的依从性管理 [J]. 解放军医院管理杂志, 2008, 15 (3): 293 - 295.

[10] 黄萍, 左荣, 熊玉卿, 等. 浅谈Ⅰ期临床试验受试者管理体会 [J]. 中国临床药理学与治疗学, 2014, 19 (3): 320 - 322.

[11] 张锡玮. Ⅰ期药物临床试验的文档管理 [J]. 医院管理论坛, 2014, 31 (1): 42 - 43.

[12] 杨春梅. 新药Ⅰ期临床试验中血标本采集的护理管理 [J]. 中国医药导报, 2013, 10 (1): 163 - 164.

[13] 刘伟丽. 心理护理在新药Ⅰ期临床试验中的应用体会 [C]. 上海: 第四届全国药学服务与研究学术论坛论文集, 2011, 3: 161 - 164.

[14] 钱薇, 周志群, 耿燕, 等. Ⅰ期临床试验中对受试者安全保障的认识和实践 [J]. 药学与临床研究, 2011, 19 (6): 561 - 564.

[15] 谢雁鸣, 魏戌, 张占军, 等. 0期临床试验与中药注射剂上市后临床安全性再评价 [J]. 中国中药杂志, 2011, 36 (20): 2874 - 2876.

[16] 金艳, 张清媛, 张国莉, 等. 临床研究护士现状与职责探讨 [J]. 中国新药杂志, 2014, 23 (13): 1553 - 1556.

[17] 高蕊. 中药注射剂过敏反应案例分析及探究 [J]. 世界科学技术-中医药现代化, 2010, 12 (6): 1009 - 1011.

[18] DAVIS AM, HULL SC, GRADY C, et al. The invisible hand in clinical research: the study coordinator's critical role in human subjects protection [J]. J Law Med Ethics, 2002, 30 (3): 411 - 419.

中药临床研究 ARO-CRO 项目管理运行模式探讨

李　睿，唐旭东，陆　芳，赵迎盼，李　博，李庆娜，訾明杰，高　蕊

（中国中医科学院西苑医院 临床药理研究所，北京 100091）

摘　要　ARO-CRO 合作运行模式可以较好地兼顾 ARO 的专业性和 CRO 的执行力，目前多用于管理多中心临床研究。借鉴此方式，中国中医科学院西苑医院临床药理研究所与 CRO 公司通过组建项目运行管理协作组、建立顺畅的沟通及反馈机制等方式，在方案制定、伦理审查、药品管理、启动培训、质量控制与质量保证、中期会议、数据管理、中心关闭以及结果发表等方面分工协作，共同推进临床试验的顺利开展，为建立符合中药临床研究特色的项目运行管理模式进行有益探索。

近年来，随着临床研究要求不断提升和规模扩大，单独依靠合同研究组织（contract research organization，CRO）负责方案设计、临床监查、数据管理、统计分析和研究报告撰写等的传统临床研究服务模式日益显示出弊端。CRO 公司准入门槛低、专业水平参差不齐且人员流动性大，因此，很难保证有效控制临床试验质量和数据。目前，国外在临床研究中更加关注研究的质量以及研究过程中新的科学发现，因此，学术研究组织（academic research organization，ARO）与 CRO 联合的新服务模式备受推崇[1]。ARO 作为学术性机构，可充分整合该组织内的研究资源和医学专家，保证设计的科学合理性；而 CRO 则负责推进试验实施的效率、现场监察及数据管理。二者联合可有效弥补现有运行模式的不足[2]。

借鉴 ARO-CRO 运行管理模式，在三九胃泰颗粒等多个药物上市后再评价临床研究中，申办者委托中国中医科学院西苑医院临床药理研究所全面负责项目的组织管理（即 ARO 角色），同时聘请 CRO 公司为项目管理的协助者。二者合作共同推进研究的顺利实施，并严格监管研究质量。

担中药临床研究的方案设计、组织管理、数据管理和统计分析等工作，具有良好的科研能力和业内学术影响力，作为项目的组织者具有兼顾学术视角和商业价值的优势。但由于人员的限制，对组织管理多中心大型临床研究而言，仅依靠所内人员很难保证对临床研究质量的有效监管，而引入专业的 CRO 团队则可弥补不足。在西苑医院作为 ARO 的临床研究中，采用项目运行管理协作组运行管理整个项目。通常以项目主要研究者为总体负责人，下设 2 名协调研究者，其中 1 名负责学术专业的把关，另 1 名负责联络、协调事宜。项目日常运行管理小组负责项目相关的所有事宜，组成人员包括专业研究者、研究护士、数据管理人员、试验机构管理人员以及监查员等。其中，CRO 主要协助 ARO 进行项目管理及质量控制与质量保证，CRO 团队一般设项目经理（project manager，PM）1 名，项目助理（project assistant，PA）1 名，监查员 2～3 名。中药临床研究 ARO-CRO 管理模式图见图 1。

1　组建项目运行管理协作组

西苑医院临床药理研究所作为学术性机构，多年来承

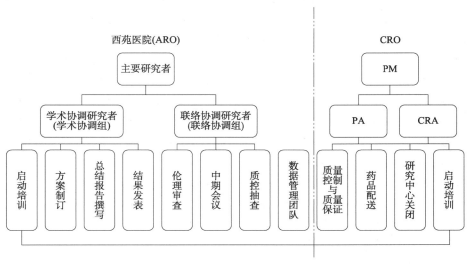

图 1　中药临床研究 ARO-CRO 管理模式图

中国新药注册与审评技术双年鉴（2016—2017）

2 分工合作推进临床试验

2.1 方案制定

方案是临床研究成败的关键，科学合理的方案设计有利于保证临床的可操作性和结果的科学准确性。在 ARO-CRO 项目管理模式中，ARO 负责制定方案，方案设计初稿经专家委员会优化。专家委员会整合了行业内的优质专家资源，由临床医学、流行病学、药学、生物统计学、伦理学、数据管理和临床药理学专家组成。专家资质要求至少具有副高以上技术职称，多年从业经历，在本行业具有较高学术影响力。专家委员会负责对临床研究方案进行优化，向主要研究者/申办者提出方案优化建议，并将该建议传达至伦理委员会，以保证研究方案设计符合科学性及伦理学要求。临床药理研究所多年来一直参与新药审评及临床研究相关指导原则的编写工作，在药物临床研究设计和实施管理方面积累了丰富的经验，在方案设计时既能根据最新的设计要求，同时还能结合药物特性发掘其研究价值，确定科学的临床定位。

2.2 伦理审查

按照 2010 年国家食品药品监督管理总局（CFDA）颁布的《药物临床试验伦理审查工作指导原则》[3] 以及国家中医药管理局颁布的《中医药临床研究伦理审查管理规范》[4] 规定，多中心临床试验组长单位伦理委员会负责审查试验方案的科学性和伦理合理性。各参加单位伦理委员会在接受组长单位伦理委员会的审查意见的前提下，负责审查该项试验在本中心的可行性。各中心的伦理委员会均有权批准、不批准或中止在其中心进行的研究，如认为必须做出的修改方案的建议，应形成书面文件并通报给申办者或负责整个试验计划的试验单位。多中心临床研究中的伦理审查存在着各中心间审查结果不一致以及沟通不顺畅的问题[5]，针对该问题，西苑医院 ARO-CRO 项目管理模式中由 ARO 项目管理小组负责各中心间的联络协调工作，联络协调人员以电话/邮件的方式联络各分中心伦理委员会详询审查要求，获得提交文件资料清单，按照要求进行备案资料递送；对于要求会议审查的分中心，安排相关研究者与分中心主要研究者共同出席会议，作为技术顾问解答伦理委员会的提问与质疑。

2.3 药品配送及核查

药品配送由申办方与 CRO 共同负责，申办方依据药物编盲单位提供的药物分配方案，按照随机号段配送各中心的试验药物。首先由申办者告知监查员各中心的配送时间，监查员电话或书面培训各中心事先指派的药品管理员，在获得培训证明后方进行药物配送。如试验用药品在研究中心启动前已经到达，监查员需在启动访视结束前清点药品数量，核对交接记录；如试验用药品在启动会后到达研究中心，监查员需在第 1 次监查时进行上述核查。每次现场监

查时，都应核查试验用药品及应急信件。在最后一次现场监查时，清点、核查并回收试验用药品、包装、试验用药品登记表及应急信件。

2.4 启动培训

启动培训由 ARO 和 CRO 共同负责。培训的目的是保证所有参与本研究的人员完全了解 GCP 规范要求、熟悉研究方案内容、知情同意书（informed consent form，ICF）签署以及研究病历的填写要求、中央随机号的获取[6] 以及远程数据录入的要求等，并明确其在试验中的分工[6]。研究中心选定后，ARO 负责协调启动时间，CRO 准备启动会所需的相关文件。研究中心启动时，由 ARO 学术协调研究者安排专业人员讲解试验方案并回答研究者的疑问，介绍中央随机的操作流程，数据管理人员介绍电子病例报告表的填写要求；由 CRO PM 负责讲解 GCP 基本原则和试验相关文件的填写要求，并保存所有培训记录。对于采用中央随机系统生成随机号的试验，每个中心设 1 名专职随机号获取员，一般由药物管理员担任，按照随机系统获取的随机号发放试验药物，同时完成网上验证，以保证每名受试者分配到唯一对应的试验药物。研究采取电子数据管理系统采集数据，每个中心委派 1～2 名数据录入员承担数据录入工作。研究团队分工明确，人员到位，保证了试验的顺利开展。

2.5 质量控制与质量保证

有效的质量控制与质量保证能够及时发现试验中的问题并进行纠正，避免出现更多、更严重的试验偏差，保证试验的执行与方案的一致性[7-8]。质量控制与质量保证工作由 CRO 负责，包括监查计划的制定、实施和报告撰写等。以三九胃泰上市后再评价研究为例，CRO 对每家分中心至少监查 3 次：第 1 次在首例受试者入组时；第 2 次在受试者入组达到 50% 时；第 3 次在受试者入组 100% 时。监查员到达现场后，首先核查新入组受试者的 ICF 及是否符合入/排标准，如发现疑问，立即与相关研究者进行确认。完成新入组受试者核查后，清点试验用药品，确认药品的使用情况、数量等是否符合方案以及 GCP 的要求。药品核查完成后，进行原始数据核查。如监查员确认研究人员存在偏离方案/GCP 的情况，需对相关人员进行培训并获得培训记录，属于重大方案违背的，向主要研究者报告。如发现该人员的操作范围超出其获得的授权范围，立即向主要研究者报告，并获得主要研究者对该事件的书面处理意见。同时，ARO 不定期对 CRO 的监查工作进行抽查，通常选择在监查员实施某次实地监查的同时进行，以评估其对项目质量控制与质量保证的能力和水平。

2.6 中期会议

以半年或 1 年为时间节点，由 ARO 根据研究进度组织召开中期会议，汇总各家中心的研究进度，存在的问题，拟定下一步的研究计划。中期会议主要解决入组进度和方案偏倚

的问题；针对入组进度缓慢的分中心以重新调配病例数，增加新中心的方式解决招募的困难；针对试验过程存在的争议问题，通过研究者集体讨论的方式澄清认识，统一思想，最终由 ARO 项目管理小组形成书面文件下发；对于有需要的分中心，尤其是主要研究人员有变动的分中心，多次强化培训；此外，对于每项工作制定明确的时间节点。中期会议有助于研究者间的沟通交流，进展顺利的中心分享成功经验，为其他分中心提供积极示范。通过规范化的临床研究项目的运行，各分中心在临床研究的规范性和严谨性方面得到了极大提升，锻炼了研究团队，组建了临床试验协作网。

2.7 数据管理

项目采用电子数据采集系统（electronic data capture，EDC）以保障及时发现研究数据的质量问题以及方案违背情况，及时跟踪相关问题并避免类似问题重复发生。ARO 数据管理团队主要负责数据管理工作，包括数据管理计划的制定、电子病例报告表的设计与建立、系统使用培训、数据核查和清理、撰写数据管理报告等，其中 CRO 配合完成源数据现场核查（source data verification，SDV）及人工核查，并对答疑结果进行确认。CRO 实时督促各分中心数据录入员及时、准确、完整地录入数据；ARO 数据管理团队通过系统逻辑核查发送疑问，并追踪研究者对疑问的及时回复以及在线数据更新情况。二者通力配合，确保数据填写及录入的及时、完整、准确、规范性。

2.8 研究中心关闭

研究中心关闭由 CRO 负责。试验数据锁定后，监查员确认：① 该研究中心所产生的数据已经锁定。② 所有 AE/SAE 已解决并按照流程报告。③ 监查报告中提及的问题已处理完毕后，监查员拜访研究中心。请主要研究者递交分中心小结表并向伦理委员会递交，整理《研究者文件夹》，同时回收应急信件及所有剩余药品，完成研究中心的关闭。

2.9 总结报告撰写及结果发表

ARO 负责总结报告的撰写及结果发表。ARO 作为牵头单位从方案设计、研究执行、质量监查、数据管理到报告试验结果均全程参与，熟悉研究过程中的每一个环节。ARO 项目管理小组负责总结报告的撰写以及研究结果的发表，基于对研究的全程监管，有效控制和减小各种偏倚对试验结果的影响，从更专业的角度分析和解释研究结果，得出科学客观的研究结论。对于研究结果的发现，目前大多数医学期刊在进行临床研究论文审核时都需要作者披露详细的设计方案和分析计划，由专业的研究团队负责结果的发表，因其熟知方案设计思路及要点，可针对期刊反馈的多轮编审意见从专业角度进行修改及解释，从而使发表过程更为顺畅，加快发表速度。

3 建立顺畅的沟通及反馈机制

项目的运行涉及到申办者、CRO 以及多家研究中心，能否建立起有效的协调沟通机制，避免中心间试验偏差的重复出现，是保证中心间齐同，研究结果准确的关键所在。一般项目的沟通反馈流程为：CRO 每月至少与研究中心沟通 1 次，询问研究进展、质量等相关情况，项目组内每两周进行 1 次内部项目会议，沟通各研究中心的进展、质量等相关问题。CRO 项目组每月将收集的各研究中心进展情况进行汇总，就研究进度、存在的问题以及解决的措施等向申办方和 ARO 进行汇报，然后由申办者协助 ARO 负责与各分中心协调。同时，结合中期会议针对各中心未解决问题进行反复沟通，制定解决措施。

4 讨论

目前由申办者发起的中药临床研究仍多以 CRO 为项目主体管理者，但 CRO 学术水平较弱，更关注商业层面，很难支持药物的持续研发。如以 ARO 为主导，将会更多从学术视角对待研究项目，可尽早发现潜在的研究价值，避免无效的资金和精力投入。因此，以 ARO 与 CRO 合作模式运行管理临床研究，可以很好地兼顾 ARO 的专业性和 CRO 的执行力。

ARO 拥有自己的学术研究机构，学术思想领先的专家团队，能够提供从方案设计到结果发表的整体化临床服务，因此在组合模式中起主导作用。CRO 具有专业的项目管理团队，负责推进试验实施的效率、现场监查及文件管理，在模式中起辅助作用。但若想有效实现二者的联合仍然面临一定的挑战。ARO 需要具有灵敏的组织构架，提供快捷的决策处理过程，而且拥有固定的、经验丰富的专业人员团队，需要较以往的"专家顾问"担负起更大的管理责任，并始终保持科研独立性。与此同时，申办者必须适应在由学术领导和独立监督不断改变的监管环境下推进新药的审批以及市场化。如何解决这些问题，笔者认为充足的人员保障和有效的管理模式是关键。科研机构人员相对固定，很难兼顾日常科研工作和项目管理工作，因此可以通过聘用专职和兼职的工作人员从事项目日常管理，如联络沟通、会议组织、财务管理、信息管理等，具有医学背景的研究人员更多地承担重学术方面的职责；此外，通过组建分工明确的项目协作组模式管理临床研究项目，选择具有资质及经验的 CRO，明确项目分工、沟通机制和制定具体时间截点等也是保证实项目顺利推进的必要手段。同时，仍然需要通过更多的临床研究实例找到更好的方法。目前，基地管理组织（site management organization，SMO）也是大型临床研究中不可或缺的一员。SMO 通过向临床研究基地（各分中心）派驻临床试验协调员（clinical research coordinator，CRC）协助研究者，以优化非医学判断事务的流程，解决临床试验质量提高与研究者精力相对不足之间的矛盾，保证研究者将主要精力集中在医学判断及受试者保护上[9]。建议在今后的多中心临床研究组织管理中引入 SMO，建立更为完善的 ARO-CRO-SMO 模式，整合多方资源分工协作，有效保证临床试验的质量和效率。

参 考 文 献

[1] GOLDENBERG NA, SPYROPULUOS AC, HALPERIN JL, *et al*. Improving academic leadership and oversight in large industry sponsored clinical trials: the ARO-CRO model [J]. *Blood*, 2011, 117 (7): 2089 – 2092.

[2] 陈君超，刘红霞，吕映华，等. 临床研究服务新模式 ARO-CRO-SMO [J]. 中国新药杂志，2012，21（18）：2113 – 2116.

[3] CFDA. 药物临床试验伦理审查工作指导原则 [S]. 2010.

[4] 国家中医药管理局. 中医药临床研究伦理审查管理规范 [S]. 2010.

[5] 李栋. 国际多中心药物临床试验伦理审查的困境与对策研究 [J]. 中国医学伦理学，2014，27（1）：38 – 40.

[6] 崔海洋，王香平，王力红，等. 构建临床试验管理模式的探讨 [J]. 中国农村卫生事业管理，2014，34（11）：1353 – 1355.

[7] 高恒，丁绍红. 多中心药物临床试验的质量控制 [J]. 江苏卫生事业管理，2014，25（141）：38 – 40.

[8] 刘勇. 药物临床试验质量管理初探 [J]. 医院药事，2010，14（7）：66 – 68.

[9] 李睿，高蕊，唐旭东，等. 医院临床研究协调员的管理运行模式探讨 [J]. 中国新药杂志，2012，21（21）：2480 – 2484.

对欧盟临床试验法规 Reg.（EU）No 536/2014 的解读与思考

魏芬芳[1]，孙宇昕[1,2]，冷金诺[1]，杨　悦[1,2]

（沈阳药科大学 1 工商管理学院；2 国际食品药品政策与法律研究中心，沈阳 110016）

摘　要　2016 年欧盟临床试验法规取代了欧盟临床试验指令。Reg.（EU）No 536/2014 代表了欧盟临床研究政策环境的又一个重要里程碑。然而，Reg.（EU）No 536/2014 仍然存在一定的阻碍，需要监管者和申办者共同解决。本文介绍了 Reg.（EU）No 536/2014 的颁布背景，着重分析 Reg.（EU）No 536/2014 条款的重大变化，并对其进行解读与思考，以期为完善我国药物临床试验法律体系提供参考。

欧盟（EU）成员国之间的药物临床试验监管协调是一个重要议题[1]，欧洲药品管理局（EMA）在协调临床试验的监管规则上不断做出努力。临床试验指令（Dir. 2001/20/EC）代表欧盟临床试验一致性要求的重要里程碑。2014 年 4 月，欧洲议会和理事会通过了新的临床试验法规 [Reg.（EU）No 536/2014][2]，以期吸引更多的临床试验在欧盟开展。新法规将取代旧指令并适用于整个欧盟。本文将对新法规可能会对临床研究特别是生物技术领域造成的影响及潜在的障碍进行解读。

1　欧盟临床试验法律体系与修订背景

1.1　欧盟临床试验法律体系

欧盟的国家法制较为健全。条约是欧盟最高法律，已具备类似宪法性质，是欧洲一体化法律的基石，也是欧盟成立的法律基础。欧盟医药法律依据欧共体法律条约中的相关公告、成员国法规相似性和公民健康保障制度制定。条约下包含一系列二级法（约束性法律和软性法律），见图 1。

欧盟法规（Reg.）和指令（Dir.）对自然人个体的法律约束力存在差异。二者均具有强制约束力，法律地位均

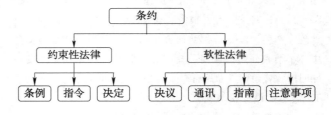

图 1　欧盟法律体系框架

高于成员国国内法，当成员国国内法与欧盟法规和指令发生冲突，成员国以欧盟法为准。法规对成员国自然人个体具备完全约束力和直接适用性，如 Reg.（EU）No 536/2014；指令适用于成员国而非自然人个体，仅在成员国对指令进行解释并引用成为国内法时才对自然人个体有强制约束力，如 Dir. 2001/20/EC。

1.2　欧盟临床试验法律修订背景

欧盟现行的药物临床试验法规体系包括上位法 Dir. 2001/20/EC，Reg.（EU）No 536/2014 以及系列指南。2001 年 4 月 4 日，欧盟颁布第一部完整人用药品临床试验指令 Dir. 2001/20/EC，2014 年 4 月 16 日人用药品临床试验法规 Reg.（EU）No 536/2014 取代 Dir. 2001/20/EC，监管欧盟临床试验法律。基于保护受试者权益和人用药品注册

技术要求协调国际会议（International Conference on Harmonization，ICH）指导原则，新法规实施前各方主体仍应按照欧盟此前发布的指令和指南开展临床试验，指南分类有申请和申请表、安全报告、试验用药品的质量、检查、附加信息等5方面39个文件，统一收录"EudraLex-Volume 10 Clinical trials guidelines"[3]。

1.2.1　Dir. 2001/20/EC 颁布背景　2001年之前，欧盟药物临床试验立法工作主要由各成员国负责，成员国之间对试验监管规则不尽一致，当时国际认可的 ICH 临床试验标准（1996年）并未在欧盟一致适用，成员国在临床试验申请和批准方面存在差异（包括风险-效益分析、数据保护问题、知情同意、可疑不良反应报告等），以及成员国之间对受试者保护水平参差不齐。欧盟委员会致力于统一成员国临床试验立法工作，实现医药产品的单一市场[4-5]。

2001年欧盟颁布 Dir. 2001/20/EC，该指令使药物临床试验成为欧盟法律的主题。该指令要求成员国分别制定药物临床试验计划、开展及研究报告标准，并建立 GCP 监管和检查系统（如英国 Reg. 2004 No. 1031）。然而实践表明，Dir. 2001/20/EC 的引入和实施，带来的是一个巨大批评浪潮[6-8]。Dir. 2001/20/EC 监管期间，在欧盟开展临床试验的费用和时间显著增加：临床试验申请（clinical trial application，CTA）及试验开展所需申办者人数需求加倍、企业生产商保险费增至800%、非商业申办者行政费用增加98%、90%临床试验延迟152 d 开展[9]，甚至因为成员国间缺乏必要合作和专家知识汇集，导致欧盟临床试验申请量从2007—2011年下降了25%[10]。

因此，有必要重新考虑临床试验的法律形式，欧盟成员国更需要法规，而非指令。如 Reg.（EU）No 536/2014 所述，通过法规的形式将为申办者和研究者带来好处，比如假设在多个成员国进行临床试验的情况下，可直接依赖 Reg.（EU）No 536/2014。

1.2.2　Reg.（EU）No 536/2014 的建立　2007年10月欧盟召开临床试验利益相关者会议，2008年底对 Dir. 2001/20/EC 的运作进行"影响审评"并于2012年完成，旨在完善临床试验立法工作[11-12]，随后欧盟委员会发布修订临床试验的立法提案。欧盟委员会决心从根本上改革 Dir. 2001/

20/EC，并以法规形式取代指令[13]。

2014年4月16日欧盟在斯特拉斯堡签署通过 Reg.（EU）No 536/2014，并于2014年5月27日在官方公报发表并生效，不迟于2018年10月实施[14]。新法规第82条、第99条规定，该法规的实施日期依"欧盟门户网站和欧盟数据库"功能而定（见图2）。Dir. 2001/20/EC 将在 Reg.（EC）No 536/2014 实施日废止，如遇以下情况允许3年过渡期：新法规实施之前递交的临床试验申请或新法规实施1年内申办者通过旧系统递交临床试验申请申请。

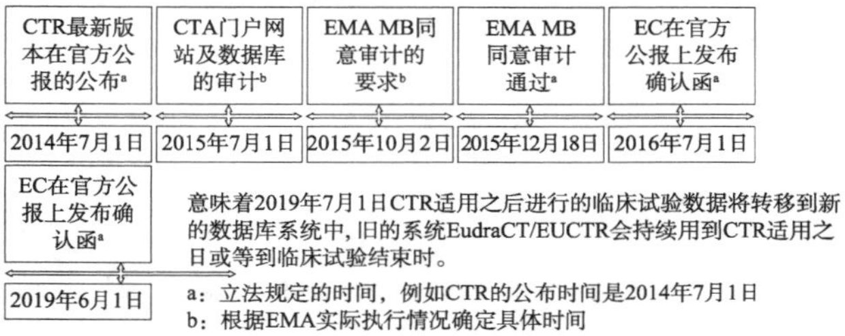

图2　Reg.（EU）No 536/2014 的适用时间

2　Reg.（EU）No 536/2014 的主要变化

Reg.（EU）No 536/2014 涵盖内容非常广，主要监管要素有审批程序、临床试验状态（开始/中止/暂停/提早结束）、受试者保护（知情同意）、安全性报告、试验用药物管理（生产/标签/进口/保险）。临床试验实施过程由成员国监管的内容，包括伦理审查、受试者损害赔偿、对研究者和临床试验机构资质的要求等。

2.1　临床试验监管理念

Reg.（EU）No 536/2014 规则拥有强大科学原理，通过对受试者持续关注与保护，将科学与伦理紧密相连。新法规共85条序言，详细阐述了 CTA、审批、开展等全过程相关主体应遵循的监管理念和原则（见表1），重要者如"序言1"关注受试者权益至上、"7"强调 CTA 审查灵活与效率、"68"临床试验公开程度扩大、"81"新法规对非商业 IND 鼓励与支持等支撑着欧盟成员国对于药物临床试验的监管基础，保障受试者权益及鼓励临床试验开展。见表1。

表1　Reg.（EU）No 536/2014 相关重要原则

条款	内容	解读
序言1	临床试验中，受试者权利、安全、尊严和福祉应得到保护。所生成的数据，应是可信且稳健（robust）。受试者利益应始终优先于其他所有利益。	受试者权益
序言7	为避免临床试验启动遭遇行政迟延，所使用的程序应灵活、有效率且不损害患者安全或公共健康。	灵活与效率
序言13	对 CTA 的审评，应关注预期治疗收益和公共卫生收益，以及给受试者带来的风险和不便。对相关因素进行审查时，应考虑多方面因素，包括临床试验是否得到过负责药品审评和上市许可监管机构的建议，或为监管机构强制要求；替代终点是否有正当根据。	替代终点

续表

条款	内容	解读
序言23	临床试验获批后会涉及许多修正，包括临床试验展开、设计、方法论、试验用药、研究者、临床试验场所等。当修正对受试者安全或权利或对临床试验数据可信性和稳健性产生实质性影响时，应启动类似最初的申请和审批程序。	批准后修正
序言46	为确保受试者安全和临床数据可信性和稳健性，应对试验用药物的追溯性、贮存、返还和销毁做出适当安排。同样，未经批准的辅助药物也同样安排。	试验用药管理
序言61	临床试验过程中，生产研究者或申办者对受试者的损害负民事或刑事责任时（如因果关系、损害程度、赔偿水平等归责事由），应按国家法律处理。	受试者损害赔偿
序言68	当药品获批上市许可，或完成上市许可程序，或撤回上市许可申请时，临床研究报告中包含的数据，不应被视为商业秘密。此外，临床试验主要特征、临床试验审批报告第一部分结论、批准进行临床试验的决定、对临床试验实质性修正，以及暂停或早期终止临床试验理由在内的结果，不视为保密。	公开透明
序言81	Dir. 2001/20/EC 监管实践表明一部分临床试验由非商业申办者开展。非商业申办者资金通常部分或全部依赖于公共资金或慈善资金。为最大化非商业申办者的价值贡献，进一步激励他们的研究，而非在临床试验质量上妥协，成员国应采取措施鼓励非商业申办者进行临床试验。	非商业研究的鼓励
序言83	Reg.（EC）No 536/2014 尊重受试者基本权利，特别是遵守欧盟基本权利宪章所承认的原则，尤其是人格尊严、人体的完整性、儿科的权利、对私生活和家庭生活的尊重、个人数据保护、艺术自由和科学自由。	尊重人权

2.2　Reg.（EU）No 536/2014 定义了"低干预度临床试验"

"低干预度临床试验"（low-intervention clinical trial）是指除安慰剂外，试验用药品已获得上市许可；试验用药品的使用，符合上市许可条件或以循证医学为基础公开发表试验用药品安全性和有效性的科学证据；相对于成员国开展的常规临床实践而言，额外的诊疗仅对受试者安全造成较小的额外风险或负担（图 3）。此类试验一般由学术科研机构以循证医学为基础开展的比较性确认试验。新法规对这类试验监管力度较小，并规定可简化知情同意书获得方式和受试者损害赔偿体系。该定义目的在于促进已上市药品临床试验开展以及新适应证开发。

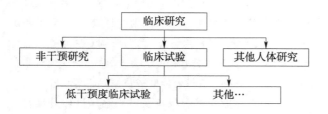

图 3　Reg.（EU）No 536/2014 定义的临床试验分类

2.3　通过唯一门户网站提交单一 CTA 申请

新法规的明显变化是由 EMA 引入一个欧盟门户网站，作为对临床试验报告成员国许可申请的唯一门户（新法规第 5，16，80 条）和用于存储申请程序等相关数据的欧盟数据库（新法规第 81 条）。

单一申请文件和 1 套 2 部分的申请过程（图 4）。第 1 部分集中于试验的必要性以及受试者风险-效益的平衡。第 1 部分由报告成员国负责，并与临床试验所在地的所有成员国共同评估（新法规第五章第 6 条）。第 2 部分重点是确保

知情同意和受试者招募合规性、受试者奖励或补偿、数据保护、参与进行试验的人员和试验场所的资质以及损害赔偿的要求。报告成员国（RMS）协调科学特征的审评（第 1 部分），相关成员国分别执行各民族特征的审评（第 2 部分）。这种协调审评目的在于支持罕见病和全球流行病、创新疗法（innovative therapies）和个体治疗策略（personalized treatment strategies）的研究，这类研究一般需要招募足够受试者的多国多中心临床试验[15]。

Reg.（EC）No 536/2014 规定 CTA 申请须同时经过科学和伦理审查后方可实施临床试验。科学审查：新法规对于临床试验科学审查机构未明确要求，应各成员国国内法，施行相应科学审查机制，审查时限及审评报告应符合新法规标准。伦理审查：由伦理委员会依相关成员国法律进行伦理审查。伦理委员会审查可能包括 Reg.（EC）No 536/2014 第 6 条提到的用于临床试验批准的审评报告第 Ⅰ 部分内容，以及 Reg.（EC）No 536/2014 第 7 条提到的相关成员国认为的审评报告第 Ⅱ 部分内容。成员国应确保伦理委员会审查时间和程序，与 Reg.（EC）No 536/2014 中规定的批准 CTA 的时限和程序一致。

新法规对 CTA 的提交做出了统一要求，如任何 CTA 形式审查时间均为 10 d，审批过程不超过 45 d，即形式审查之后，从收到有效申请材料到给出正式答复的最大时间周期为 45 d。在这周期内，伦理委员会或药监当局可要求申办者提交补充或对试验方案问题进行解答，等待答复时间不计入 45 d。基因治疗、体细胞治疗或含有遗传性修饰器官药物 CTA 的审批可延长 50 d 用于专家咨询。任何实质性修正、提前结束或终止试验项目须向所在国药监局或伦理委员会通报。审批或通报时间（不计补充资料）：① 初次申请 60

中国新药注册与审评技术双年鉴（2016—2017）

d，生物技术及先进疗法药物 CTA 申请延长 50 d。② 参与临床试验的一个相关成员国的后续加入 52 d。③ 实质性修正申请 53 d，生物技术及先进疗法药物 CTA 申请延长 50 d。欧盟在 Dir. 2001/20/EC 中引入默示批准概念，并在 Reg.（EC）No 536/2014 的 CTA 审批过程中体现。默示批准是在整个 CTA 审评过程中某些环节的默示许可，比如确认受理申请资料的时候，可确保恪守审批时限，减少不必要等待。

总结新法规对审批时限作的明确规定，即初始申请的最长审批时限为 105 d，若为先进性疗法试验则为 156 d（见表 2）。

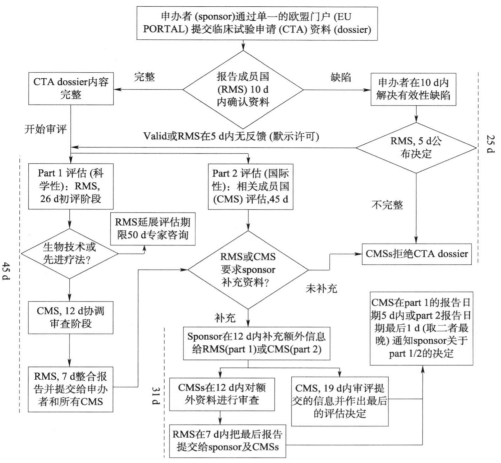

图 4　欧盟临床试验法规 CTA 许可流程图

表 2　临床试验申请审批程序时限汇总

项目	初次申请	CMS 的后续加入	实质性修正申请
材料预审（补充材料）	10（+15）d	52（+31）d	6（+15）d
材料审批（补充材料）；	45（+31）d；		38（+31）d；
+生物技术及先进疗法	+50 d 专家咨询		+50 d 专家咨询
最后决定通知	5 d（或审评 2 报告日期的最后 1 d）		5 d（或审评 2 报告日期的最后 1 d）
总时限（补充材料）；+生物技术及	60（+46）d；	52（+31）d	49（+46）d；
先进疗法	110（+46）d		103（+46）d

CMS：member state concerned，相关成员国

2.4　临床试验语境下的安全性报告

Reg.（EU）No 536/2014 要求申办者将报告（SUSARs 或非预期的严重不良反应、年度安全性报告）直接提交至药物警戒系统（the EudraVigilance system）的扩展模块（见表 3）。上述途径将会取代现有的国家报告系统，现有的系统要求申办者将安全性报告提交给各国监管机构（competent authorities）和伦理委员会。另外，除了上述提到的安全性报告，Reg.（EU）No 536/2014 规定仅对临床试验风险-效益平衡造成影响的非预期事件需要上报。

中国新药注册与审评技术双年鉴（2016—2017）

表3 临床试验语境下的安全报告

序号	报告类型	责任主体	报告对象	方式	通知事项	通知时限
1	严重 ADE	研究者	申办者	记录/存档	—	24 h 或试验方案规定
2	疑似突发严重 ADE	申办者	EMA	药物警戒数据库子库	A 致命或危及生命	7 d
					B 不致命或不危及生命	15 d
					C 不致命或不危及生命转化成致命或危及生命	7 d
3	年度报告	申办者	EMA	药物警戒数据库子库	开始于首次批准临床试验,结束于最后一次临床试验	每年

2.5 多中心临床试验监管的国际合作

Reg.（EU）No 536/2014 旨在应对临床研究全球化带来的挑战。在欧盟和美国以外的新兴市场进行临床研究的趋势已现。原因可能包括较低的监管成本、较少的试验机构费用和较强的指定受试者招募的能力。Reg.（EU）No 536/2014 规定在欧盟境外开展的用于支持上市许可持有人（MAA）的临床试验必须遵守与欧盟法规原则上一致的规定（如 GMP 和 GCP），并且能够接受相关成员国的检查。

2.6 临床试验透明度的提高

各国正在努力提高临床试验完成后报告数据的透明度，并减少发表偏倚。Reg.（EU）No 536/2014 规定试验完成 1 年内，申办者须将临床试验结果按照标准格式和语言提交公众可及的欧盟数据库（EU database）。Reg.（EU）No 536/2014 还要求，MAA 在上市许可申请获得批准、不批准或撤回之后的 30 d 内须递交临床研究报告。Reg.（EU）No 536/2014 规定的期限旨在向申办者提供对获得的信息的独家访问，允许提交其他专利保护并为商业型申办者提供竞争优势。此外，EMA 已改变临床试验数据的主动发布政策[16]，所有的临床研究报告包括 2015 年 1 月 1 日之后提交给 EMA 的上市许可申请可供公众使用，可用于学术和非商业研究目的。

2.7 生物类似物的特殊规定

Reg.（EU）No 536/2014 认识到生物类似物开发的复杂性。如果临床试验涉及先进疗法或生物制品，报告成员国对 CTA 的审评期限比其他临床试验额外延长 50 d。然而这一规定并未给申办者提供多少便利，申办者须同其他临床试验一样在规定的 12 d 补齐资料，而小型生物技术企业将面临满足这些期限的压力。最重要的是，学术机构正逐渐成为生物医学技术的整合与研发机构，面临上述的问题，

他们必须对研究工作和资源进行调整。所以新的门户网站可能需要考虑更专业的临床试验，例如对疗效和不良反应需要进行随访等特殊治疗措施等先进疗法的试验。

CTA 申请的集中审评系统将会促进生物医学研究的发展和解决实际未满足的需求，特别是多中心临床试验。提高临床试验结果的透明度将有利于减少在生物医学研究中的资源浪费。虽然 Reg.（EU）No 536/2014 解决临床研究中遇到关键挑战的同时又出现了新的问题，如由于基因组编码技术的快速发展，在研究治疗基因组编码技术进入临床试验时，监管机构和科学家们之间需要建立一个明确的前期沟通机制。而各监管机构如英国的 MHRA 通过建立创新办公室（innovation offices），帮助申办者提供早期的科学建议和事先识别潜在的障碍，以减少在 CTA 审评过程中发现缺陷的机会。

2.8 新法规对现有关键问题的解决及其实施效果的预判

相对于 Dir. 2001/20/EC，Reg.（EU）No 536/2014 的主要特点是监管理念和原则的提高；CTA 申请程序更加简化：通过单一门户网站提交 CTA 申请、申请过程只需提交一套申请资料、设立了一套更加一体化的审评程序、临床试验过程及结果的透明度提高、欧盟从整体上对其成员国及第三国进行管控（见表4）。Reg.（EU）No 536/2014 旨在使欧盟成为开展临床试验更加有吸引力的地区、缓解欧盟临床试验申请量下降、维持受试者安全的高标准。通过执行欧盟临床试验新规，申办者和研究者将从中得到好处，例如在 1 个以上的成员国进行临床试验的情况下，他们能够直接依赖法规的条款。欧盟法规（CTR）能够更统一地协调（即标准化），并提高欧盟法律在欧盟范围内的效力和一致性，从而缩短申请时限，减少临床试验不必要的人力物力资源的浪费。

表4 欧盟临床试验指令与法规主要差异概述

项目	现有指令的不足	Reg.（EU）No 536/2014 的变化
试验类别	非商业性研究者发起的试验（包括已上市药品的临床研究）数量的减少和启动的延迟	已上市药品的研究者发起的试验有更加明确的定义，并且相对放宽试验要求（低干预度临床试验）
CTA 申请	部分监管机构需要批准多国临床试验资料，产生大量文案工作和费用	多国多中心临床试验，只须提交一份申请资料

中国新药注册与审评技术双年鉴（2016—2017）

项目	现有指令的不足	Reg.（EU）No 536/2014 的变化
申请资料	各成员国规定的格式	申请资料格式统一，提交途径为单一门户网站
审评时限	CTA 批准时间和审评标准	所有成员国审评时间和审评程序统一
安全报告	任何可疑的严重不良事件上报所有成员国监管机构和伦理委员会	申办者向 EudraVigilance 系统提交可疑非预期严重不良反应报告、年度安全报告
知情同意	紧急情况下难以获得患者的知情同意	为弱势人群和紧急情况下的试验简化知情同意
多中心	单个申办者负责多中心试验是非商业型申办者的主要挑战	多中心试验"共同申办者"（co-sponsors）分别担责

3 启示

综上所述，欧盟 Reg.（EU）No 536/2014 相对于 Dir. 2001/20/EC，不仅体现在法律效力的直接适用上，而且体现在 CTA 申请程序的简化、审评的灵活、临床试验安全性报告、试验透明度的提高以及 EMA 从整体上对成员国及第三国开展的临床试验的管控。EMA 从完善立法的角度来弥补 Dir. 2001/20/EC 的绩效缺陷，值得我国借鉴。

3.1 灵活与效率，以受试者权益为基础调整审评程序

在临床试验中，受试者的权利、安全、尊严和福祉应得到保护。所生成的数据，应是可信且稳健（robust）。受试者利益应始终优于其他所有利益。为了避免临床试验的启动遭遇行政迟延，所使用的程序应具有灵活性、有效率且不损害患者安全或公共健康。

3.2 定义清晰，明确 IND 申请范围

临床研究按照目的可分为 3 类：用于支持药品上市申请的临床研究；上市后临床研究；研究者发起的科研性临床研究（IIT）。目前，我国法律法规仅对上市申请的临床研究有监管要求，对其他 2 类临床研究没有申请注册要求，监管也较为薄弱。Reg.（EU）No 536/2014 条款不仅明确了适用范围，且对临床研究、临床试验及低干预度临床试验进行清楚定义。建议我国药物临床试验法律明确适用对象并加以清楚定义，加强对上市药品临床试验及 IIT 的监管，打造药物从上市前至上市后的全生命周期的临床试验监管环节。

3.3 风险控制，强制临床试验过程的安全性报告

临床试验过程的安全性报告直接关系到药物是否可以成功上市，也关系到药物临床试验过程中的风险控制。我国临床试验期间的安全性监测主要根据《药物临床试验质量管理规范（GCP）》及《药品注册管理办法》，但是安全性报告主体、标准、范围规定不明确，报告对上市许可申请的支撑作用以及对试验风险的监控作用未能体现。建议在法律层面规定强制临床试验过程中的安全性报告的上报工作，并明确报告种类及上报时限。

3.4 公开透明，加强临床试验数据库建设

我国 2013 年参照 WHO 要求和国际惯例建立"药物临床试验登记与信息公示平台"。目前，临床试验信息登记不要求过程和结果信息的登记，信息公示记录中也不公开药品技术审评和监督检查结果。Reg.（EU）No 536/2014 第 81 条规定"欧盟数据库应公开，除非对其中包含的全部或部分数据和信息，保密是正当的……"无障碍是一个基本的伦理要求，《WHO 临床结果的公开披露声明》[17]指出，建立适当的公众访问程序必不可少。建议我国加强试验审评和检查结果的公布，整合现有临床试验注册和监管信息系统，构建统一的信息平台，便于不同部门间检查信息的互相通报，有利于建立信用和风险审评的信息系统。

3.5 并行审评，技术审评与伦理审查并行安排

根据 INSIGHT-China Pharma Data 数据库，2011—2014 年获批的 1.1 类新药，申报临床的平均审评时间为 14 个月。2011—2014 年获批的 3.1 类新药，申报临床的平均审评时间为 27 个月；对 2013—2014 年获批的 6 类仿制药进行统计，申报临床的平均审评时间为 29 个月[18]。加上研制现场检查以及省局到国家局的审查，实际新药临床试验审评时间较为漫长。审评时间长对申请人来说延缓了新药研发进程，对监管机构来说有限的审评资源更为紧张，对患者而言则可能失去治疗机会。为此，建议采取伦理审查与技术审评并行的制度设计，此项调整将使理论上新药临床试验正式开展时间提前 3~5 个月。

3.6 集中资源，统筹各地监管力量

基于我国基本国情，药物临床试验的申报审查工作由国家局和省局执行，工作内容各有侧重。我国新药临床试验从申报到临床试验批件给出的法定时限共为 145 d，包括形式审查（5 d）+研制现场核查（30 d）+技术审评（90 d）+国家局审批（20 d）。但是实际情况往往是发动工作日的 2~3 倍。审评时间长对申请人来说延缓了新药研发进程，对监管机构来说有限的审评资源更为紧张，对患者来说则可能失去治疗的机会。因此，可参考欧盟新法规，汇聚各地监管力量，建立单一门户网站，提交一套单一资料，以减少临床试验的延迟。

4 结论

总之，Reg.（EU）No 536/2014 代表了欧盟临床研究环境改善的又一个重要里程碑。然而，仍然存在一定的阻碍需要监管者和申办者来共同解决。这些努力反过来会给

监管机构施加更大的压力，他们需要进行更加充分的准备。由于新型生物技术临床试验的快速发展，相关监管指南需要不断完善，监管机构需要不断强化专业水平，以便为即将到来的科学革命做好准备。另外，临床试验结果数据的透明度提高了，预期临床试验的科学和伦理方面也将为公众监管可及。最后，不仅在欧洲，全世界为了受试者的利益，鼓励继续进行关于促进临床研究的法规的建设性讨论和开放的科学辩论。

参 考 文 献

［1］ BACHE G, FLEAR ML, HERVEY TK. The Defining Features of the European Union's Approach to Regulating New Health Technologies ［M］. European Law and New Health Technologies, 2013：7 - 45.

［2］ EMA. European Parliament and the Council ［EB/OL］. 2014 ［2016 - 07 - 16］. http：//eurlex. europa. eu/legalcontent/EN/TXT/PDF/? uri = CELEX：32014R0536&qid = 1454696912906 &from = EN（2014）.

［3］ European Commission. EudralexVol 10：Clinical Trials ［EB/OL］. ［2016 - 07 - 16］. http：//ec. europa. eu/health/documents/eudralex/vol-10/CTAex_ en. htm.

［4］ STAHL E. Clinical Trials-EU Regulation；536/2014. View of the National Competent Authority（NCA）［invited speaker］［C］. 2014.

［5］ LEMAIRE FJ, FORCE ET. A European directive for clinical research ［J］. Intens Care Med, 2003, 29（10）：1818 - 1820.

［6］ HARTMANN M, HARTMANN-VAREILLES F. The clinical trials directive：how is it affecting Europe's noncommercial research? ［J］. Plos Clin Trials, 2006, 1（2）：e13.

［7］ HEARN J, SULLIVAN R. The impact of the 'Clinical Trials' directive on the cost and conduct of non-commercial cancer trials in the UK ［J］. European J Cancer, 2007, 43（1）：8 - 13.

［8］ MCMAHON AD, CONWAY DI, MACDONALD TM, et al. The unintended consequences of clinical trials regulations ［J］. Plos Clin Trials, 2009, 3（11）：e1000131.

［9］ European Medicines Agency. Clinical trials in human medicines ［EB/OL］. ［2016 - 07 - 16］. Clinical trials in human medicines. http：//www. ema. europa. eu/ema/index. jsp? curl = pages/special_ topics/general/general_ content_ 000489. jsp&mid = WC0b01ac058060676f.

［10］ Martine Dehlinger-Kremer. The New EU Clinical Trials Regulation：The Good, the Bad, the Ugly ［EB/OL］. ［2016 - 07 - 21］. http：//www. synteracthcr. com/Services/Clinical-Operations. html.

［11］ Eudra Lex. Communication from the Commission on Impact Assessment ［EB/OL］. 2002 ［2016 - 07 - 21］. http：//eur-lex. europa. eu/LexUriServ/LexUriServ. do? uri = COM：2002：0276：FIN：EN：PDF.

［12］ Communication from the Commission on Impact Assessment. Action plan " Simplifying and improving the regulatory environment " ［EB/OL］. 2002 ［2016 - 07 - 21］. http：//eur-lex. europa. eu/LexUriServ/LexUriServ. do? uri = COM：2002：0278：FIN：en：PDF.

［13］ Commission Staff Working Document：Impact assessment report on the revision of the "Clinical Trials Directive" 2001/20/EC ［EB/OL］. 2012 ［2016 - 07 - 21］. http：//ec. europa. eu/health/files/clinicaltrials/2012_ 07/impact_ assessment_ part2_ en. pdf.

［14］ EMA. EMA annual report 2015 ［EB/OL］. ［2016 - 06 - 10］. http：//www. ema. europa. eu/docs/en_ GB/document_ library/Annual_ report/2016/05/WC500206482. pdf. html.

［15］ ANNA P, EMMANUEL S. The EU Makes Giant Strides towards the Proactive Publication of Clinical Trial Data ［J］. Eur J Risk Regul, 2013, 4（1）：43 - 57.

［16］ EMA. Publication of clinical reports ［EB/OL］. 2014 ［2016 - 06 - 10］. http：//www. ema. europa. eu/docs/en_ GB/document_ library/Press_ release/2014/10/WC500174767. pdf.

［17］ WHO. WHO statement on public disclosure of clinical trial results ［EB/OL］. 2015 ［2016 - 07 - 19］. http：//www. who. int/entity/ictrp/results/WHO_ Statement_ results_ reporting_ clinical_ trials. pdf.

［18］ 丁香园. 各类新药审批时间到底多长 ［EB/OL］. 2015 ［2016 - 11 - 29］. http：//www. 360doc. com/content/15/0620/16/14913013_ 479420318. shtml.

公众对临床研究认知的调查分析及培训方案探讨

徐　岩[1]，张晓方[1]，李海燕[2]，杨　丽[2]

（1 北京大学临床研究所，北京 100191；2 北京大学第三医院，北京 100191）

摘　要　近年来，中国开展的临床研究数量逐渐增多，对参与临床研究的志愿者需求也变得越来越大。公众

中国新药注册与审评技术双年鉴（2016—2017）

作为临床研究志愿者的一个重要来源，对临床研究的发展起着至关重要的作用，而公众对临床研究认知的程度在很大程度上决定了其是否参加临床研究。目前国内尚无公众对临床研究认知程度的报道，本研究旨在通过问卷调查，了解公众对临床研究的认知程度，探讨如何开展有效的临床研究公共教育，并提出一套切实可行的培训方案，以提高公众参与临床研究的积极性，促进我国临床研究的发展。

在现今的循证医学时代，临床研究已经成为基础医学研究走向临床的必经之路。临床研究对于临床问题的发现、病因的探索、预防及治疗，乃至制定医疗卫生决策都起着非常重要的作用[1-2]。公众作为临床研究志愿者的重要来源，对临床研究的认知程度决定了其是否参加临床研究，从而影响临床研究的发展和监管决策的制定。国外有研究指出，对临床研究缺乏认知、不信任和错误理解是公众不参与临床研究的 3 个主要因素[3-6]。公众参与临床研究，不仅要知晓研究方案，也需要了解整个临床试验过程，这样才符合临床研究的 3 个核心要求：伦理、科学、方法和操作[7]。虽然国外有研究表明大多数公众对临床研究持支持态度，但是尚缺乏公众对临床研究认知程度的系统研究数据。因此，美国杜克大学临床研究所率先应用"公众对临床研究的了解和知晓程度（PARTAKE）"问卷（已通过美国杜克大学伦理委员会批准），在美国北卡罗来纳州达勒姆地区及印度新德里地区展开了相关的研究[7]。

我国临床研究起步晚，公众参与临床试验程度低。随着临床研究全球化进程的推进，我国越来越多地参与到国际多中心临床试验中，并在其中发挥着重要的作用，提高公众对临床研究的认知程度、鼓励公众参与临床试验将有助于我国临床研究的发展。然而，目前我国尚无公众对临床研究认知度的研究数据，也缺乏有效的临床研究公众教育，仅有针对临床医师对临床研究基本概念的认知、I 期临床试验健康志愿者认知程度的报道[7-9]。本研究旨在应用问卷调查了解公众对临床研究的认知程度，初步探索针对公众开展的临床研究认知培训方案。

1 公众对临床研究认知程度的调查

1.1 资料和方法

本研究采用调查问卷形式收集公众对临床研究的认知程度。我们与美国杜克大学临床研究所的专家共同讨论，将 PARTAKE 问卷进行翻译、回译和文化调试，建立了"公众对临床研究的了解和知晓程度"中文版调查问卷。问卷内容包括公众对临床研究的知晓情况，公众对临床研究的参与度、信任度，以及公众对临床研究的隐私保密、利他主义、补偿问题的了解程度，问卷问题内容与英文版保持一致，同时也结合中国实际经济情况、地域特点、文化背景以及语言习惯等，使其可读性更贴近中国习惯。问卷题型包括单选题、多选题、是非题（正确或错误）和开放题。本研究及调查问卷已通过杜克大学 Burt 课题组认同，并通

过了北京大学医学部伦理委员会批准。

本研究采用方便抽样的方法，共调研 401 人。被调研人群分布在北京市 7 个城区（海淀区、朝阳区、东城区、西城区、丰台区、怀柔区、通州区）公众相对聚集的区域（如公园、商场、大学、地铁站和社区等），7 个城区的抽样人群分布见表 1。调研人员均经过专业的统一培训，以确保调研人员采用的调研方式和沟通技巧保持一致，也确保被调研者对调查问卷内容理解的准确性和一致性。本研究中被调研者为自愿参与的公众，排除年龄不满 18 周岁以及不愿意参加本次调研的对象。数据全部采用 Epdita 3.0 进行双人背对背录入，运用 SPSS 17.0 进行数据统计分析。采用构成比对计数资料进行统计学描述，构成比之间的比较采用卡方检验。以 $P < 0.05$ 为差异有统计学意义。

表 1 北京市 7 个城区的抽样人群分布

地区	频次	百分比/%
朝阳区	28	7.0
海淀区	105	26.2
西城区	93	23.2
东城区	24	6.0
通州区	90	22.4
怀柔区	30	7.5
丰台区	31	7.7

1.2 人口学特征

如表 2 所示，本次调研的 401 人中，男性 214 人（53.4%），女性 187 人（46.6%）；被调研人群的平均年龄（34 ± 13.3）岁；文化程度：初中及以下 36 人（9.0%），高中 69 人（17.2%），专科 79 人（19.7%），本科及以上 217 人（54.1%）；经济状况：在职 209 人（52.1%），非在职 192 人（47.9%）；家庭年均收入：小于 3 万元的 189 人（47.1%），3 ~ 5 万元的 97 人（24.2%），大于 5 万元的 115 人（28.7%）。上述数据基本与北京地区公众的人群分布特点一致，具有一定的代表性。

表 2 被调研者的基本情况

变量	频次	百分比/%
性别		
男	214	53.4
女	187	46.6
文化程度		
初中及以下	36	9.0
高中	69	17.2

续表

变量	频次	百分比/%
专科	79	19.7
本科及以上	217	54.1
经济状况		
在职	209	52.1
非在职	192	47.9
家庭年均收入/万元		
<3	189	47.1
3~5	97	24.2
>5	115	28.7

1.3 公众对临床研究的认知程度

1.3.1 一般认知情况 401名被调研者中，68.3%听说过"临床研究"。经过调研人员对"临床研究"的定义进行简单解释后，89.8%的被调研者认为临床研究对社会有益；70%以上的被调研者认为临床研究可以推动科学的发展，是开发新的治疗方法的必经环节。82.5%的被调研者认为参与临床研究应该是自愿的；62.1%愿意参加临床研究。上述数据显示，公众对临床研究认知程度不足，通过一定的教育培训，普及临床研究知识，即可提升公众的参与度。

关于隐私保密方面的认知，91%的被调研者认为个人信息的保密对于参与临床研究是非常重要的，提示公众对个人隐私保密的要求是影响其参与临床研究的主要因素；而只有69.6%的被调研者认为参与临床研究的个人信息可以得到充分的保护，提示公众对参与临床研究的保密措施还

存有顾虑。

关于临床研究风险的认知，44.4%的被调研者不确定临床试验中发生的伤害事件是否由试验治疗造成；18.2%的被调研者认为在临床试验中发生的伤害事件肯定是由试验治疗造成。

关于临床研究补偿问题的认知，46.4%的被调研者表示不知道参与临床研究的志愿者是否可以得到足够的补偿。

1.3.2 影响公众对临床研究认知的因素 不同年龄段（34岁以下，35~59岁，60岁及以上）的被调研者对临床研究的认知程度存在差异（74.5% vs 69.0% vs 57.1%）。其中，34岁以下的被调研者对临床研究认知程度更高。不同性别的被调研者对于"研究参与者的个人信息可以得到充分的保护"比较，差异具有统计学意义（63.6% vs 74.8%），更多的女性认为研究参与者的个人信息可以得到充分的保护。不同文化程度（高中及以下、大专及以上）的公众对于"研究参与者的个人信息可以得到充分的保护"、"临床研究是开发新的治疗方法的必经环节"、"参与临床研究的志愿者可以获得其参与研究的足够信息"、"参与临床研究的志愿者可以得到足够的补偿"的认知比较，差异具有统计学意义（$P < 0.05$），结果见表3。不同工作情况（在职、非在职）、不同年收入的公众对"临床研究人员确保临床研究对参与者是安全的"、"参与临床研究的志愿者可以得到足够的补偿"、"媒体应该正确的报道临床研究"的认知存在差异（$P < 0.05$），结果见表4。

表3 不同文化程度的公众对临床研究的认知情况 *n*（%）

条目	文化程度[a]	
	高中及以下	大专及以上
研究参与者的个人信息可以得到充分的保护		
正确	65（61.3）	214（72.5）
错误	2（1.9）	16（5.4）
不知道	39（36.8）	65（22.0）
临床研究是开发新的治疗方法的必经环节		
正确	74（69.8）	240（81.4）
错误	4（3.8）	11（3.7）
不知道	28（26.4）	44（14.9）
参与临床研究的志愿者可以获得其参与研究的足够信息		
正确	31（29.2）	144（48.8）
错误	17（16.0）	44（14.9）
不知道	58（54.7）	107（36.3）
参与临床研究的志愿者可以得到足够的补偿		
正确	34（32.1）	127（43.1）
错误	13（12.3）	41（13.9）
不知道	59（55.7）	127（43.1）

不同文化程度的公众对临床研究的认知存在差异，a: $P < 0.05$

表4 不同工作情况、不同年收入的公众对临床研究的认知情况   *n*（%）

条目	工作情况[a]		年收入[a]	
	在职	非在职	≤3 万元	>3 万元
临床研究人员确保临床研究对参与者是安全的				
正确	108（51.7）	101（52.6）	106（56.1）	103（48.6）
错误	16（1.9）	34（17.7）	31（16.4）	19（9.0）
不知道	85（40.7）	57（29.7）	52（27.5）	90（42.5）
参与临床研究的志愿者可以得到足够的补偿				
正确	103（49.3）	101（52.6）	108（57.1）	96（45.3）
错误	19（9.1）	14（7.3）	13（6.9）	20（9.4）
不知道	87（41.6）	77（40.1）	68（36.0）	96（45.3）
媒体应该正确的报道临床研究				
正确	75（35.9）	76（39.6）	82（43.4）	69（32.5）
错误	36（17.2）	35（18.2）	34（18.0）	37（17.5）
不知道	98（46.9）	81（42.2）	73（38.6）	106（50.0）

不同工作情况、不同年收入的公众对临床研究的认知存在差异，a：$P < 0.05$

1.4 讨论

本研究显示，公众对临床研究的认知程度较好，大部分公众表达了支持临床研究的意愿，并且认同临床研究的社会价值（62.1%愿意参加临床研究；89.8%认为临床研究对社会有益）。作为临床研究的重要来源，70%以上的公众认为开展临床研究的理由是推动科学的发展，而不是为了经济利益。提示公众对于临床研究的态度总体上是积极的、肯定的。但不同年龄的公众对于临床研究的认知程度不同，年纪越大对临床研究的认知程度越低。

大多数公众对临床研究中的隐私保护问题有正确的认知，并且持肯定、支持的态度，但对于临床研究中存在的风险及补偿问题的认知尚待进一步澄清和明确。在针对健康志愿者对临床研究认知的调查中[8]，也发现志愿者对临床研究中的伤害和补偿原则问题存在一定的认知错误。另外，本研究发现文化程度不同、工作情况不同以及不同收入的公众对临床研究风险、补偿问题的认知存在差异。提示我们在今后开展公众教育工作时，不仅要加强临床研究相关风险及补偿问题的宣传和解释，而且要更多关注文化程度低、非在职人员这些群体。

同时，本研究发现，大部分公众对临床研究的信任度低，在对"制药企业提供的临床研究信息是可信的"、"政府总是充分保护公众，使之免受不伦理临床研究的危害"、"媒体应该正确的报道临床研究"的认知调查中，10%的被调研者选择了"此说法错误"，40%选择了"不知道"。而且大部分被调研者对医生、学术机构的信任度较高，对于政府、制药企业、媒体相关报告的信任度偏低（74.1% vs 59.4% vs 46.4% vs 41.4% vs 37.7%），该研究结果比美国和印度报道的公众对于临床医生、医疗机构、学术机构信任度低[7]，但总体趋势是相似的。调查结果提示我们，在鼓励公众参与临床研究的过程中要积极发挥临床医生和学术机构的作用。同时媒体作为当今社会重要的传播途径，相关部门应加强监管力度，保证信息传播的准确性和可靠性，以发挥媒体的积极宣传和公众教育作用。

2 关于制定临床研究公共教育培训方案的探讨

2.1 培训内容

通过本研究调查结果发现，公众对于临床研究的一般认知、参与临床研究的自愿性和保密性的认知较好，但是对于临床试验参与者的补偿问题理解不充分。因此在制定临床研究公共教育培训内容时，除了向公众介绍临床研究的基本概念、临床研究的意义、公众对临床研究所起的重要作用、临床研究原则等，还应该着重讲授公众理解不充分且与公众利益最为相关的内容，如临床研究对人体是否有害、公众可以参加什么类型的临床研究、通过何种途径参加临床研究、参加临床研究是否可以得到合理的补偿等。

2.2 培训形式

2.2.1 与医院合作，开展临床研究公共教育 本研究调查结果显示，最值得公众信任的临床研究信息来源于学术机构和临床医生（59.4% vs 74.1%），由此可见公众对学术机构和临床医生的信任度更高。因此，通过与医院合作、邀请医学界专家共同开展临床研究公共教育是一个非常重要的途径，例如在医院定期举办专门针对公众的临床研究知识的讲座，讲座期间给参加培训的人员印发一些关于临床研究基本知识的宣传手册，并请他们和亲人、朋友一起分享知识。在培训期间，还可以对公众比较关心的其他医疗或保健问题提供咨询，以期可以吸引更多的听众。

2.2.2 与社区合作，开展临床研究公共教育 目前社区已成为城市的基本单元，我们可以把社区作为开展临床研究公共教育的基地，这样可以让更多的公众了解临床研究。在社区开展临床研究公共教育的形式也可以多种多样，如定期组织医学专家在社区讲授临床研究相关知识，以社区为单位建立知识宣传栏，开展临床研究知识竞赛等，以增强培训效果。

2.2.3　利用信息资源和公共媒体，开展临床研究公众教育

当前我们正处于一个信息爆炸的时代，报纸、网络、媒体都可以作为我们进行临床研究公共教育的途径。我们可以在有影响力的报刊杂志上刊登临床研究相关知识，利用微信平台建立"临床研究公共教育培训"公众号，定期推送临床研究知识以及健康受试者招募信息等，鼓励更多的人参与到临床研究中。但是，本次调查发现，公众对媒体的信任度低，因此如何与媒体合作让公众了解到正确的临床研究信息也是今后需要考虑的一个问题。

综上所述，建立一套合理的临床研究公共教育培训方案是鼓励更多的公众积极参与临床研究的重要手段，这对我国临床研究的发展将会起到非常大的推动作用。同时政府、机构、社会媒体等则需要进一步提升自身的公信力，在推动临床研究等方面发挥更为积极的作用。

参 考 文 献

[1] 武阳丰. 如何做好临床研究之我见 [J]. 北京大学学报（医学版），2010，42（6）：619 – 620.

[2] 樊建军，杨励. 北京大学临床研究现状分析及其对策建议 [J]. 中华医学科研管理杂志，2010，23（6）：365 – 366.

[3] MARKMAN M, PETERSEN J, MONTGOMERY R. An examination of the influence of patient race and ethnicity on expressed interest in learning about cancer clinical trials [J]. *J Cancer Res Clin Oncol*, 2008, 134（1）：115 – 118.

[4] MILLS EJ, SEELY D, RACHLIS B, *et al.* Barriers to participation in clinical trials of cancer: a meta-analysis and systematic review of patient reported factors [J]. *Lancet Oncol*, 2006, 7（2）：141 – 148.

[5] CATANIA C, DE PAS T, GOLDHIRSCH A, *et al.* Participation in clinical trials as viewed by the patient: understanding cultural and emotional aspects which influence choice [J]. *Oncology*, 2008, 74（3 – 4）：177 – 187.

[6] CORBIE SG, THOMAS SB, ST GEORGE DM, *et al.* Distrust, race, and research [J]. *Arch Intern Med*, 2002, 162（21）：2458 – 2463.

[7] TAL B, SAVITA D, POOJA S, *et al.* PARTAKE survey of public knowledge and perceptions of clinical research in India [J]. *Plos One*, 2013, 8（7）：e68666.

[8] 魏豫东，杨丽，张双，等. 健康志愿者对临床研究的认知调查 [J]. 中国临床药理学杂志，2014，30（9）：828 – 832.

[9] 张骏延，王小钦，石林，等. 临床医师对临床研究基本概念的认知问卷调查 [J]. 中国临床医师杂志，2015，9（5）：881 – 885.

药物临床试验中的知情同意常见问题及分析

赵淑华，刘晓红，傅志英，江　旻

（北京大学肿瘤医院暨北京市肿瘤防治研究所国家药物临床试验机构，恶性肿瘤发病机制及转化研究教育部重点实验室，北京 100142）

[摘要]　通过探讨我国药物临床试验中知情同意书和知情同意过程的常见问题，提出相应的解决措施和建议，以保证研究者正确且规范地获取受试者临床试验知情同意书，达到保护受试者合法权益的目的。

药物临床试验是指在人体内进行的药物系统性研究，以证实或发现试验药物的不良反应和（或）试验药物的吸收分布代谢和排泄，目的是确定试验药物的疗效与安全性[1]。为了规范临床试验过程，确保其科学可靠，保护受试者的权益并保障其安全，原国家食品药品监督管理局（SFDA）于 2003 年发布了《药物临床试验质量管理规范》[2]并在第三章第 14 和 15 条中对知情同意做出了明确的规定。知情同意是临床试验中保障受试者权益的主要措施。在试验开始之前，研究者必须向受试者知情告知并签署知情同意书，特殊情况下可由法定代理人签署。2015 年，国家食品药品监督管理总局（CFDA）发布的《药物临床试验质量管理规范》修订稿[3]中再次明确了伦理审查与知情同意是保障受试者权益的主要措施。尽管伦理委员会和机构办公室对临床试验中的知情同意进行了监督和管理，药物临床试验研究者也按照规定执行知情同意过程，但由于多种原因[如，监管不到位、研究者的药物临床试验质量管理规范（GCP）意识不强、缺乏经验、过于忙碌等]，在实际工作中，仍然会发现知情同意书和知情同意的过程都存在问题。

1 知情同意书存在的问题

1.1 知情同意书设计内容不完整

我国《药物临床试验质量管理规范》规定，知情同意书需告知受试者的要素包括：① 研究背景。② 项目目的。③ 试验流程。④ 试验期限。⑤ 试验可能的受益。⑥ 试验分组情况。⑦ 试验可能的风险。⑧ 试验保密及保护受试者隐私。⑨ 试验保险及赔偿。⑩ 受试者的权利告知（自愿、自由参加及退出）。知情同意书的其他信息还包括受试者签名及日期、受试者联系方式、研究者签名及日期、研究者联系方式、法定代理人签名及日期、法定代理人与受试者的关系、伦理委员会的联系人及联系方式、知情同意书的版本号及版本日期。2015 年新发布的《药物临床试验质量管理规范》修订稿中增加了需告知受试者可供选择的其他治疗方法。知情同意书设计不合理以及相关要素的缺失[4-5]在国内企业和国外企业发起的试验中都存在，如试验过程中的创伤性操作、试验风险与替代检查与治疗的告知，且国内企业缺失较国外企业更多。部分国内企业还忽视对受试者人数与试验持续时间的告知，而这些内容对受试者决定是否参加试验有直接影响。知情同意书还存在语言表述问题，如翻译性语言过于晦涩、专业术语太多，甚至有诱导性语言存在。《药物临床试验管理规范》中规定的知情同意书的 4 个基本要素之一是必要信息。知情同意书设计不完整[6]，如未如实告知受试者试验过程、分组原则，甚至夸大收益，淡化试验的风险，不仅违背了 GCP 的原则，而且损害了受试者对试验的知情权。

1.2 填写不规范

① 知情同意书内容填写不完全，例如有的知情同意书要求每页都写受试者姓名缩写，但研究医生只在首页填写。② 知情同意书要求填写研究医生联系地址，但有的研究医生只填写××医院，没有具体到科室。③ 知情同意书上所有要求填写的内容均应该认真如实填写，不能空项或者随意填写。④ 法定代理人仅签署了受试者的姓名，没有注明本人与受试者关系。⑤ 研究医生签字的日期不能早于受试者，实际工作中受试者可能将知情同意书带回家，导致签字日期与研究医生的不一致，应该在知情同意书或者研究病历中记录事情发生的原因和经过。⑥ 伦理审查作为保护受试者的重要方式，部分试验还存在知情同意书上无伦理委员会的联系方式[7]。在我国现行的法律体制下，遇到纠纷时，知情同意书将是保护研究者的重要证据，它的完整性和签署的规范性将直接影响最终的判决。

1.3 签字不合格

一般知情同意书会在签字处设置 2 种字体，一是印刷体，另一种是签字体。有研究医生和受试者在印刷体处，也写的是签字体，以至于名字很难辨认。知情同意书作为

试验的原始资料，至少需要保存至药品上市后 5 年，所以研究医生和受试者的签字要用蓝黑或者黑色签字笔，以免在长时间的保存过程中，笔迹模糊无法辨认。还存在部分研究者用印章代替亲手签字的现象[8-9]。再者，修改不符合规范，受试者或者家属修改不符合规范的比率远高于研究医生。

1.4 版本不正确

受试者误签其他版本知情同意书，签署的知情同意书版本未得到伦理批准；在新版知情同意书通过伦理后，研究者未及时告知受试者新版知情同意书的内容，未让受试者签署新版知情同意书；受试者入组时，新版知情同意书已经通过伦理批准，仍然签署旧的版本。但是在实际工作中，从伦理批准新版知情同意书到研究者拿到批件存在一个时间窗。根据各个机构工作流程，时间窗的长度不等，一般约 15～25 个工作日。在这个时间窗内，虽然受试者入组时间是在伦理批准新版知情同意书之后，但签的仍然是旧版知情同意书。这种情况需要在拿到批件之后，尽快让受试者补签新版本的知情同意书。

伦理委员会对知情同意书的审查不够严格，申办方对于 GCP 的认识不够，是知情同意书设计内容不完整的主要原因。而研究者对于标准化操作规程（SOP）掌握不够，或者以工作太忙为由，与受试者沟通不足，导致知情同意书签署不规范或者版本有误。再者，监管部门工作不到位，未及时发现问题，也是导致知情同意书出现上述问题的原因。

2 知情同意的过程存在的问题

2.1 知情不充分

没有给受试者充分的知情，这是造成受试者和研究者之间矛盾的根本原因。虽然大部分临床研究机构均有知情同意书签署过程的 SOP，但是在实际执行时仍然出现不少问题。比如未告知受试者可能存在的风险，或者未告知其在临床试验中应该怎么做。目前，在临床也经常遇到下述情况，未告知受试者在必要时研究者可以终止受试者参加试验而不必得到受试者的同意。例如，受试者不能遵守试验方案的要求、受试者受到伤害或受试者的健康状况已不适合继续参加试验或试验提前中止。知情不充分也影响受试者参加试验之后的依从性。因此，研究医生需要耐心、仔细回答患者或其家属阅读知情同意书后提出的任何与试验有关的问题，研究者对患者或其家属不清楚之处应进行通俗易懂的解释。江苏省首例药物临床试验诉讼案[10]中，研究医生没有对受试者做到充分知情，导致后来双方发生纠纷，既损害了受试者的利益，又对医生和医院造成不良影响。GCP 关于受试者知情同意的一个原则是充分理解、完全自愿。如果知情不充分，就谈不上完全自愿。

2.2 伦理问题

伦理是保护受试者的重要措施，但仍然存在不少问题。

① 受试者在签署知情同意书前接受与临床试验相关的检查是违反GCP规定的。受试者必须先签署知情同意书才能进行与试验相关的操作。② 对受试者进行知情同意的研究医生没有被授权。该医生可能被授权参与试验的其他工作，但不包括和受试者谈知情同意。③ 知情同意书的副本没有给受试者。新颁布的《药物临床试验质量管理规范》的征求意见稿明确规定：向受试者或其法定代理人提供签名及签署日期的知情同意书副本。④ 受试者或法定代理人不具有阅读书写能力，需要第三方见证人。有的试验中第三方见证人是申办方或者CRO公司的人员以及临床医生或护士，这些人员与临床试验有利益关系，不能担任第三方见证人。

知情同意过程的主要参与人员是执行知情同意过程的研究者，该过程无法像知情同意书一样体现在纸质记录中，只能依赖研究者对于GCP的认识程度和SOP的学习程度。研究者的经验缺乏和认识不足导致知情同意过程出现知情不充分，或者在受试者同意参加临床试验前即对受试者进行了临床试验相关的检查，损害了受试者的自主决定权。因此，在工作中可以允许受试者将知情同意书带回家和家属一起仔细阅读，给予受试者和其家属充分的考虑时间，真正做到保证受试者知情权和自主决定权。

3 改进措施及建议

3.1 伦理委员会加强对知情同意书的审核

避免知情同意必要信息的缺失，重点关注告知内容是否充分。除本专业人员，伦理委员会要保证有律师的参与，防止企业利用法律法规及监管责任的漏洞，损害受试者权益。同时，需要非医学背景委员参与，理解告知内容，防止夸大受益，防止诱导性语言以及模糊语言，诱导受试者参加试验。提高伦理审查操作的规范性与质量，避免本应由申办方承担的责任转嫁到研究者身上，将受试者与研究者均暴露于风险之中。

3.2 知情同意过程规范化

知情同意过程中需要把受试者理解作为工作的重点，试验中需要在病历中记录知情同意过程。研究医生或者其他被授权人员向受试者解释临床试验的详细情况。该过程需要在一个安静、独立的环境中进行，以免受试者或者代理人被打扰或在医疗环境中感到压力。由于受试者存在性别、年龄、文化程度、社会背景、经济状况等方面的差异，所以研究医生在知情同意过程应采用受试者或法定代理人能理解的语言和文字。研究医生需要向受试者说明参加试验应是自愿的，而且有权在试验的任何阶段随时退出试验而不会遭到歧视或报复，其医疗待遇与权益不会受到影响。以免出现受试者担心不参加试验就会在就医过程中受到医生"不好"的对待，或者中途想退出试验时，由于担心得不到"认真看病"的待遇而继续参与试验。需要给

予受试者或代理人充分的时间考虑。研究医生需要在病历中记录知情同意的过程，并明确记录受试者同意参加试验，以及记录签署的知情同意书版本。在新版的知情同意书通过伦理审查后，及时告知受试者。未出组的受试者应该签署新版知情同意书。如果涉及出组受试者的利益，应告知新版知情同意书中与受试者有关的内容。

3.3 加强临床试验质量管理，建立质量控制体系

CFDA在临床试验机构资格认定与复核检查中明确将《受试者知情同意书SOP》列为检查内容。各个临床试验单位制定了相应的SOP来规范。但是在SOP的执行过程中，仍存一些文件和实际操作不一致的现象。作为保护受试者权益的重要措施，知情同意书的规范化直接关系到受试者的安全。因此，在临床试验过程中，研究者和伦理委员会要对此格外重视，规范知情同意书的签署过程，避免错误的发生，既保护了受试者的权益，同时也保护了研究者自身。构建临床试验质量控制体系，真正把"三级质控"落实到实际工作中去，及早发现知情同意书的问题。

3.4 加强对研究者的培训

临床试验机构要加强主要研究者的资质审核，确保承担试验的主要研究者的资质符合相关法规要求。对研究者不仅要加强GCP培训，还要接受相关SOP的培训。研究者应充分认识知情同意书签署过程中受试者的知情同意权、自主选择权、受尊重权、经济补偿权、免费治疗权、赔偿权和隐私权，让知情同意书真正起到保护受试者的作用。再者，在新的试验开展前，一般由申办方承担对研究组成员的方案培训，这部分培训往往只涉及方案的设计和操作，忽略了对研究者强调受试者的利益保护，需要在这方面增加关于受试者知情同意书签署的培训。

4 总结

正确签署知情同意书是临床试验能否成功的先决条件。随着我国临床试验的发展以及国际多中心试验的增加，应在临床试验规范化科学化建设的同时做好知情同意，真正体现以受试者为本的医学伦理人道精神和行为[11]。加强临床试验相关人员的GCP意识和相关培训，避免知情同意过程出现问题。如果出现问题，应针对性地及早进行整改，实现对受试者知情同意书的规范化管理，做到让知情同意书真正成为受试者的保护屏障，使受试者从临床试验中获益，推动我国临床试验的进步。

参 考 文 献

[1] 国家食品药品监督管理局. 药品注册管理办法 [S]. 2007.

[2] 国家食品药品监督管理局. 药物临床试验质量管理规范 [S]. 2003.

[3] 国家食品药品监督管理总局. 药物临床试验质量管理规范修订

稿［S］. 2015.

［4］白彩珍，赵志刚，姚铁男. 药物临床试验伦理审查中常见问题及其对策［J］. 药品评价，2011，8（4）：17－19.

［5］白彩珍，樊啸，任佩娟，等，国内外企业发起临床试验知情同意书的问题对照分析及提示［J］. 中国新药杂志，2015，24（15）：1750－1753.

［6］李树婷. 以科学和诚信的态度对待受试者——兼论知情同意书中存在的问题［J］. 中国新药杂志，2005，14（1）：8－9.

［7］丁淑芹，贾敏，王美霞，等，2265份药物临床试验知情同意书设计及签署情况的伦理分析［J］. 中国医学伦理学，2015，28

（5）：762－764.

［8］郭韶洁，赵秀丽. 我国药物临床试验质量控制存在若干问题的探讨［J］. 中国临床药理学杂志，2013，29（2）：155－157.

［9］曹毅. 研究者在临床研究中需考虑的伦理学问题探讨［J］. 药品评价，2013，10（22）：6－8.

［10］张建平，申卫星，丁勇. 江苏省首例药物临床试验诉讼与受试者的知情同意保护［J］. 药学服务与研究，2008，8（5）：395－398.

［11］杜彦萍，杨忠奇，汪朝晖. 对药物临床试验知情同意的解析［J］. 中医药管理杂志，2011，19（7）：623－624.

中国新药注册与审评技术双年鉴（2016—2017）

药物临床试验痴呆弱势群体与权益保障伦理学问题研究

曾令烽[1,2]，刘军[2]，潘建科[2]，曹烨[3]，包文虎[4]，关梓桐[4]，朱黎婷[5]，曹倩[2]，李晓彦[2]，曾星[2]，王奇[1,2]，梁伟雄[2]

（1 广州中医药大学临床药理研究所，广州 510405；2 广州中医药大学第二附属医院（广东省中医院），广州 510120；3 中山大学附属肿瘤医院临床研究部/药物临床试验机构，广州 510060；4 世界中医药学会联合会伦理审查委员会，北京 100101；5 中国科学院科技战略咨询研究院，北京 100190）

摘要 临床研究阿尔茨海默病（Alzheimer's disease，AD）疾患的渐进性发展让患者与研究者备受困扰，不同程度认知障碍导致一系列不同的伦理学问题。在无AD症状但存高危风险的临床前期，主要聚焦在预防性措施、高危风险信息披露及针对受辱或歧视等受试者保护问题；在认知障碍症状显性的临床研究阶段，则主要侧重于改善患者认知功能，人体试验在纳入AD弱势受试者过程中，采取特殊保护措施以符合相关伦理学准则。此类困惑亟待采取综合权重方法，对AD研究进展涉及的伦理、法律及社会效应进行权衡评估。本文围绕上述核心问题在AD临床试验前期、临床试验阶段等层面展开论述，并就风险/受益、隐私保护、知情同意、自主决策、研究预先指示与患者偏好预测等方面进行相关性分析，以期为当前AD研究受试者保护及伦理审查实践提供参考。

阿尔茨海默病（Alzheimer's disease，AD），通常定义为一种慢性、获得性及进行性智能障碍综合征，其在临床上以缓慢出现认知功能下降、失语、失用、失认、视空间技能损害、执行功能障碍及人格行为改变为主要特征[1-3]。鉴于其存在的认知障碍可损害患者自主决策能力，由此导致一些伦理学困惑；特别是针对AD疾患病情进展各阶段，即基于生理病理标志物的高危风险期、AD早期到严重认知障碍阶段等，牵涉到不同的伦理问题。在AD预防试验阶段，主要涉及认知功能正常但存在AD高危风险的受试者。当前科学技术的发展，在一定程度上促进了早期疾患高危风险的探索，由此引出不少争议，特别是基于预防性试验的高危风险信息披露、针对受辱或歧视类受试者保护等问题[3-4]。其次，在AD临床试验阶段，纳入对象主要

为认知障碍程度已致其知情同意能力受影响的患者；其侧重点在于针对决策能力受累的AD患者如何确保试验研究和治疗保障，同时为那些由于认知功能受损无法自主抉择的受试者提供必要措施，以保证在接受治疗受益与参加试验研究风险之间寻求平衡。本文围绕上述核心问题，针对AD临床试验前期、临床试验阶段等层面展开论述，并就隐私保护、知情同意、自主决策、研究预先指示与患者偏好预测等方面进行相关性分析，以期为当前AD研究受试者保护及伦理审查实践提供参考。

1 从AD临床试验前期伦理风险层面分析

近期有研究指出[5-8]，某些人体生物标志物的发现，与AD及其他神经退行性疾病的生理病理相关联。这对既往临

床谱概念、疾患检测与医学解读产生了巨大影响。AD 作为最常见的痴呆类型之一，已有研究证据提示[8-9]，AD 患者在发病症状及体征呈显性之前，其在人体身上的病理生理过程早已存在。为此，美国国立衰老研究院与阿尔茨海默病协会（National Institute on Aging and Alzheimer's Association, NIA-AA）对此类证据进行系统分析并指出，"AD 是一个发展性的病理生理综合征，强调 AD 临床试验前期的内涵；不建议把相关研究用的标准用于临床诊断"[6,10]。特别是针对符合此类研究标准的受试者，其状况进展在随后很长一段时间甚至患者终生，并不出现 AD 临床指征。另外，也有欧洲研究协作组阐述无症状 AD 风险分期，指出相关病理生理标志物在此阶段所扮演的角色，及当前基于研究初衷所作的疾患类别[11]。然而，基于脑组织、血液、基因及脑脊液等生物学标志物的研究，让 AD 疾患外延涉及的伦理学问题日趋复杂化。其一，试验主体从既往有显性 AD 症状的患者，到当前基于病理标志物的无 AD 症状受试者，这两者之间的转变将产生怎样的伦理层面的效应？其二，存在 AD 风险的高危人群，多数伴有不可逆转的认知能力下降，对此类受试者如何避免受辱、歧视等伦理问题？其三，倘若当前对 AD 疾患尚无有效的治疗措施，基于此获取受试者疾患易感隐私数据，如何评估其临床价值及社会效益？

1.1 AD 预防性试验风险/受益比问题

研究者对 AD 防治进行了一系列临床试验[12-16]，即对相关疾患变化发展过程，在潜性易感基因或基于脑征象层面进行调控，旨在预防或延缓患者认知功能下降。既往针对有 AD 症状患者的临床试验干预（如 β-淀粉样蛋白靶向化合物）未能有效改善患者认知功能下降的进程，这在一定程度上推动了上述预防类研究的开展。为此，针对部分不存在显性记忆丧失症状、可经病理标志物标识高危状态的受试者，进行相关试验研究显得尤为重要。相对后期已有大量神经元缺失的病态阶段，在神经退行性变之前预先干预，显得更为有效。然而，在预防性试验研究过程中，需要特别关注以下伦理学问题。其一，受试者在试验初始阶段会被告知其处于 AD 风险状态，以获悉自身符合纳入标准的原因以及从该试验可能获得的受益。该过程应采取确切的安全措施，让受试者易感隐私及信息披露所致的伤害降低至最低。其二，此类预防性试验纳入的部分受试者，或许因处于病理标志物阳性指征状态而符合研究入组标准，可在很长一段时间或终其一生并不会转变为该试验干预所力求避免的病况阶段，即 AD 临床症状显性阶段。基于此，对上述受试者的试验干预，需采取合理的方式对其风险/受益比进行测评。其三，纳入预防性试验研究的受试者，应综合考虑其对参与试验的风险及可能获取的潜在受益是否具备足够的认知功能，特别是针对参与试验可能导致的伦理风险，如病理标志物高危状态等隐私信息外泄等，受试者需对相关利弊进行综合权衡，即充分评估患者同意入组进行早期干预的获益及可能受到的伤害。

1.2 受试者受辱及歧视伦理学问题

参与预防性试验的受试者，或许可从研究获悉到自身疾患易感信息，由此引起伦理学层面的问题。与 AD 相关的认知障碍，常伴随着受辱及歧视问题，如进展性认知障碍的受试者，困扰其自身社会距离感。其次，与根据临床症状确诊的 AD 患者相比，临床前期的受试者因其已标识 AD 潜在性诊断，但缺乏认知功能及行为症状的确诊，是否会产生类似的受辱及社会距离感？另外，标识 AD 风险的患者是否会出现消极情感及行为倾向？对受试者基于各种假设（如根据认知功能下降病况推导严重认知障碍的可能性）而作出患病标识，是否会产生上述相类似的消极影响？有研究者针对此类问题进行研究，并指出，"导致患者倍感受辱的根源，并非 AD 疾患标签本身，而是某些标识性推导，及基于此对患者未来功能下降或状态恶化的臆测"[12-13]。这些发现提示，为减少受试者的受辱感，可对疾患加强正确的宣传教育，让患者明晰其处于疾患临床前期，会经历一系列发生、发展的临床阶段症状期，并非必然进展到 AD 等严重认知障碍。另外，对于 AD 高危人群，除倍感受辱、社会关系疏远等问题，也会引发相应就业、各类保险歧视的忧虑。例如，受试者参与先前 AD 预防性试验出现淀粉样蛋白风险状态，或许会被记录在病历或其他医疗档案中。当前国内尚未构建适用于保护患者免受保险及就业歧视等相关法律条例，以保障疾患易感人群在病情症状显性之前的基本权益，防止雇主及医疗保险机构歧视性差别对待。因此，有必要加强立法保护，同时优化试验研究设计，以减少受试者高危风险信息的外泄。

1.3 受试者隐私风险问题

在缺乏积极有效的防治措施的情况下，受试者 AD 高危风险信息外泄，除可能会导致受辱及歧视问题外，还会给受试者带来不少情志影响。鉴于痴呆临床试验相对需要很长一段时间，一旦疾患的风险评估为受试者所获悉，将会产生系列消极效应。如在临床前期阶段，由于病理标志物阳性类信息或许会导致其心理负担或情感受累，研究者需特别关注参与试验的受试者。尽管疾患易感信息披露或许会给研究带来某些效益，可研究者需对其受益/风险进行综合评估，包括受试者是否具备必要的能力为其未来计划，是否可自主抉择参与相关预防性试验，特别是涉及 AD 高危风险受试者招募的研究。

关于 AD 风险测评与教育（Risk Evaluation and Education for Alzheimer's Disease, REVEAL）的试验结果表明[14-15]，可以减缓疾患相应的心理压抑或情绪低沉效应。该试验指出，"与那些仅获知年龄、家族史、性别相关风险信息的患者相比，获悉自身基因型特异性风险的受试者，并没有表现出异常焦虑、抑郁或其他与试验相关的痛楚"。然而，该试验在获得与基因风险相关的载脂蛋白 APOE 基因型检测结果之前，已经在临床进行标准心理问卷筛查，把涉及重度抑郁、焦虑或有自杀倾向阳性指征的受试者排除在外。为此，经初筛合格入组的受试者均接受过预检测相关教育与咨询。针对病理标志物公开披露层面，研究者可参考此类模式，把相关风险信息与受试者妥善互动交流。其次，在 REVEAL 试验中，"在试验开展之后，受试者对研究本身的利弊考虑在改变，特别是对自身基因型风险信息外泄的担忧在持续。受试者并不认为相关检测可为预防措施或后续治疗提供有效的参考价值。相反，这过程加剧了受试者在涉及就业歧视方面的忧虑"[15]。另一项针对无症状 AD 人群开展的抗淀粉样蛋白治疗预防性试验（Anti-amyloid Treatment in Asymptomatic Alzheimer's Disease，A-4 Study）[16-17]，旨在构建相对标准规范的流程，针对高危风险信息披露以及信息外泄对受试者各类心理结局指标的效应，进行多层维测评。上述针对信息公开披露的经验数据，可为 AD 临床前期临床试验涉及的相关伦理学问题提供必要参考依据。

2 从 AD 临床试验阶段伦理风险层面分析

认知功能正常或有轻度症状的受试者，会逐渐发展为存在严重认知障碍的 AD 患者。该过程所涉及的伦理风险问题侧重于 AD 病情进展的效应，特别是在试验研究结局指标的有效评价与纳入研究 AD 弱势群体的实质性保护之间取得平衡。基于此，从 20 世纪 60 年代开始陆续产生了不少国际/区域性法案，如《赫尔辛基宣言》（Declaration of Helsinki，DoH）、《贝尔蒙报告》、《药物临床试验质量管理规范》（Good Clinical Practice，GCP）、《药物临床试验伦理审查工作指导原则》等[18-19]，旨在为临床试验的规范性提供参考，包括独立的伦理审查、纳入研究的风险/受益比评估、公平筛选受试者以避免弱势群体入组高危风险试验、研究设计科学性及社会价值的衡量等。然而，国内针对受试者保护的政策法规指南，特别是围绕参与试验的弱势群体需采取何种确切的安全措施予以保护，尚无细化阐述。其一，出于对受试者尊重的原则，有必要让患者自主决策参与或不参与试验研究。然而，针对自愿选择入组参与试验的受试者，如何定义、测评其具有独立抉择的能力，特别是涉及不同程度认知障碍患者？其二，如果存认知障碍的受试者不具有参与试验的决策同意权，谁或哪个机构可代理决策？病况各异的受试者可参与哪些类型的研究？上述问题不仅涉及到临床前期受试者所采取的预防性措施，且对后续研究纳入有 AD 征象认知障碍的患者，在知情同意层面均有参考价值。

2.1 受试者选择的原则

针对 AD 患者是否具备自主决策、知情同意参与试验研

究过程的资格，研究者可从理解能力、评价能力、推理能力及表达能力等方面进行测定，以评估其是否具备针对问题进行自主决策判断的能力[20-21]。其次，为了提高判断评价的准确性，研究者可参考麦克阿瑟临床研究知情同意能力评估工具（MacArthur Competence Assessment Tool for Clinical Research，MacCAT-CR）进行半结构式访谈，针对相应内容对受试者决策能力进行综合评测[22-23]。然而，当评估结果提示患者缺乏足够的知情同意能力时，是否将所有不具备知情同意能力的患者排除在试验之外？这个过程也出现 2 个基本的伦理学问题。其一，受试者参与研究的潜在受益问题，即把缺乏知情同意能力的部分排除在外，或许会剥夺受试者接受潜在获益性干预的合法权利，不利于相关临床结局效应的改善。其二，涉及研究的科学有效性问题，即一个设计严谨的研究，不仅要有合理的风险评估，力求避免受试者暴露于过多风险或参与开发性的高危试验，也迫切要求注重研究的科学价值及社会效益。如果 AD 研究仅纳入那些有知情同意能力的部分受试者，进行试验的样本将很可能不具有广义人群代表性，相关结论也不能外推至其他区组人群，这在一定程度上削弱了研究的外在效度。

2.2 尊重受试者作出同意/反对抉择原则

针对那些可能被纳入试验但缺乏知情同意能力的成年受试者，研究者需充分尊重其自主决策的权利，给予其相应同意参与或拒绝参与的选择。然而，对于参与试验的受试者，认知障碍相关研究语境下同意/反对的定义目前备受争议，如 AD 疾患本身病况的干扰及其引起的决策层面的抵触等。为此，"同意"可概括为"一个针对参与研究程序选项作出肯定的协议，该协议允许以口头表达或非语言暗示参与等形式来实现，贯穿在受试者参与试验的初始阶段及研究过程的任何环节"；"反对"则可概述为"受试者根据口头或非语言提示性方式，对参与试验研究程序作出拒绝参与的抉择，同时受试者对其不赞成的决定有权不作任何解释"[24-27]。其次，"受试者可以同意参与某些试验程序，也保留不参与某些流程的权利"。然而，仅依据尊重受试者作同意/反对的抉择，并不能对那些参与试验却缺乏知情同意能力的受试者进行有效可行的保护，这个过程需考虑知情同意层面的决策授权代理，综合衡量。

2.3 研究批准审核原则

尽管或许有的代理人员及机构获授必要裁决的权利，在一定范围内可决定受试者是否参与试验研究，但是对于大于最小风险的研究或不具直接受益前景的开发性试验，急需采取必要措施予以特殊的保护，如限制某些与患者认知决策能力相关研究类型。其次，试验研究监管的过程也可以根据风险大小进行评估。如有学者提出伦理委员会审议上述项目时，可参考两步风险评估模式[27-28]。其一，

"针对与受试者潜在受益相关的研究要素，可进行全面综合的风险评估"。其二，"针对那些对受试者不具有直接受益的研究要素，在风险测评时其程度不可大于最小风险，且此类风险可经由当前所获取的科学知识进行合理平衡"。另外，针对无知情同意能力的受试者，可综合评估其必要性要求及主体条件资格。必要性要求，指"纳入试验的对象，必须是知情同意决策能力缺乏的受试者，因此类人群参与对该研究必不可少"。主体条件资格，指"纳入认知功能受损的受试者进行试验研究，其前提须考虑到相配套的条件，即为受试者在缺乏抉择能力情况下提供相应措施，对相应的风险/受益阈值进行综合权重。"[24, 29]

2.4 研究预先指示与患者偏好预测

即使某些限制性试验类型最终允许纳入认知能力受损的患者，其过程仍存在不少争议性问题。如果患者符合此类试验的入组资格，将其纳入研究对受试者来说是否为最佳选择？当授权代理的人员或机构面临此类判断时，研究预先指示与患者偏好预测可为辅助决策提供参考依据。首先，患者在出现认知障碍之前，或许已对某些特定类型的研究作出同意/反对的决定、患者可承受风险/受益权重以及已有患者表现痛楚或抗拒时需采取的配套措施等。当前痴呆临床研究取得了一定的进展，如疾患发病率的飙升、根据基因遗传、病理标志物相关数据对早期疾患风险检测的能力等，这在一定程度上促进相应的研究预先指示进

程[30]。鉴于此类研究预先指示存在随访更新偏低、代理抉择人员在为能力缺失患者决策时备受困扰等问题，有学者研发了患者偏好预测工具[31]，即根据患者性别、宗教信仰等固有特性，创建基于治疗和研究两层维决策体系，并估算相匹配的患者最可能采取的抉择选项。患者偏好预测的估算可辅助代理决策人员及临床医师，为能力缺失患者的试验研究选择提供参考依据。该过程同样需要考虑并维持传统代理决策。尽管代理决策人员在为患者决策过程中被授予必要的裁决权利，但这并非寄望代理决策可高准确度地预测患者本身的抉择选项，而是患者相信他们授权的代理可以辨别哪些决定对患者本身是最佳选择，特别在患者本身决策困惑或无法获取患者稳定可靠的偏好预测的情况下[32-33]。因此，如果研究过程中代理决策可以体现其固有价值，并且机构伦理委员会对涉及能力缺失患者的相关试验风险程序进行限制性审核，上述针对研究预先指示与患者真实想法预测的困扰将极大降低，由此引申的伦理学问题也可有效解决。另外，上述方法通常是互补的，如机构伦理委员会可以对涉及认知能力受损患者的研究进行风险评估、合理调整和风险规避，为痴呆病况的患者指派可以信任的代理决策人员或机构进行抉择。该过程采取多层维辐合的伦理保护措施（见表1），可以在两者之间力趋平衡，既保证对研究有益的相关试验顺利开展，也可确保充分尊重受试者自主决策的权利，最大化地保障患者的合法权益。

表1 认知障碍及相关疾患试验研究设计及伦理审核要点

类别	梗概
风险识别	AD预防性试验风险/受益比问题； 受试者诊疗隐私风险、受辱/歧视问题； 知情同意问题； 研究预先指示与患者偏好预测问题； 批准研究的审核原则问题
研究设计阶段的伦理要点	在认知功能正常者身上可同样进行的研究→优先选择为受试者； 对探索某些严重认知障碍病因及治疗的研究→可考虑纳入→不高于研究的最小风险； 细化方案所规定的医学筛选标准→降低治疗研究程序产生不良反应的可能性； 充分保护受试者隐私及所收集信息机密性→可识别身份的"敏感"信息要有安全措施； 完善知情同意的程序→提高受试者自主决策的可能性； 对认知障碍无知情同意能力或因病情恶化暂丧失能力的患者→由其法定代理人代其行使知情同意权利→同时尊重"能力低下者"本人的意愿
伦理审查要素	受试者的选择原则； 风险的程度与风险最小化原则； 知情同意程序及代理人资格限定； 保护隐私数据及研究健康信息； 对弱势群体尊重及本体有利原则
辅助措施	质量管理全程化建设：构建机构受试者保护体系及公共交互平台，对研究的管理与技术操作过程进行标准化，识别并控制风险； 规范性制度建设："设岗-培训-监管-立法"，完善认知障碍患者监护制度，优化医院伦理培训机制，建立研究者与伦理委员的良好沟通，提高研究者的伦理意识，规范研究者的科研行为实践，确保研究科学性与伦理合理性； 其他

中国新药注册与审评技术双年鉴（2016—2017）

3 总结

当前不同程度认知障碍的疾患阶段性研究，导致系列不同的伦理学问题，特别关于隐私保障、知情同意及风险受益等受试者保护问题，急需综合评估，统筹兼顾，以优化伦理决策实践（见表1）。这过程并不仅仅涉及医学研究与卫生保健的决策，还包括所有牵涉其中的如潜在受试者、临床医师、研究者及社会公众等所致影响效应，都需要全面权重评估；急需从研究科学性与伦理合理性层面进行综合分析，在维持试验研究有序开展的同时，采取特殊措施对认知障碍弱势受试者的权利进行最优化的保护；同时有必要兼合跨学科多层维专业知识，从伦理、法律、经济、社会效应到政治国策理论方面，展开深入广泛的社会探讨。

志谢： 感谢药学研究领域王宁生教授及伦理研究领域梁兆晖老师、王璐老师等专家给予的指导帮助！

参 考 文 献

［1］ MOORE A, PATTERSON C, LEE L, et al. Fourth Canadian consensus conference on the diagnosis and treatment of dementia: recommendations for family physicians ［J］. *Can Fam Physician*, 2014, 60（5）: 433 – 438.

［2］ CUMMINGS JL, DUBOIS B, MOLINUEVO JL, et al. International work group criteria for the diagnosis of Alzheimer disease ［J］. *Med Clin North Am*, 2013, 97（3）: 363 – 368.

［3］ AGGARWAL NT, SHAH RC, BENNETT DA. Alzheimer's disease: unique markers for diagnosis and new treatment modalities ［J］. *Indian J Med Res*, 2015, 142（4）: 369 – 382.

［4］ 曾令烽, 刘军, 潘建科, 等. 生物样本研究数据环境与受试者隐私保护伦理问题 ［J］. 世界科学技术-中医药现代化, 2015, 17（7）: 24 – 33.

［5］ BRADLEY-WHITMAN MA, LOVELL MA. Biomarkers of lipid peroxidation in Alzheimer disease（AD）: an update ［J］. *Arch Toxicol*, 2015, 89（7）: 1035 – 1044.

［6］ SPERLING RA, AISEN PS, BECKETT LA, et al. Toward defining the preclinical stages of Alzheimer's disease: recommendations from the National Institute on Aging-Alzheimer's Association workgroups on diagnostic guidelines for Alzheimer's disease ［J］. *Alzheimers Dement*, 2011, 7（3）: 280 – 292.

［7］ REIMAN EM, LANGBAUM JB, TARIOT PN, et al. CAP-advancing the evaluation of preclinical Alzheimer disease treatments ［J］. *Nat Rev Neurol*, 2016, 12（1）: 56 – 61.

［8］ BUDSON AE, SOLOMON PR. New diagnostic criteria for Alzheimer's disease and mild cognitive impairment for the practical neurologist ［J］. *Pract Neurol*, 2012, 12（2）: 88 – 96.

［9］ RAJAN KB, WILSON RS, WEUVE J, et al. Cognitive impairment 18 years before clinical diagnosis of Alzheimer disease dementia ［J］. *Neurology*, 2015, 85（10）: 898 – 904.

［10］ ALCOLEA D, MARTINEZ-LAGEP, SANCHEZ-JUANP, et al. Amyloid precursor protein metabolism and inflammation markers in preclinical Alzheimer disease ［J］. *Neurology*, 2015, 85（7）: 626 – 633.

［11］ DUBOIS B, FELDMAN HH, JACOVA C, et al. Advancing research diagnostic criteria for Alzheimer's disease: The IWG-2 criteria ［J］. *Lancet Neurol*, 2014, 13（6）: 614 – 629.

［12］ ROBERTS JS, UHLMANN WR. Genetic susceptibility testing for neurodegenerative diseases: Ethical and practice issues ［J］. *Prog Neurobiol*, 2013, 110: 89 – 101.

［13］ HOGE SK, APPELBAUM PS. Ethics and neuropsychiatric genetics: a review of major issues ［J］. *Int J Neuropsychopharmacol*, 2012, 15（10）: 1547 – 1557.

［14］ BESSER AG, SANDERSON SC, ROBERTS JS, et al. Factors affecting recall of different types of personal genetic information about Alzheimer's disease risk: the REVEAL study ［J］. *Public Health Genomics*, 2015, 18（2）: 78 – 86.

［15］ ASHIDA S, KOEHLY LM, ROBERTS JS, et al. The role of disease perceptions and results sharing in psychological adaptation after genetic susceptibility testing: the REVEAL Study ［J］. *Eur J Hum Genet*, 2010, 18（12）: 1296 – 1301.

［16］ CALLAHAN BL, RAMIREZ J, BEREZUK C, et al. Predicting Alzheimer's disease development: a comparison of cognitive criteria and associated neuroimaging biomarkers ［J］. *Alzheimers Res Ther*, 2015, 7（1）: 68.

［17］ SPERLING RA, RENTZ DM, JOHNSON KA, et al. The A4 study: stopping AD before symptoms begin? ［J］. *Sci Transl Med*, 2014, 6（228）: 228fs13.

［18］ 国家食品药品监督管理局. 药物临床试验质量管理规范（GCP）（局令第3号）［EB/OL］.（2003 – 08 – 06）［2016 – 2 – 18］. http: //www. sda. gov. cn/WS01/CL0053/24473. html.

［19］ 国家食品药品监督管理局. 药物临床试验伦理审查工作指导原则（局令第436号）［EB/OL］.（2010 – 11 – 02）［2016 – 2 – 18］. http: //www. sda. gov. cn/WS01/CL0058/55613. html.

［20］ LEPPING P, STANLY T, TURNER J. Systematic review on the prevalence of lack of capacity in medical and psychiatric settings ［J］. *Clin Med*, 2015, 15（4）: 337 – 343.

［21］ RADZIEWICZ RM, DRISCOLL A, LAVAKUMAR M. Assessment and management of patients who lack decision-making capacity ［J］. *Nurse Pract*, 2014, 39（3）: 11 – 15.

［22］ RUBRIGHT J, SANKAR P, CASARETT DJ, et al. A memory and organizational aid improves Alzheimer disease research consent capacity: results of a randomized, controlled trial ［J］. *Am J Geriatr Psychiatry*, 2010, 18（12）: 1124 – 1132.

［23］ MORAN-SANCHEZI, LUNA A, PEREZ-CARCELESMD. Assessment of capacity to consent to research among psychiatric outpatients: prevalence and associated factors ［J］. *Psychiatr Q*, 2016, 87（1）: 89 – 105.

[24] BLACK BS, WWCHSLER M, FOGARTY L. Decision making for participation in dementia research [J]. *Am J Geriatr Psychiatry*, 2013, 21 (4): 355 – 363.

[25] OVERTON E, APPELBAUM PS, FISHER SR, et al. Alternative decision-makers' perspectives on assent and dissent for dementia research [J]. *Am J Geriatr Psychiatry*, 2013, 21 (4): 346 – 354.

[26] DUNN LB, FISHER SR, HANTKE M, et al. "Thinking about it for somebody else": Alzheimer's disease research and proxy decision makers' translation of ethical principles into practice [J]. *Am J Geriatr Psychiatry*, 2013, 21 (4): 337 – 345.

[27] BLACK BS, RABINS PV, SUGARMAN J, et al. Seeking assent and respecting dissent in dementia research [J]. *Am J Geriatr Psychiatry*, 2010, 18 (1): 77 – 85.

[28] Alzheimer's Association. Research consent for cognitively impaired adults: recommendations for institutional review boards and investigators [J]. *Alzheimer Dis Assoc Disord*, 2014, 18 (3): 171 – 175.

[29] KARLAWISH JH. Research involving cognitively impaired adults [J]. *N Engl J Med*, 2003, 348 (14): 1389 – 1392.

[30] 任漪清, 魏文石. 阿尔茨海默病的诊断进展 [J]. 世界临床药物, 2014, 35 (7): 394 – 398.

[31] RID A, WENDLER D. Treatment decision making for incapacitated patients: is development and use of a patient preference predictor feasible? [J]. *J Med Philos*, 2014, 39 (2): 130 – 152.

[32] BROCK DW. Reflections on the patient preference predictor proposal [J]. *J Med Philos*, 2014, 39 (2): 153 – 160.

[33] DRESSER R. Law, ethics, and the patient preference predictor [J]. *J Med Philos*, 2014, 39 (2): 178 – 186.

临床研究中艾滋病受试者权益保护的主要问题和对策

郑 君[1], 杨志云[1], 李 鑫[1], 盛艾娟[3], 李义庭[2], 宋 蕊[1]

(1 首都医科大学附属北京地坛医院, 北京 100015; 2 首都医科大学, 北京 100069; 3 首都医科大学附属北京佑安医院, 北京 100069)

摘 要 通过对临床研究艾滋病受试者的深入调研, 分析艾滋病受试者权益保护的实施现状, 探索可能的影响因素并提出相应的建议。**方法**: 选取 2014 年 4 月—2014 年 10 月北京 2 家三级甲等医院临床研究的 130 例艾滋病受试者, 收集性别、年龄、学历、年收入、参加临床研究的经历、对自身权益的认知、态度、行为选择等指标, 对数据进行统计学分析。**结果**: 临床研究对艾滋病受试者做到了较好的保护, 但艾滋病受试者知情同意的签署仍存在干扰因素且其隐私保护存在死角。**结论**: 主要原因在于艾滋病受试者对自身权益和临床研究认知的缺乏、艾滋病受试者个性化治疗的需要与临床研究标准化方案的矛盾、受试者权益保护存在风险漏洞等。针对这些问题, 参考被调查者的意见, 本研究建议通过加强培训、伦理审查和过程监管, 并出台相关政策以改善临床研究艾滋病受试者权益保护的现状, 从而更好地保护受试者权益。

近年来, 临床研究中出现的一些不良事件, 引发了学术界和社会公众对受试者权益的关注。《赫尔辛基宣言》明确指出临床研究必须在保障受试者权益的基础上开展, 尤其要给予脆弱人群特别的保护。由于艾滋病受试者的社会地位和生存状况均不容乐观, 对其保护自然要更加严密。现有的《传染病防治法》、《艾滋病防治条例》等均提出临床研究应保护艾滋病受试者, 但未明确具体的操作方法和步骤。因此, 为了确切地了解临床研究中艾滋病受试者权益保护的现状, 找出权益保护中的薄弱环节, 分析原因, 探索解决办法, 更好保护地艾滋病受试者的安全、健康和权益, 特开展本研究。

资料与方法

1 研究对象

以参与北京某 2 家三级甲等传染病医院临床研究的艾滋病受试者作为调研对象。采用同样的调研流程和内容在这 2 家医院开展调研。调研内容包括一般内容和针对性内容。一般内容包括性别、年龄、学历、年收入、参加临床研究的经历等。针对性内容包括艾滋病受试者对自身权益的认知、态度、行为选择以及临床研究中艾滋病受试者权益保护的实施、运转和监管情况。

2 工具

在广泛梳理有关临床研究艾滋病受试者权益文献资料的基础上，自行编制问卷。结合小范围的预调研和专家评估意见修改后，认为该问卷符合"目的明确性、题项的适当性、调查对象合适性"的原则，定稿印制。发放调查问卷 135 份，回收 130 份，有效回收率达 96%。收回的 130 份问卷中，部分问卷只回答了部分问题，详见各部分调查结果。

3 统计方法

采用 SPSS 17.0 建立数据库，双机同步录入。逻辑审核后，使用 SPSS 17.0 进行数据统计分析。运用描述性分析对数据进行统计分析。

结　果

1 基本情况

1.1 人群特征

调研发现（如表 1 所示），被调查对象主要以 40 岁以下的中青年男性为主，受教育程度和经济水平一般，多数没有参与临床研究的经验。130 名受试者中，按照性别划分：男性 98 名（75.4%），女性 32 名（24.6%）；按照年龄划分：20~30 岁受试者 68 名（54.8%），31~50 岁受试者 52 名（41.9%），51~70 岁受试者 4 名（3.2%），6 名未回答；按照学历划分：没有学历者 9 名（7.3%），小学学历者 23 名（18.7%），中学或中专学历者 38 名（30.9%），大专或本科学历者 46 名（37.4%），研究生学历者 7 名（5.7%），7 名未回答；按年收入划分：没有年收入者 18 名（14%），年收入在 2 万元以下者 12 名（20%），年收入在 2~6 万元之间者 29 名（48%），年收入在 6 万元以上者 14 名（23%），1 名未回答；按参与临床研究的经验划分：有临床研究经验者 37 名（29.1%），无临床研究经验者 90 名（70.9%），3 名未回答。

表 1　受试者人群特征

条目	学历					性别		年龄/岁			收入				临床研究参与经验
	无	小学	中学或中专	大专或本科	研究生	女	男	20~30	31~40	41~60	无	2 万元以下	2~6 万元	6 万元以上	有
频次	9	23	38	46	7	32	98	68	52	4	18	26	57	28	37
百分比/%	7.3	18.7	30.9	37.4	5.7	24.6	75.4	54.8	41.9	3.2	14	20.2	44.2	21.7	29.1

1.2 参加临床研究的动机

调查结果表明，艾滋病受试者参加临床研究的主要动机是获得更好的治疗机会。艾滋病受试者通常是从艾滋病患者中招募的，治愈自身疾病始终是他们最关心的问题[1]。如表 2 所示（多选题），被调查的 130 名受试者中，101 名（77.7%）希望有机会获得更好的治疗；51 名（39.2%）希望可以减轻经济负担；41 名（31.5%）是听从了研究者的建议而参加研究；20 名（15.4%）希望为治愈更多的人贡献自己的力量；4 名（3.1%）因听从了家人的建议而参加研究；1 名（3.1%）因希望得到医生的重视而参加研究。

表 2　受试者参加临床研究的动机

选项	频率	百分比/%
获得更好的治疗	101	77.7
减轻经济负担	51	39.2
听从研究者的建议	41	31.5
听从家人的建议	4	3.1
希望治愈更多的人	20	15.4
希望得到医生的重视	1	0.8

2 受试者权益认知情况

如表 3 所示，130 名受试者中，17 名（13.1%）意识到受试者应享有知情同意权和隐私权；15 名（11.5%）意识到受试者应享有知情同意权、受尊重权、隐私权、经济补偿权、自主权以及免费治疗权和赔偿权等权益；9 名（6.9%）意识到受试者应享有知情同意权、受尊重权、隐私权、自主权以及免费治疗权和赔偿权等权益；8 名（6.2%）意识到受试者应享有知情同意权、受尊重权和隐私权；其余 81 名（62.3%）对受试者权益的范围认知观点比较零散。

表 3　受试者权益范围的认知情况

选项	频率	百分比/%
知情同意权和隐私权	17	13.1
知情同意权、受尊重权、隐私权、经济补偿权、自主权以及免费治疗权和赔偿权	15	11.5
知情同意权、受尊重权、隐私权、自主权以及免费治疗权和赔偿权	9	6.9
知情同意权、受尊重权和隐私权	8	6.2
其他	81	62.3

3 受试者权益保护情况

3.1 研究前培训情况

如表4所示，130名受试者中，73名（56.2%）接受了培训；54名（41.5%）接受了一部分培训；3名（2.3%）没有接受培训。

表4 受试者权益保护实施情况

类别	选项	频次	百分比/%
研究前培训情况	有	73	56.2
	有一些	54	41.5
	不清楚	3	2.3
受试者经济补偿	有	24	19
	有一些	36	28
	没有	58	45
	不清楚	12	9
受试者隐私保护	有	62	48
	有一些	48	37
	没有	0	0
	不清楚	17	13
研究监管	有	35	29
	有一些	29	24
	没有	5	4
	不清楚	54	43.9

3.2 临床研究监管情况

如表4所示，123名临床研究艾滋病受试者中，35名受试者（29%）在研究过程中受到了监管；29名受试者（24%）在研究过程中受到了一定的监管；5名受试者（4%）在研究过程中未受到监管；54名受试者（43.9%）不清楚研究过程是否受到监管。本研究主要调研的是医学伦理委员会对临床研究的监管。

3.3 受试者经济补偿情况

如表4所示，130名受试者中，24名（19%）得到了经济补偿；36名（28%）得到了一定的经济补偿；58名（45%）没有得到经济补偿；12名（9%）不清楚是否得到经济补偿。

3.4 受试者隐私保护情况

如表4所示，127名临床研究艾滋病受试者中，62名（48%）表示实施了隐私保护措施；48名（37%）表示实施了一定的隐私保护措施；17名（13%）不清楚是否实施隐私保护措施。

4 对受试者权益保护的观点

4.1 存在的问题

如表5所示（多选题），被调查的130名受试者中，50

名（38.5%）认为需要进一步尊重受试者自主决定的权利；58名（44.6%）认为需要加强受试者隐私保护工作；54名（41.5%）认为需要加强对受试者的医学科普知识的培训；44名（33.8%）认为需要加强受试者知情同意的落实。

表5 受试者对自身权益保护工作的观点

类别	选项	频次	百分比/%
受试者权益保护中存在的问题	尊重受试者自主决定的权利	50	39
	加强受试者隐私保护工作	58	45
	加强对受试者的医学科普知识的培训	54	42
	加强受试者知情同意的落实	44	34
受试者建议的改进措施	出台法律对临床研究受试者权益进行保护	85	65
	充分发挥伦理审查委员会的作用	19	15
	为受试者提供保险，以保障受试者可以获得损害补偿	67	52
	加强临床研究人员和受试者的相关培训	31	24

4.2 改进措施

如表5所示（多选题），130名受试者中，85名（65%）建议出台法律对临床研究受试者权益进行保护；19名（15%）建议充分发挥伦理审查委员会的作用；67名（52%）建议为受试者提供保险，以保障受试者可以获得损害补偿；31名（24%）建议加强临床研究人员和受试者的相关培训。

5 对受试者权益保护的其他建议

调研同时还设置了征求临床研究艾滋病受试者权益保护的建议的开放性问题，归纳受试者的答案，主要涉及以下几方面。第一，希望全面了解与艾滋病相关的所有信息，尤其是艾滋病的最新诊治进展、国内外前沿的科研成果、所参加研究的进展情况、实验室检查结果指标的含义等。第二，对开展艾滋病临床研究表示认可和支持，希望继续延续相关研究，研制出新型艾滋病疫苗和有效治愈艾滋病的药物。第三，希望和研究者有更多的沟通，进一步尊重受试者的知情同意权和受尊重权。受试者希望研究者在复查或随访前再次提醒检查时间、是否空腹等具体要求。同时，多了解他们的生活情况，更多地去帮助他们改善生活质量。第四，希望获得一定的现金形式的经济补助。

中国新药注册与审评技术双年鉴（2016—2017）

讨　论

1 临床研究艾滋病受试者权益保护的实施整体较好，但仍存在一些问题

整体来看，临床研究艾滋病受试者权益受到了较好的保护。在培训开展（97.7%）、临床研究监管（53%）、经济补偿（47%）、隐私保护（86%）等方面的实施情况，艾滋病受试者均给予了认可。仔细思考，仍可发现知情同意权和隐私权的落实仍不理想。

1.1 艾滋病受试者的知情同意的签署存在干扰因素

知情同意是指受试者在充分理解临床研究的必要信息后，在完全自愿的情况下，做出是否参与研究的决定，并在决定参与后，书面签署知情同意书[2-3]。从这一内涵来判断，知情同意决定是由受试者本人做出的，并以签署知情同意书为体现。然而，本调研中仍有受试者是听从研究者（31.5%）或家人（3.1%）的建议而参加研究的。那么这些受试者知情同意书的签署能否代表其真实意愿就有待商榷了。

现有文献提示[4-5]，因知情同意所引发的受试者侵权事件众多，维权耗费了受试者大量的时间、经济和情感。江苏省首例试药者维权事件、"黄金大米"事件等案件均是这样的例子。尽管这些案例并不是针对艾滋病的临床研究，但值得我们警醒。艾滋病的临床研究务必要尊重实受试者的真实意愿，保障受试者知情同意权。

1.2 艾滋病受试者的隐私保护存在死角

受试者隐私保护是临床研究开展的前提条件之一。受试者隐私主要包括受试者的基本情况（姓名、住址、电话）、健康状况（疾病诊断、就诊情况、理化检查结果）、临床研究的信息以及其他相关个人信息，对其要有全面严密的保护措施[6]。临床研究对受试者相关资料的整理、储存和利用，严格按照"专人负责"、"不外传"、"不外泄"、"不买卖"的保密原则进行保护，并在研究资料达到保存期限时，及时销毁。但本次调研表明，仍有部分受试者不清楚这些措施，提示艾滋病受试者隐私保护存在死角。由于艾滋病可能带来社会歧视，艾滋病受试者对相关信息更为敏感，希望他们参加研究的信息也要保密[7]。受试者隐私保护的死角无疑为其埋下了隐患。

2 临床研究艾滋病受试者保护问题的产生有多方面原因

2.1 艾滋病受试者对自身权益的认知缺乏

艾滋病受试者对自身的权益认知还不够全面。调研过程中，他们常常抱怨，由于艾滋病常常受到周围人的歧视，并存在认为自己没有爱他人的资格和自卑的心理[8-9]。自卑心理导致艾滋病受试者轻视自身能力，不认为自己具备有

效认知自身权益的能力。调研结果也表明仅有小部分人群（11.5%）知道自己所享有的所有权益。

意识指导行为。受试者的自我保护意识是建立在对自身权益认知的基础上的[10]。他们对此认知的缺乏不利于其保持警惕性，识别可能侵犯其权益的因素。本次调研中，部分受试者以研究者（31.5%）或家人（3.1%）的建议为自己的意愿决定参加临床研究就是一个典型例子。如果这种自身权益认知的缺乏继续发展下去，其后果令人担忧。

2.2 艾滋病受试者愿望与临床研究目的矛盾

艾滋病受试者期望更好地治疗疾病的愿望与临床研究寻求治愈疾病标准治疗的目的存在矛盾[11]。尽管绝大多数的艾滋病患者经标准化的抗病毒治疗可有效抑制 HIV 复制，但仍有个别人仍对此无效。艾滋病同时存在多种并发症，其种类和轻重，因人而异。这种个体性的差异要求为每一位艾滋病患者都制定个性化的治疗方案。艾滋病患者参加临床研究后，其身份由患者转换为受试者。由于临床研究是为了找出治愈某一类疾病的标准化治疗方案，因此无法满足不同艾滋病受试者的个性化治疗方案的需要。当临床研究方案无法有效抑制受试者 HIV 复制或者控制并发症时，受试者期待得到更好治疗的期望直接落空[12-13]。这种落差直接对受试者的生活和心理造成较大的负面影响。艾滋病受试者对临床研究的高期望与这种现实的矛盾决定了二者思考的出发点的不同，最终导致行为差异。

2.3 艾滋病受试者对临床研究的认识缺乏

临床研究与治疗不同，需要统一标准，严格实施研究方案[14]。当受试者将临床研究与治疗真正区别开之后，更有助于其识别自己可能面临的风险和不便，进而评估自己是否有能力承担这些因素带来的后果，并在加入研究前做好心理建设和预先防护措施。

然而，调研显示，多数艾滋病受试者受教育水平不高（94.3%的受试者为本科以下学历）、缺少参加临床研究经验（70.9%受试者首次参加临床研究）且研究前的培训仍有不足（2.3%受试者未接受培训）。对临床研究认知的缺乏，导致仍有受试者不清楚或不知道研究的经济补偿（54%）、隐私保护（13%）及监管（47.9%）的实施。

由于这些受试者对临床研究认知的缺乏，其对自己所处环境并不了解，不能有效识别侵犯自身权益的因素、察觉自己面临的潜在风险，不利于其有效保护自己。

2.4 艾滋病受试者权益保护存在风险漏洞

临床研究实施中的漏洞将成为潜在风险攻击的薄弱点，并引发一系列其他风险。调研结果显示仍有受试者未接受培训（2.3%），不知道或不清楚监管（47.9%）和隐私保护（13%）的实施，表明临床研究仍存风险漏洞。这些漏洞可能引发冲突、经济等问题，更有可能触发受试者心理和生理健康问题[15]。

3 临床研究艾滋病受试者权益保护的建议

3.1 加强培训，并以此作为主要的宣传和沟通机制

这一建议基于以下几点原因。第一，艾滋病受试者的经济水平一般，受教育水平一般，自主学习相关知识困难。第二，他们缺乏对自身权益和临床研究的认知。第三，他们认为有必要加强医学科普知识的培训。第四，他们提出了加强与研究者沟通的要求。采用内容丰富形式多样的培训，一方面可以更好地宣传临床研究相关知识，另一方面可以促进艾滋病受试者和研究者的沟通。在内容设置时，尤其要考虑艾滋病受试者歧视问题和自卑的心理特点，帮助他们疏导负面情绪，正确看待自己；给予他们更多的关爱，加强他们的自爱和自信。培训是十分必要且有益的，应当长期开展，并形成一种制度[16]。

3.2 强化伦理审查和监管以防范风险漏洞

通过全面的伦理审查和监管，可以预先降低艾滋病受试者权益保护风险。伦理审查是艾滋病受试者权益保护的第一道防线。这一道防线越牢固越有利于减少风险漏洞。伦理审查首先要解决的是临床研究开展的必要性，即受试者从临床研究的获益大于其所冒风险。其次，伦理审查需要审查临床研究的科学性，即临床研究有利于以受试者为代表人群的健康。通过这一评估判断，伦理审查在原则性问题上首先为受试者进行了把关，此项临床研究可以保证对受试者权益的保护。临床研究对受试者权益保护各项措施的落实则靠过程监管来敦促。因此，抓好伦理审查和过程监管者两只"抓手"，有助于防范受试者权益保护的风险漏洞。

3.3 颁布保护艾滋病受试者的专项政策，明确为临床研究和艾滋病受试者强制购买保险的要求

以专项政策的形式明确对艾滋病受试者权益保护的要求，推出为其购买强制保险的规定。现状仍存在以下几方面问题。第一，由于艾滋病受试者愿望与临床研究目的本质差异，导致难以通过伦理规范这种自律的形式规范受试者权益保护措施。第二，专项政策缺失。《涉及人的生物医学研究伦理审查办法》、《药物临床试验伦理审查工作指导原则》等规章明确提出临床研究应保护受试者，但并未说明对艾滋病受试者的保护要求[17-18]。现有《传染病防治法》、《艾滋病防治条例》虽明确了对艾滋病受试者保护的必要性，但由于缺少具体的操作规范，也未能解决社会歧视等问题[19]。第三，调研显示，艾滋病受试者对出台专项法律的呼声最高（65%），其次是为他们购买保险（52%）。第四，针对临床研究的风险漏洞，一方面可以通过专项政策规范具体的标准操作规程，一方面可以采用保险的方式最大限度地弥补艾滋病受试者的损失。基于以上几点考虑，本研究建议尽早颁布专项政策以明确艾滋病受试者权益保护和强制为其购买保险的具体要求。

总体来说，临床研究较好地保护了艾滋病受试者，但在知情同意和隐私权的具体保护过程中，还存在不足。针对这些问题，本研究建议从强化培训、伦理审查、过程监管和颁布专项政策等几方面着手，从而更好地保证对受试者的"尊重、公正、有利、不伤害"。随着细胞生物学、计算机科学等科学技术的发展，DNA疫苗等艾滋病相关临床研究将迎来更多新的风险，这需要我们大家共同面对、携手解决[20]。

参 考 文 献

[1] 陈元方，邱仁宗. 生物医学研究伦理学［M］. 北京，中国协和医科大学出版社，2003：87-88.

[2] JEFFORD M, MOORE R. Improvement of informed consent and the quality of consent documents ［J］. *Lancet Oncol*, 2008, 9 (5): 485-493.

[3] 邵蓉，张玥，魏巍，等. 药物临床研究受试者知情同意权法律保护之探析［J］. 上海医药，2011，32 (8)：409-412.

[4] 周晔. 新药临床试验中的侵权责任研究［D］. 成都：成都中医药大学，2014.

[5] 白彩珍，赵志刚，姚铁男. 药物临床试验伦理审查中常见问题及其对策［J］. 药品评价，2011，7 (4)：17-19.

[6] 郑君，马小龙，张瀛，等. 药物临床试验受试者权益保护的述评及策略探讨［J］. 中国医学伦理学，2014，27 (6)：790-793.

[7] 邱仁宗，翟晓梅. 生命伦理学概论［M］. 北京，中国协和医科大学出版社，2003：385.

[8] 郭世奎，王昆华，陈嘉勇，等. 艾滋病科研设计的伦理思考［J］. 医学与哲学（A），2014，35 (10)：38-40.

[9] 王琛，张健慧，朱虹，等.《艾滋病生物医学预防性临床试验伦理指南》介绍［J］. 中国艾滋病性病，2008，14 (3)：319-321.

[10] 王建明. 资源节约意识对资源节约行为的影响——中国文化背景下一个交互效应和调节效应模型［J］. 管理世界，2013 (8)：77-90，100.

[11] JERRY MERINIKOFF, EDWARD P RICHARDS. What the Doctor Didn't Say: The Hidden Truth About Medical Research ［M］. Oxford: Oxford University Press, 2006: 17.

[12] 郑君，李义庭. 药物临床试验研究者视角下的受试者权益保护情况调查研究——以北京某三甲医院药物临床试验机构的调查研究为例［J］. 中国新药杂志，2015，24 (15)：1754-1759.

[13] 郑君，李义庭. 药物临床试验传染病受试者视角下的受试者权益保护研究［J］. 中华实验和临床感染病杂志（电子版），2015，9 (5)：714-717.

[14] 郑君. 药物临床试验受试者权益保护的实施现状研究［D］. 北京：首都医科大学，2016.

[15] 肖淑辉，李玉英，王金凤. HIV/AIDS病人及其亲属的心理状态和相关心理社会因素的质性研究［J］. 中国艾滋病性病，2013，1 (19)：61-63.

[16] 姜萍，殷正坤. 人体研究中的知情同意问题研究综述［J］. 哲学动态，2002 (12)：29-32.

［17］国家卫生计生委.《涉及人的生物医学研究伦理审查办法》（中华人民共和国国家卫生和计划生育委员会令第11号）［EB/OL］.［2016-10-12］.http：//www.nhfpc.gov.cn/fzs/s3576/201610/84b33b81d8e747eaaf048f68b174f829.shtml.

［18］国家食品药品监督管理局.关于印发药物临床试验伦理审查工作指导原则的通知［EB/OL］.（2016-09-29）.http：//www.cfda.gov.cn/WS01/CL0058/55613.html.

［19］钟延旭，王宇明，梁淑英，等.艾滋病患者对"四免一关怀"知晓与建议的分析［J］.中国卫生事业管理，2011，11：877-879.

［20］顾觉奋.艾滋病疫苗的研究进展：挑战和曙光［J］.中国新药杂志，2014，23（20）：2399-2405.

创新药物临床试验风险与受试者保护

钟　皎，王丽萍

（南京医科大学附属无锡第二医院药剂科，无锡 214002）

摘　要　创新药物的临床试验因探索性强、技术复杂而致其高风险和风险多元化。目前，创新药物的快速发展使中国的临床试验面临诸多考验，尤其是如何规避试验风险、保护受试者的安全和权益方面的问题。本文主要从临床试验实施的环境和人员、方案设计、伦理审查、安全性监察、损害补偿等方面谈如何加强对受试者的保护。

药物临床试验是新药进入临床应用之前的一个至关重要、必不可少的中心环节，其研究对象的特殊性、收益和损失的不确定性等构成了其特殊的风险性。21世纪，我国"重大新药创制"科技重大专项实施后，一方面，大大推动了我国创新药物的研究进程，以仿制药物研发为主、临床试验以验证性研究为主要内容的时代逐渐向探索性强、风险性高、技术复杂的创新药物临床试验新时期转变；另一方面，中国的临床试验也将面临诸多考验，尤其急需在如何正确评估临床试验风险、如何正确规避风险、真正从源头上做到保护受试者等问题上累积经验和解决。本文主要分析创新药物的临床试验风险，并探讨如何规避风险，从而加强对受试者的保护。

1　创新药物的临床试验风险

1.1　创新药物临床试验风险的特点

创新药物的临床试验是一种探索性较强的研究[1]，其承担的风险不仅高且多元化。首先，其最主要的风险来自于药物本身，即能否将科学研究转化为受益于患者的药物，将临床前的研究成果顺利转化到临床，让创新药物的安全性与有效性被临床所接受，这是研究最关键的问题。这不同于仿制药物的临床试验。仿制药物的安全和疗效已经通过被仿制药进行了足够的验证，只需把控药物的生产技术和质量即可。第二，临床试验方案设计的高难度和复杂性带来的高风险。例如，0期临床试验对小范围人群进行"微

量"的探索研究；首次人体临床试验中起始剂量的确定、剂量递增方案，安全性观察指标以及临床试验终止标准等都是首创，不像验证性试验一样有可借鉴的文献和方案。第三，伦理审查方面带来的风险。随着科学技术的发展及研究日益复杂，伦理需要审查的临床试验范围不断拓宽，待审查的方案设计复杂、技术性高。由此可知，审查过程中对研究风险/受益的判定，以及能否确保风险已在可能的范围内最小化，做到从根本上保护受试者的权益，成为新时期伦理审查面临的挑战。第四，研究团队带来的风险。创新药物的临床试验更具新颖性和多样性，研究过程中会出现较多不可预知的问题，这都要求研究人员具备良好的研究素质和丰富的研究经验，合理处置突发事件，协调临床试验的各个环节，确保受试者的权益，顺利完成创新药物的临床研究。因此，如何既能最大程度地规避风险，又能获得最大的研究效果，是创新药物临床试验开展前需要认真思考的首要问题。

1.2　创新药物临床试验风险的评估

风险评估是为了可以更好地进行风险干预，保证风险消减、控制风险的范围和程度。创新药物因其独特性，在临床试验开展前，对于它的了解还局限于临床前的动物实验等资料，对在人体中的疗效和不良反应还处于不确定状态。因此，在进行创新药物临床试验前，申办方、研究者、伦理委员会等各方有责任充分预测和评价药物的安全性和疗效，尤其是安全性，需要重点预测不良反应的类型、发

中国新药注册与审评技术双年鉴（2016—2017）

生程度、发生率等。它们的预测可以充分参考来源于前期临床前关于药物自身特性的研究、动物实验、人体细胞、组织、器官水平等体外实验结果，以及结构类似的药物的临床试验数据。目前，为了更好地评估创新药物的临床研究风险，科研人员还会结合受试人群的个体因素、所处医疗环境等方面的信息，通过充分运用统计学的方法以及建立可信的数字评估模型对风险进行综合分析、鉴别和评估[2]。上述方法是目前创新药物运用较多的评判临床试验风险的方法，不仅可以减少主观偏移，还可以提高决策的效率和方案的科学性、伦理性，从而实现风险最小化的目标，保障受试者权益。

2 规避风险和保障受试者权益

药物临床试验的风险是客观存在的，不以人的意志为转移。由于风险是由许多因素引起的，因此通过人为干预、加强风险管理、运用科学化的决策来制定相关管理措施，可以尽可能地规避风险，实现风险最小化，保护受试者权益。对于创新药物而言，尤其要考虑试验的实施环境和人员、方案设计、伦理审查、安全性监察、损害补偿等方面。

2.1 实施环境和人员

对于开展创新药物临床试验的医院，除了必须取得国家药物临床试验机构资格外，还必须建立与创新药物相符的有效质量管理体系。机构要明确其监管职责，加强监管力度，要建立与创新药物临床试验相匹配的质控要点，做到每次质控后有评估、有记录、有整改和反馈。临床试验的开展严格遵循药物临床试验质量规范（good clinical practice，GCP），及时修订各类管理制度、应急预案、标准操作规程（standard operating procedure，SOP），以保证临床试验规范、顺利地实施。另一方面，机构也要加强对医院设备、场地、人员资质及培训等方面的监管，从多方面提升机构承接和开展创新药物临床试验的能力。

实施临床试验的主体主要是研究者，获得 GCP 培训证书是其开展临床试验的必备条件，同时，具有丰富临床试验实施经验和合作精神的研究团队是试验项目顺利开展、高质量完成的重要保证。在研究启动前，组织启动培训会，注重培训效果，必要时可以建立培训考核机制；明确研究团队的分工授权；注重演练相关应急预案的处理流程，加强研究者应对紧急事件的能力。在试验过程中，研究者要善于发现各种可疑点和安全隐患，力求使受试者最大程度受益和尽可能避免伤害，始终将受试者的安全、健康和权益放在首位。

2.2 方案设计

科学的试验设计是消除偏见、正确判断试验结果的保证，但与此同时也会给受试者带来设计方面的风险，如参加试验的受试者会被随机分配到试验组或安慰剂组，会因不能接受最终被证明更为有效的治疗的风险或面临不治疗、

延迟有效治疗的风险等。因此，创新药物在方案设计时，尤其要充分考虑排除对试验干预措施较为敏感或更易受伤害的个体或群体参与试验；采用安慰剂对照的试验，要有允许在无法忍受的症状发生时改用阳性药物的治疗的措施；采用双盲研究的试验，要制定允许破盲的机制，以便在试验过程中受试者状况恶化或发生不良事件需要干预时，可以获知受试者接受的是何种治疗。另外，需要建立提前终止研究的标准、特殊操作的 SOP，尤其要注重设计结合该创新药物特性的急救预案和急救 SOP 等。方案设计的科学性、严谨性是规避风险的重要措施之一，其设计始终要建立在对受试者安全、健康和权利的考虑高于对科学和社会利益的考虑之上，尽量避免将受试者暴露于不必要的风险中。

2.3 伦理审查

我国创新药物蓬勃发展的形势，对其临床试验伦理的审查能力提出了更高的要求。但是，虽然目前药物临床试验机构都设置了伦理委员会，对新药临床试验实行伦理审查，但是由于各中心伦理审查水平参差不齐，导致部分中心对试验风险、受试者的保护措施等方面的伦理审查不到位，尤其是创新药物首次人体临床试验的伦理审查能力较为欠缺，难以从伦理审查角度控制创新药物的临床试验风险，无法保障受试者权益。基于此，建议对伦理审查的资源进行整合，建立区域伦理委员会[3]，让其承担创新药物临床试验方案以及严重不良事件（serious adverse reaction，SAE）等的伦理审查职能，而各中心伦理委员会的职责可以重点放在审查本机构的综合实力以及保障受试者的安全方面，双方各司其职，最终获得与创新药物临床试验相匹配的伦理审查能力，由此提高伦理审查的规范性和加强对受试者的保护。

2.4 安全性监察

建立安全性监察是实现风险控制的重要手段之一，在美国，要求任何存在明显风险的试验必须设立数据安全监察委员会以避免受试者蒙受潜在的试验风险。在中国，国际多中心临床试验已经形成了较为完善的安全性监控组织，通过多方面的组织机构协作，如研究者、申办方、资料监控委员会等，从不同角度发挥安全监控作用，不断增强临床试验的安全性。随着国家对药物临床试验监管力度的加强，国内的新药临床试验实施的整体水平也在不断提高，临床试验中研究者和申办者对不良事件的监控意识也有所加强，监控措施也不断完善，但是与创新药物要求的相匹配的安全性监察仍存在差距。创新药物是一个全新的治疗药物，研究者对它的认识较少，而试验的开展又分散在各个中心。由于多方面原因，申办方缺乏对整个试验过程中出现的所有不良事件进行系统的监控和建立科学的评价机制。因此，在创新药物的临床试验中，尤其需要有一个专门的组织机构对试验中所有不良事件进行动态监控和及时汇总分析[2]。这种机构可以由临床、统计学、伦理学专家等成员组成，对临床试验的合理性进行

中国新药注册与审评技术双年鉴（2016—2017）

评估，并根据申办方提供的资料，及时提交安全性总结，预防不良事件的发生，即使发生也能够快速反应，高效处置，从而充分保障受试者的权益和安全。

2.5 制定合理补偿机制

因试验药物在人体上使用的安全性和有效性未知，受试者必然会在临床试验过程中承担一定的风险。尤其对于创新药物，临床试验的风险会加大，因此制定合理的补偿机制是非常必要的。目前补偿的来源主要有2个，一是根据临床试验协议规定由申办方提供，但是，对于风险承担能力较弱的申办方，面对数额较大的赔偿事件可能会无力赔偿，导致加重受试者的损害；另一个是在项目开展前，强制要求申办方购买保险，一旦发生药害事件，可以由保险公司补偿。但是，尽管申办者办理了保险，仍会因保险公司对索赔条件进行重重限制，致使受试者无法获得补偿。针对上述情况，有学者提出可以效仿发达国家的救济基金补偿的形式[4]，即在全国范围内设立一个基金会，对临床试验的药害事件进行补偿，此法既能及时给予受试者获得补偿，又能降低申办方开发新药的风险，可作为目前补偿来源的一个补充。因此，尽早建立完善的社会保障机制体系或者合理的保险制度，是规避临床试验风险的有效途径。

3 结语

我国药物临床试验尤其是创新药物临床试验发展迅猛，创新药物的新颖性、多样性和不良事件的不可预知决定了它的高风险性。为了有更多的创新药物能够进入临床，给患者带来福音，提高人民的生活质量，相关机构和人员不能回避或惧怕风险，应逐步积累规避风险的经验，并建立健全相关的安全性监察机构、完善各类补偿机制等，以适应创新药物临床试验发展的要求，达到满足人民群众不断增长的用药需求的最终目的。

参 考 文 献

[1] 许真玉，毕开顺. 简析我国创新药研究中需关注的几个问题 [J]. 中草药，2013，44（17）：2489-2492.
[2] 黄一玲，许莉，康健，等. 药物临床试验机构风险管理模式探讨 [J]. 中国新药杂志，2016，25（3）：305-309.
[3] 李见明，孙振球，高荣，等. 我国药物临床试验的现状与发展方向 [J]. 中国临床药理学杂志，2013，29（6）：473-476.
[4] 郑澜，邵蓉. 完善我国药物临床试验损害补偿体系探析 [J]. 现代商贸工业，2013，25（11）：157-159

关于在药物临床试验过程中保护精神类受试者权益的考虑

常麦会[1]，耿 莹[2]，赵德恒[2]，杨志敏[2]

（1 河南省新乡医学院第二附属医院，新乡 453002；
2 国家食品药品监督管理总局药品审评中心，北京 100038）

摘 要 药物临床试验是现代医学发展的重要支柱，是药物研发的必经环节，其迅猛发展的同时也带来了诸多问题，如受试者（特别是与其他适应证受试者相比具有特殊性的精神类受试者）的合法权益受到侵害的事时有发生，如何保护为医学进步做出重大贡献的受试者的权益越来越受到社会各界的普遍关注和思考。本文将基于医学视角，结合精神类受试者及精神类药物的特殊性，从药物临床试验开始前、试验过程中及试验结束后3个方面简单阐述如何保护精神类受试者的权益，并从知情同意过程、精神患者特殊处理、对照药物及试验结束时后续治疗药物的选择等方面提出可行性建议，以期完善精神类受试者权益保护工作。

药物临床试验通常是指任何在人体（患者或健康志愿者）进行药物的系统性研究，以揭示试验药物的作用、不良反应及/或试验药物在人体的吸收、分布、代谢和排泄，目的是确定试验药物在特定的给药方案下，对特定的适应证人群的疗效与安全性[1]。药物临床试验是现代医学发展的重要支柱，是药物研发的必经环节，处于基础理论研究和动物实验之后，临床应用之前。药物临床试验中的受试

者对医学进步做出了重大贡献，同时因试验药物的高风险性、研究者与受试者间信息的不对称性等不利因素的存在，受试者权益应当受到保护。然而，现实中受试者（特别是精神类受试者）合法权益受到侵害的事却时有发生，因此在临床试验中如何保障受试者的权益已成为医疗界普遍关注的问题。耗时27年之久、聚集各路人士意见的《中华人民共和国精神卫生法》自2013年5月1日起正式施行，精

神类患者的权益保护再次受到高度重视。

精神类受试者与其他适应证受试者相比具有特殊性，特别是精神分裂症受试者，常因精神行为异常及认知障碍，不能准确、客观地认识病情，且常常伴有激越躁动、冲动攻击、自伤自杀等行为。精神类试验药物亦有其特殊性，如会导致癫痫阈值降低、锥体外系不良反应、精神方面不良反应如药源性焦虑、认知功能方面不良反应如记忆力减退及自杀等相对特有不良反应。本文将基于医学视角，结合精神类受试者及精神类药物的特殊性，从药物临床试验开始前、试验过程中及试验结束后3个方面简单阐述如何保护精神类受试者的权益。

1 药物临床试验开始前阶段

受试者的生命健康是至高无上的，对受试者生命健康的保护必须高于对科学和社会利益的考虑，要本着从受试者的角度考虑，切忌"感觉"试验安全性较高而放松警惕[2]，因此，试验的设计就显得尤为重要[3]。在临床试验开始前，申办方在设计临床试验方案时应充分考虑各种可能性，以全面保护精神类受试者的权益。

1.1 严格入排标准

应依据临床前研究资料确定药物临床试验的目标适应人群。如动物实验结果提示某抗精神病药物可降低癫痫阈值，存在诱发癫痫发作的风险，则在设计方案时应将癫痫患者排除在外，以免发生癫痫发作等危险。同时，因精神分裂症以外的多种精神障碍如分裂情感障碍也可出现精神病性症状，故在精神分裂症的注册临床试验中建议排除分裂情感障碍患者。如有必要，可单独开展针对分裂情感障碍受试者的临床试验。

1.2 选择合理对照药物

依据所研究疾病的特点，选择合理的对照药物（阳性对照或安慰剂对照）。重性精神疾病如处于精神分裂症急性期的患者或伴有严重自杀观念的抑郁症患者进行临床试验时应选用阳性对照，以期有效控制症状，防止冲动、伤人、自杀等恶性事件的发生，且在选择阳性药对照时，建议选择与所研究药物药理机制相似、适应证一致的国内上市的原研药。而对于轻度抑郁症、焦虑症及失眠症患者则可选择安慰剂对照，以准确评估试验药物的绝对疗效，减少偏倚。而对于特殊的适应证如精神分裂症阴性症状，因目前尚无疗效的"金标准"，则建议采用3组设计（三臂试验），即试验药物、安慰剂、阳性对照药物。

1.3 剂量递增及终止原则

在Ⅰ期临床试验中，受试者通常不能获得任何健康受益[4]，且试验药物既往从未在人体使用，虽已有动物实验及基础理论研究结果，但人体对试验药物的反应及耐受程度仍存在不可预测性，故在方案设计时应设计剂量递增原

则，进行剂量探索，同时制定终止原则，如受试者出现严重不良反应及毒性反应时及时终止试验，保障受试者安全。在Ⅱ期及Ⅲ期临床试验中，应依据已完成的Ⅰ期临床试验结果选择合适的常用给药剂量范围，设置剂量滴定期。

1.4 观察指标应全面

结合临床前研究资料，设计全面的安全性观察指标，包括生命体征、血常规、尿常规、肝肾功能、血脂血糖、心电图等常规指标，亦包括甲状腺功能、性激素水平等非常规指标，以全面评估试验药物的安全性。同时应依据试验药物特点及所研究人群的特点设计安全性观察指标，如抗精神病药物及抗抑郁剂大多会引起性功能障碍，方案设计时应设置相应量表如亚利桑那性体验量表（Arizona Sexual Experience Scale，ASEX）评估此方面不良反应。如以严重抑郁症患者为研究对象时，应设置特殊的观察指标，如哥伦比亚自杀严重程度评定量表、自杀意念量表（SSI）等，以密切观察患者的自杀意念及行为，并依此制定完善的风险控制计划。

1.5 设置解救措施

所有参与药物临床试验的研究者在进行试验前应接受正规的培训，具有丰富的研究经验及处理紧急医疗事件的经验。拟进行临床试验的医疗机构应具有抢救室，配备必要的抢救、监护仪器设备和常用的急救药品等，应具有原地抢救以及迅速转诊的能力，以确保受试者在出现严重不良事件等危险情况时能够得到及时抢救及处理，保障受试者的生命健康权。同时应设置针对该试验药物可能出现的AE及SAE的对症处理药物，如抗精神病药物试验时患者可能会出现急性肌张力障碍，故方案设计时应考虑到此种可能性，并在合并用药中指出，出现此种情况应用东莨菪碱肌注对症治疗。

1.6 设置安全性随访期

在末次研究药物给药后应设置安全性随访期，以进一步追踪、随访任何持续的不良事件的转归及可能发生的任何新的不良事件，了解患者停用研究药物后的病情变化及某些如镇静催眠类药物的依赖、滥用等问题。

2 药物临床试验过程中

在临床试验过程中，研究者应按照《药物临床试验质量管理规范》（GCP）的要求认真履行研究者职责，切实保护精神类受试者权益。

2.1 规范知情同意过程

知情同意书是保护受试者权益的核心。然而，在实际操作中，知情同意过程大多流于形式，研究者向受试者及其监护人介绍的药物临床试验相关内容不全面、不充分，避重就轻，仅告知有利部分信息，而隐藏风险方面信息，或不告知，将知情同意书混杂于入院相关签字页中一

中国新药注册与审评技术双年鉴（2016—2017）

起签署。

上述现象的发生是由受试者处于弱势地位而造成的。药物临床试验中受试者的弱势地位表现为药物临床试验常选择社会弱者作为受试者，比如学生、身患绝症的患者、贫困人员、服刑人员等。受试者通常将试验药物视为最后的"救命稻草"，也为获得免费的医疗救治或试验经济报酬，对临床试验风险与收益的判断缺少客观、理智的权衡，冒着生命与健康风险参与临床试验。即使受试者有意识去权衡试验利弊，也会因自身专业知识的局限，缺少对可能出现的药物不良反应等风险的判断能力[5]。

故在实施药物临床试验时应规范知情同意过程，严格遵循"四不"原则，即不欺骗、不隐瞒、不胁迫、不利诱。研究者需用通俗易懂的语言向受试者及其监护人详细介绍试验的目的、试验药物的信息、试验流程、参与和退出的权益、可能的风险、保密原则、生物样本的处置和参加试验的补偿等，并给予受试者及其监护人充分的时间和机会询问试验的细节及商量决定是否参加试验。研究者应如实回答受试者及其监护人的所有提问，确认受试者已充分理解并自愿参加试验，并与受试者及（或）法定监护人共同签署知情同意书，保证受试者及（或）监护人得到一份有双方签名的知情同意书。然而，即便如此，由于受试者文化水平偏低或医学知识匮乏，限制了其对试验的理解，使其无法准确地接收和理解信息，做到真正知情难度极大[6]。

精神类患者参加药物临床试验进行知情同意时存在特殊性。如精神分裂症等重性精神患者因疾病影响，导致患者丧失自知力，对所患疾病及目前的自身健康状况无法做出正确评价，此类患者往往不认为有病，拒绝治疗，此时与其进行知情同意是徒劳的。根据GCP中第十五条第四项规定，在受试者健康利益与知情同意权发生冲突的情况下，生命健康权应首先被考虑，知情同意权在特定情况下应放在次要位置。且对于无行为能力的受试者，如果伦理委员会原则上同意，研究者认为受试者参加药物临床试验符合其自身利益时，则这些患者也可以进入试验。此时可与受试者的法定监护人进行知情同意，告知相关事宜，由受试者的法定监护人代其签署知情同意书。待患者疾病得到控制，自知力恢复及具有行为能力后可告知患者药物临床试验的相关事宜，并请患者签署姓名及日期，维护患者的知情同意权。

2.2 特殊处理时的受试者权益保护

重性精神疾病受试者由于自知力丧失，对所患疾病无正确认识，不认为有病，拒绝治疗，情绪不稳，容易激动，通常亦伴有冲动、伤人、毁物、自伤、自杀等危害自身及（或）他人的行为，故保护性约束是精神科治疗护理此类患者的重要措施之一。然而这一措施毕竟违背了患者本人的意愿，限制了患者的人身自由，可能会给患者带来心理、生理等多方面的负面影响[7]，故保护此类采取保护性约束

的受试者的权益就显得尤为重要。

当参加药物临床试验的受试者需采取保护性约束措施时，研究者需按照《中华人民共和国精神卫生法》等法规及研究机构具体医疗护理程序的相关规定进行评估，严格掌握适应证，不能滥用，更不能以惩罚为目的，并开具相关医嘱，详细记录采取保护性约束的理由及时间。保护性约束时应注意与患者的沟通，态度要和蔼，耐心解释保护性约束的目的和必要性，以消除患者的恐惧及敌对情绪，保护患者知情权。同时应注意保护性约束时的手法和技巧，避免因保护性约束可能产生的伤害。约束后要加强巡视，做好基础护理，经常更换体位，待患者病情稳定后及时解除约束。另外，医护人员应主动寻求有效的约束替代方法，在不给精神疾病患者带来更大危险的前提下，应尽量减少保护性约束的使用[8]。

2.3 加强临床观察

因受试者应用试验药物后不良事件等的出现存在相对不可预知性及精神类受试者的特殊性，如以阴性症状为主的长期慢性精神分裂症受试者行为退缩、认知功能受损严重，不能及时、准确地向研究者描述躯体不适等，故在临床试验过程中应加强临床观察。严格按照试验方案并依据具体情况及时行相关实验室等辅助检查，发现问题，及时、灵活处理，详细记录不良事件的名称、发生时间、严重程度、与研究药物的关系、是否采取措施及转归等内容。及时与患者监护人联系并告知，对出现不良事件的受试者予以免费治疗及相应的经济补偿[9]，以保障受试者的生命健康权、医疗救助权及经济补偿权。

2.4 加大监查、稽查力度

在整个药物临床试验过程中申办方及监管部门应加大监查和稽查力度，对药物临床试验进行全过程监控，及时发现及纠正试验过程中存在的问题，并推动建立精神类受试者风险评估体系，完善人体试验的安全性保障体系，加大基础性生命安全保障设施的投入。

3 药物临床试验结束后

药物临床试验结束后仍需继续保护精神类受试者权益，具体如下。

3.1 加强安全性随访

在治疗期结束后应继续密切关注受试者，以进一步追踪、随访任何持续的不良事件的转归及可能发生的任何新的不良事件，了解患者停用研究药物、换用其他治疗药物后的病情变化及某些研究药物的特殊问题，如镇静催眠类药物的依赖、滥用及撤药反应等。

3.2 合理选择后续治疗药物

对精神类受试者的治疗是长期性的，所以在药物临床试验结束后应选择合理的后续治疗药物，以维持患者病情稳定及防止病情复发。笔者建议如果是阳性药物对照，则

中国新药注册与审评技术双年鉴（2016—2017）

在药物临床试验结束时继续予阳性对照药治疗。如果是安慰剂对照，则建议选用与研究药物药理作用机制相似的同类已上市药物作为后续继续治疗药物。

另外，伦理委员会是保障受试者权益的另一核心，对于药物临床试验来说，伦理委员会扮演着审批、监督、管理3个角色[10]，而伦理审查应贯穿整个药物临床试验过程。药物临床试验伦理审查的主要内容包括试验方案的设计与实施、试验的风险与受益、受试者招募、知情同意过程、受试者的医疗和保护、隐私和保密、涉及弱势群体的试验的审查等内容。伦理委员会应按照GCP的相关要求切实履行伦理审查职责，避免出现对药物临床试验管理不规范、风险评估不足等问题。同时可通过加强对研究者的培训及对法律法规的学习来保护精神类受试者权益[11]。

药物临床试验的不断蓬勃发展促进了医药卫生事业的进步，但也带来了诸多问题，保护受试者权益，特别是精神类受试者这一特殊人群权益的问题需要引起所有药物临床试验参与者的思考及关注。

参 考 文 献

[1] 旋静. GCP指引下对抗肿瘤药物受试者权益保护的思考 [J]. 中国医药指南，2015，13（17）：295-296.
[2] GREGORI D, FOLTRAN F, VERDUCI E, et al. A genetic perspective on nutritional profiles：do we still need them [J]. J Nutr Nutrigenoms，2011，4（1）：25.
[3] LYNN BG, JOE KG, LESLIE AM, et al. Redesigning a large schoolbased clinical trial in reaponse to changes in community practice [J]. Clin Trial，2011，8（3）：311.
[4] 贾晶莹，胡朝英，刘烨，等. 从研究者角度谈I期临床试验健康受试者的管理和权益保护 [J]. 中国新药与临床杂志，2015，34（2）：99-101.
[5] 邵蓉，张玥，魏巍. 对我国药物临床研究受试者权益保护的法理学思考 [J]. 中国药事，2011，25（11）：1065-1093.
[6] 邓蕊. 受试者知情同意决策与家庭的相关度研究 [J]. 医学与哲学，2013，34（9）：41.
[7] 艾伯，王彩霞，柴森，等. 住院精神疾病患者保护性约束存在的缺陷及对策 [J]. 国际精神病学杂志，2015，42（2）：41-44.
[8] RILEY D, MEEHAN C, WHITTINGTON R. Patient restraint positions in a psychiatric inpatient service [J]. Nursing Times，2006，102（3）：42-45.
[9] 沈玉红，张正付，李正奇. 美国药物临床试验受试者的损害补偿及其启示. 药物实践杂志，2013，31（4）：271-276.
[10] 邱仁宗，翟晓梅. 有关机构伦理审查委员会的若干伦理和管理问题 [J]. 中国医学伦理学，2013，26（5）：545-550.
[11] 李秀娟，张民，李晓娟，等. 试述药物临床试验中受试者的权益保护 [J]. 西部中医药，2011，24（10）：42-44.

专职药师在临床试验用药品管理中的重要作用

唐铭婧，梅和坤，江学维，杨　燕，许　芳，梁蓓蓓

（中国人民解放军总医院药物临床研究中心，北京 100853）

摘　要　现阶段我国临床试验用药品的管理尽管发展空前迅速，但尚无一特定的模式，各家对试验用药品管理模式的理解和操作存在差异。本文拟通过对国内外药物临床试验用药品管理现状的介绍与分析，结合我国临床试验用药品管理的发展历程，从中汲取国内外临床试验药品管理经验，为今后我国临床试验用药品的管理发展提出建议。提高我国规范临床试验用药品管理，提高临床试验质量管理，确保临床试验过程真实规范、结果科学可靠

试验用药品（investigational product，IP）是指用于临床试验中的试验药物、对照药品或安慰剂。我国现行的2003年版《药物临床试验质量管理规范（GCP）》第十章对试验用药品的管理做了相关规定[1]。2014年9月5日由国家食品药品监督管理总局（CFDA）颁布的《药物临床试验机构资格认定检查细则（试行）》[2]进一步明确了试验用药品的管理办法。不仅如此，从2016年的GCP修订稿中，可搜索出88条"试验用药品"的词条，相比2003年版的GCP的24条，试验用药品在法规中的提及有了显著性增加。关于试验用药品取消了原来（2003版GCP）的第十章单独描述，取而代之的是覆盖至了整个GCP的条例中，深入明确至各临床试验角色的职责中。在临床试验中，作为整个临床试验的主角，临床试验用药品是必须重视的存在，整个临床试验活动都是围绕临床试验用药品进行，若临床试验用药

品的管理不到位，则枉论临床试验结果的科学可靠性，因此对于如何管理好临床试验药品的论题是必需的。现就目前国内外药物临床试验用药品的管理现状进行讨论与分析，以期与业界同行进行交流，为我国临床试验用药品管理的发展提出建议提供参考。

1 国外临床试验用药品管理模式的发展情况

美国是最早涉足临床试验药品管理领域的国家，在 20 世纪 70 年代起就提出对临床试验用药品管理模式的探讨，70 年代终末期形成了基于药房的临床试验药品管理（pharmacy-based investigational drug service）的管理理念，并在试点进行执行以及推行。各试点在 20 世纪 80 年代初各试点均开始汇报其推行的成果。在 Ryan 等[3] 的文章中指出，美国在提出基于药房的临床试验药品管理这个概念之前，药学人员仅参与新药剂型的研发以及制备环节，一旦药品研发走入临床，专业药学人员与新药的联系便减少了，随之而来引发了关于临床试验用药品管理的一系列问题，如药品存储不当和标签错误和试验中发生库存不足等临床研究中常见的问题。因此美国 FDA 工作人员组建多学科专家组提出应对临床试验用药品实施药学专人管理。在这样的号召下他们实施了由 1.5 名专职临床药师进行为期 1 年的基于药房的临床试验药品管理试点工作，期间这 1.5 名专职药师为 100 个临床方案调剂 4 000 张处方，结果显示出了良好的效果收益。上述临床试验用药品的管理问题得到了很好的解决。Benfell 等[4] 在文章中也提及其对于开展基于药房的临床试验药品管理后，该临床试验机构对于临床试验协议的审查受理增加，入组的受试者也明显增加，同时，文中还提到计算机的投入使用使得药品服务得到更好更高效的实施。故在此之后，美国开始施行基于药房的临床试验药品管理，并且以计算机进行辅助，开启了信息化管理的时代。

当然美国发展至今，虽依然遵循基于药房的临床试验药品管理，但其发展也并非做到了覆盖全美洲，管理模式也并非是一成不变，即使是在至今 30 年的探索发展中美国仍旧面临了各种问题。美国关于临床试验用药品的管理法规也和我们一样并不是一开始就是面面俱到的。在 2004 年美国卫生系统药房中一篇文章中提到应有相关的政策和标准的操作规程，以确保研究者对实验用药品的储存与分发是符合监管标准的。理想情况下，这些政策和规程应该对药品管理过程中的每一步进行定位，包括但不限于：药物的储存与安全、记录的保存、药品标签、授权医师开具的处方、药品发放和药物的信息[5]。整个临床试验药品管理发展历史过程中专职药师以及专门的药学服务机构为美国临床试验用药品提供了重大的作用。

La 等[6] 在其文章中介绍到，韩国近年也采用的是基于药房的 IDS（investigation drug service）管理模式，2011 年

他们调查了韩国 96 家医疗机构关于其临床试验用药品的管理情况，96 家机构被选中调查，其中有 57 家予以回复。其中综合性医院承接临床试验远多于专科医院，同时对于临床试验用药品的专职管理药师数量，综合性医院与专科医院也是有统计学意义的差异。57 家回应调查的医院中有 31 家综合医院，其承接项目数为（91.8 ±98.7）项，专职药师数为（1.8 ±1.8）名，而专科医院，其承接项目数为（9.1 ±9.9）项，专职药师人数仅为（0.3 ±0.2）名，其差异具有显著的统计学意义（$P < 0.05$）。可见专职药师配置的人数与其承接的临床试验数目呈现正相关模式。并且在韩国的 KGCP（《韩国药物临床试验管理规范》）中提及临床试验管理机构应该制定至少 1 名药剂师作为临床试验药师来对临床试验用药品进行管理。

国外的临床试验用药品管理基本建立在专门的药品管理场地与药品管理人员齐备的管理机构上的。至今，药品管理的模式已在国外发展为一项行业，但我国目前的药房服务发展水平还做不到如国外药房管理的水平，目前，这个模式的启用对于我国药物临床试验用药品管理并无实际益处，因此现在我国需要开辟一条独具特色符合实际情况的临床试验用药品管理之路。

2 我国试验用药品管理现状

自我国开始实施临床试验以来，对于临床试验用药品的管理也在跟随着实际需求进行着变化，由于人员、地域、场地、政策、工作经验等的差异以及其发展变化，注定我国在完善自己试验用药品的道路崎岖。我国目前药物临床试验机构对试验用药品管理的模式选择多样，形式各异。主要分为 3 类管理模式：① 医疗机构药剂科药库。② 药物临床试验机构专用药库。③ 药物临床试验机构监管下的专业科室药柜。其中模式①，② 可定义为专用药库的集中管理，模式③为专业组分别管理模式[7]。我国目前各家医院均根据自身外部条件因素以及实验用药品特点选择管理模式。各机构有单用一种模式的，也有按照药品的保存和使用特别采用多种模式结合的。临床试验专业组较为单一的医院/专科医院多统一采用中心化集中管理，因为临床试验用药品的管理，及其发放回收要求较为一致。而临床试验专业组较为丰富的医院/综合性医院多采用多种模式结合的管理方法，由于各专业组药品的管理，及其发放回收要求较为多样化。药品稳定性好的、给药时间相对固定给药周期长的，给药频率相对固定的药品可采用中心化管理，如内分泌专业组的药品、肾病专业组、心内科专业组的药品以及风湿免疫专业组等内科的专业组用药，内科慢性病多有长期的而且稳定的治疗疗程；或者外科计划性手术用药，术前就可以根据患者情况决定需要使用的药品，如眼科的眼内注射药品，或者其他的术中治疗性药品。但使用频率

中国新药注册与审评技术双年鉴（2016—2017）

高、开封后效期短的药品，用药时间需要依照治疗进展变化等因素多变的药品一般不适合中心化管理即采用专业组保管。例如神经内科有一些治疗药物需要在发48 h内使用的药品、麻醉科需要根据手术进程确认使用量的麻醉类药品等，应对住院患者突发病情的药品等。

3　目前我国试验用药品的管理中存在的问题

我国临床试验药品管理近年来经历了较大的变革，随着临床试验的发展，国家对药物临床试验质量监管力度的增加，日常监查、质控、外部稽查活动也随之增加，发现在药物临床试验管理、进行的过程中暴露出了很多质量问题，其中关于临床试验用药品管理的问题也不在少数，在各自查中主要发现问题如试验用药管理流程混乱，不同专业组管理之间药品管理差异大，药品运输转移链条的记录不完整，药品管理条件不达标，药品相关文档保存不完整，药品交接记录表收集信息不完整等问题。按管理类型分类问题如下。

3.1　药物临床试验机构监管下的专业科室药柜管理模式

药物临床试验机构监管下的专业科室药柜管理模式通常由护士或医师担任药品管理员，受试者领药快捷用药方便，减轻机构办公室工作量，但存在如管理人员常为临床工作者兼职，本职工作繁忙，流动性较大，缺乏系统的药学专业知识，对管理法规及操作规程不熟悉，需要反复培训，易出现药品库存不足、漏发、错发和超时间窗发药等问题。此外，该管理模式多在专业组病房中建立，其中还会产生医师处方保存不全的情况。

3.2　医疗机构药剂科药库的管理模式

医疗机构药剂科药库的管理模式通常由药剂科人员兼职药品管理人员，这样的专职药师具有足够的药学专业知识，能够很好地管理药品，关于药品处方的管理也比前一种管理模式到位，同时兼顾告知受试者药品使用的注意事项等。但这个管理模式还存在如兼职药师本职工作相对繁忙，而且缺乏GCP意识，对于药品记录的书写、收集、保存、质控方面的意识是缺乏的。通常产生的问题多为记录不完整，修改不规范等的问题。另外还可能产生临床试验用药品与普通药品的存放分区划分不彻底的问题。

3.3　药物临床试验机构专用药库管理模式

相比较上述两种管理模式，药物临床试验机构专用药库管理模式可以避免上述两种模式引发的规范性问题，这个管理模式下有机构的专职药师，同时还具备各种药品管理所需的要求的药库，机构可直接管理的专职药库药品流通的全过程，机构可对临床试验实施的进度进行监控。专门的药房对于受试者领药也提供了便利。但由于其建设要求较高，实施起来比较困难，该模式也面临它独有的如在我国绝大部分的药物临床试验机构目前并无符合要求的场地去构建药物临床试验机构专用药库，一些医院由于编制

受限问题，固定的专职的临床试验用药品管理人员的配备有难度，若由聘用人员担任专职药品管理人员，将会面临流动性大，需要多次反复进行人员培训，人员换届时还会有工作交接不充分等问题。

4　我国临床试验用药品管理的发展建议

结合上述现状问题，笔者在此将提出自己对于临床试验用药品管理的一些建议。在全国高度重视临床试验质量的今天，对于临床试验用药品的管理已成为不可忽视的存在。临床试验用药品的管理模式并不是要求必须为一个固定的模式，笔者还是建议大家采用符合自身条件要求的管理模式，但是前提为确保临床试验用药品管理的可控。我国目前实施的3种管理模式均有优劣，从可控性良好的角度笔者更加推荐药物临床试验机构专用药库的管理模式，专门的场地规划以及专职的药师都将为临床试验用药管理的可控提供保障。若外部条件导致机构达不到建设要求，可选择其余2种或者多种联合的管理模式进行临床试验用药品管理，但这就要求机构必须对这些管理模式提供更加严格、高频率的质控要求。

结合国外的临床试验用药品管理的发展经验，无论在何处，采用哪种管理模式，借助何种电子信息化管理系用来管理临床试验用药品，对于其管理人员，笔者认为机构应设立专门的临床试验药师参与临床试验用药品的管理以及稽查，该药师应该由经过严格药学专业知识、药物临床试验专业知识培训，且相对固定药学专职人员担任，以保证药品管理过程的规范性、药品使用人员的安全性，以及临床试验记录的完整性。临床试验专职药师不仅能参与药品的管理，还可以同时担任临床试验质量管理人员，可对临床试验项目进行稽查，从药学工作的角度对临床试验用药品的管理链条进行稽查，从而提高临床试验用药品流通链条的管理。尤其是对于我国目前还在使用多种管理模式的机构，临床试验用药品专职药师的加入，对于任何管理模式的药品流通链条管理都将大有裨益。对于实施药物临床试验机构监管下的专业科室药柜管理的机构，专职药师既可以担任临床试验用药品管理的培训人员，深入专业组，对专业组的药品管理员进行药学专业以及GCP相关知识的培训，同时也可定期对临床试验用药品进行质控与监察；对于实施药物临床试验机构专用药库管理的机构，该药师可进驻医疗机构药剂科药库中担任全职药师，再由药剂科兼职药师辅助完成临床试验用药品管理工作。

临床试验专职药师除了管理药品的接收、发放、回收过程外，药师可以参与指导受试者服药，解答临床试验中受试者对药品的疑虑，观察药品不良反应。药师与医师、护士的沟通交流可减少临床试验用药品在使用中的错误，如给药方法、药物配制中的特殊要求等。单娇娇等[8]认为对抗肿瘤药物临床试验方案受试者提供药学服务可降低受

中国新药注册与审评技术双年鉴（2016—2017）

试者方案偏离发生率，未干预组与干预组受试者方案偏离发生率之间的差异有统计学意义（61.3% vs 43.9%，$P < 0.05$），两组间严重方案偏离发生率的差异也有统计学意义（37.3% vs 19.7%，$P < 0.05$）。可见，药师的积极干预可提高药物临床试验质量。

5 结语

无论在国外还是国内，临床试验用药品的管理模式都是需要顺应当前所在地区药物临床试验发展的情况，都受到人员、场地等因素的影响与限制。国外至今发展了近 40 年才有今天的较为完善的体系，其经验显示专职的临床试验药师将使得临床试验用药品的管理更加的合规化，所以对于专职的临床试验药师的要求也比一般药师要更高，除了具备药学人员基本的职业素养外，还要求对药物临床试验知之甚多，思路条理清晰，能同时掌握多个临床试验给药方案及记录填写要求，具备与受试者进行良好沟通的能力及敏锐的观察力、严谨的逻辑思维能力和科学态度。

参 考 文 献

[1] 国家食品药品监督管理局. 药物临床试验质量管理规范 [S]. 2003.

[2] 国家食品药品监督管理局. 关于印发《药物临床试验机构资格认定办法（试行)》的通知 [S]. 2004.

[3] RYAN ML, COLVIN CL, TANKANOW RM. Development and funding of a pharmacy-based investigational drug service [J]. *Am J Hosp Pharm*, 1987, 44 (5)：1069 - 1074.

[4] BENFELL K, POWELL SH, KAUL AF, Comprehensive pharmacy-based investigational drug service [J]. *Am J Hosp Pharm*, 1983, 40 (1)：64 - 67.

[5] SHEHAB N, TAMER H. Dispensing investigational drugs：regulatory issues and the role of the investigational drug service [J]. *Am J Health-Syst Pharm*, 2004, 61 (18)：1882 - 1884.

[6] LA HO, CHOI S, LEE SK, *et al.* Current status and future directions for clinical trials pharmacy [J]. *Yakugaku Zasshi*, 2011, 131 (6)：969 - 975.

[7] 程晓华, 杨茗钫, 刘丽忠, 等. 临床试验中试验用药品管理模式探讨 [J]. 医药导报, 2013, 32 (5)：692 - 693.

[8] 单娇娇, 汤依群, 史美祺, 等. 临床药师干预对抗肿瘤药物临床试验方案偏离的影响 [J]. 中国临床药理学与治疗学, 2014, 19 (1)：33 - 37.

中国新药注册与审评技术双年鉴（2016—2017）

研究者发起的临床研究的风险评估及伦理审查

江学维，曹 江，梁蓓蓓，蔡 芸，王 瑾，王 睿，白 楠

（中国人民解放军总医院药物临床研究中心，北京 100853）

摘 要 研究者发起的临床研究在监督管理的操作层面存在不足，目前大多数机构由伦理委员会进行审批、评估风险从而保护受试者。受试者在参加临床研究时会受到来自身体生理伤害、心理精神危害、隐私侵犯与个人信息资料泄露以及经济侵犯的风险，风险存在不大于最小风险、低风险、中度风险和高风险 4 个等级。伦理委员会在审查时应基于风险进行评估，考虑研究内容和研究操作所带来的风险，从研究人员资质、受试人群的选择、前期研究基础、干预因素及应急抢救预案等方面综合评估。本文从超说明书用药研究、特殊人群的临床研究、医疗新技术临床应用和不大于最小风险的临床研究 4 个方面浅析伦理委员会如何对研究者发起的临床研究进行基于风险的伦理审查。

国家"重大新药创制"科技重大专项等国家政策鼓励创新药物的研究与发展，极大地提升了我国临床研究水平。由研究者发起的临床研究（investigator-initiated trail, IIT）越来越受到重视，《涉及人的生物医学研究伦理审查办法》（卫计委 11 号令，以下简称 11 号令）明确了"涉及人的生物研究"的定义和类型，并提出医疗机构对本单位的生物医学研究负主体责任等。但不同于药物临床试验与器械临床试验有具体的药监部门进行监管，尤其是国家食品药品监督管理总局（China Food and Drug Administration, CFDA）开展数据核查以来，对注册临床试验各方提出更高监管要求，目前 IIT 研究还未得到足够重视。11 号令虽规定"省级的卫生行政部门对本行政区域内的伦理委员会的伦理审查工作负有监督管理的责任"，实际上临床科研课题的伦理审查监督工作并未真正贯彻执行，也可以说在监督、稽查的

操作层面是一片空白[1]。在美国，IIT 区别于药物临床试验（investigational new drug，IND），分为 IND-IIT 和 Non-IND-IIT，前者按照注册药物临床试验申请，受食品药品监督管理局（Food and Drug Administration，FDA）监管；后者无须向 FDA 申报，但需要通过机构审查后进行，由研究开展单位自行管理，需要在 Clinical Trials. gov 上注册；欧盟规定所有干预性试验，无论是药物注册试验还是 IIT，都需向药政管理部门申请，并在获得批准后方可进行[2]。我国的情况与美国类似，IIT 主要由伦理委员会审批，但由于 IIT 的类型不尽相同，范围覆盖面广，所包含的风险也千差万别，因此伦理委员会必须应识别、分析临床研究带来的风险，依据研究对受试者的风险大小进行分类，进行基于风险收益比的伦理审查，兼顾伦理和科学，使风险最小化，达到保护受试者的目的。

1 风险受益评估

1.1 风险类型及等级

受试者从签署参加临床研究的知情同意书起，就暴露在各种风险中。IIT 研究的风险主要来自研究药物的风险、研究操作带来的风险、研究团队资质及组成不适当、不良事件处置不当所引起的伤害等。受试者自身的风险来自于年龄、性别、基础疾病、心理健康水平、社会压力等。研究药物是否足够安全、前期研究基础是否充足、随访的程序与频率是否合理；研究操作尤其是侵入性操作是否必要，是否涵盖所有可能检查出对受试者的伤害；研究团队组成是否合理，研究者是否有足够的经验，研究内容中若出现跨专业内容，是否有相关专科医生；不良事件的发生率如何，应急预案是否充分，处置是否得当，都将导致受试者是否会直接暴露在风险中。

按照密歇根大学于 2007 年公布的受试者风险等级划分表[3]，受试者风险一般包括身体生理伤害、心理精神危害、隐私侵犯与个人信息资料泄露以及福利或经济侵犯，风险分为 4 级，不大于最小风险、低风险、中度风险及高风险[4]，见表 1。

表 1　受试者伤害-风险等级划分表

风险等级	潜在的社会心理伤害	潜在的隐私/法律风险	潜在的经济风险	潜在的健康/生理风险
不大于最小风险	一般定义：研究中能预见的风险或不适发生的可能性和程度不高于受试者在日常生活、常规体检或心理学检查检验中的风险或不适。			
	对于儿童而言，最小风险进一步定义为：一个正常健康儿童日常生活可能遇到的风险；或是一个正常健康的、居住在安全环境中的儿童，其日常生活或常规生理心理检查过程中遇到的风险。			
	对于因犯而言，最小风险意味着生理和心理风险发生的可能性和程度与其日常生活无异，或等同于健康人在常规医疗、口腔科或心理检查中遇到的风险。			
低风险	风险高于上一级但低于下一级，归属于本级。			
中等风险	主观的不悦感，无害的一过性或短时间的行为反应。例如：感到悲伤、害怕、心事重重或紧张；睡眠的轻度改变，人际关系的轻微改变。	社会名誉的暂时或中度损害（或是健康/生理、经济、精神心理任一方面的暂时或中度损害）。例如：研究结果的发表导致受试者难堪或不适。	暂时的或中度的经济支出或损失。例如：短时间的误工导致劳务报酬减少。	暂时的、可逆的或中度的不适感（持续超过 24 h）、功能障碍、身体伤害或疼痛。例如：对器官或身体的伤害。
高风险	研究期间出现明显的痛苦，或其他造成伤害的负面影响，或是负面影响超过数日。例如：抑郁症状、冲动性行为以及人际关系的重大改变或社会名誉的重大影响。	社会名誉遭受严重的或长期的损害（或是健康/生理、经济、精神心理任一方面遭受严重的或长期的损害）。例如：研究结果的发表导致受试者丧失了保险、带来社会污名或民事、刑事惩罚。	严重的和/或持续的经济损失。例如：永久的残疾导致失业或财产丧失。	死亡、严重的疼痛和/或身体或器官永久的功能障碍。

1.2 受试者受益

受试者的受益分为个人受益和社会受益[5]。个人获益为受试者可通过临床研究使疾病治愈或好转，或者对疾病有更深刻的认识，或者学习到医学知识对家族预防此类疾病有帮助；社会获益是指研究者通过临床研究得出某些规律性的经验，对社会上其他患有同一病种的患者有所帮助。伦理委员会在评估风险/受益比时，应遵循以下原则：当受试者有直接受益的前景时，与任何可得到的替代方法相比，研究预期受益至少是同样有利的，风险相对于受试者预期受益而言是合理的；没有直接受益的前景时，受试者参与研究的风险相对于社会预期受益而言

中国新药注册与审评技术双年鉴（2016—2017）

是合理的；研究所获得的知识是重要的。

1.3 风险与受益的评估 风险与受益的评估是伦理审查的重要组成部分。Rid 等[6] 提出风险评估七步骤，具体如下。

第一步：确保和提升临床研究的社会价值。

需要明确该研究的最低社会价值，如无社会价值，则不应该将受试者暴露在风险之中，无论该风险有多低。然而，科学价值并不作为社会价值的充分条件，亦不依赖于研究的阳性结果。

第二步：明确该研究的所有干预措施。

除药物干预外，需要明确研究中的其他操作，尤其是侵入性的操作，是否为必需项。只有在现有的数据下表明这些操作会降低风险提高受益的情况下，研究操作才显得合理。

第三步：评估并最小化研究给受试者带来的风险。

风险包含两个方面，一是对受试者带来的伤害，二是对社会造成的负面影响。伦理委员会应从对机体、心理、经济和社会影响各方面判断研究的风险及其等级。从评估和减少风险角度，可从以下 3 点考虑：① 以往的经验和前期研究基础明确了研究的风险并确保了受试者的安全。② 有丰富经验的团队可减少干预所带来不必要的伤害。③ 限制非必需的数据的收集。

借助于 Nyeland 等[7] 提出的风险最小化四要素评估体系，patient descriptions，knowledge indicators，behavioural indicators 和 outcome，可提出临床研究中降低受试者风险的考虑因素，即对应受试人群的选择、前期研究基础、干预因素及可能的不良反应。

第四步：评估并最大化研究给受试者带来的受益。

评估风险的另一方式是判断潜在的临床获益的可能性和大小。但识别临床获益的数据有时候很有限，这给伦理审查工作带来一定难度。潜在的临床益处必须从受试者的平均预期水平进行评估，并从长远获益角度分析。

第五步：评估研究干预是否带来净风险（net risk）。

保障受试者的安全性的干预和证实研究的有效性之外的操作，可能会为受试者带来新的风险，而有时这些风险是不必要的。另外，受试者人群的选择也是重要的方面。入选/排除标准的不合适，会导致一些非目标人群暴露于风险之中。

第六步：评估其他研究干预带来的获益是否能抵消净风险。

当净风险不可避免地产生时，需要明确这些风险是否在可接受范围内，并且是否临床获益仍然大于风险。

第七步：评估该项研究的社会价值是否能抵消净风险。

当存在净风险，而又无法通过潜在临床益处证明从受试者研究中获益时，需要从社会获益中评估是否能抵消净风险。

风险。伦理委员会应明确这些净风险是否可控，是否会累积，累积的程度如何，累积后是否依然可接受，累积净风险水平是否与从研究中获得的知识成比例。

2 常见 IIT 研究及风险评估

2.1 超说明书用药（off-label use）的临床研究

超说明书用药是指给药剂量、适应人群、适应证或给药途径等与药品说明书不同的用法[8]。临床上往往会出现超说明书用药，有研究显示，在晚期肿瘤患者身上，18% ~ 41%的癌症住院患者曾接受适应证外用药，13% ~ 71%的成人癌症患者曾接受至少 1 次适应证外用药[9]。

当研究者发起超说明书用药的临床研究时，伦理委员会应当审查该项目的临床前研究资料是否充足，如 2 种适应证之间的病理生理条件以及研究药物的作用机制是否相吻合，在开展大样本量研究之前是否有支持该研究的病例资料；受试人群选择是否合适，是否有可替代的明显获益的疗法，新适应证是否存在治疗的金标准，试验药物有效与否的不确定性，是否会耽误患者治疗的时机；研究操作中是否有针对新适应证的安全性指标；研究内容对新适应证患者是否有非预期不良事件，方案中是否包含对受试者发生的非预期不良事件的保护措施。应严格限制超说明书用药的方法和流程，明确受试者发生损害时的赔偿以及明确利益冲突[10]。此类研究应有中期分析，以便及时统计得出该研究的有效性和安全性。往往很多超说明书用药的临床研究已经在临床上应用了很长时间，研究者需要经过严谨的干预方案得到科学的结果，为临床上应用提供理论依据。《已上市抗肿瘤药物增加新适应证技术指导原则》[11] 中提出，现有治疗方法能提供获益的状况下，通常应进行随机对照研究，并采用临床终点如生存期等，单臂试验或以替代指标来评价有效性的结果通常不能成为批准依据。

超说明书用药可作为试验性治疗，《执业医师法》规定医师进行试验性临床医疗，应当经医院批准并征得患者本人或者其家属同意。伦理委员会除了审查试验的必要性外，在知情同意书中必须明确告知受试者超说明书用药的情况，必要情况下，还需要突出显示相关内容。知情同意的过程亦应充分强调，并给予受试者充分时间考虑。

超说明书用药属于高风险的一类研究。我国《药品管理法》规定，未按说明书用药的，以假药论处。研究者承担来自法律的风险，一旦受试者出现试验相关的损伤，将可能面临法律的制裁。

2.2 针对特殊人群的临床研究

本文中特殊人群是指生理或心理异于健康人的人群，例如患有某种家族性遗传病或罕见病的患者，或者是精神分裂症患者。这类患者饱受疾病的困扰，在思维和行为上可能会出现异于常人的表现。

在审查针对特殊人群的临床研究时，伦理委员会应考虑研究必要性，方案设计的科学严谨性，受试人群的选择及其样本量是否会过多暴露不必要的受试者于风险中。除了常规考虑的药物、干预和不良反应外，应更多考虑该特殊人群的社会声誉、经济及隐私的泄露。

如调查某家族性痴呆伴卒中患者的遗传谱，研究方案中技术部分可能非常详尽周到，但对这类特殊的受试者并无特殊的考虑。研究人员经常或者一次性一个大团队去造访这家人，会引起邻居的好奇心，从而对受试者的隐私或者心理造成一定伤害，有可能会影响隐形基因患者的社交或工作。研究对象家族有显性基因患者和隐性基因患者，针对不同患者应有不同知情同意书。心理疾病患者在参与临床研究时，应更关注患者心理变化，而这种变化需要更细致的观察。研究者在操作过程中应注意隐私及环境的私密性。

儿科临床试验少，缺少足够的临床研究证据，如果将成人剂量应用到儿童身上，由于儿童仍处于生长发育阶段，生理构造和生化功能和成人的差异很大，严重可能造成儿科患者组织器官损害和生长发育迟滞等问题。我国将于2017年10月1日实施《民法总则》，可签署知情同意书的年龄由《民法通则》中的10周岁降至8周岁[12]。研究者应提供该药物在成人和儿童身上的药动学数据，推算成人/儿童剂量的依据应科学充分，儿童表达能力不够强，如何及时发现儿童身上的不良反应并救治，如何针对儿童撰写通俗易懂的知情同意书，如何保障儿童及未成年人的权益，都是伦理委员会应关注的要点。

2.3 新技术应用临床的研究

除药物干预外，临床上亦有一些新的科学与技术，包括仪器设备、技术方法与新的理念，如脑电刺激改善帕金森综合征的症状。在药物临床试验中，新技术在临床应用相当于首次应用人体（first in human）的研究，属于高风险研究。研究者必须向伦理委员会提供充足的立题依据，以解释该技术用于临床的必要性。伦理委员会应当对其风险预案进行充分评估，临床操作应由经验丰富的高级职称的专家主持或监督。伦理委员会可先批准小样本量的预试验，或要求研究者入组几例后向伦理委员会提交安全性报告，才能进行下一步研究。

自国家放开第三类医疗技术后，干细胞研究的审查压力压在伦理委员会的肩上。干细胞临床研究仍然属于新技术范畴，其有效性及安全性未得到充分肯定。《人胚胎干细胞研究伦理指导原则》[13]中提出，胚胎干细胞的来源只能是：① 体外受精时多余的配子或囊胚。② 自然或自愿选择流产的胎儿细胞。③ 体细胞核移植技术所获得的囊胚和单性分裂囊胚。④ 自愿捐献的生殖细胞。其他来源应不予批准。干细胞从实验室移植到人体前，应有严格的质控流程，

不合格的严禁植入人体。植入人体类研究如发生不良事件，进展的过程非常迅速，预防比抢救更为重要。伦理委员会应对干细胞的来源、试验质量控制措施及质控的完整性、有效性、不良事件（adverse event，AE）的预防及紧急处理措施、辨别商业化的项目。

2.4 不大于最小风险的临床研究

队列研究、横断面研究、回顾性研究以及现况调查等观察性研究，受试者所承担的风险不大于常规医疗的风险，属于不大于最小风险的研究。此类试验受试者不暴露于操作风险中，不必承担干预所带来的不良事件，但受试者的隐私及资料的保密性有可能会泄露。伦理委员会在审查此类项目时，应重点关注数据保密措施及文章发表受试者数据的匿名化处理。

3 讨论

临床研究的方向日益繁荣，研究内容日益深化，伦理委员会应对依据研究对受试者的风险大小进行分类、或按照药品上市许可和已有医疗实践状况进行风险分层管理，设置严格的审查体系，保证临床研究的质量。在秘书受理项目，进行形式审查时，秘书应对研究方案进行预审，对研究药物、研究人群及研究程序等进行把握，然后尽可能地分发给有相同专业背景、熟悉研究药物或受试人群的委员进行审查，以便准确发现研究项目所存在的风险及伦理问题。委员在对项目进行基于风险的伦理审查时，对研究项目设置风险指标，如试验安全性、受试者风险/受益比、AE、严重不良事件（serious adverse event，SAE）及其处理预案，是否为弱势群体等，分析风险，根据风险指标评估风险，预防和降低受试者相关风险。尽管伦理委员会对IIT需进行风险识别评估，但不可置否的是研究者对临床研究和保护受试者负直接责任者。研究者自身也需要从方案设计时识别高风险因素并进行排除，研究执行过程中严格遵循方案，防微杜渐。

本文从超说明书用药研究、特殊人群的临床研究、医疗新技术临床应用和不大于最小风险的临床研究4个方面浅析伦理委员会如何对研究者发起的临床研究进行风险识别和伦理审查，但IIT研究远不止这4个方面的内容，且该4个方面的研究内容也千差万别，不可一概而论。伦理委员会和研究者的持续和高质量的培训可以增加识别隐藏风险因素的概率，从而减少不必要伤害事件的发生。

参 考 文 献

[1] 黄瑾，刘厚佳，蒲江，等. 临床医学科研伦理审查面临的问题与对策 [J]. 中国医院管理，2011，31（6）：45 - 46.

[2] 杨志敏，耿莹，高晨燕. 对研究者发起的临床研究的认识和思考 [J]. 中国新药杂志，2014，23（4）：387 - 390.

中国新药注册与审评技术双年鉴（2016—2017）

[3] 汶柯，王瑾，白楠，等. 药物临床试验中受试者风险最小化管理探讨 [J]. 中国新药杂志，2015, 24 (16): 1862-1866.

[4] IRB Council. Guideline for Using Magnitude of Harm in Categorizing Risk Level [EB/OL]. [2017-07-02]. https://research. medicine. umich. edu/office-research/institutional-review-boards-irbmed/guidance/guidelines-using-magnitude-harm-categorizing-risk-level.

[5] 董平平，张志敏，秦叔逵. 临床试验伦理审查中风险与受益评估初探 [J]. 中国医学伦理学，2016, 29 (4): 639-641.

[6] RID A, WENDLER D. A framework for risk-benefit evaluations in biomedical research [J]. Kennedy Inst Ethics J, 2011, 21 (2): 141-179.

[7] NYELAND ME, LAURSEN MV, CALLRéUS T. Evaluating the effectiveness of risk minimisation measures: the application of a conceptual framework to Danish real-world dabigatran data [J]. Pharmacoepidemiol Drug Saf, 2017, 26 (6): 607-614.

[8] 广东省药学会. 关于印发《药品未注册用法专家共识》的通知 [J]. 今日药学，2010, 20 (4): 1-3.

[9] SAIYED MM, ONG PS, CHEW L. Off-label drug use in oncology: a systematic review of literature [J]. J Clin Pharm Ther, 2017 42 (3): 251-258.

[10] 黄瑾. 超说明书用药的伦理研究 [J]. 中国医学伦理学，2011, 24 (1): 6-8.

[11] 国家食品药品监督管理总局. 已上市抗肿瘤药物增加新适应症技术指导原则 [EB/OL]. [2012-05-05]. http://www. cfda. gov. cn/WS01/CL1616/90964. html.

[12] 最高人民法院. 中华人民共和国民法总则 [EB/OL]. (2017-03-18) [2017-07-02]. http://www. court. gov. cn/zixun-xiangqing-37832. html.

[13] 科学技术部、卫生部. 人胚胎干细胞研究伦理指导原则 [EB/OL]. (2003-12-24) [2017-07-02]. http://www. most. gov. cn/fggw/zfwj/zfwj2003/200512/t20051214_ 54948. htm.

中国新药注册与审评技术双年鉴（2016—2017）

《国家食品药品监督管理总局关于发布药物临床试验数据现场核查要点的公告》解读

彭 朋，元唯安，胡薏慧，汤 洁，朱蕾蕾，蒋 健

（上海中医药大学附属曙光医院国家药物临床试验机构，上海 201203）

摘 要 解读药物临床试验数据现场核查要点，以规范药物临床试验过程。**方法**：从通用内容、人体生物等效性/人体药动学试验数据现场核查要点、Ⅱ、Ⅲ期临床试验数据和疫苗临床试验数据现场核查要点3个方面解读核查要点，分析现场检查的注意事项。**结果**：目前，我国各期药物临床试验的质量距离比较严格的核查要点还有一定的差距，申办者、合同研究组织、研究者、药物临床试验机构都应该进一步学习相关法规，提高临床试验质量，确保上市后的药品安全。**结论**：以药物临床试验数据现场核查要点为标准，并严格执行该标准将是保证试验数据真实、完整、规范的重要途径。

2003 年 9 月 1 日，国家食品药品监督管理局颁布的《药物临床试验质量管理规范》（good clinical practice, GCP）正式实施。该规范实施 12 年来，我国新药临床试验不断增加，临床试验的质量也取得了长足的进步。但与国外临床试验质量相比，我国的临床试验尚处于起步阶段[1]。因此，国家食品药品监督管理总局（CFDA）也通过加强机构和项目检查的力度，提高试验质量。2015 年 7 月 22 日，CFDA 发布了《关于开展药物临床试验数据自查核查工作的公告》（2015 年第 117 号），要求各临床试验机构和申办者/合同研究组织（contract research organization, CRO）开展自查，并于 2015 年 11 月 10 日发布《药物临床试验数据现场核查要点的公告》（2015 年第 228 号，以下简称"第 228 号公告"）。本文将针对"第 228 号公告"的内容，从通用内容、人体生物等效性（bioequivalence, BE）/人体药动学（pharmacokinetics, PK）试验数据现场核查要点、Ⅱ期和Ⅲ期临床试验数据和疫苗临床试验数据现场核查要点3个方面进行详细解读，为正确把握临床试验的核查重心提供参考，并切实提高试验质量。

1 通用内容

本部分内容分为4个模块：临床试验条件与合规性、临床试验部分、委托研究、其他。

1.1 临床试验条件与合规性

1.1.1 机构的条件与合规性 "第228号公告"要求临床试验须在具有药物临床试验机构资格的医院内进行（含具有一次性临床试验机构资格认定的批件），临床试验条件是否支持试验项目实际的实施过程至关重要。众所周知，我国新药临床试验不但要求机构认证，也要求专业认证，此处强调符合条件的医院，对于专业认证中对挂靠问题的认可程度值得商榷。很多医院开展临床试验都存在挂靠现象，即一个科室挂靠在另一个认证过的科室下做试验，一个专业负责人管理来自不同科室的主要研究者（principal investigator, PI）。一定程度上说，现场核查认可某科室只要在机构资质认定或复核时与某专业一起递交申报材料，就可以挂靠在该专业下。

机构的资质还包括研究者、临床研究协调员（clinical research coordinator, CRC）等相关人员的资质。参加试验人员不仅要经过GCP培训，还要熟练掌握方案要点和注意事项。同时，目前很多临床试验机构都配备专职质控人员以提高试验质量，但可能由于人手有限等客观原因，不可能做到面面俱到，而如何制订切实可行的标准操作规程（standard operating procedure, SOP）使内部质控尽可能发挥作用可能也会成为核查的方向之一。

1.1.2 伦理批件的合规性 伦理审查备案资料的内容包括伦理审查会议的签到表、委员讨论的原始记录、委员表决票，同时要求审查结论保存完整且与伦理审批件一致。由于我国GCP对伦理委员会人员组成的要求比人用药物注册技术要求国际协调会议（International Conference on Harmonization of Technical Requirements for Registration of Pharmaceuticals for Human Use, ICH）的GCP更高，不但要求伦理委员会成员必须有外单位和非医药专业的委员，还规定了必须有医药专业人员和法律专家，并有不同性别委员。核查重点将是上述人员是否齐全，且是否总人数为奇数，如果不是奇数应给出合理的解释。针对委员讨论记录的核查，将是对审查过程更加高标准的监控，甚至可能要求伦理委员会出示会议录像或录音。此外，还强调投票结果、审查结论和批件结论三者的一致性。

实际上，伦理批件的合规性只是对涉及伦理部分的形式审查，更重要的是伦理委员会是否真正起到保护受试者的作用，即伦理会议的关注点。与资料的齐全程度（这点可能更应由伦理秘书把关）相比，委员们应把重点放在方案设计、受试者可能的收益和风险等方面。

1.1.3 合同经费的合规性 临床试验合同经费必须覆盖临床试验的所有开支（含检测、受试者营养/交通费补贴、研究者观察费等）。合同的合规性检查是为了确保试验顺利进行，没有经济纠纷。如果有些机构没有明确的合同管理SOP，可能在试验过程中因某些原因而随意涨价，这无论是对申办方的利益还是对试验的规范性都有重大影响。对于同一个多中心项目，临床试验费用过高或过低的分中心（理论上应该排除地域经济发展水平的差异）都有可能会成为被重点检查的对象。收费过高则可能超出研究者工作量所应得的劳动报酬，而收费过低可能涉嫌低价竞争，无法保证试验质量。

1.1.4 对申办方/CRO的要求 申办方/CRO应该按照GCP、方案和合同的要求承担相应的责任，这和2015年第117号公告要求核查机构、申办者、CRO的条款相得益彰。在此之前，关于申办方委派的监查员的监查报告是否应机构备案问题尚存争议。一说认为应备案，因为"没有记录，就没有发生。No Documentation, No Happening."[2]；一说认为不应备案，因为监查报告属于申办方的文件。通过该公告的要求，基本可以确定前者的正确性。同时，还提及稽查相关记录，这也体现了国家层面对第三方稽查临床试验的高度重视。本机构借2012年机构复核契机，重新修订的SOP中已经明确规定所有临床试验过程中必须有至少一次第三方稽查，并审核稽查单位资质，备案稽查报告、稽查单位营业执照、稽查单位委托函、稽查员委托函。

1.2 临床试验部分

1.2.1 受试者的筛选及入组 首先，总结报告、分中心小结和原始资料的筛选、入组病例数要保持一致，这也是临床试验真实性核查的最基本要求。一般而言，目前的临床试验研究者应该不会犯这样的低级错误。其次，注重方案执行的入组、排除标准符合技术规范，这就意味着入组前的化验、心电图，甚至体检和涉及入组标准的主观评分，都有可能成为检查的重点，并且重点检查筛选成功率过高的分中心，这样就从另一个侧面反映了保留筛选失败者知情同意书和化验单的重要性。第三，鉴认代码表必须涵盖受试者鉴别信息（如姓名、住院号/门诊号、身份证号等），这其中住院号/门诊号是值得商榷的地方，因为受试者有可能通过招募入组，这样的受试者没有住院号/门诊号，但其真实性又较难考证。第四，此次公告还强调医学判断和处理必须由本机构具有执业资格的医护人员执行并记录，这也就明确了进修生、研究生等不能进行试验相关医学判断。

1.2.2 知情同意书的签署与试验过程的真实完整性 知情同意书的理论数量应该和筛选数量一致，如果不一致应有合理解释。同时，知情同意书的签署要完整、规范，包括日期和研究者的电话，这就意味着为了确保紧急情况下研究者能第一时间到位，知情同意书上必须有研究者的手机，而不能只是固定电话，这点在过去的检查中是比较容易被忽视的。"第228号公告"还指出知情同意签署时间不能早于伦理批准时间，这点是比较基本的，同时还应满足不能早于启动培训时间，但不能晚于相关实验室检查（方案中有特别规定除外）和入组的时间。

中国新药注册与审评技术双年鉴（2016—2017）

1.2.3 临床试验过程记录及临床检查、化验等数据的溯源

1.2.3.1 临床试验过程记录 核查 CRF 记录的临床试验过程与执行方案的一致性；核查任何一项不一致、不真实的数据。对于Ⅰ期临床而言，采血点（尤其是刚服药后的密集采血）实际操作与方案的一致性尤其重要，特别要注意避免同一时间点同一个人在不同地方签字。对于Ⅱ期和Ⅲ期试验，每一次访视和检查应该符合方案的要求，可能其执行没有Ⅰ期临床严格，但如果有不符合的地方应及时在原始病历和 CRF 上注明原因。

1.2.3.2 数据的溯源 针对溯源的核查将不仅仅涉及化验，还包括心电图、影像、内镜和超声等，尤其是很多医院目前心电图都无法溯源，甚至早些时候的心电图都是用热敏纸打印且没有复印，这样的数据在如今的现场核查中都是不被接受的。然而，很多情况下，心电图无法溯源并非临床数据不真实不完整，而是医院的系统还达不到这样的标准，该问题的界定可能是检查组专家所要面对的难题。除了相关检查外，溯源还涉及到原始病历记录的真实性。例如有一个治疗感冒的药物试验入组标准规定病程应在 12 h 以内，原始记录是将病程由 15 h 改为 10 h，那么即使修改完全符合 GCP 有关规范，仍然有理由怀疑研究者为了使该受试者符合入组标准而故意篡改数据。

1.2.4 CRF 中违背方案和严重不良事件（serious adverse event，SAE）例数等关键数据 核查 CRF 中合并用药记录与门诊/住院病历记载是否一致，核实并记录漏填的合并用药例数；若一致则核实其与总结报告是否一致。对于住院患者而言，可能其主管的医生并非临床试验的研究者，所以互相沟通尽可能减少或避免方案规定的合并用药非常重要。同时，门诊患者也应该保持 HIS 系统、原始病历、CRF、总结报告中合并用药记录的一致性。GCP 要求临床试验中的 SAE 必须在 24 h 内上报 CFDA，但有时研究者漏报后会误认为超过 24 h 补报反而会对申报结果不利，而实际上补报一定优于不报，只要在相关记录上如实记录原因即可。

1.2.5 试验用药品/疫苗的管理过程与记录 所有试验相关的药物/疫苗都应提供符合质量标准的药检报告和符合药品生产质量管理规范（good manufacturing practice，GMP）要求的生产车间资质证明，如果涉及上市后品种，还要备案药品说明书。而药物的接收、发放、回收的记录明确，则是 GCP 对临床试验的最基本要求。需要指出的是，原则上药物不能在医院销毁，而应该返还申办者并保留销毁记录。药物的运输和存储过程中必须有温度和湿度记录，需冷链运输的要提供冷链温度证明，而药物的存储即使只要求常温，也应提供温度和湿度记录，甚至在条件允许的情况下要有温湿度监控系统。

1.2.6 临床试验的生物样本采集、保存、运送与交接记录 生物样本采集、预处理、保存、转运过程的各环节均应

有原始记录；追溯各环节记录的完整性和原始性。其实这个问题推而广之，所有试验相关资料、药物等也都应该有完整的交接记录。生物样本的采集时间要和方案、总结报告相一致，但同时也必须保证采样时间的真实性。生物样本的预处理方法记录同样要和方案保持一致，这也同样可以引申到对方案其他方面的严格执行，当方案偏离累计达一定数量时，即使试验真实性没有问题，该品种也有可能因为其不规范或不科学而无法通过审评。

1.3 委托研究

由其他部门或单位进行的研究、检测等工作，应提供委托证明材料。以前在临床试验中，一般医院会比较重视 CRO 的委托合同、PK 或 BE 等试验的委托检测合同、药物委托生产合同，但中心实验室检测或委托冷链公司运输时，多数医院都很少备案委托合同。本次公告还要求，被委托机构出具的报告书或图谱应为加盖其公章的原件，这点也是在过去比较被忽视的，甚至必要时 CFDA 会对被委托单位也进行现场核查，以保证其资质符合试验要求。

1.4 其他

有关单位如果故意拒绝或逃避检查，其注册的品种的申请也将不予批准，这点在 2015 年第 117 号公告中已经明确，而在此次"第 228 号公告"中再次重申。所以无论临床试验机构、申办者还是 CRO 都应该全力配合检查，不能以任何理由拒绝检查或拒绝提供有关材料。

2 BE/PK 试验数据现场核查要点

BE/PK 试验数据的核查重点在于生物样本检测，以检查数据的真实性和完整性为主。

2.1 生物样本检测实验过程记录的真实完整性

生物样本检测应该有完整的实验原始记录，原始记录不仅包括方法学确证和血样浓度测定过程中每一步处理样品和仪器分析记录，还应该包括摸条件的全过程，预计检查重点可能会放在检测样品处理方法、色谱条件、质谱条件获得的逻辑性和合理性。同时，方法学原始数据与总结报告的一致性和浓度计算的正确性也是检查真实性的根据之一，现场检查会根据图谱数据重新计算标准曲线，并按标准曲线计算浓度。

2.2 生物样本的管理轨迹可溯源

生物样本管理的环节主要包括运输、入库、保存、领取等，特别是反复冻融的每次试验从冰箱中取出和放回的记录。对于需要留样的样品，核查重点在于留样量和留样记录。

2.3 分析测试图谱的可溯源性

对于图谱的溯源，关键要保证纸质版图谱和电子版图谱都保存完整且内容一致。一致性不仅包括保留时间、峰面积等基本信息，还包括实验记录上的文件名和保存的文件夹名与电脑上的相一致。如果在稽查轨迹中发现重复测

量或同一仪器在同一时间有测定不同的样品，而检测单位不能给予合理的解释，将被视为严重真实性问题。

3 Ⅱ期和Ⅲ期临床试验数据和疫苗临床试验数据现场核查要点

Ⅱ，Ⅲ期临床试验的数据库将是检查重点，包括数据库的锁定与修改及数据库与原始记录、CRF、分中心小结、总结报告的一致性。

3.1 数据库的锁定与修改

一般而言，数据库锁定后是不能修改的。如果发现数据库在锁定后仍有修改，统计单位必须给出书面修改说明及合理解释。关于数据的修改，其实也可以引申到原始记录上，有些中药的主要疗效指标是主观评分，这些地方如果修改过，也可能被怀疑真实性。

3.2 各类数据的前后一致性

从入组例数、完成例数，到主要疗效指标、安全性指标，所有数据都应该保持原始记录、CRF、数据库、统计报告、分中心小结、总结报告的前后一致。尤其是数据库修

改过的地方，都应该能够在数据质疑表上找到修改记录和修改原因。

4 结语

自 CFDA 的 2015 年第 117 号公告发布以来，临床试验的各从业单位受到了前所未有的警示。核查标准的大幅度提升令很多申办者、CRO、临床试验机构措手不及。但从另一个角度看，如果能通过一次整顿，全面规范我国的新药临床试验各个环节，提高试验质量，使更多的国际多中心或高水平外企的临床试验能放在中国，不是因为庞大的受试者群体或低廉的人工成本，而是完全依靠过硬的质量，这对整个新药研发行业也将是巨大的利好。

参 考 文 献

[1] 吉萍. 中国药物临床试验的质量管理 [J]. 中国新药杂志，2013，22（1）：13 – 16.
[2] 李庆红，陈静，张萍，等. 从质量管理角度看临床研究现状和发展趋势 [J]. 中国新药杂志，2014，23（8）：871 – 878.

全过程质量管理对新药临床研究的重要性与方法论

金迪蒂，郝华珍，张静梅，蔡绪柳

（北京经纬传奇医药科技有限公司，北京 100038）

摘　要　临床研究是新药研发必不可缺的核心环节。新药临床研究周期长、难度大、风险高，临床试验的质量难以保证，有必要实施全过程质量管理。全过程质量管理基于风险的方法，通过全面、长期的质量管理，实现试验质量的持续改进，保证了试验数据的可靠性；结合现场稽查和远程监督，重视人员培训和充分沟通，提高了问题解决的效率，减少了临床开发的延误，最终加速新药临床应用的进程。

关键词　临床研究；全过程质量管理；新药；风险管理；第三方稽查

新药临床研究是验证新药作用于人体的疗效和安全性的重要步骤，是新药上市前的一个至关重要的环节，其研究资料和结果是药品监管部门进行审批的关键依据，因此做好新药临床研究各个环节的质量控制至关重要。根据2017 年 CFDA 发布的药品临床试验数据核查阶段性报告（2015 年 7 月 ~ 2017 年 6 月）显示，在已核查的 313 个药品注册申请中，有 38 个注册申请的临床试验数据涉嫌数据造假，共发现 5111 条缺陷项，我国临床试验现状不容乐观，多个环节存在质量漏洞。

自 2015 年以来我国药品监管体系持续深化改革，监管模式由"事前许可审批"更多地转为"事中、事后监管"，

监管手段逐渐由"静态监管"转变为预防风险的"动态监管"。以临床试验监管为例，比如临床试验机构资格认定实行备案管理，比如临床试验申请受理后 60 日内未收到否定或质疑即可开展试验。临床试验监管"放管服"改革的背后，既是对我国药物研发创新的大力推动，也是对国内临床试验过程质量管理的极大挑战。因此，本文就新药临床研究实施全过程质量管理的重要性及方法论进行探讨，以期为提高我国临床试验的质量提供策略和方法。

1 新药临床研究生命周期与全过程质量管理

1.1 项目生命周期　项目生命周期（project lifecycle）指

项目从启动到完成所经历的一系列阶段[1]。新药临床研究项目阶段的名称、数量和持续时间取决于具体项目所在组织、项目本身的特征及其所在的适应证领域。高质量的临床试验源于规范化的实施和严格的质量管理。申办者应建立药物临床试验的质量管理体系，涵盖临床试验的整个过程，包括临床试验的设计、实施、记录、评估、结果报告和文件归档[2]。因此，在新药临床研究生命周期中引入全过程质量管理尤为重要。

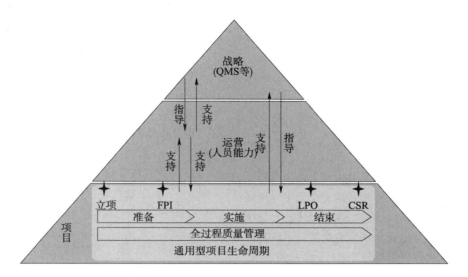

图1　项目生命周期及项目与公司运营及组织的关系

中国新药注册与审评技术双年鉴（2016—2017）

1.2　全过程质量管理（Total Quality Management，简称TQM）

全过程质量管理旨在运用现代质量管理方法将质量管理融入到新药临床研究的整个生命周期。其核心在于在早期介入，完善试验设计，实施过程中持续改进，结束阶段模拟核查。较传统质量管理而言，全过程质量管理强调以预防为主，整个项目生命周期进行持续改进、鼓励全员参与，兼顾GxP（GCP、GLP、GMP、GVP等）稽查、风险管理、供应商评估、项目管理、QMS，通过项目质量管理来不断完善公司质量管理体系、为公司培养全过程质量管理理念人员。不同于传统质量管理，传统质量管理一般由QA或QC负责。QA一般基于单一领域进行全过程系统性查看，如单一GCP或GLP稽查；QC一般更偏向于执行层面，重实施推进，系统性和独立性较QA弱。

自2015年7月22日开展自查核查以来，随着新药临床研究的不断规范，越来越多的药企更加重视新药临床研究质量，整个行业从业者的质量意识在不断提高。笔者在研究中心稽查的过程中，也注意到研究中心机构、研究者、CRA等对新药临床研究的重视度都大大提高了，临床试验机构对项目的管理也越来越规范。此外，从笔者所在第三方稽查公司实践运行，总结出近4~5年来，越来越多的药企在新药临床研究中选择第三方稽查，在稽查类型方面，越来越多的药企选择在项目设计阶段引入第三方全过程质量管理服务，为项目提供质量保证。

表1　新药临床研究全过程质量管理与传统质量管理差异

	全过程质量管理	传统质量管理
介入时间点	贯穿整个项目生命周期 从项目立项、供应商选择、文件设计、实施阶段持续改进到项目结题	着重项目单一阶段
理念	质量源于设计（QbD）	质量源于检查
方式	预防为主	检查为主
责任人	全员参与	QA/QC
方法	持续改进（PDCA）	紧急"救火"
全局观	着眼长期，系统性	着眼短期，独立
兼顾点	兼顾稽查、风险管理、供应商评估、检查问题、项目管理、人员培训等	单一稽查，各阶段连贯性稍弱
收益层面	完善组织QMS、提升人员水平 提升项目质量管理	对组织QMS作用弱； 促进或提升单一项目或中心

2 全过程质量管理方法

2.1 准备阶段质量管理

质量源于设计[3]，高水平的试验设计是保证质量的基础，从源头规范试验操作，为后续项目实施打下基础。一个新药在临床研究立项时，就要考虑这个药物临床研究的规划。如项目是全部外包、部分外包还是自建团队实施，供应商的选择标准，如何设计临床研究方案及项目管理计划。

2.1.1 商业论证 在立项阶段进行充分商业论证，从商业的立场提供必要的信息，做好充分市场调研、受试者人群及法规监管等方面进行可行性分析。

2.1.2 核查临床研究方案及其他重要文件 临床研究方案是临床试验主要的基本文件，亦是其他文件如知情同意书、病例报告表、数据管理计划、安全性管理计划等文件的母文件。准备阶段需要核查临床试验方案的科学性和可执行性。核查其他重要文件（如研究者手册、知情同意书、EDC、试验相关表格）与临床研究方案间的一致性以及设计的合理性。避免文件设计缺陷，如生物样本管理表格的设计，是否包含了样本采集、处理、保存、转运、交接等环

节的记录。

2.1.3 核查项目计划 核查项目计划与临床研究方案的一致性，计划完整性及可操作性，确保项目团队按照统一标准操作。

2.1.4 核查供应商资质 核查 CRO 及重要的供应商具有完备的 SOP、操作指南，并按照 SOP 和操作指南实施临床试验，必要时对重要的供应商进行稽查（如 CRO、数据管理方、中心实验室、中心化评估委员会、SMO 等）。此外，在研究中心启动前还需要对人员资质进行考核，如考核 CRA 对于方案的掌握情况和研究中心启动准备情况，如中心药物和样本管理流程、病历结构、试验设施设备等。

2.1.5 规划风险管理 质量风险管理作为质量管理整体的一部分[4]，基于既往经验和项目风险因子分析诊断结果，建立全过程风险管理档案。如制定可靠的项目健康状态评估表、质量容许偏差、风险登记册、明确各类型风险的拥有者。

2.1.6 打造共同团队 鼓励项目干系人积极参与到质量管理中，建立良好的沟通机制。

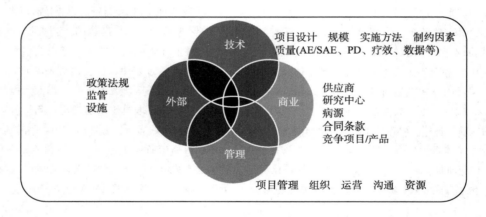

图2 新药临床研究常见的风险类别

2.2 实施阶段

规范性实施是新药临床研究的保障，在实施过程中不断验证项目设计合理性并完善项目设计。

2.2.1 核查项目实施流程 通常在入组 1～2 例时开展，核查实施流程是否符合法规、方案、SOP 等相关要求；核查数据链、药品链、样本链、受试者链、研究人员链、文件链等核实项目实施的真实性、完整性、合规性，并检查是否存在系统性漏洞。

2.2.2 动态监测风险 整个实施过程中动态监测风险，通过评估项目进度、项目质量（AE/SAE、疗效数据、方案违

背等离群情况）、团队协作等方面进行项目健康状态评估，结合远程质控、研究中心稽查发现质量问题，发现项目风险环节，安排有因稽查或基于风险的监查[5]，并监督项目实施纠正及预防措施。

2.2.3 持续改进 将 PDCA 循环实现项目质量目标的理念和方法应用于临床试验质量管理中，健全全过程质量管理模式，提高临床试验质量管理体系运行的效果。确保实施过程遵循 PDCA，进行持续改进，推广好的实践方法。

中国新药注册与审评技术双年鉴（2016—2017）

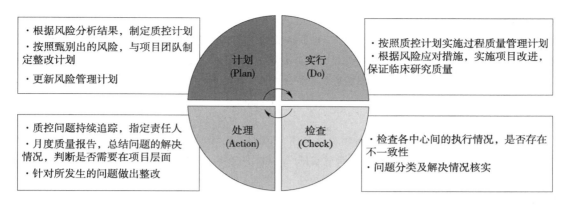

图3　新药临床研究 PDCA 模型

2.2.4　CAPA　项目实施过程中发现问题后有必要实施纠正和预防措施的计划，以消除引起现存的和潜在的不合规现象的根本原因。良好的纠正和预防措施计划书应包含：找出导致问题的根本原因，描述纠正/预防措施对解决问题是否必要[6]。

2.3　结束阶段

结束阶段是整个临床研究数据体现的关键，如果这个阶段出现问题，则整个临床试验的数据将会出现质量问题。

2.3.1　质控　在中心最后一例受试者完成试验后至研究中心关闭前安排质控或稽查。确保在数据锁库前完成数据的系统性核实。同时指导研究团队根据法规要求和项目要求关闭研究中心，对必备文件、研究药品、研究设备、分中心小结表完整地回收（或销毁），完好归档研究中心文件资料，以满足核查要求，以及核查统计报告中数据与原始数据的一致性。

2.3.2　模拟演练现场核查过程　建立核查准备流程，减少人为因素影响。

3　讨论及展望

新药临床研究全过程质量管理的目的是保证药物临床试验数据的可靠性，并最大限度地保障受试者的权益。2017年6月19日，CFDA 正式成为 ICH 成员，显示了中国药品质量要与国际接轨的决心和承诺。2018 年全国两会，习近平总书记在下团组参加审议时，"高质量发展"这个关键词多次出现，高质量发展是新时代的"强国策"，高质量发展的未来经济图景愈发清晰。因此实施全过程质量管理，积极响应国家政策，从源头把关，持续改进，做好每一个环节的质量管理，从而保证新药临床研究的科学性和真实性。全过程质量管理可以由药企/CRO 负责，亦可由第三方提供全过程质量管理，第三方全过程质量管理的优势在于独立性，一是身份的独立性，二是开展工作的独立性，这是保证客观公正的起点。

参 考 文 献

[1] Project Management Institute. PMBOK Guide – Sixth Edition ［M］. US：Project Management Institute, Inc. 2017：19.

[2] 国家食品药品监督管理总局. 《药物临床试验质量管理规范（修订稿）》［S］. 2016.

[3] Pharmaceutical Quality for the 21st Century A Risk – Based Approach Progress Report. https：//www. fda. gov/aboutfda/centersoffices/officeofmedicalproductsandtobacco/cder/ucm128080. htm#APPENDIX19

[4] ICH Expert Working Group. ICH Q9 Quality Risk Management ［S］. 2005.

[5] FDA. Guidance for Industry Oversight of Clinical Investigations—A Risk-Based Approach to Monitoring ［S］. 2011.

[6] JSQA. The Global Guideline for GCP Audit ［S］. 2014.

美国 FDCA 框架下临床研究者造假的刑事责任研究

袁　丽，杨　悦

（沈阳药科大学工商管理学院，沈阳 110016）

摘　要　　**目的**：研究美国《食品药品化妆品法案》（Food，Drug and Cosmetic Act，FDCA）框架下追究临床研究者造假刑事责任的路径。**方法**：通过 3 起法院判例的分析，理清 FDCA 框架下追究临床研究者造假刑事责任的路径及相关法律原则的适用。**结果**：美国将临床试验造假的法律责任落实到研究者个人。通过颁布限定研究者维护准确试验记录责任的条款，建立了 FDCA 框架下追究研究者造假刑事责任的路径。**结论**：临床研究者在造假的制约机制中发挥着关键的作用，目前我国并未将临床试验造假的法律责任真正落实到研究者个人，通过追究临床研究者造假的刑事责任，提高违法成本，运用 Park 原则能够形成良好的制约机制，有效遏制临床试验造假的发生。

药物临床试验是验证药物安全性和有效性的重要依据，临床试验数据真实可靠是技术审评中评价药品风险效益的重要前提。在我国，临床试验中存在的问题突出，属系统性问题，主要包括不符合 GCP、数据不完整、不可溯源以及数据不真实、篡改、选择性使用数据等。2015 年 7 月 22 日，国家食品药品监督管理总局（CFDA）开展临床试验数据自查核查工作。截至 2016 年 5 月，要求自查核查的 1 622 个注册申请中，有 1 193 个申请人主动撤回，30 个 CFDA 不予批准，193 个免临床，其余 206 个则需进行数据的现场核查。截至 2016 年 9 月底，共 30 个产品因数据真实性存在问题而不予批准，占所需自查核查产品的 2%，并对涉嫌数据造假的 27 个品种、11 个临床试验机构和 CRO 予以立案调查[1]。

临床试验的开展涉及多个参与方，包括申办者、合同研究组织、研究机构、伦理委员会和研究者。在临床试验开展的过程中，任何一方都有可能是临床试验造假的主体，而研究者是临床试验项目的具体实施者，有责任保证临床试验数据的真实、完整、规范和可溯源，对临床试验数据真实性、完整性、规范性承担着直接的责任。但目前来看，我国对临床试验造假行为的处罚并未落实到研究者个人，主要责任往往由其所在的研究机构承担。因此，本文将从临床研究者造假的角度出发，主要探讨美国《食品药品化妆品法案》（FDCA）框架下对临床研究者造假行为的刑事责任问题，以期为我国提供启示。

1 美国对临床研究者造假的处罚手段概述

在美国，临床试验不端行为（research misconduct）指在临床试验的计划、设计、开展、记录、监督、评估及结果报告中存在的数据造假行为，不包括研究的诚实过错（honest error）。数据造假包括捏造数据、修改数据、选择性使用数据等行为[2]。

1.1 对于临床研究者数据造假行为的行政处罚

对于临床研究者数据造假的行政处罚主要包括：① 警告信（warning letter）：FDA 向研究者发送的、公开可查的、沟通纠正其违规行为有关问题的信函。② 正式取消资格（formal disqualification）：在研究者反复故意违反相关法规或提交虚假资料的情况下，通过监管听证程序，决定取消研究者获取相关研究药物的资格，但并不影响研究者继续行医，其医师执业资格保留。③ 临床试验暂停（clinical hold）：临床研究者在临床试验中出现不端行为，且将受试者置于严重

风险中时，如研究者未上报严重/威胁生命不良事件、严重偏离试验方案、知情同意书造假，反复故意向患者隐瞒严重风险等，将暂停临床试验的开展[3]。④ 自愿协议（voluntary agreements）：FDA 产品中心与研究者之间签署的自愿限制性协议，作为相对② "正式取消资格" 而言程度较轻的替代方案。包括 2 种形式：一是研究者同意其本人被取消获取研究药物的资格，这种协议形式与② "正式取消资格" 中经过听证后的取消资格具有同样的效力；另一种形式是研究者同意在限制性条件下使用研究药物，如在其他研究者的监督下开展试验，或接受第三方数据核查。若研究者违反了自愿协议，则 FDA 可重新启动② "正式取消资格" 的程序[4]。⑤ 禁业（debarment）：适用于被指控与药物研发或审评相关犯罪的个人，被禁业的人员不得在制药企业从事任何岗位的工作，FDA 将不受理或审批任何涉及禁业人员参与的注册申请。

1.2 对临床研究者数据造假的刑事处罚

除上述行政处罚手段外，美国对临床研究者数据造假的刑事处罚主要包括两个方面。第一，依据 FDCA Section355（i）条款对临床试验造假的研究者进行刑事控诉；本研究将着重介绍 FDCA 框架下对数据造假临床研究者的刑事责任追究问题。第二，FDCA 法律框架之外的其他刑事控诉，包括：① 18 U．S．C § 371-犯罪共谋（criminal conspiracy）：2 人或多人出于某种目的，共谋违反美国的法律，或欺骗美国的任何政府机构，通过某种行动实现预谋目的的将根据本篇（18 U．S．C）规定进行罚款或处以 5 年以下有期徒刑，或二者并罚。若犯罪行为仅为轻罪，那么，相应的处罚不应超出此种轻罪的最大惩罚限度[5]。② 18 U．S．C § 1341-邮件欺诈（mail fraud）：犯罪者通过邮件进行欺诈的罪名。违反该条款将根据本篇（18 U．S．C）规定进行罚款或处以 20 年以下有期徒刑，或二者并罚。如，2004 年 3 月 24 日，柯克曼·坎贝尔医生在抗菌药泰利霉素 III 期临床试验中捏造数据虚构不存在的受试者，法院根据 18 U．S．C §1341，以邮件欺诈罪判处坎贝尔医生 57 个月有期徒刑并处约 50 万美元的罚金[6]。③ 18 U．S．C § 1343-电报欺诈（wire fraud）：通过电报进行虚假或欺骗性的陈述、承诺等获取钱财或财产。违反该条款将根据本篇（18 U．S．C）规定进行罚款或处以 20 年以下有期徒刑，或二者并罚[7]。④ 18 U．S．C § 1001-面向政府的虚假陈述（false statement to government）：在美国政府的行政、立法、司法部门管辖范围内，蓄意伪造、隐瞒、掩盖材料事实；进行错误的、虚假的

中国新药注册与审评技术双年鉴（2016—2017）

或欺骗性的声明或陈述；制造或使用虚假文件。违反该条款将根据本篇（18 U. S. C）规定进行罚款或处以 5 年以下有期徒刑，或二者并罚[8]。

2 FDCA 框架下对造假研究者的刑事责任追究

当前，美国政府主要依据 FDCASection355（i）条款对

临床试验造假的研究者进行刑事起诉。本文将通过对 3 起诉讼案例，分析 FDA 如何利用 FDCA 中的条款追究临床研究者的刑事责任。表 1 为 FDCA 框架下 FDA 追究临床研究者造假刑事责任的相关适用条款。

表 1　FDCA 框架下 FDA 追究临床研究者造假刑事责任的相关适用条款

条款	主要内容
21 U. S. C Sec 355（i）（1）（C）	要求研究性新药的生产者或申办者建立并保存临床试验数据记录（包括但不限于研究者的分析报告）并向 FDA 进行报告的相关法规，并授权 FDA 颁布保护公众健康的相关法规[9]。
21 U. S. C Sec 331（e）	未按 Section 355（i）建立并保存数据记录或未向 FDA 报告的行为是禁止的。
21 U. S. C Sec 333（a）（1）	任何违反上述 Section 331（e）的个人应被处以 1 年以下有期徒刑或 1 000 美元以下的罚金，或二者并罚。
21 CFR Sec 312.62 研究者记录保存及保留时限要求	研究者维护真实准确试验记录及记录保留时限的要求：包括研究药物的使用和处理记录，试验组和对照组受试者病历记录，包括病例报告表（CRF）及其他支持性数据，如知情同意书、医生护士记录。
21 CFR Sec 312.64 研究者报告要求	研究者向申办者提交研究进展报告、安全性报告、临床试验最终报告及财务信息报告。
21 CFR Sec 312.68 对研究者提供记录和报告检查的要求	规定研究者应在合理时间内，积极配合 FDA 检查人员获取、复制并核查任何有关临床试验的记录。

2.1　史密斯造假案及从宽解释原则（rule of lenity）

在美国，最早追究临床研究者造假刑事责任的案例发生在 20 世纪 70 年代。当时，罗纳德·史密斯医生为 Sterling-Winthrop 制药公司开展临床试验。为支持试验结果，史密斯虚构受试者，伪造相关文件和阳性试验结果，Sterling-Winthrop 公司在不知情的情况下将造假数据提交至 FDA。FDA 发现后，依据 Section 355（i）起诉史密斯医生未能维护准确试验记录。

FDA 的控诉被初审法院驳回，理由是 Section 355（i）中有关试验记录维护的规定仅适用于申办者而非临床研究者。FDA 再次上诉认为 Section 355 要求申办者从临床研究者处获取试验记录，这实际上即限定了临床研究者维护准确记录的责任。第九巡回法院否定了 FDA 的论证，认为 Section 355（i）仅指出了临床试验申办者及生产者的责任，而未明确临床研究者的责任，因此，不能根据 Section 355（i）对未维护准确临床试验记录的研究者进行刑事起诉。做出此判决主要依据的是"从宽解释原则"（Rule of Lenity），即当刑事法规模棱两可时，法院应从有利于被告的角度进行解释。该原则是建立在法定诉讼程序和三权分立基础上的。对法定诉讼程序的考虑能够确保被告人受到了有关违反法律的公正警告，同时也确保被告人知晓其犯罪应受到的处罚。而三权分立的考虑则确保了刑事处罚具有立法根据。最终，第九巡回法院维持初审法院的判决，驳回 FDA 对史密斯的刑事起诉。此次 FDA 根据 FDCA Section 355（i）追究研究者造假刑事责任的诉讼以失败告终[10]。

2.2　加芬克尔造假案及不授权原则（non-delegation doctrine）

20 世纪 90 年代，FDA 再一次依据 FDCA Section 355（i）对临床研究者造假进行刑事起诉并获得胜诉。巴尔里·加芬克尔医生是 Ciba-Geigy 公司抗抑郁药氯米帕明临床试验的主要研究者。加芬克尔医生未按方案开展试验并伪造数据掩盖阴性结果，其行为暴露后，FDA 依据 Section 355（i）指控加芬克尔医生未能维护准确试验记录。

初审法院基于史密斯造假案的判例驳回了 FDA 的控诉，认为尚需更多指南来突破从宽解释原则。FDA 再次上诉，认为追究研究者造假的刑事责任是恰当而有依据的，即在史密斯案发生后，FDA 在 FDCA Section 355（i）的法律授权下新颁布的法规条款——21 CFR §312.62，§312.64，§312.68。这些条款明确规定了临床研究者保存并保留准确试验记录的责任。加芬克尔医生认为 FDA 无权追究临床研究者的责任，第八巡回法院对此表示认同。但法院同样指出，FDCA Section 355（i）虽未明确研究者的责任，但作为上位法，授权 FDA 可以颁布保护公众健康相关的法规以限定研究者维护准确试验记录的责任。法院在 Section 355（i）的立法历史中也未找到国会将 FDA 在有关临床试验记录要求方面的权力局限在申办者和生产者身上的任何规定。法院认为 FDA 对 Section 355（i）的解释与国会所表明的意图并不矛盾。运用 Chevron 分析法院认为应尊重 FDA 对 Section 355（i）的解释。法院做出这一决定的主要根据是"不授权原则"（Non-delegation Doctrine）。该原则指国会在某一问题上限定政府机构应遵循的原则，只要政府机构不做违反该原则的行为，那么，法院将尊重政府机构自身的解释。FDA 颁布的要求临床研究者维护准确试验记录的条款并不与

国会所表明的意图存在直接冲突，因此不违反不授权原则。而且，国会也鼓励 FDA 颁布与保护公众健康相关的法规。最终，FDA 胜诉，加芬克尔医生被判 6 个月有期徒刑[10]。

2.3 帕拉佐造假案与 FDA 利用刑事制裁的权力

2009 年玛利亚·卡门·帕拉佐医生造假案是最近一次 FDA 利用 Section 355（i）追究研究者刑事责任的案件。帕拉佐医生受雇于 SmithKline Beecham 公司开展有关抗抑郁药帕罗西汀的临床试验。帕拉佐医生未按方案开展试验并提交了造假的报告，声称其个人核查了全部入组受试者对纳入标准的符合性，而实际上有些并不存在精神障碍的人亦被纳入受试者范围。当申办者发现帕拉佐医生造假后将其解雇，随后 FDA 在 Section355（i）下对其进行起诉。

初审法院驳回了 FDA 的起诉，同样援引史密斯造假案的判例。FDA 再次上诉后，第五巡回法院认为违反 Section 355（i）的行为属于 Section 331（e）禁止的行为，依照 Section 333（a）进行刑事处罚。法院认为 FDA 在 Section 355（i）的法律授权下所颁布的法规条款（21 CFR § 312. 62，§ 312. 64，§ 312. 68）恰当地建立了有关研究者维护准确试验记录的要求，并有充分理由认为这些条款具有正当的法律授权，即 Section 355（i）明确规定 FDA 可以颁布保护公众健康相关法规的授权。第五巡回法院认为 FDA 通过颁布这些法规条款明确临床研究者的责任以保护公众健康是合理的。帕拉佐医生未对"研究者有责任维护准确试验记录"提出异议，但认为 Section 333（a）的惩罚措施仅适用于直接向 FDA 提交报告的情况，而 Section 355（i）明确规定 FDA 不得强制要求研究者直接向其报告试验记录，据此，帕

拉佐医生认为不应对其进行刑事处罚。第五巡回法院否定了帕拉佐医生的论证，因其在 Section 333（a），Section 331（e）或 Section 355（i）中均未发现将刑事处罚限定在直接向 FDA 报告的要求。因此，基于 Section 331（e）条款的禁止性规定以及 Section 333（a）的刑事处罚规定，对违反在 Section 355（i）授权下颁布法规的情形进行刑事处罚是恰当的。最终，帕拉佐医生被判 13 个月有期徒刑[10]。

2.4 对上述 3 起诉讼案例的讨论

3 起 FDA 追究研究者造假刑事责任诉讼案例总结见表 2。在美国食品药品化妆品法案的框架下，追究研究者造假刑事责任主要依据 Section 355（i），该条款本身仅规定了申办者和生产者维护准确试验记录的责任，而并未规定研究者在此问题上的责任。但该条款授予 FDA 颁布与临床试验相关保护公众健康法规的权力，而研究者是否能够维护准确试验记录与保护公众健康紧密相关。因此，FDA 有权力颁布要求研究者维护准确试验记录的法规。史密斯案判决时，FDA 并未颁布这样的法规，因此，法院根据从宽解释原则判研究者无罪。史密斯案发生后，FDA 在 Section 355（i）的授权下颁布了 21 CFR 312. 62 条款，明确规定了研究者在记录保存方面的责任义务，解决了法院在史密斯造假案审理中超越从宽解释原则有关法定诉讼程序的担忧。国会同样明确制定了 FDCA Section 331（e）和 333（a）（1）2 条适用于违反 Section 355（i）的刑事处罚条款。出于法院对依据 Section 355（i）追究研究者造假刑事责任法定诉讼程序的要求，FDA 颁布了明确规定研究者责任的条款，最终建立了 FDCA 框架下追究研究者刑事责任的路径。

表 2　3 起 FDA 追究研究者造假刑事责任诉讼案例总结

概况	史密斯造假案	加芬克尔造假案	帕拉佐造假案
造假情况	虚构受试者，伪造相关文件和阳性结果	未按方案开展试验，伪造数据，隐瞒阴性结果	未按方案开展试验，提交造假的报告
法院	第九巡回法院	第八巡回法院	第五巡回法院
结果	FDA 败诉	FDA 胜诉，研究者被判 6 个月有期徒刑	FDA 胜诉，研究者被判 13 个月有期徒刑
争论	FDA 是否有权力追究研究者刑事责任	FDA 颁布要求研究者维护准确试验记录的法规是否违背国会的意图和原则	相关刑事处罚是否仅适用于直接向 FDA 报告临床试验记录的主体（指申办者、生产者）
依据	FDCA Section 355（i）未明确规定研究者维护准确试验记录的责任	FDA 在 Section 355（i）的法律授权下颁布 21 CFR § 312. 62 条款，明确了研究者保存并保留准确试验记录的责任	Section 333（a），Section 331（e）或 Section 355（i）中均未发现将刑事处罚限定在直接向 FDA 报告的主体上
原则	从宽解释原则	不授权原则	—

3　研究者造假刑事责任追究中 Park Doctrine（Park）原则的应用

Park 原则也称管理者负责原则（responsible corporate officer doctrine）或 RCO 原则，即只要企业的管理者负有预防或纠正违法行为的责任，但未能做到的，不论其对违法行为是否知情，FDA 都可对违反 FDCA 的企业进行控诉。在美国，Park 原则主要应用于实施造假行为的申办者，但 Park 原则是否适用于对研究者造假的控诉尚有待进一步验证，在此提供参考。

中国新药注册与审评技术双年鉴（2016—2017）

3.1 Park 原则的起源

Park 原则是一种起源于 20 世纪 70 年代的刑事责任理论，以美国最高法院对当时在美国有 800 多家分店的连锁食品公司 Acme 公司执行总裁 Park 的判例命名[11]。1970 年，Acme 公司因其在费城的一家食品存储仓库发现鼠患被 FDA 通告。在治理了费城仓库鼠患后的第 2 年，其位于巴尔的摩的仓库又发现了鼠患，由于 Acme 公司不断销售受啮齿动物污染的食品，FDA 以违反 FDCA Section 331（k）对 Acme 公司及其执行总裁 Park 先生进行起诉。从企业的角度，Acme 公司服罪，但 Park 先生本人并不认罪。在其辩护中，Park 认为其本人并不知晓仓库存在鼠患的问题。FDA 不否认这一事实，但 FDA 认为 Park 应当对仓库可能遭受鼠患具有预见性并事先采取防控措施。最高法院认为是否知情或主观故意并不是依照 Section331（k）进行刑事定罪的要件，因此，可以对违反 FDCA 负有责任的管理者（responsible corporate agents）采取刑事制裁手段。法院解释认为企业管理者（corporate agents）具有设计遵守法律法规相关举措的责任和权力，企业的责任管理者与违法行为存在"责任关系"（responsible relationship）。根据 Section 331（k）Park 先生被判有罪，但并未判处监禁，仅被处以 250 美元罚金[12]。

3.2 Park 原则在临床研究者造假中的应用

Park 原则仅适用于 FDA 所监管企业的"公司管理者（corporate officials）"或"负有责任的公司管理者"，用于对负有责任的管理者施加高标准的要求，主要应用于不知情或非故意情况下违法行为的责任追究[13]。主要研究者在临床试验项目的开展中起到管理和协调的作用，与试验项目有着"责任关系"，即使在其对造假行为并不知情的情况下也可基于 Park 原则对其进行起诉。临床研究者并非临床试验过程中实施造假行为的唯一主体，参与临床试验的其他人员同样会实施造假行为。在非研究者本人实施造假行为的情况下，运用 Park 原则追究研究者责任或能发挥良好的管治作用。如果具有管理责任的主要研究者知道自己将因他人的造假行为受到起诉时，那么，其将产生监督并预防造假行为的动机。如此，在临床研究者身上运用 Park 原则可增强主要研究者对临床试验合规操作的监督意识。

4 启示

4.1 通过药品法修订明确研究者"作为义务"及相应处罚措施

临床试验造假危害了申报上市数据和/或发表数据的可靠性，最终导致缺乏安全性、有效性、甚至存在严重风险的药品进入市场，危害患者健康与生命[14]。因此，如何追究临床试验造假相关责任方的法律责任以达到有效遏制造假行为的目的，对于一国的监管机构至关重要。我国对临床试验数据弄虚作假，临床试验数据不真实、不完整处罚

的主要依据《药品管理法》第七十八条、《药品注册管理办法》第一百六十六条的有关规定，依情况进行警告、停产停业、罚款、吊销《药品生产许可证》和药物临床试验机构资格。根据 CFDA 2015 年第 117 号文，在药品审评过程中，发现申请人临床试验数据不能溯源，数据不完整，真实性存疑而无合理解释和证据的，依据《药品注册管理办法》第一百五十四条的有关规定，注册申请不予批准。对核查中发现临床试验数据真实性存在问题的相关申请人，3 年内不受理其申请。药物临床试验机构存在弄虚作假的，吊销药物临床试验机构的资格；对临床试验中存在违规行为的人员通报相关部门依法查处。将弄虚作假的申请人、临床试验机构、合同研究组织以及相关责任人员等列入黑名单，并向社会公布相关组织机构代码、人员身份证号码等。涉嫌犯罪的，移交公安机关调查处理。

通过我国目前对临床试验造假的管理措施可以看出，相关责任并未落实到个人，处罚也仅限于公布人员身份证号码等缺乏遏制与震慑作用的措施。美国 FDA 在史密斯造假案后颁布了相应的法规条款（21 CFR §312.62，§312.64，§312.68），规定了临床研究者维护准确试验记录的责任，违反这些条款视同违反 FDCA Section 355（i），进而违反 Section 331（e），将按照 Section 333（a）进行处罚。建立了允许政府对研究者造假刑事责任追究的法律依据链条。临床研究者造假是一个现实的问题，与监管机构保护公众健康的使命紧密相关，我国应通过药品法或药品注册管理办法的修订，明确研究者在维护准确临床试验记录方面的"作为义务"，增加相应的条款，并明确违反其作为义务所应受到的处罚，建立药品法框架下追究研究者造假刑事责任的法律链条，以达保护公众健康和生命安全的目的。

4.2 进一步探索 Park 原则在追究研究者造假刑事责任方面的应用

对于监管机构来讲，每年有大量临床试验项目同时开展。受其监管资源所限，仅靠其自身力量发现临床试验造假行为几乎是不可能实现的。临床试验的申办者是试验的监督者，而实际上临床试验通常是在研究者相对独立的情况下开展。因此，保证其对临床试验良好的监督职责实际上也是难于实现的，特别是对于同时开展涉及多种药物数量众多试验项目的大型企业来讲更是如此。此外，申办者向临床研究者支付酬劳，若研究者的造假行为被发现，那么申办者将面临刑事制裁，而临床试验中任何不端行为的发现都可能导致监管机构对新药审批时间的延长，出于新药研发高风险高投入的属性，即使申办者发现临床研究者的造假行为，也可能会向监管机构隐瞒实情。更为恶劣的情况是，申办者串通研究者共同实施临床试验造假，以获得其所研制新药的快速成功上市。不论对于申办者还是研究者，都有其实施造假的现实动机。

在这种情况下，如何形成良好的造假制约机制尤为关键。而在此种制约机制的形成中，研究者发挥着关键的作用。运用 Park 原则追究主要研究者的刑事责任或能促进此种制约机制的建立。首先，通过相关法律法规的修订，限定研究者维护准确试验记录的责任义务，使其认识到临床试验造假的责任将追究到个人。其次，主要研究者并非试验开展中唯一的造假主体，任何参与试验的个人都可能实施造假的行为，但是，作为临床试验项目的管理者和协调者，其本人有督促、监督、管理临床试验良好开展、保障临床试验数据真实准确的责任义务。基于 Park 原则，因主要研究者与临床试验项目存在"责任关系"，所以即使在对其他人员造假行为并不知情的情况下，作为负有责任的管理者，也应被追究相应的刑事责任。通过让主要研究者认识到其本人可能因所在试验项目中其他人员的造假行为而受到刑事制裁，使其产生监督、促进临床试验项目合规开展、保障临床试验数据真实准确的驱动力。积极预防、查找并管理临床试验中的不端行为，达到对临床试验造假的制约作用，一定程度上也打消了研究者因经济动机站在申办者利益的角度进行造假的动力。

参 考 文 献

[1] E 药经理人. 临床数据自查核查收官之作，生产工艺自查大幕拉开 [ED/QL]. (2016 – 10 – 24) [2016 – 10 – 25]. http://mp. weixin. qq. com/s?＿＿biz = MjM5NzY2MDQwMg = = &mid = 2650176203&idx = 1&sn = 38df7ec765b259be27f31fc046e739 b0&chksm = bed4495689a3c0400188d2653a6b529183b460b4a 362d22f9c208f902c36d111921489febaeb&mpshare = 1&scene = 1&srcid = 1027OfAfC6NvW5eBw9zm9Fcr#wechat＿ redirect.

[2] FDA. Misconduct in Research Innocent Ignorance or Malicious [EB/OL]. (2009 – 12 – 24) [2016 – 10 – 01]. http://www. fda. gov/downloads/aboutfda/centersoffices/officeofmedical-productsandtobacco/cder/ucm196495. pdf.

[3] FDA. The Use of Clinical Holds Following Clinical Investigator Misconduct [EB/OL]. (2004 – 09 – 12) [2016 – 10 – 03]. http://101. 96. 8. 140/www. fda. gov/downloads/regulatoryinformation/guidances/ucm126997. pdf.

[4] FDA. Clinical Investigator Administrative Actions-Disqualification [EB/OL]. (2014 – 03 – 15) [2016 – 10 – 07]. http://101. 96. 8. 141/www. fda. gov/downloads/regulatoryinformation/guidances/ucm214008. pdf.

[5] OLRC. 18 USC 371-Conspiracy to commit offense or to defraud United States [EB/OL]. (1994 – 01 – 01) [2016 – 10 – 08]. http://uscode. house. gov/view. xhtml? req = (title：18% 20section：371% 20edition：prelim)% 20OR% 20 (granuleid：USC-prelim-title18-section371) & f = treesort & edition = prelim& num = 0&jumpTo = true.

[6] LEXOLOGY. United States v. Palazzo：FDA and DOJ turn up the heat on clinical trial enforcement [EB/OL]. (2009 – 03 – 24) [2016 – 10 – 10]. http://www. lexology. com/library/detail. aspx? g = 274055b2-86b8-4149-b46e-3273b157c661.

[7] OLRC. 18 USC 1343：Fraud by wire, radio, or television [EB/OL]. (2008 – 01 – 01) [2016 – 10 – 08]. http://uscode. house. gov/view. xhtml? req = (title：18% 20section：1343% 20edition：prelim)% 20OR% 20 (granuleid：USC-prelim-title18-section1343) &f = treesort&edition = prelim&num = 0&jumpTo = true.

[8] OLRC. 18 USC 1001：Statements or entries generally [EB/OL]. (2006 – 01 – 01) [2016 – 10 – 08]. http://uscode. house. gov/view. xhtml? req = (title：18% 20section：1001% 20edition：prelim)% 20OR% 20 (granuleid：USC-prelim-title18-section1001) &f = treesort&edition = prelim&num = 0&jumpTo = true.

[9] OLRC. 21 USC 355：New drugs [EB/OL]. (2015 – 01 – 01) [2016 – 10 – 012]. http://uscode. house. gov/view. xhtml? req = (title：21% 20section：355% 20edition：prelim)% 20OR% 20 (granuleid：USC-prelim-title21-section355) &f = treesort&edition = prelim&num = 0&jumpTo = true.

[10] SWAMINATHAN V, AVERY M. FDA Enforcement of Criminal Liability for Clinical Investigator Fraud [J]. *Hastings Sci Tech*, 2012, 2 (4)：325 – 358.

[11] KURT R. Karst, FDA May Increase Misdemeanor Prosecutions Against Responsible Corporate Officials [EB/OL]. (2010 – 03 – 04) [2016 – 10 – 01]. http://www. fdalawblog. net/fda＿ law＿ blog＿ hyman＿ phelps/2010/03/fda-may-increase-misdemeanor-prosecutions-againstresponsible-corporate. html.

[12] FLEDER JR, FARQUHAR DB, THOMAS S, et al. FDA and the Park Doctrine, HYMAN, PHELPS & MCNAMARAP. C [EB/OL]. (2010 – 10 – 08) [2016 – 08 – 08]. http://www. fdalawblog. net/files/fda-and-the-park-doctrine. pdf.

[13] WALSH AK. FDA Finally Releases "Non-binding" Park Doctrine Criteria [EB/OL]. (2011 – 02 – 06) [2016 – 10 – 20]. http://www. fdalawblog. net/fda＿ law＿ blog＿ hyman＿ phelps/2011/02/fda-finally-releases-non-binding-park-doctrine-criteria. html.

[14] AL-MARZOUKI S, ROBERTS I, MARSHALL T, et al. The effect of scientific misconduct on the results of clinical trials：A Delphi survey [J]. *Contemp Clin Trials*, 2005, 26 (3)：331 – 337.

国际多中心临床试验监管指南研究报告

张晓方[1]，黄　丹[1]，王翔宇[2]，陈　刚[3]，姚　晨[1]，李　晶[4]，袁　林[2]

（1 北京大学临床研究所，北京 100191；2 国家食品药品监督管理总局，北京 100053；

3 诺思格（北京）医药科技股份有限公司，北京 100048；

4 国家食品药品监督管理总局高级研修学院，北京 100073）

摘　要　随着药物研发全球化，国际多中心临床试验（multi-regional clinical trial，MRCT）日益受到重视。MRCT 的实施可以加快新药同步研发，使得当试验结果用于多个监管机构注册审评时，维持试验设计在相同水平的科学严谨性；同时可以优化宝贵的患者资源和减少不必要的研发费用。但 MRCT 也给各国药品监管带来了挑战，不少国家，包括中国和国际组织如 ICH 都出台过相关的规定。本文对比了美国、欧盟和日本的 MRCT 监管要求，介绍了 ICH 相关指导原则及其与中国监管要求的异同，以期对我国 MRCT 的监管工作有所启发。

随着药物研发全球化，新药临床研发模式发生了根本改变，主要地区从原来的美国、欧洲、澳大利亚，扩展到同时在美洲、欧洲（包括东欧）、亚洲、拉丁美洲等国家和地区开展[1]。国际多中心临床试验（multi-regional clinical trial，MRCT）是在同一个方案下多个地区（这里的地区包含地理区域、国家或者监管区域）进行的临床试验[2]。因 MRCT 可以维持试验设计在相同水平的科学严谨性，减少不必要的临床试验重复，获取全球的临床数据，为每一个地区药物批准提供更好的证据，缩短药品研发上市时间，在计划于多个地区申报注册的药物研究中，MRCT 愈受青睐[3-5]。

1　各国 MRCT 监管要求对比

MRCT 的数据能否完全适用于不同国家或地区的患者人群，受到诸多内在和外在因素的影响，成为各国药监部门审评审批的一大挑战。针对这个问题，不少国家都曾出台过一些本国的规定。如日本 PMDA 在 2007 年 9 月就提出过《国际临床试验基本原则》（Basic principles on Global Clinical Trials），对如何接受日本人以外的数据予以澄清解释[6]；EMEA 在 2009 年发表《欧洲以外临床试验结果外推至欧洲人群的考虑要点》（Reflection paper on the extrapolation of results from clinical studies conducted outside of the EU to the EU population），分析了研究结果外推至欧洲人群可能出现的差异及需要关注的问题。其研究结果显示，在外在因素中，例如医疗实践、疾病定义及研究人群可能对国外研究数据外推至欧洲人群的适用性造成影响[7]。美国《FDA 的观点：关于用于支持在美国的新药申请中使用外国人数据的监管和科学问题》（regulatory and scientific issues regarding use of foreign data in support of new drug applications in the United States：an FDA perspective）一文中，FDA 在监管中发现了 MRCT 的很多问题，比如越来越多的试验使用国外数据，患者标准治疗和实际用药剂量不一样，等等。最后得出结论认为，MRCT 数据要被美国接受，统一标准以及与各方紧密合作是关键[8-9]。本文对比分析了美国、欧盟和日本对 MRCT 监管的要求，见表1。

表1　ICH 主要成员国的 MRCT 监管要求

美国 FDA[8,10-12]	欧盟 EMA[7,13]	日本 PMDA[3,6,14-15]
1 要求外国临床试验要严格遵循伦理原则和 GCP 标准，保证研究者资质和培训，保障受试者的权利、福祉和安全，同时保留对任一参加试验的临床试验机构进行现场检查的权力； 2 美国受试病例数等并无特定的要求； 3 评审关注点：①临床试验的设计和实施严谨且无偏差；②临床试验内在的一致性；③统计学的说服力；④有利的风险获益比； 4 越来越关注对引起地区差异的潜在因素的研究和分析的重要性。	1 审评部门关注的依然集中在临床试验是否符合伦理原则和 GCP 要求，数据质量是否有保障，试验结果对欧盟人群是否适用等 3 个方面； 2 对于伦理、临床需求、开展试验的可行性、数据质量保证措施都有特别关注； 3 建议在规划和设计 MRCT 时，应对可能影响临床试验结果的内在和外在因素进行深入和前瞻式的研究；而且，随着欧盟的扩大，欧盟地区内相关因素的差异也将不可忽视。	1 强调和鼓励日本参与早期、探索性临床试验，尽早积累日本人群的试验数据； 2 同样强调临床试验的实施必须严格符合伦理原则和 GCP 要求，PMDA 能够对任一参加临床试验的机构进行现场检查； 3 需要考虑种族因素的差异是否会影响研究药物在日本人群的疗效和安全性，建议在开展 MRCT 之前，一般需要在日本人中进行 I 期临床试验或药动学研究（如单次给药安全性试验和药动学试验），以帮助排除日本人群可能特有的安全性问题。同时建议日本参加全球的剂量探索试验；

中国新药注册与审评技术双年鉴（2016—2017）

美国 FDA[8,10-12]	欧盟 EMA[7,13]	日本 PMDA[3,6,14-15]
		4 对评估 MRCT 中整体试验结果和日本亚组试验结果是否一致提出了 2 种样本量计算方法;
		5 在评估临床试验结果时,应对有效性和安全性的整体结果和日本亚组结果进行一致性评估,以确定有无明显差别。

2 ICH 相关指导原则

ICH(International Conference on Harmonization,人用药品注册技术规范国际协调会,2015 年更名为 International Council for Harmonization)是欧共体、美国和日本在 1990 年发起成立的,对三方成员国家的人用药品注册技术要求的现存差异进行协调的国际组织,一直致力于起草和发展能符合会员国之间法规基本要求的统一准则和药物开发及注册标准[16]。

在过去 20 多年里,ICH 发布了一系列质量体系(Q1 ~ Q12)、安全性(S1 ~ S11)、有效性(E1 ~ E18)和多学科(M1 ~ M10)指南,促使研究和申报符合同等标准,以期缩短药品研发上市时间,帮助患者获得经济实惠的药品[9,16]。

其中,ICH E 是与人类临床研究相关的课题,关注临床试验的设计、实施、安全性和报告等。同时还涵盖了一些利用生物技术及药物基因组学技术得到有更好靶向性的新物[17-18]。

2.1 ICH E5

ICH E5《接受国外临床试验数据中有关种族因素的指导原则》(R1)及 "E5 指南问答" 一直是新药全球临床研发最基本和最重要的指导文件之一[19]。ICH E5 是由日本于 1992 年向 ICH 管理委员会提议立题的,1998 年 2 月进入步骤 4,1998 年 3 月 ICH E5(R1)批准发布[17]。其目的是通过推荐一个用于评估种族因素对药物作用影响的框架,如某一剂量和给药方案对某药的安全性和有效性的影响,促进药物在 ICH 地区的注册。它描述了:① 便于外推到不同人群,能够支持在新地区注册的国外临床试验数据的特征。② 减少临床试验重复,加速新地区上市批准的监管策略。③ 如何使用桥接试验,将国外临床试验数据外推到新地区。④ 能够描绘出种族因素对安全性、有效性、剂量和给药方案的影响的研发策略。

ICH E5 提出了 2 个重要的概念。一个是桥接试验,定义为:为了提供新地区的药效学和/或有效性、安全性、剂量和给药方案的临床数据,使得国外临床数据能够外推到新地区人群,而在新地区进行的试验。另一个是种族因素,被定义为与人群的遗传基因和生理病理相关的,能帮助判断与鉴别亚人群,可能影响临床数据在地区间外推的因素

(内在的),以及与居住地环境和文化(外在的)特征有关的因素,具体因素与分类见表 2[20]。

表 2 内在和外在的种族因素分类

内因		外因
遗传基因	生理病理	环境的
性别	年龄	气候
	(儿童-老年)	日照
身高		污染
体重		
	肝脏	文化
	肾脏	社会经济因素
	心血管功能	教育状况
药物吸收、分布、代谢、排泄(ADME)		语言
受体敏感性		
种族		医疗实践
		疾病定义/诊断
药物代谢基因多态性		治疗方法
		药物依从性
	吸烟	
	饮酒	
	饮食习惯	
遗传性疾病	疾病 压力	
		监管实践/GCP
		研究方法/终点指标

ICH E5 为药物监管和研发策略提供了指南,在尽可能减少临床试验重复和尽快为患者提供药物的同时,对种族因素的影响进行充分的评估,有效减少了新地区申请新药注册的工作量,缩短了药品在新地区的上市时间。

2003 年,ICH "E5 指南问答" 发布,澄清了最初指南中不清晰和容易导致误解的地方。2006 年,"E5 指南问答(R1)" 发布,在其 Q&A 10 中提到,随着地区间相互接受国外临床试验数据经验的累积,将会进一步了解桥接试验的适用情况。随着这些经验的增加,桥接试验的需求将会减少。而在 Q&A 11 中,进一步为桥接引入了国际多中心临床试验的概念,并首次提出 MRCT 作为进行桥接的策略[21]。

2.2 ICH E17

在 ICH E5 及 "E5 指南问答" 发布后,业内已经累积

了十几年的 MRCT 的经验。ICH 意识到可以将这些经验整合成为新的指南，从而推进没有单独桥接试验的 MRCT 的使用。于是，ICH 在 2014 年 6 月启动了 ICH E17 的制定工作。到 2016 年 6 月，专家工作小组已经完成了一致性草稿，目前正处于步骤 3[17,22]。从 2016 年 7 月起，到 2017 年 1 月止，ICH E17 分别在日本、美国、欧盟开放公众咨询，收集公众的意见与建议，并分别于 2016 年 11 月与 2017 年 6 月进行第 4 次和第 5 次面对面工作会，根据公众咨询中收到的意见与建议对指南草稿进行修改。ICH 计划于 2017 年 11 月完成步骤 4，最终定稿，并于第四季度开始 E17 指南的应用[2,23]。ICH E17 将补充 ICH E5 及 "E5 指南问答" 的不足，提高多国/地区监管部门对 MRCT 数据的接受程度[17]。在此，我们尝试将 ICH E17 一致性草稿中重要的信息翻译整理出来，以供大家参考和学习。

ICH E17 制定的目标是为了提高 MRCT 在全球监管部门的可接受性，描述统一规划与设计 MRCT 时的基本原则。这份指南并不是独立的，应与其他 E 类指南一同使用[4,24]。

当计划在多个地区同时提交药品上市申请时，MRCT 往往是最优选择。开展 MRCT 的前提假设是药品治疗效果在所有相关地区有临床意义，但同时需认识到这些地区间也会存在疗效差异。在计划 MRCT 时，种族因素是要考虑的关键点。这些因素应当在计划时期就做好定义，在 MRCT 实施阶段，应该收集并评估所有与之相关的信息[4]。

2.3 ICH E17 重点关注——MRCT 规划与设计中重点考虑的问题

MRCT 使在不同人群中检验治疗效果成为可能，可以加快新药同步研发，使得当试验结果用于多个监管机构注册审评时，维持试验设计在相同水平的科学严谨性，并且通过在多个地区同时进行临床试验，减少各个地区单独进行临床试验的次数，提高全球药物研发的效率[3]。作为新药全球研发过程中临床试验的一种新的组织形式，相比一般的多中心临床试验，MRCT 在设计、管理、实施、分析等方面也更加复杂[1]。在最新的 E17 草稿中，提出了 MRCT 规划与设计中需要考虑的一些问题[2,4,24]。

2.3.1 策略相关问题 进行 MRCT 最基本的要求是所有参与地区应共享同一个研究假设，使用相同的对照药及在所有地区都具有临床意义的主要终点。此外，如果预测到在药物反应上存在种族差异，那么应当在规划和设计验证性 MRCT 前进行探索性 MRCT，以检验这些差异的大小，并进行更多的药动学试验来进一步了解种族差异。在规划阶段，应仔细考虑地区间差异以及此差异可归因于内在和外在因素的程度。同时，理解相关监管地区不同监管要求也是十分重要的，最好在规划阶段就能针对 MRCT 的整体方

案和数据的可接受性与监管机构进行沟通。在全球水平上申办方与监管机构之间的有效沟通可以促进药物研发的进程。

2.3.2 试验设计及方案问题 在 MRCT 的试验设计和方案中需要注意并理解以下问题：① 地区变异性及其对疗效和安全性的影响。在 MRCT 规划阶段，应充分考虑地区变异性及其可用内外在因素解释的程度。尽可能地搜索最新及最相关的数据，用来解释地区变异性的可能原因。如果使用历史数据，需要从科学和方法学上考虑这些数据是否依然相关，是否与现在的治疗环境相符。② 主要终点及次要终点。主要终点必须具有临床意义，能够被医学实践所接受，具有足够的敏感性和特异性，以便于发现预期的治疗效果。主要终点及次要终点必须能被所有相关监管机构接受，以确保 MRCT 成功与否的解释在各地区和监管机构中是一致的。同时，尽可能保持地区间次要终点的统一，以提高试验可行性和质量。③ 整体样本量和地区样本量分配。确定总体样本量的基本原则是所有地区样本量总和在统计学意义上足以验证主要的研究假设。而分配各地区样本量时，应主要基于有效性而非安全性，能够合理地描述和评估地区间有临床意义的治疗效果的差异，且不会大幅增加基于主要研究假设得出的样本量。分配样本量的方法都有一定的局限性，目前无统一可接受的或者标准化的方法可用。应综合考虑地区的大小、疾病流行模式、各地区基于内在和外在因素招募受试者的共性、后勤保障等，采用一个平衡的办法，以确保试验可行，并能为各地区的药物评价提供足够的信息。④ 合并地区和/或合并亚组。进行 MRCT 时，当某些地区的个体在内外在因素上相似时，可将这些地区合并为一个地区，即为合并地区，如东亚、欧洲和北美等。同时也可以将一个特定的地区中的受试者的一个子集与其他地区的类似定义的子集合并，形成一个合并亚组。其成员共享一个或多个内在或外在的对药物研发重要的因素。如生活在北美和南美的西班牙裔。要注意的是，合并地区或亚组需要在试验研究规划阶段就具体说明并在研究方案中描述，作为相关监管机构做出监管决策的基础。⑤ 统计分析计划。进行统计分析计划时应注意几个方面。首先，在试验开始前同监管机构讨论确定主要分析方法。如果因为监管或者科学的原因，不同监管机构要求不同的分析方法时，在试验方案中要一一描述出来。第二，建议在设计阶段计划亚组分析，并在方案以及统计分析计划中预先定义好。对内外在因素影响的分析进行合乎情理、前瞻性的计划，可以尽可能地减少数据驱动的事后亚组分析，为区域一致性评价建立较好的基础。同时，应该提前计划如何分析和评估治疗效果，以便定性/定量的评估亚组和各地区的获益风险比。第三，在主要疗效分析中考虑地区因素。如果 MRCT 是按照地区进行随机的，那

么在进行主要疗效分析时，需要应用合适的统计方法来调整地区的影响。第四，统计分析计划应当包括地区间治疗效果一致性的评价方法，以及在地区间观察到的有意义的临床差异应当如何用内在和/或外在因素来解释。第五，如果样本量足够的话，统计分析计划应该描述每一个地区治疗效果评估与报告的统计方法及指标测量方法，其分析策略应与主要分析策略一样。最后是 MRCT 实施的监查稽查与减少地区间的试验质量差异。结合 ICH E9 中关于试验设计统计原则的一些基本考虑[25]，ICH E17 指南将使 MRCT 的规划、设计及管理更加完善，提升药物研发的科学严谨性及效率，避免药物研发过程中重复的工作，得到更好的监管决策。这份指南将为 MRCT 的规划与设计提供

一个统一的方法，使监管机构间矛盾的观点最小化，从而更好地接受并充分利用在多个地区进行 MRCT 得到的数据[24]。

3　中国 MRCT 指南与 ICH E17 的异同比较[3]

为指导和规范 MRCT 在中国实施与开展，CFDA 于 2015 年 1 月 30 日发布了《国际多中心药物临床试验指南（试行）》[26]，自 2015 年 3 月 1 日起试行。我们对比分析了中国 MRCT 指南与 ICH E17 的异同，见表 3。可以看出，中国指南和 ICH E17 的基本概念和核心信息是一致的，在充分体现与国际接轨的同时，更强调了国家的概念，并增加了中国药监的一些特别关注。

表 3　中国国际多中心临床试验指南与 ICH E17 的异同比较

相似点	不同点
1 鼓励在药物研发早期和后期进行多中心临床试验； 2 需要提前对种族因素（包括内在和外在因素）对药物反应的影响进行评估； 3 要求遵守 ICH-GCP 及当地法规要求，开展现场检查，保证试验数据质量和可靠性； 4 鼓励中心实验室检测，标准化收集数据和信息； 5 要求对研究者进行培训，将与试验相关的文件翻译成当地语言，并成立独立数据与安全监测委员会，邀请当地专家参与； 6 要求在对照药的选择上，全面考虑各种因素，特别是相应国家和地区的不同。对于最终的选择要有足够充分的依据； 7 要求对终点指标进行统一、独立的评价； 8 分析结果时，先评价总体疗效，再对地区疗效与总体疗效进行一致性评价； 9 要求与所有利益相关者在安全信息上及时沟通。	1 在地区定义上，ICH E17 中 MRCT 的地区概念更多是指地理区域、不同国家或者是不同监管区域。而中国则更强调国家的概念，并且要求在 MRCT 中至少应涉及包括中国在内的 2 个国家； 2 ICH 阐述了 MRCT 对药物研发的价值与意义；对种族因素评估、终点选择、地区样本量分配和一致性评价有更多的细节描述；同时对试验规划和设计中特别需要考虑的因素，如受试者选择、伴随用药等给出了指导意见； 3 中国指南在科学性方面的考虑对疾病流行病学情况进行了详细描述；额外关注了试验规范性方面的考虑和方案变更；同时针对与中国法规管理相匹配的申报情形，对注册申报和现场核查做了具体要求。

指南发布后，国内各相关机构和协会针对 MRCT 的设计、实施和监管组织了多次讨论，尤其在科学性方面，包括种族差异、亚组界定及所占比例、对照药的选择、一致性评价的标准、差异评价等均有所产出。如 2015 年 6 月至 10 月，北京大学监管科学卓越中心和哈佛布莱根妇女医院 MRCT 中心针对 MRCT 内源性和外源性因素对评价药物安全性和有效性的影响、怎样定义 MRCT 的区域、亚组一致性评价和样本量的考虑等进行了为期 4 个月的讨论，并联合举办了"ICH E17 科学监管研讨会"，进一步研讨和汇报了研究的科学成果和政策建议。MRCT 一致性工作组提出了 3 个不同级别的疾病分类及相应的一致性定义（从弱一致性到强一致性）：根据不同的疾病种类，可以考虑相应的 3 个不同级别的"一致性"。级别 1：亚组结果与整体结果呈相同的趋势；级别 2：亚组结果与整体结果（疗效）呈一定比例；级别 3：亚组结果与整体结果同时具有临床显著性和统计严谨性。根据不同一致性的定义，在考虑 MRCT 的区域、

亚组结果的一致性的时候，使得评价更趋于量化和精确。

同年 7 月，中国学者发表了"探讨药物国际多中心临床试验设计的一种新方法 SGDDP"[31]。SGDDP（Simultaneous Global Drug Development Program）设计的总体思路是，除用于原来区域注册的 MRCT 外，根据需要可以考虑纳入一个当地试验（LCT）试验，并且 LCT 和 MRCT 具有相同的设计，以此来支持在当地国家（新区域）的注册。SGDDP 中的 MRCT 是一个标准的 III 期试验的设计，预先设定治疗效应大小和统计学显著水平。LCT 则可以视为 MRCT 的一个延展。MRCT 中入选有目标种族人群（TE）和非目标种族人群（NTE）患者，而 LCT 入选的均为 TE 患者。通过采用加权的 Z-统计量来合并 MRCT 中收集到的信息和 LCT 收集到的信息，降低非目标种族人群在加权检验统计量中的信息权重，并严格控制统计假设的 I 类错误，从而检验评估在目标种族人群（TE）的有效性。

MRCT 在我国尚属新兴尝试，其规则也处于不断地探索

和制定过程，不同于以往的翻译和转化，需要国家食品药品监督管理总局（CFDA）的持续参与，对 CFDA 也是一种尝试和挑战。相信随着业内的广泛讨论和 MRCT 的持续开展，相关指南会得到进一步的细化和完善。

通过以上对比，我们发现各国/地区对 MRCT 监管要求的基本理念都是相似的，只是在具体要求上存在一些差别，这跟各国/地区的药物研发和监管现状以及医疗实践差异等都是相关的。我们建议进一步加强国际监管合作和交流，以便更好地理解和使用国际通用标准，推动中国尽快加入药物研发的全球化进程，缩短创新药在中国上市的时间差，从而真正实现以患者为核心的药物研发和监管。

2017 年 3 月 17 日，CFDA 起草了《国家食品药品监督管理总局关于调整进口药品注册管理有关事项的决定（征求意见稿)》[27]，并向社会公开征求意见。该征求意见稿提出：① 在中国进行 MRCT 者，取消临床试验用药物应当已在境外注册或者已进入 Ⅱ 期或者 Ⅲ 期临床试验的要求，疫苗类药物除外。② 对于在中国进行的 MRCT，完成 MRCT 后，可以直接提出药品上市注册申请；提出上市注册申请时，应当执行《药品注册管理办法》及相关文件的要求。③ 对于申请进口的化学药品新药以及治疗用生物制品创新药，取消应当获得境外制药厂商所在生产国家或者地区的上市许可的要求。④ 对于本决定发布前已受理的，以 MRCT 数据提出免做进口临床试验的注册申请，符合要求的，可以批准进口。

此征求意见稿的发布表明了我国鼓励和推动 MRCT 的努力和决心，开启了我国监管理念革新的新篇章，将为优化中国创新药物研发生态环境，提高中国创新药物研发能力，帮助公众尽快地用到好药提供积极的政策引导和坚实的政策支持。相信随着中国药监改革的深化和推进，在一系列 MRCT 相关指南的引导下，有中国参与的 MRCT 全球同步研发及上市指日可待。

致谢：感谢美国默克研究实验室生物统计和科学决策部执行总监王武保博士、北京大学临床研究所武阳丰教授对本文撰写与修改提出的宝贵建议与意见。

参 考 文 献

［1］亦弘研究. 国际多中心临床试验（MRCT）在新药研发中的地位、作用和有关科学问题研究［EB/OL］.［2016 - 09 - 14］. http：//www. yeehongedu. cn/index. php? m = newscon& oneid = 369&id = 445&aid = 1018.

［2］ICH. ICH（2016）E17 draft guideline［EB/OL］.［2016 - 09 - 08］. http：//www. ich. org/fileadmin/Public_ Web_ Site/ICH_ Products/Guidelines/Efficacy/E17/E17_ Step 2. pdf.

［3］YOSHIAKI UYAMA. Regulatory perspective on the benefit/risk assessment based on MRCT data［R］. 北京：北京大学亚太经合组织监管科学卓越中心，2016.

［4］DAPHNE LIN. ICH E17 Update General Principles for Planning and Design of Multi-Regional Clinical Trials［R］. 北京：北京大学亚太经合组织监管科学卓越中心，2016.

［5］ICH. ICH Steering Committee（2014）Final Business Plan E17：General principle on planning/designing Multi-Regional Clinical Trials［EB/OL］.［2016 - 09 - 08］. http：//www. ich. org/fileadmin/Public_ Web_ Site/ICH_ Products/Guidelines/Efficacy/E17/E17_ Final_ Business_ Plan_ July_ 2014. pdf.

［6］PMDA. Ministry of Health, Labour and Welfare（2007）Basic principles on global clinical trials［EB/OL］.［2016 - 09 - 08］. http：//www. pmda. go. jp/operations/notice/2007/file/0928010-e. pdf.

［7］EMEA. Committee for Medicinal Products for Human Use（2009）Reflection paper on the extrapolation of results from clinical studies conducted outside of the EU to the EU population［EB/OL］.［2016 - 09 - 08］. http：//www. emea. europa. eu/docs/en_ GB/document_ library/Scientific_ guideline/2009/11/WC500013468. pdf.

［8］KHIN NA, YANG P, HUNG HMJ, et al. Regulatory and scientific issues regarding use of foreign data in support of new drug applications in the United States：an FDA perspective［J］. *Clin Pharmacol Ther*, 2013, 94（2）：230 - 242.

［9］李奕. ICH E17 最新框架概念提前看｜正见［EB/OL］.［2015 - 09 - 07］. http：//chuansong. me/n/290726351841.

［10］FDA. US Department of Health and Human Services（2008）. Title 21-food and drugs, part 312, investigational new drug applications. 21 CFR Part 312. 120：foreign clinical studies not conducted under an IND［EB/OL］.［2016 - 09 - 08］. http：//www. accessdata. fda. gov/scripts/cdrh/cfdocs/cfcfr/cfrsearch. cfm? cfrpart = 312.

［11］O'NEILL RT. Multi-regional clinical trials-why be concerned? A regulatory perspective on issues［R］. PhRMA-FDA meeting on challenges and opportunities of multi-regional clinical trials, October, 2007.

［12］LAWRENCE J, BAI S, HUNG HM, et al. Regional treatment effects in studies of cardiorenal drugs：a summary of recent clinical trials［J］. *J Am Coll Cardiol*, 2012, 60（12）：1117 - 1118.

［13］European Medicines Agency. Reflection paper on ethnic and GCP aspects of clinical trials of medicinal products for human use conducted outside the EU/EAA and submitted in marketing authorization applications to the EU regulatory authorities［EB/OL］.［2016 - 09 - 08］. http：//www. ema. europa. eu/docs/en_ GB/document_ library/Regulatory_ and_ procedural_ guideline/2012/04/WC500125437. pdf.

［14］Ministry of Health. Labour and Welfare. Basic principles on global clinical trials（Reference cases）［EB/OL］.［2016 - 09 - 08］. http：//www. pmda. go. jp/files/000157520. pdf.

［15］Ministry of Health, Labour and Welfare. Basic principles on conducting Phase I trials in the Japanese population prior to global clinical trials [EB/OL]. [2016 – 09 – 08]. http://www.pmda.go.jp/files/000157777.pdf.

[16] ICH. Welcome to the ICH official website/About ICH [EB/OL]. [2016 – 09 – 08]. http://www.ich.org/home.html.

[17] ICH. Efficacy Guidelines [EB/OL]. [2017 – 03 – 16]. http://www.ich.org/products/guidelines/efficacy/article/efficacy-guidelines.html.

[18] 王震. PPT, ICH Guidelines [DB/OL]. [2016 – 09 – 08]. http://wenku.baidu.com/view/2ada63abf111f18583d05afa.html.

[19] 亦弘研究. 日本对 MRCT 的监管要求与实践及 ICH 的相关指导原则 [EB/OL]. [2016 – 09 – 24]. http://www.yeehongedu.cn/index.php? m = newscon&oneid = 369&id =445 &aid =1028.

[20] ICH. Ethnic factors in the acceptability of foreign clinical data E (R1) [EB/OL]. [2017 – 03 – 22]. http://www.ich.org/fileadmin/Public_ Web_ Site/ICH_ Products/Guidelines/Efficacy/E5_ R1/Step4/E5_ R1_ _ Guideline.pdf.

[21] ICH. E5 Implementation Working Group Questions & Answers (R1) [EB/OL]. [2017 – 03 – 22]. http://www.ich.org/fileadmin/Public_ Web_ Site/ICH_ Products/Guidelines/Efficacy/E5_ R1/Q_ As/E5_ Q_ As_ _ R5_ .pdf.

[22] ICH. ICH E17 Guideline reaches Step 2b of the ICH Process [EB/OL]. [2016 – 09 – 08]. http://www.ich.org/ich-news/newsroom/read/article/ich-e17-guideline-reaches-step-2b-of-the-ich-process.html.

[23] ICH. ICH E17 EWG Work Plan 16 November 2016 [EB/OL]. [2017 – 03 – 16]. http://www.ich.org/fileadmin/Public_ Web_ Site/ICH_ Products/Guidelines/Efficacy/E17/E17_ EW

G_ Work_ Plan_ 4Jan2016.pdf.

[24] ICH. ICH Steering Committee (2014) Final Concept Paper E17: General principle on planning/designing Multi-Regional Clinical Trials [EB/OL]. [2016 – 09 – 08]. http://www.ich.org/fileadmin/Public_ Web_ Site/ICH_ Products/Guidelines/Efficacy/E17/E17_ Final_ Concept_ Paper_ July_ 2014.pdf.

[25] ICH. ICH (1998) Statistical principles for clinical trials E9 [EB/OL]. [2017 – 03 – 22]. http://www.ich.org/fileadmin/Public_ Web_ Site/ICH_ Products/Guidelines/Efficacy/E9/Step4/E9_ Guideline.pdf.

[26] 国家食品药品监督管理总局. 关于发布国际多中心药物临床试验指南（试行）的通告 2015 年第 2 号 [EB/OL]. [2017 – 03 – 22]. http://www.cfda.gov.cn/WS01/CL0087/114002.html.

[27] 国家食品药品监督管理总局. 国家食品药品监督管理总局关于调整进口药品注册管理有关事项的决定（征求意见稿）[EB/OL]. [2017 – 03 – 17]. http://www.cfda.gov.cn/WS01/CL0778/170840.html.

[28] ICH. Quality Guidelines [EB/OL]. [2017 – 03 – 21]. http://www.ich.org/products/guidelines/quality/article/quality-guidelines.html.

[29] ICH. Safety Guidelines [EB/OL]. [2017 – 03 – 22]. http://www.ich.org/products/guidelines/safety/article/safety-guidelines.html.

[30] ICH. Multidisciplinary Guidelines [EB/OL]. [2017 – 03 – 22]. http://www.ich.org/products/guidelines/multidisciplinary/article/multidisciplinary-guidelines.html.

[31] 黄钦, 王骏, 曲荣华, 等. 探讨药物国际多中心临床试验设计的一种新方法 SGDDP [J]. 中国新药杂志, 2015, 24 (7): 721 –724.

附　　录

2016 年国家食品药品监督管理总局下发的注册审评文件目录

1　总局关于征求药包材和药用辅料关联审评审批申报资料要求（征求意见稿）意见的公告（2016 年第 3 号）

来源：药审中心官网　发布时间：2016 年 01 月 12 日

2　关于临床急需儿童用药申请优先审评审批品种评定基本原则及首批优先审评品种的公告

来源：药审中心官网　发布时间：2016 年 01 月 29 日

3　总局关于公布 2015 年度药品上市批准情况的公告（2016 年第 39 号）

来源：CFDA 官网　发布时间：2016 年 02 月 22 日

4　总局关于解决药品注册申请积压实行优先审评审批的意见 食药监药化管〔2016〕19 号

来源：CFDA 官网　发布时间：2016 年 02 月 26 日

5　2015 年度药品审评报告

来源：药审中心官网　发布时间：2016 年 03 月 03 日

6　总局关于发布化学药品注册分类改革工作方案的公告（2016 年第 51 号）

来源：CFDA 官网　发布时间：2016 年 03 月 04 日

7　国务院办公厅关于开展仿制药质量和疗效一致性评价的意见 国办发〔2016〕8 号

来源：CFDA 官网　发布时间：2016 年 03 月 05 日

8　化学药品注册分类改革工作方案解读

来源：CFDA 官网　发布时间：2016 年 03 月 16 日

9　普通口服固体制剂参比制剂选择和确定指导原则

来源：CFDA 官网　发布时间：2016 年 03 月 18 日

10　普通口服固体制剂溶出曲线测定与比较指导原则

来源：CFDA 官网　发布时间：2016 年 03 月 18 日

11　以药动学参数为终点评价指标的化学药物仿制药人体生物等效性研究技术指导原则

来源：CFDA 官网　发布时间：2016 年 03 月 18 日

12　《医疗器械临床试验质量管理规范》（国家食品药品监督管理总局 中华人民共和国国家卫生和计划生育委员会令第 25 号）

来源：CFDA 官网　发布时间：2016 年 03 月 23 日

13　《医疗器械临床试验质量管理规范》解读

来源：CFDA 官网　发布时间：2016 年 03 月 23 日

14　仿制药质量和疗效一致性评价工作程序（征求意见稿）

来源：CFDA 官网　发布时间：2016 年 03 月 28 日

15　仿制药质量和疗效一致性评价工作程序（征求意见稿）

来源：CFDA 官网　发布时间：2016 年 03 月 28 日

16　化学药品仿制药口服固体制剂一致性评价申报资料要求（征求意见稿）第二部分：申报资料撰写要求

来源：CFDA 官网　发布时间：2016 年 03 月 28 日

17　总局关于印发药物临床试验数据核查工作程序（暂行）的通知 食药监药化管〔2016〕34 号

来源：CFDA 官网　发布时间：2016 年 03 月 29 日

18　总局关于实施《医疗器械通用名称命名规则》有关事项的通知 食药监械管〔2016〕35 号

来源：CFDA 官网　发布时间：2016 年 03 月 30 日

19　药物临床试验数据现场核查计划公告（第 1 号）

来源：审核查验中心官网发布时间：2016 年 03 月 30 日

20　总局 2015 年度医疗器械注册工作报告

来源：CFDA 官网　发布时间：2016 年 04 月 01 日

21　总局关于药物临床试验数据自查核查注册申请情况的公告（2016 年第 81 号）

中国新药注册与审评技术双年鉴（2016—2017）

来源：CFDA 官网　发布时间：2016 年 04 月 01 日

22　关于落实《国务院办公厅关于开展仿制药质量和疗效一致性评价的意见》的有关事项（征求意见稿）

来源：CFDA 官网　发布时间：2016 年 04 月 01 日

23　总局办公厅关于贯彻实施《医疗器械临床试验质量管理规范》的通知　食药监办械管〔2016〕41 号

来源：CFDA 官网　发布时间：2016 年 04 月 07 日

24　人体生物等效性试验豁免指导原则（征求意见稿）

来源：CFDA 官网　发布时间：2016 年 04 月 08 日

25　仿制药质量和疗效一致性评价参比制剂备案与推荐程序（征求意见稿）

来源：CFDA 官网　发布时间：2016 年 04 月 12 日

26　药物临床试验数据现场核查计划公告（第 2 号）

来源：审核查验中心官网发布时间：2016 年 05 月 04 日

27　总局办公厅公开征求关于药包材药用辅料与药品关联审评审批有关事项的公告（征求意见稿）意见

来源：CFDA 官网　发布时间：2016 年 05 月 12 日

28　总局办公厅关于及时公开第二类医疗器械注册信息和第一类医疗器械产品备案信息的通知　食药监办械管〔2016〕65 号

来源：CFDA 官网　发布时间：2016 年 05 月 19 日

29　人体生物等效性试验豁免指导原则

来源：CFDA 官网　发布时间：2016 年 05 月 19 日

30　仿制药质量和疗效一致性评价参比制剂备案与推荐程序

来源：CFDA 官网　发布时间：2016 年 05 月 19 日

31　国务院办公厅关于印发药品上市许可持有人制度试点方案的通知　国办发〔2016〕41 号

来源：CFDA 官网　发布时间：2016 年 05 月 26 日

32　仿制药质量和疗效一致性评价工作程序

来源：CFDA 官网　发布时间：2016 年 05 月 26 日

33　总局关于落实《国务院办公厅关于开展仿制药质量和疗效一致性评价的意见》有关事项的公告（2016 年第 106 号）

来源：CFDA 官网　发布时间：2016 年 05 月 26 日

34　中华人民共和国药品管理法实施条例

来源：CFDA 官网　发布时间：2016 年 06 月 01 日

35　总局关于药物临床试验数据自查核查撤回品种重新申报有关事宜的公告（2016 年第 113 号）

来源：CFDA 官网　发布时间：2016 年 06 月 03 日

36　国务院办公厅关于印发药品上市许可持有人制度试点方案的通知　国办发〔2016〕41 号

来源：CFDA 官网　发布时间：2016 年 06 月 06 日

37　总局关于发布药物研发与技术审评沟通交流管理办法（试行）的通告（2016 年第 94 号）

来源：CFDA 官网　发布时间：2016 年 06 月 06 日

38　药物临床试验数据现场核查计划公告（第 3 号）

来源：CFDA 官网　发布时间：2016 年 06 月 12 日

39　药品上市许可持有人制度 – 我国药品注册制度改革的突破口

来源：CFDA 官网　发布时间：2016 年 06 月 13 日

40　《药品上市许可持有人制度试点方案》政策解读

来源：CFDA 官网　发布时间：2016 年 06 月 17 日

41　医疗器械优先审批程序（征求意见稿）

来源：CFDA 官网　发布时间：2016 年 06 月 21 日

42　总局关于研制过程中所需研究用对照药品一次性进口有关事宜的公告（2016 年第 120 号）

来源：CFDA 官网　发布时间：2016 年 07 月 01 日

43　总局关于做好药品上市许可持有人制度试点有关工作的通知　食药监药化管〔2016〕86 号

来源：CFDA 官网　发布时间：2016 年 07 月 07 日

44　药物临床试验数据现场核查计划公告（第 4 号）

来源：审核查验中心官网 发布时间：2016 年 07 月 08 日

45　总局办公厅关于发布承担首批仿制药质量和疗效一致性评价品种复核检验机构名单的通知 食药监办药化管函〔2016〕549 号

来源：CFDA 官网　发布时间：2016 年 07 月 29 日

46　中检院推荐参比制剂品种信息

来源：中检院官网　发布时间：2016 年 08 月 08 日

47　化学药品仿制药口服固体制剂质量和疗效一致性评价申报资料要求（试行）

来源：CFDA 官网　发布时间：2016 年 08 月 17 日

48　关于 2018 年底前须仿制药质量和疗效完成一致性评价品种批准文号信息

来源：CFDA 官网　发布时间：2016 年 08 月 17 日

49　总局办公厅公开征求《药物非临床研究质量管理规范（修订稿)》意见

来源：CFDA 官网　发布时间：2016 年 08 月 19 日

50　药物临床试验数据现场核查计划公告（第 5 号）

来源：审核查验中心官网 发布时间：2016 年 08 月 31 日

51　总局关于药物临床试验数据自查核查注册申请情况的公告（2016 年第 142 号）

来源：CFDA 官网　发布时间：2016 年 09 月 01 日

52　中检院推荐参比制剂品种信息

来源：中检院官网　发布时间：2016 年 09 月 12 日

53　总局办公厅公开征求仿制药质量和疗效一致性评价改规格药品评价一般考虑的意见

来源：CFDA 官网　发布时间：2016 年 09 月 13 日

54　推进仿制药一致性评价提升行业发展水平—仿制药质量和疗效一致性评价有关政策解读

来源：CFDA 官网　发布时间：2016 年 09 月 14 日

55　总局办公厅公开征求仿制药质量和疗效一致性评价临床有效性试验一般考虑的意见

来源：CFDA 官网　发布时间：2016 年 09 月 14 日

56　药物临床试验数据现场核查计划公告（第 6 号）

来源：审核查验中心官网 发布时间：2016 年 09 月 14 日

57　《药品上市许可持有人制度试点方案》政策解读（二）

来源：CFDA 官网　发布时间：2016 年 09 月 29 日

58　总局关于发布第二批免于进行临床试验医疗器械目录的通告（2016 年第 133 号）

来源：CFDA 官网　发布时间：2016 年 09 月 30 日

59　新药 I 期临床试验申请技术指南（草案）

来源：药审中心官网　发布时间：2016 年 09 月 30 日

60　药物临床试验数据现场核查计划公告（第 7 号）

来源：审核查验中心官网 发布时间：2016 年 10 月 22 日

61　总局关于药物临床试验数据自查核查注册申请情况的公告（2016 年第 171 号）

来源：CFDA 官网　发布时间：2016 年 11 月 04 日

62　仿制药质量与疗效一致性评价工作中改剂型药品（普通口服固体制剂）评价一般考虑（征求意见稿）

来源：CFDA 官网　发布时间：2016 年 11 月 07 日

63　仿制药质量和疗效一致性评价工作中改盐基药品评价一般考虑（征求意见稿）

来源：CFDA 官网　发布时间：2016 年 11 月 07 日

64　仿制药质量和疗效一致性评价工作政策问答

来源：CFDA 官网　发布时间：2016 年 11 月 22 日

65　中检院推荐参比制剂品种信息

来源：中检院官网　发布时间：2016 年 11 月 22 日

66　仿制药质量和疗效一致性评价工作政策问答

来源：CFDA 官网　发布时间：2016 年 11 月 22 日

67　关于进一步规范仿制药质量和疗效一致性评价参比制剂选择等相关事宜的指导意见（征求意见稿）

来源：CFDA 官网　发布时间：2016 年 11 月 29 日

68　企业参比制剂备案情况的信息公开（2016 年 5 月 20 日至 9 月 30 日备案信息）

来源：中检院官网　发布时间：2016 年 11 月 29 日

69　仿制药质量和疗效一致性评价工作技术问答

来源：中检院官网　发布时间：2016 年 11 月 29 日

70　药物临床试验数据现场核查计划公告（第 8 号）

来源：审核查验中心官网发布时间：2016 年 11 月 30 日

71　总局办公厅公开征求《药物临床试验质量管理规范（修订稿)》的意见

来源：CFDA 官网　发布时间：2016 年 12 月 02 日

72　仿制药质量和疗效一致性评价研究现场核查指导原则（征求意见稿）

来源：CFDA 官网　发布时间：2016 年 12 月 21 日

73　仿制药质量和疗效一致性评价生产现场检查指导原则（征求意见稿）

来源：CFDA 官网　发布时间：2016 年 12 月 21 日

2017 年国家食品药品监督管理总局下发的注册审评文件目录

1　企业参比制剂备案情况的信息公开（2016 年 5 月 20 日至 11 月 4 日备案信息）

来源：中检院官网　发布时间：2016 年 01 月 13 日

2　《药品上市许可持有人制度试点方案》政策解读（三）

来源：CFDA 官网　发布时间：2017 年 01 月 03 日

3　总局关于药物临床试验数据自查核查注册申请情况的公告（2016 年第 202 号）

来源：CFDA 官网　发布时间：2017 年 01 月 04 日

4　药品上市许可持有人试点品种申报情况

来源：CFDA 官网　发布时间：2017 年 01 月 06 日

5　总局关于发布医疗器械网络安全注册技术审查指导原则的通告（2017 年第 13 号）

来源：CFDA 官网　发布时间：2017 年 01 月 24 日

6　总局关于批准发布 YY/T 0287 – 2017《医疗器械 质量管理体系 用于法规的要求》医疗器械行业标准的公告（2017 年第 11 号）

来源：CFDA 官网　发布时间：2017 年 02 月 04 日

7　总局关于发布仿制药质量和疗效一致性评价临床有效性试验一般考虑的通告（2017 年第 18 号）

来源：CFDA 官网　发布时间：2017 年 02 月 07 日

8　总局关于发布医疗器械审评沟通交流管理办法（试行）的通告（2017 年第 19 号）

来源：CFDA 官网　发布时间：2017 年 02 月 07 日

9　《体外诊断试剂注册管理办法修正案》（国家食品药品监督管理总局令第 30 号）

来源：CFDA 官网　发布时间：2017 年 02 月 08 日

10　关于发布美国 FDA 橙皮书（经过治疗等效性评价批准的药品）译文的通知

来源：中检院官网　发布时间：2017 年 02 月 09 日

11　总局关于发布医疗器械优先审批申报资料编写指南（试行）的通告（2017 年第 28 号）

来源：CFDA 官网　发布时间：2017 年 02 月 16 日

12　总局关于发布仿制药质量和疗效一致性评价工作中改规格药品（口服固体制剂）评价一般考虑等 3 个技术指南的通告（2017 年第 27 号）

来源：CFDA 官网　发布时间：2017 年 02 月 17 日

13　仿制药质量和疗效一致性评价工作中改规格药品（口服固体制剂）评价一般考虑

来源：CFDA 官网　发布时间：2017 年 02 月 17 日

14　仿制药质量和疗效一致性评价工作中改剂型药品（口服固体制剂）评价一般考虑

来源：CFDA 官网　发布时间：2017 年 02 月 17 日

15　仿制药质量和疗效一致性评价工作中改盐基药品评价一般考虑

来源：CFDA 官网　发布时间：2017 年 02 月 17 日

16　食品药品监管总局办公厅关于药品技术转让有关事项的通知 食药监办药化管〔2017〕29 号

来源：CFDA 官网　发布时间：2017 年 02 月 22 日

17　总局办公厅公开征求《关于药品再注册有关事项的公告（征求意见稿）》意见

来源：CFDA 官网　发布时间：2017 年 02 月 23 日

18　总局关于发布药品注册审评专家咨询委员会管理办法（试行）的公告（2017 年第 27 号）

来源：CFDA 官网　发布时间：2017 年 03 月 09 日

19　国家医疗器械质量公告（2017 年第 4 期，总第 22 期）

来源：CFDA 官网　发布时间：2017 年 03 月 14 日

20　2016 年度药品审评报告

来源：药审中心官网　发布时间：2017 年 03 月 17 日

中国新药注册与审评技术双年鉴（2016—2017）

21　总局关于发布仿制药参比制剂目录（第一批）的通告（2017 年第 45 号）

来源：CFDA 官网　发布时间：2017 年 03 月 17 日

22　总局关于发布仿制药参比制剂目录（第二批）的通告（2017 年第 46 号）

来源：CFDA 官网　发布时间：2017 年 03 月 20 日

23　2016 年度医疗器械注册工作报告

来源：CFDA 官网　发布时间：2017 年 03 月 27 日

24　总局关于成立医疗器械分类技术委员会专业组的通知 食药监械管〔2017〕27 号

来源：CFDA 官网　发布时间：2017 年 03 月 31 日

25　企业参比制剂备案情况的信息公开（2016 年 5 月 20 日至 2017 年 3 月 20 日备案信息）

来源：中检院官网　发布时间：2017 年 03 月 31 日

26　《国家食品药品监督管理总局关于调整部分药品行政审批事项审批程序的决定》国家食品药品监督管理总局令第 31 号

来源：CFDA 官网　发布时间：2017 年 04 月 05 日

27　《总局关于调整部分药品行政审批事项审批程序的决定》政策解读

来源：CFDA 官网　发布时间：2017 年 04 月 05 日

28　总局关于发布仿制药质量和疗效一致性评价品种分类指导意见的通告（2017 年第 49 号）

来源：CFDA 官网　发布时间：2017 年 04 月 05 日

29　《国家食品药品监督管理总局关于调整部分医疗器械行政审批事项审批程序的决定》（国家食品药品监督管理总局令第 32 号）

来源：CFDA 官网　发布时间：2017 年 04 月 06 日

30　总局办公厅再次公开征求《关于药物临床试验数据核查有关问题处理意见的公告（修改稿）》意见

来源：CFDA 官网　发布时间：2017 年 04 月 10 日

31　总局关于药物临床试验数据自查核查注册申请情况的公告（2017 年第 42 号）

来源：CFDA 官网　发布时间：2017 年 04 月 13 日

32　《医疗器械标准管理办法》（国家食品药品监督管理总局令第 33 号）

来源：CFDA 官网　发布时间：2017 年 04 月 26 日

33　《医疗器械标准管理办法》解读

来源：CFDA 官网　发布时间：2017 年 04 月 26 日

34　总局办公厅公开征求化学仿制药口服固体制剂一致性评价复核检验技术指南（征求意见稿）的意见

来源：CFDA 官网　发布时间：2017 年 04 月 28 日

35　总局关于发布仿制药参比制剂目录（第四批）的通告（2017 年第 67 号）

来源：CFDA 官网　发布时间：2017 年 04 月 28 日

36　总局关于发布仿制药参比制剂目录（第三批）的通告（2017 年第 65 号）

来源：CFDA 官网　发布时间：2017 年 04 月 28 日

37　药物临床试验数据现场核查计划公告（第 11 号）

来源：审核查验中心官网发布时间：2017 年 04 月 28 日

38　国家医疗器械不良事件监测年度报告（2016 年度）

来源：CFDA 官网　发布时间：2017 年 05 月 10 日

39　总局办公厅公开征求胃肠道局部作用药物、电解质平衡用药仿制药质量和疗效一致性评价及特殊药品生物等效性试验申请有关事宜意见（征求意见稿）的意见

来源：CFDA 官网　发布时间：2017 年 05 月 18 日

40　总局关于发布仿制药质量和疗效一致性评价研制现场核查指导原则等 4 个指导原则的通告（2017 年第 77 号）

来源：CFDA 官网　发布时间：2017 年 05 月 18 日

41　仿制药质量和疗效一致性评价研制现场核查指导原则

来源：CFDA 官网　发布时间：2017 年 05 月 18 日

42　仿制药质量和疗效一致性评价生产现场检查指导原则

来源：CFDA 官网　发布时间：2017 年 05 月 18 日

43　仿制药质量和疗效一致性评价临床试验数据核查指导原则

来源：CFDA 官网　发布时间：2017 年 05 月 18 日

44　仿制药质量和疗效一致性评价有因检查指导原则

来源：CFDA 官网　发布时间：2017 年 05 月 18 日

45　总局关于药物临床试验数据自查核查注册申请情况的公告（2017 年第 59 号）

来源：CFDA 官网　发布时间：2017 年 05 月 19 日

46　药包材药用辅料关联审评审批政策解读（一）

来源：CFDA 官网　发布时间：2017 年 05 月 22 日

47　总局关于药物临床试验数据核查有关问题处理意见的公告（2017 年第 63 号）

来源：CFDA 官网　发布时间：2017 年 05 月 24 日

48　总局关于发布无源植入性医疗器械货架有效期注册申报资料指导原则（2017 年修订版）的通告（2017 年第 75 号）

来源：CFDA 官网　发布时间：2017 年 05 月 26 日

49　2016 年度药品检查报告

来源：CFDA 官网　发布时间：2017 年 06 月 01 日

50　总局办公厅关于印发国家食品药品监督管理总局药品医疗器械审评审批信息保密管理办法的通知 食药监办法〔2017〕75 号

来源：CFDA 官网　发布时间：2017 年 06 月 02 日

51　总局关于发布第二批过度重复药品提示信息的公告（2017 年第 70 号）

来源：CFDA 官网　发布时间：2017 年 06 月 02 日

52　总局关于发布仿制药参比制剂目录（第五批）的通告（2017 年第 89 号）

来源：CFDA 官网　发布时间：2017 年 06 月 09 日

53　总局办公厅公开征求《仿制药质量和疗效一致性评价受理审查指南（需一致性评价品种）（征求意见稿)》《仿制药质量和疗效一致性评价受理审查指南（境内共线生产并在欧美日上市品种）（征求意见稿)》及相关单据意见

来源：CFDA 官网　发布时间：2017 年 06 月 09 日

54　总局办公厅公开征求《关于仿制药质量和疗效一致性评价工作有关事项的公告（征求意见稿)》意见

来源：CFDA 官网　发布时间：2017 年 06 月 09 日

55　《关于仿制药质量和疗效一致性评价工作有关事项的公告》起草说明

来源：CFDA 官网　发布时间：2017 年 06 月 09 日

56　药物临床试验数据现场核查计划公告（第 12 号）

来源：审核查验中心官网发布时间：2017 年 06 月 23 日

57　总局办公厅关于印发 2017 年医疗器械行业标准制修订项目的通知 食药监办械管〔2017〕94 号

来源：CFDA 官网　发布时间：2017 年 07 月 12 日

58　图解政策：基本消除药品注册申请积压 我国药品审评审批制度改革显成效

来源：CFDA 官网　发布时间：2017 年 07 月 14 日

59　图解政策：总局发布第二批过度重复药品提示信息

来源：CFDA 官网　发布时间：2017 年 07 月 14 日

60　总局关于发布仿制药参比制剂目录（第八批）的通告（2017 年第 116 号）

来源：CFDA 官网　发布时间：2017 年 07 月 21 日

61　药物临床试验数据核查阶段性报告（2015 年 7 月 -2017 年 6 月）

来源：审核查验中心官网发布时间：2017 年 07 月 21 日

62　医疗器械临床试验质量管理相关问题解读

来源：CFDA 官网　发布时间：2017 年 07 月 31 日

63　创新医疗器械特别审批程序相关问题解读

来源：CFDA 官网　发布时间：2017 年 07 月 31 日

中国新药注册与审评技术双年鉴（2016—2017）

64　总局关于药物临床试验数据自查核查注册申请情况的公告（2017 年第 91 号）

来源：CFDA 官网　发布时间：2017 年 08 月 02 日

65　《药物非临床研究质量管理规范》（国家食品药品监督管理总局令第 34 号）

来源：CFDA 官网　发布时间：2017 年 08 月 02 日

66　《药品上市许可持有人制度试点方案》政策解读（三）

来源：CFDA 官网　发布时间：2017 年 08 月 08 日

67　《总局关于调整部分药品行政审批事项审批程序的决定》政策解读

来源：CFDA 官网　发布时间：2017 年 08 月 11 日

68　国家药物滥用监测年度报告（2016 年）

来源：CFDA 官网　发布时间：2017 年 08 月 11 日

69　已发布参比制剂有关事宜说明

来源：CFDA 官网　发布时间：2017 年 08 月 18 日

70　药物临床试验数据现场核查计划公告（第 13 号）

来源：审核查验中心官网发布时间：2017 年 08 月 18 日

71　总局关于推进药品上市许可持有人制度试点工作有关事项的通知 食药监药化管〔2017〕68 号

来源：CFDA 官网　发布时间：2017 年 08 月 21 日

72　关于企业开展 289 目录内仿制药质量和疗效一致性评价基本情况信息

来源：CFDA 官网　发布时间：2017 年 08 月 21 日

73　总局关于仿制药质量和疗效一致性评价工作有关事项的公告（2017 年第 100 号）

来源：CFDA 官网　发布时间：2017 年 08 月 25 日

74　关于进一步加强一致性评价相关咨询服务工作的通知

来源：药审中心官网　发布时间：2017 年 08 月 25 日

75　总局关于发布医疗器械分类目录的公告（2017 年第 104 号）

来源：CFDA 官网　发布时间：2017 年 09 月 04 日

76　总局关于实施《医疗器械分类目录》有关事项的通告（2017 年第 143 号）

来源：CFDA 官网　发布时间：2017 年 09 月 04 日

77　总局关于发布《仿制药质量和疗效一致性评价受理审查指南（需一致性评价品种）》《仿制药质量和疗效一致性评价受理审查指南（境内共线生产并在欧美日上市品种）》的通告（2017 年第 148 号）

来源：CFDA 官网　发布时间：2017 年 09 月 05 日

78　总局办公厅公开征求《关于调整药品注册受理工作的公告（征求意见稿）》意见

来源：CFDA 官网　发布时间：2017 年 09 月 13 日

79　药物临床试验数据现场核查计划公告（第 14 号）

来源：审核查验中心官网发布时间：2017 年 09 月 18 日

80　《关于仿制药质量和疗效一致性评价工作有关事项的公告》政策解读

来源：CFDA 官网　发布时间：2017 年 09 月 20 日

81　总局办公厅关于规范医疗器械产品分类有关工作的通知 食药监办械管〔2017〕127 号

来源：CFDA 官网　发布时间：2017 年 09 月 26 日

82　《关于深化审评审批制度改革鼓励药品医疗器械创新的意见》

来源：中国政府网　发布时间：2017 年 10 月 08 日

83　《国家食品药品监督管理总局关于调整进口药品注册管理有关事项的决定》国家食品药品监督管理总局令第 35 号

来源：CFDA 官网　发布时间：2017 年 10 月 10 日

84　《关于调整进口药品注册管理有关事项的决定》政策解读

来源：CFDA 官网　发布时间：2017 年 10 月 10 日

85　总局关于发布仿制药参比制剂目录（第十批）的通告（2017 年第 161 号）

来源：CFDA 官网　发布时间：2017 年 10 月 13 日

中国新药注册与审评技术双年鉴（2016—2017）

2016 年度药品审评报告

国家食品药品监督管理总局药品审评中心

2016 年，在国家食品药品监督管理总局（以下简称总局）的坚强领导下，药品审评中心（以下简称药审中心）紧紧围绕《国务院关于改革药品医疗器械审评审批制度的意见》（国发〔2015〕44 号）相关要求，不断推进审评制度改革，坚持依法依规、科学规范审评，切实保护和促进公众健康。

药审中心通过加强审评项目管理、细化审评序列、强化时限管理，成立专项小组、增加审评人员、授权分级签发，制修订审评要点、规范技术要求，发挥省局挂职团队力量等措施，不断提高审评效率和质量。全年完成审评并呈送总局审批的注册申请共 12068 件（以受理号计，下同），接收新报注册申请 3779 件。化药和疫苗临床试验申请、中药民族药各类注册申请已基本实现按时限审评，完成了国发〔2015〕44 号文件和总局确定的阶段性目标。

一、药品注册申请审评完成情况

（一）审评总体完成情况

1. 全年审评完成情况

2016 年，药审中心完成审评并呈送总局审批的注册申请共 12068 件，另有 943 件注册申请完成审评因申报资料缺陷等待申请人回复补充资料。全年完成审评的注册申请数量较 2015 年提高了 26%，排队等待审评的注册申请已由 2015 年 9 月高峰时的近 22000 件降至近 8200 件（不含完成审评因申报资料缺陷等待申请人回复补充资料的注册申请），基本消除了注册积压。2016 年全年完成审评并呈送总局审批和排队等待审评的注册申请情况与前三年比较详见图 1。

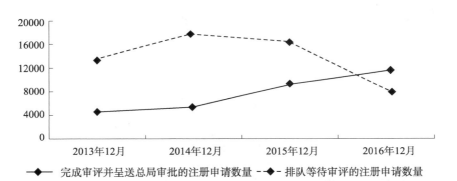

图 1　2016 年完成审评并呈送总局审批和排队等待审评的注册申请情况与前三年比较

2016 年审评完成的注册申请中，化药注册申请为 10060 件，约占全部完成量的 83%。2016 年各类药品注册申请完成审评送局数量与前三年比较详见图 2。

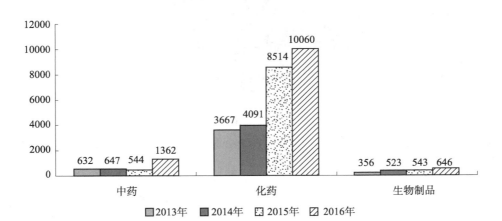

图 2　2016 年各类药品注册申请完成审评送局数量与前三年比较

中国新药注册与审评技术双年鉴（2016—2017）

2. 各类注册申请审评完成情况

2016 年，药审中心完成新药临床试验（IND）申请审评 961 件，验证性临床申请审评 3275 件，新药上市申请（NDA）审评 690 件，仿制药申请（ANDA）审评 3655 件。

2016 年完成审评的注册申请类型主要为验证性临床申请、ANDA 和补充申请，各类注册申请完成审评送局数量与前三年比较详见图 3。

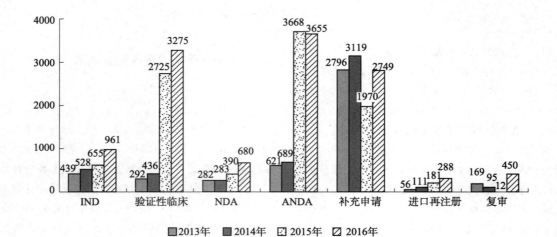

图 3　2016 年各类注册申请完成审评送局数量与前三年比较

3. 优先审评品种审评完成情况

2016 年药审中心根据总局《关于解决药品注册申请积压实行优先审评审批的意见》（食药监药化管〔2016〕19 号，以下简称 19 号文），共将 12 批 193 件注册申请纳入优先审评程序（中药注册申请 2 件、化药注册申请 169 件、生物制品注册申请 22 件），详见图 4。其中具有明显临床价值的新药注册申请共 85 件，占 44%。

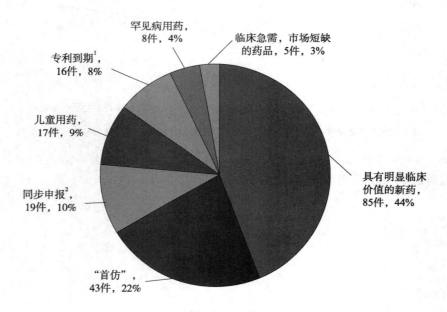

图 4　纳入优先审评程序的注册申请情况

1 "专利到期"是指 19 号文优先审评审批范围（一）中第 4 种情形，即"专利到期前 3 年的临床试验申请和专利到期前 1 年的药品生产申请"；

2 "同步申报"是指 19 号文优先审评审批范围（一）中第 5 种情形，即"申请人在美国、欧盟同步申请并获准开展药物临床试验的新药临床试验申请；在中国境内用同一生产线生产并在美国、欧盟药品审批机构同步申请上市且通过了其现场检查的药品注册申请"。

截至 2016 年底，纳入优先审评程序的注册申请中已有 57 件完成审评，另有 42 件注册申请完成审评因申报资料缺陷等待申请人回复补充资料，详见图 5。

57 件已完成审评的优先审评注册申请中，有 11 件为建议批准上市（含原料药注册申请 2 件），详见表 1。

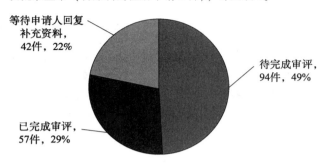

图 5　2016 年纳入优先审评程序的注册申请审评情况

表 1　已完成审评建议批准上市的优先审评注册申请名单

受理号	药品名称	审评结论	纳入优先审评的理由
JXSS1600002/3/4	托珠单抗注射液	建议批准进口	儿童用药
JXHS1300104	左乙拉西坦注射用浓溶液	建议批准进口	儿童用药
JXHS1500026	麦格司他胶囊	建议批准进口	儿童用药
CYHS1400461	枸橼酸咖啡因注射液	建议批准生产	儿童用药
CYHS1490010	吉非替尼片	建议批准生产	"首仿"
JXHS1500103	瑞戈非尼片	建议批准进口	显著临床优势
CYHS1201509	注射用醋酸卡泊芬净	建议批准生产	专利到期

注：此表不含原料药注册申请。

（二）化药注册申请审评完成情况

1. 总体情况

2016 年，药审中心完成审评并呈送总局审批的化药注册申请共 10060 件，另有 729 件化药注册申请完成审评因申报资料缺陷等待申请人回复补充资料。2016 年完成审评的化药注册申请数量与前三年比较详见图 6。

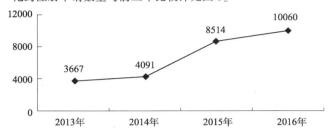

图 6　2016 年完成审评送局的化药注册申请数量与前三年比较

2016 年完成审评的化药各类注册申请数量详见表 2。

表 2　2016 年完成审评的化药各类注册申请数量（件）

申请类型	完成审评并呈送总局审批				等待补充资料[1]	合计
	建议批准	建议不批准	撤回等[2]	小计		
IND	455	51	22	528	20	548
验证性临床	2856	375	44	3275	56	3331
NDA	23	28	478	529	20	549
ANDA	1564	1012	397	2973	247	3220
补充申请	1634	448	173	2255	232	2487
进口再注册	173	76	8	257	154	411
复审		243		243	/	243
合计	/			10060	729	10789

1 "等待补充资料"是指完成审评因申报资料缺陷等待申请人回复补充资料的注册申请；

2 "撤回等"是指申请人主动申请撤回的注册申请、非中心审评退回注册司的注册申请、送器械审评中心的药械组合注册申请和关联制剂撤回的原料/辅料注册申请等。

2016 年，药审中心完成审评的化药 IND 申请、验证性临床试验申请、NDA、补充申请和进口再注册申请数量较 2015 年分别提高了 37%、20%、81%、67% 和 49%。2016 年完成审评送局的化药各类注册申请数量与前三年比较详见图 7。

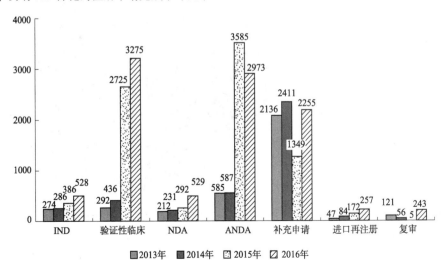

图 7　2016 年完成审评送局的化药各类注册申请数量与前三年比较

中国新药注册与审评技术双年鉴（2016—2017）

2. 审评建议批准的情况

2016 年，药审中心完成审评建议批准并呈送总局审批的化药各类注册申请共计 6705 件，其中约 87% 的注册申请经 1 轮审评通过，各轮审评通过情况详见表 3。

表 3　2016 年化药注册申请各轮审评通过情况

申请类型	审评通过数[1]（件）	各轮审评通过情况（%）[2]		
		1 轮	2 轮	3 轮及以上
IND	455	75%	24%	1%
验证性临床	2856	97%	2%	1%
NDA	23	61%	26%	13%
ANDA	1564	86%	13%	1%
补充申请	1634	81%	18%	1%
进口再注册	173	40%	57%	3%
总计	6705	87%	12%	1%

1 "审评通过数"是指审评建议批准并呈送总局审批的注册申请数量；

2 "各轮审评通过情况（%）"：注册申请未进行过补充资料即为 1 轮完成审评，历经一次补充资料即为 2 轮完成审评，历经两次及两次以上补充资料即为 3 轮及以上完成审评。该比例为该轮审评通过的注册申请数占该类注册申请审评通过数的百分比。

2016 年，药审中心完成审评建议批准上市并呈送总局审批的化药 NDA 共 23 件。

2016 年，药审中心完成审评建议批准临床试验的化药 IND 申请 455 件，其中国产 IND 申请 316 件，国际多中心临床试验申请（含进口 IND 申请，下同）139 件，治疗领域分布详见图 8。

完成审评送局建议批准的 IND 申请和 NDA 中，建议批准上市的化药创新药注册申请 2 件（1 个品种），建议批准临床试验的化药创新药注册申请 255 件（91 个品种，其中抗肿瘤药物 42 个品种）。2016 年完成审评送局建议批准临床试验的化药创新药注册申请治疗领域分布详见图 9。

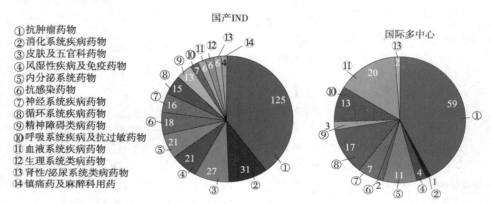

① 抗肿瘤药物
② 消化系统疾病药物
③ 皮肤及五官科药物
④ 风湿性疾病及免疫药物
⑤ 内分泌系统药物
⑥ 抗感染药物
⑦ 神经系统疾病药物
⑧ 循环系统疾病药物
⑨ 精神障碍类病药物
⑩ 呼吸系统疾病及抗过敏药物
⑪ 血液系统疾病药物
⑫ 生理系统类病药物
⑬ 肾性/泌尿系统类病药物
⑭ 镇痛药及麻醉科用药

图 8　2016 年完成审评送局并建议批准临床试验的化药 IND 申请治疗领域分布

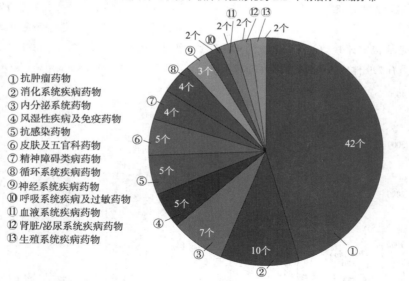

① 抗肿瘤药物
② 消化系统疾病药物
③ 内分泌系统药物
④ 风湿性疾病及免疫药物
⑤ 抗感染药物
⑥ 皮肤及五官科药物
⑦ 精神障碍类病药物
⑧ 循环系统疾病药物
⑨ 神经系统疾病药物
⑩ 呼吸系统疾病及过敏药物
⑪ 血液系统疾病药物
⑫ 肾脏/泌尿系统疾病药物
⑬ 生殖系统疾病药物

图 9　2016 年完成审评送局建议批准临床试验的化药创新药注册申请治疗领域分布情况（以品种计）

1 化药创新药注册申请是指按照《药品注册管理办法》（原国家食品药品监督管理局令 28 号）附件 2 的要求申报的化药

1.1 类和 1.2 类的注册申请及按照总局《关于发布化学药品注册分类改革工作方案的公告》（2016 年第 51 号）附件 1 要求申报的化药 1 类的注册申请；

2 由于存在同一品种申报多个适应证的情况，故上图中各项治疗领域的累计品种个数大于 91 个。

（三）中药注册申请审评完成情况

1. 总体情况

2016 年，药审中心完成审评并呈送总局审批的中药注册申请共 1362 件，另有 106 件中药注册申请完成审评因申报资料缺陷等待申请人回复补充资料。2016 年完成审评送局的中药注册申请数量与前三年比较详见图 10。

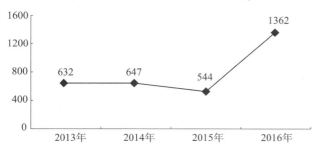

图 10　2016 年完成审评送局的中药注册申请数量与前三年比较

2016 年完成审评的中药各类注册申请数量详见表 4。

表 4　2016 年完成审评的中药各类注册申请数量（件）

| 申请类型 | 完成审评并呈送总局审批 | | | | 等待补充资料 | 合计 |
	建议批准	建议不批准	撤回等	小计		
IND	84	26	10	120	23	143
NDA	2	7	92	101	15	116
ANDA	0	6	14	20	／	20
补充申请	129	53	57	239	48	287
进口再注册	15	4	0	19	19	38
复审		196		196	1	197
过渡期遗留品种		667		667	／	667
合计		／		1362	106	1468

2016 年，药审中心完成审评的中药 IND 申请和 NDA 数量较往年均有所提高，较 2015 年分别提高了 161% 和 68%。2016 年完成审评送局的中药各类注册申请数量与前三年比较详见图 11。

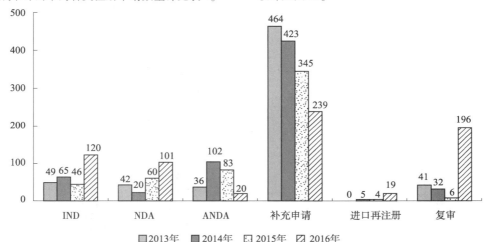

图 11　2016 年完成审评送局的中药各类注册申请数量与前三年比较

注：上图未计入中药过渡期遗留品种。

2. 审评建议批准的情况

2016 年，药审中心完成审评建议批准并呈送总局审批的中药各类注册申请共计 230 件，其中约 38% 的注册申请经 1 轮审评通过，具体各轮审评通过情况详见表 5。

表 5　2016 年中药注册申请各轮审评通过情况

| 申请类型 | 审评通过数（件） | 各轮审评通过情况（%） | | |
		1 轮	2 轮	3 轮及以上
IND	84	32%	42%	26%
NDA	2	／	／	100%
ANDA	0	／	／	／
补充申请	129	47%	42%	11%
进口再注册	15	／	47%	53%
总计	230	38%	42%	20%

2016 年，药审中心完成审评建议批准临床试验并呈送总局审批的中药 IND 申请 84 件，其中呼吸、心血管、消化和妇科疾病的 IND 申请较多，共占 65%，具体治疗领域分布详见图 12。

① 呼吸
② 心血管
③ 消化
④ 妇科
⑤ 精神神经
⑥ 风湿免疫
⑦ 五官
⑧ 骨科
⑨ 肾脏病
⑩ 肿瘤
⑪ 内分泌
⑫ 皮肤

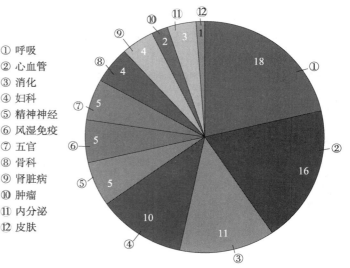

图 12　2016 年完成审评送局并建议批准临床试验的中药 IND 申请治疗领域分布

中国新药注册与审评技术双年鉴（2016—2017）

（四）生物制品注册申请审评完成情况

1. 总体情况

2016 年，药审中心完成审评并呈送总局审批的生物制品注册申请共 646 件，另有完成审评因申报资料缺陷等待申请人回复补充资料注册申请 108 件。2016 年完成审评送局的生物制品注册申请数量与前三年比较详见图 13。

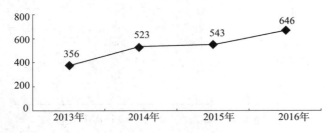

图 13　2016 年完成审评送局的生物制品注册申请数量与前三年比较

2016 年完成审评的生物制品各类注册申请数量详见表 6。

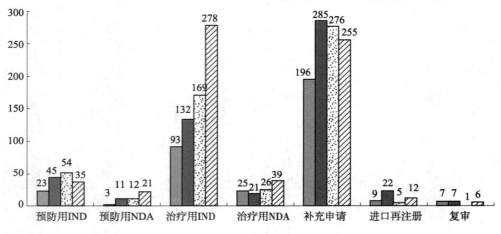

图 14　2016 年完成审评送局的生物制品各类注册申请数量与前三年比较

2. 审评建议批准的情况

2016 年，药审中心完成审评建议批准并呈送总局审批的生物制品各类注册申请共计 492 件，其中约 57% 的注册申请经 1 轮审评通过，具体各轮审评通过情况详见表 7。

表 7　2016 年生物制品注册申请各轮审评通过情况

申请类型	审评通过数（件）	各轮审评通过情况（%）		
		1 轮	2 轮	3 轮及以上
预防用 IND	30	10%	83%	7%
预防用 NDA	9	11%	33%	56%
治疗用 IND	241	49%	51%	/
治疗用 NDA	8	37%	50%	13%
补充申请	196	74%	24%	2%
进口再注册	8	100%	/	/
总计	492	57%	41%	2%

表 6　2016 年完成审评的生物制品各类注册申请数量（件）

申请类型	完成审评并呈送总局审批				等待补充资料	合计
	建议批准	建议不批准	撤回等	小计		
预防用 IND	30	3	2	35	15	50
预防用 NDA	9	5	7	21	/	21
治疗用 IND	241	17	20	278	42	320
治疗用 NDA	8	4	27	39	10	49
补充申请	196	21	38	255	41	296
进口再注册	8	3	1	12	0	12
复审		6		6	/	6
合计		/		646	108	754

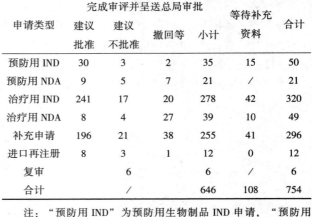

注："预防用 IND"为预防用生物制品 IND 申请，"预防用 NDA"为预防用生物制品 NDA，"治疗用 IND"为治疗用生物制品 IND 申请，"治疗用 NDA"为治疗用生物制品 NDA。

2016 年，药审中心完成审评送局的生物制品各类注册申请数量与前三年比较详见图 14。

2016 年，药审中心完成审评建议批准临床试验并呈送总局审批的生物制品 IND 申请共 271 件，其中预防用生物制品 IND 申请 30 件，治疗用生物制品 IND 申请 241 件（治疗用 IND 申请中抗肿瘤药物注册申请 109 件）。完成审评送局并建议批准临床试验的生物制品 IND 申请治疗领域分布详见图 15。

（五）审评发现的主要问题

2016 年，各类注册申请因研究项目设计和实施不能支持其申请药品的安全性、有效性、质量可控性等情形导致审评结论为建议不批准的共计 2139 件；各类注册申请因研究存在缺陷，第 1 轮审评结论为补充资料的共计 1654 件。对上述注册申请不批准和补充资料的原因进行全面分析，梳理了各类药品注册申请在研究和申报过程中存在的主要问题。

中国新药注册与审评技术双年鉴（2016—2017）

① 抗肿瘤药物
② 内分泌系统药物
③ 血液系统疾病药物
④ 风湿性疾病及免疫药物
⑤ 皮肤及五官科药物
⑥ 消化系统绕消药物
⑦ 神经系统疾病药物
⑧ 呼吸系统疾病及抗过敏药物
⑨ 循环系统疾病药物
⑩ 镇痛药及麻醉科用药
⑪ 抗感染药物
⑫ 生殖系统类病药物
⑬ 外科及其他药物
⑭ 精神障碍类病药物
⑮ 精神神经

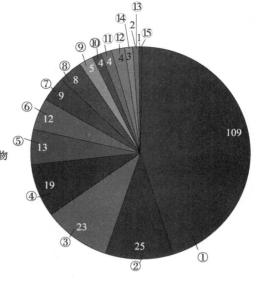

图 15　完成审评送局并建议批准临床试验的生物制品 IND 申请治疗领域分布

1. 创新药

IND 前期的安全性研究不够充分或研究数据可靠性不足，临床方案中对受试者风险管控措施不足或整体设计欠完善；NDA 临床试验规范性差，数据质量较差，临床试验结果可靠性不足。此外，NDA 申报资料中生产工艺信息不够详细的问题也较为常见。

2. 仿制药

仿制药药学工艺、质量标准等研究存在较大缺陷，稳定性研究存在不足；前期研究不够充分，与审评要求差距过大，导致申请人未能按期完成补充资料或在后期主动放弃补充资料。

3. 进口药

进口上市注册的申报资料未提供国外上市的全部研究数据，关键信息缺失，资料翻译错误较多，可读性差；进口再注册申请未按批件要求完成上市后研究。

二、药品注册申请受理情况

（一）总体受理情况

2016 年，药审中心全年接收新注册申请 3779 件，较 2015 年下降了 54%，且中药、化药和生物制品的注册申请接收量均有所下降，其中化药接收量下降幅度最大，降幅达 57%。2016 年注册申请接收情况与前三年比较详见图 16。

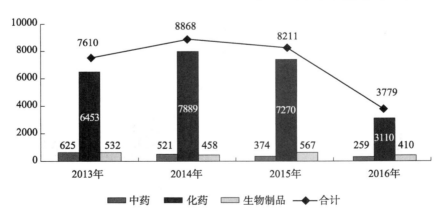

图 16　2016 年注册申请接收情况与前三年比较

（二）化药注册申请受理情况

1. 总体情况

2016 年，药审中心新接收化药注册申请 3110 件，其中 ANDA 和补充申请共占化药注册申请全年接收量的 63%，详见图 17。

与前三年相比，2016 年化药各类注册申请接收量整体呈下降趋势，其中验证性临床试验申请和 ANDA 受新注册分类实施影响接收量下降幅度最大，较 2015 年分别下降了 80% 和 69%，详见图 18。

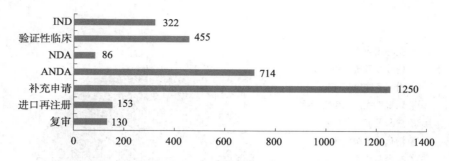

图17　2016年化药各类注册申请接收情况

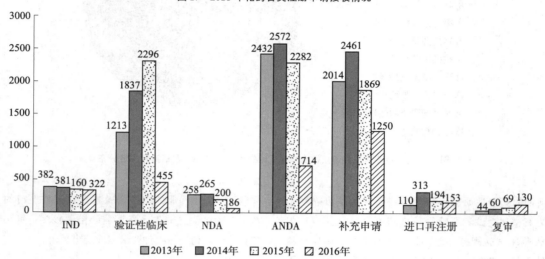

图18　2016年化药各类注册申请接收情况与前三年比较1

2. 新分类受理情况

自总局《关于发布化学药品注册分类改革工作方案的公告》（2016年第51号）发布并实施以来，2016年药审中心共接收新分类化药注册申请268件（不含补充申请和进口再注册申请），其中创新药注册申请（新1类）129件，改良型新药注册申请（新2类）24件，仿制药注册申请（新3类、新4类和新5.2类）69件，原研药品进口注册申请（新5.1类）46件，详见图19。

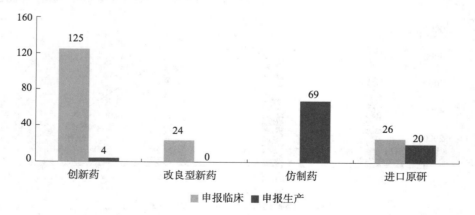

图19　2016年新分类化药注册申请接收情况

其中129件新1类化药注册申请共涉及52个品种（以活性成分计数，下同），分布在11个治疗领域，其中抗肿瘤药物20个品种，消化系统疾病药物12个品种。

3. 创新药受理情况

2016年，药审中心共接收化药创新药注册申请（原1.1类、原1.2类和新1类，下同）240件，较2015年增长了

18%，其中国产注册申请212件（77个品种），进口注册申请28件（13个品种），详见图20。

4. 化药临床试验申请适应证分布情况

2016年，药审中心共接收化药IND申请322件，其中国产IND申请233件，国际多中心临床试验申请89件。国产IND申请接收量较多的治疗领域为抗肿瘤药物、消化系

统疾病药物、抗感染药物、皮肤及五官科药物。国际多中心临床试验申请接收量较多的治疗领域为抗肿瘤药物、呼吸系统疾病及抗过敏药物、循环系统疾病药物、血液系统疾病药物,具体治疗领域分布详见图21。

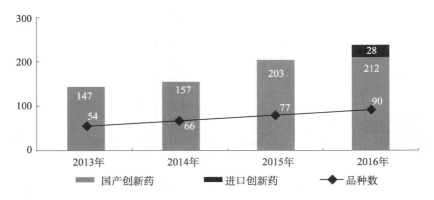

图 20　2016 年化药创新药注册申请接收情况与前三年比较

① 抗肿瘤药物
② 消化系统绕消药物
③ 抗感染药物
④ 皮肤及五官科药物
⑤ 血液系统疾病药物
⑥ 精神障碍类病药物
⑦ 风湿性疾病及免疫药物
⑧ 呼吸系统疾病及抗过敏药物
⑨ 循环系统疾病药物
⑩ 内分泌系统药物
⑪ 神经系统疾病药物
⑫ 生理系统类病药物
⑬ 镇痛药及麻醉科用药
⑭ 外科及其他药物
⑮ 医学形象学药物

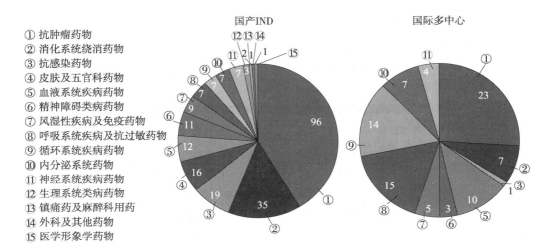

图 21　2016 年接收的化药 IND 申请治疗领域分布情况

（三）中药注册申请受理情况

2016 年,药审中心共接收中药注册申请259 件,其中 IND 申请33 件,补充申请196 件,共占中药全年接收量的88%,2016 年中药各类注册申请接收情况详见图22。

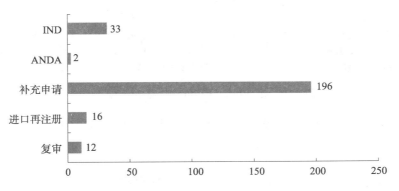

图 22　2016 年中药各类注册申请接收情况

与前三年相比,除进口再注册申请外,2016 年中药各类注册申请接收量整体呈下降趋势,详见图23。

（四）生物制品注册申请受理情况

2016 年,药审中心共接收生物制品注册申请410 件(含体外诊断试剂注册申请2 件),其中补充申请204 件,治疗用生物制品 IND 申请157 件,共占生物制品全年接收量的88%,详见图24。

2016 年,生物制品各类注册申请接收情况与前三年比较详见图25。

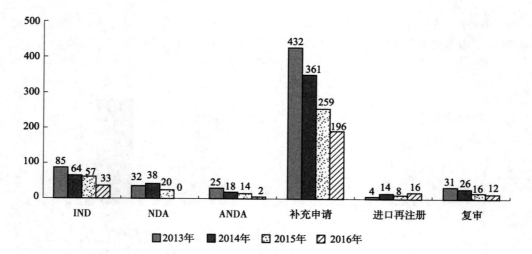

图 23　2016 年中药各类注册申请接收情况与前三年比较

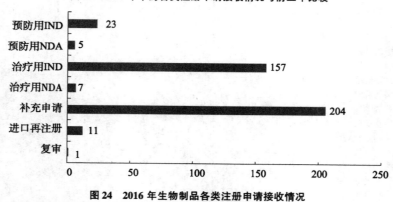

图 24　2016 年生物制品各类注册申请接收情况

注：上图未计入体外诊断试剂注册申请。

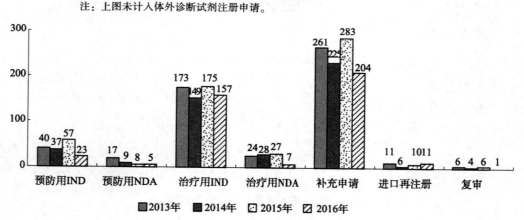

图 25　2016 年生物制品各类注册申请接收情况与前三年比较

注：上图未计入体外诊断试剂注册申请。

（五）化学药生物等效性试验（BE）备案情况

自 BE 备案平台开通以来，2016 年新申报化学仿制药 BE 备案品种 41 个，仿制药一致性评价 BE 备案品种 16 个。

三、重要治疗领域品种情况

2016 年，一批具有明显临床价值的创新药、临床急需药、专利到期药和我国首仿药完成审评并建议批准上市。

抗肿瘤药物：

1. 瑞戈非尼片：为小分子酪氨酸激酶抑制剂，适用于治疗既往接受过以氟尿嘧啶、奥沙利铂和伊立替康为基础的化疗，以及既往接受过或不适合接受抗血管内皮生长因子受体、抗表皮生长因子受体类药物治疗（RAS 野生型）的转移性结直肠癌患者；既往接受过甲磺酸伊马替尼及苹果酸舒尼替尼治疗的局部晚期的、无法手术切除的或转移性的胃肠道间质瘤患者。该药品为第一个用于治疗晚期结

中国新药注册与审评技术双年鉴（2016—2017）

直肠癌的小分子靶向药。

2. 培唑帕尼片：为血管内皮生长因子受体酪氨酸激酶抑制剂，适用于晚期肾细胞癌患者的一线治疗和曾接受细胞因子治疗的晚期肾细胞癌患者的治疗。其改善患者无进展生存期的疗效与同类产品苹果酸舒尼替尼相似，在一些可能影响生活质量的不良事件上的安全性特征更优。该药品在我国批准上市将为晚期肾细胞癌患者带来更多的治疗选择。

3. 吉非替尼片：为靶向晚期非小细胞肺癌表皮生长因子受体的第一代小分子酪氨酸激酶抑制剂，与传统化疗相比疗效和安全性均更好，适用于具有表皮生长因子受体敏感突变的晚期非小细胞肺癌患者的一线治疗。该药品为我国首仿药，可有效提高患者用药的可及性（该药品原料药为我国首个"上市许可持有人制度试点品种"）。

抗感染药物：

4. 苹果酸奈诺沙星胶囊：为一种无氟喹诺酮类抗生素，适用于对奈诺沙星敏感的由肺炎链球菌、金黄色葡萄球菌、流感嗜血杆菌、副流感嗜血杆菌、卡他莫拉菌、肺炎克雷伯菌以及肺炎支原体、肺炎衣原体和嗜肺军团菌所致的轻、中度成人（≥18 岁）社区获得性肺炎。该药品上市可为临床增加新的治疗选择。

5. 富马酸贝达喹啉片：为二芳基喹啉类抗分枝杆菌药物，其作为联合治疗的一部分，适用于治疗成人（≥18 岁）耐多药肺结核。该药品为全球近 30 年来研发的新的抗结核药物，可为我国应对结核病这一严重公共卫生难题提供新的治疗选择，有望改善耐多药肺结核的治疗效果，满足耐多药肺结核患者临床治疗需求，降低我国结核病疾病负担。

6. 富马酸替诺福韦二吡呋酯片：为核苷酸逆转录酶抑制剂，适用于与其他抗逆转录病毒药物联用，治疗成人 1 型人类免疫缺陷病毒（HIV-1）感染。该药品是我国首仿的艾滋病一线治疗药物，可有效提高患者用药的可及性，对解决我国重大公共卫生问题具有重要意义。

7. 聚乙二醇干扰素 α2b 注射液：为重组人干扰素 α2b 与聚乙二醇结合形成的长效干扰素，适用于治疗慢性丙型肝炎成年患者（患者不能处于肝脏失代偿期）。该药品为我国自主研发的首个长效干扰素，可有效提高患者用药的可及性。

风湿性疾病及免疫药物：

8. 托珠单抗注射液：为人源化单克隆抗体，通过与具有可溶性和膜结合性的白细胞介素-6 受体结合，抑制信号传导和基因激活，适用于治疗全身型幼年特发性关节炎（sJIA），可显著改善对非甾体类抗炎药及全身性糖皮质激素治疗反应不足的活动性 sJIA 患者的美国风湿学会评分并降低激素用量。该药品本次增加适应证，主要用于儿科患者，为我国儿科患者提供了首个疗效及安全性明确的治疗药物，降低我国结核病疾病负担。

解决了临床长期无药可用的问题。

内分泌系统药物：

9. 贝那鲁肽注射液：为胰高血糖素样肽-1 类似物，其氨基酸序列与人体内胰高血糖素样肽-1 相同，具有葡萄糖浓度依赖的促胰岛素分泌作用，并且诱导 β 细胞分化，抑制胰高血糖素释放、胃排空和摄食冲动，提高对胰岛素受体的敏感性，适用于单用二甲双胍疗效不佳的成人 2 型糖尿病患者的血糖控制。该药品为我国自主研发的首个胰高血糖素样肽-1 类药物，将满足我国 2 型糖尿病患者对此类药品的可及性。

呼吸系统疾病及抗过敏药物：

10. 金花清感颗粒：为新的中药复方制剂，适用于流行性感冒。该药品是北京市人民政府在 2009 年防治甲型 H1N1 流感期间，组织临床医学、药学、公共卫生等多个学科专家开展的重大科技攻关项目成果。该药品上市将发挥传统中药在突发卫生事件和重大公共卫生事件中的积极作用。

预防用生物制品（疫苗）：

11. 13 价肺炎球菌结合疫苗：为通过化学方法将肺炎球菌多糖与蛋白载体结合制备的多糖蛋白结合疫苗，将多糖的非 T 细胞依赖免疫转变为 T 细胞依赖的免疫，适用于预防 6 周龄至 15 月龄婴幼儿由 13 种肺炎球菌血清型引起的侵袭性疾病（包括菌血症性肺炎、脑膜炎、败血症和菌血症等）。该药品为我国首个上市的可用于婴幼儿主动免疫的 13 价肺炎疫苗，较 7 价肺炎球菌结合疫苗有更高的血清型覆盖率。

四、主要工作措施及进展情况

1. 加强审评制度建设

按照国发〔2015〕44 号文件和总局要求，积极推动审评制度建设，初步建立了以临床疗效为核心，规范指导在前、沟通交流在中、审评决策在后的审评管理模式。

一是项目管理人制度进展顺利。建立了近 20 人的项目管理人队伍，对内管理项目，制定工作计划，协调审评任务，服务于适应证审评团队；对外联系和服务申请人，组织申请人与审评人员沟通交流会议等，提高审评业务管理的专业性，使审评人员专心于技术审评，避免审评人员与申请人的私下接触，建立起廉政的"防火墙"。

二是适应证团队审评制度初步形成。以肿瘤适应证团队为试点，以临床疗效为核心，临床、药学、药理毒理、统计等多专业审评人员与项目管理人员共同组成审评团队，实现了多专业审评、综合评价与集体决策。切实加强各审评专业间的沟通衔接，强化专业学科建设，明确主审人和审评员权责，依据风险大小授权不同层级人员签发，提高审评的科学性和规范性。

三是沟通交流制度初见成效。按照《药物研发与技术审评沟通交流管理办法（试行）》的要求，为促进药品创新、服务申请人，已组织安排针对创新药研发的沟通交流会122次。在创新药物研发的关键环节与申请人开展沟通交流，畅通申请人与审评人员沟通交流渠道，共同研究解决研发中的疑难问题与技术指南没有涵盖的问题，为创新药物、临床急需药物等的研发与评价提供支持与服务。

四是建立专家咨询委员会与技术争议解决制度。在学习借鉴美国食品药品监督管理局（FDA）经验的基础上，立足自身、创新制度，探索建立药品技术审评中的重大争议、重大疑难及特殊技术问题的解决机制，明确专家公开论证解决争议的方法。《药品注册审评专家咨询委员会管理办法》已经总局局务会审议通过。

五是审评信息公开制度稳步实施。在官网设立专栏公开技术指南、申报受理、审评过程和审评结果等信息，提高药品审评工作透明度，帮助申请人了解注册申报情况，把握最新的行业研发动态，引导社会理性投资与研发，避免低水平研究、重复申报。已公开12个新药的审评报告，起草了《药品技术审评信息公开管理办法》并公开征求了意见，将按总局要求进行修改后对社会发布。

六是优先审评制度持续推进。为鼓励创新，加快具有临床价值和临床急需药品的研发上市，对创新药、儿童用药、临床急需药、专利到期药和"首仿"等实行了优先审评，制定各类优先审评品种的遴选原则和具体工作程序，依程序先后发布12批优先审评目录，对193件注册申请进行了优先审评。

2. 夯实审评基础工作

一是加强审评技术指南与标准体系建设。完成10余个指导原则的制修订工作；为推动审评标准与指导原则体系建设工作，研究探索委托外部参与研究制定指导原则的工作模式，2016年共组织完成翻译140多个国际技术指导原则，积极开展国外监管机构指导原则相关的研究工作。

二是加强审评质量管理体系建设。疫苗技术审评质量管理体系于2016年12月21日顺利通过方圆标志认证集团监督审核，获得ISO9001：2015新版证书；制定了《药审中心审评质量管理体系建设方案》，全面启动了三年审评质量管理体系建设工作，加强审评全过程的质量管理。

三是加强审评信息化管理体系建设。开发构建优先审评程序子系统，升级化学药BE试验备案信息平台为化学仿制药生物等效性与临床试验备案平台，增加了仿制药一致

性评价试验备案平台。在官网增加申请人优先审评申请、任务公示模块，以及化药注册分类改革意见反馈等内容，强化信息技术支持，落实网络安全保障。

3. 深化人事制度改革

设立首席科学家岗位，引进FDA资深审评专家何如意博士担任首席科学家；加快推进招聘工作，人员规模达到近600人；创新人员培训模式，增加生产现场实训内容；制定药审中心《临床兼职审评员管理办法》等制度；积极探索项目聘用等灵活用人方式；进一步扩大药审中心在技术审评方面与社会的合作，与西苑医院、北京医院、清华大学医学院签署合作协议。

五、2017年重点工作安排

2016年，药审中心工作取得了一定进展，但仍存在着一些问题：一是造成注册审评积压的体制性、机制性问题还未从根本上解决；二是审评能力与医药产业创新发展、转型升级的需求还不适应；三是审评管理制度和标准体系仍需进一步完善；四是审评基础工作仍较薄弱，历史遗留问题尚未完全解决。

2017年药审中心将紧密围绕总局工作部署，重点开展以下工作：一是进一步加大解决药品审评积压力度，确保本年度完成注册申请积压，2018年实现按规定时限审评。二是围绕提高审评质量，鼓励创新，增加审评透明度，继续深化、细化、实化优先审评、沟通交流、项目管理、适应证团队、专家咨询、信息公开、立卷审查制度等工作。三是加快建立和完善审评质量控制体系、技术指南体系、合规管理体系。四是加快推进药品生产工艺登记核对工作，建立工艺登记平台，出台工艺变更指导原则，规范工艺变更管理。五是建立药品品种档案，建立完善包括药品工艺、处方、原辅料包材、质量标准、说明书、上市后安全信息、生产工艺变化等信息的数据库。六是建立药品电子通用技术文档（eCTD）系统，争取本年底前实现化学仿制药按eCTD要求接收申报和进行审评。七是进一步优化内设组织机构，提升科学化管理水平；严格审评人员的管理，加强保密制度建设和监督管理；优化审评员职业发展体系。

道虽远，行将必至。药品审评制度改革已经在路上，药审中心将坚定改革信心，牢记保护和促进公众健康的使命，努力实现改革目标，加快建设具有国际影响力的、权威的、公众信赖的审评机构。

2017 年度药品审评报告

2017 年，国家食品药品监督管理总局（以下简称总局）认真贯彻中共中央办公厅、国务院办公厅《关于深化审评审批制度改革鼓励药品医疗器械创新的意见》（厅字〔2017〕42 号，以下简称 42 号文件）和国务院《关于改革药品医疗器械审评审批制度的意见》（国发〔2015〕44 号，以下简称 44 号文件）文件精神，以保证药品有效安全、满足公众临床用药需求为工作目标，在鼓励药物研发创新、提高药品质量方面开展了一系列工作，不断推进审评审批制度改革，坚持依法依规、科学规范审评，切实保护和促进公众健康。

一、药品注册申请审评审批完成情况

（一）审评审批总体完成情况

1. 批准上市药品情况

2017 年，总局批准上市药品 394 个（以药品批准文号计），其中化学药品 369 个，中药民族药（以下简称中药）2 个，生物制品 23 个；国产药品 278 个，进口药品 116 个；国产药品中化学新药 28 个，中药新药 1 个，生物制品 10

个，化学仿制药 238 个，中药仿制药 1 个；纳入优先审评审批品种 53 个，占 13.5%。

2. 全年审评审批完成情况

根据总局《关于调整部分药品行政审批事项审批程序的决定》（局令第 31 号），在原有技术审评职能的基础上，国家食品药品监督管理总局药品审评中心（以下简称药审中心）承接药物临床试验、药品补充申请和进口再注册 3 项行政审批决定职能。2017 年，药审中心完成审评审批的注册申请共 9680 件（以受理号计，下同），其中完成审评的注册申请 8773 件，完成直接行政审批（无需技术审评，下同）的注册申请 907 件。排队等待审评的注册申请已由 2015 年 9 月高峰时的近 22000 件降至 4000 件（不含完成审评因申报资料缺陷等待申请人回复补充资料的注册申请），中药、化药、生物制品各类注册申请基本实现按法定时限审评审批，基本完成了国务院 44 号文件确定的解决药品注册申请积压的工作目标。2014 – 2017 年排队等待审评的注册申请数量变化情况详见图 1。

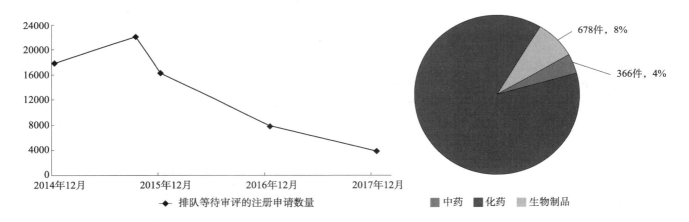

图 1　2014 年 –2017 年排队等待审评的注册申请数量变化情况

图 2　2017 年各类药品注册申请审评完成情况

完成审评的申请中，化药注册申请为 7729 件，约占全部审评完成量的 88%。各类药品注册申请审评完成情况详见图 2。

3. 各类注册申请审评完成情况

药审中心完成新药临床试验（IND）申请审评 908 件，完成新药上市申请（NDA）审评 294 件，完成仿制药上市申请（ANDA）审评 4152 件；审评通过批准 IND 申请 744 件（涉及 373 个品种），审评通过建议批准 NDA 143 件（涉及 76 个品种），审评通过建议批准 ANDA 273 件（涉及 123

个品种）。各类注册申请审评完成情况详见图 3。

（二）化药注册申请审评完成情况

1. 总体情况

药审中心完成审评的化药注册申请 7729 件，其中完成化药 ANDA 4135 件，占化药审评完成量的 53%，基本解决了仿制药注册申请积压的问题。完成审评的化药各类注册申请情况详见图 4。

① IND

② 验证性临床

③ NDA

④ ANDA

⑤ 补充申请

⑥ 进口再注册

⑦ 复审

⑧ 一致性评价

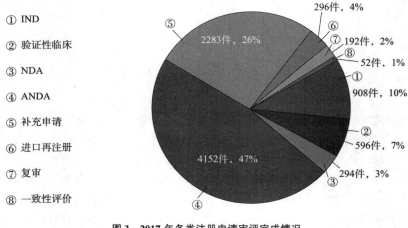

图3　2017年各类注册申请审评完成情况

注：化药的品种数以活性成分统计，中药和生物制品的品种数均以药品通用名称统计，下同。

① IND

② 验证性临床

③ NDA

④ ANDA

⑤ 补充申请

⑥ 进口再注册

⑦ 复审

⑧ 一致性评价

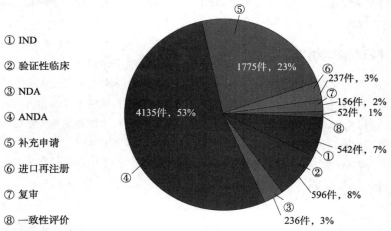

图4　2017年完成审评的化药各类注册申请情况

2. 审评审批用时变化趋势

化药各类注册申请审评审批用时显著下降，其中，仿制药一致性评价（以下简称一致性评价）申请平均审评审批用时约为70个工作日，仅为法定时限的一半；IND申请首轮审评审批平均用时约为120个工作日，为法定时限的1.09倍，基本实现按法定时限审评审批。2012年－2017年各年度申报的IND申请、NDA、ANDA审评用时详见图5、图6和图7。

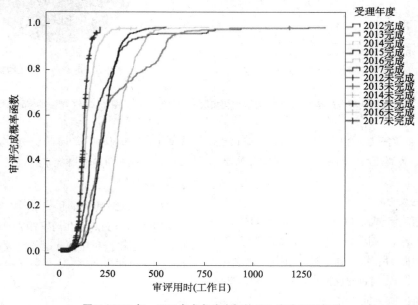

图5　2012年－2017年各年度申报的IND申请审评用时

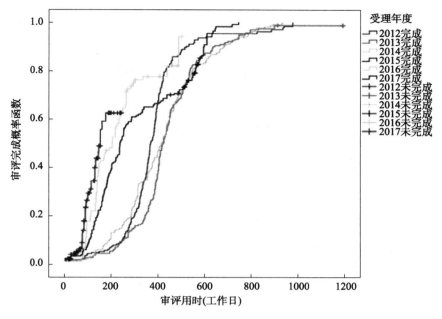

图 6　2012 年－2017 年各年度申报的 NDA 审评用时

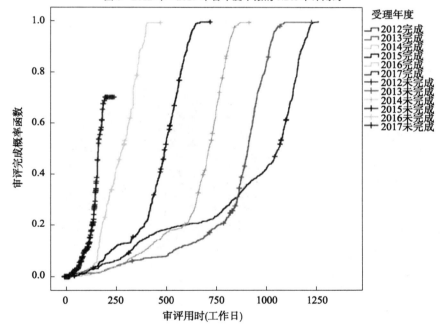

图 7　2012 年－2017 年各年度申报的 ANDA 审评用时

3. 审评建议批准的情况

药审中心完成审评的化药 NDA 236 件，其中审评通过建议批准上市 113 件。完成审评的化药各类注册申请批准情况详见表 1。

表 1　2017 年完成审评的化药各类注册申请批准情况

申请类型	完成审评情况（件）			
	建议批准	建议不批准	其他	合计
IND	481	7	54	542
验证性临床	419	92	85	596
NDA	113	35	88	236
ANDA	272	1487	2376	4135

续表

申请类型	完成审评情况（件）			
	建议批准	建议不批准	其他	合计
补充申请	1366	187	222	1775
进口再注册	171	17	49	237
一致性评价	/			52
复审	/			156
合计	/			7729

注："其他"是指申请人主动申请撤回的注册申请、完成审评等待申请人补充完善申报资料的注册申请、非药审中心审评报送总局药化注册司的注册申请、送总局医疗器械审评中心的药械组合注册申请和关联制剂撤回的原料/辅料注册申请等，下同。

中国新药注册与审评技术双年鉴（2016—2017）

药审中心完成审评的化药 IND 申请 542 件，审评通过批准 IND 申请有 481 件，其中批准创新药临床试验申请 399 件（共涉及 170 个品种），较 2016 年创新药临床试验批准

数量翻了一番。化药创新药临床试验批准数量与前三年比较（以品种计）详见图 8。

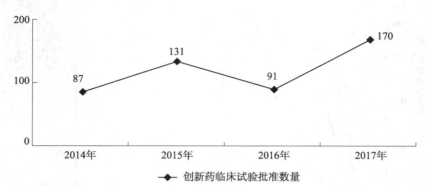

图8　2017 年化药创新药临床试验批准数量与前三年比较（以品种计）

注：化药创新药注册申请是指按照《药品注册管理办法》（原国家食品药品监督管理局令 28 号）附件 2 的要求申报的化药 1.1 类的注册申请及按照总局《关于发布化学药品注册分类改革工作方案的公告》（2016 年第 51 号）附件 1 要求申报的化药 1 类的注册申请，为境内外均未上市的全球新药物，不包括改良新药物；此次统计未纳入进口原研药临床试验申请及国际多中心临床试验申请，下同。

药审中心审评通过批准创新药临床试验 170 个品种中，抗肿瘤药物、消化系统药物和内分泌系统药物较多，占全

部创新药临床试验批准数量的 65%。批准临床试验的化药创新药适应证分布（以品种计）详见图 9。

① 抗肿瘤药物
② 消化系统疾病药物
③ 内分泌系统药物
④ 神经系统疾病药物
⑤ 循环系统疾病药物
⑥ 风湿性疾病及免疫药物
⑦ 抗感染药物
⑧ 血液系统疾病药物
⑨ 呼吸系统疾病及抗过敏药物
⑩ 镇痛药及麻醉科用药
⑪ 精神障碍疾病药物
⑫ 皮肤及五官科药物
⑬ 肾脏/泌尿系统疾病药物
⑭ 生殖系统类病药物

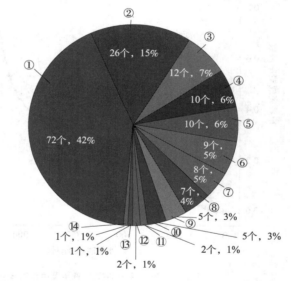

图9　2017 年批准临床试验的化药创新药适应证分布（以品种计）

（三）中药注册申请审评完成情况

1. 总体情况

药审中心完成审评的中药注册申请 366 件，其中完成 IND 申请 62 件，完成 NDA 8 件，完成 ANDA 17 件。完成审评的中药各类注册申请情况详见图 10。

2. 审评建议批准的情况

药审中心审评通过批准中药 IND 申请 36 件；审评通过建议批准中药上市申请 2 件。完成审评的中药各类注册申请批准情况详见表 2。

① IND
② NDA
③ ANDA
④ 补充申请
⑤ 进口再注册
⑥ 复审

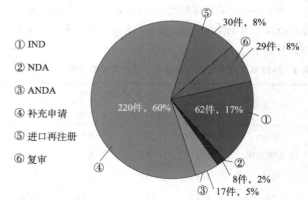

图10　2017 年完成审评的中药各类注册申请情况

表2　2017 年完成审评的中药各类注册申请批准情况

申请类型	完成审评情况（件）			
	建议批准	建议不批准	其他	合计
IND	36	6	20	62
NDA	1	0	7	8
ANDA	1	11	5	17
补充申请	106	31	83	220
进口再注册	6	17	7	30
复审	/			29
合计	/			366

药审中心审评通过批准临床试验的中药 IND 申请 36 件，涉及 13 个适应证领域，其中心血管、呼吸、精神神经较多，共占 47%，具体治疗领域分布详见图 11。

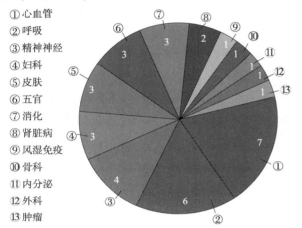

① 心血管
② 呼吸
③ 精神神经
④ 妇科
⑤ 皮肤
⑥ 五官
⑦ 消化
⑧ 肾脏病
⑨ 风湿免疫
⑩ 骨科
⑪ 内分泌
⑫ 外科
⑬ 肿瘤

图 11　2017 年批准临床试验的中药适应证分布

（四）生物制品注册申请审评完成情况

1. 总体情况

药审中心完成审评的生物制品注册申请共 678 件，其中完成预防用生物制品 IND 申请（预防用 IND）62 件，完成治疗用生物制品 IND 申请（治疗用 IND）242 件，完成预防用生物制品 NDA（预防用 NDA）15 件，完成治疗用生物制品 NDA（治疗用 NDA）35 件。完成审评的生物制品各类注册申请情况详见图 12

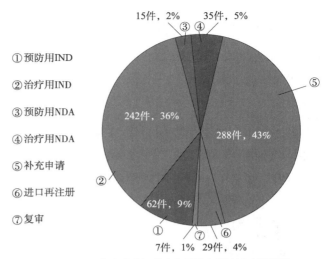

① 预防用IND
② 治疗用IND
③ 预防用NDA
④ 治疗用NDA
⑤ 补充申请
⑥ 进口再注册
⑦ 复审

图 12　2017 年完成审评的生物制品各类注册申请情况

2. 审评建议批准的情况

药审中心审评通过批准预防用 IND 40 件，批准治疗用 IND 187 件；审评通过建议批准预防用 NDA 8 件，建议批准治疗用 NDA 21 件。完成审评的生物制品各类注册申请批准情况详见表 3。

表3　2017 年完成审评的生物制品各类注册申请批准情况

申请类型	完成审评情况（件）			
	建议批准	建议不批准	其他	合计
预防用 IND	40	3	19	62
治疗用 IND	187	12	43	242
预防用 NDA	8	4	3	15
治疗用 NDA	21	0	14	35
补充申请	218	11	59	288
进口再注册	25	0	4	29
复审	/			7
合计	/			678

药审中心审评通过批准生物制品 IND 申请 227 件，批准临床试验的治疗用生物制品 IND 申请治疗领域分布详见图 13。

① 抗肿瘤药物
② 血液系统疾病药物
③ 内分泌系统药物
④ 皮肤及五官科药物
⑤ 风湿性疾病及免疫药物
⑥ 呼吸系统疾病及抗过敏药物
⑦ 循环系统疾病药物
⑧ 抗感染药物
⑨ 神经系统疾病药物
⑩ 消化系统绕消药物
⑪ 外科及其他药物
⑫ 肾脏/泌尿系统疾病药物
⑬ 生殖系统类病药物

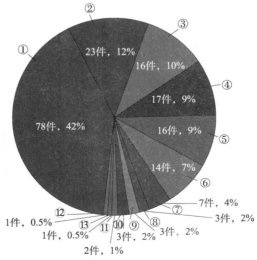

图 13　2017 年批准临床试验的治疗用生物制品适应证分布

中国新药注册与审评技术双年鉴（2016—2017）

二、药品注册申请受理情况

（一）总体受理情况

1. 总体情况

2017 年，药审中心接收新注册申请共 4837 件，其中需审评的注册申请 3783 件（含一致性评价注册申请 71 件），直接行政审批的注册申请 1054 件。化药注册申请受理量为 3870 件，占全部注册申请受理量的 80%，中药和生物制品注册申请分别为 335 件和 632 件。各类药品注册申请接收情况详见图 14。

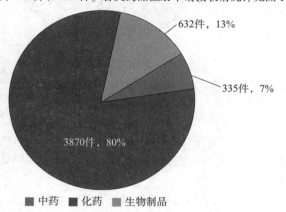

图 14　2017 年各类药品注册申请接收情况

2. 国产创新药受理情况

药审中心接收国产 1 类创新药注册申请 402 件（涉及 181 个品种），其中接收临床申请 379 件（涉及 171 个品种），上市申请 23 件（涉及 10 个品种）。按药品类型统计，化药 324 件（涉及 112 个品种），中药 2 件（涉及 1 个品种），生物制品 76 件（涉及 68 个品种），创新药的适应证主要集中在抗肿瘤、抗感染领域。

3. 进口药受理情况

药审中心接收进口药新药注册申请 259 件（涉及 133 个品种），其中接收 5.1 类进口原研药注册申请 117 件（涉及 70 个品种），1 类进口创新药注册申请 75 件（涉及 37 个品种），接收进口药国际多中心临床申请 67 件（涉及 26 个品种），创新药的适应证主要集中在抗肿瘤、抗感染领域。

（二）化药注册申请受理情况

1. 总体情况

药审中心接收化药注册申请共 3870 件，其中接收 IND 申请 480 件，接收 NDA 75 件，接收 ANDA 548 件。化药各类注册申请接收情况详见图 15。

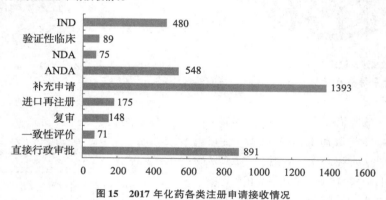

图 15　2017 年化药各类注册申请接收情况

2. 创新药受理情况

药审中心接收化药创新药注册申请 149 个品种，较 2016 年增长了 66%，其中接收国产化药创新药注册申请 112 个品种，进口创新药注册申请 37 个品种，2014 年 – 2017 年创新药注册申请接收情况详见图 16。

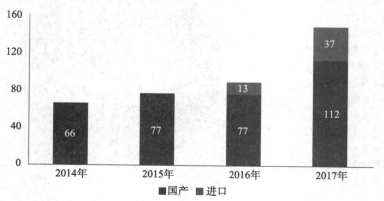

图 16　2014 年 –2017 年化药创新药注册申请接收情况（以品种计）

中国新药注册与审评技术双年鉴（2016—2017）

3. 化药新药临床试验申请适应证

药审中心接收化药 IND 申请 480 件，其中接收国产化药 IND 申请 347 件，接收国际多中心临床试验申请 133 件。国产化药 IND 申请接收量较多的治疗领域为抗肿瘤药物、消化系统疾病药物和内分泌系统药物。国际多中心临床试验申请接收量较多的治疗领域为抗肿瘤药物、循环系统疾病药物和血液系统疾病药物，具体治疗领域分布详见图 17。

① 抗肿瘤药物
② 消化系统疾病药物
③ 内分泌系统药物
④ 镇痛药及麻醉科用药
⑤ 神经系统疾病药物
⑥ 抗感染药物
⑦ 循环系统疾病药物
⑧ 风湿性疾病及免疫药物
⑨ 呼吸系统疾病及抗过敏药物
⑩ 生殖系统类药物
⑪ 皮肤及五官科药物
⑫ 血液系统疾病药物
⑬ 外科及其他药物
⑭ 医学影像学药物
⑮ 肾脏/泌尿系统疾病药物

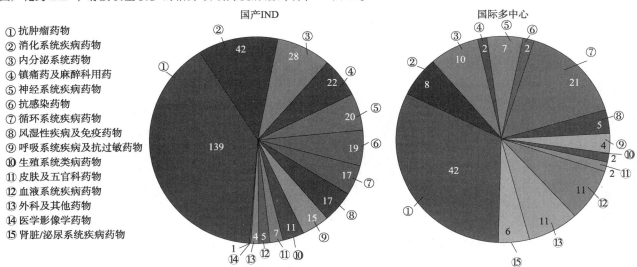

图 17　2017 年接收的化药 IND 申请治疗领域分布情况

（三）中药注册申请受理情况

药审中心接收中药注册申请 335 件，其中接收中药 IND 申请 33 件，接收中药 NDA 1 件，接收中药 ANDA 7 件。中药各类注册申请接收情况详见图 18。

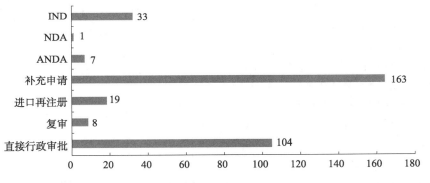

图 18　2017 年中药各类注册申请接收情况

（四）生物制品注册申请受理情况

药审中心接收生物制品注册申请 632 件，其中接收生物制品 IND 申请 254 件，接收生物制品 NDA 50 件。生物制品各类注册申请接收情况详见图 19。

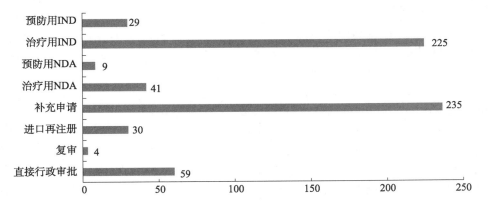

图 19　2017 年生物制品各类注册申请接收情况

中国新药注册与审评技术双年鉴（2016—2017）

三、优先审评与沟通交流情况

（一）优先审评

1. 优先审评品种纳入情况

根据总局《关于解决药品注册申请积压实行优先审评审批的意见》（食药监药化管〔2016〕19 号），截至 2017 年底，药审中心共将 25 批 423 件注册申请纳入优先审评程序，其中具有明显临床价值的新药占比最大，共 191 件，占 45%，儿童用药共 47 件。纳入优先审评程序的注册申请情况详见图 20。

① 具有明显临床价值的新药

② 同步申报

③ "首仿"

④ 儿童用药

⑤ 专利到期

⑥ 罕见病

⑦ 临床急需

⑧ 按与原研药质量和疗效一致的标准完善后重新申报

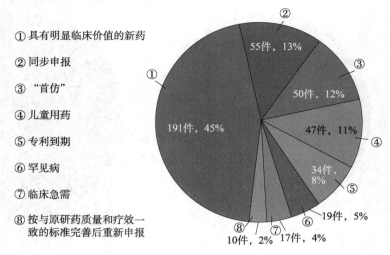

图 20　纳入优先审评程序的注册申请情况

2. 优先审评品种审评完成情况

截至 2017 年底，纳入优先审评程序的 423 件注册申请中已有 272 件完成审评，占比为 64%。自纳入优先审评程序之日起，IND 申请、NDA、ANDA 首轮审评平均用时分别为 39 个工作日、59 个工作日和 81 个工作日。

截至 2017 年底，共有 110 件注册申请通过优先审评程序得以加快批准上市（以通用名计算，共涉及 57 个品种），其中，2017 年有 50 个品种，具体品种名单详见表 4。包括国产自主研发的创新药重组埃博拉病毒病疫苗、口服丙肝治疗用新药阿舒瑞韦软胶囊、非小细胞肺癌靶向药甲磺酸奥希替尼片、儿童抗癫痫用药左乙拉西坦注射用浓溶液、治疗乙肝和艾滋病的国产仿制药富马酸替诺福韦二吡呋酯胶囊等一批具有明显临床价值的药品通过优先审评程序得以加快、优先批准上市，为满足临床用药需求、降低用药费用、促进公众健康提供了有效保障。

表 4　2017 年完成审评建议批准上市的优先审评药品名单

序号	药品名称	纳入优先审评的理由
1	阿柏西普眼内注射溶液	具有明显临床价值的新药
2	阿达木单抗注射液	具有明显临床价值的新药
3	阿法替尼片	具有明显临床价值的新药
4	阿舒瑞韦软胶囊	具有明显临床价值的新药
5	艾曲泊帕片	具有明显临床价值的新药
6	奥比帕利片	具有明显临床价值的新药
7	达比加群酯胶囊	具有明显临床价值的新药
8	达塞布韦片	具有明显临床价值的新药
9	德谷胰岛素注射液	具有明显临床价值的新药

续表

序号	药品名称	纳入优先审评的理由
10	地塞米松玻璃体内植入剂	具有明显临床价值的新药
11	多替阿巴拉米片	具有明显临床价值的新药
12	枸橼酸托法替布片	具有明显临床价值的新药
13	甲苯磺酸索拉非尼片	具有明显临床价值的新药
14	甲磺酸奥希替尼片	具有明显临床价值的新药
15	甲磺酸雷沙吉兰片	具有明显临床价值的新药
16	利奥西呱片	具有明显临床价值的新药
17	利伐沙班片	具有明显临床价值的新药
18	磷酸芦可替尼片	具有明显临床价值的新药
19	马昔腾坦片	具有明显临床价值的新药
20	氢溴酸伏硫西汀片	具有明显临床价值的新药
21	瑞戈非尼片	具有明显临床价值的新药
22	沙库巴曲缬沙坦钠片	具有明显临床价值的新药
23	舒更葡糖钠注射液	具有明显临床价值的新药
24	索磷布韦片	具有明显临床价值的新药
25	维莫非尼片	具有明显临床价值的新药
26	西美瑞韦胶囊	具有明显临床价值的新药
27	盐酸达拉他韦片	具有明显临床价值的新药
28	伊布替尼胶囊	具有明显临床价值的新药
29	乙磺酸尼达尼布软胶囊	具有明显临床价值的新药
30	茚达特罗格隆溴铵吸入粉雾剂用胶囊	具有明显临床价值的新药
31	重组埃博拉病毒病疫苗	具有明显临床价值的新药

中国新药注册与审评技术双年鉴（2016—2017）

续表

序号	药品名称	纳入优先审评的理由
32	注射用阿扎胞苷	具有明显临床价值的新药
33	注射用艾普拉唑钠	具有明显临床价值的新药
34	富马酸替诺福韦二吡呋酯片	临床急需
35	来那度胺胶囊	临床急需
36	左乙拉西坦注射用浓溶液	儿童用药
37	醋酸加尼瑞克注射液	首仿
38	丁酸氯倍他松乳膏	首仿
39	富马酸替诺福韦二吡呋酯胶囊	首仿
40	酒石酸利斯的明胶囊	首仿
41	拉坦噻吗滴眼液	首仿
42	洛索洛芬钠凝胶膏	首仿
43	曲伏前列素滴眼液	首仿
44	吸入用乙酰半胱氨酸溶液	首仿
45	苯磺顺阿曲库铵注射液	同步申报
46	缬沙坦片	同步申报
47	注射用阿奇霉素	同步申报
48	注射用培美曲塞二钠	同步申报

续表

序号	药品名称	纳入优先审评的理由
49	注射用帕瑞昔布钠	专利到期
50	注射用硼替佐米	专利到期

（二）沟通交流情况

1. 沟通交流总体情况

为进一步为申请人提供便利，提高沟通交流的质量和效率，药审中心丰富了沟通交流渠道，形成了沟通交流会议、网络平台咨询（一般性技术问题）、电话咨询、邮件咨询和周三现场咨询的多渠道、多层次的沟通交流模式。2017 年召开沟通交流会议 321 场，较 2016 年增长了 172%；全年接收网络平台咨询 5881 个，电话咨询超过上万次，邮件咨询数千次，每周三定期开展现场咨询。

2. 沟通交流会召开情况

自总局《关于发布药物研发与技术审评沟通交流管理办法（试行）的通告》（2016 年第 94 号）发布以来，药审中心进一步加大了与申请人的沟通交流，截至 2017 年底，近 3 年共召开沟通交流会 493 场。2015 年 – 2017 年各类沟通交流会议召开情况详见图 21。

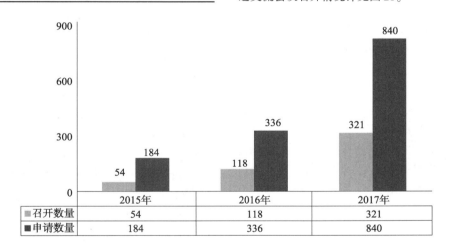

	2015年	2016年	2017年
召开数量	54	118	321
申请数量	184	336	840

图 21　2015 年 – 2017 年各类沟通交流会议召开情况

药审中心收到沟通交流会会议申请共 840 件，总体召开率为 38%。其中 Pre – IND 会议和 II 期后会议召开数量较多，共召开 173 场，占全年沟通交流会议召开总量的 54%。各类沟通交流会议召开情况详见表 5。

表 5　2017 年各类沟通交流会召开情况

会议类型	召开数量	申请数量	召开率
Pre – IND 会议	97	302	32%
IND 会议	39	139	28%
I 期后会议	57	112	51%
II 期后会议	76	128	59%
Pre – NDA 会议	52	159	33%
合计	321	840	38%

四、重要治疗领域品种情况

2017 年，一批具有明显临床价值的创新药、临床急需药、专利到期药和我国首仿药通过技术审评建议批准上市。

抗肿瘤药物：

1. 甲磺酸奥希替尼片：为全球首个第三代晚期肺癌靶向药，适用于既往经表皮生长因子受体（EGFR）酪氨酸激酶抑制剂（TKI）治疗时或治疗后出现疾病进展，并且经检测确认存在 EGFR T790M 突变阳性的局部晚期或转移性非小细胞性肺癌（NSCLC）成人患者的治疗。肺癌是我国发病率和死亡率最高的恶性肿瘤，对于上述患者目前尚无有效的治疗药物，存在明确的临床急需。该药品针对上述患者

中国新药注册与审评技术双年鉴（2016—2017）

具有较好的治疗效果，安全性可以耐受，为上述特定的患者人群提供了新的治疗选择。

2. 伊布替尼胶囊：为 Bruton 酪氨酸激酶（BTK）抑制剂，适用于治疗既往至少接受过一种治疗的套细胞淋巴瘤和慢性淋巴细胞白血病患者。该药品是全球首个全新作用机制的治疗慢性淋巴细胞白血病药物，为慢性淋巴细胞白血病患者带来更多的治疗选择。

3. 维莫非尼片：为一种小分子 BRAF 丝氨酸－苏氨酸激酶抑制剂，适用于治疗 BRAF V600 突变阳性的不能切除或转移性黑色素瘤。该药品是全球首个治疗恶性黑色素瘤的靶向药物，可有效提高患者用药的可及性。

4. 磷酸芦可替尼片：为小分子 JAK1/JAK2 激酶（Janus 相关激酶）抑制剂，适用于治疗中危或高危的骨髓纤维化。骨髓纤维化是罕见的骨髓增殖性肿瘤疾病，目前国内尚无明确有效治疗手段，该药品为全球首个用于治疗骨髓纤维化药物，可有效提高患者用药的可及性。

抗感染药物：

5. 盐酸达拉他韦片、6. 阿舒瑞韦软胶囊、7. 西美瑞韦胶囊、8. 索磷布韦片、9. 奥比帕利片、10. 达塞布韦片：为直接抗丙型肝炎病毒（HCV）药物，适用于治疗成人慢性丙型肝炎（CHC）。我国约有 1000 万丙型肝炎患者，上述药物批准上市有效解决了我国没有直接抗病毒药物的局面，为我国慢性丙肝患者提供了有效的突破性治疗手段。

11. 多替阿巴拉米片：为含有多替拉韦、阿巴卡韦和拉米夫定 3 种成分的新型抗人类免疫缺陷病毒（HIV）感染的固定剂量复方制剂，适用于治疗成人和 12 岁及以上的青少年的 HIV 感染。目前治疗艾滋病药物有不良反应发生率高、耐受性差、药物相互作用多等缺点，且长期服药存在耐药可能，该药品较已上市的治疗方案有一定的临床优势，为临床增加新的治疗选择。

风湿性疾病及免疫药物：

12. 枸橼酸托法替布片：为 Janus 激酶（包括 JAK3）选择性抑制剂，适用于治疗对甲氨蝶呤疗效不足或对其无法耐受的中度至重度活动性类风湿关节炎（RA）成年患者，可作为单药治疗，或者与甲氨蝶呤或其他非生物改善病情抗风湿药（DMARD）联合使用。该药品是全球首个口服治疗类风湿关节炎的靶向药物，将为风湿关节炎患者带来更多的治疗选择。

内分泌系统药物：

13. 达格列净片：为高选择性的人体肾脏钠葡萄糖共转运体（SGLT2）抑制剂，适用于 II 型糖尿病患者单药治疗。该药品是全球首个全新作用机制的口服降糖药物，可有效提高患者用药的可及性。

循环系统药物：

14. 沙库巴曲缬沙坦钠片：为血管紧张素受体脑啡肽酶抑制剂，适用于治疗伴有射血分数降低的慢性心脏衰竭患者（心功能 II – IV 级），以降低心血管死亡和心力衰竭住院的风险。该药品是近二十年来全球慢性心衰治疗领域的突破性创新药物，在减少心血管死亡、全因死亡、心衰住院（包括首次住院和全部住院），以及改善症状和患者报告结局方面，超过目前指南推荐的循证治疗，可为临床增加新的治疗选择。

皮肤五官药物：

15. 康柏西普眼用注射液：为国内首个适用于治疗继发于病理性近视的脉络膜新生血管引起的视力损伤的生物制品药物。由于城市化进程加快，用眼过度现象普遍存在，病理性近视引起的视力损伤并导致失明的发病人数呈上升趋势，该药品批准上市对有效提高此类病症患者的临床用药可及性具有积极意义。

16. 阿达木单抗注射液：为重组人免疫球蛋白（IgG1）单克隆抗体，新增适应证适用于需要进行系统治疗或光疗、并且对其他系统治疗（包括环孢素、甲氨蝶呤或光化学疗法）不敏感、或具有禁忌症、或不能耐受的成年中重度慢性斑块状银屑病患者。该药品为国内首个全人源的 TNFα 单抗，在抗药抗体产生及安全性方面具有一定优势，为临床带来一种更安全且有效的治疗选择。

神经系统药物：

17. 甲磺酸雷沙吉兰片：为选择性不可逆单胺氧化酶 – B（MAO – B）抑制剂，适用于治疗原发性帕金森病。该药品在国外用于帕金森病早期的一线单药治疗，或与左旋多巴联用治疗中、重度帕金森病，可有效提高患者用药的可及性。

消化系统药物：

18. 艾普拉唑肠溶片：为首个国产质子泵抑制剂创新药，新增适应证适用于治疗反流性食管炎，为临床提供更多有效治疗选择，增加了临床可及性。

呼吸系统药物：

19. 丹龙口服液：为新的中药复方制剂，适用于治疗中医热哮证、支气管哮喘患者。该药品为我国上市许可持有人制度试点实施以来首个获批的中药新药品种，为哮喘病患者提供一种全新的安全有效的治疗方案，对提高患者的生存质量具有重要意义。

预防用生物制品（疫苗）：

20. 重组埃博拉病毒病疫苗（腺病毒载体）：为我国自主研发的重组埃博拉疫苗，也是全球首个 2014 基因突变型埃博拉疫苗。药审中心按照有条件批准程序完成了该疫苗上市申请的审评，该药品对于应对埃博拉疫情的公共卫生需求和完成国家战略储备具有重大意义。

五、主要工作措施及进展情况

1. 审评审批制度改革纵深推进

一是在 2016 年确立的以临床疗效为审评工作导向的基

础上,以制度创新、流程再造为突破口,有破有立,逐步建立起临床价值为导向,以适应证团队审评模式为核心的科学审评工作体系,形成了由项目管理人制度、适应证团队审评制度、沟通交流制度、专家咨询委员会与技术争议解决制度、优先审评制度、审评信息公开制度等组成的审评制度体系,组建了 38 个专家咨询委员会,建立起规范指导在前、沟通交流在中、审评决策在后的审评管理模式,加强审评环节的沟通和指导,申请人满意度不断提高。

二是审评体制机制问题逐步得到了改善。实现了两个统一集中受理,9 月实现仿制药一致性评价的集中受理,12 月实现总局审评审批、备案的注册申请的集中受理,统一并规范了受理工作,解决了一直存在的受理与技术审评分离的问题。为推动审评审批一体化,5 月 1 日起,药审中心承接临床试验等 3 项行政批决定职能,这极大地提高了审评审批的效率,又落实了审评人员的责任,提升了审评人员的责任意识。实行了原辅包与制剂共同审评审批的管理制度,逐步建立起以制剂为核心、原辅包为基础的质量管理体系,药品上市许可持有人承担制剂质量主体责任的责任体系。

三是认真落实 42 号文件,积极推进改革临床试验管理,加快上市审评 19 项具体改革任务。建立了《中国上市药品目录集》制度,发布了首批纳入目录集的药物;发布首批包含 9 个专利到期、终止、无效且尚无仿制药申请的药品品种清单;起草《拓展性同情使用临床试验用药物管理办法》《接受境外临床试验数据的技术要求》《急需药品有条件批准上市的技术指南》《药物临床试验风险控制管理办法》《药品注射剂基本技术要求》《关于调整药物临床试验审评审批的公告》《化学原料药、药用辅料及药包材共同审评审批管理办法》,修订《药物研发与技术审评沟通交流管理办法(试行)》,完善《药品技术审评信息公开管理办法》,进一步探索了专利链接、专利补偿、数据保护等制度。此外,药审中心还积极配合总局应对马兜铃酸、莎普爱思、匹多莫德、羧甲基淀粉钠等紧急突发事件,探索并建立了应对突发事件的工作机制和处理流程。

2. 仿制药一致性评价工作取得突破性进展

完成首批 52 件一致性评价申请的审评工作,其中通过一致性评价药品共 13 个品种(17 个品规)。8 月药审中心正式承接一致性评价整体工作以来,全面梳理一致性评价工作的受理、立卷审查、审评流程,调整审评系统,制定受理审查指南和立卷审查技术标准;建立专业审评依据,包括生物等效性以及临床药理学审评模板的构建,统计学审评要点和模板的进一步完善,以及国际、国内指导原则的归类、整理和更新等。备案参比制剂 6028 条,其中 289 品种备案 3141 条,备案的企业数量 695 个。经详细调研、企业确认、专家讨论等,通过的 164 个参比制剂已分期分批

向社会发布或即将发布。圆满完成口服固体制剂已备案参比制剂的遴选工作。生物等效性研究(BE)备案和豁免研究方面,截至 2017 年底,一致性评价 BE 备案共计 309 条,其中 289 品种 182 条,共计 124 家企业,73 个品种;非 289 品种 127 条,共计 84 家企业,77 个品种。共提出基于科学性研究可豁免体内 BE 的品种 82 个(2 批),首批推荐 49 个品种可豁免或简化体内 BE。此外,为保证一致性评价工作高效开展,在药审中心网站还设立专栏集中公开相关公告,解答咨询问题 3000 余个,并梳理形成共性咨询问题解答,形成了《一致性评价百问百答》。

3. ICH 工作迈出坚实一步

2017 年 6 月,总局成为国际人用药品注册技术协调会(ICH)成员,7 月总局成立 ICH 工作办公室并设在药审中心。ICH 工作办公室本年度开展了一系列工作。一是密切保持对话与往来,促进双方业务良好对接,就指导原则协调议题的处理、指导原则在中国的实施、转化与培训以及总局加入 ICH 管委会事宜等进行对话和磋商。二是派遣专家工作组(EWG)/执行工作组(IWG)专家 36 名参与国际指导原则的协调工作,11 月代表团顺利参与了 ICH 日内瓦大会及专家组会议,出色地完成了各项出访任务,实现了预期工作目标,EWG 专家在所在工作组的会议上的表现也获得各方认可和积极评价。三是规范 ICH 指导原则议题的处理工作,制定相关工作程序,针对 ICH 正在协调的 27 个指导原则,组织主办单位及外部协会成立了 26 个国内专家工作组,已组织处理的 ICH 指导原则协调议题共 10 个。四是深入研究指导原则在国内的转化实施,并组织开展研讨和培训工作,不断推进同国际标准接轨。

4. 审评科学基础实现重点强化

一是加快审评质量体系建设。组建 48 人的质量管理内审员队伍,制定《药品审评质量管理规范(试行)》,首次实现了中药、化药、生物制品全品种全部通过 ISO9001 质量管理体系认证;按照世界卫生组织(WHO)监管能力提升要求,WHO 2019 国家认证标准完成了上市许可和临床试验监管两个模块的首轮自评估。二是加强审评技术指导原则体系建设。起草技术指导原则 53 个,系统梳理国外监管机构技术指导原则 515 个;依托新机制、新模式,与中国中医科学院西苑医院合作完成 5 个中药新药临床研究指导原则的制订工作,全面梳理中药技术指导原则和明确下一步制修订清单,加快完善符合中药特点的技术审评标准体系。三是加快审评信息化建设。建立药品品种档案登记平台;建立原料药、辅料、包材登记备案数据库,为下一步实现药物主控文件(DMF)制度奠定基础;推进药品电子通用技术文档(eCTD)建设,初步完成我国 eCTD 申报流程设计,起草《药品电子通用技术文档结构》《化学仿制药电子通用技术文档申报指导原则》。

5. 人事制度改革持续发力

进一步优化内设组织机构，增设合规处、临床试验管理处、数据管理处和党委办公室（纪检监察室）4 个职能部门；多渠道持续引进人才，全年新进人员 223 人，引进首席科学家 2 人，针对部分高层次人才不愿意参加公开招聘的情况，首次探索采用直接选聘方式对某些紧缺岗位进行招聘；加强与外单位合作联系，先后与山东省局、北京市局和浙江省局签订战略合作协议，加大人员培训力度，开展审评能力相关实践培训。

六、2018 年重点工作安排

2017 年，药品审评工作取得了一定进展，但仍存在着一些问题：一是如何将鼓励创新要求落到实处，建立符合国情的审评审批体系，需要深入思考研究；二是审评队伍能力还不能完全适应新一轮全球科技革命、制药产业创新发展和转型升级的要求；三是由于历史原因，已经批准上市的部分药品中存在的疗效或质量隐患尚未彻底解决，药品全生命周期管理体系亟需建立。

2018 年药审中心将紧密围绕总局工作部署，重点开展以下工作：

（1）落实重点工作部署，推动药品高质量发展。2018 年，药审中心将加强统筹协调，提高紧迫感，加快落实各项改革任务。积极推动药品注册管理办法修订，逐步建立科学、符合实际的现代药、传统药概念，以法治理念和要求指导药品审评工作。研究启动中药注射剂再评价工作，制定再评价技术指导原则。不断丰富药品品种档案，建立完善包括生产工艺、处方、原辅料包材、质量标准、说明书、上市后安全性信息、工艺变化等信息的数据库。全力以赴做好一致性评价工作，对应开展而未开展评价工作的品种，提前研究退出机制和处理措施，把工作做在前面。实时更新《中国上市药品目录集》，做好批准上市品种和通过一致性评价品种的信息公开工作。

（2）继续围绕 42 号文件要求，不断推进各项改革措施落地。推进前瞻性、先导性和探索性的重大前沿技术与审评工作的结合，激发制药企业创新活力，促进制药产业创新发展和转型升级，加快新药好药上市，更好地满足公众临床用药需求。接受境外临床试验数据，优化临床试验审评审批程序，制定拓展性临床试验管理办法，支持拓展性临床试验。加快上市审评，制定急需药品有条件批准上市技术指导原则，修订完善药品注射剂基本技术要求，完善原料药、药用辅料和包装材料共同审评审批管理程序。提升技术支撑能力，制定药品审评项目管理办法，完善药品审评资料管理规范，加强药品审评审批信息保密管理。

（3）加强基础建设，推进药品审评审批制度与国际接轨。加强国际合作，积极推进 ICH 相关工作。组织开展转化实施二级指南的相关事宜，完善 ICH 工作办公室的架构，建立符合 ICH 工作章程的相关工作制度，积极参与 ICH 国际协调和指导原则制定。继续推进建立注册申请受理、数据采集、评估、审评报告形成和审评过程管理的 eCTD 系统，尽早实现化学仿制药按 eCTD 要求电子申报和审评。

（4）扎实推进审评体系和能力建设，加强人才队伍建设和管理。继续落实典型项目政府购买服务试点，积极推进新形势下药审中心组织体系建设，加快完善机构设置、专业设置、部门层级设置，提升药品审评审批能力，建立完善现代化的药品审评体系。根据审评工作的实际需要，进一步提高招聘精细化程度，探索高层次人才引进新渠道和新模式，不断优化人才结构。加大人员培训力度，设计分层次、有针对性的培训体系；深入推进适应证团队建设，提高适应证团队工作的质量和效率。

雄关漫道真如铁，而今迈步从头越。药审中心将坚定改革信心，不忘初心，牢记保护和促进公众健康的使命，以更加开拓创新的胆识魄力，更加锲而不舍的执着干劲，更加求真务实的工作作风，同心同德，真抓实干，加快建设具有国际影响力的、权威的、公众信赖的审评机构，继续谱写药品审评事业新篇章。